W. Rademacher

Shiatsu in der Praxis

Walter Rademacher

Shiatsu in der Praxis

ELSEVIER
URBAN & FISCHER

URBAN & FISCHER
München • Jena

Zuschriften und Kritik an:
Elsevier GmbH, Urban & Fischer Verlag, Karlstr. 45, 80333 München

Wichtiger Hinweis für den Benutzer
Die Erkenntnisse in der Medizin unterliegen laufendem Wandel durch Forschung und klinische Erfahrungen. Herausgeber und Autoren dieses Werkes haben große Sorgfalt darauf verwendet, dass die in diesem Werk gemachten therapeutischen Angaben dem derzeitigen Wissensstand entsprechen. Das entbindet den Nutzer dieses Werkes aber nicht von der Verpflichtung, anhand weiterer schriftlicher Informationsquellen zu überprüfen, ob die dort gemachten Angaben von denen in diesem Buch abweichen und seine Verordnung in eigener Verantwortung zu treffen.
Wie allgemein üblich wurden Warenzeichen bzw. Namen nicht besonders gekennzeichnet.

Bibliografische Information der Deutschen Nationalbibliothek
Die Deutsche Nationalbibliothek verzeichnet diese Publikation in der Deutschen Nationalbibliografie; detaillierte bibliografische Daten sind im Internet über http://dnb.d-nb.de abrufbar.

1. Auflage 2009

Der Urban & Fischer Verlag ist ein Imprint der Elsevier GmbH.

09 10 11 12 13 5 4 3 2 1

Planung und Lektorat: Christl Kiener, München
Projektmanagement und Lektorat: Petra Münzel-Kaiser, München
Redaktion: Matthias Bauer, Berlin
Herstellung: Antje Arnold, München, Ute Landwehr-Heldt, Bremen
Satz: abavo GmbH, Buchloe; TnQ, Chennai
Druck und Bindung: Uniprint International B. V., The book faktory
Fotos: li.kálmán fotografie – Liane Pätz, Berlin
Zeichnungen: Henriette Rintelen, Velbert
Umschlaggestaltung: SpieszDesign, Neu-Ulm

ISBN 978-3-437-57280-7

Aktuelle Informationen finden Sie im Internet unter www.elsevier.de und www.elsevier.com.

DENKEN: Mühsam. Die Dinge, welche einen dazu zwingen, gibt man im Allgemeinen auf.

Gustav Flaubert: „Wörterbuch der Gemeinplätze“

Was bedeutet es, eins zu sein mit dem Universum?
Mit einem Wort: `Nicht-Denken !´

Kodo Sawaki, Ikiru chikara toshite no zen, 2003

Vorwort

Dieses Shiatsu-Buch widmet sich drei thematischen Schwerpunkten: Dem Historischen, dem Wissenschaftlichen und dem Medizinisch-Therapeutischen.

Die Geschichte der energetischen Medizin und damit auch die des Shiatsu entfaltete ihre sichtbaren und überlieferten Wurzeln in den Texten, dem Wissen und dem Können der Begründer und Entwickler der chinesisch-energetischen Medizin, auch TCM, seit weit über 2000 Jahren. In Japan hat das heutige Shiatsu in vielen Jahrhunderten Gestalt angenommen. Diese Entwicklung findet ihre kontinuierliche Bestätigung (Verifikation) und Weiterführung im Tun vieler Shiatsu-TherapeutInnen unserer Zeit.

Das Shiatsu hat seine unzerstörbare Quelle in einer Jahrhunderte langen überprüften erfahrungswissenschaftlichen Tätigkeit, Erkenntnis und systematischen Wissensordnung. Diese Tradition wird auch heute und in Zukunft viele weitere Erkenntnisse hervorbringen. Zusätzlich komplementiert das zeitgenössische, naturwissenschaftliche Denken jenes alte, bewährte Wissen.

Die unverzichtbare Quelle und Zielsetzung dieses Wissens ist natürlich dessen heiltherapeutische Anwendung. Zur Prophylaxe, Primärtherapie und als unterstützendes Naturheilverfahren bietet das Shiatsu ein breites therapeutisches Wirkungsspektrum.

Den Namen Shiatsu hat diese alte energetische Massageform erst vor etwa 80 Jahren in Japan erhalten. Shiatsu bedeutet schlicht Fingerdruck. Das in der Kanji-Schrift (ins Japanisch übernommene chinesische Schriftzeichen) geschriebene Wort vermittelt aber noch mehr an Sinngehalt. Dieser könnte so umschrieben werden: Das natürliche Gewicht und die mittige Energie des Therapeuten wird durch fließende Bewegungen in einen kontinuierlich applizierten und stufenlos regulierbaren Druckverlauf entlang energetischer Bahnen und Punkte auf den Körper des Patienten übertragen.

Früher hieß die Massage noch *Anma*, in China bis heute auch *tuina*, doch als der japanische Staat die Heiltätigkeit restriktiver lenken wollte, entzogen sich die Therapeuten diesem Druck und benannten dieselbe Methode nun als Shiatsu.

Heute entwickelt sich womöglich in Deutschland eine ähnliche Situation: Nachdem sich nun das Shiatsu mühselig gegen viele Widerstände zu etablieren beginnt, werden Überlegungen laut, es in das gesetzliche Gesundheitssystem zu integrieren. Dagegen ist zunächst nichts einzuwenden, dies ist zu begrüßen. Es besteht jedoch auch die Gefahr, dass die innere Kohärenz der Methode Schaden nimmt, indem sie zu sehr in einen ihr wesensfremden Zeit- und Leistungsrahmen eingezwängt wird und auch dadurch, dass nur noch in westlicher Medizin Ausgebildete dieses Verfahren anerkanntermaßen anwenden dürfen. Durch eine minimalisierte Ausbildung wird ihnen eine kompetente Anwendung suggeriert.

Eine sinnvolle Shiatsu-Behandlung dauert aber um eine Zeitstunde und das tatsächliche souveräne Können setzt in theoretischer wie praktischer Hinsicht eine langjährige kontinuierliche Berufspraxis allein auf diesem Gebiet voraus.

Hier ist es Aufgabe aller Shiatsu-Praktizierenden, den inneren Gehalt dieses Wissens zu bewahren!

Gleiche Gefahr droht dem Shiatsu und der Energetischen Medizin durch die Inanspruchnahme der Schulmedizin und deren naturwissenschaftlichem Paradigma. Es läuft der Versuch, die Originalität der TCM aufzulösen, zumeist unbewusst geschehend, und durch die schulmedizinische Wissenschaft die TCM neu zu konstruieren und zu ersetzen; natürlich geprägt von dem Anspruch, erst heute eine tatsächlich richtige, also objektive Form und Begründung alter Leitvorstellungen ins Werk setzen zu können. Was dabei aber alles an Wertvollem hinweggespült würde, somit in Vergessenheit geriete und welche Reduktion des gesamten ursprünglichen Wissensgebäudes durch solch eine angebliche Objektivität bereits stattfindet, davon wird noch an anderer Stelle in diesem Buch gesprochen werden.

Zuerst gilt es, den überaus reichen Erfahrungsschatz der TCM und des Shiatsu überhaupt erst einmal zur Kenntnis zu nehmen, dessen innere Wahrheit und Wirklichkeit auch nur annähernd zu erfassen, zu begreifen und Vorhandenes in die Zukunft zu retten. In dieser Hinsicht soll dieses Buch eine große Verbeugung und ein einziges Dankeschön (jap.: *domo arigato gozaimasu*) an die Menschen sein, die diesen fernöstlichen Reichtum begründet und entwickelt haben.

Ferner bin ich meinem Lehrer und Ausbilder Wataru Ohashi zu Dank verpflichtet. Durch ihn bin ich an diese Medizin und Kunst herangeführt worden. Er samt seines Lehrerkollegiums hat mir die festen Grundlagen des Shiatsu auf unnachahmliche Art beigebracht. Er hat mich gelehrt zu hören, was mit den Ohren nicht gehört werden kann, zu sehen, was mit den Augen nicht gesehen werden kann, oder zu erfühlen, was mit bloßen Händen nicht gefühlt werden kann. So konnte ich verstehen, wenn er von Shizuto Masunaga und dessen Auffassung vom *qi* (jap.: *ki*) erzählte: Dass wir nämlich nie am *ki* selbst arbeiten, noch es fassen oder erfassen können, sondern dass wir, bildhaft gesprochen, gewissermaßen am Echo des *ki* arbeiten. Erst viele Jahre nach meiner Ausbildung und nach schon jahrelanger täglicher Shiatsu-Berufspraxis konnte ich W. Ohashi in einem begeisterten Brief schreiben, dass ich mir nun sicher sei, am Echo des *ki* arbeiten zu können.

Dank gebührt den Patienten, welche sich dem Shiatsu des Autors anvertraut haben; ohne sie wäre kein lebendiges und authentisches Wissen möglich gewesen.

Hinsichtlich der Bearbeitung des Manuskripts gilt mein Dank Herrn M. Bauer; dieser hat die notwendige Arbeit fachkundig, exakt und geduldig durchgeführt. Weiteren Dank möchte ich den Lektorinnen des Verlages, Fr. C. Kiener und Fr. P. Münzel-Kaiser, aussprechen. Sie haben das Buchprojekt professionell begleitet und ausgeführt.

Schließen möchte ich diese Worte mit großem Dank an meinen Sohn und an meine Frau. Diese haben mich bei dem Buchprojekt stets unterstützt und sie halten mir den lebendigen Wert, um den es auch in jeder Shiatsu-Behandlung geht, immer deutlich vor Augen: Halten und Gehalten-werden, im Sinne von *mushotoku*, wie im Zen gesagt wird: absichtslos und ohne Streben nach Verdienst.

Walter Rademacher
Berlin, Juli 2008

Einleitung

Dieses Buch möchte sich gleichermaßen an Shiatsu-Interessierte und Shiatsu-Praktiker/Professionelle wenden.

Der Leser, der sich einfach nur mit dem Shiatsu vertraut machen möchte, wird vielleicht manche anregende Ideen zum Shiatsu finden und sehen, dass eine Auseinandersetzung mit dem Shiatsu durchaus eine Wesensverwandtschaft mit anderen, mit allen Lebensthemen hat. Er wird hoffentlich auch sehen, dass Shiatsu keine ominöse, numinose oder esoterische Angelegenheit ist, in die alles Mögliche hineinprojiziert werden kann, sondern dass es eine breit fundierte und in Asien eine ganz alltägliche Heilmethode ist. Shiatsu vollbringt keine wie immer auch gearteten Wunder, sondern „kocht genauso mit Wasser" wie alle anderen Therapien auch. Denn die wirklichen Wunder sind so im Banalen und Alltäglichen versteckt und finden immerzu statt, dass kaum jemand sie bemerkt. Ich hoffe, dass solche Leser dieses Buch gerne, auch kreuz und quer, durchwandern.

Die Shiatsu-Praktiker, welche professionell auf diesem Gebiet arbeiten, möchte das Buch Anteil nehmen lassen an den Erfahrungen des Autors aus seiner täglichen, nunmehr 28jährigen Arbeit im Shiatsu. Diese Erfahrungen sollen mithelfen, das aus den Behandlungen entspringende Wissen in das Wissensgebäude des Shiatsu weiter einzufügen und als Wohltat in weitere Behandlungen einfließen zu lassen.

Es mag sein, dass es als störend oder erschwerend empfunden wird, dass viele Begriffe in der chinesischen Terminologie ausgeführt werden. Obwohl das Shiatsu eine originär japanische Behandlungsform ist, ist es ohne das Wissensgebäude der TCM nicht zu denken. Dies gilt insbesondere für das Zen-Shiatsu Shizuto Masunagas. Die TCM und die chinesische Philosophie sind die Basis dieser Medizin und die japanische Ausgestaltung des Shiatsu ist eine eigenständige Fortentwicklung und Bestätigung der TCM. Insofern ist der Autor der festen Überzeugung, dass nur ein authentisches Verständnis der TCM ein tiefes Verständnis des Shiatsu erzeugen kann. Gleichzeitig ist zu bedenken, dass die TCM auch eine Medizin der Gegenwart und Fortentwicklung ist.

Tatsächlich erhebt sich die Frage, inwieweit kann ein Europäer auf authentische Weise die chinesisch-energetische Medizin verstehen? Um sich die als schriftliche Überlieferung festgehaltenen Erfahrungen und deren Wissen veranschaulichen zu können, muss der Interessierte chinesisch sprechen und lesen lernen. Er muss ferner chinesisch denken können und ein chinesisches Lebensgefühl entwickeln. Schließlich müsste er ein bestimmter Chinese sein, nämlich einer, der zu einer bestimmten Zeit der medizinischen Entwicklung gelebt, und an ihr teilgenommen hat; nicht jeder Chinese interessiert sich für die TCM, aber jeder Chinese lebt etwas von dem Geist, der die TCM geschaffen hat. Dort, wo dieser Geist ein universeller ist, kann auch der Nicht-Chinese an ihm partizipieren.

In der Regel ist der Europäer aber auf Übersetzungen der ursprünglichen Texte angewiesen. Da die traditionellen Texte sehr alt sind, stellt aber schon deren Übersetzung ein Problem dar, da sie in einen Kontext der chinesischen Sprach-, Denk- und Lebenskultur eingebettet sind. Somit ist ein europäischer Übersetzer gleich mit mehreren Problemen konfrontiert, die er nicht beliebig lösen kann, denn letztendlich kann er nicht aus seiner Haut, aus seiner Kultur herausspringen. Viele der bisherigen Übersetzungen ringen somit mit der ursprünglichen Bedeutung dieser Texte und dem Reflex, chinesische Bedeutungen durch europäische Bedeutungen zu erfassen: So lautet eine geläufige Übersetzung für *wu xing:* Die Fünf Elemente. Die Bedeutung eines angenommenen *qi*-Weltstoffes und dessen Ausdifferenzierungen aber in der Form der Elemente verstehen zu wollen, entspricht europäischem Gedankengut und somit nur bedingt der chinesischen Bedeutung. Die sehr unterschiedlich verstandenen Bedeutungsgehalte fließen auch in jede Behandlung und Diagnose mit ein und bestimmen damit qualitativ das Ergebnis.

Sicher ist es zunächst eine Aufgabe, sich sorgfältig begründeten Übersetzungen zu vergewissern. Ist man aber kein Sinologe, so ist dies schon eine hohe Barriere. Nur durch sorgfältigen Vergleich der gesamten Literatur, und gegebenenfalls durch ein gerütteltes Maß an praktischer Berufserfahrung, kann sich langsam ein reales Bild erschließen. Der Autor bezieht sich daher explizit auf die im Buch genannten und zitierten Autoren und gleicht bei der chinesischen Schreibung die in den verschiedenen Texten genutzten Transkriptionssysteme aus dem Chinesischen dem heute gebräuchlichen Pinyin-Standard an.

Auch die Berufsausbildung durch Menschen des ostasiatischen Kulturkreises, die also in diesen Bedeutungen von innen her zu Hause sind, durchführen zu lassen, ist eine weitere Möglichkeit, sich dem typischen Bedeutungsgehalt anzunähern.

In jedem Fall sind Geduld und Beharrungsvermögen vonnöten, um sich die umfassende Materie und Praxis dieser Medizin aneignen zu können.

Der Begriff des Zen-Shiatsu insinuiert eine philosophische Dimension. Diese Dimension stellt sowohl den rational-bewussten als auch den intuitiven Erkenntnismodus dieses Shiatsu dar. Das Gewahr-Sein und die praktische Anwendung der Zen-Philosophie beeinflusst zutiefst die Behandlungswirkung dieses Shiatsu. Dieser geistesgeschichtliche Rahmen sollte dem Leser und Praktiker stets gewahr sein.

Der Autor hat den Versuch unternommen, den asiatischen (speziell japanischen) Geisteshorizont mit dem entsprechenden europäisch-philosophischen zu verknüpfen und zu ergänzen. Es kann gesehen werden, dass sowohl in der Entwicklung der europäischen Medizin als auch in den Philosophien Europas der Medizin und Philosophie Asiens kongruente Gedanken und Praktiken entstanden und zuzuordnen sind. In diesem

Sinne werden der asiatischen Philosophie europäische Komplemente beigeordnet. Die Einheit von Geist und Leib als gewissermaßen energetisches Ganzheitsgeschehen wird auch von heutigen Philosophen thematisiert. So schreibt M. Merleau-Ponty: „Nicht das Bewußtsein und sein *Ablaufsphänomen* mit seinen unterschiedlichen intentionalen Fäden darf am Anfang stehen, sondern der Wirbel, den dieses *Ablaufsphänomen* schematisiert, der verräumlichende-zeitigende Wirbel (der Fleisch ist und nicht Bewußtsein mit einem Noema vor sich)." Die Sichtbarkeit des Leibes „bringt das hervor, / was man Telepathie nennt." In diesem Gedankenzusammenhang zitiert M. Merleau-Ponty A. Portmann und schreibt: „In gleicher Entsprechung muß auch die Körperform, die Farbe und Zeichnung vieler Tiere als ein besonderes Organ der Beziehung gewertet werden, der Beziehung zu einem anschauenden Auge und seinem zentralen Nervensystem. Auge und Anzuschauendes bilden zusammen einen Funktionskreis, der nach ebenso strengen Regeln gefügt ist wie der von Nahrung und Verdauungsorganen." (M. Merleau-Ponty, Das Sichtbare und das Unsichtbare, Fink Verlag 1994)

„Die Medizin ist niemals eine Wissenschaft im eigentlichen Sinne gewesen – nicht, weil ihr die Strenge abgeht. Obwohl sie auf den harten Wissenschaften wie der Biologie, Chemie usw. beruht, bleibt sie jedoch in ihrem Prinzip `humanistisch´. Darunter ist zu verstehen, daß alle ins Spiel gebrachten objektiven Erkenntnisse von einem Blick durchquert werden, der über diesen hinaus auf dem Röntgenbild einer Verletzung oder eines Tumors, folglich über den objektiven Körper hinaus, das sieht, *was die Folge davon für ein Fleisch ist*, für jenes lebendige und leidende Sich, welches der Kranke ist.", so führt es treffend, auch im Sinne des Shiatsu, der Philosoph M. Henry aus (M. Henry, Eine Philosophie des Fleisches, Alber 2002).

In diesem Zusammenhang schreibt der Zen-Meister Kodo Sawaki: „Ein Arzt sagte mir: `Ich bin Doktor der Medizin, in der Schule war ich immer der Erste. Als ich meine Praxis aufmachte war ich mir ganz gewiss, zum besten Arzt in ganz Japan zu werden. Doch keiner der Patienten, die zu mir kamen, war so, wie ich es im Lehrbuch gelesen hatte. Wenn ich meine Medizin nicht noch einmal ganz von neuem erfinde, habe ich nichts, womit ich meinen Patienten helfen könnte.´ So ist das Leben. Wenn ein Zen-Mönch sich darauf verlässt, dass sein Satori von gestern auch heute noch Gültigkeit hat, dann macht er sich große Illusionen." (K. Sawaki, Zen ist die größte Lüge aller Zeiten, Angkor 2005)

Die gegenwärtige Medizin erkennt in einem zunehmenden Maße, dass komplementär-medizinische Versorgungen und psychosomatisch orientierte Forschungen und Therapien ein normaler Bestandteil ihrer Disziplin sein müssen. Besonders die medizinische Versorgung chronisch erkrankter Patienten sucht und öffnet sich vielen alternativen Behandlungswegen. Hinsichtlich steigender Kosten des Gesundheitswesens sind Therapien wie diejenige des Shiatsu und andere, welche durch gezielte Übungen für den Patienten und durch die Entwicklung von Körperbewusstsein Selbstanwendungen anleiten und initiieren, von hohem Wert.

Die in dem Buch dargestellten Fallgeschichten können als allgemeine Behandlungsmodelle, bei moderatem Gebrauch der Techniken, wie Übeinheiten einstudiert und kombiniert werden. Es kann damit ähnlich wie in der Shiatsu-Ausbildung das praktische und persönlich-individuelle Shiatsu entwickelt werden.

Die aufgezeigten und verwendeten Symbole bei den Illustrationen sollen helfen, die Leitbahnen, Punkte und Körperbereiche als diagnostisch erfasste zu sehen. Das Gesamtbild der Diagnosen bildet ein konkretes Idos (Gestalt) ab, wodurch die energetische Gesamtgestalt besser gesehen und verstanden werden kann.

Das IdosShiatsu® ist eine registrierte Marke; im weiteren Text wird zwecks besserer Lesbarkeit auf das Ausdrucken des Markenzeichens verzichtet.

Inhaltsverzeichnis

I Historische und wissenschaftliche Dimension des Shiatsu

KAPITEL

I.1 Der historische Beginn und die Gegenwart des Shiatsu

I.1.1 China

Schriftliche Zeugnisse der chinesisch-energetischen Medizin (TCM) reichen über 2500 Jahre zurück. Schon zu jener Zeit verfügten Ärzte über ein beachtliches Erfahrungswissen und umfassende theoretische Konstrukte; so ja auch etwa zeitgleich in der ägyptischen und später der griechischen Medizin. Ägyptische Ärzte operierten schon an Schädel und Gehirn und in der griechischen Welt gilt Hippokrates (400 v. Chr.) als herausragend, auf dessen Integrität auch heute noch der medizinische Eid abgelegt wird. Manche Indizien sprechen dafür, dass elementare Wörter der chinesischen Philosophie und Medizin über eine Austauschachse China – Indien – Griechenland beeinflusst worden sind.

Das indische, vorvedische Schrifttum reicht ähnlich weit zurück wie die chinesischen Texte. Ein späteres wichtiges Schriftstück in der Yoga-Tradition ist die Hathayogapradipika (HYP), verfasst zwischen dem 13. und 15. Jahrhundert. Der Yogi Svatmarama Yogendra gilt als Autor. Die HYP und die Yoga-Sutras (YS) des Patanjali sind heute die bedeutendsten Werke über Yoga.

Das zentrale Thema in der HYP ist der gute Umgang mit der eigenen Lebensenergie (prana). Prana fließt in unzähligen Leitbahnen (nadis) durch den Körper. Der wichtigste Kanal ist dabei der mittlere (sushumna), der entlang der Wirbelsäule verläuft: Hierin kann prana emporsteigen und damit der Geist Klarheit erreichen. Zwei weitere wichtige nadis laufen überkreuzend entlang der Wirbelsäule: ida (entspricht der kühlen Mondenergie) und pingala (entspricht der heißen Sonnenenergie).

Die nadis sind häufig durch Schlacke bzw. Hindernisse (mala) verstopft. Diese mala muss beseitigt werden, damit prana wieder fließen kann. Dies geschieht durch Verbrennung der mala durch das innere Feuer (agni). Agni befindet sich etwa in der Höhe des Bauchnabels. Die Einatmung lenkt agni nach unten in den Unterleib, wo die Schlacke lagert. Im Einhalten des Atems wird das Feuer mehr entfacht, es entsteht eine noch größere Hitze und mala vermehrt verbrannt. Mit der Ausatmung werden die Abfallstoffe aus dem Körper ausgeschieden.

Auch schon aus dieser verkürzten Darstellung geht klar hervor, dass die Praktik von Atemübungen (pranayama) eine herausragende Stellung in diesem System einnimmt. Ebenso ist die große Ähnlichkeit des energetischen Konzepts des Lebendigen und der Wirklichkeit mit der chinesischen Medizin zu erkennen.

Ähnlich wie Hippokrates oder Galen stehen einige Namen berühmter chinesischer Ärzte als Meilensteine und biografische Schrittfolgen medizinischen Wissens.

Die Kreation der chinesisch-energetischen Medizin geschah sicherlich Jahrtausende vor unserer Zeitrechnung. Aus dieser Zeit gibt es keine direkten Zeugnisse, außer der Tatsache, dass das Niveau dieser Medizin ab den ersten historisch nachweisbaren Zeugnissen schon recht hoch war. Das fachkundige Darstellen dieser Zeugnisse ist eine schwierige Arbeit und eine eigene Wissenschaft. Dieses kann an dieser Stelle nicht stattfinden, da hier nur jenes dokumentierte Wissen von Interesse ist, das für das Shiatsu von primärer Bedeutung ist.

Zunächst sind für das IdosShiatsu von Bedeutung die grundlegenden Bestimmungen der TCM. Hier fällt vor allem ins Auge, dass diese energetische Medizin von ihren Anfängen an eine adäquate Sprache für die Phänomenalität des Lebens selbst gefunden hat. Das Phänomen des lebendigen menschlichen Organismus bleibt auch in der erfahrungswissenschaftlichen Fixierung erhalten, da das chinesische Sichten, Denken, Sprechen und Schreiben selbst eine phänomenologische Wesenheit und Aura beibehält. Hierdurch lebt eine atmende Weite in den energetischen Beschreibungen des Organismus. Dennoch wird diese Weite komplementiert durch eine definitorische Präzision, so dass jenes Wissen so wirkungsvoll und heilsam ist zur alltäglichen Versorgung des kranken Menschen.

In Anlehnung an die Äußerung des Philosophen J.G. Fichte: „ *‚Leben‘ ist ganz eigentlich ‚Nicht-Philosophieren‘; Philosophieren ist ganz eigentlich ‚Nicht-Leben‘; und ich kenne keine bessere Bestimmung beider Begriffe als diese. Es ist hier eine vollkommene Antithesis, und ein Vereinigungspunkt ist unmöglich.*“ Könnte diese Antithesis auch zwischen dem Leben und der, hier medizinischen, Wissenschaft vom Leben gesetzt werden, dann könnte in Bezug auf die TCM gesagt werden: Hier wird wenigstens der unmögliche „Vereinigungspunkt“ und die „Antithesis“ wissentlich und systematisch so thematisiert oder eine Einheit versucht, nach der diese Einheit als geahnte Tatsache zwar wohl immer schon da ist, diese sich aber nicht selbst als Herausgestellte identifizieren und fixieren kann, sondern das Phänomen des gelebten Lebens selbst ist und nach der die Darstellung des Lebens und Dargestelltes als Leben immer ihrer Differenz nach im Auge behalten werden.

Damit ist jede Anschauung des Lebens immer zugleich Selbstanschauung und jede Selbstanschauung enthält den nicht anschaubaren Lebensfluss in sich; und zwar sowohl als gelebte Subjektivität des Lebens selbst, wie auch als angeschaute Objektivität dieses selbigen Lebens.

Von daher spielt in allen Überlegungen und Konstrukten der energetischen Medizin die chinesische Philosophie eine entscheidende Rolle. Der Name Laotse oder Zhuangzi leuchtet neben anderen hell und deutlich aus diesen frühen historischen Zeugnissen.

Über Krankheiten und Leiden wird schon durch Inschriften auf Knochen und Schildkrötenpanzern aus dem dreizehnten Jahrhundert v. u. Z. Berichtet. Die bei Mawangdui in Changsha entdeckten Seidenbücher aus dem 3. und 8. Jahrhundert v. u. Z. enthalten schon einige elementare Grundbegriffe und -beschreibungen der energetischen Medizin.

Im Buch *zuozhuan* und im Buch *guoyu* werden Ereignisse aus dem 10.–15. Jahrhundert v. Chr. besprochen. Dort wird gesagt, dass der Himmel die *wu cai* (fünf *cai*) und die *wu qi* (fünf *qi*) erzeugt.

Diese *wu cai* sind gedacht sowohl als Stoffe wie auch als Fähigkeiten, Prozesse und Potenzen, aus denen die reale Unendlichkeit unserer Erde, der Welt entsteht und gemacht ist. Der Fünf *(wu)* entspricht unsere Erde und damit auch die Mittigkeit. Aus dieser Mittigkeit dynamisieren sich die *cai* oder durch diese Mittigkeit hindurch wird deren Dynamik sichtbar.

Im historischen Verlauf werden dann, infolge stärkerer Systematisierungen, diese *wu cai* zur Ordnung der Fünf Wandlungsphasen *(wuxing)*.

Mit dem System der Fünf Wandlungsphasen *(wuxing)* und des älteren Systems des *yin-yang*-Wechsels können die Lebensphänomene in eine lebendige Entsprechungsordnung gefasst werden.

Wuxing ist also am besten mit Fünf Wege, Fünf Phasen oder Fünf Wandlungsphasen übersetzt. Die Übersetzung als Fünf Elemente ist zu eng und setzt einen zu starken Bezug auf die antike griechische Elementenlehre.

Der Philosoph J. F. W. Schelling schrieb im Jahr 1842: *„Das chinesische Reich nennt sich das himmlische Reich, auch das Reich der himmlischen Mitte, des himmlischen Centrums. ... Die Chinesen sind gar kein Volk, sie sind eine bloße Menschheit, wie sie sich selbst nicht etwa für eines der Völker, sondern gegenüber von allen Völkern als die eigentliche Menschheit ansehen (worin sie auf gewisse Weise Recht haben inwiefern sie eben kein Volk sind wie die andern).“*

Weiter spricht er von der chinesischen Schrift als *„Gedankenschrift“*, deren Grundcharakter er wie folgt beschreibt: *„Dieser beruht bloß darauf, dass man dem einzelnen Wort außer dem Zusammenhang und losgetrennt vom Ganzen nicht so wie in anderen Sprachen ansehen kann, zu welcher grammatischen Kategorie es gehört, es kann ebenso wohl Substantivum als Verbum, Adjectivum oder Adverbium seyn, d. h. eben weil es alles seyn kann, ist es eigentlich nichts, nämlich für sich, einzeln genommen oder in der Abstraktion. Es ist nur etwas im Zusammenhang und in der Verbindung mit dem Ganzen.“*

Aber ein so genanntes Ganzes ist ein fließendes und offenes Geschehen, das, wenn es ernst genommen wird als solches, also als Ganzes, selbst nie in den Blick genommen werden kann, es sei denn, durch ein dem Ganzen gegenüber situierten Blick. Dann ist aber jenes in den Blick genommene nicht mehr das Ganze, sondern eine Ganzheit inmitten anderer oder einer, wie auch immer gesehenen Ganzheit. Kurz, das Ganze ist als Anschauung eine Hypothese und ein Bild. Entspricht diesem Bild ein ergänzendes Geschehen mit weiterer Wirklichkeit als die des Bildes selbst, dann müsste diese Wirklichkeit in einer radikal anderen Weise Wirklichkeit sein! Es ist dies die Wirklichkeit selbst, erlebt als zeitgenössische Lebendigkeit eines jeden Menschen. Sobald sich aber solchermaßen selbstgewahre Lebenswirklichkeit als solche wiederum gewahr wird, erfasst diese ihre eigene Grenze und ein Transzendentes, welches sie zwar ist, aber sich nicht abständig anschaulich machen kann. Mitten im Subjektiven gilt also, was auch gegenüber einem Objektiven gilt und welches als Geltung von L. Wittgenstein mit folgenden Worten charakterisiert wird: *„Wovon man nicht sprechen kann, darüber muß man schweigen.“* Oder in den Worten von Zhuangzi: *„Der große Weg ist unaussprechlich.“*

Die chinesische Philosophie ist waches Zeugnis dieses Schweigens und Unaussprechlichen. Sie ist auch Zeugnis einer gelebten Demut der Unaussprechlichkeit und sie widersteht zumeist der Verlockung, Wirklichkeit in ein abschlusshaftes Bild bannen zu wollen. Deshalb sind z. B. auch die Leitbahnen Bilder einer Realität. Sie sind als solche Bilder real und wirksam und dennoch auch Bilder einer Immaterialität eines Ungreifbaren.

Angesichts dieser Thematik und in Bezug zur europäischen Tradition folgert F. Nietzsche: *„Kant wollte im*

Grunde beweisen, daß vom Subjekt aus das Subjekt nicht bewiesen werden könne, das Objekt auch nicht. Die Möglichkeit einer Scheinexistenz des ‚Subjekts' dämmert: ein Gedanke, welcher, wie in der Vedanta-Philosophie, schon einmal auf Erden dagewesen ist." (F. Nietzsche; Nachlass 1884–1885; S. 636; dtv KSA)

Um also die volle Bedeutung einer Wirklichkeit zu erfassen und eben nicht-erfassen zu können, muss sie gelebte Wirklichkeit sein, also quasi von innen beseelte Wirklichkeit sein. Von daher lassen sich über die Vergangenheit nur ebenso begründete Annäherungen aussagen, wie über die Gegenwart oder Zukunft.

Solche erkenntnispraktischen Ambiguitäten sind der asiatischen Philosophie weder fremd, noch Mangel und hindern dieselbe auch nicht, ein Lehrgebäude auf Zeit zu errichten, also mitten in der Empirie zu stehen.

Schon in der angesprochenen Frühzeit besaß die energetische Medizin als Wissenschaft des lebendigen Organismus ein komplexes Verständnis desselben und eine selbstkontrollierende Grenzerfahrung dieses Verständnisses. Sie sah die Lebendigkeit als eine Autopoiesis an und betrachtete jedes lebendige Wirklich-Sein als ein Multiversum, um es in der modernen Sprache Humberto Maturanas auszudrücken.

Da die ersten schriftlichen Zeugnisse dieser Medizin schon einen relativ hohen Wissensstand vermitteln, ist es naheliegend sich einige Gedanken über den Zeitraum vor diesen Zeugnissen zu machen.

Während jener Zeit war das unmittelbar erlebte und gesprochene Zeugnis sicher das entscheidende Mittel. Durch mündliche Weitergabe und direkten Unterricht erhielt dieses Wissen seine historische Kontinuität.

Es kann auch kein Zweifel darüber bestehen, dass die Träger solcher Kontinuität und Motivation in großen Anteilen die Frauen der Gesellschaft waren. Die Namen und Funktionen frühester energetischer Darstellungen und Leitbahnen weisen besonders stark auf die Energetik des weiblichen und auch kindlichen Körpers hin.

Die Xia-Dynastie (Gründungszeit um 2205 v. Chr.) und die Shang-Dynastie (ca. 1500–1050 v.Chr.) weisen deutliche mutterrechtliche Züge auf. Es herrschten Animismus und Ahnenkult. Als Gottheit wurde auch der höchst verehrte Urahn Shangdi zum Begleiter der Menschen. Erst durch die aus dem Westen einfallenden Zhou und der damit beginnenden Früheren Zhou-Dynastie (ca. 1050–770) wurde die Gesellschaft strikt patriarchalisch ausgerichtet. Es herrschten nun Himmels- und Astralkult, mit dem König als höchstem Priester.

Vor der Xia-Dynastie regierten die fünf legendären Kaiser. Der erste, Fuxi, hatte demnach ein Menschengesicht und einen Schlangenleib; der legendäre Huangdi (Gelber Kaiser) wurde als Eulengestalt gesehen. In dieser Zeit regierten Totemismus und Animismus; Himmel und Erde waren quasi ungetrennt und eine beseelte Vielfalt.

Neben dem Ahnenkult bestimmte der Kult der Erde diese Frühzeit mit. Der Gott der Erde hatte den Namen *She*. Das entsprechende Schriftzeichen ist aus den Bedeutungen für Geist und Erde zusammengesetzt.

Dieser Gott beschützte die Ernte und die *wu cai* (fünf *cai*) wurden so auch manchmal zu den *liu cai* (sechs *cai*). Das sechste *cai* war eine Getreidesorte. Diese *liu cai* stehen in gewisser Verbindung zu den *liu qi* also den sechs Naturmomenten Wind *(feng)*, Kälte *(han)*, Sommerhitze *(shu)*, Feuchtigkeit *(shi)*, Trockenheit *(zao)* und Feuer *(huo)* und zu den sechs Speicher- und Hohlorganen *(zangfu)*.

Die gestorbenen Menschen wurden zu Ahnen und wurden zur Erde. Die Erde wiederum spendete Nahrung. Diese Nahrung schützte die Lebenden und vor allem das werdende Leben, die zurückkehrenden Ahnen. Diese waren die Garantie des Fortbestands der Gemeinschaft.

Die Schwangerschaft war der leibliche und direkt sichtbare Ausdruck dieses Fortbestands. So, wie an dem zu- und abnehmenden Mond die Zeit und die Zukunft und die Regel ihren sichtbaren Ausdruck finden, ebenso geschieht dies an den Zeichen der Menstruation und Schwangerschaft.

Insofern weisen viele Bezeichnungen der TCM auf den weiblichen energetischen Prozess hin. *yuejing* heißt Menstruation, dabei steht *yue* für den Mond. Das Schriftzeichen *jing* bedeutet die Hauptleitbahn des *qi*-Flusses.

Sieht man sich nun den linken Teil des Schriftzeichens von *jing* an, finden wir in einer leicht modifizierten Form das Zeichen *ji* mit der Bedeutung: zubinden, System, betreffen, sein und sich um jemanden sorgen, an jemanden denken.

Das Zeichen *jing* bedeutet daher u. a. auch Menstruation. Wird nun das Zeichen *ji* (zweite Lesart *xi*) mit dem Zeichen für Mutter *mu* kombiniert, so heißt dies *muxi* und bedeutet soviel wie: die mütterliche Seite, mütterlicherseits und matriarchalisch, mutterrechtlich.

Der Menstruationszyklus und die Schwangerschaft sind starke Zeichen und Sinnbilder von Kommen und Gehen, von Geburt und Tod.

Das *kanji* (ins Japanische übernommene chinesische Schriftzeichen) für den Bauchraum heißt *fu*, japanisch *hara* oder *fuku*. *Fu* steht hier für: Doppelt, Wiederholen, Komplex und im weiteren Zusammenhang auch für sich umwälzen, zyklisch verlaufen oder auch für Tag für Tag und jahrein, jahraus. Im Japanischen steht es auch für das Innere und das Herz.

Somit wird in Bezug zum Bauchraum von einem elementaren energetischen Geschehen, vom Kommen und Gehen des Lebens selbst und damit vom Existenznabel der Menschheit gesprochen.

Aber sogar der gesamte menschliche Leib wird mit dem Schriftzeichen für den Körper *shen* als eine schwangere Frau dargestellt.

Wird *shen* mit *zi*, dem Zeichen für Kind kombiniert, so wird es zu *shen yun*, und bedeutet auch schwanger.

Es kann kein Zweifel bestehen, dass insbesondere die Frauen sich diesem sicht- und fühlbarem Geschehen besonders nahe fühlen oder besser gesagt, dieses ja selbst sind.

Die Leitbahn *Renmai* steht mit allen *yin*-Energien und der Leitbahn für den Uterus, der *nüzibao*, in Verbindung und besitzt damit eine wichtige Funktion hinsichtlich des gynäkologischen *qi*-Geschehens.

Wang wurde als Herrscher gedeutet, als König oder auch als Prinz und *wangzi* heißt Königssohn. Wird nun *wang* mit dem Schriftzeichen von Frau *(nü)* kombiniert und so zu *ren*, so heißt dies schwanger.

Das Zeichen *mu* stellt eine hockende, kniende Frau mit vollen Brüsten dar. Dasjenige für Frau *(nü)* stellt auch eine kniende Frau, welche die Hände verschränkt und den Rücken gebeugt hat, vor.

Diese kniende Person taucht auch in dem Zeichen für Leben *(ming)* auf und in dem zweiten Zeichen für Leben *(sheng)*. Dieses Wort tritt oft in verbaler Form als gebären und geboren werden auf. Eine ähnliche Spur matriarchalischer Reminiszenzen kann in dem Schriftzeichen *xing* mit der Bedeutung von Familien- und Sippennamen gefunden werden.

Jing, die Hauptleitbahn, taucht in vielen Bezügen zum gynäkologischen Formen- und Symptomkreis auf. So findet es sich als Zusammensetzung in den Begriffen Menstruation *(jingxue)*, Menstruationszyklus *(jingqi)*, als Menopause *(jingjueqi)* oder als *jingbi*, was Amenorrhoe bedeutet.

Betrachtet man die in den Fünf Wandlungsphasen *(wuxing)* postulierte Hervorbringungsreihenfolge *(xiangshengxu)* der verschiedenen energetischen Phasen, so wird einem Erzeugungsakt gleich, die erzeugte Phase als Kind *(zi)* und die erzeugende Phase als Mutter *(mu)* bezeichnet. Das Entstehen und Aufbauen des Lebendigen wird also eindeutig als Mutter-Kind-Relation betrachtet.

Shi ist das Zeichen für Anfang und Beginn. In der Urform auf alten Orakelknochen und in der Bronze- oder Siegelschriftform wird dieses Zeichen als Frau mit einem umgekehrten Fötus geschrieben. Dieses Zeichen ist eng verwandt mit *tai*, welches so viel wie Uterus, Embryo oder Geburt bedeutet. Es wird hier also vom Anfang aller Anfänge gesprochen.

Im energetischen Sinne wird in Bezug zum Embryonalen, Pränatalen vom *qi* der frühen Tage, *(xiantian zhi qi)* und in Bezug zum postnatalen Leben vom *qi* der Nachtage oder des Nachthimmels *(houtian zhi qi)* gesprochen. So betrachtet ist das menschliche *qi* in den, auch mütterlich-kindlichen, Kreislauf makro- und mikrokosmischer Dimension eingebunden.

Dieser energetische, kosmische und terrestrische Kreislauf wird als die Bewegung des *qi* der zehn Himmelsstämme und der zwölf Erdenzweige *(tiangan dizhi)* systematisiert.

Der himmlische Zyklus endigt im Zeichen *ren* und *gui*. *Gui* bedeutet im etymologischen Sinn auch Trennung, Unterschied und Aufsteigen. Es verweist aber auch auf Bedeutungen wie Mitternacht, Erzittern und Empfängnis.

Der sechste Himmelsstamm ist *ji*. Dieser hat die Bedeutung persönlich und stellte in früheren Zeiten aber auch einen Webstuhl dar. Wird *ji* verbunden mit *nü*, so wird daraus *fei*, welches kaiserliche Konkubine bedeutet. Das gleiche Zeichen *ji* verbunden mit Herz *(xin)*, ergibt dies: eifersüchtig.

Ein Erdenzweig, der Fünfte, *chen*, steht für Himmelskörper und auch für Zeit, Periode und Menstruation. Ein anderer, der Erste, *zi*, bedeutet Kind. Die Bedeutungen dieser Verzahnungen mikro- und makrokosmischer Dimensionen werden als Phasenenergetik der Fünf Umlaufphasen und der Sechs Energetischen Konstellationen *(wuyun liuqi)* bezeichnet. Der volle Sinngehalt der hierzu erwähnten Himmelsstämme und Erdzweige versinkt in den Mythen der frühesten Zeiten.

Aus dem Gesagten geht hervor, dass der Bezug zur weiblichen Energetik in der Entwicklung der TCM eine sehr große Rolle spielt. Natürlich lassen viele Beispiele letztlich nur Vermutungen zu. Es gilt also in Anbetracht der Vergangenheit, dass diesem Gesagten gegenüber immer ein interpretatorischer Spielraum gelten wird.

In Bezug auf die Zukunft ist gerade dieser interpretatorische Spielraum die Garantie der Weiterentwicklung einer energetischen Medizin.

Höchstes Ansehen genoss der um 600 v. Chr. wirkende legendäre Arzt Bian Que. Er wurde wahrscheinlich Opfer einer Intrige und ermordet. Die Alten Zeiten waren alles andere als ideal. Neid, Missgunst, sogar Mord und heftige Streitigkeiten sind auch auf dem Gebiet der chinesischen Philosophie und Medizin geläufig.

Liest man alte Texte aus dieser Zeit und würde deren historisches Datum nicht kennen, könnte man oft glauben, man habe zeitgenössische Texte und Probleme vor Augen. Es bleibt jedem Leser selbst überlassen, diese

Tatsache als hoffnungsvolles oder hoffnungsloses Zeichen zu interpretieren.

Bian Que ist einer der wesentlichen Begründer der Pulsdiagnose und der Text des *nanjing* geht vermutlich auch auf ihn zurück.

Zur Pulsdiagnose ist auch der Universalgelehrte Li Shizen (1518–1593) zu nennen und dessen klassisches Werk *binhu maixue*. Li Shizen lebte zum Ende der Ming Zeit, kam aus Qizhou am Yangtze und war Beamter. Er arbeitete über 30 Jahre lang an einem seiner Werke, dem *bencaogangmu*. Darin verarbeitete er Auszüge aus 800 Werken früherer Schriftsteller, wählte aus diesen Werken 1518 verschiedene Medikamente aus und fügte selbst noch 374 hinzu.

Dieser Hinweis soll konkret verdeutlichen, welch immense Arbeit in der heutigen Gestalt der TCM steckt.

In diesem Zusammenhang ist es auch wichtig, neben den großen Leistungen der klassischen chinesischen Medizin deren Verirrungen und Kuriositäten nicht aus den Augen zu verlieren. Tatsächlich entwickelt sich Wissen immer durch eine zunächst untrennbare Mischung aus Wahrem und Falschen, aus Sinnigem und Unsinnigem. Der berühmte chinesische Dichter Lu Xun (1881–1936) lässt denn auch, zu Recht, keine Gelegenheit aus, sich über die so genannten Klassiker despektierlich lustig zu machen. So erwähnt er unter anderem die Auffassung alter Ärzte, dass Tuberkulose durch den Genuss von Menschenfleisch geheilt werden könne. Diese These vertrat beispielsweise der Arzt Chen Zangqi (618–907). Der bereits erwähnte Li Shizen trat dieser Auffassung jedoch entschieden entgegen. Es galt auch der Glaube, dass in das Blut Hingerichteter getauchte „Dampfbrötchen" bei Verzehr Tuberkulose heilen könnten oder dass es die Pietät vom Sohn verlangte, bei Erkrankung der Eltern sich ein Stück Fleisch aus dem Leib zu schneiden, um damit seine Eltern zu heilen.

Positiv zu erwähnen ist der schon um 280 n. Chr. datierte weitere Pulsklassiker, *maijing* von Wang Shuhe.

In den genannten Werken ist der große differenzialdiagnostische Reichtum der chinesischen Pulsdiagnose ersichtlich.

Für das IdosShiatsu ist das Erfassen dieser Pulsbilder die Grundbedingung einer jeden Behandlung.

Zhang Zhongjing lebte um das Jahr 200 n. Chr. als berühmtester zeitgenössischer Arzt. Insbesondere seine Abhandlung über das Fieber *(shanghanlun)* war ein Meilenstein in der diagnostischen Entwicklung.

Auf Huangfu Mi geht der systematische Aku-Moxi-Klassiker *(zhenjiu jiayijing)* aus dem Jahre 265 n. Chr. zurück.

Im Jahre 1341 veröffentlicht Hua Boren die Erläuterung der 14 Hauptleitbahnen *(shisijing fahui)*.

Eine anonyme Kompilation vom Ende des 16. Jahrhundert umfasst eine Zusammenstellung von Untersuchungen über die Lage der Punkte *(xue)* auf den Leitbahnen.

Über die Jahrhunderte und Jahrtausende entstanden in China eine Fülle historisch nachvollziehbarer Arbeiten und der deutsche Arzt F. Hübotter listet in seinen Untersuchungen über 130 historische Ärztenamen auf.

Wang Bing kompilierte und veröffentlichte im Jahr 761 das berühmte *huangdi neijing suwen* und später wohl auch das *huangdi neijing lingshu*, welche in ihren Urfassungen schon Jahrhunderte v. Chr. begonnen wurden.

Diese Werke sind auch heute noch das absolute Muss an Lektüre einer jeden soliden Ausbildung in TCM und damit auch der Akupunktur, als der im Westen bekanntesten Therapieform der TCM. Dies gilt ebenso für die Behandlungsformen *tuina* und Moxibustion, die als äußere Therapie *(waike)* bezeichnet werden, im Unterschied zur Anwendung von Arzneimitteln in der inneren Therapie *(neike)*.

Das *suwen* erfasst schon alle Bereiche der Medizintheorie und behandelt Fragen von klinischem Interesse. Das *lingshu* gibt einen umfassenden Überblick zur Theorie der Leitbahnen.

Diese Werke beinhalten eine Vielzahl von Fachtermini, welche auch heute noch als verbindlich gelten.

Die chinesische Massage *anmo* ist als Heilverfahren seit über 2000 Jahren bezeugt. Schon im Klassiker *huangdi neijing suwen* wird der Gebrauch des Wortes *„an"* erläutert. In einem Literaturverzeichnis der Zeit von 206 v. Chr. bis 23 n. Chr. wird ein Werk mit dem Titel „Anmo des Gelben Fürsten und des Grafen von Qi" erwähnt.

In den Werken des Daoisten Ge Hong (ca. 281–341) wird ein Klassiker der Massage *(anmojing)* erwähnt. Die Ärzte Sun Simiao (582–682) und Wang Tao verzeichnen eine Vielzahl von Massagetechniken in konkretem Bezug zu Erkrankungen und Störungen.

In der Zeit von 618 bis 906 existierte eine Abteilung für Massage *(anmo)* mit einem Professor, vier Meistern, 16 Masseuren und 15 Studenten am kaiserlichen Hofe.

In der Ming-Zeit (1368–1644) wird die Massage systematisch so verfeinert und in den Kontext der energetischen Konstrukte gestellt, dass diese Weiterentwicklung sich von der *anmo* abhebt und sich in der folgenden Zeit als *tuina* etabliert.

Auch in diesen Schriftzeichen spielen neben dem Radikal für die Hand *(shou)* auch das Zeichen für Frau *(nü)* eine Bedeutung. Das *tuina* entwickelte sich weiter im engen Bezug zur Orthopädie *(zhenggu)* und entfaltete

Techniken und die dazu gehörigen normativen Begriffe, welche auch im heutigen Shiatsu im Gebrauch sind.

Insgesamt ist die Literatur zu den energetischen Konzepten in philosophischer und medzinischer Hinsicht sowie im Gefolge der daoistischen „Lebenskraftkonzepte“ äußerst umfangreich.

Allein die Entfaltung des Begriffs *qi* stellt eine Wissenschaft für sich dar. Schon in der Zeit um Christi Geburt ist der *qi*-Begriff umfassend ausgestaltet. Innerhalb der daoistischen Bewegung hat sich dieser Begriff bis zum 10. Jhr. weiter verfeinert und wurde danach insbesondere durch den Neokonfuzianismus geprägt.

Im 17. Jhr. verfasste dann der Naturwissenschaftler Song Yingxing eine ausführliche und bekannte Abhandlung über das *qi*.

Im *huangdi neijing suwen* wird gesagt, dass das *qi* die *„Mutter des Lebens ist“*. Im *liji* (ca. 200 n. Chr.) steht: *„Das qi ist das, was den Geist auffüllt.“* Im Buch des frühen Konfuzianers Mengzi ist das *qi* dasjenige, *„was den Körper auffüllt“*.

Im Buch des frühen Daoisten Zhuangzi heißt es sehr schön: *„Das qi ist leer und umgibt die Dinge.“*

Es besteht kein Zweifel, dass viele Aspekte der *qi*-Erfassungen und *qi*-Konstruktionen der meditativen Selbstwahrnehmung entstammen. Durch innere Versenkung und Introspektion wurden Körperstrukturen visualisiert und strukturiert, so dass entsprechende Bilder und Konstrukte auch durch äußere Medien angesichtig und repräsentiert werden konnten.

Zur Selbstwahrnehmung des *qi* schrieb Sun Simiao (647–735): *„Wenn man die Augen schließt und die ‚Gedanken vergegenwärtigt‘, dann stellt man sich vor, daß man in der Leere das ‚äußerst ausgeglichene ursprüngliche Qi‘ taihe yuanqi sieht. Es ist wie eine purpurrote Wolke, die eine Bedeckung bildet, in der die fünf Farben getrennt voneinander leuchten. Unten dringt sie in den Haaransatz ein und dringt (dann) nach und nach in die Kopfspitze ein. …durchdringt die Haut und tritt in das Fleisch ein, erreicht die Knochen und den Brustraum, und sinkt (dann) allmählich in den Unterbauch ab.“*, und so nimmt man *„ … für einen kurzen Augenblick wahr, wie das ‚ursprüngliche Qi‘ den ‚Qi-See‘ durchquert. … dann verspürt man, wie der Körper stark erschüttert wird und bebt, die beiden Beine sich krümmen und auch das Bett klappert, auf dem man sitzt. Das wird ‚einheitliche Durchdringung‘ yitong genannt.“* (W. Kubny, Qi, Haug 1995, S. 255)

Auch in der europäischen Denktradition sind solche Selbsterforschungen fester Bestandteil der Erkenntnis. R. Descartes schrieb: *„Jetzt aber weiß ich nicht nur, daß ich als denkendes Wesen existiere, sondern es schwebt mir außerdem auch gewissermaßen die Vorstellung einer körperlichen Natur vor; und so kommt es, daß ich zweifele, ob die denkende Natur, die in mir ist oder die vielmehr ich selbst bin, von jener körperlichen Natur verschieden ist oder ob beide dasselbe sind.“* (R. Descartes, Meditationes de prima philosophia, Meiner, 1992, S. 107)

J. Breuer und S. Freud beschreiben genau, wie Körpersymptome, Körperempfindungen, innere Bilder und Vorstellungen eine präzise Einheit bilden und gedeutet werden können. Viele psychisch empfindliche Menschen vermögen ihre Empfindungen in eine Art bildhafte Körperanatomie zu umschreiben, die mit der äußerlichen Anatomie nicht im Widerspruch steht.

Im Jahre 1815 schreibt der Arzt Prof. Dr. F. Kluge anlässlich der Behandlung somnambuler Patienten: *„Frage man ihn (den Patienten), wie er zu diesem Wissen gelange, so antwortete er gewöhnlich, …er empfände es mittelst der Herzgrube. …Tardys Patientin bemerkte, daß sie vor elf Jahren ein Geschwür am Herzen gehabt, …daß ein großer Wurm, von welchem sie die Beschwerden in ihren Eingeweiden herleitete, gegen Mittag in ihren Magen gekommen sei, …und sich dann in den Zwölffingerdarm zurückbegeben habe … .“* Patientenwissen wurde auf diese Weise real genutzt und durch andere medizinische Untersuchungen überprüft und nicht selten bestätigt.

Der Philosoph E. Husserl setzte sich intensiv mit dem immanenten Bewusstsein auseinander. Vom eigenen Leib hat das diesem Leib inhärente Bewusstsein ein vorgegenständliches Bewusstsein. Dieses Bewusstsein vollzieht seine Wahrnehmungen in kinästhetischer Einheit mit den Leibbewegungen.

In der energetischen Tradition Chinas ist die Selbstwahrnehmung immer in der Fremd- und Objektwahrnehmung thematisiert und vice versa.

I.1.2 Japan

Über die koreanische Halbinsel und auf dem Seeweg beeinflussten die Entwicklungen der chinesischen Kultur Japan. Buddhistische Priesterärzte verbreiteten die Grundlagen und Praktiken der chinesischen Medizin in Japan, dessen Volksmedizin zu jener Zeit stark durch schamanistische Rituale geprägt war.

Wendet sich der Blick in die frühen Urzeiten Japans, so taucht dort die Hauptgottheit der japanischen Mythologie auf: Amaterasu Omikami. Sie ist die große Göttin, die den Himmel beleuchtet, die Personifizierung der Sonne. Eine andere weibliche Göttin, Izanami, setzt ihren Sohn als Feuergott in die Welt, wird aber durch ihn verletzt und stirbt daran. Aber die weibliche, shintoistische Göttin Ame no Uzume bringt durch ihr Lachen und Tanzen vor Myriaden Göttern wieder die Freude zurück in diesen Urbeginn.

Der Shintoismus ist eine Religion des Diesseits, ohne Askese und ohne Vorbehalte gegen die Sinnlichkeit. Durch den Tod wird jeder zu einer Gottheit *(kami)*.

In den Namen der großen Göttinnen Ama oder Ame no Uzume oder Amaterasu Omikami steckt der Wortanteil *amae*. Übersetzt bedeutet dies zunächst: Abhängigkeit und Nachgiebigkeit. Sieht man sich dieses Wort etymologisch genauer an, so stecken noch andere Bedeutungen darin.

Takeo Doi stellt hierzu interessante Vermutungen an. Er denkt, dass die Wurzel von *amae*, *ama*, mit dem Wort des Säuglings für Brust, *uma uma*, zusammenhängt. So gibt es auch diese Verbindung und Nähe zwischen den Wörtern *amashi*, für süß, und *umashi* für gutschmeckend. *Ama* könnte mit dem Wort für Himmel, nämlich *ama* zusammenhängen.

Der Urhimmel der Japaner mit der Sonnengöttin ist ein mit der Erde vereinter Himmel und kein getrennter Himmel, wie in den Astralreligionen. Von allen Kleinkindern, welche die Nähe zur Mutter und somit in gewisser Weise die Einheit erleben möchten, wird gesagt, dass sie ameru(en). Takeo Doi sieht in der *amae*-Mentalität die grundlegende emotionale Triebkraft der Japaner seit Jahrtausenden.

Diese besonderen kulturellen Mentalitäten und Eigenheiten der Japaner prägten im hohen Maße die Aufnahme und Übernahme anderer kultureller Errungenschaften.

Bis in das 16. Jh. wurden die chinesischen Innovationen von den japanischen Ärzten imitiert und übernommen. Nach und nach entwickelte sich jedoch eine typisch japanische Ausformung der Energetischen Medizin.

Insbesondere die Übernahme und Weiterentwicklung der chinesischen Drogenmischungen zur Krankheitsbekämpfung entwickelte sich in der Zeit zwischen dem 17. und 19. Jahrhundert zu der bekannten japanischen Kampo-Medizin.

Im Rahmen der Kampo-Medizin, hier insbesondere durch die Kohoha-Schule und einem ihrer Begründer Todo Yoshimasu, entwickelte sich im Japan im 16. Jahrhunderts die spezifische Untersuchung des Bauches (jap.: *fukushin*). Yoshimasu vertrat die Ansicht, dass die „Hundert Krankheiten“ ihre Wurzel im Bauch haben. Aus diesem Grunde wurde eine ausgefeilte palpatorische Untersuchung des Bauchraumes entwickelt. Der Bauch wurde hinsichtlich des Ernährungszustands und der Dicke der Bauchdecke untersucht. Für die Diagnose wurden der Tonus der Bauchmuskulatur, die Hauttemperatur und der Feuchtigkeitsgehalt der Bauchhaut festgestellt, die Aortenpulsation, Darmgasbildungen und Druckschmerzhaftigkeit betrachtet und die Darmgeräusche, die Fluktuationsgeräusche samt der Peristaltik wahrgenommen.

Sämtliche Methoden dieser Bauchuntersuchung sind auch heute im Shiatsu, besonders in jenem von S. Masunaga, obligatorisch.

Im 17.–19. Jahrhundert (Endo-Zeit) erreichte dann die Akupunktur in Japan eine Hochzeit und Blüte ihrer Popularität. Während dieser Zeit mussten die Ärzte in Japan die Massagetechniken des *anma* (chin: *anmo*) studieren, um sich mit dem Bauch des Körpers und mit den Leitbahn- und Punkteorten vertraut zu machen.

Auch die Achtsamkeit gegenüber der Atmung wurde besonders betont. Je tiefer der Sammelpunkt der Atmung liegt, desto mehr stabiles und festes *qi* (jap.: *ochitsuki*) besitzt der Mensch. Ein meisterlicher Mensch atmet, so betrachtet, von den Fußsohlen her.

Insbesondere der Zusammenhang mit der Atmung, jedoch auch anderen Vorstellungen der Chinesischen Medizin, verweisen deutlich auch auf indische Spuren. Arten des Yoga, die Chakren oder die Nadi (Energiekanäle) finden sich in unterschiedlicher Ausprägung in beiden Medizinsystemen.

Die gezielten Bewegungen des Körpers bilden samt der Atemtechniken einen weiteren Bestandteil der japanischen Entwicklung medizinischer Techniken. Im *Ishinpo*, der ältesten medizinischen Schrift Japans, werden die Techniken des *do-in*, der Bewegung zur Harmonisierung des *ki* (chin: *qi*)und zur Beseitigung krankhafter Störungen ausgeführt.

Dazu gesellt sich die gezielte Anwendung von *ankyo*, dabei steht *an* für das Massieren der Energiekanäle und *kyo* für das sanfte Bewegen der Gliedmaßen und Gelenke.

Sämtliche Theorien und Praktiken wurden in Japan in einer neuen, originären Weise zusammengefügt und weiterentwickelt. Als sich Japan dann vor über 100 Jahren dem Ausland gegenüber öffnete, strömten noch viele andere, auch westliche medizinische Techniken in dieses Land.

Die verschiedenen Formen der energetischen Massage wurden in Japan zumeist von blinden Personen ausgeübt und im Laufe der Zeit verkümmerte teilweise der Reichtum der möglichen Techniken. Die Behandlungen wurden vielfach „nur“ zum Wohlbefinden und zur Linderung einfacher Körperstörungen angewandt.

Um die Jahrhundertwende erließ der japanische Staat neue gesetzliche Bestimmungen für *anma* und andere japanische Massagetechniken. Viele Masseure wollten diesem Zugriff entgehen und erfanden den Begriff Shiatsu. Unter dem Begriff des Shiatsu sind somit historisch sehr unterschiedlich entstandene und zusammengefasste Richtungen und verschiedenste Techniken zu verstehen.

I.1.2.1 Die Schulen der Energetischen Medizin und das Shiatsu

In Japan entwickelten sich in eigenständiger Weise verschiedene Schulen der energetischen Medizin und des Shiatsu.

Die seit dem 6. Jahrhundert bezeugte Ausbreitung der chinesischen Medizin, erfuhr im Laufe ihrer Anwendung zahlreiche technische Verbesserungen, welche auch heute noch in Gebrauch sind. Akupunkturnadeln wurden zur Stimulierung und zum Einführen mit einem Hämmerchen manipuliert oder die Nadel wurde als Tubennadel mithilfe eines Führungsröhrchens in die Haut eingetrieben. Diese Technik erlaubt ein besonders mildes Einstechen.

Moderne Einflüsse führten in Japan zu einer Verbindung des Shiatsu mit den westlichen Formen der Segmenttheorie und -therapie. Der Japaner Yoshio Nakatani entdeckte im Jahr 1950 bei Hautwiderstandsmessungen, dass bei jeweils bestimmten Erkrankungen der Hautwiderstand in bestimmten Arealen herabgesetzt ist.

Durch diese Messungen, welche heute vielfach verwendet werden und wesentlich verfeinert wurden, ergeben sich auf der menschlichen Hautoberfläche 3000–4000 Punkte. An diesen Punkten ist der Hautwiderstand im Durchschnitt um 40% erniedrigt. Dasselbe Phänomen gilt auch für Wirbeltiere. Die Topografie dieser Punkte korreliert mit den bekannten klassischen Akupunkturpunkten. Die Punkte selbst werden japanisch als *ryodoten* bezeichnet.

Nakatani systematisierte seine Messungen und stellte fest, dass sich infolge von inneren Erkrankungen regelmäßige punkte- und linienartige Veränderungen des Hautwiderstands ergeben. Diese punktartigen Bahnergebnisse nannte er *ryodoraku* (*ryo*: gut, *do*: leitend, *raku*: Linie).

So ergaben z. B. Nieren-, Lungen- oder Magenerkrankungen regelmäßig eine Linie, welche den jeweiligen Leitbahnverläufen entspricht.

Der Punktedurchmesser verringert sich auf ca. 1 mm bei Erschöpfung oder während des Schlafes und steigt im Wachzustand, bei Emotionen oder Erkrankungen auf 2,5 mm bis zu 10 mm an.

Bei regelmäßigen und standardisierten Stromfluss von 50 mA durch das transkutane Gewebe ergibt sich eine Bahn mit einer Standardgröße von 1,4 cm Bandbreite. Der Mechanismus wird als viszero-kutaner sympathischer Reflex erklärt.

Blockaden des Sympathikus infolge Lokalanästhetika erhöhen den Hautwiderstand der innervierten Zone und lassen die Leitfähigkeit der Punkte verschwinden. Stimulation des Symphatikus erhöht die Leitfähigkeit der Punkte.

Nakatani fand heraus, dass in Bezug zum Geschlecht, zur Jahreszeit und zu den inneren Organfunktionen in den Bahnen eine normale Bandbreite der Leitfähigkeit vorliegt und festgestellt werden kann. Abweichungen nach oben werden als erhöhte Leitfähigkeit und damit als yang-Zustand und Abweichungen nach unten als yin-Zustand interpretiert.

Durch tiefe Nadelstiche werden die sympathischen Nerven sediert, durch horizontale und oberflächliche Stiche eher tonisiert. Damit wird deutlich, dass nervale und vaskuläre Reaktionen auf die Punktebeeinflussung regelmäßige Erscheinungen dieser Areale und deren Manipulationen sind.

Ähnliche Ergebnisse erbringt der Akabane-Test. Hier wird die Thermosensibilität der Punkte und Bahnen überprüft. Dabei liegt besonders eine Entsprechung zu den Trigger-Punkten vor. Akabane bestätigt auf seine Weise die Wirksamkeit der Moxibustion, wobei hinzugefügt werden sollte, dass gezielte Verreibetechniken des Shiatsu analoge Ergebnisse erzielen.

Experimentell wurde herausgefunden, dass die Shiatsu- oder Tuina-Massage eine mechanische Wirkung auf die Blut- und Lymphgefäße hat, eine humorale Wirkung mit lokalen Veränderungen des Ionenmilieus stattfindet und dass über nervale Wirkungen der Axonreflex stattfindet, indem kutiviszerale Einwirkungen eine Tonussteigerung innerer Organe hervorrufen.

Yoshio Manaka hat ein sehr originelles Behandlungssystem der Bahnen und Punkte entwickelt. Während des zweiten Weltkrieges entdeckte er als Arzt, dass bei Hautverbrennungen die flächige Auflage von Stanniol zu einer Linderung der Schmerzen und Beschleunigung des Heilungsprozesses führte. Manaka vermutete, dass auf diese Weise eine Verbesserung der Ionenreaktion zwischen Natrium und Kalium und somit auch der elektrischen Bewegungen stattfindet.

Zusätzlich stimulierte er Leitbahnen und Punkte, die mit den entsprechenden Arealen in Verbindung stehen und konnte so die Effizienz seiner Behandlungen steigern.

In vielen klinischen Beobachtungen und Systematisierungen entwickelte Manaka zu den klassischen Zuordnungen noch weitere hinzu. So erweiterte er die Nutzung der Bauchpunkte, also der *mu*-Punkte. Er stellte fest, dass z. B. bei einer vorliegenden Nieren-Organ-

Problematik der Punkt *jingmen* (Gb 25) nicht reaktiv ist, während der Punkt *huangshu* (Ni 16) reagiert. Eine Behandlung durch den Punkt *taixi* (Ni 3) führte regelmäßig zu einer positiven Reaktion im Bereich des Punktes *huangshu* (Ni 16). Aus diesem Grunde bevorzugt Manaka den Punkt *huangshu* (Ni 16) als *mu*-Punkt. Ähnliches gilt für andere Punkte. Die genannte Technik erwies sich auch als besonders wirksam bei der Einbeziehung der Unpaarigen Leitbahnen *(qijing bamai)*.

Als Behandlungs- und Testweise entwickelte Manaka eine gleichzeitige Palpation von Reflexpunkten, wie den *mu*-Punkten, und der entsprechend mit dem jeweiligen Punkt assoziierten gedehnten Leitbahn.

Diese Bewegungsformen werden darüber hinaus mit gezielten Bewegungsübungen kombiniert, wie sie Keizo Hashimoto als sein System des Sotai entwickelt hat. Die Sotai-Behandlungen dienen vor allem dem Zweck, den Körper generell in Übereinstimmung mit der Wirkung der Schwerkraft und damit mit dessen eigenem Zentrum, dem *hara*, zu halten.

Diese angestrebte innere Balance entspricht der Geradläufigkeit (chin: *zheng*) des *qi*. Jene Balance wird nach Manaka insbesondere dadurch erzielt, dass bei einer Störung zunächst die „Wurzel" der Störung, welche im gesamten Organismus gesehen wird, behandelt werden muss und anschließend der Bereich wo die Störung sichtbar wirksam ist weiter behandelt wird.

Diese Prinzipien gelten allesamt auch für das Shiatsu.

Zu nennen ist auch Katsusuke Serizawa. Dieser hat ein Buch zur Punkte(Tsubo)-Therapie geschrieben, das sich hervorragend praktisch verwenden lässt, ebenso dessen Werk zur Massage.

In der Entwicklung des Shiatsu haben sich in Japan sehr unterschiedliche Stilrichtungen entwickelt, von denen einige im Folgenden noch kurz erwähnt werden sollen.

Shizuko Yamamoto entwickelte das so genannte „Barfuß-Shiatsu". Der Behandelnde vollzieht dabei die Behandlung hauptsächlich mittels der Füße. In äußerst einfallsreicher Weise wird so durch die Füße ein Ganzkörper-Shiatsu gegeben. Diese Techniken eignen sich hervorragend dazu, in jeder Behandlung angewandt zu werden. Sie entlasten vor allem den Dauergebrauch der Arme, Hände und des Oberkörpers in den Behandlungen.

Tokujiro und Toru Namikoshi stellen vor allem die Leitbahndehnungen und die effiziente Behandlung der Punkte in den Mittelpunkt ihrer Shiatsu-Praxis. Hier können viele Anregungen zur Behandlung der Punkte entnommen werden.

Wataru Ohashi verbindet viele Behandlungstechniken auf Basis des Masunaga-Shiatsu zu einer ästhetischen, fließenden Einheit. Ohashi lenkt vor allem auch den Blick auf die Selbstbewegung und Tätigkeit des Behandelnden. Dieser muss bzw. sollte selbst im Gleichgewicht, in Balance sein. Dies ist die erste Voraussetzung um helfen zu können und um eine Balance bei dem Patienten erreichen zu können.

Ohashi gebührt sicherlich auch das Verdienst, viel für die Verbreitung und Entwicklung des Shiatsu außerhalb Japans getan zu haben.

Die Basis des hier im Buch vertretenden Shiatsus besteht im Masunaga-Shiatsu, worauf im Weiteren näher eingegangen wird.

I.1.2.2 Die Masunaga-Schule und das Zen-Shiatsu

Zen

Masunaga bringt sein Shiatsu explizit mit der Philosophie und der Praxis des Zen in Verbindung. Das japanische Wort Zen entspricht dem chinesischen Wort *chan*. Dieses bedeutet „anhaltende kontemplative Versenkung und tiefe Meditation".

Der chinesische *chan*-Buddhismus geht zurück auf dessen „Gründer" Bodhidharma. Dieser brachte die *Leng yen* Sutra (sanskrit: *Lankavatara*) nach China. In diesem Werk wird der Anspruch verkündet, dass die echte Lehre nicht durch Worte, sondern durch den direkten Erweis durch Verwirklichung in Person des Lehrenden stattfinden soll. Die historischen Spuren dieser Lehre führen natürlich nach Indien, der Heimat des Buddha.

Der indische Buddha suchte praktisch den Weg jenseits der Welterscheinungen im Diesseits der Welt zu finden und zu beschreiten. Er suchte – philosophisch gesprochen – die praktische Einheit von Noumenon und Phänomen, zwischen Wesen und Erscheinung zu finden.

Dieser Weg lebt die Lehre von der Nichtanhaftung und der Leere der Erscheinungen (jap.: *ku*, sanskrit: *sunyata*). Der *chan*-Buddhismus geht von der Möglichkeit aus, in der Welt durch das Tun Erleuchtung (jap.: *satori*) und damit ein reales Übersteigen der Welt zu erlangen.

Damit wandelt der je aktuelle Buddha (jedes Wesen) mit dem Wandlungsleib (sanskrit: *nirmanakaja*) und stellt sich als der „Der-so-kommt-und-geht-wie-er-ist-und-als-das-was-er-ist" (Tathagata) dar. Mit anderen Worten, er praktiziert einen praktischen und elementaren Ethos des Alltags.

Schon in der Bhagavadgita wird solche Erleuchtung im Alltag und der daraus entspringende einfache, natürliche Ethos gepriesen:

„Das Werk zu tun sei dein Beruf,
Nicht kümmre dich's, ob es gelang,
Begehre nie der Taten Frucht,
Doch fröne nicht dem Müßiggang.
Ergebungsvoll tu jedes Werk
Und frei von irdischer Begier,
Ob gut, ob schlecht der Ausgang sei;
Bewahre stets den Gleichmut dir." (Bhagavadgita, Zweiter Gesang 47./48., S. 30; Reclam, Stuttgart)

Diese Haltung wird auch im und als Yoga gepriesen. Dazu sagt T.K.V. Desikachar: Yoga ist achtsames Handeln, ausgerichtete Bewegung und Bündelung des Geistes sowie „eins sein mit Gott".

Jene Sichtweisen verbanden sich in China auch mit den Anschauungen der Daoisten, wenngleich es auch Unterschiede und verschiedene Auffassungen zwischen den Richtungen und Bewegungen gibt.

Die Mönche des *chan*-Buddhismus praktizierten und entwickelten die energetische und praktische Medizin in ihrem alltäglichen Tun. Viele Geschichten, welche die geistige Grundhaltung zu reflektieren suchen, werden in diesem Zusammenhang erzählt. Zu ihnen gehört auch diese:

Mönch: „Ich, Euer Schüler, bin ganz und gar krank. Bitte heilt mich!"

Meister: „Ich werde dich nicht heilen."

Mönch: „Warum heilt Ihr mich nicht?"

Meister: „Damit Du weder lebst noch stirbst."

Der Buddhismus kam für die Chinesen aus dem Westen und genau dorthin ist Laozi, der Weise des Daoismus, der Legende nach für immer verschwunden. Laozi lenkte den Blick auf das *dao*. Das *dao* ist das Namenlose und damit Ursprung von Himmel und Erde. Dieses Namenlose ist als Urmutter auch „die geheimnisvolle Weiblichkeit". *Dao* ist die Stille, das Nicht-Sein *(wu)* aus dem Sein geboren wird. *Yin* und *yang* bringen sich, vermittelt durch das *qi*, wechselseitig hervor, im Zentrum dieses Geschehens jedoch ist die Große Leere. Das *dao* ist ewig ohne Tun und „nichts bleibt dabei ungetan". Insbesondere lehnt der klassische Text des Daoismus, das *dao de jing*, jede Form der Gewalt, des Streits und des Krieges ab. Es sucht den Frieden in der Natur.

Ein weiteres prägendes Werk war das *zhuangzi* benannt nach dem gleichnamigen Herrn Zhuangzi. Dieser lehnte sämtliche weltlichen Würden und Titel für sich selbst ab und entwickelte eine Haltung, welche als gesellschaftskritisch bezeichnet werden kann.

Einen sinnvollen Lebensweg sah Zhuangzi im Aufgeben des Selbst. Dieses kann durch Sitzen (Zazen) und Vergessen erreicht werden, durch Meditation und stille Wendung nach Innen.

Diese religiösen, philosophischen und medizinischen Auffassungen und Haltungen verdichteten sich in besonderer Weise im japanischen Zen-Buddhismus. Dem Zen entspricht eine Haltung der achtsamen Aufmerksamkeit gegenüber den elementaren Vorgängen des täglichen Lebens mit der Einstellung sich weder darüber zu erhöhen, noch darin zu ertrinken.

Ein berühmter Bodhisattva (dies sind jene Buddhas, die auf das Eintreten ins Nirvana verzichten, um anderen Lebewesen in der Erlösung zu helfen) war Dogen. Durch seine Person und durch sein Werk *shobogenzo* hat er die Zen-Meditation in Japan maßgeblich beeinflusst.

Der japanische Buddhismus wird geprägt durch das Ziel eines einfachen moralischen Lebens wie auch der Ablehnung, sich in endgültigen Antworten oder Zielen und Werten zu verlieren. Dies betrifft die Haltungen in der alltäglichen Welt wie auch gegenüber religiösen Fragen. Eine religiöse Haltung soll praktiziert werden, ohne letztlich äußere Bilder des Religiösen zu bemühen. Deshalb meidet der Zen-Meister Antworten zu religiösen oder transzendenten Themen und fordert zum einfachen und mitfühlenden Tun in der Gemeinschaft allen Wesen gegenüber auf.

Besonders frappant sind in dieser Hinsicht „religiöse" Aussprüche der Zen-Meister. So sagte einmal der bekannte zeitgenössische Zen-Mönch Taisen Deshimaru hinsichtlich des erstrebten Erleuchtung *(satori)*: „Wer glaubt, er habe *satori*, der ist reif für das Krankenhaus!"

In dieser Aussage steckt eine Haltung, welcher sämtliche Überhöhungen und bildartigen und idealisierten Ausgestaltungen zutiefst suspekt sind.

Der Zen-Meister Kodo Sawaki äußert: *„Wirkliches Hara zu entwickeln bedeutet, seine individuellen Attitüden abzulegen."* (K. Sawaki, Angkor Verlag, 2005)

Shizuto Masunagas Shiatsu

Masunaga nannte sein Shiatsu Zen-Shiatsu. Er fühlte sich dem Zen nahe und verpflichtet. Die Aufforderung des Zen, durch den Körper und nicht allein durch den Kopf zu lernen und zu handeln, stellt ein Grundmoment dieses Shiatsus dar. Dieses körperliche Lernen praktiziert die angestrebte Einheit von Wissen und Tun und die für das Masunaga-Shiatsu typische Einheit von Behandeln und Diagnostizieren.

Diese Einheit wirkt in der Behandlung unmittelbar auf das Empfindungs- und Lebensgefühl des Behandlers und vor allem auf dasjenige des Patienten. An einer bekannten physiologischen Empfindung kann dieses Einheitsgefühl besonders gut exemplifiziert werden: In der Physiologie herrschen bezüglich der taktilen Hautempfindungen so genannte Schwellen- und Distanzwerte (simultane Raumschwellen, Zweipunktschwellen). Dies bedeutet, dass an jedem Körperabschnitt (z. B. Unterarm, Oberschenkel, Fingerglied usw.) zwischen zwei Punkten ein Mindestabstand liegen muss, mithilfe dessen diese zwei Punkte noch als zwei Punkte unterschieden werden können.

Drückt also der Behandler diese zwei Punkte mit den beiden Mutterhänden bzw. Daumen, so spürt der Patient diese zwei Punkte bei Einhaltung oder Überschreitung des Mindestabstands. Wird der Mindestabstand unterschritten, kann eine Zweiheit nicht mehr wahrgenommen werden, sondern nur noch eine einzige taktile Empfindung. Dies ist ein physiologisches Gesetz.

In der Shiatsu-Behandlung tritt jedoch bei entsprechender Wirksamkeit einer konzentrierten Behandlungsatmosphäre die Einheitswirkung und -empfindung auch auf, wenn der Abstand der beiden Punkte beliebig überschritten wird.

Masunaga bewahrte sich stets das Wissen und Fühlen davon, dass gewissermaßen immer nur mit dem „Lebensecho" gearbeitet wird. Die Arbeit mit und in der Lebendigkeit stellt sofort eine direkte Bezüglichkeit zwischen Patient und Therapeut her und lehrt dennoch, dass die Geschehnisse dieser lebendigen Vorgänge in gewisser Weise wortwörtlich unfassbar sind und dennoch vollzogen werden.

Die Arbeit am Patienten verlangt ein Gewahrsein des Behandlers, welches den eigenen und den fremden Lebensvorgängen gegenüber gleich aufmerksam ist. Eine sinnvolle Shiatsu-Ausbildung erfordert die Möglichkeit eines direkten Lernens durch das Tun und dazu die unmittelbare Lernsituation mit einem Shiatsu-Ausbilder, der die verlangten Tätigkeiten und Wissensbilder selbst praktiziert.

An dieser Stelle kann gesagt werden, dass die Arbeit mit medizinisch tätigen Menschen in der Shiatsu-Ausbildung zeigt, dass viele Menschen die Kunst der Berührung und der Selbstberührung wirklich erlernen sollten, denn es besteht in dieser Hinsicht häufig ein großer Mangel. Viele Ärzte berühren ihre Patienten kaum oder nur sehr eingeschränkt und setzen sich selbst keiner berührenden Behandlung aus. Es besteht in dieser Hinsicht viele Potenzial, welches in der Regel nicht geweckt wird.

Weiterhin betont Masunaga, dass der Geist des tätigen Shiatsu zugleich einer des Nicht-Tuns sein sollte. Er ist der Meinung, dass dem Tun und Wollen zu viel Gewicht beigemessen wird.

Die Zen-Tradition wird bei Masunaga verbunden mit den klassischen Techniken und den Wissenskonstrukten der energetischen Medizin.

Die Arbeit am gesamten Körper und dabei stets auch am Zentrum des Körpers, dem *hara*, entspricht einer Behandlungsweise, welche ebenso mit dem gesamten Körper und aus dem *hara* praktiziert wird. So entsteht ein *qi*-Fluss zwischen Patient und Therapeut.

Jede Behandlung enthält eine Diagnose des Rückens und des *hara*. Sie beginnt und endet in vielen Fällen auch am *hara*.

Die Zirkulationen des *qi* werden in all ihren klassifizierten Formen beachtet und entsprechend der Diagnose durch sedierende oder tonisierende Techniken strukturiert. Dabei wird ein besonderes Gewicht auf das Finden der *kyo* (chin: *xu*; Leere)/*jitsu* (chin: *shi*; Fülle) Entsprechungen und deren Ausgleich verwandt.

Masunaga hat das ursprüngliche und umfassende Leitbahn- und Punktekonzept der Chinesischen Medizin genau studiert und für das Shiatsu nutzbar gemacht. Dazu hat er eine spezifische Leitbahnkarte des Körpers entwickelt. Die dort gezeigten Leitbahnen bilden in umfassender Weise das chinesische Leitbahnkonzept ab, indem er zusätzlich einige Leitbahnverläufe etwas verändert und ergänzend hinzugefügt hat. Zusammenfassend bedeutet dies, dass sämtliche Hauptleitbahnen sowohl im Oberkörper und den Armen, als auch im Unterkörper und den Beinen vorhanden sind.

Hierdurch erweitern sich die Behandlungsmöglichkeiten an den Leitbahnen und dem Körper erheblich.

„Denn im Zen lassen sich Antworten nicht durch den Verstand finden. Es besteht nur die Möglichkeit, dass wir über den Weg der Meditation dahin gelangen zu begreifen. Ebenso ist es beim Shiatsu.", so fasst Masunaga die Grundsicht seines Shiatsu zusammen.

In dieser Art Shiatsu steht die Arbeit an und mit der „Gesamtform" an erster Stelle. Diese Gesamtform der Lebendigkeit sollte auf allen Ebenen der Wirklichkeit entdeckt werden.

Neben den Innovationen der energetischen Konstrukte und der entsprechenden Behandlungsformen hat Masunaga insbesondere auch die psychologische Dimension des Shiatsu weiter entwickelt.

Systematisch hat er psychologische Entsprechungen in den Kontext energetischer und körperlicher Entsprechungen gestellt. Damit bereichert er die diagnostischen und therapeutischen Behandlungsmöglichkeiten gleichfalls signifikant.

Auf dieser psychologischen Ebene verfügt das Shiatsu Masunagas auch über eine gewisse Nähe zur psychologischen Schule des Dr. Morita. Morita entwickelte in Japan eine existenzielle und sinndeutende Psychologie und Psychotherapie. Ein Ziel dieser Therapie besteht darin, mit dem Patienten daran zu arbeiten, dass er sich existenziellen Erfahrungen gegenüber nicht verschließt, sondern die Kraft und die Fähigkeit gewinnt, sich besonders unliebsamen Erfahrungen und existenziellen Problemen zu stellen. Morita spricht vom „vitalen Leiden", das unumgänglich ist (Tod, Krankheit, existenzieller Misserfolg, Einsamkeit usw.). Die Entsprechungen zu diesem vitalen Leiden sieht er im „vitalen Aushalten". Durch dieses „Aushalten" erfährt der Patient seine kindlichen, schöpferischen Kräfte. Die Werte einer sozialen Gemeinschaft und der Ökologie stehen in dieser Therapie an erster Stelle.

Dadurch soll der Patient die Ausdauer entwickeln, um auch schwer erträgliche Lebensstimmungen aushalten und durchtragen zu können. Diese Form des existenziellen Ertragens darf jedoch nicht verwechselt werden mit einem beliebigen Aushalten und Ausharren aus prinzipiellen Gründen und damit, in unkritischer Weise Lebensbedingtheiten hinzunehmen.

Das existenzielle Durchtragen gibt einer Kraft Aufmerksamkeit, die es erlaubt, dass der Patient mit sich in Kontakt bleibt, während er dasjenige Leben lebt, welches er aufgrund seiner aktuellen Lebenssituation und seiner biografischen Bedingungen gezwungen ist zu leben. Gleichzeitig soll es ihm diese Kraft ermöglichen die Veränderungen all jener Bedingungen in erwünschter und sinnhafter Weise stetig und ausdauernd anzugehen.

Damit hat diese Form der Therapie und Sinnsuche in der Therapie eine gewisse Verwandtschaft zu der Psychotherapie V. Frankls.

Masunaga hat das Shiatsu gleichfalls durch eine Vielzahl origineller und wirksamer Methoden der Selbstbehandlung und spezifischer Leitbahn-Dehnübungen (Imagery Exercises) bereichert. Die vielgestaltigen Dehnübungen stellen eine wirksame Unterstützung der Shiatsu-Therapie dar.

Ein wesentliches Moment diese Übungen besteht darin, dass diese, neben sinnvollen Körperhaltungen und -dehnungen, besonders die Atmung, die inneren Gefühle und innere geistige Bilder mit einbeziehen.

Damit verbinden diese Übungen strenge Körperübungen (im eigentlichen Sinne) mit den Dimensionen des gefühlsmäßigen Erlebens und dem geistigen Begleiten und Auffüllen dieser Körpertätigkeiten. Den Körperübungen und Körpergestalten entspricht affektives Erleben, geistiges Bilden und Erfassen in Einheit. Die Dehnübungen sind sowohl Gefühlsübungen als auch Denkübungen.

Masunaga sagt zu dieser Art von Übungen: *„In der Praxis sollte man unbedingt vermeiden, die Imaginationsübungen bewusst auszuführen. Auch ist es ein Fehler, während des Übens an die Anatomie, beziehungsweise die einzelnen Körperteile zu denken. Je mehr die einzelnen Körperteile hervorgehoben werden, um so mehr entfernt sich die Übung vom Wesen des Lebens. Bei allen Lebewesen verläuft die Bewegung als Einheit. Sie wird vom Fluss des ki, der unbewusst ist, gelenkt."*

Insofern gilt der Satz Masunagas, dass während des Shiatsu am Echo des *qi* gearbeitet wird; der Fluss des *qi* ist unbewusst. Diese unbewusste Qualität hat eine gewisse Affinität zum Unbewussten S. Freuds und zum Es-Begriff von Freud und G. Groddeck.

S. Freud hat hinsichtlich des Begriffs des Unbewussten die erkenntnistheoretische Dimension genau erkannt; so schreibt er: *„Wie Kant uns gewarnt hat, die subjektive Bedingtheit unserer Wahrnehmung nicht zu übersehen und unsere Wahrnehmung nicht identisch mit dem unerkennbaren Wahrgenommenen zu halten, so mahnt die Psychoanalyse, die Bewusstseinswahrnehmung nicht an die Stelle des unbewussten psychischen Vorgangs zu setzen, welcher ihr Objekt ist. Wie das Physische, so braucht auch das Psychische nicht in Wirklichkeit so zu sein, wie es uns erscheint."* und man kann bei all dem *„… die Bewusstheit nicht umgehen, da sie den Ausgangspunkt all unserer Untersuchungen bildet."* (S. Freud, Fischer, Das Ich und das Es, S. 124–125)

Masunaga sah sein Shiatsu in großer Übereinstimmung zu den Praktiken und Entdeckungen der chinesisch energetischen Medizin. *„Das Shinsen-Jyutsu (alte chinesische Techniken zur körperlichen und geistigen Entwicklung), das ich praktiziert habe, zielte in erster Linie darauf ab, den Fluss des Ki zu erleichtern. … Das Ziel des Shiatsu ist das gleiche wie im Shinsen-Jyutsu. Früher glaubte ich, dass die Befreiung der Energie nur vom Shiatsu geleistet wird, aber heute habe ich erkannt, dass es andere Möglichkeiten gibt. … Mein Shiatsu ist heute ein und dasselbe wie Shinsen-Jyutsu."*

Leider ist Sensei Masunaga nicht so lange nach diesen Worten verstorben. Es ist sicher, dass er dem Shiatsu noch viele weitere Innovationen hinzugefügt hätte.

Letztlich kann gesagt werden, dass das Shiatsu Masunagas auf vielen Ebenen eine Fortentwicklung und Ausgestaltung der Shiatsu-Therapie beinhaltet. Masunaga hat diese Qualität immer eingefordert und betont, auch hinsichtlich seiner eigenen Landsleute. Er wusste, dass es früher wie heute auch in Japan nicht so häufig ist, auf wirklich geschulte Repräsentanten des Zen-Shiatsu zu stoßen.

Das moderne Leben hat weltweit die Tendenz, durch die Ökonomie der Zeit und durch die Technisierung die ruhige Berührung der Menschen untereinander zurückzudrängen. Schon im Jahr 1857 charakterisierte K. Marx die typische Weise der menschlichen Lebenserhaltung und der gemeinschaftlichen Form derselben mit den Worten: *„Ökonomie der Zeit, darein löst sich schließlich alle Ökonomie auf. Ebenso muß die Gesellschaft ihre Zeit zweckmäßig einteilen (...) wie der Einzelne seine Zeit richtig einteilen muß. ...Dies ist jedoch wesentlich verschieden vom Messen der Tauschwerte...* " (also letztlich verschieden vom Messen und Bewerten durch Geldoperationen oder anderen Wertemissionen). Denn *„ ...Geld ist ‚unpersönliches' Eigentum" in den Händen von Privatpersönlichkeiten; ebenso wie auch die Zeit."*

In der menschlichen Sinnfindung sollte jedoch ein anderes Maß und ein anderer Austausch bestimmend sein.

Um ein Herausarbeiten von Sinn möglich zu machen, sollte der Mensch Zeit haben, sich mit sich selbst und mit den anderen Menschen außerhalb von Vergleichswerten zu begegnen. Sonst wird das *„absolute Herausarbeiten (...) Selbstzweck"*. Dieser Selbstzweck erscheint dann in der Form einer zeitgenössischen Ökonomie als *„... völlige Herausarbeitung des menschlichen Innern als völlige Entleerung, ...als völlige Entfremdung, als Aufopferung des Selbstzwecks unter einen ganz äußren Zweck"*. Auf diese Weise kommt es, dass *„das Moderne unbefriedigt läßt, oder wo es in sich befriedigt erscheint, gemein ist"*. (K. Marx; Grundrisse; Dietz Verlag Berlin 1974)

Jeder Shiatsu-Praktiker sieht sich vielfach mit solcher Realitätsform konfrontiert. Viele Menschen leiden akut unter der Geschwindigkeit und dem Druck der Zeit. Kann jemand dem Druck nichts entgegen setzen, drohen materielle Einbußen oder auch Sinnverlust.

Häufig betrachten die Menschen die Geschehnisse äußerlich, auch ihr eigenes Leben, wie auch ihren Körper. Von außen suchen sie auch Hilfe zu bekommen, ohne sich auf die beschwerliche Reise einer Wandlung von innen zu machen.

Einer Berührung oder Selbstberührung fehlt zumeist die Zeit oder es fehlt gar der Sinn für solche Bedürfnisse.

Resultate, auch therapeutischer Art, sollen schnell erscheinen und in Kraft treten. Die schnell wirksame Medizin ist Inbegriff solcher Sichtweisen.

Insofern steht die Shiatsu-Behandlung quer zu dieser Entwicklung. Für sie muss Zeit aufgebracht werden, dauert sie doch schon eine Zeitstunde. Der Patient sollte davor und danach Zeit für sich haben. Auch die wohltuenden Auswirkungen von Behandlungen lassen so manches Mal auf sich warten. Zudem muss der Patient viel Eigenenergie aufbringen, um seinen Anteil an der Behandlung und Veränderung zu leisten. Oft ist der Erfolg solchen Bemühens zunächst nicht zu sehen.

Ohashi fasst die Essenz solcher Aufgaben in praktische Worte: *„Unsere moderne Welt praktiziert High-Tech, Shiatsu praktiziert High-Touch."*

Die Zeitgestaltung des Shiatsu birgt noch ein anderes Problem. Eine Zeitstunde fordert ihren Preis. Diesen kann sich nur eine gewisse soziale Schicht regelmäßig leisten. Will das Shiatsu alle Menschen erreichen und sich nicht dem Zeittakt von Zuordnungstabellen unterwerfen, dann sind kreative Ideen und Alternativen gefragt.

I.1.3 Shiatsu im Osten und im Westen

Die Entwicklung des Shiatsu im Osten wurde in wesentlichen Bestandteilen schon beschrieben, tatsächlich repräsentiert das Iokai-Shiatsu-Center in Tokyo und damit der Shiatsu-Stil von Masunaga jedoch nur einen kleinen Anteil der therapeutischen Bewegung in Japan. Andere recht bekannte Schulen repräsentieren dort ähnlich starke Anteile.

Japaner in Europa berichten, dass sie bei ihren Besuchen in Japan durchaus Schwierigkeiten hatten, eine qualitativ hochwertige Shiatsu-Behandlung zu bekommen. Eine gewissermaßen statistische Übersicht kann zu dieser Thematik an dieser Stelle nicht geleistet werden. Ähnliche Aussagen hinsichtlich der chinesischen therapeutischen Verfahren werden jedoch auch von Chinabesuchern gemacht.

Sicherlich besteht in der gegenwärtigen Zeit die Haupttendenz in den asiatischen Ländern darin, die westliche Medizin umfassend zu rezipieren und als Leitparadigma in Kraft zu setzen.

Die Beschäftigung mit der Energetischen Medizin geschieht in Japan und China in starkem Maße auf dem Gebiet der wissenschaftlichen und naturwissenschaftlichen Überprüfung der Geltung der Chinesischen Medizin (TCM) und ihrer Grundlagen.

Japan ist weltweit in deren wissenschaftlicher Überprüfung, vor allem der Grundlagen der Akupunktur, führend und auch in China finden zu diesem Thema regelmäßig Symposien, Veröffentlichungen und Darstellungen aller Art zu klinischen Ergebnissen und zur Grundlagenforschung statt. Ähnliches geschieht in den anderen asiatischen Ländern, in Russland und auch in den U.S.A.

In Europa ist vor allem Frankreich das Land gewesen, in welchem die Verbreitung, Übersetzung und praktische Anwendung der Akupunktur ihren Ausgang nahm.

Zu nennen sind hier die Schriften und die Tätigkeit von Christine Recours-Nguyen und Nguyen van Nghi.

In der Verbreitung des Shiatsu im Westen spielt insbesondere W. Ohashi eine große Rolle, der seit den 70er Jahren das Shiatsu in den U.S.A., in Europa und in anderen Ländern lehrte. Aus eigener Erfahrung ist dem Autor bekannt, dass Ohashi stets offen gegenüber der westlichen Medizin und Heilkunde samt deren Techniken ist. Vieles davon hat er in die Betrachtungsweise und Praxis des Shiatsu eingeführt.

Zugleich ist Ohashi ein getreuer Bewahrer und Verwalter des umfassenden traditionellen Wissens und der Praktiken des Shiatsu. Durch seine Schulungsprogramme nahm er großen Einfluss auf die Verbreitung, Standardisierung und Qualitätssicherung des Shiatsu.

Im Laufe der Zeit sind chinesische und weitere asiatische Lehrer der Energetischen Medizin sowie japanische Lehrer des Shiatsu weltweit tätig geworden.

In Europa ist das Shiatsu mittlerweile recht weit verbreitet. Viele Schulen sind aus der Schule Ohashis und anderer japanischer Lehrer hervorgegangen und viele Praktiker des Shiatsu sind direkt oder indirekt mit Ohashis System in Berührung gekommen.

Auch in Deutschland wird Shiatsu regelmäßig unterrichtet. In vielen physiotherapeutischen Praxen gehört die Shiatsu-Behandlung zum therapeutischen Angebot. Ärzte und Heilpraktiker machen sich das Wissen und die Heilmöglichkeiten dieser Therapie zu nutze und auch die Zahl der Publikationen zum Shiatsu steigt stetig an.

Insofern kann gesagt werden, dass das Shiatsu dabei ist, sich im Westen einen stabilen Platz unter den Heilmethoden zu sichern. Nach einer anfänglichen Begeisterungswelle für Shiatsu-Ausbildungen, befindet sich das Shiatsu jetzt vor allem in der Phase einer dauerhaften praktischen und klinischen Bewährung und Bestätigung.

In Zukunft wird es sicherlich die Aufgabe sein, dem Shiatsu neben soliden Ausbildungsschulen für Anfänger auch weiterführende Schulen für professionelle Shiatsu-Praktiker zu gründen. Ein regelmäßiger Austausch im Wissensgebiet des Shiatsu ist ebenso vonnöten wie die Durchführung und Dokumentation von Forschungen, Fallstudien und sonstigen Untersuchungsstudien.

In diesem Sinne gibt es in Deutschland einen breit gefächerten Austausch der Shiatsu Praktizierenden und der Shiatsu-Schulen. Ein Dachverband (GSD) in Deutschland sucht diesen Austausch und die Sicherung von Standards zu institutionalisieren.

Bei der weiteren Verbreitung und theoretischen Durchdringung des Shiatsu wird das Augenmerk darauf liegen müssen, die typische Einheit von Tun und Wissen zu erhalten, zu bewahren und weiter auszubauen.

KAPITEL

I.2 Die wissenschaftlichen Grundlagen des Shiatsu

I.2.1 Die Einheit von Natur- und Geisteswissenschaft

Die Methodik und Konstruktivität der medizinischen Theorie des Shiatsu steht samt der therapeutischen Praktiken unter dem Leitparadigma einer Einheit von Natur- und Geisteswissenschaft.

Viele Erkenntnisse der energetischen Medizin lassen sich nach den Kriterien moderner Naturwissenschaft benennen und ebenso viele Erkenntnisse sind nur im Rahmen einer nach geisteswissenschaftlicher Systematik orientierten Ordnung verständlich.

In der originären Sprache der energetischen Medizin existiert jene Trennung in Natur- und Geisteswissenschaft nicht. Davon ist weiter unten die Rede.

I.2.2 Shiatsu als Erfahrungswissenschaft

Im Shiatsu und in der energetischen Medizin haben sich über Jahrhunderte bzw. Jahrtausende unterschiedliche Wissenschaftsinhalte und wissenschaftliche Leitparadigmen zusammengeschlossen.

Die systematische Erforschung, Darstellung und therapeutische Behandlung der energetisch lebendigen Ganzheit steht im Mittelpunkt dieser Wissenschaft.

Aus der Empirie haben sich seit der Frühzeit bis heute für die medizinischen Systematiker zahllose Beobachtungen der Wirkungen von Krankheit und Gesundheit sowie von therapeutischen Verfahren ergeben. Diese Fülle der empirischen Daten wurden über die Zeit in Symptom-, Syndrom- und Phänomenkatalogen festgehalten. Aus dieser Übersicht ergaben sich für die Mediziner vielfältige diagnostische Parameter und Behandlungswege.

Shiatsu als praktisches Verfahren hat sicher den allen Menschen geläufigen Tatbestand zum Hintergrund, dass verschiedenste manuelle Einwirkungen auf den Körper dessen Probleme lindern oder beseitigen helfen können.

In der Frühzeit dieser Medizin wurden jedoch auch schon beachtliche theoretische Konstrukte entwickelt, welche Erklärungs- und Verständnismodelle für Lebens- und Krankheitsprozesse darstellten.

Die gesamten Konstrukte der auch in diesem Buch vorgestellten energetischen Kreisläufe und Entsprechungen gehören dazu.

Die frühen Mediziner haben versucht, Erkenntnisse betreffs des Körpers und der geistig-seelischen Zustände aus meteorologischen Beobachtungen, kosmologischen Spekulationen und aus medizinischen Heilversuchen in eine wechselseitige Ganzheit des anschaulichen Verstehens einzubinden.

Praktisch stand die direkte Hilfe für körperliche und geistige Probleme im Vordergrund. Wobei Hilfe auch als Verständnis gegenüber dem Unvermeidbaren, dem Hinfälligen beinhaltete. Es galt, die Krankheiten nicht nur zu beseitigen, sondern auch, Krankheiten zu akzeptieren, zu lindern und deren etwaigen Sinn und Zusammenhang zu verstehen.

Damit war die energetische Medizin von Beginn an in einen universalen Verstehensprozess einbezogen und deshalb bezog Masunaga sein Shiatsu auf das praktisch-philosophische Lebensverständnis des Zen.

I.2.3 Erkenntnistheoretische Voraussetzungen – Kausal-analytische und induktiv-synthetische Methode

I.2.3.1 Der originär-chinesische Erkenntnismodus

M. Porkert sucht den Unterschied zwischen westlicher Wissenschaftlichkeit samt deren Methodik und derjenigen der energetischen Medizin wie folgt festzustellen:

Der Erkenntnismodus der westlich geprägten Medizin ist kausal-analytischer Natur, derjenige der Chinesischen Medizin induktiv-synthetisch.

Die kausal-analytische Methode organisiert Wissen vorzugsweise nach einer quantifizierenden Analyse der Wirkung vergangener Prozesse auf gegenwärtige Prozesse. Wirklichkeit wird eher indirekt erfasst und als Resultat, Fixierbares und Materialisiertes wahrgenommen.

Die induktiv-synthetische Methode betrachtet gegenwärtige Wirkungen, Funktionen und Bewegungen, welche primär nicht fixiert werden können, sondern der Richtung nach qualifiziert werden. Wirklichkeit wird eher direkt erfasst.

Bei beiden wissenschaftlichen Methoden sieht Porkert drei Kriterien von Wissenschaftlichkeit als gesichert an:

- die Begründung von Erkenntnis durch positive Empirie
- die eindeutige Formulierung von Aussagen durch ihren Bezug auf Norm-Konventionen
- die rational stringente Vernetzung (Systematisierung) eindeutig definierter Erfahrungsdaten. (M. Porkert, Systematische Akupunktur, Urban & Schwarzenberg 1985, S. 3)

Porkert sieht die westliche medizinische Forschung als eine Tätigkeit an, die Substrate, Materielles, Körperliches, Somatisches in den Blick bekommen will und die Kausalität in deren Wirkweisen erfassen möchte.

Bei dieser objektivierenden Methode wird vorzugsweise an isoliertem, „toten" Material gearbeitet. Der konkrete menschliche Einzelfall gilt eher als Exemplarfall, somit fallen alle anderen Aspekte der konkreten Person der Abstraktion anheim. Der Gebrauch von Instrumenten und deren Verfeinerung steht im Vordergrund. Es wird versucht, die Kongruenz von Krankheitsbild und Arzneimittelbild herzustellen.

Mit dieser Methode wird vorzugsweise ein krankhaftes Geschehen erfasst, welches als fixierter und somatischer Vorfall nachgewiesen werden kann. Die Vorfeldphasen von Erkrankungen werden kaum systematisch erfasst und Befindlichkeiten ohne direkte „medizinische Befunde" werden ebenfalls schlecht erfasst und gelten als psychosomatische Problematik.

Die Entkopplung der abstrakten Erkenntnisse und Normkonventionen vom lebendigen Menschen führt nicht selten zu einer Behandlung des Menschen als Objekt, mit der dazu gehörenden Orientierungslosigkeit und dem Unbehagen der Patienten. Der ausführende Arzt erfasst häufig nur einen Ausschnitt der von ihm behandelten Person.

Dagegen situiert sich die Chinesische Medizin in der alltäglichen, konkreten Beobachtung gesunder oder kranker Menschen. Sie erfasst vor allem Bewegungen, Funktionen und dynamische Abläufe und beobachtet damit direkt und sinnlich die konkrete Person. Parallele Prozesse und Funktionen gelangen so in den Blick. Diagnosen müssen schnell verändert, angepasst und auf den einzelnen konkreten „Fall" bezogen werden. Vor allem werden auch Befunde erkannt und erfasst, welche ohne somatische Materialisierung vorliegen.

Damit verfügt die Chinesische Medizin über eine Methode der frühzeitigen Diagnostik und des funktionellen Verständnisses. Sie kann parallele Vernetzungen systematisch erkennen.

Durch die Relativität der Daten werden Wissen und Wissensgegenstand immerzu auf gleiche Höhe gebracht. Dabei ist eine nähere und einfühlsamere Begegnung zwischen Patient und Arzt wahrscheinlicher.

Zudem können psychosomatische Erkrankungen direkter erkannt werden und die Prophylaxe erhält durch Vorfeldeinwirkungen einen sehr praktischen Wirkpunkt.

Porkert sieht die Stärke beider Medizinen innerhalb deren jeweiliger Sphäre und die komplementäre Nutzung dieser Sphären als wichtigen und notwendigen Fortschritt der Medizin an. Dieser Fortschritt gelingt nur, wenn das typisch Originäre beider Methoden beibehalten und synthetisch zusammengeführt wird.

Ergänzend zu den Äußerungen von M. Porkert kann hinzugefügt werden, dass eine Erweiterung der von ihm genannten Erkenntnismittel von Nutzen wäre. Eine Methode der deduktiv-analogen Schritte könnte dazu führen, die allgemeinen Wesensentwicklungen unterschiedlicher Prozesse (Körper, Seele, Psyche, Geist) in eine konkrete Relation setzen zu können. In diesem Sinne kann es aus einem Feld eine adäquate und analoge Beschreibung eines anderen positiven Feldes oder gar einer spezifischen Leere qua eines Funktors geben. (Funktor als Ausdruck durch den ein anderer Ausdruck oder eine Leerstelle bestimmt werden kann; das xu der „großen Leere" wäre solch ein Funktor)

Diese Methode kann durch praktische Erkenntniswerkzeuge einer progressiv-regressiven und einer funktional-finalen Methode erweitert werden.

Prof. M. Porkert weist zu Recht darauf hin, dass diese Komplementarität aus westlicher Sicht nur erreicht werden kann, wenn zuvor die Originalität und Eigenständigkeit der Chinesischen Erkenntnismethode erfasst worden ist und die eigenen Leitparadigmen kritisch reflektiert werden.

F. Jullien betont in dieser Hinsicht ebenso grundsätzliche und qualitative Unterschiede im Denken der Wirklichkeit und im wirklichen Denken zwischen „China" und dem „Westen". In seinen Werken untersucht Jullien das chinesische Wort *shi*, welches er als Potenzial der Situation, als Situationspotenzial übersetzt. Dieses Situationspotenzial führt zur Frucht der Situation. Im Werk des Konfuzianers Mengzi wird von der Balance gesprochen, durch welche Prozesse „laufen gelassen" werden sollen, ohne die Prozesse, die Realität gänzlich „loszulassen". „Indirekt" und „diskret", dieser Art ist das Vorgehen der Weisen. *„Das wichtigste Wort des chinesischen Denkens ist ‚Wandlung' (hua), ...die gesamte Realität ist in der Tat nur eine Folge von Wandlungen."* Auf das Handeln bezogen, bedeutet dies: *„ ...je weniger es sich zeigt, um so effektiver ist es, dieses Unsichtbare, das das Reale seiend macht, ...die Unwahrnehmbarkeit der beständigen und prozesshaften Wandlung. Man sieht sich nicht wachsen, man sieht sich nicht altern ...".* Deshalb sagt Konfuzius: *„Ich liebe es nicht zu sprechen, ... Welchen Bedarf hätte der Himmel zu sprechen?"* (F. Jullien, Wirksamkeit und Effizienz in China und im Westen, Merve Verlag Berlin 2006, S. 31–33, 62–65)

I.2.3.2 Die Leitbahnen und deren Wirklichkeit

Die Leitbahnen *(jingluo)* sind keine bloßen Gedankenkonstruktionen, auch keine bloß gedachten Verbindungen zwischen als real postulierten Punkten *(xue)*.

Anschaubar werden die Leitbahnen nur in der bewussten Wahrnehmung und gedachten Wirklichkeit. Hier haben sie ihren Wirklichkeitsort, an dem sie am ausgeprägtesten erscheinen. Aber bewusste Wahrnehmung und Denken sind angeschlossen an ein unsichtbares Geschehen, durch welches wahrgenommen und gedacht wird. Erinnert sei hier an das sinngemäße Bonmot von C. Lichtenstein: Man solle nicht sagen, „Ich denke", sondern: „Es denkt!"

In der somatischen Wirklichkeit besitzen die Bahnen vielfache Entsprechungen: Hautverfärbungen, signifikante Hautwiderstände, Syndrombahnen, Symptomausbreitungen u. dgl.). Insofern wird die gedankliche Wahrnehmung von Leitbahnen durch die sinnliche Wahrnehmung verschiedener Subjekte und Objekte gestützt. Gestützt wird sie auch durch als unabhängig vom Subjekt gedachte Objektträger (Körper, Schmerzphysiologie, Elektrizität usw.).

Das Leitbahngeschehen stellt als *qi*-Phänomen jedoch nicht bloß die Summe, Potenz oder das Produkt aller so festhaltbaren Physiologien dar, sondern es stellt als solches ein eigenständiges qualitatives Wirkungsquantum dar.

Es steht ferner für die Seite eines erlebnishaften inneren Geschehens. Die Bahnen werden in vielfacher Weise vom Subjekt erlebt und können in der Behandlung in unterschiedlicher Weise „angesprochen" und „berührt" werden.

Die Leitbahnen als solche stellen also keine „leere Idee", wie Sartre sagen würde, dar, sondern sie repräsentieren ein direktes Ganzes, welches seinen Gehalt und seine Verwurzelungen nicht zur abgegrenzten Anschaulichkeit erheben lässt. Die moderne Grundlagenforschung könnte in ihnen eine weitere Begegnung mit den immateriellen Strukturen der Realität sehen, so wie sie es in nahezu allen Bereichen moderner Naturwissenschaft als Begegnung mit der Immaterialität tun musste.

Die Tatsache, dass wirkliches Geschehen (wie das der Leitbahnen) im Objektsinne nicht auf einen kausalen Grund oder auf einen Stoff, ein Substrat hin reduziert und identifiziert werden kann, öffnet den Blick dafür, dass auch jede erkannte und identifizierte Objektwahrheit noch mindestens eine weitere, nicht in die Erklärung eingegangene, Wirklichkeitsform besitzt.

Philosophisch könnte hier mit A. Schopenhauer gefolgert werden: *„Das Wesen der Dinge vor oder jenseit der Welt und folglich jenseit des Willens, steht keinem Forschen offen; weil die Erkenntniß überhaupt selbst nur Phänomen ist, daher nur IN der Welt Statt findet, wie die Welt nur in ihr. Das innere Wesen an sich der Dinge ist kein erkennendes, kein Intellekt, sondern ein erkenntnißloses: ... Hieran liegt es, daß vom Daseyn, Wesen und Ursprung der Welt ein vollständiges, bis auf den letzten Grund gehendes und jeder Anforderung genügendes Verständniß unmöglich ist."* (A. Schopenhauer, Die Welt als Wille und Vorstellung, dtv 1998, S. 747)

Aber dieses innere Wesen ist nach Schopenhauer die gelebte Wirklichkeit, mithin jedes Lebewesen, selbst.

Eine medizinische Humanwissenschaft muss auch diese Dimension zumindest in ihr Kalkül und so auch in ihren therapeutischen Rahmen miteinbeziehen.

I.2.3.3 Die Realität des Lebendigen und des Wirklichen

Der konkrete Lebenszusammenhang ist ein Ineinander von Verschiedenem und in diesem Sinne folgert W. Dilthey: *„Dieses Ineinander des Verschiedenen ist uns in dem Erleben von Subjekt und Objekt, von Lebenseinheit und den ihr Milieu bildenden Dingen als Leben selbst gegeben. ... Wo überhaupt zwei Elemente diskret und gesondert und jedes etwas für sich nebeneinander stehen, wiederholt sich für den Verstand dieselbe Schwierigkeit. Wie es der größte Denker des Jahrhunderts, Leibniz, aussprach: Die Monaden haben keine Fenster. ...So ist jede Dingvorstellung, ...für das natürliche Auffassen mit einem solchen Innen ausgestattet, das schließlich nur als Leben uns verständlich ist. ... In jeder Realität, die uns als solche gegeben ist, ist ihrer Natur nach etwas Unaus-*

sprechliches, Unerkennbares." (W. Dilthey, Das Wesen der Philosophie, Reclam, 1998, S. 167, 188–189)

Mit anderen Worten, jeder Anschaulichkeit und Erklärung von Realität drängen sich sofort und simultan Grenzen auf, welche die Kontinuität der Erklärung unterbrechen und als Leerräume zwischen oder jenseits der (erklärten) Realität auftauchen. Jene Leerräume sind jedoch nicht leer an einer wie immer gearteten Realität, sondern „nur" Grenzchiffren eines tätigen Realen, welches betrachtet werden kann als Immaterialität oder als die gelebte Lebendigkeit selbst.

In diesem Sinne betrachtet der Biologe H. R. Maturana jede Konzeption von Realität sowie deren Begründung und Erklärung als Erklärungsvorschlag: *„Einstein hat einmal gesagt, naturwissenschaftliche Theorien seien freie Schöpfungen des menschlichen Geistes. Alles, was ich über das Kriterium der Validierung naturwissenschaftlicher Erklärungen gesagt habe, zeigt, daß dies in der Tat so sein muß. …Naturwissenschaftliche Erklärungen erklären eben keine von uns unabhängige Welt, sie erklären die Erfahrung des Beobachters, also die Welt, die der Beobachter lebt. …Mit anderen Worten, die Realität entsteht als ein Erklärungsvorschlag für unsere Erfahrung operationaler Kohärenzen in dem alltäglichen oder professionellen Leben, das wir leben."* Eine Wissenschaft, welche glaubt unabhängig von ihrem Beobachterstatus eine Wirklichkeit zu beschreiben, die unabhängig und so gesagt objektiv existiere, reflektiert ihren eigenen Realitätsbereich nicht. *„Ohne eine umfassende Reflexion der Biologie des Beobachters gibt es keinen operationalen Bereich, in dem verschiedene Erklärungswege entstehen können. Nur wenn der Beobachter die Frage zuläßt, was Beobachten als biologisches Phänomen sei, zeigen sich die (verschiedenen) Erklärungswege.…"* (H. R. Maturana, Biologie der Realität, stw 2000, S. 248–249)

R. Sheldrake spricht von morphogenetischen Feldern: *„Diese Felder wurden wie die bekannten Felder der Physik als unsichtbare Kraftzonen mit ganzheitlichen Eigenschaften aufgefaßt, … Diese Felder … existieren in Organismen und in deren Umgebung und bilden eine geschachtelte Hierarchie von Feldern in Feldern: Organfelder, Gewebefelder, Zellenfelder. …Morphogenetische Felder, wie früher die Entelechien, stellen für ein sich entwickelndes System einen Attraktor dar; sie ziehen es zu einem Ziel- und Endpunkt hin, der irgendwie in ihnen vorgegeben ist. Mathematisch lassen sich morphogenetische Felder im Sinne von Attraktoren in Attraktor-Becken oder -Bassins darstellen. Der Mathematiker Rene Thom hat das so formuliert: ‚Alles Entstehen oder Vergehen von Form, alle Morphogenese, läßt sich beschreiben als das Verschwinden der Attraktoren, welche die Anfangsform repräsentieren, und ihre Ersetzung durch die Attraktoren, welche die endgültige Form repräsentieren.' …Nach der Hypothese der Formenbildungsursachen sind morphische Felder nicht nur in lebenden Organismen wirksam, sondern auch in Kristallen, Molekülen und anderen physikalischen Systemen. Auch sie werden von Feldern mit einem inhärenten Gedächtnis organisiert."* (R. Sheldrake, Die Wiedergeburt der Natur, rororo 1994, S. 128–129, 142–143)

Jenes Gedächtnis der Natur ist in der modernen Physik Gegenstand vieler Experimente; schon W. Pauli konnte, ebenso wie viele seiner Nachfolger, feststellen, dass Elektronen gewissermaßen lernfähig sind. In Versuchen, wo Elektronen mittels anderer Elementarteilchen „beschossen" werden, ändern die Elektronen ihre sonst naturgesetzlich „vorgeschriebene" Bahn und weichen gewissermaßen aus.

In diesem Sinne fragt Sheldrake wie Form- und Morphogenese von „Weltgegenständen" gestaltet werden, welche aktiven Gestaltungsträger hier beteiligt sind. Eine Frage, welche er in solchem Zusammenhang stellt lautet: *„Was macht die geografischen Pole polar? … Derartige morphologische Polarisierungen an sphärischen Körpern sind in der Biologie keine Seltenheit, wir brauchen nur an die Polbildung bei befruchteten Eizellen denken."* (Sheldrake, a.a.O., S. 188–189)

„Das Ei hat zwei differenzierte Pole: den animalen Pol, in dem das Protoplasma gegenüber dem Dotter überwiegt, und den vegetativen Pol, in dem das Dotter überwiegt. Aber es besteht keine Differenzierung zwischen Meridianen oder Längengraden. Das Ei ist in diesem Sinne radialsymmetrisch.", so beschreibt G. Bateson diese Problematik und hinsichtlich der Frage, wie die Bilateralsymmetrie von Lebewesen in deren Epigenese „gewusst" wird, fährt er fort: *„Normalerweise tritt das Spermatozoon etwas unterhalb des Äquators [daimai und qihai – Einfügung des Autors] in das Ei ein, und der Meridian, auf dem die beiden Pole und der Eintrittspunkt liegen, definiert die Mittelebene [renmai und dumai – Einfügung des Autors] für die bilaterale Symmetrie …"* Die sich daraus ergebende Asymmetrie des Organismus sieht Bateson in der ostensiven Tatsache, dass ein jeder Meridian, welcher *„von dem eintretenden Spermatozoon markiert wird. …egal wo er gezogen wird, asymmetrisch sein muß, und daß alles in demselben Sinne asymmetrisch sein muß"*. Diese Asymmetrie ist nicht *„durch die Asymmetrie der Moleküle determiniert …"*. (G. Bateson, Geist und Natur, stw 1982, S. 202–206)

Die beschriebenen Vorgänge und Prozesse setzen Unterschiede in die Wirklichkeit oder sehen Wirklichkeit als Gestaltungskraft verbundener Unterschiede. *„Wenn man aber in die Welt der Kommunikation, Organisation usw. eintritt, läßt man jene ganze Welt hinter sich, in der*

Wirkungen durch Kräfte, Einflüsse und Energieaustausch hervorgebracht werden. ... In den Naturwissenschaften fragen wir nach den Ursachen und erwarten, dass sie existieren und ‚real' sind. Denken Sie aber daran, dass sich Null und Eins unterscheidet, und weil das so ist, kann Null in der psychologischen Welt, der Welt der Kommunikation, eine Ursache sein. ... Es besteht jedoch ein wichtiger Kontrast zwischen den meisten Informationsbahnen innerhalb und außerhalb des Körpers. ... Es ist ... ein semantischer Fehler, eine irreführende Metapher, zu sagen, dass das, was in einem Neurit reist, ein ‚Impuls' ist. Man könnte es zutreffend als ‚Nachricht von einem Unterschied' bezeichnen."

Diese komplexen Formen vereinheitlichenden Unterscheidens bezeichnet Bateson als eine quasi geistige Aktivität und *„die informatorische oder entropische Ökologie (befasst) sich mit der Planung von Bahnen und der Wahrscheinlichkeit. Die daraus resultierenden Haushalte sind fraktionierend (nicht subtraktiv)"*. Der Geist *„ist auch den Bahnen und Mitteilungen außerhalb des Körpers immanent"*. (G. Bateson, Ökologie des Geistes, stw 1994, S. 582–597)

Solche Organisationsprinzipien des Organismus werden von A. N. Whitehead mit folgenden Worten zusammengefasst: *„Ein Empfinden, bei dem die im Datum (... wirkliche Welt, zu der wir selbst gehören...) verkörperten Formen geometrische, gerade und glatte Örter sind, wird als ein ‚Entwicklungsstrang' bezeichnet. ...Daher weist ein Entwicklungsstrang eine komplexe Verteilung geometrischer Signifikanz auf. ...Punkte gehören zu dem Volumen, das den Standpunkt des erfahrenden Subjekts definiert. Ein Entwicklungsstrang ist eine komplexe Integration einfacher Empfindungen; ...Objektivierung wird charakterisiert durch die enge Verbindung zwischen Qualitäten und eindeutigen geometrischen Relationen. (Dies) bildet die Grundlage für die ‚Projektion' von Sinnesgegenständen. Diese Projektion ... nimmt je nach den Unterschieden zwischen verschiedenen Entwicklungssträngen viele Formen an: Manchmal behält der Sitz seine individuelle Bedeutung; manchmal ist er in der abschließenden Synthese von Empfindungen zu dem einen Entwicklungsstrang eliminiert worden."*, oder es kommt zu komplexen Interdependenzen zwischen einem Hier und einem Dort: *„...das Wachsen geordneter physischer Komplexität beruht auf der Zunahme geordneter Beziehungen unter Entwicklungssträngen."* (A. N. Whitehead; Prozeß und Realität, stw 1987, S. 558–560)

Solche Überlegungen bilden sich in einem Abstand zu den geläufigen „objektiven" Ansichten zu Materialisierung des Wirklichen.

Diese Betrachtungsweisen führen im Blick auch über die gewöhnliche Trennung von Leben und Tod hinaus; das Vergehende verwandelt sich in einem speziellen Sinne, es ist Einheit von Vergehen und Bestehen. Ein kleines Beispiel für ein derartiges Verständnis für das Weiterleben auch des Leibes nach dessen Tod gibt Schelling.

Im Jahre 1842 spricht F. W. J. Schelling vom Prozess der Essentifikation. Diese zeichnet sich dadurch aus, dass im Tode oder der, auch leiblichen, Verwandlung etwas Wesentliches, auch vom Leib, erhalten bleibt und in transformierter Form weiter existiert. Diese Verwandlung ist damit vergleichbar, *„wie der Geist (oder die Essenz) einer Pflanze ausgezogen wird, wo die Kraft in das Öl übergeht, obgleich die Form zerstört wird. Ätherische Öle, wie der Wein, werden, wenn die Mutterpflanze wieder grünt, zähe. Auf dem Melissen-Öl zeigt sich die Blütengestalt dieser Pflanze..."*. (F. W. J. Schelling, Philosophie der Offenbarung, stw 1977, S. 304)

„Diese eigentümliche Auflösung der Objektivierbarkeit führt zu einer grundsätzlichen Aufweichung der Kausalstruktur. Eine gegebene Ursache führt nun nicht mehr zu einer ganz bestimmten Wirkung, sondern eröffnet nur ein bestimmtes Feld von möglichen ... Wirkungen,... So zerfällt ein Neuron spontan in ein Proton, ein Elektron und Antineutrino. Der Zerfall kann in der nächsten hundertstel Millisekunde erfolgen oder erst in Milliarden Jahren. Alles ist möglich. Durch die Quantenstruktur wird die zeitliche Schichtung der Naturgesetzlichkeit wesentlich verändert. ... Im Gegensatz zur materiellen Seite, die der Träger der Schwingung ist, ist im Falle eines Quantenzustandes die Welle immateriell." und *„Doch ich bin überzeugt, daß wir erst am Anfang jener Treppe stehen, die uns zu einer ‚Neuen Rationalität' führen wird."* So sehen H. P. Dürr und I. Prigogine die wissenschaftliche Zeitproblematik. (Dürr, Prigogine, Die Welt als offenes System, fischer alternativ 1986, S. 16–17, 190)

Die Verschiedenheit und Unterschiedlichkeit, sowie existenzielle Gleichheit von Erklärungsrealitäten verweist auf die Konzepte des westlichen Szientismus, dessen Trennung in Natur- und Geisteswissenschaften und die Methodik der Wissenschaft der energetischen Medizin.

Die energetische Medizin sucht die Einheit der Biologie zum Leitparadigma ihrer Erkenntnis und therapeutischen Praxis zu machen. Von daher verbindet sie die als verschiedene Konturen erscheinenden Gestaltungen der Gesamtlebendigkeit durch ein qualitatives Entsprechungssystem von zueinander und einander nahe liegenden Lebenskontinuen. Hierdurch repräsentiert ein Phänomen oder ein Symptom die Gesamtheit aller Entsprechungen. Zu der Anschauung der Gesamtheit aller Entsprechungen gehört also die seelisch-geistige und körperliche Wirklichkeit des Angeschauten, also z. B.

des Patienten, und die gleichen Ebenen bei dem Anschauenden, dem Therapeuten und „medizinischen Beobachter“.

In diesem Sinne ist die medizinische Erkenntnis eine Erkenntnis der Gesamtlebendigkeit und die Nachzeichnung eines Phänomens im Wirkungsgeflecht der Ganzheit sowie die konkrete Haltung und seelische Anteilnahme einer Medizin an jenen „Fällen“, mit denen sie arbeitet.

I.2.3.4 Erkenntnistheoretische Grundlagen der energetischen Medizin

Der energetischen Medizin ist die „Objektwirklichkeit“ nur ein Fokussieren von Wirklichkeitsgestaltungen. Diese Gestaltungen besitzen strenge Evidenz und Normativität; das gesamte System der energetischen Normkonventionen reflektiert diese Grundbedingungen. Diese Objektgestaltungen des Wirklichen sind konkrete Bestätigungen der energetischen Praxis selbst und müssen sich als solche bewähren. Ontologisch sind diese Bestätigungen und Wirklichkeitsgestaltungen als Grenzchiffren einer konkret menschlichen Erkenntnis anzusehen, deren Jenseits-der-Grenze in den Momenten der Gestaltung von Objektwirklichkeit nicht festzuhalten ist. Diese jenseitige Wirklichkeit ist nicht die eigentliche, noch nicht erkannte, Wirklichkeit, sondern das Gegenbild zur plastizierten, in Erkenntnis aufgegangenen Wirklichkeit. Man könnte sagen, die Wahrheit der menschlich gesetzten Objektwirklichkeit besteht in deren Praktikabilität und der banalen Tatsache, dass der Prozess der Realität (noch) nicht nein zu dieser Wahrheit „gesagt“ hat.

Damit fällt die Konstitution von Objektwirklichkeit vollauf in den Verantwortungsbereich des Menschen und da diese Wirklichkeit eine Bewegung in Zeit und Raum und darüber hinaus ist, also wirkliche Bewegung ist, kann diese Verantwortung nie vollendete Kontur werden. Mit anderen Worten: Die volle Verantwortung ist immer direkt und unumgehbar sowie nicht abgrenzbar.

„Es gibt keine privilegierten, konkurrenzfrei operierenden (extramundanen oder intramundanen) Positionen, von denen allein aus die Welt richtig beobachtet werden könnte.“ (N. Luhmann, Die Wissenschaft der Gesellschaft, stw 1994, S. 543)

Das Zurückfallen von Wirklichkeit auf den Menschen, auf das Subjekt selbst, rückt dessen Wirklichkeit in den so zentrierten Fokus. Die wirkliche Konstituierung des Subjekts ist selbstgelebte Wirklichkeit; auch diejenige der als Objektwirklichkeit in den Blick genommenen. Erst diese subjektiv gelebte Objektivität gibt der Wirklichkeit deren vollgültige Evidenz. Aus solcher Subjektivität wird Welt und Wirklichkeit zur Gestalt, auch die Welt der Erkenntnis und der Wissenschaft.

Unter solcher Prämisse besteht z. B. das Wissen von den Leitbahnen nicht nur als abstrakte Vergegenwärtigung geistiger Konstrukte, sondern auch als die Realwirkung dieses Wissens der Konstrukte. Wenn dieses Wissen zugleich auch die Realität des Wissens an und in dieser Wirklichkeit selbst sein soll, muss sich solches Wissen als vergegenwärtigende Realität im Fluss des Werdens der Wirklichkeit bewähren. Die dem Geist erscheinende und strukturierende Abstraktion ist somit wirkliche Abstraktion des Wirklichen selbst.

Mit anderen Worten: Die Realität der geistig vorgestellten Konstrukte wirkt und bewährt sich auch in der Begegnung mit anderen Realitätsebenen und die Abstraktionen finden nicht nur im Geist statt. Die „Natur“ wirkt gewissermaßen selbst abstrakt-analog. In diesem Sinne sieht I. Kant schon die ursprünglich sinnliche Wahrnehmung und Erfahrung als abstraktes, wirkliches „Bild“ an: *„Das Mannigfaltige der Vorstellungen kann in einer Anschauung gegeben werden, die bloß sinnlich, d. i. nichts als Empfänglichkeit ist... Darauf gründet sich 1) die Synopsis des Mannigfaltigen a priori durch den Sinn ...“* (I. Kant, Kritik der reinen Vernunft 1, stw 1996, S. 134)

„Aber das Reale, was den Empfindungen überhaupt korrespondiert, im Gegensatz mit der Negation=0, stellet nur etwas vor, dessen Begriff an sich ein Sein enthält, und bedeutet nichts als die Synthesis in einem empirischen Bewußtsein überhaupt.“ (I. Kant, a.a.O., S. 215). Kant betont hier die Übereinstimmung der Dinge mit deren sinnliche Wahrnehmung und setzt den Grund dafür a priori an; d. h. es muss eine Erwirkung dessen geben, dass es zu so einer Übereinstimmung kommt. Jene erwirkende Kraft liegt jedoch außerhalb der Anschaulichkeit und im Bereich der Dinge an sich, welcher dem Menschen unerkennbar ist, da er ein radikal anderes Sein repräsentiert.

Für diese abstraktive Praxis hat A. Sohn-Rethel den Begriff der Realabstraktion gewählt. Die Realabstraktion beschreibt jenen Anteil im geistigen und im abstrakten Denkvorgang, welcher sich nicht in diesem Geistigen und Abstrakten auflöst, sondern mitten im Geist dessen Kontingenz und Praxis des Anderen bleibt. Die Natur ist, samt dem sinnlichen Menschen, selbst abstraktiv tätig.

Für den naturwissenschaftlichen Geist können folgende Worte J. P. Sartres gelten: *„In den Naturwissenschaften gibt es keine Intelligibilität: wenn die Praxis einem Sektor der inerten Exteriorität ihr Siegel aufdrückt, schafft und entdeckt sie die Notwendigkeit als Unmöglichkeit, dass die betrachteten Tatsachen anders seien als sie* *sind… Die Notwendigkeit als Aufeinanderfolge in Exteriorität… ist nichts anderes als der Geist, der seine eigene Grenze hervorbringt und entdeckt, das heißt die Unmöglichkeit, in der Exteriorität zu denken. Die Entdeckung des Denkens als Unmöglichkeit ist genau das Gegenteil des Erklärens …"* (Sartre, Die Kritik der dialektischen Vernunft, Rohwolt 1967, S. 78)

Der Geist einer Zeit bringt innerhalb seiner eigenen Tätigkeit das typische Bild seiner Grenze hervor. Somit verbietet sich a priori eine absolute Wissensgeltung im essenziellen und damit methodologischen Sinn: *„Selbst wenn die Behauptungen des Dialektikers [und Wissenschaftlers – Einfügung des Autors] unendlich oft von den Ergebnissen der Forschung bestätigt würden, böte diese permanente Bestätigung nicht die Möglichkeit, der empirischen Kontingenz zu entgehen. …die Bewegung des Seins (ist) dasselbe wie der Prozess des Erkennens: die Erkenntnis des Anderen (Objekt, Welt, Natur) ist also, … Erkenntnis seiner selbst und umgekehrt."* (Sartre, a.a.O., S. 22)

Diese Einheit von Erkanntem, Erkennendem und Erkenntnis geht jedoch nur der Reflexion darüber auf. Der Geltungsbereich des Erkennens muss samt deren Tätigkeitsweise thematisiert werden und im Wissen erscheinen.

Auf solche Weise können auch jene Anteile im Bewusstsein, Geist und Wissen erscheinen, welche die komplementären Begleiter jeder Zeitform des Wissens ausmachen.

Der Beobachter ist in der Beobachtung und dem Beobachtetem enthalten und vice versa.

„Die Verstandesbegriffe existieren gewiß nirgend anders als im menschlichen Bewußtsein, aber sie entspringen nicht aus ihm. Es ist das gesellschaftliche Sein der Menschen, dass ihr Bewußtsein bestimmt." (A. Sohn-Rethel, Das Geld, die bare Münze des Apriori, Wagenbach 1990, S. 22) Dieses Sein, diese Tätigkeit stellt ein Geschehen dar, welches ebenso wie die Natur praktisch wirksam, aber als solches unanschaubar prozessiert. Erst die Texturform geistiger Tätigkeit gibt diesem Geschehen Namen und Anschaulichkeit. Hier erklärt sich der Geist selbst samt seiner Objekte in historisch diversen Formen. *„Freilich kann keine solche Erklärung, auch wenn sie sich im Felde raumzeitlicher Realitäten bewegt, empirische Gewißheit erlangen, weil es für die Formierung von Bewußtsein aus raumzeitlicher und gleichwohl nicht-empirischer Quelle naturgemäß kein direktes Zeugnis geben kann."* (A. Sohn-Rethel, ebenda, S. 22)

Insofern sind und werden die Leitbahnen z. B. ihrer Natur und Genese nach ohne direktes Zeugnis bleiben.

Die Reflexion der Erkenntnis über sich selbst integriert also in die Realitätsgestaltung die volle Verantwortlichkeit des Subjekts, also jedes Menschen. Der konkrete historische Mensch in seiner gesamten affektiven und kognitiven Realität taucht in den Wissensbildern auf, so wie diese nur eingetaucht in dessen Lebendigkeit ihren vollen Sinn besitzen.

Diese wesenhafte Erkenntnis, dass jede Erkenntnis den Erkennenden thematisiert, wird insbesondere in der Wissenschaftslehre von J. G. Fichte explizit veranschaulicht und stellt heute in weiten Forschungskreisen eine verbindliche Grundregel dar. Es gibt kein reines objektives Wissen, in allen Wissensaspekten verbirgt sich, oft versteckt in der Praxis, das gesellschaftliche und affektive Tun der menschlichen Akteure. Solche Reflexion des Wissens und als Wissen thematisiert die gesamte ethisch-moralische Dimension und Mitmenschlichkeit in jedem Wissenspartikel.

„Die subjektivistischen Erkenntnistheorien haben das Problem, erklären zu müssen, wie man durch reine Introspektion (Rückgang auf die Tatsache des je eigenen Bewußtseins) dazu kommt, zu erkennen, was die Welt für andere bedeutet …" und *„Die objektivistischen Erkenntnistheorien haben das Problem, zu erklären, wie man bei Konzentration der Beschreibung auf ein Objekt, ohne Annahmen über dessen Umwelt, erklären könne, wie dieses Objekt erkennt."* (N. Luhmann, Die Wissenschaft der Gesellschaft, stw 1992, S. 530)

Es gibt vor allem auch Wissen und Erkennen, welches vor- und außersprachlich und nicht im direkten Sinne kognitiv ist, sondern alle Felder der gelebten Sensibilität samt des Unbewussten umfasst und quasi kognitiv agiert.

Im Tun und Nicht-Tun des Shiatsu geschehen diese praktischen Felder ähnlich dem Zen-Koan: *„Höre das Klatschen einer Hand."*

I.2.4 Europäische Entsprechungen der energetischen Medizin und Klinische Forschungen

Parallel zur Entwicklung der Medizin unter der Ägide der Virchowschen Zellularpathologie entwickelten sich medizinhistorisch bedeutsame andere, grundlegende medizinische Konzeptionen.

Im Raume des Abendlandes sind schon in der Frühzeit Spuren des im 19. Jahrhundert besonders aufblühenden Human-Magnetismus auszumachen. In Alt-Ägypten stand der Heilmagnetismus schon vor 3000 Jahren in hoher Blüte. Heilstriche, Bewegungen über der

Körperoberfläche, wurden systematisch durchgeführt und in Diagrammen festgehalten.

Desgleichen kann für manche germanische Runenformen angenommen werden, wie dies W. Schrödter vermutet.

I.2.4.1 Der animalische Magnetismus

Der so genannte Magnetismus wurde im 18. Jahrhundert als sympathetische Heilkunst betrachtet. Ein bekannter Vertreter dieser Richtung war F. A. Mesmer (1734–1815). A. Schopenhauer bezeichnete den so genannten „Mesmerismus" als die *„inhaltsschwerste aller jemals gemachten Entdeckungen"*. (W. Schrödter, Heilmagnetismus, Aurum Verlag 1987, S. 83)

J. G. Fichte wohnte im Jahr 1813 mehreren Sitzungen des Heilmagnetismus bei Prof. Wolfart in Berlin bei. Er wurde Zeuge, wie erkrankte Personen mit Körperausstreichungen und Behandlungen an der „Herzgrube" (oberes *hara*) therapiert und auch kuriert werden. *„Sie [die Patientin] sehe ihr Inneres, ihr Geschwür, ihr Gehirn. Das letztere bewege sich wellenmäßig, wenn der Magnetiseur ihr die Hand auf den Kopf lege."*, so beschreibt Fichte eine seiner Beobachtungen. Die Patienten sind in der Lage, ihr Inneres betrachten zu können, teilweise Hellzusehen oder in anderen Sprachen sprechen zu können. Einige können „mit der Herzgrube" sehen; d. h. Gegenstände, welche weder vom Patienten noch vom Arzt gesehen werden, werden wie durch ein inneres Auge gesehen und erkannt und so richtig benannt. (J. G. Fichte; Fichtes Werke XI, de Gruyter 1971, S. 295–344)

Fichte fragt nun nach der Natur solcher Lebenskraft, wie sie in jedem einzelnen Organismus lebt: *„... dies führt uns zu dem unerklärten Begriffe von der Bildungskraft, von einem innern Leben in der Natur. ...es fragt sich, ob es ein unsichtbarer Grund dieser Wirksamkeit außer dem Ich sei, d. i. eine reale Kraft, die sich nicht selbst anschaut?"* (Fichte, a.a.O., S. 336; 323)

Einer der Systematiker des animalischen Magnetismus war der Professor der Chirurgie an der königlichen preußischen medizinisch-chirurgischen Akademie für das Militär in Berlin C. A. F. Kluge (1782–1844). Kluge gibt im Jahr 1815 einen umfassenden Überblick über diese Heilmethode, deren Haupttechnik er mit dem Begriff der Adspiration bezeichnet. *„Die einfache magnetische Behandlung wird gewöhnlich nur mit der Hand verrichtet, und heißt daher Manipulation; der Magnetiseur kann indeß auch ohne den Gebrauch seiner Hand auf den Kranken wirken, sowohl durch das Anhauchen, als auch durch einen festen Blick, und endlich durch das Figieren der Gedanken."*, so beschreibt Kluge die Techniken. „Das Einwirken des Magnetiseurs auf den Kranken mittelst der Hand, ist verschieden, sowohl in Betreff der einzelnen Theile der Hand, welche mit dem Kranken zunächst in Annäherung gebracht werden, als auch in Rücksicht der Art, wie diese Annäherung geschieht." Die Einwirkungen geschehen durch *„ein immer wiederholtes Streichen nach einer und derselben Richtung, wobei jedes Mahl, um durch entgegengesetztes Streichen die hervorgebrachte Wirkung nicht wieder aufzuheben, in einem nach außen laufenden Bogen zurückgekehrt wird"*. Dieses Verfahren bezeichnet er als *„vagirende Manipulation"*,... *„zum Unterschiede von jenem Verfahren, wo mit Stätigkeit nur auf einen Punkt hingewirkt wird, und welches daher die stätige Behandlung (besser; figierte Manipulation) heißen kann."*

Diese „Palmar- und Digital-Manipulation" wird in vielen Schritten und bezogen auf die Körperoberfläche beschrieben. Eine sehr große Ähnlichkeit mit den Shiatsu-Techniken ist unübersehbar.

Eine besondere Technik ist zudem die Technik mit dem Daumen, die „Pollikular-Manipulation." Es werden genaue Behandlungstechniken an der Körperrückseite und -vorderseite beschrieben: *„... so verweilt man gern mit einem gelinden Drucke über den Augen, der Herzgrube, dem Unterleibe und den Knien; bei größerer Empfindlichkeit darf man aber an keinem Theile verweilen, weil dann gewöhnlich schmerzhafte Zufälle darnach erfolgen."*

„Die magnetischen Striche laufen alle abwärts und auswärts, vom Kopfe zu den Extremitäten, die Gegenstriche einwärts und aufwärts."

Auch von der Behandlung mit beiden Händen wird gesprochen: *„Berühre ich endlich mit den Fingerspitzen meiner einen Hand die Zehen der Kranken, und strich mit der andern Hand am Schenkel abwärts, so verschwanden die Zuckungen auch an diesen Extremitäten, konnten aber ebenfalls auch wieder zurückgeleitet, oder von einem Fuße auf den anderen übergeführt werden."*

Es folgen Beispiele, wie Wärme/Hitze- oder Kälte/Blässe-Zustände mit den Händen behandelt werden sollen. Auch diese Techniken entsprechen größtenteils denen der Shiatsu-Behandlung.

Ferner wird auch genau angegeben, wie differenziert der Druck während der Behandlung sein soll: *„entweder mit einem dabey angebrachten Drucke, oder mit einem sanften Berühren."* (C. A. F. Kluge, Versuch einer Darstellung des animalischen Magnetismus, als Heilmittel, Franz. Haas'sche Buchhandlung 1815, S. 328–358)

Durch diese Techniken wirkt die Agilität eines *„auf den ganzen Organismus belebend wirkenden Fluidums"* (Kluge, a.a.O., S. 19); dieses Fluidum wird in anderen Schriften auch als *„Emanation"* oder als *„Od"*, nach C. F.

v. Reichenbach, beschrieben (Schrödter, a.a.O., S. 91–94). Kluge schreibt weiter: *„Was dieses Fluidum eigentlich sey, ob es vielleicht ein … animalisch-chemisches … erzeugtes … Etwas ist, oder … einen Theil (der) die ganze Natur belebenden Weltseele ausmacht"*, diese Frage lässt Kluge offen, nicht ohne anzumerken, dass *„sein Agens nicht sinnlich wahrnehmbar ist"*. Er fügt hinzu, dass auch beim mineralischen Magnetismus noch *„Niemand sein Agens sinnlich darzustellen vermochte"* und *„…noch nie ward die Existenz der menschlichen Seele physisch erwiesen, und dennoch immer mit voller Überzeugung angenommen"*. (Kluge, a.a.O., S. 82)

Kluge führt auch systematisch Beispiele von Körpersymptomen und subjektiven Befindlichkeiten der Behandelten auf: *„… es ihm auf einmal war, als wenn seine Denkkraft aus dem Kopfe in die Brust und in den Magen übergehe. Er fühlte deutlich, dass er in der Gegend der Magenmündung denke, …Der animalische Magnetismus beschleunigt den Puls und das Atemholen, bringt mehr Wärme und Röte, ein erhöhtes Allgemeingefühl und Heiterkeit der Seele hervor. …befördert … die Transpiration, und besonders die Menstruation, …Sanfte Reizung und allgemeine Verbreitung derselben über die ganze Oberfläche des Körpers, wodurch jede Disharmonie und daher entstehende lokale Reaktion aufgehoben und das Gleichgewicht wieder hergestellt wird. …Ableitung der erhöhten Lebenstätigkeit von leidenden Organen und Hinleitung derselben auf andere Organe."* (Kluge a.a.O., S. 98–99)

Kluge unterscheidet sechs Grade von typischen Reaktionen auf diese Behandlungsform. Im ersten Grad kehrt Ruhe und vollständige Wachheit ein; im zweiten Grad bleibt dieser Zustand erhalten, nur der Augensinn *„entzieht sich der Herrschaft des Willens"*, es kommt zum Halbschlaf; durch den dritte Grad geht der Patient *„zur inneren Dunkelheit"* hinüber; im vierten Grad nimmt die Person wesentlich nicht die Außenwelt durch die Außensinne, sondern die Innenwelt, dem Träumen gleich, wahr; der fünfte Grad ist das Stadium *„der Selbstbeschauung"*. Der Patient *„berechnet die als notwendige Folge eintretenden Krankheitserscheinungen auf das pünktlichste voraus, und bestimmt die wirksamsten Mittel zu ihrer Beseitigung"*. Im sechsten Grad *„tritt der Kranke wieder aus sich hinaus, und in eine höhere Verbindung mit der Natur"*, dies ist der Zustand *„allgemeiner Klarheit"*.

Die beiden letzten Zustände und ein siebter Zustand der *„Verzückung"* werden auch als Clairvoyance bezeichnet. (Kluge, a.a.O. S. 104–105)

Während einer Behandlung werden alle Grade durchlaufen und das Erreichen der Grade erfolgt nur stufenweise; beim Durchlaufen der Grade vom ersten zum sechsten Grade ist beim Zustand des sechsten Grade das Bewusstsein aller vorherigen Grade wieder präsent.

Allgemein treten geordnet Reaktionen wie die *„eines starken Durchströmens vom Kopfe nach den Extremitäten"*, *„ein allgemein erhöhter Wärmegrad"*, *„Röthe der Haut"* und *„Ausdünstung"*, *„Leichtigkeit"* auf. Schlaf tritt ein wie auch Zustände von *„Kälte, Schwere, Spannen, flüchtige Stiche und Schmerzen in einzelnen Theilen, Beklemmung der Brust, Jucken, Brennen und Ameisenlaufen auf der Haut, Zuckungen und Lähmungen einzelner Muskeln, Herzklopfen, momentane Betäubung u. dgl. m."* (Kluge, a.a.O., S. 109–110)

Sensible Menschen erleben die Umwelt bewusst mittels ihrer „Körper-Sphäre" und über große Distanzen durch ein „Ferngefühl".

Das Entstehen von Krankheit wird in Zusammenhang gebracht mit der Tatsache energetischer Ungleichgewichte: *„Wie im Ganglien-Systeme eine örtliche oder allgemeine Abnormität des quantitativen Verhältnisses der Lebenskraft mannigfache Krankheitserscheinungen verursachen kann, so wird dies auch im ganzen übrigen Nervensysteme der Fall sein."* (Kluge, a.a.O., S. 238)

Kluge weist auch auf die Verwandtschaft dieser Methode mit chinesischen Techniken hin: *„Unstreitig ist das Manipulieren mit starken Contakte, oder das so genannte Massieren (Kneten),die älteste und allgemeinste von allen übrigen Manipulationsarten."*, so *„soll es auch bei den Chinesen seit frühesten Zeiten üblich seyn, erschöpften Menschen durch ein Drücken iherer fleischigsten Theile mittelst der Hände wieder zu stärken, …So sollen die Chinesen, …schon seit vielen Jahrhunderten durch das Auflegen der Hände Krankheiten heilen."* (Kluge, a.a.O., S. 337; 31)

Diese Techniken sind den entsprechenden Forschern aus dem gesamten asiatischen Raum bekannt.

Aus diesen europäischen Wurzeln hat sich auch das von J. H. Schultz (1884–1970) entwickelte Autogene Training entwickelt. Überhaupt war die europäische medizinische Tradition in ihrer klinischen Praxis und Forschung noch stark von dem holistischen Ansatz durchdrungen und diesem verpflichtet.

I.2.4.2 Die Relationspathologie

Im Jahr 1924 legte der Direktor der Pathologischen Anstalt der Stadt Magdeburg Prof. G. Ricker sein medizinisches Konzept der Relationspathologie vor. Diese verstand er als Gegenkonzept zur Virchowschen Zellularpathologie. Die Relationspathologie geht davon aus, dass ein „peripherer Reiz", welcher exogener oder endogener Natur sein kann, über das Nervensystem zu einer Veränderung in der „Strombahn" führt. Jedes Krankheitsgeschehen wird in Abhängigkeit von der Qualität der

Strombahn, samt des in ihr fließenden Blutes, und dem übrigen Körpergewebe gesehen.

Das Gebiet der Strombahn und insgesamt der Endstrombahnen wird quasi als ein eigenständiges Organ angesehen. In der Endstrombahn (terminale Strombahn) agieren die Arteriolen, Kapillaren und Venulen. Die Pulsation in diesem Gebiet besitzt neben dem vom Herzschlag induzierten Pulsschlag eine relativ eigenständige Ebene.

Dieser Puls ist auch als Beerenpuls deutlich zu spüren und in dieser Hinsicht im Shiatsu ein wichtiges Diagnostikum.

Ricker schreibt: „... *die reflektorische Beeinflussung kann von jeder Stelle des Körpers ausgehen. ...Der Reiz, der unter physiologischen Umständen am Gefäßnervensystem angreift und den allgemeinen und örtlichen Schwankungen unterworfenen Tonus des Gefäßsystems unterhält, ist unbekannt ...*" (Ricker, Pathologie als Naturwissenschaft, Springer Verlag 1942, S. 5–6)

Reize können von außen auf den Körper einwirken und eben auch durch innere Stoffe erzeugt und gesetzt werden. Reize, welche außerhalb des Nervensystems wirken, bezeichnet Ricker als „metaphysiologisch", da deren Natur ungeklärt sei. Ricker weist auch darauf hin, dass das jeweilige „physiologische Experiment" selbst wieder Reiz setzend auf den Körper einwirkt. Vor allem aber entsteht so ein sich wechselseitig unterhaltendes Reizsystem zwischen Körperfunktion und Körperstimulation. Das „Strombahnnervensystem" reagiert je nach Reizsetzung mit schwacher oder starker „Durchströmung".

Eine Folge verstärkter Reizsetzung kann eine Hyperplasie jeweiliger Gewebe und Organe zur Folge haben. Ricker weist darauf hin, dass Menschen in der Regel nie in den maximalen Arbeitsbereich ihres Organismus gelangen, da dieser nur durch Extremsituationen angesprochen wird. Kommt es vorübergehend zu solch einer Not- und Extremsituation, dann finden ein erhöhter Stoffwechsel, eine intensivere Durchströmung (Hyperämie) und „Superfunktionen" belasteter Körperbereiche statt, ohne „nachweisbare Wachstumsvorgänge". Wirkt ein solcher Reiz jedoch dauerhafter, „*schließt sich ein langsames Wachstum des Organs an*". (Ricker, a.a.O. S. 23–24)

So folgert er allgemein: „..., *daß die sämtlichen mannigfaltigen Zell- und Gewebsvorgänge zum Blute, zum Strombahn- und übrigen Nervensystem in kausalen Beziehungen stehen, von denen die nervalen – der Zeit, nicht dem Range nach – die ersten sind, die je nach Art der Zell- und Gewebsvorgänge verschieden verlaufen und die auch die mikro- und makroanatomischen Veränderungen hervorbringen.*" (G. Ricker, Allgemeine Pathophysiologie, Hippokrates-Verlag 1947, S. 384)

Aus der Raumfahrt z. B. ist auch der umgekehrte Fall, „die Hypoplasie", bekannt. Bei den Astronauten setzt sukzessive eine Rückbildung der Knochen, vor allem am callcaneus, ein. Diese Rückbildung wird durch tägliches Training verhindert.

Es entsprechen sich Form, Funktion, Bewegung und Substanz: „*Die Anatomie und Histologie lehren; daß jedem Organ eine besondere Architektur des Gefäßsystems und des Capillarnetzes zukommt; ihr muss jedesmal eine besondere Art der Durchströmung entsprechen. ...Das morphologisch einheitliche Capillarsystem der Organe verhält sich somit physiologisch nicht einheitlich und gleichmäßig, sondern zerfällt in so viele Teile, als es zusammengehörige Arteriolae und Venulae gibt ...*" (Ricker, a.a.O. S. 14, 37)

Örtliche Vorgänge, Reize, können durch Weit- oder Engstellung der Gefäße zur erwähnten Hyperämie, Superfunktion, Fluxion oder zur Ischämie, zum „prästatischen Zustand" und zur „roten Stase" führen. Diese Prozesse führen, vor allem in dauerhafter Form, zu einer erheblichen Unordnung (Ataxie) des Blutes und anderer Körperflüssigkeiten.

Ricker setzt die durch die Relationspathologie angenommenen Vorgänge auch in Bezug zum Krebswachstum. Es kann an dieser Stelle auf die Ausführungen Rickers zur Krebsproblematik nicht weiter eingegangen werden. Ein entscheidender Punkt seiner Hypothesen zu jener Erkrankung basiert jedoch auf der Annahme, dass Zellveränderungen durch die oben erwähnten Reize induziert und initiiert werden können, ohne dass die Zelle als solche als krankheitserzeugend oder krankhaft (pathologisch) angesehen werden kann (zumindest nicht im Initialstadium): „...*denn wenn die Zelle sich nicht selbst ernährt, so wird sie ernährt in Relationen, die zu ermitteln sind ...*". (G. Ricker, Allgemeine Pathophysiologie, Hippokrates-Verlag 1947, S. 383)

Die „Fernwirkung" des Krebses, also die Bildung anderer Krebsgeschwulste, bringt Ricker in Zusammenhang mit spezifischen Reizbildungen, welche zu typischen „Modellierungs- und Stauungsveränderungen" synchroner Natur in den verschiedenen Geschwülsten führen. Ricker sieht in der Erforschung des Stoffwechsels der Krebszelle und in den diesen veränderten Stoffwechsel induzierenden Reizen einen wesentlichen Beitrag zur Erklärung der Krebsgenese. Insbesondere werden auch die Wärmeorganisation und so auch die Extreme des Fiebers und der Agilität als wichtige Faktoren von Stoffwechsel und Erkrankung angesehen.

Ricker sagt, dass seine relativistische Pathologie keine Rangfolge der organischen Prozesse kennt. „*Die Gegen-*

sätze zwischen Neuro-, Solidar- und Humoralpathologie verschwinden in unserer relativistischen, alle Bestandteile des Körpers gleichmäßig berücksichtigenden Auffassung." (G. Ricker, Pathologie als Naturwissenschaft, Springer Verlag 1924, S. VI)

Weiterhin wird das Leben als eine Einheit von physiologischen und psychologischen Prozessen betrachtet. „*Der Begriff der lokalen Krankheit im üblichen Sinne ist somit unhaltbar; ein Nadelstich beeinflusst das Nervensystem.*", so Ricker hinsichtlich seiner Krankheits- und Therapielehre. „*Der enge Zusammenhang der physischen und psychischen Prozesse bringt es mit sich, daß die Krankheit vom Krankheitsgefühl im weitesten Sinne des Wortes, der auch den Schmerz umfasst, begleitet ist, daß also abnorme psychische Vorgänge an die pathischen Prozesse des Hirnes oder bestimmter Hirnteile geknüpft sind.*" Zur Relationspathologie sagt er allgemein, dass ihr „*... Gegenstand nicht nur der physische, sondern der physisch-psychische Mensch als krankes Individuum (ist).*" (G. Ricker; Allgemeine Pathophysiologie, Hippokrates-Verlag 1947, S. 370)

Ricker denkt allerdings die Reize und Reizbahnen eng gekoppelt an ein Nervensystem und zieht andere Verteilungssysteme nicht stärker in Betracht, wie es F. Kraus im Jahr 1926 betonte.

I.2.4.3 Tiefenpersönlichkeit und Syzygium

In den Jahren 1919 und 1926 legt Prof. F. Kraus seine „Allgemeine und spezielle Pathologie der Person" und die „Klinische Syzygiologie" vor. Kraus sucht hier eine „Betrachtung des Gesamtorganismus" als „Tiefenperson", welche noch vor einer Sicht nach physiologischen und psychologischen Merkmalen liegt. „*Im Folgenden halte ich mich ... an eine schlechthin vitale, das tiefste Wesen des Menschen bildende, ... innerliche Instanz.*" (Kraus, Klinische Syzygiologie; Thieme Verlag 1926, S. 3)

Kraus sieht „*die vegetative Strömung als wahre(n) Hintergrund aller Reaktionen und Entwicklung*". (Kraus, a.a.O., S. 5) „*Im Biosystem der Person selbst sehe ich ein Erregungssystem, eine relaisartige Auslösevorrichtung, einen auf Ladung (Arbeitsspeicherung) und Entladung ausgerichteten Apparat, durchaus auf Grenzflächen (die maßgebendsten sind Kolloid-/Salzelektrolyt) beruhend.*" Diese betrachtete „Wasserbewegung" im Körper begründet für Kraus eine „Nässetheorie des Lebens": „*Soll Nässe Arbeit leisten, übergeht sie von einem nässeren zu einem weniger nassen Körper. ...Quellung z. B. macht Holz zu gewaltiger Arbeitsleistung fähig.*" (Kraus, a.a.O., S. 5) An dieser Stelle ist deutlich ein Zusammenhang zur Sprache der Fünf Wandlungsphasen *(wu xing)* zu spüren.

Das Biosystem besitzt „Selbstladung" und „*ständigen Ausgleich von ... Spannungen,* **Strombildung** *[Hervorhebung durch den Autor] zwischen und in den Membranen in seinem Innern ...*". (Kraus, a.a.O., S. 8)

Jede individuelle Tiefenperson reagiert und agiert individuell und bildet eine spezifische Form einer eigenen „Dynamogenese". Diese korreliert mit einem typischen „Empfindungsstrom".

Wasserstrom, Durchtränkung und Strömungslinien sind wesentliche Merkmale dieser medizinischen Biologie. In diesem Sinne können die Äußerungen von Kraus auch im Sinne eines Leitbahnsystems verstanden werden: „*Besonders lehrreich für uns sind die Orientierungsreaktionen auf Wasserströmung, Schwerkraft und Zentrifugalkraft, bzw. die Einstellung zur, Richtung' der Reizwirkung, ... Auf die genannten drei Faktoren reagieren die Paramäcien so, daß sie zu Zeiten die Körperaxe in der Richtung der äußeren Kraft einstellen. Dieses ,Richten' ist gleichbedeutend mit der jeweiligen Individualisierung der Person, ...die Person ist, ...wiederum zufolge der vegetativen Strömung, wesentlich geometrisch-kinematisch.*" (Kraus, a.a.O., S. 14)

In einem tiefen Sinne der Organisation eines Organismus geht es bei der Frage der Konstitution um die der „*Konfiguration, i. e. speziell der räumlichen Anordnung der Atome*", und um „*Polarität*" in „*longitudinaler und radialer Richtung*" (Kraus, Klinische Syzygiologie, Thieme 1919, S. 105; 112)

„*Jede Art von Reizung bedroht die Stabilität*" der „*Protoplasmaströmung*" und damit auch des Lebenstonus. Es geht um „*Gleichgewichtsherstellungen zwischen den Elementen unserer Organisation ...*". Hiervon ist auch der Geist nicht ausgenommen: „*Der Geist ereignet sich am Körper.*" (Kraus, a.a.O., S. 26)

„*Die allgemeine Pathologie der Person ist, wie wir immer wieder gesehen haben, großenteils eine solche gestörter vitaler Gleichgewichte.*" (Kraus, a.a.O., S. 370)

Wie in der Chinesischen Medizin der Begriff Orthopathie (*zheng*, Ausgleich des qi) eine wichtige Rolle spielt, sieht Kraus das „*Gleichgewichtsproblem*" als zentrale Frage an.

„*Die konsequente Betonung des Vegetativen für die Fortführung des Lebens lenkt uns auf den Primat des Emotionalen...*"; so betont Kraus die Emotionalität und Psyche.

Diese geistig-emotionale Einheit repräsentiert noch ein „*überindividuell einheitlich(es) vegetative(s) Leben*". Darin sieht Kraus den Grund einer Wahrnehmung vor der bewussten thematischen Fassung einer solchen als solche: *„Wir ‚fühlen' früher die Bitte der gefalteten Hände des Mitmenschen, als uns das rein Körperliche gegeben ist. ... Der Wahrnehmung voraus und nicht auf sie gestützt, ist das Urphänomen das ungeteilte Ganze von individuellen Gegenständen (‚Gestalten') und Wertgebilden, auch dieses Ganze noch als Glied einer Situationseinheit der gesamten Umwelt, nicht eine in Sinnesinhalte aufgeteilte Summe ...“* (Kraus, a.a.O., S. 63)

Denn es ist Tatsache, dass *„auch in der Physik Gestalten nachweisbar sind“*. So bildet der Organismus lokal jeweils einen *„ ‚Gestaltbereich' worin das Geschehen an jeder Stelle grundsätzlich von den gegebenen Dingen auch an allen übrigen Orten des Systems abhängt...“*. So führen lokale Reize zu Wirkungen im Gesamtgeflecht der Verbindungen: *„Der lokalisierte Reiz führt (J. Loeb) zu einer Steigerung der Muskelspannung auf allen Seiten ...“* eines Körpers. (Kraus, a.a.O., S. 131)

In diesem Sinne zitiert Kraus E. Mach: *„Die richtige Mitte hält man ein, wenn man sich mit Macht vorstellt, das Gehirn sei ein vom Organismus geschaffener Repräsentant oder Doppelgänger seiner selbst, welcher alle spezifischen Energien, deren das ganze fähig ist, zusammenfasst.“* (Kraus, Klinische Syzygiologie, Thieme 1919, S. 413) *„Leib und Seele werden unzerreißbares Erfahrungsganzes, Da fragt es sich nur, ob dem psycho-physischen Verhalten eine entsprechende Mannigfaltigkeit des Zentralnervensystems gegenübersteht? Die Verwicklung der psychischen Phänomene muß eine annähernd gleich reiche Gliederung und Hierarchie auf biologischer Seite entsprechen.“* (Kraus, a.a.O., S. 419) *„In allen Vitalreihen, welche vom Organ des Bewußtseins zum übrigen Neencephalon führen, geht die eine Ausdehnung immer sofort in ein Neben- und Auseinander (‚Exteriorotät') über.“* (Kraus, a.a.O., S. 422) *„Es gibt aber keinen Ort im Körper, wo Ernährung, Entwicklung (Formbildung) und Wachstum ihren ausschließlichen Sitz im Körper hätten. Allen Geweben und ihrem Zusammenhang sind diese Vorgangsketten [siehe Leitbahnsystem (jingluo) und Funktionskreise (zangxiang) – Einfügung des Autors] eigen.“* (Kraus, a.a.O., S. 425)

Jeweils sind die *„hergestellten Verbindungen ... entfernte. Ihre Veränderlichkeit weist auf die Unmöglichkeit, ihre kolossale Menge als stete Verbindungen fortbestehen zu lassen.“* (Kraus, a.a.O., S. 134)

I.2.4.4 Moderne Hirnforschung

Diese simultanen und synchronen Verbindungsnetze, auch über Distanzen hin, und die flexiblen Einsatz- und Reaktionsmöglichkeiten von Körperorten sowie deren kombinatorischen, gestaltartigen Zusammenspiele, sind auch in der modernen Hirnforschung bekannt. So schreibt W. Singer: *„Ferner gilt, dass räumlich verteilt liegende Merkmalsdetektoren ihre rhythmischen Aktivitäten unter bestimmten Bedingungen synchronisieren können und dann in Phase schwingen.“* (W. Singer, Der Beobachter im Gehirn, stw 2002, S. 134)

Bestimmte Erregungsnetze, durch deren kombinatorische Zusammenfassung gleicher Einheiten diese Einheiten unendlich variabel werden, repräsentieren Objekte innerer wie äußerer Natur. Für jeweils eine Repräsentanz kann kein nur dafür fester Ort zuständig sein; dann müssten Myriaden Nervenzellen aktiviert werden: *„Es ist nicht vorstellbar, wie dies in fixierten anatomischen Architekturen realisiert werden könnte.“* (Singer, a.a.O., S. 155)

„Das Nervensystem hat nur eine Option, um aus vielen, gleichzeitig aktiven Neuronen wenige auszuwählen und diese als zusammengehörig auszuweisen.“ (Singer, a.a.O., S.159)

So können immer neue *„Ensembles“* strukturiert werden und die *„Synchronizität der Entladungstätigkeit räumlich getrennter Nervenzellen“* wird so gesteuert. Es entsteht eine gewisse *„Systemarchitektur“*.

Die Ganzheit ist *„immer zu einem gewissen Grade unvollendet, ... bzw. in Umbildung begriffen“*. (Kraus, a.a.O., S. 135) Das *„Verhalten eint die Rezeption und den Erfolg der Reizung ... zu einem untrennbaren Ganzen, das Zentrale und Peripherie im Biosystem wird relativ“* (Kraus, a.a.O., S. 230) und *„die Teile sind selbst Quellen der vitalen Prozesse, trotz der Abhängigkeit von der Nachbarschaft sind sie alle auch selbst Mittelpunkt lebendigen Geschehens“*. (Kraus, Klinische Syzygiologie, Thieme Verlag 1919, S. 8)

I.2.4.5 Vitalreihen und Funktionsketten

Die Komplexität des Lebendigen betrachtet Kraus u. a. in der Systematik so genannter Vitalreihen und Funktionsketten; diese *„sind ... gemischte, d. h. sie enthalten physische und – zugeordnete – psychische Glieder“*. (Kraus, a.a.O., S. 9) *„Der individuelle Gesamtorganismus selbst ist ... eine solche Vitalreihe, ... Es existiert z. B. kein isolierbarer Ort im Körper, wo die Ernährung ihren ausschließlichen Sitz hätte; das gleiche gilt von der Formbildung. Allen Geweben und ihnen allen zusammen sind ... Vorgangsketten eigen.“* (Kraus, a.a.O., S. 17)

„Es gibt viele Organisationsprinzipien und viele Funktionsketten.“ (Kraus, a.a.O., S. 22)

Kraus führt viele Beispiele an, wie die Ganzheit des Lebendigen in sich schon verbundene Differenzierungen zeigt. So verweist er auf die Seitenorgane der Fische, welche sich als „Kanäle“ mit bestimmten Zügen von Körperfunktionen und -organen bahnartig und körperlich installieren. Diese Seitenorgane besitzen Ähnlichkeit mit „dem Ohrlabyrinth“ und diese Übereinstimmung kann als *„prinzipielle Verwandtschaft ihrer Funktione(n)“* angesehen werden. Diese Seitenorgane können *„im Zusammenhang mit der Metamorphose, ... einer Rückbildung anheimfallen“* und somit trotzdem *„als Rezeptor des ‚Ur‘-(des kinematischen) Sinnes ihre primitive Bedeutung“* behalten. *„Die sensiblen ‚Elemente‘ sind überall vorhanden.“* (Kraus, a.a.O., S. 67–68)

In diesem Sinne besteht eine Grundfrage von Kraus in der Überlegung, *„wo und wie sind die Konstituenten unserer Organisation, in denen wir die tiefsten Wurzeln finden für jenes immanente Lenkungsvermögen, das ich selbst vor allem Leben nenne?“* Die vegetativen Ströme sieht er als eines der *„ursprünglichsten“* Regulatorien an. Dabei begreift er den Organismus im Sinne von N. Hartmann als ein *„Ineinanderstecken der Systemordnungen“*. (Kraus, a.a.O., S. 71–72)

Ein systematisches Bild der Einheit des Organismus muss vor allem dessen qualitative Sprünge und Vernetzungen verstehen: *„... die anatomische und physiologische Lokalisation decken sich nicht, ... Zentren sind nicht bloß Orte von Verbindung.“* Das dynamische Zusammengehen und die funktionelle Einheit müssen beachtet werden. *„In einer Lösung von sog. saurem Alkaliphosphat zeigt ein gewisser chemischer Indikator (z. B. Methylorange) durch eine Zustandsänderung bestimmte H-Ionen an. Mehr tut unsere Zunge auch nicht, aber ihr Besitzer sagt: sauer! ...Auch hier hat also die biologische Untersuchung nicht bloß (anatomische) Verbindungen zwischen nervösen Zentren, sondern überdies noch andere Dinge zu finden.“* (Kraus, a.a.O., S. 76–77)

„Jeder Organismus erscheint, phylogenetisch betrachtet, als Kombination gestaltlicher Zustände und Leistungseigenschaften.“ (Kraus, Klinische Syzygiologie, S. 47)

Kraus sieht den Organismus als ein Wesen an, welches *„durch eine Zahl von kombinierbaren Vitalreihen, ... zusammen mit dem Reizkomplex eben das individuelle Verhalten ergeben. Immer wollen wir im syzyologischen Sinne wissen, welche Rolle eine ins Auge gefasste Funktion (Vitalreihe) im Gesamtleben des betreffenden Individuums spielt“*. (Kraus, a.a.O., S. 409)

I.2.4.6 Syzygiologie und Entsprechungssystem (ganying)

Was in der Chinesischen Medizin als Entsprechungssystem gilt, erscheint in der Krausschen Diktion als Zusammenhangslehre (Syzygiologie). In diesem Kontext liest sich folgende Passage wie eine naturwissenschaftliche Notation zu den Punkten *(xue)* und den Leitbahnen *(jingluo)*: *„In der mathematischen Naturwissenschaft ... ist das System ein solches der Bewegung, welche von Punkten, die lediglich geometrisch-mechanische Abstraktionen darstellen, der Funktion gemäß vollzogen werden. ... Alle Massen der Erfahrung unterliegen bestimmten Bedingungen. Der Zusammenhang des Systems liegt in diesen Bedingungen ... An die Stelle der Beherrschung durch Kräfte hat Hertz die erwähnten Zusammenhänge gesetzt.“* (Kraus, a.a.O., S. 51)

An dieser Stelle wird auch die nach kausalen Ursachen suchende Denkbewegung, mit einer funktionellen Wechselbeziehung ersetzt und ergänzt. Die Grundansicht besteht hier darin, *„daß zwei Größen sich in einem wechselseitigen Verhältnis befinden“* und als solches betrachtet werden. *„Funktionen existieren geradzu nur miteinander, alle sind irgendwie und irgendwo mit benachbartem Raum zeitlich verbunden.“* (Kraus, a.a.O., S. 68)

„Die genotypisch angelegte Verknüpfung der vitalen Prozesse zu gemischten (physischen und psychischen Reihen) führt ganz direkt zu einer kanalisierten Verausgabung der Vorratsenergie und ... der Leistungen.“ (Kraus, a.a.O., S. 97)

„Das Prinzip der Relativität beherrscht auch alles Lebendige; ...Niemals deckt sich die Funktion bloß mit einem einzigen spezifischen Stoffwechselglied. Stets verläuft sie vielmehr überbaut und verschränkt von und mit dem System.“ (Kraus, a.a.O., S. 103)

„Reflexaktionen“ verlaufen als *„zusammenfassende gleichsinnige Erregungsbeziehungen der Einzelglieder der Zellkette“*. Die organischen Individuen sind *„zusammengesetzte Histosysteme, Vergesellschaftungen von Histomeren verschiedener Ordnung, ...Die Phylogenese ist eine Kette von Ontogenesen“*. (Kraus, a.a.O., S. 160; 162)

In diesem Sinne geschehen synchron und simultan Prozesse als gesamtorganismisch. Diese können nicht rein kausal erfasst werden: *„Ziehen vertritt nun die Ansicht, dass ... Empfindungsgegebenheiten“* durch *„Binomismus“* (auch im Sinne der *qi*-Binomen) determiniert sind. Diese Prozesse verlaufen im Unterschied *„zur gewöhnlichen sukzedanen Bestimmtheit, ‚instantan‘, ‚parallel-gesetzlich‘“* und *„umfasse die psychischen Gegebenheiten (‚Gignomene‘)“*. (Kraus, a.a.O., S. 383)

I.2.4.7 Naturerkenntnis und Relativitätstheorie

Das Zusammenspiel solcher ganzheitlicher Prozesse, welche kaum sinnlich dingfest gemacht werden können

(*„Stumpf sagt, das, woran sich die gesetzlichen Bestimmungen finden, die den Gegenstand und das Ziel der Naturforschung bilden, sind nie und nimmer die sinnlichen Erscheinungen. Zwischen diesen, wie sie jedem das eigene Bewusstsein darbietet, bestehe nicht die regelmäßige Folge und Koexistenz, welche der Naturforscher in seinen Gesetzen behauptet.“*), sieht Kraus u. a. in einer Analogie mit der Relativitätstheorie A. Einsteins: Raum und Zeit sind hier eine Gemeinschaft, ein Gebiet mit vier Abmessungen. Diese vier Dimensionen werden durch eine fünfte Dimension zu einer Einheit gewirkt. Das Raum-Zeitgebiet übt keine stofflichen Quantitäten oder Qualitäten aus, sondern tritt z. B. an geometrischen Eigenschaften zu Tage (wie z. B. die Schwerkraft).

Ähnlich ineinander verwirkt sieht E. Mach unsere menschlich lebendige Organisation. Ein System unserer Lebendigkeit bezieht das Wirkliche unmittelbar und als verbundenes Kontinuum auf die auf eine „Ichvorstellung bezogene Innenwelt“ und das andere „System“ betrachtet gewissermaßen von außen die quantitativen Beziehungen der Elemente untereinander.

In diesem Sinne sind die *„maßgebenden geometrischen Eigenschaften ... psychische Korrelate organischer Entwicklungen, ...Daß nicht weiter Zerlegbare hängt eben sowohl mit innerhalb und außerhalb unserer Organisation liegenden Umständen zusammen“.* (Kraus. a.a.O., S. 385)

I.2.4.8 Form und Gestalt

Die Frage nach den formbildenden Zusammenhängen kann schwerlich ganz geklärt werden. *„Die Frage nach der Herkunft einer gestaltlichen Bildung oder Leistung kann durch den an der Erscheinung versuchten Zweckbegriff nicht aufgeklärt werden.“* (Kraus, a.a.O., S. 55) Kraus zitiert hier A. Weismann, der annahm, dass die Genese des Organismus mittelst kleinster, unsichtbarer Einheiten (Ide) durchgeführt wird. Diese Ide bilden die Struktur dessen, was als Keimzelle tätig wird. *„Die Ide sind Personenanlagen.“* (Kraus, a.a.O., S. 164)

Zellexperimente haben ergeben, dass vollständig aus dem Gesamtzusammenhang gerissene Einzelzellen dennoch wieder beginnen sich in geordneter, quasi geometrischer Form aufeinander zuzubewegen (Kraus, Klinische Syzygiologie, S. 38; 42–43).

Zudem führt jedes *„Gewebe ... ein Eigenleben, es besitzt weitgehende Selbstständigkeit“.* (Kraus, a.a.O., S. 146)

Des Weiteren führen diese inneren Konfigurationen und Präfigurationen zu folgender Aussage: *„In unseren Organen haben wir Bewegungsformen vorgebildet (Schleudern, Loslassen usw.), darin schon Ordnendes, Klassifikatorisches, auf allgemeine Ziele Gerichtetes.“* (Kraus, a.a.O., S. 373)

Auch hierin liegt eine Verwandtschaft zu den Ideen der Onto- und Phylogenese nach den Vorstellungen der Chinesischen Medizin.

Neben dem Stoffwechsel sieht Kraus die Weise der Stoffverteilung als wichtige Frage an. Es geht um eine allgemeine Vorstellung des „Verteilungsvorganges“. Ein Bild als Zwischenschritt sieht hier die unterschiedlichen Verbände von Zellen als *„syzygiale (zusammengefügte) Verbände“.* Das Syzygium ist als funktionelle Einheit auch in diesem Sinne morphologische Leitvorstellung. Auch das Zellinnere gleicht einem *„Straßennetz“* und wirkt wie eine Fortsetzung „der histologischen Kapillaren“. In einem gewissen Sinne zeigen die Stoffe eine *„Vektorialität“.* (Kraus, a.a.O., S.97)

Dieser Vektorialität entsprechen im entwickelten flüssigen und festen Nervensystem deren Wirkungsrichtungen: *„Die Vaguswirkung entspricht der Kaliumwirkung, die Sympathikuswirkung der Kalziumwirkung“* und beide Wirkungen entsprechen Lebenstendenzen und Aktivitätsausrichtungen.

Ein weiteres wichtiges, auch diagnostisches, Kriterium stellen die Prozesse der Hydratation, der Quellung und die des Tonus und des Turgors dar. Die *„Tiefenperson“* als *„vegetative Strömung“* hat entscheidenden Anteil an dem chronischen und akuten Spannungszustand und an der Formbildung des Körpers.

I.2.4.9 Diagnostisch-praktische-Bezüge zur Shiatsu-Behandlung

Es existieren Äußerungen von Kraus, welche direkt im diagnostischen Sinn Bezug zum Shiatsu haben. So fasst er einen Reflexbogen auch in einem psychischen und geistigen Sinne auf: *„Der Grund liegt darin, dass alle geistigen Zustände körperliche Tätigkeit irgendwelcher Art zur Begleitung [nicht zur Folge! Einfügung des Autors] haben. Es ergibt sich daraus, dass dieselbe Muskulatur mehrfach im Zentralnervensystem projiziert ist.“* (Kraus, a.a.O., S. 315)

Es ist zu beachten, dass Kraus das Zentralnervensystem nicht als übergeordnet ansiedelt, sondern als einen speziellen Ort im Syzygium.

Des Weiteren sieht er die gesamtkörperlichen Verflechtungen einzelner in Betracht genommener Gewebe, wie z. B. der Muskelgewebe. *„... synergetische und antagonistische Beziehungen bestehen nun nicht bloß zwischen den Muskeln eines Gelenkes, sondern auch zwischen solchen der gleichen Extremität und selbst verschie-*

denen Gliedmaßen." Auch der „*Zweifüßer*" unterliegt gewissen Kontraktionswellen der „*Peristole*". (Kraus, a.a.O., S. 316)

Das Bindegewebe verfügt über eine „*Selbstspannung*", welche durch Druck und Zug affiziert wird. „*Dazu käme ferner der Wasserhaushalt. Auch Formwechsel spielt hier eine große Rolle (funktionelle Gestalt der Knochen).*" (Kraus, a.a.O., S. 337)

Der funktionelle Aspekt der Knochenstrukturen und der Zusammenhang mit den Leitbahnen *(jingluo)* kann auch durch die Aufzeichnungen von D'Arcy Thompson gesehen werden: Ein Diagramm der Fließfiguren des menschlichen Fußes verdeutlicht netzartige und bahnartige Wirkungen im Gewebe (➤ Abb. I-1).

Kraus führt weiter aus: Jeder „*normal wache Vorgang im Organ des Intellekts (ist) ein Fall von (positiver und negativer, also hemmender) Dynamogenese …mit zwangsmäßiger, aber jeweils kanalisierter Verbreitung*". Dieser Aspekt wird von Kraus als plethysmographisches Verhalten des gesamten Körpers systematisiert. Bei geistiger Arbeit und Aufmerksamkeit findet eine „*Blutverschiebung mit Abnahme sowohl des Arm-, Fuß- und Brustvolums*" statt. „*Eine besonders prompte und sinnenfällige Abnahme des Ohrvolums kommt noch hinzu. Dagegen nimmt das Volum der Bauchorgane und des Gehirns zu.*"

Eine gerichtete Willenskraft und Bewegungsvorstellung sowie Intentionen bewirken als Bewegungsintentionen eine Blutverschiebung zu den Extremitäten hin. „*Nicht nur das Volum der bewegten Extremität, sondern zugleich auch das der anderen Gliedmaßen und des Rumpfes nehmen zu; ... das Volum der Bauchorgane (nimmt) ab, während dasjenige des Gehirns wächst.*" Ein gleiches geschieht bei aktiver, tatsächlicher Bewegung, jedoch nicht bei passiver Bewegung.

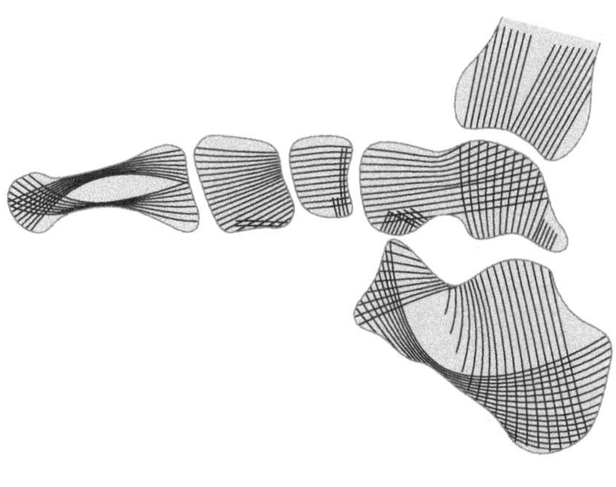

Abb. I-1 Zug-Druck-Linien als Quasi-Leitbahnen entlang des Fußes (nach D'Arcy Thompson)

Ermüdung erwirkt die Umkehr dieser Blutverschiebung. Bei Konzentration auf einen bestimmten Körperbereich kommt es nur dort zur Änderung der Gefäßvolumenweite.

Bei der Aufmerksamkeit auf Tastreize stellt sich ein spezielles Verhalten ein: Während es bei visuellen und akustischen Reizen zur Abnahme des Armvolumens durch Kontraktion kommt, so kommt es beim Druck- und Tastreiz zur Zunahme des Armvolumens durch Dilatation.

Dazu kommt, „*daß die Konzentration der Aufmerksamkeit eine Zone von Anästhesie um den fixierten Punkt herbeiführt (negative Halluzination; nach A. Binet: La suggestibilite', Paris 1900)*". (Kraus, a.a.O., S. 355)

Kraus zitiert hier Baldwin und spricht wie dieser von der Kraft der „*ideo-motorische(n) Suggestion*". (Kraus, a.a.O., S. 356)

Medizinischer und ärztlicher Ethos

Klinische Pathologie sieht Kraus „*als Personalismus*". Diesen Begriff fasst er sehr weit: „*…das konkrete Ich der Tiefenperson (ist) ein Stück des Weltraums*". In diesem Sinne vertritt Kraus einen weiten medizinischen Ethos: „*Das selektive Verhalten der Wissenschaften, an denen wir vorgeschult sind, reicht am Krankenbett nicht aus. … Selbst für ein Verständnis der ‚mystischen' Seiten unserer Kranken sollten wir uns ohne gelehrtes Vorurteil den Sinn bewahren. Vor allem haben wir schlechterdings alles zu ergreifen, was im Sinne der Gattungsidee des Menschen Lebensenergie und den Willen zur Gesundheit steigert. … Aber auch sonst ist das Objekt jeglicher ärztlichen Betätigung der ganze Gegenstand unserer Wahrnehmungen nach Form und Stoff. …‚ästhetisch' soll es angeschaut werden. …Ästhetisches Denken weicht vom rein begriffsmäßigem besonders noch darin ab, dass der logische Inhalt lebendiger und flüssiger gehalten wird, …Wie schon angedeutet, spielt in der Kunst eine besondere Rolle das Moment der ‚Einfühlung'.*" (Kraus, a.a.O., S. 81–82)

„*Wir haben als Personen in Beziehung zu treten zu kranken Personen nicht bloß zu krankhaften Erscheinungen. Ja, wir treiben seit Paracelsus sogar Psychotherapie…*" (Kraus, a.a.O., S. 435)

„*Der Physiologe kann von Bewußtseinsfragen völlig abstrahieren. Der Arzt nicht.*" (Kraus, a.a.O., S. 366)

Häufig sieht er das bewusste Denken an endgültige Grenzen gestoßen, „*wenn uns nicht aus dem Unterbewusstsein stammendes intuitives Nebendenken geholfen hätte*". (Kraus, a.a.O., S. 84)

Insofern hat Kraus einen Paradigmenwechsel hin zur heutigen Psychosomatik entwickelt und formuliert.

Die szientistische Erforschung der energetischen Phänomene

An dieser Stelle soll auf Untersuchungen eingegangen werden, welche im Rahmen der „westlichen“, „modernen“ Wissenschaft bezüglich der energetischen Phänomene durchgeführt worden sind. Szientistisch soll hier nicht als abwertender Begriff, sondern als Beschreibung dieses wissenschaftlichen Tätigkeitsbereichs benutzt werden, während die Wissenschaft der energetischen Medizin als solche benannt und somit abgegrenzt erfassbar gemacht werden soll.

Es werden hier nur summarisch einige exemplarische Beispiele genannt. Eine weitere Vertiefung dieser Thematik kann vom Interessierten leicht anhand der erwähnten Literatur durchgeführt werden.

Es gibt viele Untersuchungen zu den funktionell-anatomischen Eigenschaften der Punkte *(xue)*. Histologische Untersuchungen ergaben bisher keine eindeutig signifikante Hinweise zu den Akupunktur-Loci, wenngleich manchmal eine verstärkte Zahl der Tastsinnorgane oder auch ein an den Leitungsbahnen von Nerven und Gefäßen oder auch entlang von Bindegewebsstrukturen (z. B. der Hyaluronsäure) orientierter Verlauf festgestellt wurde. Aus diesem Grunde ist auch ersichtlich, warum die Lokalisation der Punkte je nach Akupunktur-Karte und -Werk immer ein wenig differiert.

Sicher ist, dass die erwähnten energetischen Systeme wie auch sämtliche körperlichen Strukturen während einer Punkte- oder Leitbahnreaktion jeweils spezifisch ko-reagieren.

Immer wieder treten Betrachtungen zu neuronal-humoralen Mechanismen in den Vordergrund. Dabei wird angenommen, dass über so genannte Funktionsketten bekannter physiologischer Prozesse die so genannten *qi*-Prozesse initiiert und begründet werden.

Die Wirkung einer Hypalgesie wird derart erklärt, dass über Rezeptoren (Nozizeptoren) oder infolge der Freisetzung von algogenen Stoffen über die Punkte ein solcher Wirkmechanismus induziert wird. Über Axonreflexe kann es so zu einer Selbstregulation des Körpers und auch zu einer Schmerzunempfindlichkeit kommen.

Auch innere und intensionale Erregungen bis hin zu Schmerzerregungen sollen auf solche Weise über endogene antinozizeptive Mechanismen blockiert oder gelöscht werden.

Über die Hinterhörner des Rückenmarks kann es zu einer segmentalen, afferenten Hemmung von peripheren Afferenzen kommen. Auch die höheren Gehirnbereiche können supraspinal eine deszendierende Hemmung auslösen. Über die Wirkung der Punkte soll Einfluss auf die Prozesse der Neurotransmitter und Neuromodulatoren genommen werden können.

In ähnlicher Weise wird auch der Wirkmechanismus hinsichtlich positiver Behandlungen durch die Akupunktur bei Stresssymptomen gesehen.

„1973 gelang einer Gruppe chinesischer Physiologen der Nachweis eines statistisch signifikanten Anstiegs des 5-HT (Serotonin, 5-Hydroxytryptamin) -Gehaltes im Rückenmark und im Thalamus von Kaninchen nach Akupunktur-Reizung (Wei Ling 1979). Das steht in Übereinstimmung mit dem serotoninenergen Charakter der deszendierenden inhibitorischen Bahnen. Injektion des 5-HT-Antagonisten 5'6 Dihydroxytryptamin in den Nucleus raphe magnus eliminiert den Akupunktur-Effekt.“ (K. Richter, H. Becke, Akupunktur, Volk und Gesundheit 1989, S. 53)

Diese Feststellungen können auch durch Shiatsu-Behandlungen verifiziert werden. So ist der Gebrauch von Medikamenten zwecks Beeinflussung des Serotonins eine Wahl zur Behandlung von Migräne-Patienten. Gezielte Behandlungen können jedoch das Quantum der benötigten Medikamente deutlich senken oder gar überflüssig machen.

Über segmental und supraspinal gesteuerte Prozesse kann durch die Punkte Einfluss auf das vegetative Nervensystem genommen werden.

Über Methoden der Messung des Hautwiderstandes, welcher sich in der Systematik der Punkte signifikant verändert, wurde in Japan das System der Punkte und Leitbahnen überprüft. *„In der naturwissenschaftlichen Forschung zur Akupunktur gehört Japan gegenwärtig zu den führenden Ländern der Welt (TANAKA 1985).“* (Richter, Becke, a.a.O., S. 19)

Diese Untersuchungen haben dazu geführt, dass an einer Objektivierbarkeit (im westlichen Wissenschaftssinne) der von der Akupunktur ausgehenden Wirkungen sinnvoll nicht gezweifelt werden kann. *„Für die Akupunktur-Hypalgesie ist aber die Beteiligung der Endorphine erwiesen.“* (Richter, Becke, a.a.O., S. 29)

Nach der Ryodoraku-Methode (Japan, Y. Nakatani) wird der Hautwiderstand gemessen. In der Elektroakupunktur (EAP) geben Geräte mit einer Impulsfrequenz von 1 bis 200 Hz elektrische Reize in die Punkte.

Bei der Elektropunktur (TEPS, transkutane elektrische Punktstimulation) werden an den Akupunktur-Endpunkten deren bioelektrischen Zustände gemessen und auf dieser Basis findet die gezielte Behandlung von Punkten und von Leitbahnen statt.

In ähnlicher Weise gibt es die Transkutane elektrische Nervenstumulation (TENS); hier geben die Elektroden flächenhaft Impulse in die Haut. Ebenfalls eine flächige Behandlung ermöglicht die Laserakupunktur.

Mittlerweile werden auch Erfahrungen über die Stoßwellenakupunktur gesammelt; komprimierte Schallenergie wird wellenartig dreidimensional in das Gewebe geleitet.

Zu den weiteren Untersuchungen der *qi*-Phänomene gehören bildgebende Verfahren. Im Pariser Pasteur-Institut fanden Untersuchungen statt, durch welche der Verlauf der Bahnen teilweise visualisiert werden konnte. Ähnliches wird von Ärzten und Wissenschaftlern im Rahmen von Versuchen mit einer Infrarot-Kamera berichtet. Durch optische Anregung mit indirekter Moxibustion werden Strukturen, so genannte meridianähnliche Leitbahnen (MÄL), erzeugt und können durch eine Infrarot-Kamera festgehalten und sichtbar gemacht werden. (Deutsche Zeitschrift für Akupunktur, Elsevier Verlag 49. Jahrgang 1/2006, S. 6–16)

Diese Möglichkeiten praktischer Applikationen auf die Leitbahnen, mittels technischer Praktiken, zeigen, dass auch in der westlichen orientierten Medizin ein Zugang zu den energetischen Phänomenen gefunden wird.

Die Forschungen zu diesen Ausbreitungsphänomenen werden als „propergated stimulation along the channel" (PSC) bezeichnet. Kongressbeiträge chinesischer Forscher tragen in umfangreicher Weise Material zu diesen Forschungen bei.

Eine Studie auf einem Symposium in Peking aus dem Jahre 1979 berichtet von einer PSC-Untersuchung an 2107 Probanden. Die sichtbare Reaktion in den Leitbahnen kann durch Manipulation (Pressen, Drücken, Schütteln usw.) beeinflusst werden. Die Sichtbarkeit der Leitbahnen ist teilweise bei erkrankten Personen größer. *„From the viewpoint of the authors, PSC is considerd to be not only a frequent, but also a common phenomenon over the population."* (Advances in Acupuncture and Acupuncture Anaesthesia, The Peoples Medical Publishing House Beijing China, 1980, S. 261–262)

Eine weitere Quelle aus demselben Bericht spricht von PSC-Verläufen, erzeugt durch Fingerdruck, welche generell die Verläufe der Leitbahnen bestätigen und auch im Sinne des Masunaga-Shiatsu davon sprechen, dass die Bahnverläufe *„natural smooth curves rather than twists or other complications"* zeigen und dass *„The yin channels may run to the head"* sowie dass die Bahnen auf Druck oder sonstige Manipulation hin ihren Verlauf temporär verändern und mannigfaltige Querverbindungen aufzeigen.

Eine andere Studie berichtet von Geschmacksempfindungen im Zusammenhang mit Punkt- und Leitbahnstimulationen: *„When certain drugs with distinct taste were injected into the points of Spleen Channel such as the Sanyinjiao (MP 6) etc., a special sensation was evoked at these points and travelled along the course of this channel to the sublingual region, and following this, the subjects experienced a gastric stimulation similar to that produced by oral administration of the same drug."* (Advances in Acupuncture, a.a.O., S. 272)

Mittlerweile gibt es weltweit und auch in Deutschland viele neue Studien, welche an den eigenständigen Wirkungen der Akupunktur keinen Zweifel lassen; so nahmen viele Krankenkassen die Akupunkturbehandlung in ihren Leistungskatalog auf. Über die Deutsche Ärztegesellschaft für Akupunktur (DÄGfA) wird die medizinische Entfaltung mit koordiniert. Die Behandlung von Tieren durch Akupunktur stellt ebenfalls keine Rarität mehr dar. Regelmäßig erscheint eine umfangreiche Zeitschrift für Akupunktur (Elsevier Urban & Fischer).

Ähnliche Schritte werden im Shiatsu-Bereich unternommen und durchgeführt.

Notabene sei angemerkt, dass die Akupunktur auch in der DDR, zunächst getragen durch einige wenige, zu einer akzeptierten und praktizierten Behandlungsweise gehörte. Der Autor wurde im Jahr 1989 im Rahmen einer Ärzte-Tagung in die DDR eingeladen, um dort die Shiatsu-Therapie praktisch und theoretisch vorzustellen. Der Autor hat, besonders zu jener Zeit, selten eine solche Anzahl von kompetenten Ärzten beieinander erlebt, die sich so offen und bereitwillig mit dem Konzept des Shiatsu vertraut machten und sich auf praktische Behandlungsschritte und desgleichen einließen.

Beispiele holistischer, energetischer wissenschaftlicher Forschung

Mittelst der Kirlian-Fotografie (Fotografie mit Hilfe eines Hochfrequenz-Wechselstromfeldes, dass zwischen zwei Kondensatorplatten erzeugt wird) können komplexe, lichtähnliche Phänomene an Gegenständen und Lebewesen betrachtet werden.

Über die Natur dieser Phänomene wird gestritten. Manche betrachten sie als Maxwell'sche Ströme oder Lichtenberg'sche Figuren usw., doch welcher Natur sie auch seien, sie reflektieren durchaus reale Prozesse. So zeigt sich in der Kirlian-Fotografie einer menschlichen Fingerkuppe ein Unterschied, ob der Mensch erfrischt oder ermüdet ist, und *„sie zeigen diese Unterschiede immer und zu jeder Zeit"*. (Lichtbilder der Seele, Goldmann Verlag 1982, M. Toth, S. 29)

Sowjetische Forscher haben systematisch Hautwiderstände symmetrischer Natur, einmal von Punkten oder Leitbahnen von links nach rechts, dann umgekehrt, gemessen (so genannter Halbleitereffekt) und festgestellt, dass der Wert jeder Richtung der Gleiche ist, wenn die Person gesund ist, und dass bei Krankheit ein differenter

Wert erscheint. Die Messung wurde während einer Behandlung fortgeführt, mit dem Ergebnis, dass die Werte beim Patienten ausgeglichener, dafür beim Therapeuten unausgeglichener wurden. (Lichtbilder, W. A. Tiller, a.a.O., S. 102–103)

J. R. Worsley erwähnt die Forschungen von Prof. Kim Bong Han aus Korea. Dieser hat die Verteilung injizierten radioaktiven Phosphors im Körper verfolgt. Daraus ergeben sich ihm zufolge vier verschiedene Kanal- oder Gangsysteme (Kyungrak-System):

- Das interne Kanalsystem. Seine Gänge fließen frei in den Blut- und Lymphbahnen, in den endokrinen Drüsen. In diesen Gängen fließt eine Art Gas oder Lösung.
- Das intra-externe Kanalsystem. Es befindet sich auf der Oberfläche der inneren Organe und bildet dort ein unabhängiges Netz.
- Das externe Kanalsystem. Dieses verläuft an der äußeren Oberfläche der Blut- und Lymphgefäße und im Corium der Haut.
- Das Nerven-Kanalsystem. Diese Kanäle verteilen sich im zentralen als auch im peripheren Nervensystem.

Sämtliche Gänge sind über die Gangenden miteinander verbunden. (Lichtbilder, W. Tiller, a.a.O., S. 104–109)

Die Resultate und Folgerungen von Kim Bong Han sind allerdings umstritten.

Weitere Untersuchungen nach Spuren körperlicher Formbildung und deren strukturelle Wirkung auf Gesundheit und Erkrankung sind zahlreich.

Der Goldene Schnitt stellt ein in der Natur weit verbreitetes proportionales Prinzip dar. Insofern spricht P. Pesch von dem bestimmenden „Princip der Gesetzlichkeit" der „Form". Der menschliche Körper weist viele Beispiele des Goldenen Schnittes auf. (Der Goldene Schnitt, F. X. Pfeifer, Sändig Reprint Verlag 1992, S. 216)

Die anthroposophische Medizin betrachtet den Organismus in seiner „Architektonik" als ein *„Zusammenwirken irdischer und kosmischer Prozesse. ... Und wie die Erdenkräfte den Organismus in die Schwere hineinziehen, so entreißen ihn die kosmischen Kräfte deren Wirksamkeit"*. (Das Bild des Menschen als Grundlage der Heilkunst, Husemann, Wolff, Verlag Freies Geistesleben, S. 250–251)

Die Auftriebskräfte bewirken, dass das Gehirn mit nur etwa zwanzig Gramm auf der Schädelbasis lastet: *„In der Architektonik des menschlichen Organismus ist also die Auftriebskraft so in die Bildekräfte hinein verwoben, daß das Gehirn fast ganz dem Einfluß der Schwere entzogen ist ..."* (Husemann, Wolff, a.a.O., S. 251) Diese „Aufrechtheit" „präformiert" „architektonisch" das Knochensystem und die Symmetrie. Im menschlichen Organismus gibt es *„kein einziges wirklich in der Senkrechten befindliches Organ"*. Die Aufrechte besteht nur durch die Symmetrie, welche in sich noch durch eine „Asymmetrie" komplettiert wird. (Vgl. Husemann, Wolff, a.a.O., S. 253–255)

Der Körper entwickelt sich als Gestalt und Form innerhalb wirkender Spannungskräfte. So entwickelt der Maulwurf z. B. seine Schlüsselbeine im Wirkungsfeld von mittigen „Zentralkräften", der Sturmtaucher entwickelt seine Schlüsselbeine in den *„Umkreiskräften"* und der Mensch nach den *„Gleichgewichtskräften"* und steht somit anatomisch zwischen den jeweiligen Knochen-Gelenkbildungen (der Schlüsselbeine) der genannten Extreme. (A. J. Husemann, der musikalische Bau des Menschen, Verlag Freies Geistesleben, 1993, S. 234–235) Solche Formgesten bilden eine unmittelbar psychisch-physische Einheit ab. Form ist gerichtetes Lebensgefühl und dieses ist gerichtete Form; forma formans und forma formata.

Diese Architektur lässt sich in sämtlichen Bereichen des Organismus wiederfinden und prägt sich bis in das Lebensgefühl ein.

Einen interessanten Aspekt ergibt auch die Betrachtung des „Lichtstoffwechsels" im Menschen. *„Es ist eine der merkwürdigsten Tatsachen der menschlichen Biologie, daß die Bildung des festesten Organs, des Knochensystems, zusammenhängt, ja geradezu abhängt von der Beziehung des Organismus zu dem kosmischen Lichtprozeß."* Das *„metamorphosierte Licht"* trägt dazu bei, dass im Körper die Begegnung mit dem *„Immateriellsten; dem Lichtorganismus"* das *„Materiellste im Menschen, de(n) Knochen"* erzeugt. (Husemann, Wolff, Das Bild des Menschen als Grundlage der Heilkunst, Band I, Verlag Freies Geistesleben; 1991, S. 222)

J. Loeb hat schon im Jahr 1906 die vielfältigen Formen und Wege des Heliotropismus, der Lichtwendigkeit, in Pflanzen und Tieren untersucht. Er kommt zu dem Schluss, dass der Heliotropismus und überhaupt der Tropismus als Richtungskraft gestaltbildende Wirkung besitzt: *„... I had given a theory of tropism which may be considerd as an application of Faraday's conception of lines of force. We may conceive space as being traversed by various kinds of lines of force, ... The bodies of living organism possess as a rule a symmetrical structure, not only morphologically but also chemically, or dynamically. By this I mean that symmetrical points at the surface of the body of an organism possess practically the same chemical substances qualitatively as well as quantitatively, and hence the velocity and kind of chemical reactions must be the same for such symmetrical points. ... that symmetrical points of the surface of the body are struck by the current curves at the same angle. In this case each element of the surfaces receives the same number of current curves."*

(J. Loeb, The Dynamics of Living Matter, The Columbia University Press, New York 1906, S. 138)

Viele „Linien" der Natur wirken wellenartig in den Organismus und dieser antwortet in seiner Lokomotion wellen- oder linienartig. *„Das Magnetfeld der Erde ist ein Vektorfeld"* mit *„so genannten Feldlinien"*. Durch dieses orientieren sich u. a. Vögel: *„Es wurde schon seit langem in verschiedenen Organen, im Schnabel, in den Augen, ja sogar in Nervenzellen Magnetit gefunden, ein Stoff, auf welchen die Magnetkraft besonders stark wirkt."* (D. Varju, Mit den Ohren sehen und den Beinen hören, Verlag C.H. Beck, 1998, S. 200–201)

Bei den Orientierungsleistungen, welche idiothetisch (eigenbestimmt) sind, spricht man dazu auch von kinästhetischer Orientierung, die aus dem eigenen Bewegungsablauf gewonnen wird. (Varju, a.a.O., S. 22)

Loeb spricht weiter davon, dass, wer das Leben verstehen möchte, den Tod verstehen muss. Er zitiert Bichat, welcher sagt: *„life is the sum total of the forces which resist death."* (J. Loeb, The Organism as a Whole, G.P. Putnam's Sons, New York and London, 1916, S. 349) Die Stelle, an der die Grenzlinie von Leben und Tod existiert, sieht Loeb wie eine Gestalt-Membran. In der Beobachtung von Zellen ist er zutiefst beeindruckt davon, wie unmittelbar, direkt und simultan der Tod die Auflösung und Selbstverdauung des Organismus vollzieht, obwohl zunächst noch genug protektive und lebenserhaltende Substanzen vorhanden sind. *„...cells undergo complete irreversible dissolution in a very short time."* Besonders die Gestaltveränderungen des Lebendigen faszinieren Loeb: *„Are this changes of structure ... responsible for death ...?"* (Loeb, a.a.O., S. 356)

Loeb zitiert hier C. Bernard: *„La vie, c'est la creation."* (Loeb, a.a.O., S. 354)

Diese unglaublichen, dynamischen Zellreaktionen wurden auch von E. Mayr hinsichtlich des Zelltodes beschrieben. Er spricht beim Übergang der Zelle zum Tod von einem regelrechten *„Todesblitz"*, einer ungeheuren Lumineszenz, welche in eine Strecke umgerechnet, die Distanz unseres Sonnensystems überschreiten würde.

Auch die Bewegungsmuster einer Zelle sind höchst interessant. I. Prigogine und I. Stengers schreiben hierzu: *„Angenommen, die Anfangsbedingungen erlauben uns, das System in einer kleinen Zelle des Phasenraums zu lokalisieren. Wir werden sehen, dass diese anfängliche Zelle sich während ihrer Entwicklung dreht und wendet und wie eine Amöbe in alle Richtungen ‚Pseudopodien' aussendet, die sich zu immer dünneren und verworreneren Filamenten strecken, bis die Zelle schließlich den ganzen Raum ausfüllt."* (I. Prigogine /I. Stengers, Dialog mit der Natur, Piper Verlag 1986, S. 254)

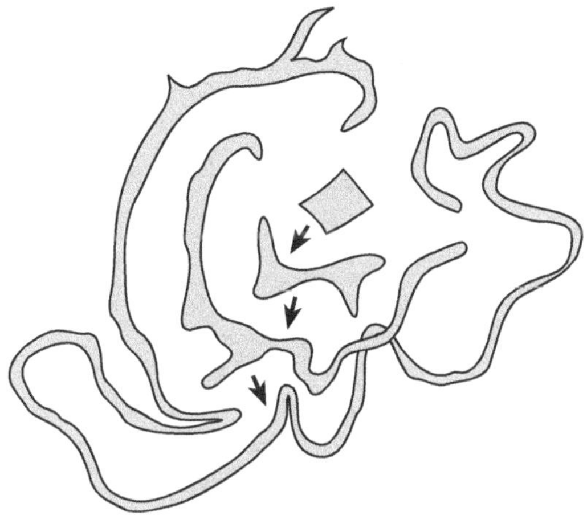

Abb. I-2 Typische Entwicklung einer die repräsentativen Punkte eines mischenden Systems enthaltenden Ursprungszelle im Phasenraum: Das Volumen bleibt erhalten, aber die Zelle breitet sich über den gesamten Raum aus (nach Prigogine/Stengers 1986)

Der Begriff des Phasenraums geht auf J. W. Gibbs und A. Einstein und deren Ensembletheorie zurück. Die Theorie der Ensembles stellt dynamische Systeme (z. B. eine Zelle) in einem Phasenraum dar. Dieser Phasenraum „besteht" aus dem dynamischen Zustand eines Punktpartikels: Dessen Ort (Vektor mit drei Komponenten) und dessen Impuls (Vektor mit drei Komponenten) formt diesen Phasenraum (➤ Abb. I-2).

„Der Komplexität der realen Situation kann keine Skizze gerecht werden. ...zwei Punkte, die im Phasenraum beliebig eng benachbart sind, (können) in unterschiedliche Richtungen wandern. Selbst wenn ...die Ursprungszelle, die durch seine repräsentativen Punkte gebildet wird, sehr klein ist, verwandelt die Entwicklung des Systems diese Zelle in ein wahres geometrisches ‚Monstrum', das das zarte Netz seiner Filamente über den ganzen Phasenraum ausdehnt." (I. Prigogine/I. Stengers, Dialog mit der Natur, Piper Verlag 1986, S. 254)

In der anthroposophischen Medizin wird des Weiteren der Organismus als ein nach verschiedenen Gestalten ineinander gewobenes Gestaltganzes angesehen. Der Organismus wird als ein dreigliedriges Grundsystem betrachtet (Entsprechung zum Dreifachen Erwärmer).

Der Leib erscheint als Einheit einer funktionellen Dreigliederung mit entsprechenden Funktionsgesten: Nervensystem, Rhythmisches System und Stoffwechselgliedmaßensystem. Gleichzeitig wird der Organismus durch polare Kräfte geprägt (Schlafen/Wachen, Aufbau/Abbau, Gefühle/Gedanken, Nerven/Vegetativum, Sklerotisierung/Entzündung usw.).

So verästelt sich das Nervensystem oder das Atmungssystem funktionell dreigliederig im Körper:

- das Großhirn entspricht den Bewusstseinskräften
- das vegetative (autonome) Nervensystem entspricht der Stoffwechsel-Organisation
- das spinale Nervensystem vermittelt zwischen diesen Polaritäten nebst dem Hirnstamm
- die Atmung entspricht:
  - in Rhythmus und Lautbildung und Kehle dem seelischen Bereich
  - im Riechen der Nerven-Sinnes-Organisation
  - in der Lunge dem Stoffwechselsystem

In dieser Weise kann auch der übrige Organismus betrachtet werden. Beispielsweise wird, entsprechend der Dreigliederung des Magens, eine Therapie desselben den Bereich berücksichtigen, in dem eine Störung vorliegt. *„Die heute wiederentdeckte Bedeutung der Helicobacter-Besiedelung kann ... nicht als alleinige Ursache gelten und erscheint ... als vereinseitigende Somatisierung“* wie auch die gegenteilige Position eine *„... einseitige Psycho-somatisierung“* darstellt. (Akademische Forschung in der anthroposophischen Medizin, Peter Lang Bern 1999, Dr. med. Girke, S. 53)

Die topografische Dreigliederung des Magens findet seine Entsprechung in der Chinesischen Medizin in eine ebensolche Untergliederung in die drei Bereiche des Dreifachen Erwärmers *(sanjiao)*.

Diese letztgenannten Hinweise mögen genügen, um aufzuzeigen, wie viele kombinatorische Gedankengänge und Überprüfungen in der Praxis notwendig sein werden, wenn der Mensch die Phänomene der form- und gestaltbildenden Prozesse verstehen möchte.

Die chinesischen Leitbahnnetze stellen insofern einen direkt begehbaren Zugang und ein „Resultat“ solch praktischer, naturhafter Kombinatorik dar.

Einwirkungen mechanischer Reize (Shiatsu u. a.) auf die Molekularebene

„Die Konstitution des Wirklichen“ lässt die menschliche Tätigkeit und Praxis als eine *„Schöpfung und freie Nutzung sowohl der rationalen Verfasstheit der Welt wie auch ihrer indeterminierten Zwischenräume“* (C. Castoriadis, Durchs Labyrinth, S. 204) erscheinen.

Diese *„Zwischenräume“* sind es, welche der Gestalt des Immateriellen Nahrung und „Kontur“ geben. In diesem Zusammenhang schreibt H. Maturana: *„Ich behaupte ..., dass wir lebenden Systeme in zwei sich nicht überschneidenden Existenzbereichen leben, in dem, in dem sich unsere Körperlichkeit realisiert, und in dem anderen, in dem wir unsere Beziehungen realisieren. ... Bei lebenden Systemen ist (die) Ausgangsstruktur eine zelluläre Einheit, die folgendermaßen entstehen kann:*

- *als eine einzelne Zelle oder als kleine multizelluläre Einheit, entstanden durch eine Reproduktionsteilung aus einem zellulären Muttersystem, dessen Organisation sie bewahrt;*
- *als eine Zelle de novo, die aus nicht-zellulären Elementen entsteht.“*

(H. Maturana, Biologie der Realität, S. 14; 189)

Maturana folgert: *„... es ist klar, dass in der ontogenetischen strukturellen Drift eines lebenden Systems nichts geschehen kann, was nicht durch seine genetische Konstitution als möglicher ontologischer Prozess zugelassen ist. Gleichzeitig wird ... ebenso klar, dass durch die Ausgangsstruktur, d. h. die genetische Konstitution eines lebenden Systems, nichts festgelegt wird, denn alles, was in lebenden Systemen geschieht, ist abhängig von der tatsächlichen Verlaufsfolge ihrer ontogenetischen strukturellen Driften im Sinne der konkreten epigenetischen strukturellen Transformationen, die in der faktischen Geschichte ihrer Interaktionen im Prozeß der Verwirklichung der Existenzbereiche stattfinden“.* (Maturana, a.a.O.; S. 190)

Maturana verweist auf das doppelte Thema von Determination und Freiheit und von Schöpfung und schon Vorhandenem. *„Da sich die Struktur eines lebenden Systems ständig verändert, und zwar sowohl durch seine interne Dynamik als auch durch die in ihm durch seine Interaktionen mit operational unabhängigen Entitäten ausgelösten Strukturveränderungen, ist auch die Nische eines lebendigen Systems ... notwendig in einen Prozess ständigen Wandels eingeschlossen. ... Ein lebendes System als strukturdeterminiertes System operiert ausschließlich in der Gegenwart, ... Es ist daher notwendig offen für den Durchfluss von Molekülen. ... Durch ihre rekurrenten Interaktionen miteinander wie auch mit dem nicht-belebten Medium bilden lebende Systeme notwendig ko-ontogenetische und ko-phylogenetische Systeme verflochtener struktureller Driften, ... Die modernen prokaryontischen und eukaryontischen Zellen sind typische autopoietische Systeme im molekularen Raum, und da ihre Autopoiese nicht das Ergebnis ihrer Zusammensetzung aus einfachen autopoietischen Subsystemen ist, nenne ich sie autopoietische Systeme erster Ordnung.“* (Maturana; a.a.O.; S. 177; 183; 185)

Wie diese Zwischenräume, die Interaktionen und die Schöpfung von Neuem praktisch agieren, wird heute in vielen naturwissenschaftlichen Untersuchungen erforscht. Stellvertretend für andere soll an dieser Stelle eine Studie der Universität von Bologna aus dem Jahre 2007 genannt sein. Unter dem Arbeitstitel „The Interplay between Chemistry And Mechanics in the Transduction of a Mechanical Signal Into a Biochmical Function“ untersuchen F. Valle,. M. Sandal und B. Samori, wie sich mechanische Reize auf die biochemischen Vorgänge und Prozesse einer Zelle auswirken.

Die Forschungen in diese Richtung haben ergeben, dass mechanische Reize der Umwelt einer Zelle (Zug- und Druckwirkungen u. Ä.) direkt auf die Zellmatrix einwirken (➢ Abb. I-3). Die Reize bewirken eine Lageveränderung und Gestaltbewegung der Matrix selbst, worauf biochemische Signale und Adaptionen reagieren: So werden andere und neue biochemische Prozesse initiiert, hergestellt und perpetuiert. Diese Prozesse sind reversibel und neue Gestaltveränderungen stoßen weitere biochemische Reaktionen an. *„Force-bearing networks can transduce locally developed mechanical signals very extensively over different parts of the cell tissues. ...The possibility that chemistry interplays with mechanics should be always considered in biochemical studies." Aus diesen Ergebnissen formulieren die Autoren zwei Fragen: "The first is: Are we dealing with systems where mechanical stresses might be developed? ...The second question, ...is: Are we sure that the proteins involved in those processes act in their native form, and not with a structure that has been mechanochemically induced by their environment? These two questions imply an important change in our conceptual and practical approaches to biochemical studies."* (University of Bologna; G. Moruzzi Department of Biochemistry, Via Irnerio 48, 40126 Bologna, Italy) (Den Hinweis auf diese Studie verdanke ich dem Biologen R. Strehlow).

Vom Standpunkt des Shiatsu her betrachtet sind diese Fragen von größtem Interesse: Wie wirken die Shiatsureize, also Umweltreize auf das Zellgeschehen ein und wie installiert der Organismus intern diese Einwirkungen? Solche Umweltreize sind das Wirkprodukt eines praktischen „Geschehensraumes", welcher in sich die undeterminierten, erzeugenden und gewissermaßen immateriellen gegenwärtigen Qualitäten „trägt". Damit erzeugt auch der Organismus als vielfältiges Zellgeschehen intern ein Wirkungsnetz solcher Reize und Impulse.

Dieses „Bild" einer gestaltbewegten Zelle, Matrix kongruiert mit den „Bildern" energetischer Netzwerke (*jingluo*; zangxiang; *ganying* etc.). Orts- und Streckengeflechte korrelieren mit Interaktionen und Funktionen und sämtliche Prozesse sind teilhaftig an der Form und Arbeitsweise eines Organismus.

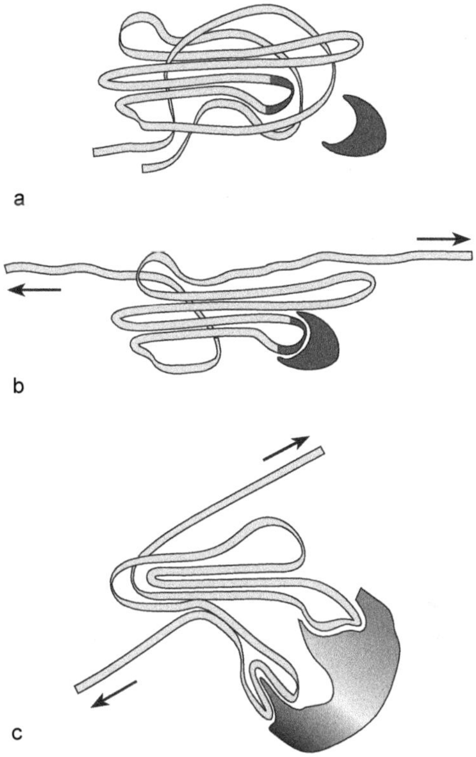

Abb. I-3 Einfluss von mechanische Reizen auf die Zellmatrix

Die Theorie und Verifikation der Transduktion lässt das Kontinuum von so genannten mechanischen Wirkvorgängen innerhalb und außerhalb des Organismus und den damit gekoppelten biochemischen Vorgängen sichtbarer werden.

Für die praktischen Strategien von Shiatsu-Behandlungen gegenüber Erkrankungen ergibt sich in dieser Hinsicht die konkrete Frage, wie durch gezielte Einwirkungen das determinierende System so stimuliert werden kann, dass dessen freien Energien positive, lebenserhaltene Determinationen erzeugen können. Derart wäre es denkbar, dass die Determination eines krankhaften Geschehens zwar nicht ausgelöscht und beseitigt werden kann, aber dennoch die Wirkungen undeterminierter Vorgänge so ausgleichend anwachsen können, dass eine lebenserhaltende Balance von Krankheit und Gesundheit das Ziel sein könnte.

II

Die theoretischen und praktischen Grundlagen des Shiatsu

KAPITEL II.1 Die theoretisch-energetischen Grundlagen des Shiatsu

Die medizinisch-energetischen Grundlagen des Shiatsu entstammen der traditionellen chinesischen Medizin (TCM). Die japanische Konzeption und die Entwicklung des Shiatsu hat diese Grundlagen in eigenständiger Weise weitergeführt.

Insbesondere S. Masunaga hat dem Shiatsu eine breit fundierte und moderne medizinisch-theoretische Grundlage gegeben. Die gesamten Grundlagen der TCM sind für das Shiatsu Masunagas verbindlich und richtungweisend. Jene Leitbahnen und Fließrichtungen des *qi*, welche der Systematik und Praxis des Masunagas-Shiatsu zugeschrieben werden, finden sich, bis auf wenige Ausnahmen, ausnahmslos auch in der TCM.

Von diesen Grundlagen und deren Normkonventionen soll zunächst die Rede sein.

Das gesamte Wissensgebäude der TCM basiert auf theoretisch-praktischen Konstrukten, welche sich im Erfahrungswissen gebildet haben und mittels besonderer Formen der Erkenntnis festgehalten, anschaulich und systematisierbar gemacht worden sind. Diese Erkenntnisformen haben gedankliche, sprachliche und schriftliche Konstrukte hervorgebracht, mit denen die medizinische Erfahrung und Therapie hervorragende Paradigmen, Axiome und Leitkriterien besitzt.

Die nie zu vergessende Besonderheit dieser Konstrukte besteht in der kulturellen Eigenart derselben: Sie nehmen ihren Ausgang in einer Zeit von vor etwa 4000 Jahren. Zu jener Zeit repräsentieren einzelne Schriftzeichen innerhalb ihrer standardisierten Form noch sehr verschiedenartige und nach unseren heutigen Definitionen höchst widersprüchliche Bedeutungen.

Auch in der europäisch-griechischen Denktradition lagen solche Repräsentationen noch vor: So erscheint uns nach heutigen Maßen die Philosophie des Heraklit als dunkel und schwer verständlich. Es kommt hier dem Sinn nach zu vielfältigen Aussagen nach dem Muster: „Das Dunkle ist zugleich das Helle". Heraklits „Alles fließt" (panta rhei) steht in enger Verwandtschaft zu den chinesischen Wandlungsphasen. Das panta rhei steht noch vor der Unterscheidung von Sein und Nichts; so wie in der chinesischen Philosophie das Erzeugen der 10 000 Wesen durch *yin* und *yang*.

Zu jenen historischen Zeiten gilt noch das, was S. Freud als den Doppelsinn, den Gegensinn der Urworte bezeichnet hat. Ein Wort wie Freude drückt so gesehen direkt auch seinen Gegensinn, die Trauer, mit aus; es gibt derart für zwei, direkt polare Gegenstimmungen ein Wort. S. Freud exemplifiziert diese innere Thematik der Sprache und mithin der Gefühle sehr aufschlussreich an dem Wort „unheimlich"; diesem Wort wohnt auch heute noch einerseits ein Unbehagen und andrerseits eine positive Konnotation inne: unheimlich … toll, gut … etc. Dazu verbirgt sich das Wort „heimlich", mitsamt seiner negativen Konnotationen, in dem obigen Wort, und weist zugleich auf ein Positives hin: heimelig.

Auch in den Shiatsu-Behandlungen wird die gefühlsmäßige und sprachliche Doppellage häufig erlebt, zumeist mit der deutlichen Empfindung, diese Erlebnisse durch Sprache nicht adäquat ausdrücken zu können. Eine Behandlung wird zugleich als unangenehm und angenehm empfunden; dafür steht das Wort „Wohlweh". Shiatsu berührt manchmal so, dass häufig das Wort „komisch", mit seinen beiden Konnotationen, auftaucht.

Die Tatsache also, dass die nun folgenden Grundzeichen der TCM in ihrer Einheit dennoch als widersprüchlich, unlogisch und ungewöhnlich empfunden und betrachtet werden, weil sie ein ungewohntes und breites Spektrum repräsentieren, liegt nicht an der mangelnden Ratio oder Effizienz dieses Systems, sondern an dessen kulturell eigenartigen, anderen Fokussierung des Wirklichen. Dieses Wesensmerkmal muss stets mit in Betracht gezogen werden.

Diese Grundzeichen bilden ein verlässliches, nicht beliebiges, System von Axiomen, welches in seiner wechselseitigen Verbindlichkeit und Eindeutigkeit vollkommen eigenrational und sinnhaft ist; den Grundzeichen entspricht die Wirklichkeit!

Schließlich ist es auf keinen Fall beliebig, wohin und wie eine Akupunkturnadel bei welcher Symptomatik gesetzt oder welche digitale Technik wie und wo appliziert wird.

Dieses kohärente Verbindungssystem von Grundaxiomen bildet differenzierte Auffächerungen. *Wuji* und *taiji* (Undifferenziertes und Differenziertes) erscheinen konkret als *yinyang*. Das *yinyang* erzeugt die tausend Wesen (unzählbare Vielheit). Von *yang* zeigt sich ein Aspekt als *taiyang* (äußerste Aktivität) und dieses wird zum *zutaiyang* (dem äußersten *yang* des Fußes und der tragenden körperlichen Bewegung). Das *taiyang* differenziert sich zu den anderen *yang (shaoyang, yangming)* und zum *yin* im *yang (taiyin, shaoyin)* usw.

Mit anderen Worten, die Grundaxiome werden auch in ihren Gegensätzen und Unterscheidungen primär als inneres Verbindungssystem betrachtet. Gegensatz und Unterschied werden nicht als exkludierend, sondern inklusierend genommen. Diese Inklusionen führen Unterschiedenes zusammen, ohne deren Differenz ins Identische umschalten zu müssen.

Diese Betonung der Integration von Verschiedenartigem und nicht dessen Ausschluss ist typisch für die chinesische und japanische Denkform.

In diesem Sinne kann die Benennung und Hervorhebung eines Konkreten auch den Unterschied zum anderen Konkreten benennen, ohne eine etwaige Hierarchie oder untrennbare Kluft zwischen die Benennungen und benannten Konkreta einzuführen und ohne auf eine Letztidentität sowie Primärsubstanz zu bestehen.

Selbst das als erkannt Benannte trägt in sich die „Große Leere" und damit ein Offenes und Unerkennbares. So heißt es im Klassiker *huangdi neijing*, dass *yin* und *yang* die Namen und nicht die Sachen selbst sind und dass die Sachen, gleichermaßen wie die Namen, wiederum etwas „benennen" (man müsste sagen: „besachen"), welches sie nicht sind.

Damit sei darauf hingewiesen, dass die im Folgenden aufgeführten Namen und Benennungen primär keine abschlussartigen Definitionen darstellen. So wird gesagt: *yin* heißt, wird genannt oder entspricht dem Festen, Schattigen, Strukturierten usw. Es heißt jedoch nicht: *yin* ist das Feste, Schattige, Strukturierte!

Die begründete Vielfalt der Grundzeichen ist die Basis dafür, dass vielfach Zusammenhängendes und derart Wesentliches (wie z. B. die Leitbahnen *(jingluo)* oder die Funktionskreise *(zangxiang)*) ins Auge genommen werden kann und sie ist die Grundlage dafür, dass diese Grundkonstrukte die Einheit der leiblich-körperlichen und der geistig-psychischen Dimensionen des Organismus repräsentieren können.

Die Grundzeichen und Konstrukte lassen sich mit den Funktionen von Regelkreisen vergleichen; deren bezeichnetes Geschehen ist funktionaler Natur.

Nimmt man, so betrachtet, eine historische Aussage wie: „Das *qi* der *Shoutaiyin* (Lu) Leitbahn ist mit dem Himmel verbunden." in genauen Augenschein, ist deren Evidenz mit Händen zu greifen. So repräsentiert das Gefüge der *Shoutaiyin* (Lu) Leitbahn körperlich die Bewegung der Luft, welche auch außerhalb des Körpers in ähnlich bestimmten Bahnen geschieht.

Die atmende Pulsation der Lunge entspricht der Pulsation, Ausdehnung, Kontraktion und Zirkulation der Luft. Dem Auf- und Niederfahren der Luft, den Bewegungsstraßen der Luft entsprechen die Wege der Leitbahnen samt deren Pulse. Die Bewegungen der Natur sind menschlich und die der Menschen naturhaft. Es ist dies das indische „tat twam asi": „Das bist du!"

So zeigen körperlich-geistige Atemübungen, wie sehr Dehnung, Streckung und Spannung dem Organismus Luft und Bewegung geben. Diesen physiologischen Wahrnehmungen stehen sofort psychische Stimmungen zur Seite: Eingeengter Atem trübt und beschwert die Stimmung gleich einem verschlossenen Himmel, während eine freie Atmung erleichtert und beschwingt, gleich einem offenen, weiten Himmel.

Auch das Durchatmen und strecken der Hände zum Himmel oder das Beten zum Himmel oder Greifen nach dem Himmel kann in die Bedeutungsenergetik der *Shoutaiyin* (Lu) Leitbahn fallen.

Zu diesem energetischen Wirk- und Bedeutungsbündel psychisch-physischer Lebenswelt kommen bezüglich der *Shoutaiyin* (Lu) Leitbahn weitere energetische Entsprechungen hinzu: Die klimatische Wirkung der Trockenheit, die Himmelsrichtung des Westens und des Sonnenuntergangs, die Qualitäten der Beruhigung, des Abends und des Herbstes.

Diese Weltentsprechungen sind auch Körperentsprechungen und vice versa.

Dazu kommen die seelischen Befindlichkeiten der Stille, Verinnerlichung, der Trauer und Melancholie sowie die eines individualspezifischen Eigenrhythmus.

Einer Shiatsu-Behandlung an der *Shoutaiyin* (Lu) Leitbahn entspricht immer eine Mitbehandlung all der genannten energetischen Zuordnungen dieses Energiekreislaufes.

Somit suchen die grundlegenden Konstrukte der TCM und des Shiatsu eine umfassende lebendige Verbundenheit von Welt, Leib, Geist und Seele so nachvollziehbar zu machen, dass mit diesen Erkenntnissen konkrete Schritte des Behandelns möglich und effektiv sind. Es ist dies eine Behandlung, welche zugleich und gleich anteilig an Psyche und Soma arbeitet.

II.1.1 Die Normkonventionen und ihre therapeutisch-diagnostischen Bezüge

Abfolgend sollen die wichtigen Grundbegriffe der Energetik des Shiatsu erläutert werden. Sämtliche Normkonventionen stellen eine polare Spannungsbeziehung dar. Das diagnostische Erfassen der erscheinenden Polarität am lebendigen Körper geschieht in den konkreten Bahnen von *ganying*, was so viel bedeutet wie: Ein aktiv Auslösendes *(gan)* wirkt zusammen mit einem struktiv Bestätigendem *(ying)*. Damit stellt *ganying* eine wechselseitige Wirkbeziehung dar.

Die jeweils angeführten Beispiele zur Diagnostik stellen nur exemplarische, kurze Anregungen dar und repräsentieren nicht den Umfang der zugeordneten Diagnostik; die entsprechenden diagnostischen Zuordnungen können aus den Inhalten des Buches zusammengestellt werden.

II.1.1.1 yin und yang

Die Begriffe *yin* und *yang* sind in erster Linie Zeichen, Symbole und Embleme. Emblematisch stehen sie für Entitäten der Wirklichkeit, deren Qualitäten miteinander verwandt sind.

Jedem *yin* und jedem *yang* entsprechen so ganze Bündel von charakteristischen Wirklichkeiten. So entspricht dem *yin*:

- Vollendendes/Korrespondierendes/Ruhendes/Konkretisierendes/Befestigendes/Konzentrierendes/Organisierendes/Determiniertes. Somit wirkt *yin* dort in dominanter Weise, wo energetische Befunde die Struktur, etwas Kontraktives, Zentripetales, Responsives und Konservatives beinhalten.

Dem *yang* entspricht:

- Beginnendes/Induzierendes/Dynamisches/Verwandelndes/Dispersierendes/Entfaltendes/Undeterminiertes. Die Befunde der Behandlung führen hier auf Aktives, Expansives, Zentrifugales, Aggressives, Durchdringendes.

SHIATSU-DIAGNOSE/-TECHNIK

Der gesamte Organismus wird in der Shiatsu-Behandlung nach diesen Merkmalen betrachtet. In Leib, Psyche und Geist können die Entsprechungen dieser Zuordnungen und kann somit das *yin* und das *yang* gefunden, diagnostiziert und in adäquater Weise behandelt werden. Zumeist sind all die genannten Merkmale in gemischter Form vorhanden und es gilt deren Relationen, Gewichtungen und tendenzielle Übergewichte zu finden. So kann der Patient generell betrachtet werden, ob seine Persönlichkeit eher im Sinne eines Vollendeten und Abgeschlossenen oder im Sinne eines Beginnenden und Entfaltenden agiert.

Bezogen auf Erde und Himmel wird das *yin* als Entsprechung der Erde, des Mondes, des Herbstes, des Winters, der Kälte, des Wassers, des Feuchten und des Regens, sowie des Inneren, der Stille, der Nacht und des Dunklen, des Schwachen, des Kleinen und der rechten Körperseite angesehen.

Das *yang* wird als Entsprechung des Himmels, der Sonne, des Frühlings und Sommers, des Warmen und des Feuers, des Trockenen und des Windes, des Äußeren, des Hellen und des Tages, des Großen, des Starken und der linken Körperseite betrachtet.

SHIATSU-DIAGNOSE/-TECHNIK

Eine sorgfältige Untersuchung findet hier die jeweiligen Entsprechungen im Organismus und auch dessen Affinitäten zu den einzelnen Charakteristika und Merkmalen. So mag ein Patient eine deutliche Affinität zur Stille, zum Innern und der andere zur Dynamik oder zum äußeren Agieren aufweisen.

Besonders zu beachten ist die Zuordnung des Weiblichen als *yin* und des Männlichen als *yang*. Diese Zuordnung muss sorgfältig historisch und geschlechtsspezifisch betrachtet werden, denn es ist in den alten Texten nicht zu übersehen, dass in diese Entsprechungen auch eindeutig patriarchale Formen mit einfließen und dieses im Einzelfall genau betrachtet werden muss. Kulturspezifisch ist es interessant und zu beachten, wie die Geschlechter als einzelne Personen in sich das jeweils andere biologische Geschlecht und dessen Charakteristika ein- oder ausschließen.

Auch hinsichtlich der Arbeit mit den Leitbahnen *(jingluo)*, den Fünf Wandlungsphasen *(wuxing)* und den konkreten Formen der Energetik wird immer wieder auf *yin* und *yang* zurückgegriffen; davon wird in den jeweiligen Darstellungen die Rede sein.

Die Vermischung von yin und yang

Yin und *yang* wirken in oben ausgeführter Weise als polare Einheit sowohl als Gegenüberliegendes, als auch als wechselseitig durchdrungenes Miteinander. Dieses reale Vermischtsein lässt sich in sechs Unterscheidungen anschaulich machen.

Nimmt man die *yin/yang*-Energetik als ineinander fließendes Wandlungsgeschehen an, so wirkt im *yang* schon das *yin* und umgekehrt. In diesem Sinne lassen sich sechs energetische Typen darstellen:

- Das *Taiyang* (wörtl.: mächtiges und öffnendes *yang*) erscheint als *Shoutaiyang* (Dü) Leitbahn und als *Zutaiyang* (Bl) Leitbahn
- Das *Yangming* (wörtl.: überstrahlendes und schließendes *yang*) erscheint als *Shouyangming* (Di) Leitbahn und als *Zuyangming* (Ma) Leitbahn

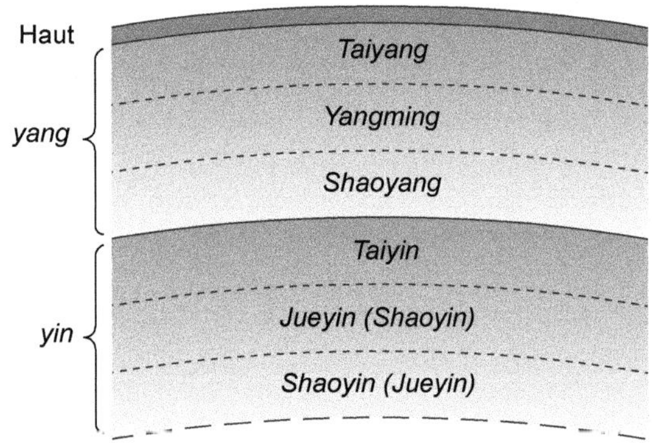

Abb. II-1 Die sechs energetischen Schichten

- Das *Shaoyang* (wörtl.: junges und angelpunktartiges *yang*) erscheint als *Shoushaoyang* (3E) Leitbahn und als *Zushaoyang* (Gb) Leitbahn
- Das *Taiyin* (wörtl.: mächtiges und geöffnetes *yin*) erscheint als *Shoutaiyin* (Lu) Leitbahn und als *Zutaiyin* (Mi) Leitbahn
- Das *Jueyin* (wörtl.: weichendes und geschlossenes *yin*) erscheint als *Shoujueyin* (Pe) Leitbahn und als *Zujueyin* (Le) Leitbahn
- Das *Shaoyin* (wörtl.: junges und angelpunktartiges *yin*) erscheint als *Shoushaoyin* (He) Leitbahn und als *Zushouyin* (Ni) Leitbahn

Die aufgeführte Reihenfolge entspricht sowohl einer sequenzartig aufgeteilten Phasenfolge, als auch einer Schichtung von *yin* und *yang* hinsichtlich deren Bezug zur Tiefe, zum Inneren und zur Oberfläche, zur Peripherie des Körpers (➢ Abb. II-1). Diese Differenzierungen und Vermischungen von *yin/yang* erscheinen als Qualifikation der entsprechenden Leitbahn-Energetik.

SHIATSU-DIAGNOSE/-TECHNIK

Die Abstufungen von *yin* und *yang* erlauben der Shiatsu-Diagnose die typische Dynamik eines Organismus in Augenschein zu nehmen. Es kann so betrachtet werden, wie sich fein differenziert die *yin/yang*-Gewichte und -Relationen im Organismus verteilen und ob es im Verbund dieser Gewichtungen zu den lebensnotwendigen Verwandlungen dieser Energetik kommt.

Damit ist der Shiatsu-Diagnose ein topografisches und ein temporäres Ordnungsprinzip an die Hand gegeben. So kann in diesem Sinne das Temperament eines Menschen und Patienten beobachtet werden: Entfaltet dieses Temperament die Fähigkeit des individuellen Menschens zu höchster Aktivität? Wirkt diese Aktivität in der Kontinuität einer ruhigen Tätigkeit, um dann zurück zu schwingen in ein ausklingendes Tun und das kräftigen Aufscheinen einer nach innen gerichteten Tätigkeit und Kraft, welche sich schließlich nach innen und in die Tiefe zurück zieht, um langsam aus dem Innern wieder zur Veräußerung zurück zu kehren? Sind solche Phasen, obwohl zu unterschiedlichen Zeiten auftretend, dennoch organisch miteinander verbunden? Oder wirkt die Persönlichkeit heterogen bis diskontinuierlich? Welche Charaktereigenschaften stehen im Vordergrund und welche stehen im Hintergrund oder werden vermisst? Eine Antwort auf solche Fragen bezieht sich auf körperliche, psychische und geistige Ebenen. Diese Ebenen müssen vom Shiatsu-Therapeuten genau registriert und als *yin/yang*-Qualitäten beschrieben werden.

Die Aufdifferenzierungen des *yin* und *yang* führen zu energetischen Entsprechungen weiterer Art.

II.1.1.2 Fünf Wandlungsphasen (wuxing)

Neben dem Zyklus des *yin* und *yang*, spielt derjenige der Fünf Wandlungsphasen *(wuxing)* eine herausragende Rolle in der energetischen Medizin.

Diese zyklische, fünfphasige Verwandlung des Energiegeschehens lässt sich zunächst nach *yin* und *yang* ordnen:

- 1. Wandlungsphase: SHAO YANG (wörtl.: junges *yang*; Holz-Emblem)
- 2. Wandlungsphase: TAI YANG (wörtl: großes und höchstes *yang*; Feuer-Emblem)
- 3. Wandlungsphase: ZHI YIN (wörtl.: absolutes *yin*; Erde-Emblem)
- 4. Wandlungsphase: SHAO YIN (wörtl.: junges *yin*; Metall-Emblem)
- 5. Wandlungsphase: TAI YIN (wörtl.: großes und höchstes *yin*; Wasser-Emblem)

Die Phasen werden als gleichwertig und als zyklisch ineinander laufend betrachtet.

Die Hervorbringungsreihenfolge (xiangshengxu)

Die im Uhrzeigersinn verlaufende Phasigkeit wird als Sequenz I, als „Hervorbringungsreihenfolge“ *(xiangshengxu)* bezeichnet. Die fünf Wandlungsphasen werden als sich hervor bringend betrachtet (➢ Abb. II-2).

Der dritten Wandlungsphase kommt dabei noch eine Sonderstellung zu: Die Phase ZHI YIN (Erde-Emblem) repräsentiert die Energetik der Mitte; diese Wandlungsphase ist der Dreh-, Durchgangs- und Wandlungspol der Gesamtenergetik (➢ Abb. II-3).

Die stetige Verwandlung der Lebensenergien in der oben angegebenen Hervorbringungsreihenfolge kann als ein Kriterium von Gesundheit gesetzt werden. In diesem Fall verlaufen die Lebensprozesse so, als wenn sie

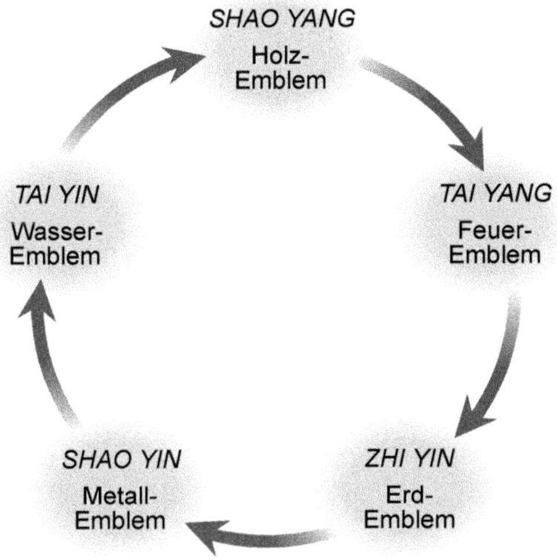

Abb. II-2 Die Hervorbringungsreihenfolge *(xiangshengxu)*

sich „mit dem Strom bewegen"; dies wird mit dem Begriff Gleichsinnigkeit *(shun)* bezeichnet. Bewegen sich die Lebensprozesse gegen die natürliche Richtung, gegen den Strom, so wird dies als Gegensinnigkeit *(ni)* bezeichnet.

SHIATSU-DIAGNOSE/-TECHNIK

Zu untersuchen wäre mithin, ob die zentrale und mittige Wandlungsphase, ZHI YIN (Erde-Emblem), sich wirksam in alle Wandlungsphasen einschalten kann und ob ihr die notwendige Unterstützung durch die anderen Wandlungsphasen gewährleistet wird.

Besonders im zirkadianen Rhythmus eines Säuglings ist diese Wandlungsphasenrhythmik deutlich zu sehen: Etwa alle zwei Stunden, dann auch alle 4 Stunden meldet sich das *qi* der Mitte; das Hungergefühl taucht auf. Die Sättigung kann nicht allein als physiologische Nahrungsaufnahme verstanden werden. Vielmehr findet ein nährender gesamtkörperlicher und emotionaler Kontakt zwischen Säugling und Mutter, durchaus auch unter Anwesenheit des Vaters, statt.

In diesem rhythmischen Sinne muss auch der Erwachsene ernährt werden; die Nahrungsaufnahme sollte sich bei Tage über mehrere, eher kleinere, Portionen erstrecken. Entscheidend ist auch hier die Ruhe und die emotionale Bestätigung während des Essensvorgangs; kurz – die Kultur der Nahrungsaufnahme. Dazu zählt im übertragenden Sinne, die über das rein Materielle hinaus gehende Ernährung des Patienten, die Sinnnahrung und die Nährung der emotionalen Stabilität.

Diese Faktoren stärken und bestätigen das *qi* der Mitte. Ihre An- oder Abwesenheit im Alltagsleben des Patienten sollte genau eruiert werden.

Allzu häufig kommt auf die Frage, ob sich der Patient ausreichend und sinnvoll ernähre, die schnelle Antwort, dass er dies selbstverständlich und ganz „normal" tue. Das Spektrum dessen, was als normal gilt, ist jedoch ausgesprochen breit und dehnbar.

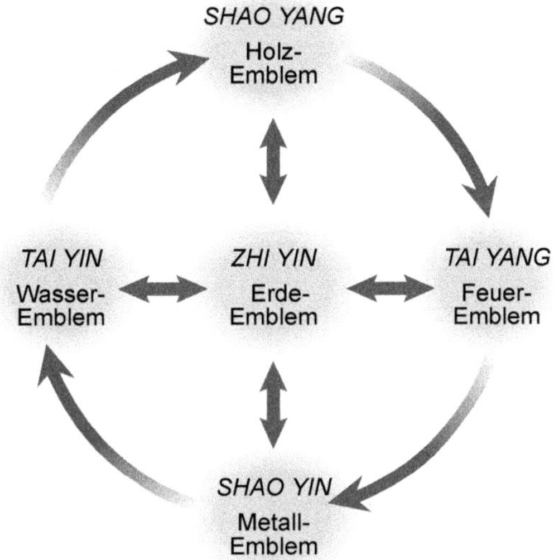

Abb. II-3 Die Phase ZHI YIN (Erde-Emblem) repräsentiert die Energetik der Mitte

Eine Ernährungsberatung ist in den allermeisten Fällen angezeigt.

Häufig lässt der Alltagsrhythmus keine gehaltvolle und ruhige Nahrungsaufnahme zu und allzu oft leiden die Menschen unter eher sinndürftigen und stressigen Tätigkeiten.

Diese Momente spielen in der Diagnose eine wichtige Rolle und keine Behandlung kann die täglichen Fehlgewohnheiten bezüglich des *qi* der Mitte ausgleichen! Der Patient muss selbst seinen Alltag verändern!

Gleichfalls sollte der Patient dahin gehend untersucht werden, inwiefern bei ihm das *qi* der Mitte in seiner Scharnierfunktion durch die anderen *yin/yang*-Felder be- und/oder entlastet wird.

So kann eine Überaktivität der Wandlungsphase TAI YANG (Feuer-Emblem), in Form von Lebens- und Berufsbelastungen, welche in innerlicher oder äußerlicher Unruhe getätigt werden, zu einer chronischen Unruhe und Regenerationslosigkeit im *qi* der Mitte führen.

Eine gewohnheitsmäßige und zu starke Dauerbelastung der Wandlungsphase TAI YIN (Wasser-Emblem) hingegen, bedingt durch tägliche Überforderung, die zumeist geduldig ertragen wird, kann gleichfalls das *qi* der Mitte erschöpfen.

In den genannten Fällen wird auch das potenzielle, aufladende *qi* der Wandlungsphase SHAO YANG (Holz-Emblem) und SHAO YIN (Metall-Emblem) überfordert. Somit müssen die Phasen TAI YIN (Wasser-Emblem), SHAO YIN (Metall-Emblem), TAI YANG (Feuer-Emblem), SHAO YANG (Holz-Emblem) und ZHI YIN (Erde-Emblem) hinsichtlich ihrer Repräsentation im Patienten untersucht werden.

Betrachtet man z. B. die Präsenz der Wandlungsphase SHAO YIN (Metall-Emblem) im Patienten genauer, so können zwei qualitative Aspekte getrennt hervor gehoben werden. So findet sich im SHAO (wörtl.: jung) der Aspekt des Jungen oder des Anwachsenden und so im YIN der Aspekt des Korrespondierenden.

Zu diagnostizieren wäre dann am Patienten, wie sich diese Aspekte mit welchem Stellenwert und Anteil in dessen Lebensführung und Leib anzeigen.

SHIATSU-DIAGNOSE/-TECHNIK

Unter Umständen kann dabei entdeckt werden, dass die Energie des Korrespondierenden *(yin)* im Leben des Patienten überlastet wird. Dies bedeutet, dass eine Person sich sehr stark damit belastet, den auf sie einströmenden Einflüssen der Umgebung gegenüber stets etwas Entsprechendes entgegen bringen zu müssen. Dieses Verhalten kann so ausgeprägt sein, dass auch das entsprechende *qi* in dessen Aufbau (SHAO) unverhältnismäßig belastet wird.

In gleicher Weise sollten alle Bedeutungen der genannten Grundkonventionen untersucht werden.

Die Bezwingungs- oder Bändigungsreihenfolge (xiangkexu)

Gleich bedeutsam der Reihenfolge des Hervorbringens ist diejenige der Bändigung; dies ist die Sequenz II. Hier wird deutlich, dass die Wandlungsphasen sich in einer bestimmten Reihenfolge des aufeinander Einwirkens wechselseitig hemmen und kontrollieren, um so das Gesamtgefüge austarieren zu können (➤ Abb. II-4).

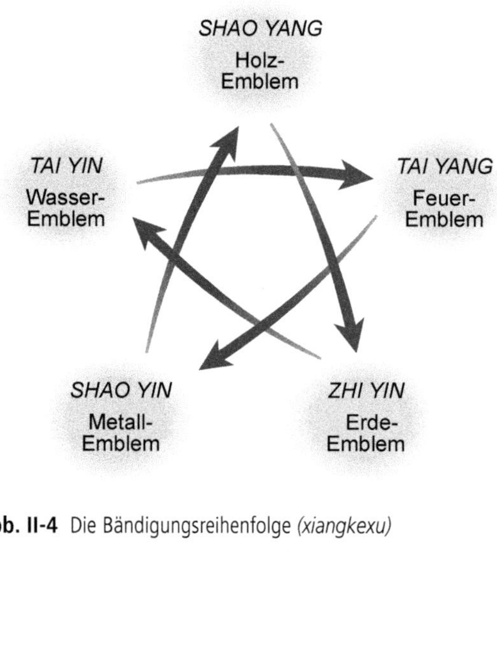

Abb. II-4 Die Bändigungsreihenfolge *(xiangkexu)*

SHIATSU-DIAGNOSE/-TECHNIK

In der Praxis ist häufig eine Überbelastung der Wandlungsphase SHAO YANG (Holz-Emblem) im Sinne des *qi* der Muskeltätigkeiten zu beobachten. Untrainierte Muskeln werden über- und unterfordert und bestimmte Muskelgruppen werden überproportional belastet. Der gesamte Muskelapparat wird trainiert, ohne je die adäquate Form der Energieabfuhr zu erhalten. Einseitige Haltungen fördern eine Immobilität und Verspannung der Muskulatur und emotional-geistige Spannungen und innere Impulse irritieren nerval und intentional die Muskel- und Sehnenketten *(jingjin)*.

Wächst diese Wandlungsphase chronisch unmäßig an, so führt deren Verwandlung im Sinne der Hervorbringungsreihenfolge zu Turbulenzen und Nachwirkungen in der Phase TAI YANG (Feuer-Emblem). Eine Gegenregulierung durch die Bändigungsreihenfolge kann durch die Einwirkung der Wandlungsphase SHAO YIN (Metall-Emblem) (siehe ➤ Abb. II-4) erfolgen, indem diese Phase sich mit der Wandlungsphase SHAO YANG (Holz-Emblem) polar auspendelt.

In der Praxis bedeutet dies z. B., dass darauf geachtet wird, dass eine gleichmäßigere Belastung der Muskeln erfolgt. Dies kann durch einen bewussten Atemrhythmus geschehen. Eine deutlichere Wahrnehmung der Atmung kann einen Steuerimpuls freisetzen, nachdem die Verausgabung von *qi* in eine sinnvolle Relation zum Potenzial des *qi* und zur Notwendigkeit von Einspeicherung des *qi* gebracht wird. So kann die Phase SHAO YIN (Metall-Emblem) *qi* aus dem Prozess der Wandlungsphase SHAO YANG (Holz-Emblem) an sich binden und vernutzen. Insofern wäre in der Shiatsu-Behandlung beim Patienten der Sinn für die Atmung und für den individuell sinnvollen Eigenrhythmus zu fördern.

Verläuft der Kreislauf der Energie entsprechend der Regeln der beiden Sequenzen (Hervorbringungs- und Bändigungsreihenfolge) und im Erhaltungssinn der Gesamtenergie, dann besteht Geradläufigkeit *(zheng)* und der Organismus ist in der Lage seine lebenserhaltenden Funktionen aufrecht zu erhalten und schädigende Einflüsse abzuwehren.

Der Organismus ist jedoch stets ihn schädigenden äußeren oder inneren Einflüssen ausgesetzt. Ergreift so ein Einfluss die Funktionen des *qi* dann kann sich eine Schrägläufigkeit *(xie)* des *qi* entwickeln.

Diagnostisch können diese Störungen als Schwäche und Leere *(buji)* und als Übermaß und Übersteigerung *(taiguo)* einzelner Positionen des Energiekreislaufs erfasst werden.

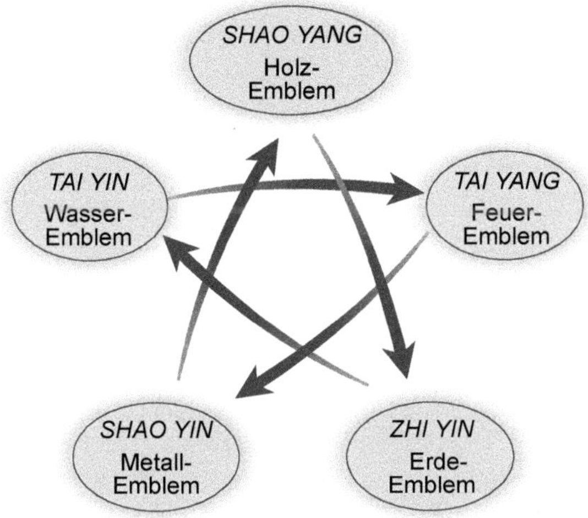

Abb. II-5 Die Reihenfolge der Überlagerung *(xiangchengxu)*

Die Reihenfolge der Überlagerung (xiangchengxu)

Der irreguläre *qi*-Verlauf wird in den Fällen der Überlagerung dadurch erzeugt, dass eine energetische Position in dem Kreislauf schwach und leer *(buji)* ist und von dem sonst nur bändigendem Einfluss der entsprechenden Position überlagert wird. Ein Gleiches wirkt, wenn das *qi* einer Position zu stark und in Fülle *(taiguo)* ist und somit ihr bändigender Einfluss zu einer Überlagerung wird (➢ Abb. II-5).

SHIATSU-DIAGNOSE/-TECHNIK

Besteht z. B. eine Schwäche und Leere in der Phase TAI YANG (Feuer-Emblem) (z. B. durch stark belastende Berufs-, Schul- oder Hausarbeit), so wird diese Energetik durch die Phase TAI YIN (Wasser-Emblem) überlagert. Eine derartige Schwäche kann in einer geistigen Müdigkeit und gewissen Impulslosigkeit bestehen. Ein Indiz für die zu starke Gestaltungskraft des TAI YIN (Wasser-Emblem) innerhalb der so befindlichen geistigen Prozesse wäre ein deutliches Auftreten von Struktivität, Festigkeit oder Geschlossenheit in der geistigen Aktivität. An solchen Patienten wäre eine geistige Einfallslosigkeit und Starre, ein Übermaß an einengender und konzentrischer Bewegung festzustellen.

Das Phänomen solcher Überlagerung kann auch eintreten, wenn in diesem angenommenen Fall die Energetik der Wandlungsphase TAI YIN (Wasser-Emblem) zu stark und in Fülle ist.

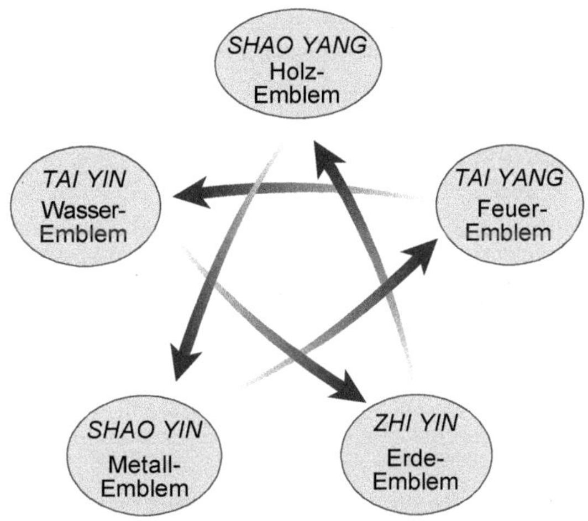

Abb. II-6 Die Reihenfolge der Überwältigung *(xiangwuxu)*

Die Reihenfolge der Überwältigung (xiangwuxu)

Diese Gegenläufigkeit von *qi* zeichnet sich dadurch aus, dass der bändigende Einfluss einer Position zu schwach ist und somit diese Position von der zu bändigenden Position überwältigt wird. So kann die Wandlungsphase SHAO YANG (Holz-Emblem), welches die Phase ZHI YIN (Erde-Emblem) bändigt, zu schwach sein und infolge dessen von der Phase ZHI YIN (Erde-Emblem) überwältigt werden(➢ Abb. II-6).

SHIATSU-DIAGNOSE/-TECHNIK

Die Energetik eines Patienten kann in der Wandlungsphase TAI YIN (Wasser-Emblem) schwach und leer sein (z. B. durch chronische Überforderung und Ermüdung). In diesem Fall kann das *qi* der TAI YIN Phase nicht mehr die Phase TAI YANG (Feuer-Emblem) bändigen. Es kann somit zu einer Überwältigung des TAI YIN (Wasser-Emblem) durch das TAI YANG (Feuer-Emblem) kommen. In der Praxis kann dies bedeuten: Ein Patient ist eventuell antriebsarm, in seinen struktiven Reserven defizient und von daher vielleicht anfällig gegenüber Infekten (z. B. häufige Erkältungen, Grippale Infekte), es mag auch eine gewisse resignative Stimmung vorhanden sein.

Die Überwältigung kann sich durch manifeste Charakteristika der Wandlungsphase TAI YANG (Feuer-Emblem) anzeigen. Phasenweise überhitzt sich der gesamte Organismus; die Haut glüht, teilweise in flächigen Anfällen; der Patient treibt sich trotz Erschöpfung exaltiert an; der Geist wirkt unruhig und unstet, ihm fehlt die polare und struktive Gegenankerung.

Die Fortpflanzungen von Schrägläufigkeiten *(xie)* im Kreislauf der Wandlungsphasen können weiter nach folgenden Abläufen diagnostiziert werden.

Eine Schwäche und Leere *(xu)* kann sich von einer Wandlungsphase auf die direkt nachfolgende Phase fortpflanzen (Erschöpfungs-Schrägläufigkeit; *xuxie*). Beispielsweise kann eine Schwäche in der Wandlungsphase TAI YANG (Feuer-Emblem) zu einer Schwäche in der Phase ZHI YIN (Erde-Emblem) führen.

SHIATSU-DIAGNOSE/-TECHNIK

Eine Hemmung in der Aktivität und Lebensfreude führt zu eingeengter Spontaneität und damit zur abgeschwächten Freude. Dieser Zustand taucht in der Wandlungsphase ZHI YIN (Erde-Emblem) in Form von fehlender Ausgeglichenheit und Harmonie, in der Weise von übertriebener Sorge und grüblerischen Denken wieder auf.

Eine Überladung und Fülle *(shi)* pflanzt sich entgegen der Hervorbringungsreihenfolge fort (Fülle-Schrägläufigkeit; *shixie*). In diesem Sinne wirkt z. B. die Wandlungsphase SHAO YIN (Metall-Emblem) auf die Phase ZHI YIN (Erde-Emblem) ein.

SHIATSU-DIAGNOSE/-TECHNIK

Eine solche Überladung kann zu kontraktilen Bewegungstendenzen, zu konzentrativen Aufladungen von Organen führen. Stehen diese Organe und deren *qi*-Kreisläufe besonders mit der Wandlungsphase SHAO YIN (Metall-Emblem) in Zusammenhang, dann kann von diesen Organen an den Stellen ihrer Körperpositionen, hier im Unterbauch und im Thorax, eine Druckwirkung auf den Bereich des oberen Hara und damit den Mittleren Erwärmer ausgehen. Dadurch wird das *qi* der Mitte, samt der entsprechenden Organe, bedrängt und reaktiv aufgeladen. Die Folge kann ein typisch aufgeblähtes oberes *hara* sein.

Eine Schrägläufigkeit *(xie)* einer Wandlungsphase bleibt auf diese Wandlungsphase beschränkt und zirkuliert in dieser (direkte Schrägläufigkeit; *zengxie*).

SHIATSU-DIAGNOSE/-TECHNIK

So können sich Verspannungsmuster in der Muskulatur stationär und positional in der Zeit verstärken und akkumulieren. Dies ist besonders an Patienten zu beobachten, die über längere Zeiträume zu Shiatsu-Behandlungen kommen. Das Phänomen wird noch deutlicher, wenn der Shiatsu-Behandler verschiedene und mehrere Generationen der gleichen Familie behandelt. Es wird dabei offensichtlich, dass sich Verspannungsmuster regelrecht vererben.

Fünf Wandlungsphasen (wuxing) und weitere Entsprechungen

Den Wandlungsphasen und Durchgängen des *qi* werden neben der Ausdifferenzierung von *yin* und *yang* weitere Entsprechungen zugeordnet. Ein Entsprechungszusammenhang besteht nach folgender Zuordnung (➤ Abb. II-7):

- der Wandlungsphase SHAO YANG entspricht der Osten, der Frühling und das Holz
- der Wandlungsphase TAI YANG entspricht der Süden, der Sommer und das Feuer.
- der Wandlungsphase SHAO YIN entspricht der Westen, der Herbst und das Metall.

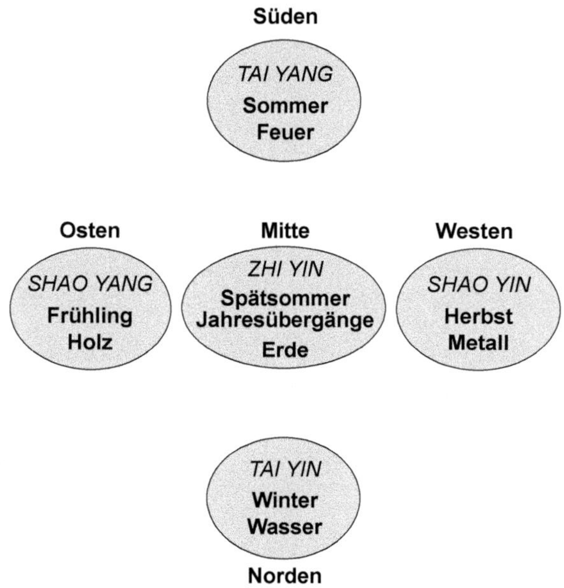

Abb. II-7 Die Fünf Wandlungsphasen und ihre Entsprechungen

- der Wandlungsphase TAI YIN entspricht der Norden, der Winter und das Wasser.
- der Wandlungsphase ZHI YIN entspricht die Mitte; der Spätsommer und die Jahreszeitenübergänge, sowie die Erde.

Es fällt nicht schwer, solche Zuordnungen mit weiteren Inhalten zu versehen. Die Wandlungsphase SHAO YANG (das sich entfaltende *yang*) besitzt in den Naturprozessen des Frühlings, mit seinen sich entfaltenden Bäumen und Pflanzen, dem Grün, und der Himmelsrichtung des Sonnenaufgangs (Osten) eindrucksvolle Bilder und Geschehnisse.

In gleicher Weise sind die anderen Zuordnungen zu entfalten (siehe Tab. XXX).

Der Mensch erscheint auf diese Weise einfügt in den ihn umgebenden Naturprozess samt dessen Einwirkungen.

Damit stellt das System der Fünf Wandlungsphasen *(wuxing)* eine basale und elementare Ordnung von Naturvorgängen dar, welche den Menschen grundlegend bestimmen.

Ebenso wie die Wandlungsphasen auf das Jahr bezogen wirken, entfalten sie sich über den Tag und bilden einen zirkadianen Rhythmus (➢ Abb. II-8): Der Phase SHAO YANG (Holz-Emblem) entspricht der Morgen, der Wandlungsphase TAI YANG (Feuer-Emblem) der Mittag, der Phase SHAO YIN (Metall-Emblem) der Abend, der Phase TAI YIN (Wasser-Emblem) die Nacht und der Wandlungsphase ZHI YIN (Erde-Emblem) die vermittelnden Zwischenzeiten.

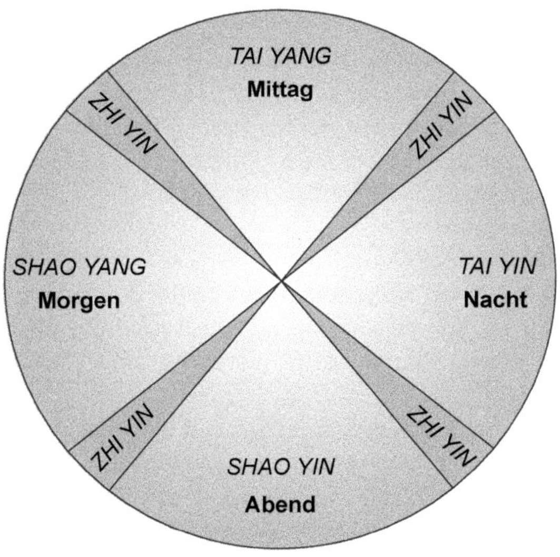

Abb. II-8 Die Fünf Wandlungsphasen und ihre zirkadianen Entsprechungen

Die jahreszeitlichen und zirkadianen Zuordnungen der Wandlungsphasen (*wuxing*) bilden grundlegende Rhythmen im menschlichen Organismus. Diese Rhythmen bestimmen in biophysischer Weise ähnlich einer Uhr das Leben des Organismus und müssen von der Shiatsu-Diagnostik erkannt werden, da sich ihnen kein Mensch entziehen kann. Gezielte Fragen und Beobachtungen bezüglich der Geschehnisse im Organismus entlang der zeitlichen und topografischen Ordnung dieser Rhythmen vertiefen und klären die Diagnose.

SHIATSU-DIAGNOSE/-TECHNIK

Befindlichkeitsstörungen, welche zu einer bestimmten Jahres- oder Tageszeit auftreten, lassen häufig Rückschlüsse auf die bestimmende Energetik dieser jeweiligen Zeiten zu. Tritt z. B. regelmäßig am Abend im Körper Wohlbehagen und bei Erkrankung Besserung ein, dann kann eventuell geschlossen werden, dass die Phase des SHAO YIN (Metall-Emblem) die inneren Kräfte reguliert und ausgleicht. Zudem darf geschlussfolgert werden, dass diese Phase einen besonderes starken Ausdruck in der Typik dieses Individuums findet. Weitere diagnostische Zuordnungen können diese Hinweise bestärken oder auch relativieren.

Die Kenntnis dieser Rhythmen lässt den Behandler viele Erscheinungsformen der Körperprozesse verstehen und im Krankheitsfall sogar voraus berechnen. Treten bestimmte Symptome auf, so kann nach den Prinzipien der Energiekreisläufe in etwa voraus gesagt werden, wann sich diese verschlimmern oder verbessern werden.

SHIATSU-DIAGNOSE/-TECHNIK

So kann es sein, dass ein Patient sein *qi* in der Wandlungsphase SHAO YIN (Metall-Emblem) stark verausgabt hat: Die Stimme wirkt dünn und schwach, das Atmen ist erschwert und seine Körperbewegungen erschöpfen den Patienten recht rasch. Tritt diese Symptomatik am Abend auf und der Patient pflegt sich, ruht er sich aus und sammelt so neue Kräfte, dann ist es zumeist so, dass diese Symptomatik am folgenden Tag verschwunden ist. Bis zu diesem nächsten Tag mag es sein, dass zu einer Folgestörung in der Wandlungsphase SHAO YANG (Holz-Emblem) noch Störungen entsprechend der energetischen Wechselwirkungen eintreten: So kann es sein, dass sich eine Störung auf die nachfolgende Phase TAI YIN (Wasser-Emblem) fortpflanzt und es in der Nacht zu einer gewissen Unruhe kommt. Bleiben diese Symptome abgeschwächt und der Patient findet dennoch zur Nachtruhe, dann sind solche Symptome harmlose Begleiterscheinungen jener angenommenen Verausgabung.

Pflanzt sich jedoch die Störung gleich stark oder verstärkt in andere Wandlungsphasen fort, so liegt ein komplexerer Fall vor. Dieser muss nach den Zuordnungen genau nachgezeichnet werden, dann sind die Einbettungen in die basalen zirkadianen Rhythmen genau zu erkennen.

Allgemein kann gesagt werden: Taucht eine Problematik nur stunden- oder tageweise auf und verklingt sie innerhalb von Stunden oder Tagen, dann liegt eher eine Störung in der zirkadianen Rhythmik vor.
Wenn jedoch die Störung oder Erkrankung über längere Zeit andauert, über Zeiträume hin persistiert, sich häufig wiederholt und auch Zeichen einer gewissen Verfestigung aufweist, dann kann es sein, dass die Störung die jahreszeitliche Rhythmik ergriffen hat.
Es ist beispielsweise denkbar, dass ein Patient sein *qi* während des Sommers übermäßig beansprucht und verausgabt hat. Wird die Störung nicht behoben kann sie sich gemäß der Erschöpfungs-Schrägläufigkeit in die folgenden Wandlungsphasen fortpflanzen, dann ergreift diese Schwäche die Wandlungsphase ZHI YIN (Erde-Emblem) des Spätsommers, die Phase TAI YIN (Wasser-Emblem) des Winters und schließlich die Wandlungsphase SHAO YANG Holz-Emblem) des Frühlings. Bevor die Schwäche erneut und verstärkt in die Wandlungsphase TAI YANG (Feuer-Emblem) eintritt, kann es spätestens in der Zeit des SHAO YANG (Holz-Emblem), dem Frühling, zu deutlichen Symptomen kommen. Manchmal reagiert das Blut *(xue)* nicht adäquat; es kommt zu Kälte- und Hitzesymptomen und damit eventuell zu Erkältungsanfälligkeiten.
Je nach Kondition kann auch die Wandlungsphase SHAO YANG (Holz-Emblem) mächtig in Fülle geraten und so die Phase SHAO YIN (Metall-Emblem) überwältigen, deren eigentliche Aufgabe es ist die Phase SHAO YANG (Holz-Emblem) zu bändigen. In diesem Fall können Probleme der Lunge auftreten. Treten diese im Verbund mit einer Imbalance im *qi* der Wandlungsphase SHAO YANG (Holz-Emblem) auf, können Allergien die Folge sein.

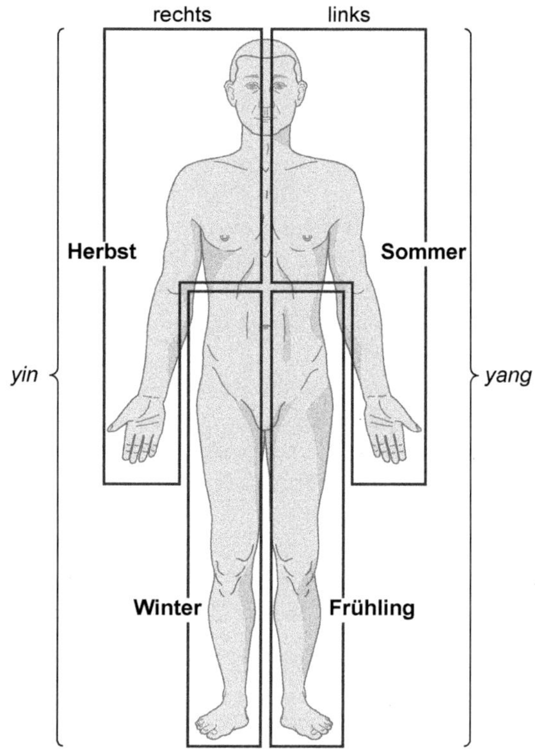

Abb. II-9 Topographische Zuordnung basaler Rhythmen

Eine sorgfältige Anamnese und Zuordnung der Befunde muss bei der Analyse von Symptomen infolge von Ungleichgewichten in den Wandlungsphasen in jedem Fall stattfinden, da der auslösende Grund häufig schon in der Vergangenheit liegt und vom Patienten kaum erinnert wird. In dem beschriebenen Beispiel war dies eine Affektion des *qi* während des Sommers.

In diesem Sinne kann der Shiatsu-Therapeut dem Patienten konkrete Ratschläge an die Hand geben, wie sich dieser über eine gewisse Zeit zu verhalten und eventuell zu schonen hat. Erkennt der Patient derart innere Zusammenhänge und sieht er die Zeit- und Ortsangaben bestätigt, so entwickelt sich in ihm ein großes Verständnis gegenüber seinen körperlich-psychischen Abläufen; dieses so entstehende innere Vertrauen ist eine große Hilfe bei der Bewältigung von Störungen.

Die basalen Rhythmen lassen sich nach einer Zuordnung der energetischen Medizin auch topografisch zuordnen (➤ Abb. II-9).

Der linke untere Körperquadrant entspricht den Geschehnissen des Frühlings, der obere linke Quadrant denen des Sommers, der rechte obere Quadrant denen des Herbstes und der rechte untere Quadrant entspricht den Geschehnissen des Winters; diese Zuordnung steht im Zusammenhang mit der Zuordnung der rechten Körperhälfte zum *yin* und der linken zum *yang*.

Diese Zuordnung hat auch gewisse Entsprechungen in der westlichen Physiologie: So liegen jene Organfunktionen, welche tendenziell in aktuelle Körperaktivitäten involviert sind vornehmlich links; im Dickdarm markiert der Cannon-Böhm-Punkt an dem linken Querkolon (Colon transversum) die Grenze des Innervationsgebietes zwischen dem Nervus vagus und dem sakralen Parasympathikus, der Magen und der Pankreas tendieren linksseitig und das Herz steuert aktuell von der linken Seite her.

Rechtsseitig finden wir vor allem das Pfortaderstromgebiet mit der Leber als großem Aufnahme- und Speicherfeld, dazu die aufnehmende, sich steuernde Einheit des Dickdarms und Dünndarms im Gebiet der Bauhin-Klappe.

Allgemein kann gesagt werden, die linke Körperhälfte spiegelt die akute, die rechte die dauerhafte *qi*-Aktivität wider

Jede Behandlung und Diagnose sollte diese Systematik im Auge behalten.

Der Shiatsu-Therapeut findet diese energetischen Zuordnungen nicht nur angesichts der Umwelt, also dem

Umgebungsraum des Menschen, sondern auch im Menschen selber.

Die verschiedenen Entsprechungen lassen sich auch als originär körpereigene Substrate und Prozesse wieder finden.

Davon wird im Abschnitt über die Funktionskreise *(zangxiang)* gesprochen werden.

Neben den grundlegenden und basalen Rhythmen existieren auch diejenigen Rhythmen, welche in besonderem Sinne vom Menschen und damit kulturell geprägt worden sind.

Denn der Mensch verfügt gewissermaßen über ein qualitatives Quantum frei disponibler Energien, welche kultur- und individualspezifisch ausgeformt und eingesetzt werden. Diese Rhythmen verbinden sich synergetisch mit den basalen Rhythmen.

Dies wird zu einem späteren Zeitpunkt näher ausgeführt, zunächst soll das Augenmerk jedoch auf energetische Bezüge gelenkt werden, welche den direkten klimatischen, jahreszeitlichen und damit meteorologischen Aspekt zum Inhalt haben.

II.1.1.3 Die Phasenenergetik der fünf Umlaufphasen und der sechs energetischen Konstellationen (wuyun liuqi)

Zu Beginn sei gesagt, dass dieses differenzierte energetische Zuordnungssystem im Rahmen dieses Buches nur in einigen seiner Grundzüge und in seinen Anfängen aufgezeigt werden kann; eine detaillierte Darstellung würde den Rahmen dieses Buches überschreiten. Ziel ist es an dieser Stelle, die Erkenntnisse der Umlaufphasen für die Shiatsu-Praxis zu nutzen.

Diese energetische Systematisierung widmet sich den Wechselwirkungen zwischen Himmel (Kosmos) und Erde sowie deren Einwirkungen auf den Menschen. Diese Dreiheit der Bezüge (Himmel/Mensch/Erde) kommt auch in dem chinesischen Schriftzeichen für die Zahl drei zum Ausdruck, das aus drei waagerecht übereinander angeordneten Strichen besteht. Der obere Strich steht für den Himmel, der untere für die Erde und der mittlere für den Menschen. Somit kommt zum Ausdruck, dass der Mensch zwischen Himmel und Erde eingebunden ist. Die Zahl drei besitzt unter den chinesischen Zahlenemblemen einen hohen qualitativen Wert.

Die Phasenenergetik *(wuyün liuqi)* ordnet das Wechselspiel zwischen Kosmos und Erde und sucht auf diese Weise exogene Einwirkungen auf den Menschen zu erfassen.

Es wird damit die meteorologische, klimatische und immunologische Gesamtsituation des Menschen betrachtet. Die von außen bewirkten Erkrankungen werden als *waigan* bezeichnet; sie gelten als zeitabhängige *(shibing)* Erkrankungen.

Die frühesten derartigen Systematisierungen orientierten sich an dem Mond-Sonnen-Kalender. Manche Erkrankungen treten zu gewissen Jahreszeiten und Wetterbedingungen gehäuft auf und eine Verstärkung von Erkrankungen folgt häufig der zirkadianen Rhythmik.

Damit hat die energetische Medizin schon sehr früh dasjenige versucht festzuhalten, was heute in der Meteorologischen Medizin und der Untersuchung des Biorhythmus betrachtet wird. Besonders der Kinderarzt de Rudder hat hier mit grundlegenden Systematisierungen viele Zusammenhänge erforscht.

In heutiger Zeit sind die so gewonnenen Erkenntnis besonders wichtig, da weltweit die Gefahr von Infektionserkrankungen, zum Teil durch eine Resistenz der Erreger gegen Antibiotika, und die allergene Belastung durch die Umwelt ein echtes medizinisches Problem darstellen.

Um das in höchstem Maße variable und individuelle Gepräge von Wetter- und Klimaprozessen sinnvoll ordnen zu können, wurde zunächst eine elementare Phasenenergetik entwickelt, welche mit den Systematisierungen der zuvor besprochenen Energetiken viel gemeinsam hat.

Diese allgemeinen Grundkonventionen müssen dann jedoch, nicht zuletzt durch die Erfahrungen des Shiatsu-Therapeuten und durch dessen Kenntnisse gegenüber der bioklimatischen Lebensposition seiner selbst und seiner Klienten, mit jeweils aktuellen und individualspezifischen Informationen ins Konkrete überführt werden.

Solche Ergänzungen müssen auch gegenüber den anderen Grundkonventionen erfolgen. Für den in Deutschland oder in anderen Ländern tätigen Shiatsu-Behandler bedeutet dies, dass er die durch die chinesische Lebenswelt geprägten Verallgemeinerungen durch entsprechende Lebensweltdaten seines Tätigkeitsraumes ergänzen oder ersetzen muss.

Einige Grundkonventionen sind zunächst allgemeiner und universaler Natur; von diesen ist zunächst die Rede.

Die Grundlagen der Phasenenergetik

Der Himmel, Kosmos wird in zehn Abschnitte (Himmelsstämme; *tiangan*) aufgeteilt.

Die ursprüngliche Bedeutung dieser Himmelsstämme verliert sich im mythischen Dunkel. Manchmal sind die Zeichen auch andernorts in der TCM in Gebrauch. Der neunte Himmelsstamm wird *ren* genannt. Die Bedeutung desselben liegt im Dunkel früherer Zeiten. Das entsprechende Schriftzeichen steht in Zusammenhang mit den Konnotationen von Autorität, Macht und auch von König. Mit *ren* wird auch die Leitbahn *Renmai* (Konzeptionsgefäß) bezeichnet. Im entsprechenden Schriftzeichen dieser Leitbahn tritt zum Zeichen des Himmelsstammes noch das Radikal Mensch hinzu. Die *Renmai* Leitbahn (Konzeptionsgefäß) repräsentiert, so gesehen, ein mächtiges „himmlisches, menschliches" *qi.*

Die Himmelsstämme dienen zur Gliederung des Sonnenjahres und des räumlichen Firmaments. Sie verändern sich synchron zu den Jahreszeiten.

Die Erde wird in zwölf Abschnitte („Erdenzweige") eingeteilt. Eine Folge dieser Einteilung ist die Aufteilung des Tages in zwölf Doppelstunden; jene Doppelstunden spielen im Durchlaufgeschehen der Leitbahnen *(jingluo)* eine wichtige Rolle. Weiter ist daran die Aufteilung des Jahres in zwölf Mondphasen (Monate) abzulesen.

Den monatlichen Zeitabschnitten entsprechen charakteristische Wetterperioden an einem entsprechenden geografischen Standort.

Der erste Erdzweig ist *zi* (Kind, jung, zart, klein) und steht so für den Beginn. In einer abgewandelten Wortkomposition heißt es *ziwuxian*, was so viel bedeutet wie: Meridian, Längenkreis oder Nullmeridian.

Es mag nicht bloße Spekulation sein, einen Zusammenhang zu sehen zwischen den zehn Fingern und Zehen und den zehn Himmelsstämmen, sowie zwischen den zwölf Erdenzweigen und den zwölf Rippen.

Für den Kalender wird jeder der zehn Erdenzweige, also Abschnitte der Umlaufphasen der Erde, mit je einem kosmischen Abschnitt (Himmelsstämme) kombiniert. Daraus entstehen 60 Binome mit zahlenemblematischer Bedeutung, die bioklimatische Konstellationen abbilden. Solche Konstellationen können für jedes Land, für jeden Ort erstellt werden und es ist für den praktisch tätigen Mediziner bekannt, dass jeder Ort seine spezifischen medizinischen Probleme erzeugt.

In diesen Zuordnungen der 60 Zahlenembleme tauchen die Himmelsstämme je sechs Mal und die Erdenzweige je fünf Mal auf (*liu* und *wu*). Entscheidend ist jedoch nicht die Zahl der Zuordnungen, sondern die sinnvolle Bezogenheit von himmels- und jahreszeitlichen Konstellationen mit den jeweils beobachteten geografischen Erdbedingungen.

Der Begriff und das Emblem *yun* steht für Umlaufphasen. Dabei entsprechen die Fünf Umlaufphasen *(wuyun)* den Fünf Wandlungsphasen *(wuxing)*. Damit wird den Umlaufphasen eine *yin/yang* Dynamik zugeordnet, welche auf den konkreten Ablauf des Jahres bezogen, folgende zyklische Umlaufphasenzeit besitzt:

- 1. Umlaufphase: SHAO YANG (Holz-Emblem)
- 2. Umlaufphase: TAI YANG (Feuer-Emblem)
- 3. Umlaufphase: ZHI YIN (Erde-Emblem)
- 4. Umlaufphase: SHAO YIN (Metall-Emblem)
- 5. Umlaufphase: TAI YIN (Wasser-Emblem)

Diese Reihenfolge ist identisch mit der Hervorbringungsreihenfolge der Fünf Wandlungsphasen.

Auf jede Phase treffen je zwei Erdenzweige.

Der Begriff und das Emblem *qi* steht für den Aspekt der kosmischen, himmlischen Konstellation. Die sechs *(liu)* energetischen Konstellationen stehen für die unterschiedlichen klimatischen und damit immunologischen Grundsituationen.

Weitergehend wird das Ineinanderwirken der Phasen und Konstellationen nach den Prinzipien von dominanten und weniger dominanten Phasen und Konstellationen betrachtet.

An dieser Stelle soll es genügen, darauf hinzuweisen, dass jedes konkrete Jahr sozusagen eine klimatisch und wetterbedingt individuelle Ausprägung besitzt. Diese Ausprägung gilt es aktuell zu erkennen.

Die Einteilung des Jahres in 24 konkrete Abschnitte

Aus dem Wechselspiel der Umläufe und Konstellationen lässt sich eine allgemeine Einteilung eines Jahres sinnlich und konkret darstellen.

Dazu wird das Jahr in sechs Abschnitte mit je drei Unterabschnitten aufgeteilt. Der Autor hat diese Aufteilung mit Daten aus dem deutschen Geografieraum gefüllt. Damit ergeben sich zunächst die chinesische Tafel (➤ Tab. II-1) und dann, abweichend von den chinesischen und japanischen Daten, eine Tafel für Deutschland, spezieller für Berlin.

Das Jahr lässt sich energetisch in Grundtendenzen einteilen; diese wirken auf die Natur (hier markiert durch das Getreidewachstum) und damit auf den Menschen. Diese Grundtendenzen werden komplementiert durch die aktuellen Wettertendenzen.

SHIATSU-DIAGNOSE/-TECHNIK

Dieses bioklimatische *qi* muss jeweils aktualisiert und konkretisiert werden, um eine tatsächliche Einwirkung auf die Menschen (Patienten) ermessen zu können.
Schließlich ist es sinnvoll, diese Daten auch auf den geografischen Raum zu beziehen. So herrschen in den verschiedenen Bereichen Deutschlands recht unterschiedliche Klima- und Wetterbedingungen. Verkompliziert werden diese Betrachtungen durch die enorme Mobilität der Menschen (Patienten); hier kommt es zu energetischen Überlagerungen und auch zu körperlichen Überforderungen.
Der Shiatsu-Therapeut kann aus den aufgeführten Zuordnungen jedoch durchaus Anregungen zur Diagnostik und zur Behandlung entnehmen.

Das Grundgerüst der chinesischen Zuordnungen und Entsprechungen kann in der Jahreseinteilung für Deutschland gewahrt bleiben, jedoch weichen einige meteorologische Daten ab. So verschieben sich die Jahreszeiten-Anfänge etwa um 1½ Monate und damit die entsprechenden bioklimatischen Zuordnungen im Verhältnis zu den Monaten (➢ Tab. II-2). In Deutschland herrscht zudem auf kleineren Raum ein anders ausgeprägtes Grundklima.

Einige Zuordnungen können bestehen bleiben: Unter der Einteilung „Große Kälte" steht im chinesischen Kalender der Januar. Dies stimmt auch für Berlin. Der Durchschnittswert der tiefsten Temperatur beträgt in Berlin für den Zeitraum der Jahre 1961 bis 1990 minus 11,4 Grad im Januar. Übereinstimmung besteht auch bei der „Großen Hitze" (Juli).

Beim „Regen" weichen die Monate etwas ab. Die größten Niederschlagsmengen in Berlin ergeben sich für die Monate Mai, Juni, Juli und August.

Beim „Klaren und Hellen (Wetter)" ergeben die Monate Mai und August, beim „Tau" der August und September und beim „Reif" der Dezember die Abweichungen.

Der „Große Schnee" liegt in Berlin auch im Dezember.

Aufgeführt werden sollte noch zusätzlich der „Wind" *(feng)*. Dieser ist in Berlin am stärksten in den Monaten März, Januar und November (Reihenfolge der Stärke nach).

Der Dezember und November sind noch wegen der „Feuchtigkeit" von Wichtigkeit.

Tabelle II-1 24-Sonnen-Jahreseinteilungen für China

1. Große Kälte	21. Januar	1. Abschnitt/Schritt
2. Frühlingsanfang	5. Februar	
3. Der Regen	20. Februar	
4. Erwachen aus dem Winterschlaf	7. März	
5. Frühlings-Tag- und Nachtgleiche	22. März	2. Abschnitt/Schritt
6. Klares und Helles (Wetter)	6. April	
7. Regen auf Getreide	21. April	
8. Sommeranfang	6. Mai	
9. Kleine Vollheit (des Getreides)	22. Mai	3. Abschnitt/Schritt
10. Körneransatz des Getreides	7. Juni	
11. Sommersonnenwende	22. Juni	
12. Kleine Hitze	8. Juli	
13. Große Hitze	24. Juli	4. Abschnitt/Schritt
14. Herbstanfang	8. August	
15. Schluss der Hitze	24. August	
16. Weißer Tau	8. September	
17. Herbst-Tag- und Nachtgleiche	24. September	5. Abschnitt/Schritt
18. Kalter Tau	9. Oktober	
19. Reif	24. Oktober	
20. Winteranfang	8. November	
21. Kleiner Schnee	23. November	6. Abschnitt/Schritt
22. Großer Schnee	7. Dezember	
23. Wintersonnenwende	22. Dezember	
24. Kleine Kälte	6. Januar	

Tabelle II-2 24-Sonnen-Jahreseinteilungen für Deutschland/Berlin

1. Große Kälte	21. Januar	1. Abschnitt/Schritt
2. Erwachen aus dem Winterschlaf	7. März	
3. Frühlingsanfang	**20. März**	
4. Frühlings-Tag- und Nachtgleiche	22. März	
5. Regen auf Getreide	21. April	2. Abschnitt/Schritt
6. Der Regen	**Mai (Juni, Juli, August)**	
7. Klares und Helles (Wetter)	**Mai (August)**	
8. Kleine Vollheit (des Getreides)	22. Mai	
9. Körneransatz des Getreides	7. Juni	3. Abschnitt/Schritt
10. Sommeranfang	**21. Juni**	
11. Sommersonnenwende	22. Juni	
12. Kleine Hitze	8. Juli	
13. Große Hitze	Juli	4. Abschnitt/Schritt
14. Herbstanfang	**23. September**	
15. Schluss der Hitze	**September**	
16. Weißer Tau	8. September	
17. Herbst-Tag- und Nachtgleiche	24. September	5. Abschnitt/Schritt
18. Kalter Tau	**August/September**	
19. Reif	**Dezember**	
20. Winteranfang	**22. Dezember**	
21. Kleiner Schnee	23. November	6. Abschnitt/Schritt
22. Großer Schnee	**Dezember**	
23. Wintersonnenwende	22. Dezember	
24. Kleine Kälte	6. Januar	

Je nach dem Ort des Praktizierens des Shiatsu-Behandlers und des Lebensmittelpunktes des Patienten können die genannten bioklimatischen Daten in Entsprechung zum *qi* des Organismus gebracht werden.

Somit können etwaige Verspannungen und Erkrankungen in dieser Hinsicht in einen Bezug gebracht, sinnvolle Ratschläge gemacht und gezielte Behandlungen appliziert werden.

Folgende Tabelle gibt die Jahreseinteilung für Deutschland und insbesondere den Berliner Raum wider.

Jedem dieser sechs (Jahres)Abschnitte mit den konkreten irdischen Klima- und Wettergestalten wird ein kosmisches *yin* und *yang* zugeordnet:

- 1. Abschnitt: Jueyin (Weichendes *yin*)
  Pe/Le
- 2. Abschnitt: Shaoyin (Junges *yin*)
  Ni/He
- 3. Abschnitt: Shaoyang (Junges *yang*)
  Gb/3E
- 4. Abschnitt: Taiyin (Höchstes *yin*)
  Lu/Mi
- 5. Abschnitt: Yangming (Überstrahlendes *yang*)
  Ma/Di
- 6. Abschnitt: Taiyang (Höchstes *yang*)
  Dü/Bl

Es ist sofort ersichtlich, dass diese Einteilung in *yin* und *yang* genau die gleiche ist, wie diejenige der Leitbahnen *(jingluo)*!

Auf den konkreten Ablauf eines Jahres bezogen bedeutet dies, dass jeweils in einem Jahresabschnitt, zwei Monaten entsprechend, eine oben-unten Leitbahnkopplung dominant ist. Der obigen Reihenfolge der Abschnitte entsprechend sind dies:

1. Perikard- und Leberleitbahn
2. Nieren- und Herzleitbahn
3. Gallenblase- und Dreifacher Erwärmerleitbahn
4. Lungen- und Milzleitbahn
5. Magen- und Dickdarmleitbahn
6. Dünndarm- und Blasenleitbahn

Die Phasenenergetik und Leere (xu, jap.: kyo) und Fülle (shi, jap.: jitsu)

Sowohl die aktuelle wie dauerhaft typische jahreszeitliche *yinyang*-Energetik wirkt bioklimatisch auf den Organismus ein. Auf die jeweiligen, konkret und aktuell zu ermittelnden jahreszeitlich geprägten Konstellationen und Wetterlagen können allgemein folgende diagnostische Schemata auf Befunde im Organismus bezogen werden.

- Bei Fülle *(shi)* der Wandlungsphase SHAO YANG (Holz-Emblem): Wind-Symtomatik und Affektion der Wandlungsphase ZHI YIN (Erde-Emblem). Zeichen sind: Verdauungsschwäche, Diarrhöe, Appetitlosigkeit, Schwäche.
  Wirkt hier eine Leere *(xu)*-Kondition, dann gilt: Die belebende Energie wirkt schwach und es treten Erkältungen, Bauch- und Flankenschmerzen, Diarrhö und Meteorismus auf.
- Eine Fülle *(shi)* in der Wandlungsphase TAI YANG (Feuer-Emblem) führt zu: Hitze-Symptomatik und Affektion der Phase SHAO YIN (Metall-Emblem). Zeichen: Infektionen, Grippale Infekte, Husten, Blut im Sputum oder Stuhl.
  Eine Leere *(xu)* hingegen zeigt: Kältesymptome, Brustschmerzen, Gliederschwere, Rippenfülle, Herzsensationen und ischiatische Schmerzen.
- Ist die Wandlungsphase ZHI YIN (Erde-Emblem) in Fülle *(shi)* entsteht: Feuchtigkeits-Symptomatik und Affektion der Wandlungsphase TAI YIN (Wasser-Emblem). Zeichen: Schwere und Leibschmerzen.
  Hier kann sich die Leere *(xu)* äußern durch: Wind-Symptomatik, Darmstörungen, Gliederschwere, Abgeschlagenheit.
- Bei Fülle *(shi)* in der Wandlungsphase SHAO YIN (Metall-Emblem) kommt es zu: Trockenheit, Symptomatik und Affektion der Phase SHAO YANG (Holz-Emblem). Zeichen: Leib- und Flankenschmerzen, Augenrötungen und Hörstörungen.
  Eine Leere *(xu)* manifestiert sich durch: Glut- und Feuersymptomatik, Atemnot, Müdigkeit im Oberkörper, Schnupfen.
- Fülle *(shi)* in der Wandlungsphase TAI YIN (Wasser-Emblem) befördert: Kälte-Symtomatik und Affektion der Phase TAI YANG (Feuer-Emblem). Zeichen: Fieber, Rheumatischer Formenkreis, innere Unruhe, innere Kälte.
  Die Symptome einer Leere *(Xu)* in diesem Funktionskreis zeigt sich durch: Feuchtigkeits-Symptomatik, Abgeschlagenheit, Gelenkprobleme, Geschwüre und Unterleibsplethora.

Treten die genannten Symptome beim Patienten auf, so sollte eruiert werden, ob nicht als Auslöser dieser Störungen die Einwirkung des jeweiligen oben genannten äußeren Faktoren festgemacht werden kann. Die Symptome der diagnostischen Schemata verlaufen komplementär zur yinyang-Rhythmik der Umlaufphasen. Die genannten Symptome müssen also vom Shiatsu-Therapeuten in einen konkreten Bezug zur allgemeinen und tageskonkreten Wirklichkeit der bioklimatischen Grund- und Wechselwirkungen gebracht werden.

SHIATSU-DIAGNOSE/-TECHNIK

In der Shiatsu-Praxis kommt es immer wieder vor, dass Patienten in einer Phase des Übergangs von einer Jahreszeit zur anderen sensibler, anfälliger sind als sonst und häufiger in solcher Zeit erkranken. Diese Zeit kann z. B. der Übergang vom Winter zum Frühling sein.

In einem solchen Fall wäre es sinnvoll, das Auftreten der Symptomatik zeitlich genau zu eruieren und dieses Ergebnis in Bezug zu den Umlaufphasen und Konstellationen zu setzen. Dazu muss häufig die Gezielte Gesprächsführung eingesetzt werden, denn in der Regel haben die Patienten zunächst kaum eine konkrete Erinnerung an vergangene Situationen. Außerdem muss der Shiatsu-Therapeut genaue Kenntnis der entsprechenden Wetterlage besitzen. Letzterer Punkt ist auf Grund der heutigen Wetterdienste kein Problem mehr.

Da in jener Umlaufphase (Übergangszeit Winter/Frühling) die Wandlungsphase SHAO YANG (Holz-Emblem) vorherrschend ist, mag es sein, dass es zu einer Imbalance des SHAO YANG (Holz-Emblem) im basalen Rhythmus des Körpers kommt. Das *qi* des Wandlungsphase SHAO YANG kann durch heftige Windwechsel geprägt sein. Zu dieser Wind-Belastung wirkt auch noch die kosmische Konstellation, welche in dieser Zeit durch das *Jueyin* qualifiziert ist. Dem *Jueyin* entspricht im Organismus unter anderem auch die Wandlungsphase des Holz-Emblems (SHAO YANG). Weiterhin werden dem *Jueyin* die Leitbahnen *Zujueyin* (Le) und *Shoujueyin* (Pe) zugerechnet. Es ist in diesem Zusammenhang wichtig, sich stets die verschiedenen energetischen Konzepte vor Augen zu halten, um auf diese Weise das komplementäre Zusammenspiel und rhythmische Entsprechen derselben konstruieren zu können. Durch dieses Wechselspiel der kosmischen und irdischen Energien wird das körperliche *qi* sehr unterschiedlich belastet, woraus ein Ungleichgewicht im Rahmen der Wandlungsphase SHAO YANG (Holz-Emblem) entstehen kann: Eventuell wird die Muskulatur von einer gewissen Spastizität geprägt. Es kann auch sein, dass eine latente nervliche Anspannung und Unausgeglichenheit herrscht. Trifft diese Imbalance tiefere Schichten, dann treten nicht selten allergische Reaktionen ein.

Allgemein betrachtet sind die Fälle von Erkrankungen und Verspannungen, welche durch himmlische, kosmische und irdische Einflüsse verursacht werden recht häufig. Verursachend sind hier aber nicht so sehr extreme oder ungewöhnlich belastende klimatische oder meteorologische Situationen, sondern das diesen bioklimatischen Energien unangemessene Verhalten der Menschen.

So wird sich ungeschützt und viel zu intensiv der Sonnenstrahlung ausgesetzt. Die Bekleidungsgewohnheiten recht vieler Menschen bei Kälteeinfluss können zurückhaltend als erstaunlich und unvernünftig bezeichnet werden. Unbewusst setzen sich die Menschen dem Zug und der Wirkung von Klimaanlagen aus.

Diese unangebrachten Verhaltensweisen werden verstärkt durch eine Lebensweise, welches die immunologische Vitalität herabsetzt: Nicht wenige Menschen leben hinsichtlich der Wach- und Schlaf- sowie Nahrungsgewohnheiten gegen den zirkadianen Rhythmus. Monotone oder stressige Berufs- oder Haushaltstätigkeiten erschöpfen die Menschen dauerhaft.

Auch meteorologische Zusammenhänge mit viralen oder bakteriellen Gefahren und Expositionen werden kaum beachtet. So ist bekannt, dass im Gebiet einer heranziehenden Wetterfront die bakterielle Exposition stark ansteigt. Selten jedoch wird sich in solcher Zeit, die Stunden oder Tage umfasst, darauf eingestellt oder sich entsprechend verhalten.

Als häufige Sonderfälle zählen dazu auch die starke geografische Mobilität der Menschen und damit verbunden die enorme Belastung der körperlichen Rhythmen sowie die zirkulatorischen Verwirbelungen massenwirksamer Alltagskultur.

Weiter ist zu denken, an die unnatürlichen und extremen Luftverwirbelungen und Winde in Folge städtischer Architekturen und den damit korrespondieren austauscharmen und windstillen städtischen Gebieten.

Mit anderen Worten: Viele Störungen, Verspannungen und Erkrankungen sind naturbedingt und hier muss der Shiatsu-Therapeut Ratschläge zur Vorbeugung treffen, aber sehr viele Probleme sind kulturbedingt und wurzeln in der Lebensweise der Patienten. Hier sind Änderungen nur sehr schwer durchzusetzen.

Diese Problematik muss gesehen werden, um den jeweiligen Behandlungen einen realistischen Erwartungshorizont geben zu können.

Häufig lassen sich Störungen durch bewusstes und adäquates Verhalten gegenüber Klima und Wetter deutlich beeinflussen oder vermeiden. Diese Art von Prophylaxe, welche durch deutliche Körperwahrnehmung ermöglicht wird, trägt viele positive Wirkungen in sich.

II.1.1.4 qi (Energie)

Das Zeichen des *qi* besitzt einen Allgemeinheitsgrad wie der westliche Begriff der Energie. Allerdings wird *qi* immer in einem konkreten Kontext und als qualitative Prägung betrachtet. *qi* ist nie auf den jeweils konkreten und qualitativen Kontext reduzierbar und damit nicht auf solchem Wege definierbar. *qi* stellt immer ein gewisses Darüber-Hinaus dar und wirkt derart als ein Bewegungsprinzip, welches die konkreten Fakten überschreitet.

qi ist Zeichen der Phänomenalität des Lebendigen und der Wirklichkeit selbst. Immer konkret und nie abschlussartig oder eingrenzend fassbar. Mit anderen Worten: *qi* zeigt an, dass das so als Wirklichkeit bezeichnete nie in solcher Bezeichnung und nie vollkommen in seine Form des konkreten Erscheinens aufgeht. Philosophisch gesprochen heißt dies, dass *qi* die Einheit einer Differenz ist.

Die Phänomenalität des Lebendigen, welche dem Shiatsu-Behandler in Gestalt des Patienten begegnet, ist Gestaltung von *qi*.

qi tritt in den medizinischen Grundkonventionen häufig als Komposition auf. Davon sollen die für das Shiatsu Wichtigsten genannt werden.

Makrokosmische Wirkungen

In diese *qi*-Bereiche fällt das Verhältnis des Patienten zu den kosmischen Lebensvorgängen und -bezügen. Für die Persönlichkeit eines Menschen ist es nicht unbedeutend, wie er sich in den Zusammenhang mit der übrigen Welt, mit dem Kosmos gestellt sieht oder stellt.

Halbmonatliches qi *(jieqi)*: Dies ist die makrokosmische Wirkung des *qi* auf der Erde und im Körper, welche je in einem der 24 Halbmonatsphasen vorherrscht (Phasenenergetik).

Dominierendes qi *(zhuqi)*: Die in einem der sechs Jahresabschnitte (Umlaufphasen) herrschende meteorologische, immunologische Gesamtsituation.

Vital-qi *(shengqi)*: Die *qi*-Wirkung der Tageszeit entlang des Sonnenstandes.

Vergängliches/vorübergehendes-*qi (siqi)*: Die *qi*-Wirkung mit dem Sinken des Sonnenstandes, der Nachtzeit.

Atmosphären/Luft-qi *(daqi)*: Durch die Atmung aufgenommene himmlische Energie.

Himmels-qi *(tianqi)*: Der Himmel, Kosmos wirkt als *yang* und als aktiver, dynamischer Pol der *qi*-Wirkung.

Irdisches qi *(diqi)*: Da die Erde als *yin* betrachtet wird, wirkt dieses *qi* im Sinne der Verdichtung und Konkretisation.

Pathogenes und schräglaufendes qi

Fremd/Entfremdetes-qi *(zaqi)*/**Fremd-qi** *(yiqi)*: Von außen kommende, exogen und pathogen wirkende *qi* Einflüsse mit makrokosmischer Dimension.

Perverses qi *(liqi)*: Bezeichnung eines endogenen oder exogenen pathogenen Faktors.

Störendes qi *(keqi)*: Das unter der Wirkung eines Erdenzweiges (Umlaufphasen) stehende *qi*, welches als störender Faktor in den Körper eindringt.

Schräglaufendes qi *(xieqi)*: Ein *qi*, welches als endogener oder exogener Faktor pathogen wirkt und im Organismus für eine Schrägläufigkeit sorgt.

Entgegenlaufendes qi *(niqi)*: Ein der normalen Strömungsrichtig entgegen und zuwider laufendes *qi*.

Mikrokosmisches qi, qi im menschlichen Organismus

Die Bezogenheit der Person zu ihrer direkten Umgebung, zur ererbten Geschichte und zu den eigenen Ursprüngen wird in diesen *qi*-Differenzierungen angesprochen. Das Verhältnis der Individuen zu ihrer familiären Sozialität stellt einen großen Anteil der individuellen Biografie dar. Stets werden energetische Muster, bis in die Verspannungen hinein, vererbt.

Angeborenes qi *(xiantian zhiqi)*: Dies ist das *qi* der angeborenen Konstitution, welches nur geschützt und bewahrt, jedoch nicht wieder aufgefüllt werden kann.

Erworbenes qi *(houtian zhiqi)*: Die momentane Körperverfassung und das erworbene qi werden durch diese Qualifikation bezeichnet.

Menschliches qi *(renqi)*: Dies ist diejenige Energie, welche durch Zusammenwirken von Irdischem *qi (diqi)* und Himmels-*qi (tianqi)* die Energie des menschlichen Organismus bildet.

Unvermischtes, reines qi *(zhenqi)*: Der Umlauf des Zushaoyin (Ni) beinhaltet diese konstitutionellen Anlagen und Reserven des *qi*; dieses *qi* wird durch das *yuanqi* (Ursprungs-, Vererbungs-*qi*) und durch das *zongqi* (Geschlecht, Geburt) gebildet. Dieses *qi* hält den Gesamtcharakter eines Organismus in Stand und verteidigt diesen gegen störende äußere und innere Einflüsse.

Ursprungs-, Vererbungs-qi *(yuanqi)*: Die physiologisch eingesetzten, aktiven Anteile des *xiantian zhiqi* (siehe oben) werden durch dieses *qi* repräsentiert. Das *yuanqi* geht aus dem *Zushaoyin* (Ni) hervor und verbindet sich mit dem *zongqi* (siehe oben) und beides wird zum *zhenqi* (siehe oben).

Ur-*qi (yuanqi)*: Diesem *qi* entsprechen die potenziellen, struktiven Anteile des *xiantian zhiqi* (siehe oben). Es bildet und repräsentiert den noch undifferenzierten Anteil des kosmischen qi im menschlichen Organismus.

Geschlechts-, Geburts-qi *(zongqi)*: Es entsteht durch die Synthese von Luft-*qi (daqi)* und Nahrungs-*qi (guqi)* und stellt den rhythmischen Anteil der physiologischen Energien dar. Besonders deutlich wird dieser Anteil im Atemrhythmus. Jedoch gehören auch alle anderen Rhythmen dazu; so derjenige des cranio-sakralen Systems, des Blutgefäßsystems samt der in gewissen Grade autonomen Pulsation des Endstromgebiets, so auch der Puls des Lymphsystems und der spezifische *qi*-Puls der Leitbahnen und des gesamten Körpers. Das *zongqi* wird im Gebiet des Meeres des *qi*; KG 6 *(qihai)* gesammelt und findet seine Entsprechung im Oberen Erwärmer (Thoraxraum). Von dort fließt dieses *qi* über die Atemwege und über die Leitbahnen, hier zuerst über die *Shoushaoyin* (He) Leitbahn, ab.

Nahrungs-*qi (guqi)*: Durch die Nahrung gegebene und vom Körper aufgenommene Energie.

Gradläufiges *qi (zhengqi)*: Dieses sind die energetischen Ressourcen, welche für die reibungslose Autopoiesis eines Organismus zur Verfügung stehen (siehe weiter oben: *xieqi*).

Umkehr-*qi (jueqi)*: Dieses *qi* steht für die Umkehrung der normalen Strömungs- und Ausbreitungsrichtung des *qi* im Organismus; es bezeichnet auch die daraus entstehenden physiologischen Folgen und Konsequenzen.

Puls-*qi* **an der Oberfläche,** *yang (fuqi)*: Das *qi*, welches an der Oberfläche deutlich gefühlt werden kann.

1

Puls-*qi* in der Tiefe, *yin (chenqi)*: Dieser Puls ist erst in der Tiefe zu ertasten.

Im Folgenden sollen noch jene *qi*-Bezeichnungen hervorgehoben aufgeführt werden, welche in der Shiatsu-Praxis die gebräuchlichste Basis aller Diagnosen darstellen.

Potenzial und Struktivität der Energien des Organismus *(jing)*: Wenn *qi* immer als in einer konkret gebundenen Form erscheinend betrachtet wird, ohne in dieser Form je aufzugehen, dann wird *jing* als das frei disponible Potenzial der als *qi* erscheinenden Formen angesehen. Zudem wird *jing* immer aus einer konkreten energetischen Konstellation abgeleitet und postuliert. In diesem Sinne wird *jing* auch im Zusammenhang mit der Samenflüssigkeit und dem Menstrualblut als Essenz betrachtet, darf jedoch nicht auf diese Bedeutungen reduziert werden.

Seele, Innenwelt *(ling)*: Hierunter wird die Wirkfähigkeit eines Substrats verstanden, welches die Fähigkeit besitzt, aktiv auf Geschehnisse einzuwirken und Konkretes zur Darstellung zu bringen. Diese Energie drückt auch die Kraft eines ursprünglichen, spirituellen Geistes aus. Im Japanischen entspricht das *lingqi* dem *reiki*.

Strukturprinzip, Textur *(li)*: Hierunter kann die energetische Kraft einer Textur und Struktur des Materiellen verstanden werden. Der Strom der vitalen Kräfte wird hierdurch reguliert. *Li* bringt die Gestaltung des Stoffes hervor.

Körper, Form, Soma *(xing)*: Der konkret stoffliche und formgebundene Anteil des *qi* auf allen Ebenen der körperlichen Stofflichkeit, wie auch die Gestalt des Körpers selber, wird mit diesem Begriff bezeichnet.

Gott, Geist, Seele, Energie, Antlitz *(shen)*: Diese Energie wird als Wirkungsgeschehen des Wirklichen überhaupt betrachtet. Sie entspricht einer „Kraft" sui generis. *Shen* bedeutet die „Ursache" oder „Wurzel" alles Lebendigen und benötigt selbst weder Ursache, noch Wurzel.

Das *shen* ist nie direkt sichtbar oder erfassbar, sondern nur in Folge der Erscheinung und Wahrnehmung von Lebendigkeit und Wirklichkeit.

Shen ist die integere Selbstorganisation des Organismus und kann als solche sinnlich in dem Wesen des Geistes erspürt werden. Damit zeigt sich in den geistigen Dimensionen des Menschen dessen *shen*. Aber auch die charakteristische Gesamtwesenheit des Organismus lässt die Wirkung von *shen* erfahren und erfassen.

Shen ist nicht auf den Mikrokosmos, den Organismus beschränkt, sondern kosmischer Natur. Wird die *shen*-Energetik nur auf den Mikrokosmos Mensch bezogen, so tritt als sprachliche und stoffliche Differenzierung deren aktives Moment als Stimmung *(hun)* und das struktive Moment als Energie, Entschlossenheit *(po)* auf.

Blut *(xue)*: Hierunter wird die dem Individuum zugehörige, struktive und „flüssige" Energie verstanden. Diese wird durch das Zusammenspiel des *qi* im Mittleren Erwärmer (Oberbauch) aus der Nahrungsenergie gewonnen und im Körper als Flüssigkeit gespeichert und zirkuliert.

Puls, Adern *(mai)*: Dieser Begriff steht für die pulsatorische Zirkulation der Energien durch den Organismus.

Energie *(qi)*: In diesem Zusammenhang stellt *qi* jene Anteile der zirkulatorischen Pulsation dar, welche im Unterschied zu den Körpersäften und Substraten eher den „dünn- oder feinstofflichen" Charakter des Energetischen darstellt.

Nährenergie *(ying)*: Diesem Terminus entsprechen jene Anteile des *qi*, welche den Metabolismus repräsentieren und als zirkulatorisches Verbindungsgeschehen in und zwischen den Leitbahnen und deren zugeordneten Körperumläufen (siehe unten) wirken. Die Nährenergie *(ying)* wird im Mittleren Erwärmer (oberes *hara*) erzeugt und destilliert. Als *ye* wird speziell jene Feuchtigkeit und Durchfeuchtung bezeichnet, welche den Organismus von innen befeuchtet und füllt. *Jin* ist jener Anteil dieser Flüssigkeiten, welcher über die Poren abfließt, diffundiert. *Jin* und *ye* sind Anteile der Nährenergie *(ying)*. Die Nährenergie *(ying)* fließt mit den Leitbahnen, dem Blut *(xue)* und dem Puls *(mai)*.

Abwehrenergie, Wehrenergie *(wei)*: *Wei* ist jene Energie, welche dem *ying-qi* verwandt ist, aber leitbahnunabhängig und somit über die gesamte Körperoberfläche hin und im Körperinnern verläuft.

Diese Energie wird vor allem im Thorax (Oberer Erwärmer) synthetisiert und von dort zirkuliert. Dem normalen Umlauf dieses *qi* entsprechen die Abwehrfähigkeit des Organismus, die Körperwärme, die Hautfarbe, der Glanz des Haares, die Funktion der Poren und die Beweglichkeit aller Gelenke.

Besonders die zuletzt genannten Energieformen stellen Differenzierungen dar, welche jede Shiatsu-Diagnose und Behandlung stützen und begleiten müssen.

Nur anhand dieser Ausdifferenzierungen lassen sich jene Phänomene sinnvoll und wirkungsvoll energetisch

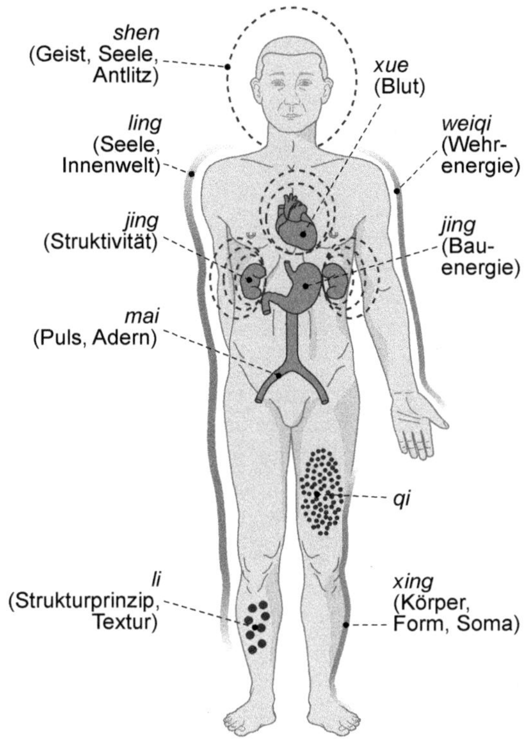

Abb. II-10 Die verschiedenen Energetiken in schematischer Übersicht

ordnen und systematisieren, welche als Funktionskreise *(zangxiang)* nun weiter beschrieben werden sollen.

Zuvor seien jedoch in ➤Abbildung II-10 die verschiedenen Energetiken in einer schematischen Übersicht dargestellt, jeder lokal hervorgehobene Bereich ist als über den ganzen Organismus verteilt zu denken.

II.1.1.5 Funktionskreise (zangxiang)

Der Begriff *zangxiang* kann sinnentsprechend etwa übersetzt so werden: „Innere Lebensprozesse und deren äußere Erscheinungen; Bilder, die nach außen dringen, an die Körperoberfläche". Das System der *zangxiang* stellt das systematische Erfassen dieser Erscheinungen und Prozesse dar.

Unter *zangxiang* werden ein Kreis von Funktionen und die Textur von Funktionen zwischen verschiedenen Körperbereichen beschrieben. Damit stellt dieses System ein spezifisches und konkretes System des Entsprechungssystems *(ganying)*, des Systems der Wechselwirkungen und Entsprechungen dar.

Dem Begriff *zangxiang* entspricht das Binomen *zangfu* (Eingeweide). Er wird im weiteren Text als Funktionskreis bezeichnet, um es von den westlich geprägten Vorstellungen der Organe und Organsysteme abzugrenzen.

Im Folgenden wird das Gesamtgefüge der Energetik des Organismus in Hinsicht auf die verschiedenen Funktionskreise dargestellt. Jeder Funktionskreis stellt dabei eine besondere Verbundenheit von verschiedenen Körper- und Lebensprozessen und damit *qi*-Gefügen dar.

Diese Funktionskreise produzieren typische, als gesund zu bezeichnende und typische, als krank zu bezeichnende Symptomatiken und Syndrome. Die systematische Beobachtung und Dokumentation der Erscheinungen dieser Funktionskreise stellt das empirische und theoretische Wissen der Chinesischen und Japanischen Medizin, samt ihrer Pathologie dar.

Jeder Shiatsu-Therapeut muss das System dieser Funktionskreise kennen und diagnostisch beherrschen.

Funktionskreise nach yin und yang

Die Funktionskreise werden nach *yin* und *yang* geordnet. Aus diesen Zuordnungen haben sich zwölf Funktionskreise ergeben. Diese Funktionskreise werden noch von Para-Funktionskreisen ergänzt. Von den zwölf Kreisen sind je sechs von *yang*- und je sechs von *yin*-Charakter.

Die *yinyang* Funktionskreise bilden mit den Fünf Wandlungsphasen *(wuxing)* eine funktional differenzierte Einheit folgender Natur:

Die fünf bzw. sechs *yang*-Funktionskreise (Durchgangsfunktionskreise, *fu*) sind:

- SHAO YANG (Holz-Emblem) Funktionskreis Gallenblase *(dan)*
- TAI YANG (Feuer-Emblem) Funktionskreis Dünndarm und Dreifacher Erwärmer *(xiaochang/sanjiao)*
- ZHI YIN (Erde-Emblem) Funktionskreis Magen *(wei)*
- SHAO YIN (Metall-Emblem) Funktionskreis Dickdarm *(dachang)*
- TAI YIN (Wasser-Emblem) Funktionskreis Blase *(pangguang)*

Die fünf bzw. sechs *yin*-Funktionskreise (Speicherfunktionskreise, *zang*) sind:

- SHAO YANG (Holz-Emblem) Funktionskreis Leber *(gan)*
- TAI YANG (Feuer-Emblem) Funktionskreis Herz und Herz-Kreislauf *(xin/xinbao)*
- ZHI YIN (Erd-Emblem) Funktionskreis Milz-Pankreas *(pi)*
- SHAO YIN (Metall-Emblem) Funktionskreis Lunge *(fei)*

- TAI YIN (Wasser-Emblem) Funktionskreis Niere *(shen)*

Der Wandlungsphase Feuer werden also vier Funktionskreise zugeordnet.

Die sechs Para-Funktionskreise (*qiheng zhi fu*; *qi*-Ausgleichsreservoire) sind:

- GEHIRN *(nao)* mit Bezug zum TAI YIN (Wasser-Emblem) und zur *Zushaoyin* (Ni) Leitbahn
- RÜCKENMARK *(sui)* mit Bezug zum TAI YIN (Wasser-Emblem) und zur *Zushaoyin* (Ni) Leitbahn
- KNOCHEN *(gu)* mit Bezug zum TAI YIN (Wasser-Emblem) und zur *Zushaoyin* (Ni) Leitbahn
- UTERUS *(zigong)* mit Bezug zum TAI YIN (Wasser-Emblem) und zur Leitbahn *Zushaoyin* (Ni), zum *Chongmai* (Breite Trossstraße), zum *Renmai* (Ren), zur *Shoushaoyin* (He) Leitbahn, zur *Zutaiyin* (Mi) Leitbahn und zum *Zujueyin* (Le) Leitbahn.
- GALLENBLASE *(dan)* mit Bezug zur *Zushaoyang* (Gb) Leitbahn
- LEITBAHNEN *(mai)* in Bezug zu allen Leitbahnen und der Zirkulation von Blut *(xue)* und *qi*

Die fünf Para-Funktionskreise sind Ausgleichsreservoire der Energie und befinden sich in den Körperhöhlen, wo sie *qi* speichern. Sie werden auch als *qi*-Seen bezeichnet.

Die Para-Funktionskreise können vorzüglich über die Acht Unpaarigen Leitbahnen *(qijing bamai)* behandelt werden (siehe auch dort).

Hinsichtlich der Para-Funktionskreise kann an deren zugeordneten Organen und Körpergeweben sehr gut gearbeitet werden. So können die Knochen direkt behandelt werden (durch sämtliche Techniken, die in diesem Buch aufgeführt werden; diese müssen nur dem jeweiligen Gewebe entsprechen). An den Bereichen von Rückenmark und Gehirn kann ortsgenau durch Tiefenwirkung gearbeitet werden und die Pulsation in den Gefäßen *(mai)* kann durch die rhythmische Qualität der Behandlung beeinflusst werden.

Die Funktionskreise repräsentieren mehrere verschiedenartige Körperstoffe, Organe und Funktionen. Es hat sich jedoch, ähnlich wie bei den Leitbahnen, eingebürgert, diese Funktionskreise dem Namen nach unter dem Begriff zu ordnen, der in der westlichen Medizin mit einem Organ und dessen spezifischer Funktion synonym ist.

Dazu muss klar festgehalten werden, dass der so benutzte chinesische Begriff der Funktionskreise dem Begriffe nach nicht identisch ist mit dem westlichen Gebrauch des Begriffs.

Somit stellen die Begriffe Herz, Lunge usw., Nennungen und Nomen dar, welche physiologische Geschehnisse unter sich subsumieren, von denen die Organfunktion jedoch nur einen Aspekt darstellt. Welche anderen Aspekte dazu gehören, wird weiter unten erläutert.

Stärke und Schwäche (man/kong) und Fülle und Leere (shi, jap.: jitsu/xu, jap.: kyo)

Die frühen klassischen Texte betrachten die *yin*-Funktionskreise als Speicherorgane. Diese sind im physiologischen Sinne energetisch „voll". Diese physiologische Vollheit unterliegt natürlichen Schwankungen. Sind die Speicherenergien stark aufgeladen, so wird dies als Stärke (*man*) bezeichnet, tendieren sie zu einer Enspeicherung, wird dies als Schwäche (*kong*) angesehen. Zu diesen Speicherenergien zählen auch das *qi* der Acht Unpaarigen Leitbahnen *(qijing bamai)*, der Para-Funktionskreise und damit auch das *qi* der umschließenden Körperhöhlen und Körperhohlräume. Diese letztgenannten Bereiche stellen Ausgleichsreservoire des *qi* dar

Die *yang*-Funktionskreise werden physiologisch als „angefüllt" (*shi*, jap.: *jitsu*) betrachtet. Eine zu große Anfüllung signalisiert eine gesteigerte pathologische Fülle (*shi*, jap.: *jitsu*) und eine zu starke Entleerung eine pathologische Leere (*xu*, jap.: *kyo*).

Im Laufe der Jahrhunderte und in der heutigen Zeit stehen dann die Begriffe *shi* (jap.: *jitsu*) und *xu* (jap.: *kyo*) als energetische Abweichungen, welche als zu stark und somit als pathologisch gelten. Dies wird auch im Shiatsu so gesehen. Es gilt im Shiatsu die Diagnose nach Fülle (*shi*, jap.: *jitsu*) und Leere (*xu*, jap.: *kyo*) genau durchzuführen.

Eine Ausbreitung von Fülle (*shi*, jap.: *jitsu*) und Leere (*xu*, jap.: *kyo*) zeigt sich häufig direkt und profiliert entlang der *yang*-Funktionskreise und den ihnen zugehörigen Leitbahnen. Ihre Ausbreitung entlang der *yin*-Funktionskreise und deren Leitbahnen verläuft jedoch in verdeckteren Bahnen und Bereichen.

Die *yin*-Funktionskreise zeigen die Schwankungen der Energetik nach Stärke *(man)* und Schwäche *(kong)* zumeist klarer profiliert an.

Entgegen einem Fülle *(shi)* Befund oder einem Leere *(xu)* Befund, sind diese Schwankungen normaler Natur, allerdings können persistierende Stärke *(man)* Befunde oder Schwäche *(kong)* Befunde die Tendenz zu einer pathologischen Entgleisung anzeigen. In diesem Sinne kann auch in den *yin*-Funktionskreisen Fülle *(shi)* oder Leere *(xu)* auftreten.

Hinsichtlich der *yang*-Funktionskreise bilden eine solide, verfestigte Fülle (*shi*, jap.: *jitsu*) und eine ausgeprägte Leere (*xu*, jap.: *kyo*) eine pathologische Energetik ab, während Stärke *(man)* und Schwäche *(kong)* normale physiologische Schwankungen anzeigen.

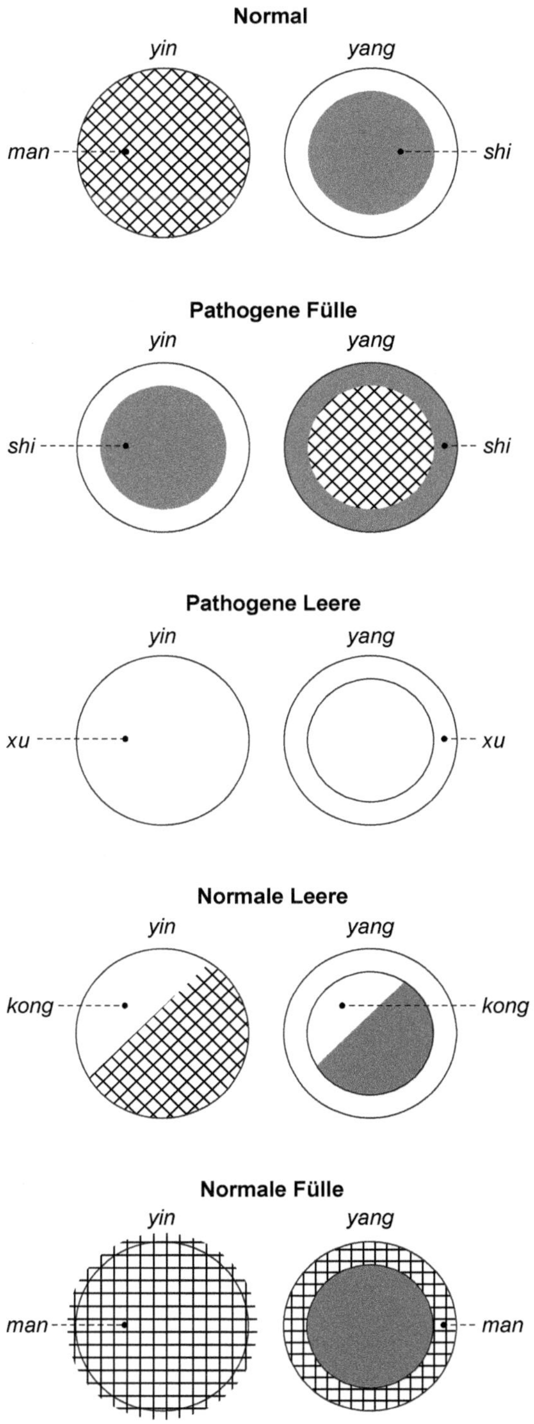

Abb. II-11a Normale und pathologische Fülle- und Leere-Zustände

Als Ergänzung und zur diagnostischen Differenzierung soll in diesem Buch und für das IdosShiatsu eine Schwäche *(kong)* und eine Stärke *(man)* für normale, gesunde Zustände stehen.

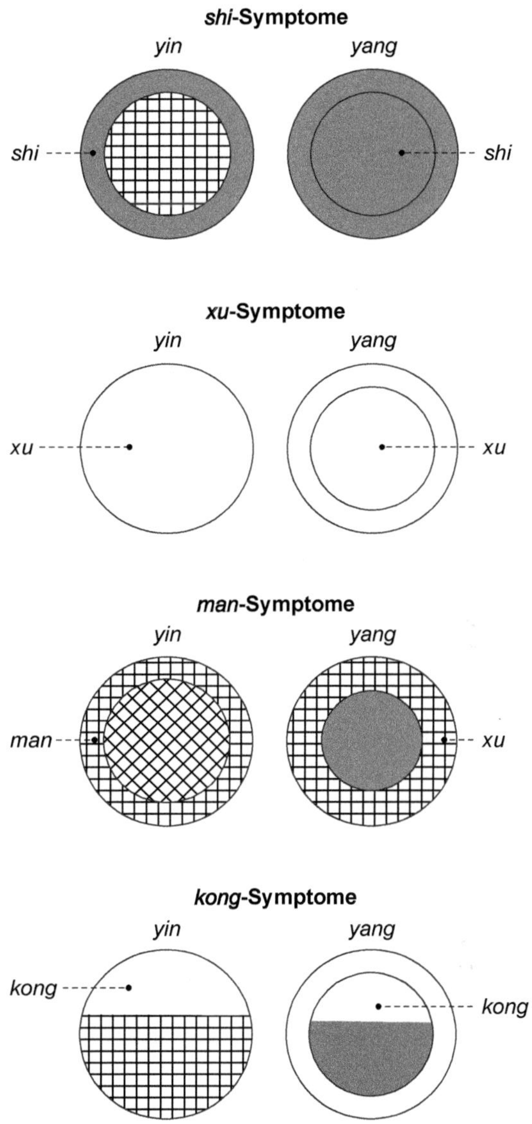

Abb. II-11b Symptome von Fülle- und Leere-Zuständen

Die Shiatsu-Therapie grenzt normale Pendelbewegungen der *qi*-Energetik von pathologischen Fülle- oder Leere-Zuständen ab (➢ Abb. II-11a und ➢ Abb. II-11b).

Die Funktionskreise und ihre Entsprechungen

Jedem Funktionskreis entsprechen bestimmte Zuordnungen mikro- und makrokosmischer Bezüge im Organismus.

Diesen Zuordnungen entsprechen in jedem Funktionskreis bestimmte Parameter, die weiter unten tabella-

1

risch aufgeführt werden. Zunächst sollen diese Parameter kurz aufgezählt werden:

- **Qualifikation** entsprechend der Wandlungsphasen *(wuxing)*
- **Bändigender Funktionskreis** (nach der Bezwingungsreihenfolge wird jeder Funktionskreis durch einen bestimmten, anderen Funktionskreis gebändigt)
- **Komplementär-Funktionskreis** (jedem *yin*-Funktionskreis wird ein *yang*-Funktionskreis zugeordnet und vice versa)
- **Jahres-** und **Tageszeit** (während bestimmter Zeiten besitzen die Funktionskreise eine besondere Empfänglichkeit)
- **Speicherfunktion** (jeder Funktionskreis speichert *qi* in spezifischer Form)
- **Geschmacksrichtung** (jedem Funktionskreis ist eine besondere Affinität zum Geschmack der Dinge und der Geschmackswahrnehmung eigen)
- **Geruch** (ebenso wird jedem Funktionskreis eine bestimmte Geruchsqualität, Ausdünstung zugeordnet)
- **Farbe** (verschiedene Farbqualitäten werden als Erscheinungen am Organismus, in der Welt und in den Wahrnehmungen je einem Funktionskreis zugeordnet)
- **Stimme** (hierunter fällt die stimmliche, lautliche und tonliche Qualität des Funktionskreises)
- **Sinnesorgan** (die Zuordnung eines Sinnesorgans für einen Funktionskreis)
- **Körperöffnung** (je eine Körperöffnung pro Funktionskreis)
- **Körperteil** (in je einem Körperteil zeigt sich die Spezifität eines Funktionskreises)
- **Körperfunktion** (in einer Körperfunktion und deren Tätigkeiten kann ein typischer Funktionskreis erkannt werden)
- **Radialispuls** (jedem Funktionskreis wird ein konkreter Situs und ein typisches Pulsbild zugeordnet)
- **Emotion** (Gefühlsregungen und psychische Grundfunktionen stehen in Zusammenhang mit den jeweiligen Funktionskreisen)
- **Basale Funktion** (jeder Funktionskreis begründet in bestimmter Weise die Existenz und Personalität des konkreten Individuums)
- **Grundfunktion** (jeder Funktionskreis wirkt in bestimmter Weise innerhalb der Grundfunktionen aller Funktionskreise)
- **Besondere Funktion** (bestimmte allgemeine *qi*-Funktionen werden je einem Funktionskreis zugeordnet)
- **Leitbahn** (jedem *yinyang*-Leitbahnpaar samt dessen Punkten *(xue)* wird ein Funktionskreis zugeordnet)
- **Offene Funktionen** (diese Funktionen sind nicht zu verallgemeinern und müssen in jedem einzelnen, besonderen Fall erfasst werden)

Das typische und wirksame Zusammenspiel aller genannten und somit hervorgehobenen Parameter stellt in unterschiedlicher Ausprägung jeweils ein konkretes Wirkungsgefüge eines der zwölf Funktionskreise, analog einer Organeinheit, dar.

Die Shiatsu-Diagnose untersucht diese Funktionen und Körpererscheinungen und grenzt diese qualitativ gegeneinander ab.

Im Weiteren wird ein Überblick zu den wesentlichen Charakteristika eines Funktionskreises gegeben. Die jeweiligen körperlichen Entsprechungen können der ➤ Tabelle II-3 entnommen werden.

Der Funktionkreis Leber (gan, yin) und Gallenblase (dan, yang)

Die diesem Funktionskreis zugeordnete Wandlungsphase SHAO YANG (Holz-Emblem) bedeutet übertragen auf das Geschehen des Organismus: Hier versammelt sich und agiert das Potenzial des *qi* eines Lebewesens. Dieses Potenzial bewirkt den weichen Fluss des *qi* in alle Körperrichtungen und vornehmlich auch den Fluss des *qi* nach oben.

Die Speicherung von *qi* und dessen bedarfsorientierte Einspeisung in den Gesamtkreislauf, das freie und biegsame Spiel der Muskel-Sehnen-Ketten sind Ausdrucksbewegungen dieses Funktionskreises. Dazu zählt auch das sanfte und aufsteigende Verteilen der Körperwärme.

Die Kraftentfaltung und dynamische Steuerung derselben zeugt in den geistigen und psychischen Ausdrücken von Fantasie und Vorstellungskraft sowie von Initiative, Mut, Geistesgegenwart und Entschlusskraft.

Auch die Fähigkeit von Erregung und Wut gehört in dieses Energiefeld.

In der seelischen Dimension einer Person entspricht dieser Funktionskreis in gewissem Sinne der Präsenz von Weite und Güte.

Dieser Funktionskreis repräsentiert alle Mittel und Fähigkeiten eines Individuums, Absichten zu entwickeln und umzusetzen; er bewirkt eine Geradheit der Mitte, Orientierung der Energie und den impulsiven Fluss aller anderen Funktionskreise.

Der Funktionskreis Herz (xin, yin) und Dünndarm (xiaochang, yang)

Die Wandlungsphase TAI YANG (Feuer-Emblem) wirkt durch diesen Funktionskreis. Die grundlegende Aktivität des Organismus spiegelt die Wirkkraft dieses *qi*: Klarheit von Geist und Rede, Koordination aller Bewegungen und Funktionen sowie die Kohärenz und Integrität der Personalität gehören dazu. Geistesgegenwart und eine ausgeglichene Bilanz zwischen Wachen und Ruhen sowie der Kontinuität des Schlafes prägen weiter dieses Bild.

Emotional wird dieses Geschehen durch die Fähigkeit zur Freude und auch zum Erschrecken geprägt.

Auch der Metabolismus ist Ausdruck dieser Koordination und Balance. Diese Energie reguliert den Fluss der Leitbahnen, die Umwandlung von Bauenergie *(ying)* in Blut *(xue)* und sorgt für die Zirkulation des Blutes *(xue)*. Die Scheidung zwischen Klarem und Trüben, Hartem und Flüssigem sowie zwischen Leichtem *(qi)* und Schwererem *(xue)*, Ausdruck und Fluss der Energie gehört ebenso zu der Tätigkeit des Funktionskreises.

Die Integrität und der Zusammenhalt der Persönlichkeit kommt auch durch den Charakter des Geistes *(shen)*, der diesem Funktionskreis zugeordnet ist, zum Ausdruck.

Der Funktionskreis von Perikard (xinbao, yin) und von Dreifacher Erwärmer (sanjiao, yang)

Auch diesem Funktionskreis wird die Wandlungsphase TAI YANG (Feuer-Emblem) zugeordnet und damit partizipiert er an den zuvor beschriebenen Charakteristika.

Dieser Funktionskreis wird als Ausgleichsreservoir des Geburts-*qi (zongqi)* angesehen. Die rhythmische, adäquate Anpassung und Verteilung des *qi* wird von diesem ebenso organisiert wie auch die Fähigkeit zu Lust und Freude. In diesem Zusammenhang kann dieser Funktionskreis auch besonders hinsichtlich des Ausdrucks des Orgasmusreflexes oder des Lebensreflexes im gesamten Leib betrachtet werden. Wärme, Zirkulation, Pulsation sowie höchste Aktivität der *yinyang*-Energien im gesamten Leib sind sicher Grundmomente des Orgasmus.

Die Produktion der Nährenergie *(yingqi)*, der Verteilung der Abwehrenergie *(weiqi)*, die Regulation des Säfteumlaufs und die Zirkulation in den „Wasserstraßen“ obliegt ebenfalls diesem Funktionskreis.

Auf die psychisch-seelische und geistige Ebene übertragen wirkt dieses Energiefeld hinsichtlich der Pufferung von Lebenseindrücken und -belastungen, welche von innen und außen den Organismus beanspruchen und in Bezug auf die Widerstands- und Verarbeitungsfähigkeiten des Organismus.

Der Funktionskreis Milz-Pankreas (pi, yin) und Magen (wei, yang)

Dieser Funktionskreis wirkt innerhalb der Wandlungsphasen wie ein neutraler Durchgangspunkt, durch den die *qi*-Dynamik ausgeglichen, untereinander vermittelt und positiv neutralisiert wird.

Insofern wirkt dieses *qi* der Mitte hinsichtlich der jahreszeitlichen und des zirkadianen Rhythmen als ausgleichender Pol. Damit ist dieser Energie die Fähigkeit zu harmonisierenden Prozessen zu eigen.

Das *qi* der Mitte wirkt als Vorratsorgan, Zwischenspeicher und als Sitz der Bau- und Nährenergie *(yingqi)*. Weiter wird die Mitte als Hülle von Blut *(xue)* und somit auch in der Funktion einer grundlegenden Befeuchtung des Organismus angesehen.

Der Magen *(wei)* wird in seiner Aktivität als Ausgleichsreservoir für alle Funktionskreise hinsichtlich der Nährenergie *(yingqi)* angesehen. Ein Verlust von *qi* in diesem Bereich wirkt sich unmittelbar auf den gesamten Organismus aus.

Die grundlegendende und stets akute Versorgung des Organismus durch das *qi* der Mitte sorgt auch dafür, dass Ideen, Imaginationen entstehen können und dass gedankliche Kritik, Überlegung und Einsicht möglich sind. Somit spiegelt dieser Funktionskreis insbesondere die Art und Weise, wie ein Individuum geistig wirkt und Ausdruck findet, wider.

Die entsprechende Emotionalität wäre die Fähigkeit zur Harmonie wie auch zur Sorge.

Der Funktionskreis Lunge (fei, yin) und Dickdarm (dachang, yang)

Das Geschehen dieses Funktionskreises fördert eine ausgeglichene Energetik, insbesondere von Kühle und Trockenheit. Er sorgt dafür, dass das *qi* generell im Leib verteilt und nach unten geleitet wird.

Die Körperrhythmen und auch diejenigen der psychisch-geistigen-seelischen Dimension sind das spezielle Gebiet dieses Funktionskreises. Dazu zählt auch der wirksame Ausgleich und Zusammenschluss des Organismus mit der äußeren Umgebung. Das *qi* wirkt charakteristisch als Ausdruck dessen, was auch als Sozialität bezeichnet werden kann.

Ein freies Fließen der Rhythmen lässt die Nährenergie *(yingqi)* kräftig fließen und wirkt positiv auf die Zirkulation der Abwehrenergie *(weiqi)*.

In emotionaler Hinsicht wird dieser Funktionskreis durch die Fähigkeit zur Trauer, Unruhe und zum Kummer geprägt. Eine Herbheit in den Handlungen ist als zerstörerische Komponente dieser Energie zu eigen. Zugleich macht sich dieses Energiefeld auch stark in Stimmungen und Träumen bemerkbar und offenbart sich in einer körperlichen Leichtigkeit, bis hin zum Fliegen.

Der Funktionskreis Niere (shen, yin) und Blase (pangguang, yang)

Der Funktionskreis Niere *(shen)* wird einerseits so betrachtet, dass beide Organe der Niere gleichanteilig diesem Funktionskreis angehören, und/oder dass nur die rechte Niere vollgültig diesem Funktionskreis entspricht und mit dem Punkt *mingmen* (Du 4) ein energetisches Gespann bildet. Damit repräsentiert die rechte Niere eher die angeborene Konstitution und steht in besonderer Verbindung zum Dreifachen Erwärmer *(sanjiao)*.

Die linke Niere steht in besonderer Verbindung mit dem Funktionskreis Blase *(pangguang)* und wirkt in dieser Beziehung eher hinsichtlich der nach außen gerichteten *qi*-Prozesse.

In der Praxis wird eine solche Seitenverschiedenheit der paarigen Nieren-Organe insofern bestätigt, als dass die Leitbahn *Zushaoyin* (Ni) an den Körperhälften praktisch immer unterschiedlich profiliert ist. Die rechte Seite spiegelt eher die posturale, chronische und die linke die agile, aktuelle Energetik wieder. Dieser Eindruck wird noch durch die Profilierungen dieser Leitbahnen nach Masunaga verstärkt.

Auch nach anatomischen und physiologischen Daten liegt die rechte Niere stets tiefer und wirkt in sich aufgerichteter als die linke Niere. Dieser Befund korreliert mit der Lage der Ohren, die auch den Nieren zugeordnet sind. Auch diese sind anatomisch unterschiedlich geprägt und das rechte Ohr steht tendenziell etwas tiefer.

Die Niere *(shen)* ist die Kraft der Einspeicherung und Einkapselung sowie die Fähigkeit der gerichteten Kraft, des Willens und der Potenzierung von Energie. Die Niere wirkt wie die Wurzel des Lebens. Furcht und Angst sind die ihr zugehörigen und notwendigen Empfindungen und Verhaltensweisen.

Der Funktionskreis bewirkt Speicherung, Zusammenfluss und Durchfluss der aktiven und struktiven Körpersäfte.

Tabelle II-3 Funktionskreise und ihre geistigen und körperlichen Substrate und Funktionen

Funktionskreis und Leitbahn	Wandlungsphase	Farbe	Geschmack	Geruch	Stimmliche Manifestation	Tages-, Jahreszeit
Leber *(gan)* und Gallenblase *(dan)*: Zujueyin (Le) und Zushaoyang (Gb)	Holz	Blaugrün	sauer	nach saurem Schweiß und Geruch	rufen	Sonnenaufgang, Frühling
Herz *(xin)* und Dünndarm *(xiaochang)*; Shoushaoyin (He) und Shoutaiyang (Dü)	Feuer	Rot	bitter	nach Verbranntem	lachen	Mittag
Perikard *(xinbao)* und Dreifacher Erwärmer *(sanjiao)*; Shoujueyin (Pe) und Shoushaoyang (3E)	Feuer	Rot				
Milz *(pi)* und Magen *(wei)*; Zutaiyin (Mi) u. Zuyangming (Ma)	Erde	Gelb	süß	Wohlgerüche	singen	alle Stunden und Tage des Übergangs
Lunge *(fei)* und Dickdarm *(dachang)*; Shoutaiyin (Lu) und Shouyangming (Di)	Metall	Weiß	scharf	nach rohem Fleisch/Fisch	weinen	Sonnenuntergang, Herbst
Niere *(shen)* und Blase *(pangguang)*; Zushaoyin (Ni) u. Shoutaiyang (Bl)	Wasser	Schwarz	salzig	nach Fauligem und Verwesendem	stöhnen	Mitternacht, Winter

Der Para-Funktionskreis Gehirn (nao) und Rückenmark (gu) und Knochen (gu)

Die Funktionen dieser Funktionskreise sind stark miteinander verbunden und verwoben. Das Gehirn *(nao)* wirkt hinsichtlich der geistigen, psychischen und sinnlichen Lebensregungen und sorgt für eine freie Kraftentfaltung mit klarer Willensführung. Das Rückenmark *(gu)* ergänzt und nährt das Gehirn *(nao)*, befeuchtet die Knochen *(gu)* und wirkt als energetische Durchmischung von erworbenem und ererbtem *qi*. Die Knochen *(gu)* bewirken den generellen körperlichen Halt und die Stütze der Bewegungen.

Der Para-Funktionskreis Leitbahnen (mai)

Hierunter sind die Kraft und Fähigkeit der pulsatorischen und zirkulatorischen Energetik, welche *qi* und Blut *(xue)* durch den Körper bewegen, zu verstehen.

Der Para-Funktionskreis Uterus (baogong)

Dieser Funktionskreis repräsentiert das gesamte Geschehen der Menstruation wie auch dasjenige der Schwangerschaft. Damit ist dieser Funktionskreis samt der ihm zugeordneten Leitbahnen ein hervorragendes Feld zur Behandlungen während der Schwangerschaft.

Die aufgeführten konkreten Zuordnungen und Inhalte werden durch weitere Zuordnungen vervollständigt. ➢ Tabelle II-3 sind die den Funktionskreisen entsprechenden geistigen und körperlichen Substrate und Funktionen zu entnehmen.

Die zuvor unter dem System der Funktionskreise *(zangxiang)* aufgeführten energetischen Funktionen und körperlichen Erscheinungsweisen werden in der Shiatsu-Behandlung und -Diagnose sorgfältig beobachtet und registriert. Auf diese Weise werden vielfältige Symptome und körperliche Prozesse am Patienten erfasst.

Tabelle II-3 Funktionskreise und ihre geistigen und körperlichen Substrate und Funktionen *(Fortsetzung)*

Körperfunktion	Körperteil	Sinnesorgan	Körperöffnungen	Emotion	Basale Funktionen	Besondere Funktion	Grundfunktion	Speicherfunktion
Muskeln und Sehnen	Nägel	Augen	Augen	Erregung	Pläne, Überlegungen, Fantasie, Initiative, Entschlusskraft	Ausgleichreservoir des Blutes *(xue)*		Speicherung des Blutes *(xue)*
Leitbahnen	Antlitz	redende Zunge	Mund	Freude, Lust, Erschrecken	Koordination, Integration, Kohäsion, Ursprung von Lust und Freude	Pulse und Koordination aller Lebensäußerungen	Kohärenz der Persönlichkeit	Sitz des *shen* („Geist")
Fleisch als Körpergestalt	Lippen	schmeckende Zunge	Mund	Nachdenken	Ausgleich, Puffer, Umpolung	Ausgleichsreservoir des *zongqi*	Speicherung, Zuteilung erworbene Konstitution	Sitz und Speicher von Nährenergie *(yingqi)*
Körperbehaarung und Haut	Körperhaar	Nase	Nase	Besorgnis, Trauer	Rhythmus, Eigenqualität der Persönlichkeit	Abwehr von Schrägläufigkeiten *(xieqi)*	Grundlage des *qi* und der aktiven Energien	Speicher des typisch individuellen *qi*
Knochen, Zähne, Nervengewebe	Haupthaar	Ohren	Urethra, Anus	Furcht, Angst	Kraft, Potenzierung von Kraft, Antrieb	Latenzphasen und Wirkpotenzial	Beharrungsfähigkeit, Speicherung, Ausdauer und Einschließung	Sitz der angeborenen Konstitution *(jing)*

1

In der Systematik der Funktionskreise *(zangxiang)* werden diese Symptome und Physiologien in ihrer besonderen Verbundenheit beachtet. Hieraus ergeben sich besondere diagnostische Beobachtungen und Schlussfolgerungen.

SHIATSU-DIAGNOSE/-TECHNIK

So kann es z. B. sein, dass die Diagnose eines Patienten folgende Ergebnisse erbringt. An vielen Stellen schimmert die Haut blaugrünlich, ansonsten wirkt der Teint gelblich. Die Unterhaut und das Unterhautgewebe wirken insgesamt eher eingezogen und als Schicht dünn, während die muskulären und sehnigen Gewebe straff und fest erscheinen. Die Festigkeit dieser Gewebe ist von zäher und angespannter Struktur. Die Haut leidet unter einer gewissen Trockenheit. Gelegentlich tauchen Verspannungen an dem Bewegungs- und Stützapparat auf. Das Hunger- und Appetitgefühl erscheint Schwankungen ausgesetzt und ist stark von der jeweiligen Stimmung des Patienten abhängig.

Dem Patienten ist eine übermäßige Empfindlichkeit anzumerken und eine tiefere Unausgeglichenheit. In komplexen Situationen, die von Außenwirkungen bestimmt sind, tendiert er zu starker Erregung bis hin zu kurzen, heftigen emotionalen Ausbrüchen.

Einerseits ist eine Verzagtheit zu beobachten und andererseits eine überbetonte Entschlussnahme. Die Fähigkeit sich organisch und schnell anzupassen wirkt eingeschränkt.

Mitunter ist während der Behandlung ein saurer Geruch, der manchmal süß untermischt ist, wahrzunehmen.

Die Tätigkeit des Blutes *(xue)* erscheint diskontinuierlich; die natürliche Hautfärbung der Rötung wechselt schnell ins Blasse und umgekehrt. Es kommt zu Hitze- oder Kältegefühlen. Die Stimmung ist bei Sonnenaufgang sehr schwankend und labil; der Frühling wird sehnlichst erwartet und wirkt doch auch in Richtung depressiver Verstimmungen.

Bei der Behandlung zeigen sich übermäßig feste, rigide Leitbahnen der Muskel-und Sehnenketten, der Turgor im Bindegewebe ist zu niedrig und der Patient empfindet die Entlastung körperlicher Spannungen durch primär sanfte und dennoch kräftig haltende Techniken als aufbauend und wohltuend.

Aus den Tatsachen dieser Behandlungsdiagnose ist es nicht schwer, unverhältnismäßig viele auffällige Parameter aus dem Funktionskreis Leber *(gan)* und Gallenblase *(dan)* (Holz-Emblem; SHAO YANG) und dem von Milz *(pi)* und Magen *(wei)* (Erde-Emblem; ZHI YIN) zu finden.

Das Shiatsu würde also der Behandlung dieser Funktionskreise, ihrer energetischen Wechselbeziehungen und Leitbahnen eine besondere Aufmerksamkeit schenken, welches durch die Gezielte Gesprächsführung noch vertieft werden würde.

Im Anschluss wird das System der Leitbahnen und Punkte (*jingluo* und *xue*) vorgestellt.

II.1.1.6 Das System der Leitbahnen (jingluo)

Das chinesische und japanische Schriftzeichen für *jing* (Leitbahn) verkörpert auch die Bedeutungen: Kette, Längsfaden, Kettfaden, Kanal, führen, konstant, normal, Periode, hindurchgehen oder aushalten.

Ähnlich den anderen energetischen Begriffen, umfasst auch dieses Zeichen ein breites Bedeutungsspektrum eindeutiger Natur. Das System der Leitbahnen und Punkte ist gleich dem der Funktionskreise *(zangxiang)* ein geordnetes Erfassen von lebendigen Prozessen hinsichtlich derer normaler Erscheinungsweisen. Eine Erscheinungsweise ist das präzise topografische Auftauchen von sensiblen Bahnen und Punkten.

In diesen Bahnen und Punkten „zirkuliert" erkennbar, berührbar und beeinflussbar das *qi* des Lebens, des Lebendigen. Es bedurfte einer langen historischen Erforschung, um das Netz dieser Erscheinungen festzuhalten und reproduzieren zu können. Auf diese Weise ist eine dreidimensionale Topografie des Leibes entstanden: Die Bahnen und Punkte verlaufen im gesamten Leib. Sie verlaufen longitudinal, transversal, spiralenartig und zirkulatorisch auf der Haut und im Körper. *Jing* steht für die so genannten Hauptleitbahnen, *luo* für Netzleitbahnen. Die Silbe *xue* bedeutet Reizpunkte und Vertiefungen und *mai* steht für Rhythmus, Pulsation und Zirkulation.

Etabliert haben sich auf diese Weise neun zu unterscheidende Leitbahnsysteme und 361 so genannte klassische Punkte, die durch viele zusätzlich Punkte ergänzt werden, sodass die tatsächlichen Punkte eines Menschen bei weit über tausend Punkten liegen.

Die Neun Leitbahnsysteme sind:

- zwölf Hauptleitbahnen *(jingmai)* (➤ Abb. II-12)
- zwölf Leitbahnzweige *(jingbie)*
- acht Unpaarige Leitbahnen; Leitbahnen der Ausgleichsreservoire *(qijing bamai)*
- fünfzehn Netzleitbahnen *(luomai)*
- unzählige Netzbahnzweige *(bieluo)*
- unzählige Netzbahnen der dritten Generation *(sunluo)*
- zwölf Muskel-Sehnen-Leitbahnen *(jingjin)*
- zwölf Hautregionen *(pibu)*
- zwölf Antike Leitbahnen entlang der Fünf Antiken Punkte (*wushujing*)

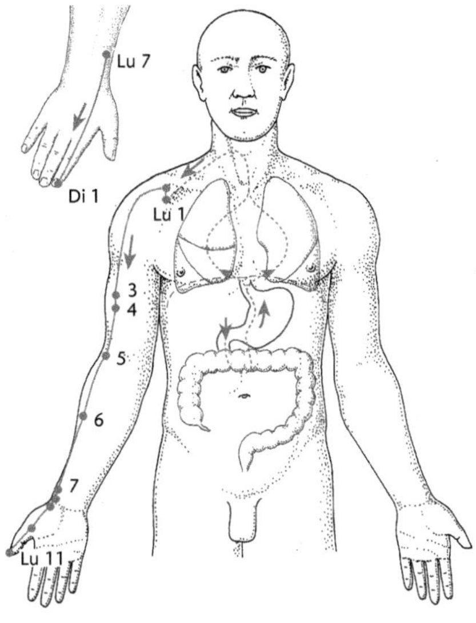

Abb. II-12a Die zwölf Hauptleitbahnen *(jingmai)*: *Shoutaiyin* (Lu) (aus: Focks 2006)

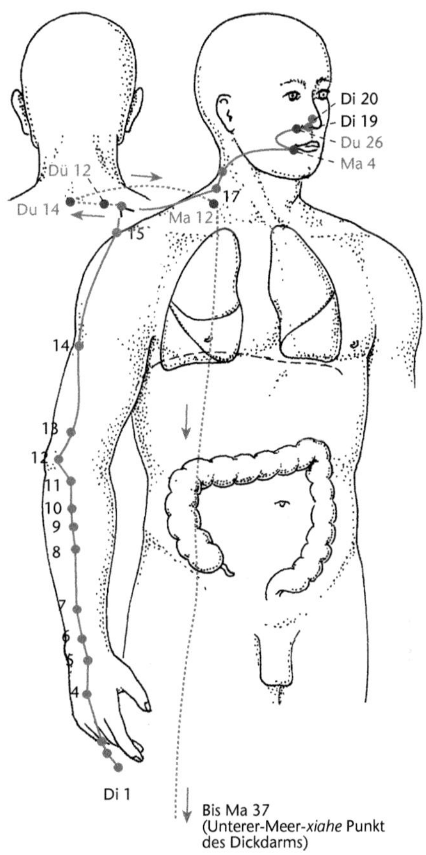

Abb. II-12b Hauptleitbahn *(jingmai) Shouyangming* (Di) (aus: Focks 2006)

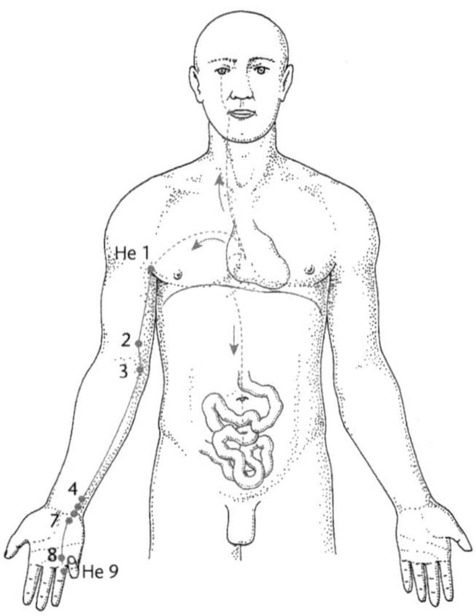

Abb. II-12c Hauptleitbahn *(jingmai) Shoushaoyin* (He) (aus: Focks 2006)

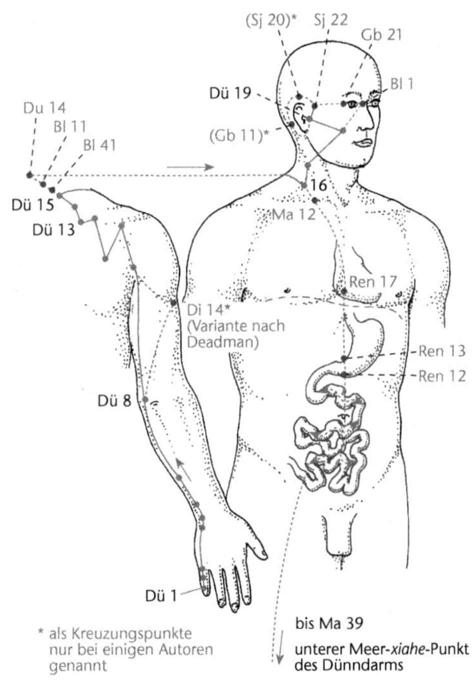

Abb. II-12d Hauptleitbahn *(jingmai) Shoutaiyin* (Dü) (aus: Focks 2006)

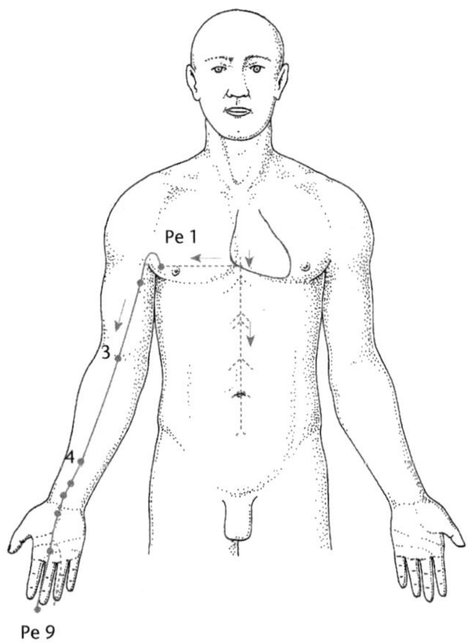

Abb. II-12e Hauptleitbahn *(jingmai) Shoujueyin* (Pe) (aus: Focks 2006)

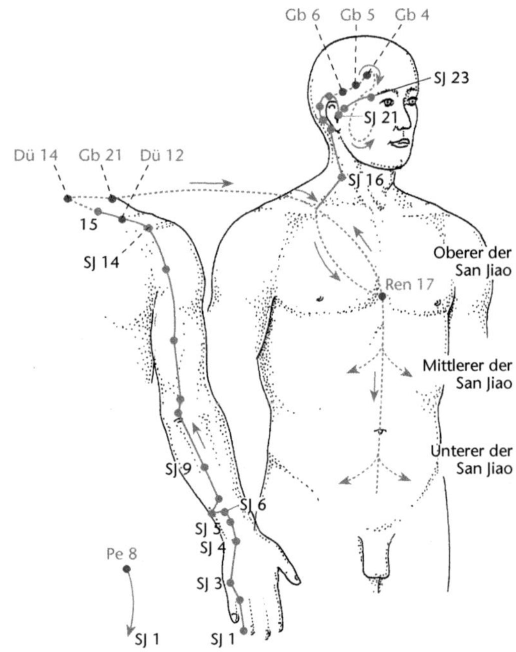

Abb. II-12f Hauptleitbahn *(jingmai) Shoushaoyang* (3E) (aus: Focks 2006)

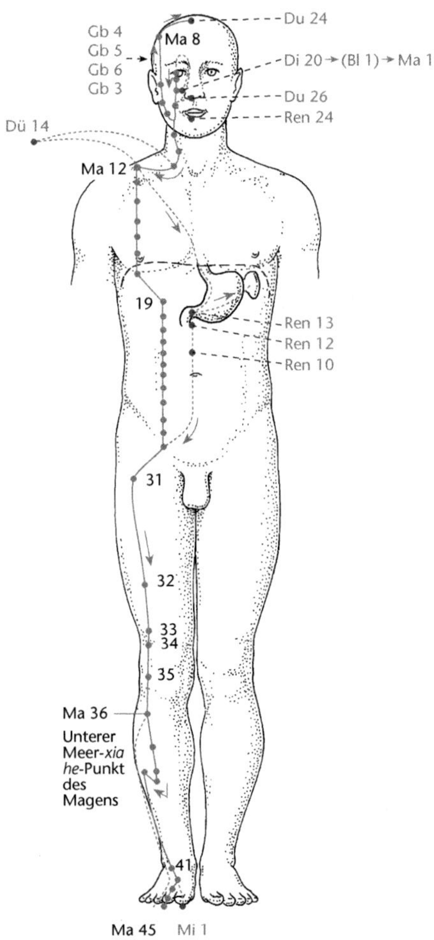

Abb. II-12g Hauptleitbahn *(jingmai) Zuyangming* (Ma) (aus: Focks 2006)

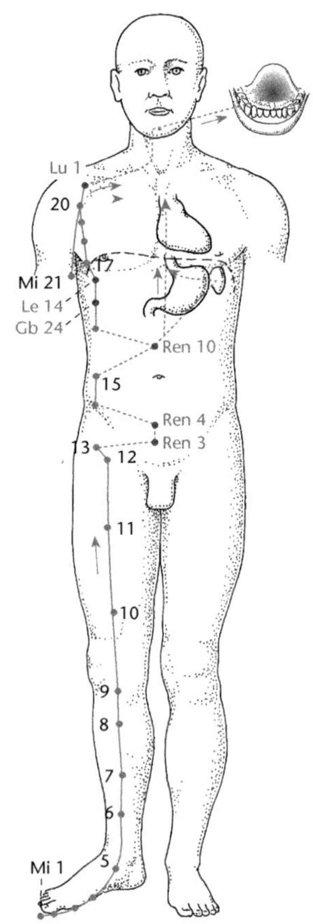

Abb. II-12h Hauptleitbahn *(jingmai) Zutaiyin* (Mi) (aus: Focks 2006)

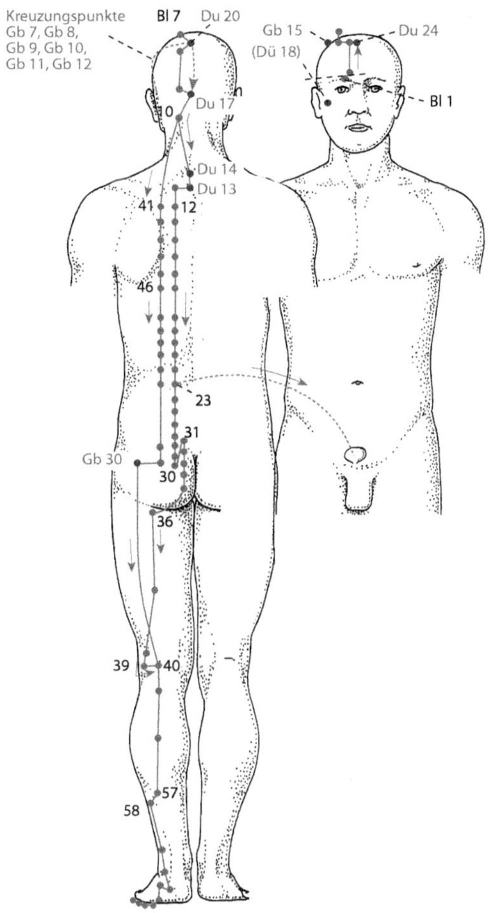

Abb. II-12i Hauptleitbahn *(jingmai) Zutaiyang* (Bl) (aus: Focks 2006)

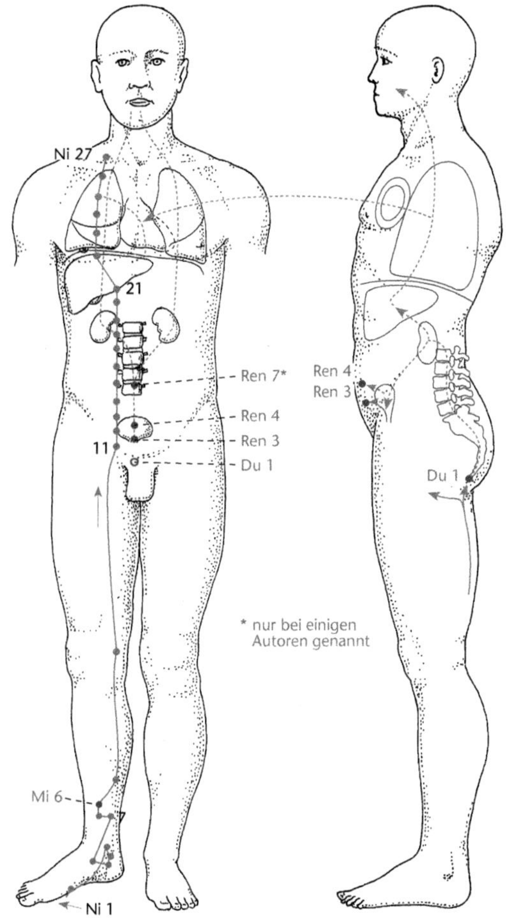

Abb. II-12j Hauptleitbahn *(jingmai) Zushaoyin* (Ni) (aus: Focks 2006)

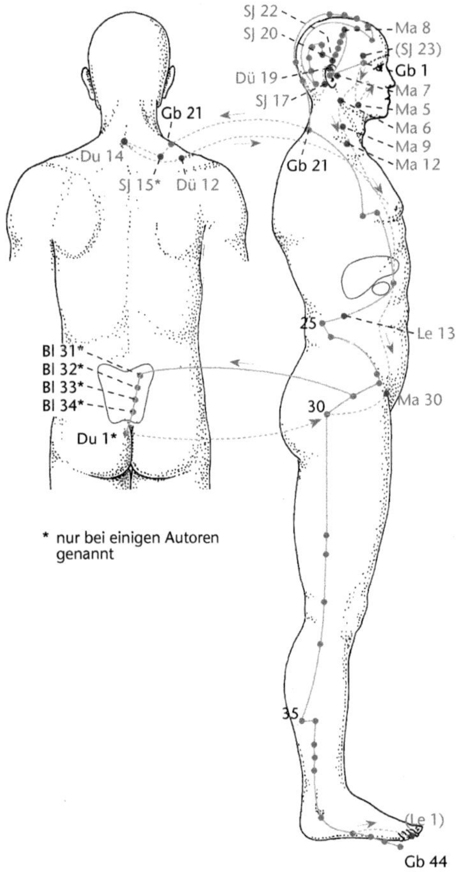

Abb. II-12k Hauptleitbahn *(jingmai) Zushaoyang* (Gb) (aus: Focks 2006)

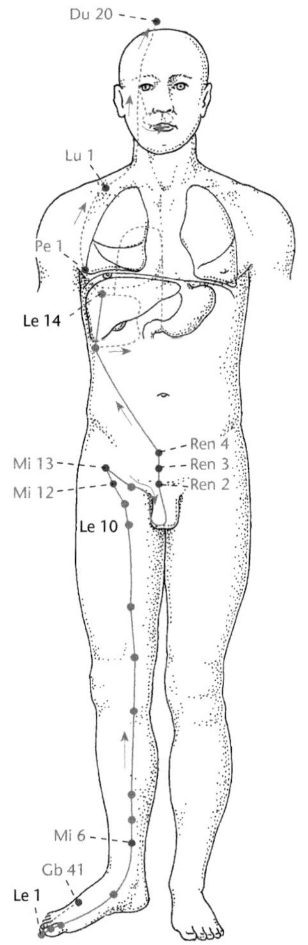

Abb. II-12l Hauptleitbahn *(jingmai) Zujueyin* (Le) (aus: Focks 2006)

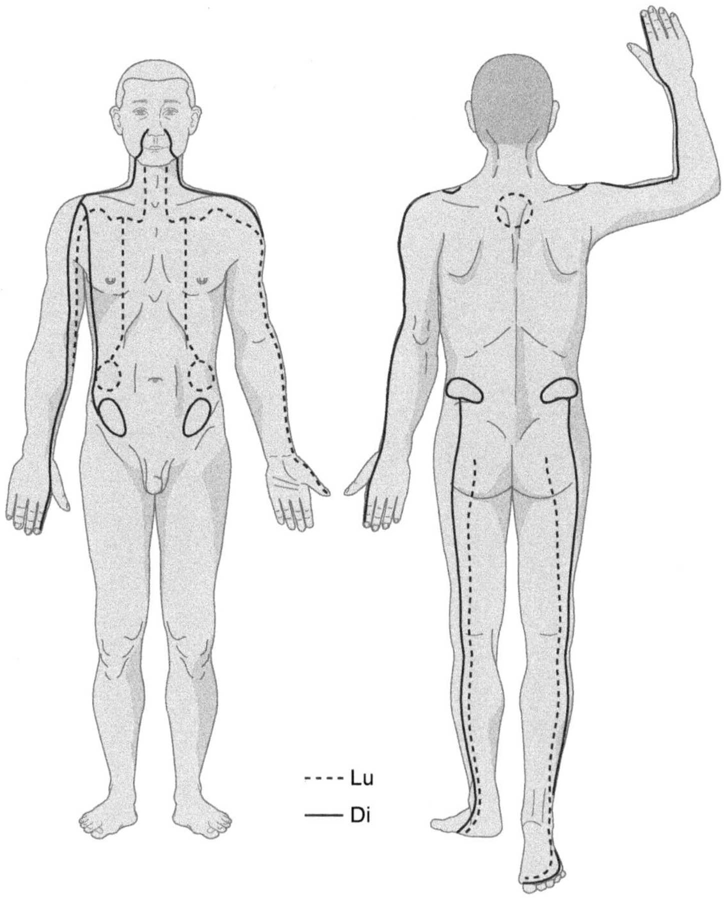

Abb. II-13a Das Leitbahnsystem nach Masunaga: Lu-Di-Meridian

Diese Leitbahnen werden ergänzt durch das **Leitbahnsystem nach Masunaga** (➤ Abb. II-13). Dieser hat für den Gebrauch im Shiatsu das klassische Leitbahnnetz übernommen, teilweise leicht modifiziert und einige Leitbahnverläufe erweitert. Dadurch ist die Nutzung der Leitbahnen im Shiatsu deutlich erweitert und bereichert worden.

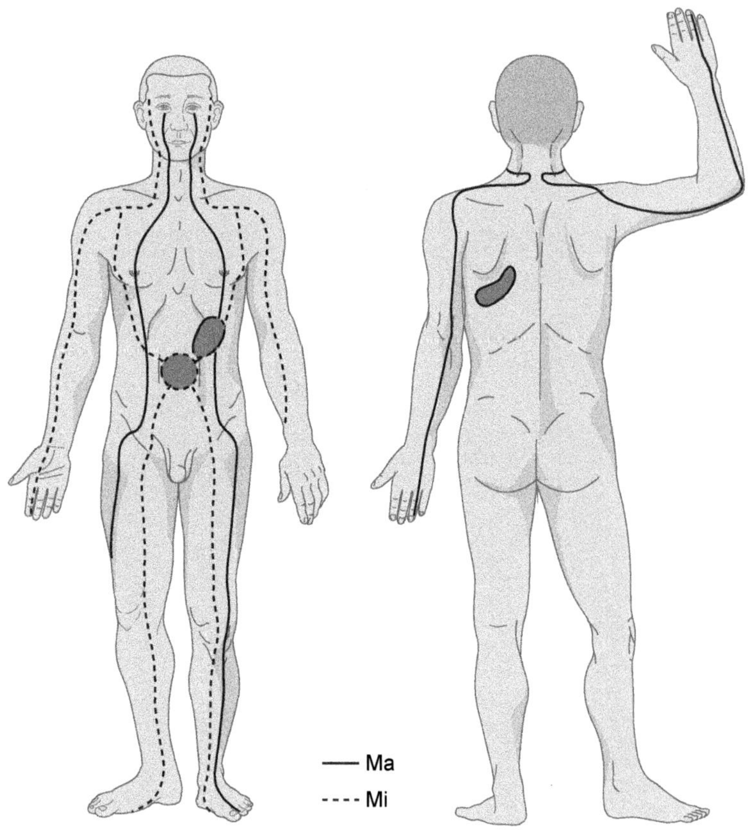

Abb. II-13b Ma-Mi-Meridian nach Masunaga

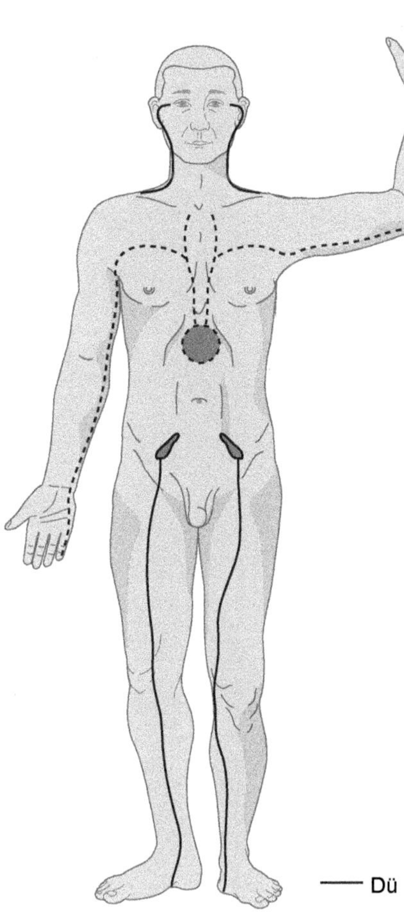

Abb. II-13c He-Dü-Meridian nach Masunaga

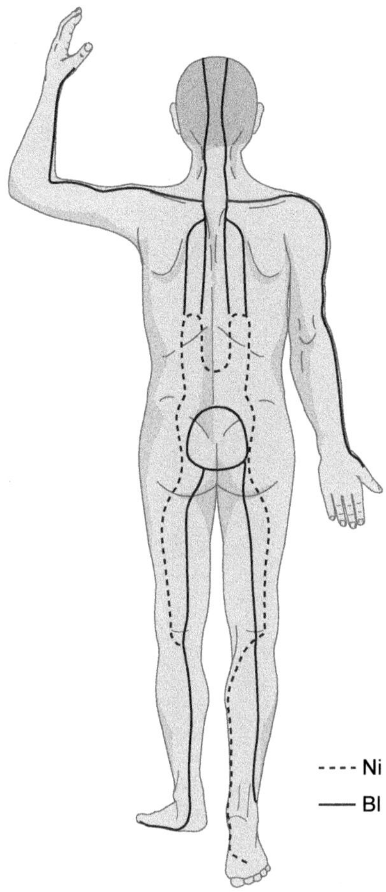

Abb. II-13d Ni-Bl-Meridian hinten nach Masunaga

1

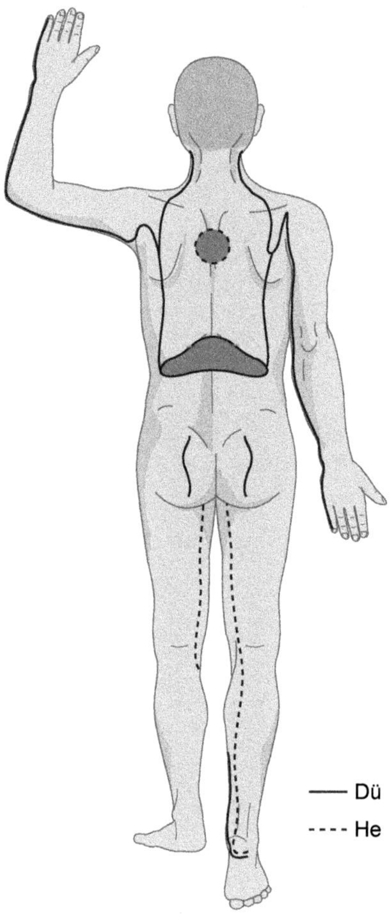

Abb. II-13e He-Dü-Meridian nach Masunaga

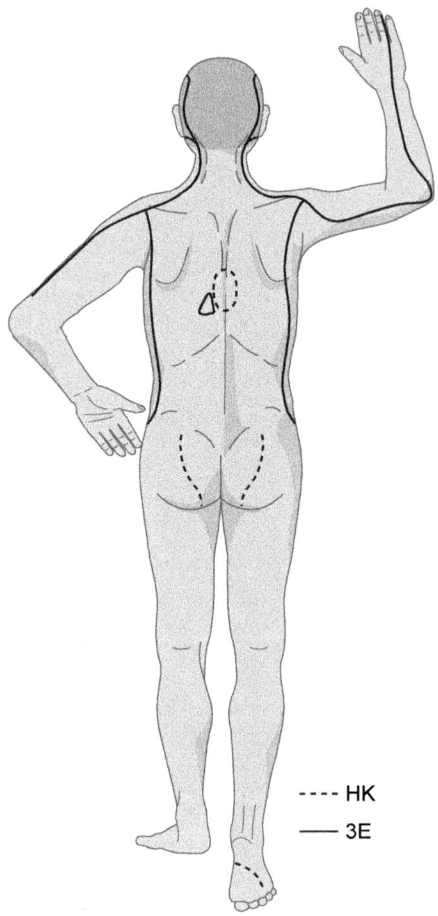

Abb. II-13f HC-3E-Meridian nach Masunaga

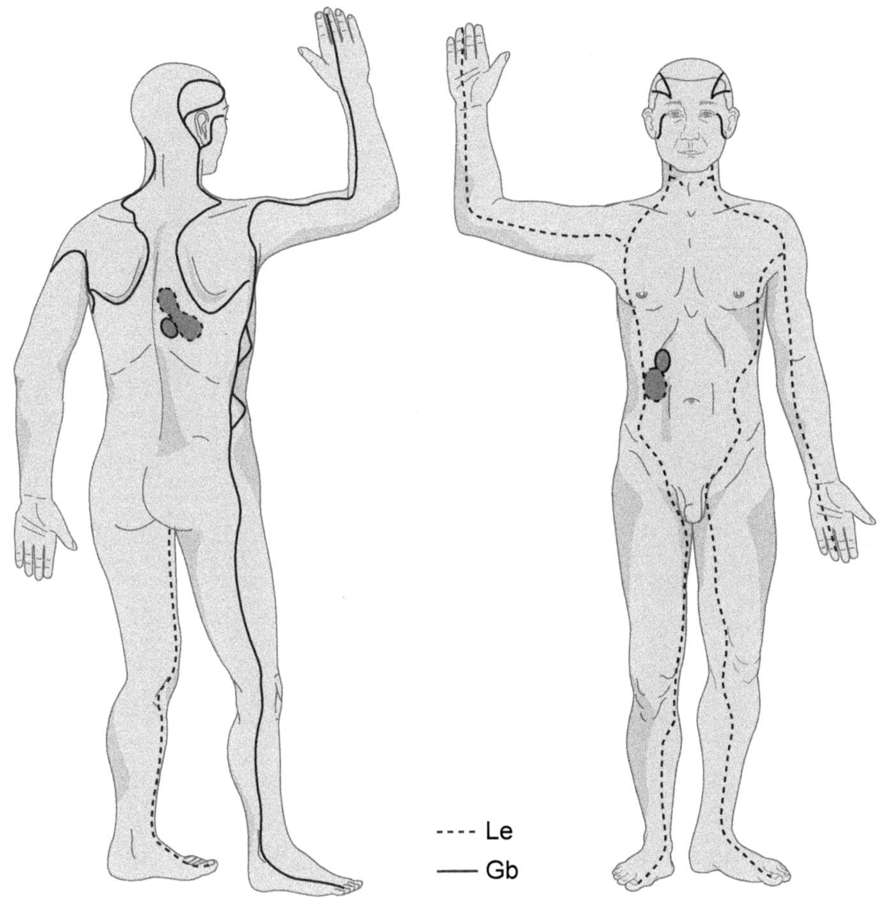

Abb. II-13g Le-Gb-Meridian nach Masunaga

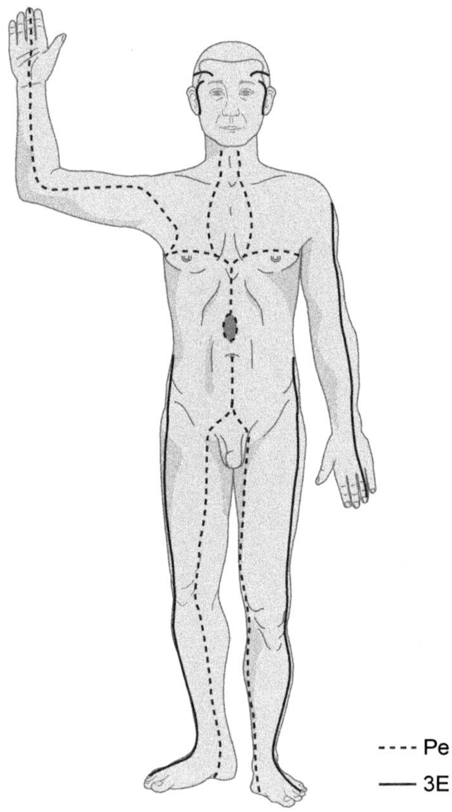

Abb. II-13h Pe-3E-Meridian nach Masunaga

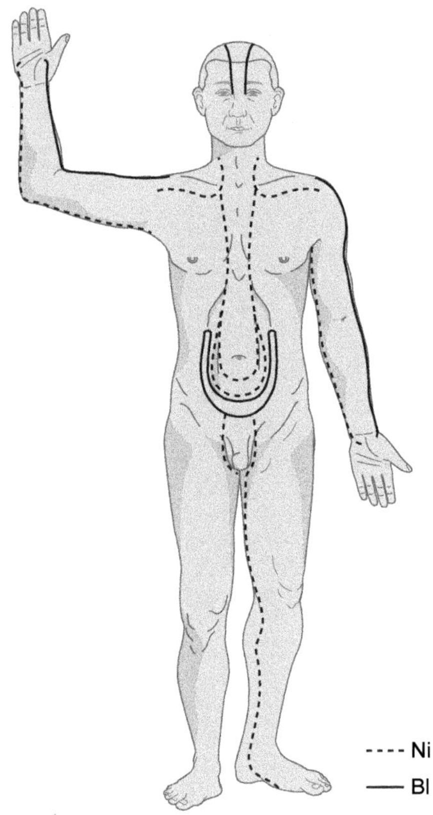

Abb. II-13i Ni-Bl-Meridian vorn nach Masunaga

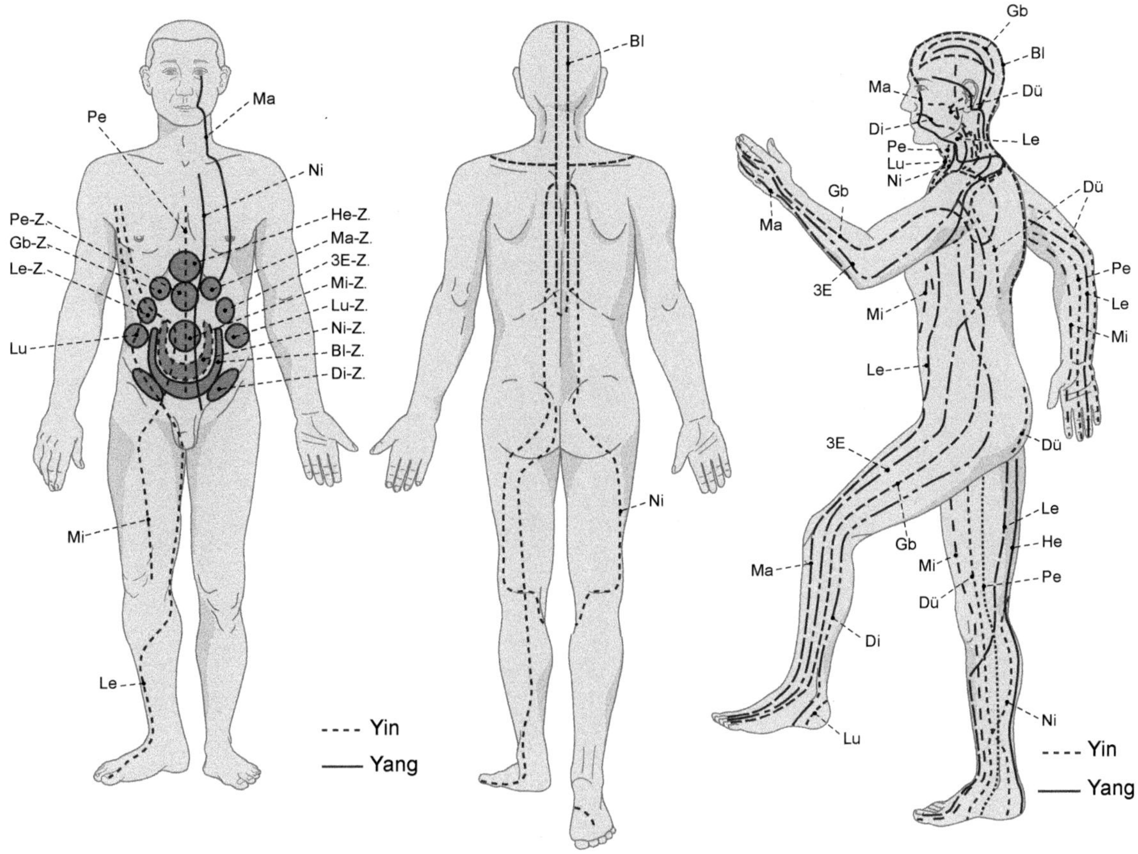

Abb. II-13j Yin-Yang-Meridian nach Masunaga

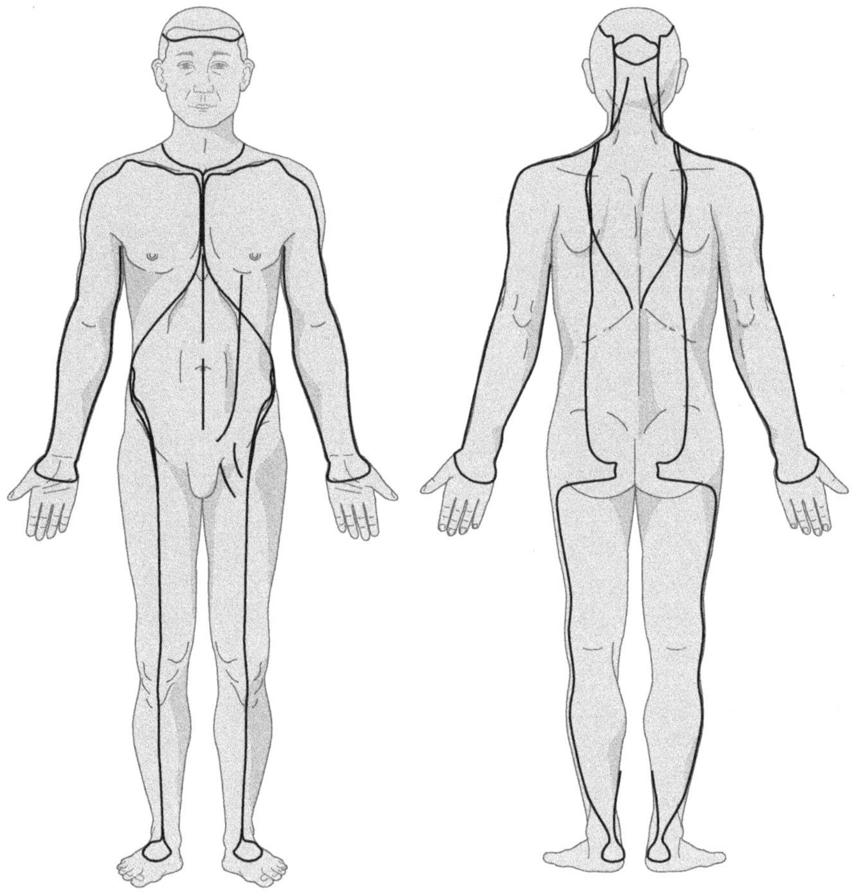

Abb. II-14 Die zusätzliche Leitbahn im IdosShiatsu: *shentaiweiyinyangjing*

Im IdosShiatsu wird die Behandlung durch eine weitere eigenständige Leitbahn geprägt. Diese wird als *shentaiweiyinyangjing* (äußerster körperlicher Grenzverlauf von *yinyang*) bezeichnet (➤ Abb. II-14).

Den verschiedenen Leitbahnsystemen sind unterschiedliche Funktionen zu eigen.

Die Funktionen der zwölf Hauptleitbahnen (jingmai)

Die Hauptleitbahnen *(jingmai)* besitzen eine direkte Verbindung mit den Funktionskreisen. Liegen die den Funktionskreisen zugeordneten Organe oberhalb des Zwerchfells, dann verlaufen die entsprechenden Leitbahnen entsprechend in den oberen Extremitäten. Liegen sie unterhalb desselben, so verlaufen sie an den unteren Extremitäten. Bei Masunaga verlaufen sämtliche Hauptleitbahnen *(jingmai)* im Ober- und Unterkörper.

Die Bahnen verlaufen in einer *yinyang*-Synergie: Jeder *yin*-Leitbahn ist eine *yang*-Leitbahn zugeordnet.

Damit verfügt jede Leitbahn über eine wirkungsvolle Verbindung zum Oberkörper und Unterkörper und zu den äußeren und inneren Schichten des *qi*.

Die Hauptleitbahnen steuern in mächtiger Weise die Zirkulation und Verteilung von *qi* (Energie) und Blut *(xue)*. Die Namen der Leitbahnen ergeben sich durch deren *yinyang*-Energetik und ihrer topologischen Körperzuordnung sowie ihrer Anbindung an die Funktionskreise.

Die zwölf Hauptleitbahnen *(jingmai)* hinsichtlich ihrer *yinyang*-Kopplung:

- *Shoutaiyin Feijing* (Lu) – *Shouyangming Dachangjing* (Di)
- *Zuyangming Weijing* (Ma) – *Zutaiyin Pijing* (Mi)
- *Shoushaoyin Xinjing* (He) – *Shoutaiyang Xiaochangjing* (Dü)
- *Zutaiyang Pangguangjing* (Bl) – *Zushaoyin Shenjing* (Ni)
- *Shoujueyin Xinbaojing* (Pe) – *Shoushaoyang Sanjiaojing* (3E)
- *Zushaoyang Danjing* (Gb) – *Zujueyin Ganjing* (Le)

In 24 Stunden läuft das *qi* durch diese Hauptleitbahnen. Der Kreislauf des *qi* beginnt nachts um drei Uhr in der *Shoutaiyin* (Lu) Leitbahn und endet nach einem Umlauf in der *Zujueyin* (Le) Leitbahn und wieder mit dem Einmünden in die die *Shoutaiyin* (Lu) Leitbahn.

Alle Hauptleitbahnen können so als ein großer Kreislauf angesehen werden. Dieser Kreislauf bedingt, dass das *qi* in den *yin*-Leitbahnen primär von unten nach oben und in den *yang*-Leitbahnen von oben nach unten verläuft (➢ Abb. II-15).

Die *yin/yang*-Zuordnung bewirkt zudem, dass das *qi* von der Körperoberfläche und Außenseite in die Körpertiefe und Innenseite fließt.

Der Verlauf der Flussrichtungen ist bei den Behandlungen entsprechend zu berücksichtigen. Dieser Verlauf kann je nach systematisierender Sicht unterschiedlich sein!

Zu dieser Kopplung besteht unter den Leitbahnen *(jingmai)* noch eine *yangyang*- und *yinyin*-Kopplung, sodass das *yang* und das *yin* eine Oben-Unten-Verbindung besitzen (➢ Abb. II-16).

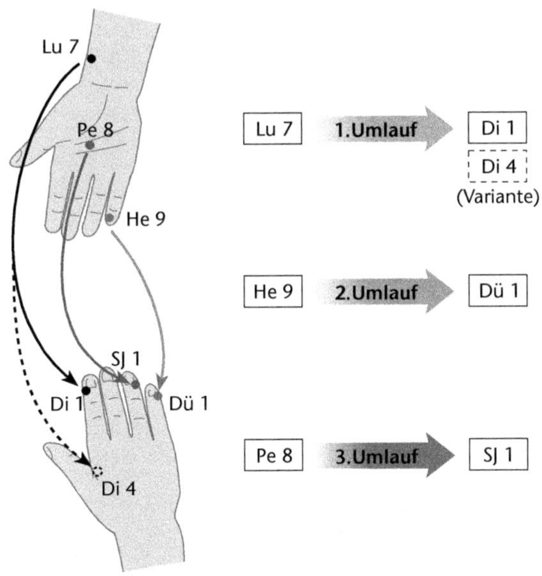

Abb. II-15a Die *yin-yang*-Verbindung an der Hand (aus: Focks 2006)

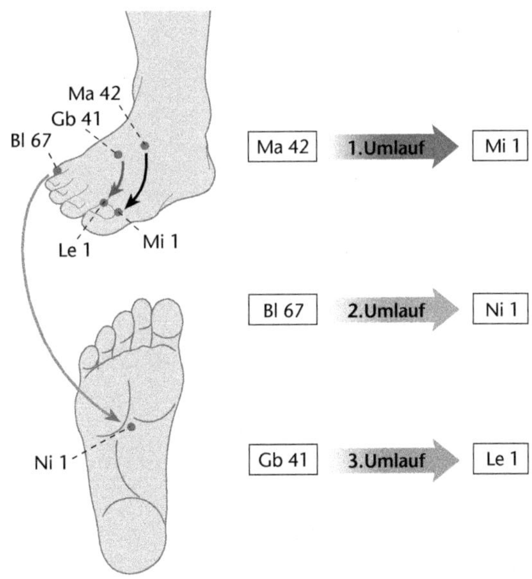

Abb. II-15b Die *yin-yang*-Verbindung am Fuß (aus: Focks 2006)

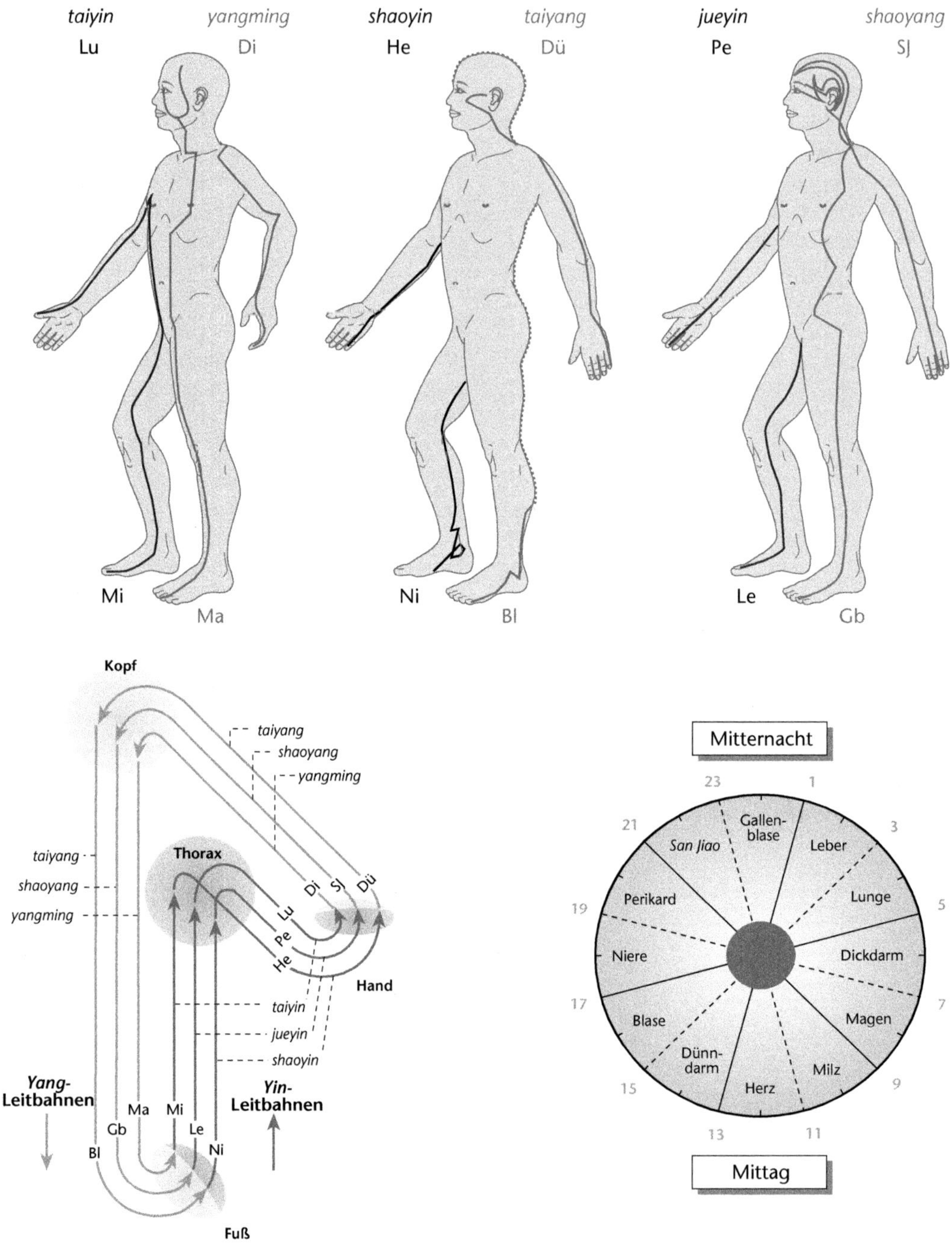

Abb. II-15c Der *yin-yang*-Kreislauf (aus: Focks 2006)

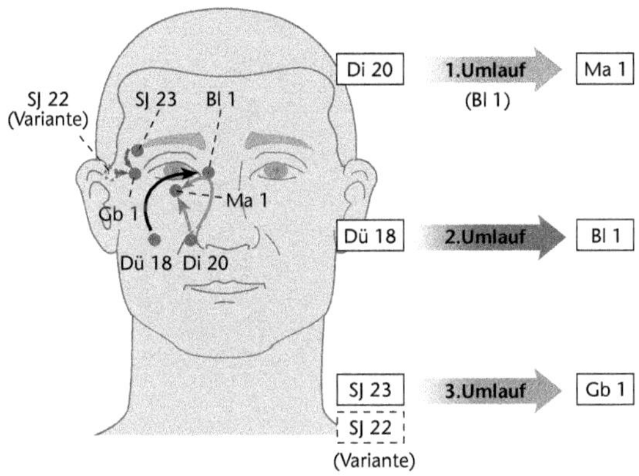

Abb. II-16a Die *yangyang*-Kopplung (aus: Focks 2006)

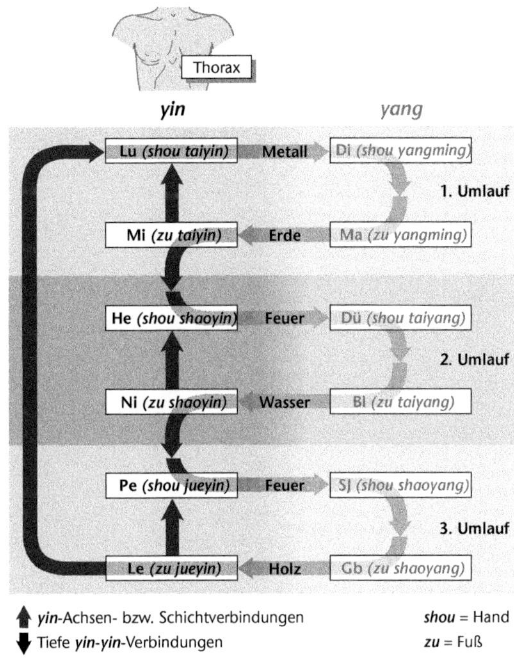

Abb. II-16b Die *yinyin*-Kopplung (aus: Focks 2006)

Die Funktionen der zwölf Leitbahnzweige (jingbie)

Diese bilden Nebenstränge der Hauptleitbahnen. Sie zweigen an den Extremitäten in Gelenknähe von den Hauptleitbahnen ab, ziehen von dort in die Tiefe des Rumpfes, vernetzen sich mit den Funktionskreisen und ziehen an die Außenseite des Kopfes (➢ Abb. II-17).

Die Flussrichtung dieser Leitbahnzweige verläuft von distal nach zentral und kranial. Die *yang*-Leitbahnzweige münden wieder in die entsprechenden *yang*-Hauptbahnen ein und die *yin*-Leitbahnzweige münden in die zugehörige *yang*-Hauptleitbahn ein.

SHIATSU-DIAGNOSE/-TECHNIK

Der Verlauf dieser Flussrichtungen ist bei den Behandlungen entsprechend zu beachten. Generell erzielt die Behandlung dieser Bahnen eine direkte und schnelle Verbindung zwischen Extremitäten, *hara* und Kopf. Häufig begleiten quasi elektromagnetische Reaktionen die Behandlung dieser Bahnen.

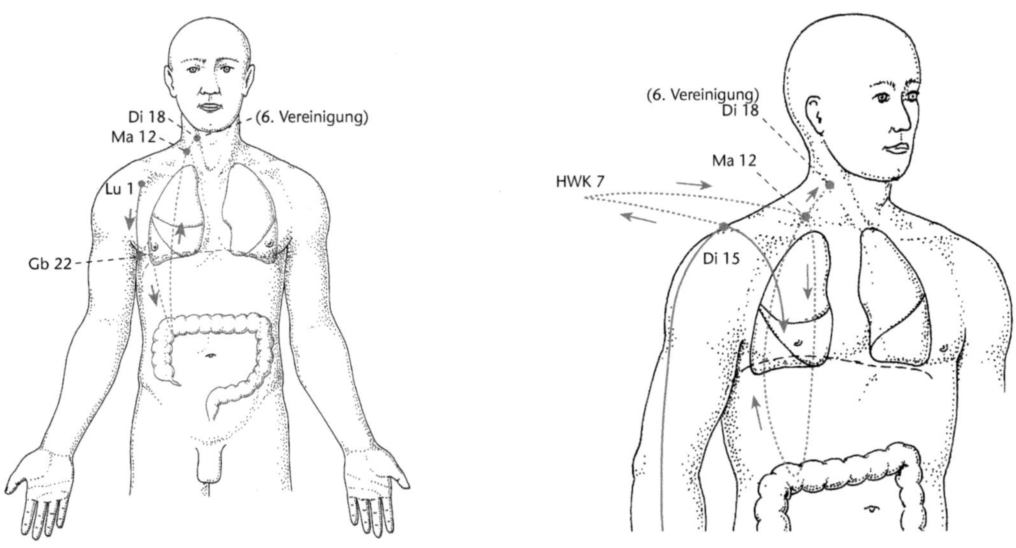

Abb. II-17a Die zwölf Leitbahnzweige *(jingbie)*: Lu/Di (aus: Focks 2006)

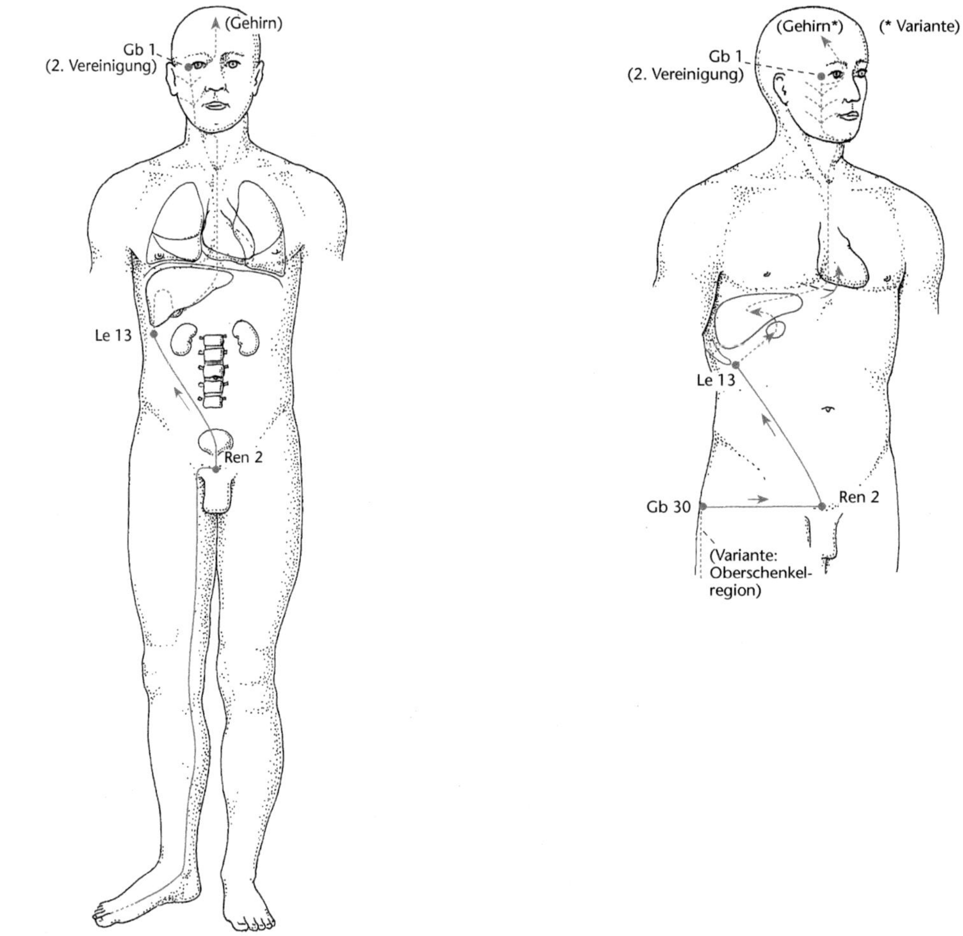

Abb. II-17b Leitbahnzweig *(jingbie)* Le/Gb (aus: Focks 2006)

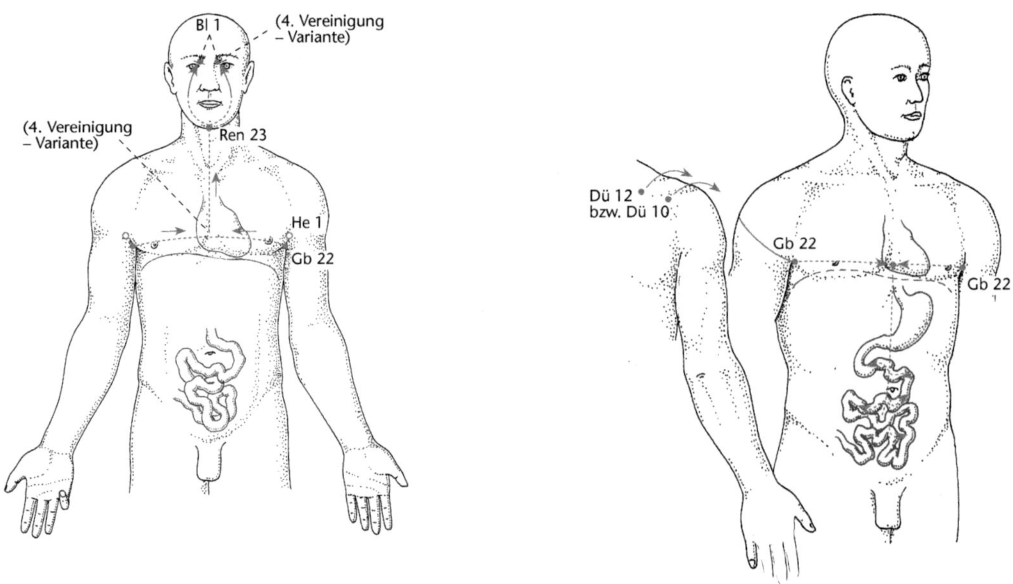

Abb. II-17c Leitbahnzweig *(jingbie)* He/Dü (aus: Focks 2006)

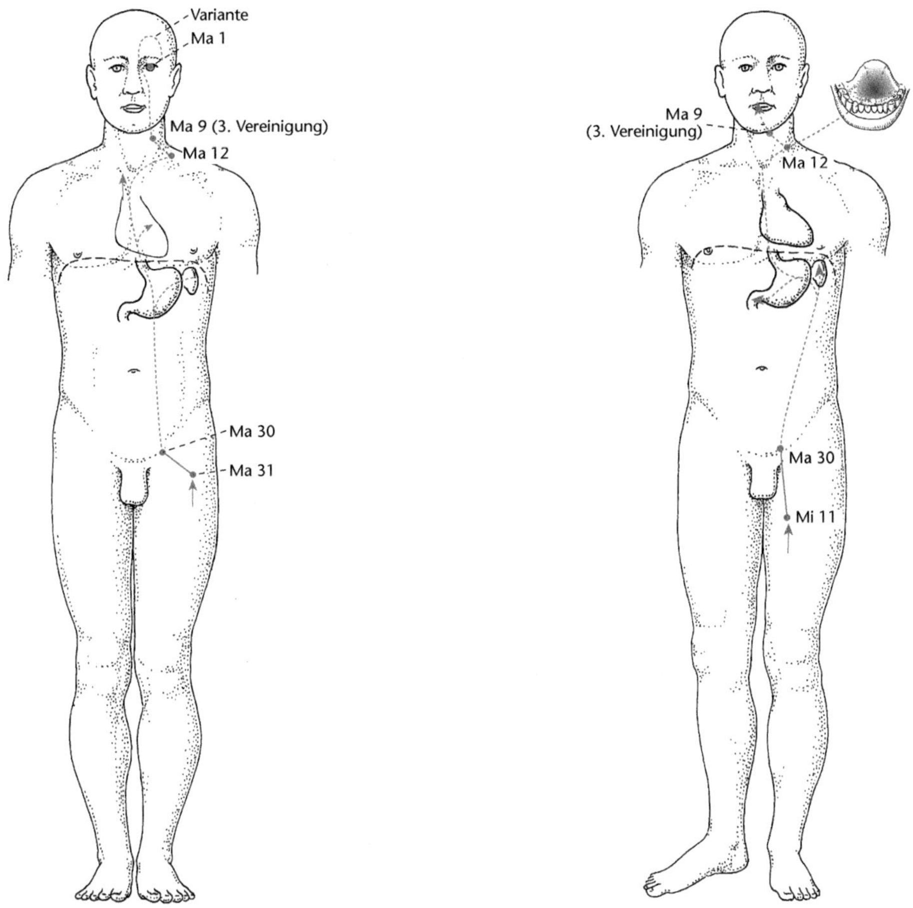

Abb. II-17d Leitbahnzweig *(jingbie)* Ma/Mi (aus: Focks 2006)

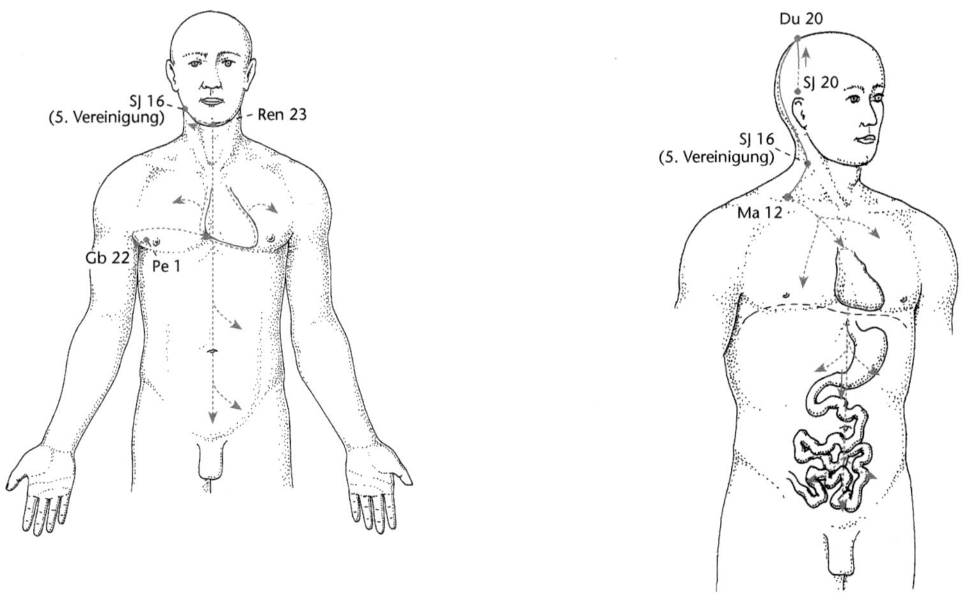

Abb. II-17e Leitbahnzweig *(jingbie)* Pe/3E (aus: Focks 2006)

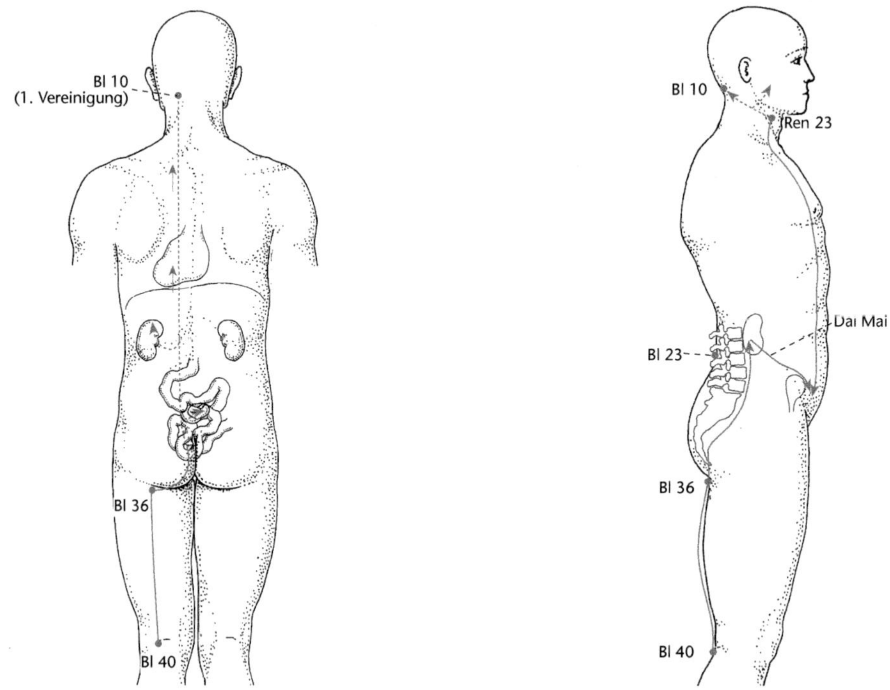

Abb. II-17f Leitbahnzweig *(jingbie)* Bl/Ni (aus: Focks 2006)

Die Funktionen der Acht Unpaarigen Leitbahnen (qijing bamai)

Diese Bahnen sind nicht in die *yinyang*-Synergie aufgeteilt. Sie sind auch keinem speziellen Funktionskreis zugeordnet. Die Unpaarigen Leitbahnen besitzen keine eigenen Punkte, sondern teilen sich einige Punkte mit den Hauptleitbahnen. Eine Ausnahme bilden der *Renmai* (Ren) und der *Dumai* (Du) mit eigenen Punkten (➢ Abb. II-18).

Diese Bahnen stellen *qi*-Ausgleichsreservoirs dar. Da sie nicht in die *yinyang*-Energetik fallen, werden sie unpaarig genannt; dazu sind sie zum großen Teil unpaarig in dem Sinne, dass sie nur auf einer Körperseite verlaufen.

SHIATSU-DIAGNOSE/-TECHNIK

Diese Bahnen wirken außerordentlich intensiv hinsichtlich einer Gesamtkörperbehandlung sowohl der Topografie nach (der gesamte Leib wirkt wie insgesamt und tief berührt), als auch der körperlich-seelischen-geistigen Ebenen nach (die Patienten reagieren auf den genannten Ebenen sehr sensibel und wach: dies ist ein guter Anknüpfungspunkt der Gezielten Gesprächsführung).

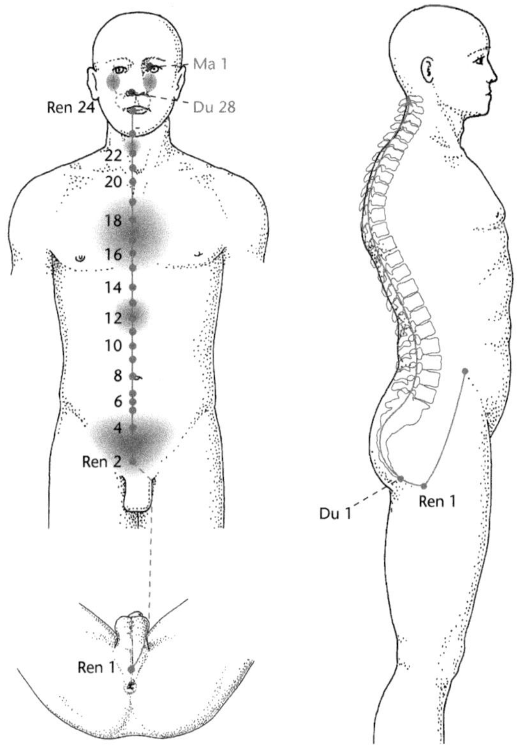

Abb. II-18a Die Acht Unpaarigen Leitbahnen *(qijing bamai)*: Renmai (aus: Focks 2006)

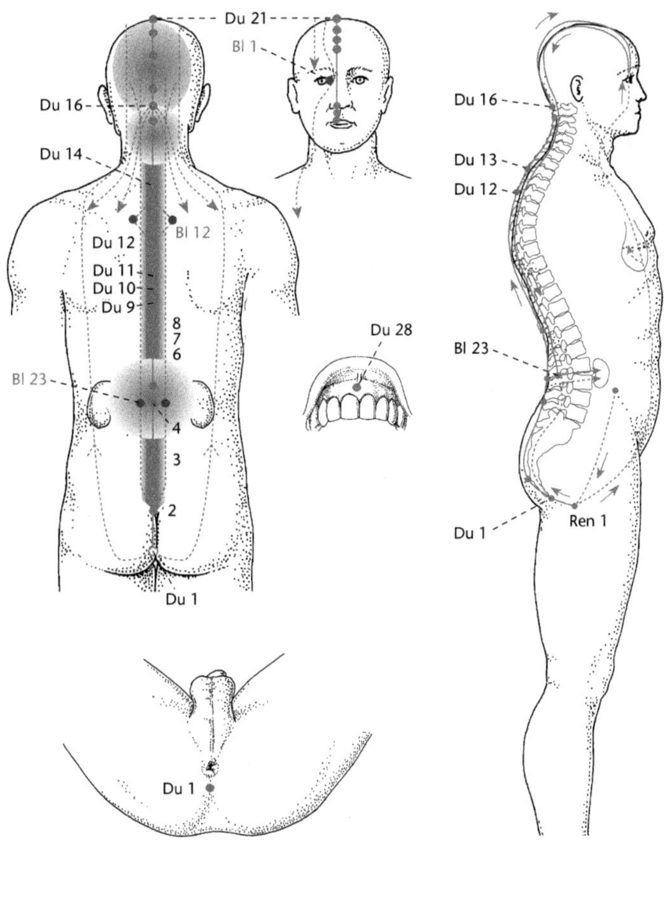

Abb. II-18b Unpaarige Leitbahn *(qijing bamai)* Dumai (aus: Focks 2006)

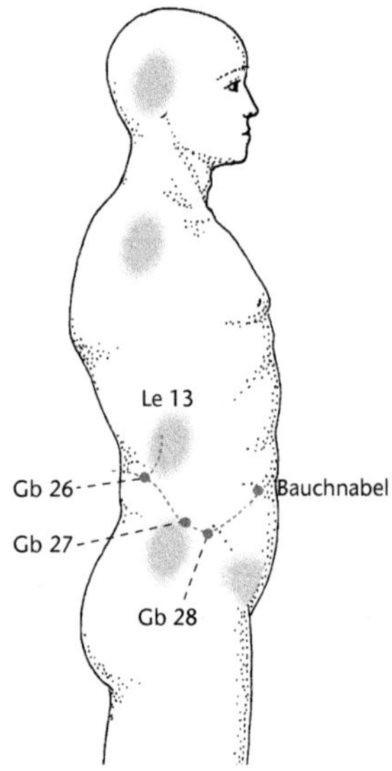

Abb. II-18c Unpaarige Leitbahn *(qijing bamai)* Daimai (aus: Focks 2006)

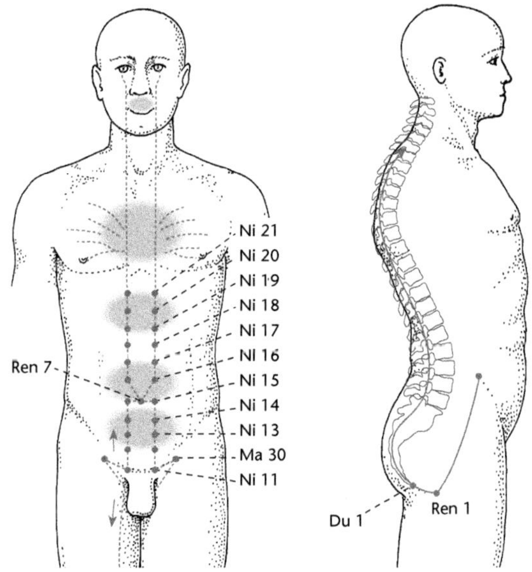

Abb. II-18d Unpaarige Leitbahn *(qijing bamai)* Chongmai (aus: Focks 2006)

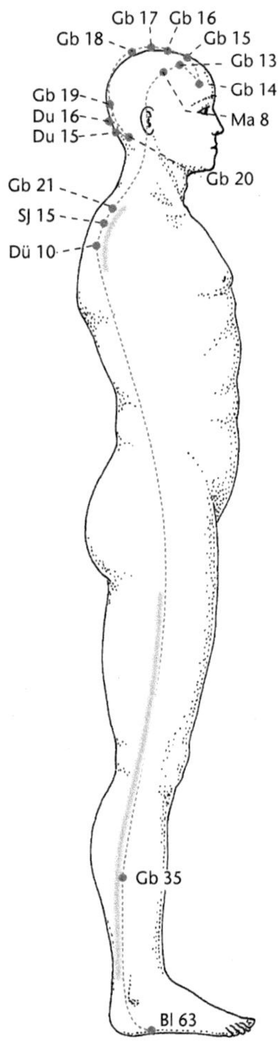

Abb. II-18e Unpaarige Leitbahn *(qijing bamai)* Yangweimai (aus: Focks 2006)

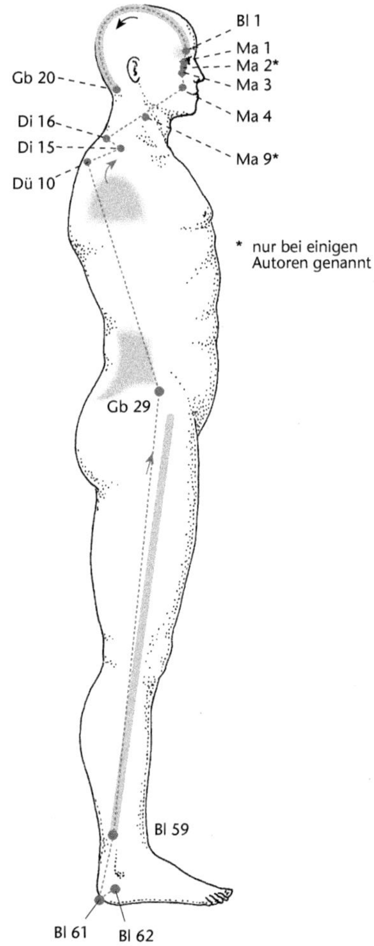

Abb. II-18f Unpaarige Leitbahn *(qijing bamai)* Yangqiaomai (aus: Focks 2006)

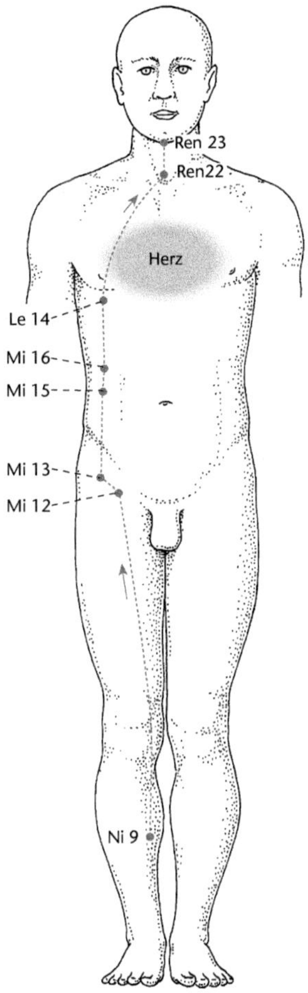

Abb. II-18g Unpaarige Leitbahn *(qijing bamai)* Yinweimai (aus: Focks 2006)

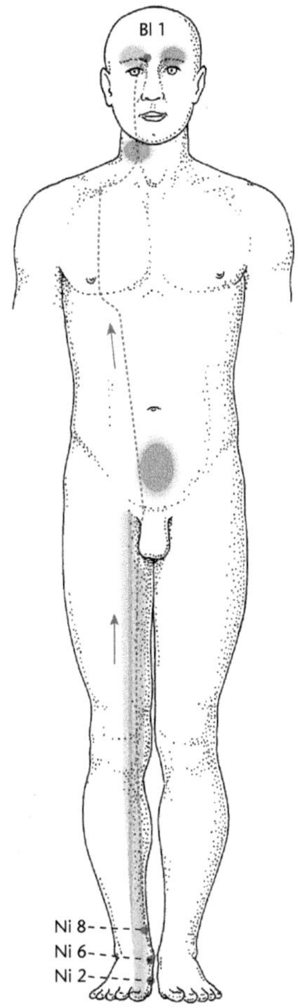

Abb. II-18h Unpaarige Leitbahn *(qijing bamai)* Yinqiaomai (aus: Focks 2006)

Die Funktionen der 15 Netzleitbahnen (luomai)

Diese Netzbahnen treten distal von den Ellenbogen- und Kniegelenken hervor und stellen an den jeweiligen äußeren Extremitäten ein verzweigtes Netz zwischen den gekoppelten *yinyang*-Hauptleitbahnen dar. Dieses Netz verknüpft sich besonders an den *luo*-Punkten und den *yuan*-Punkten, also den entsprechenden Punkten, der jeweils gekoppelten Hauptleitbahnen (➤ Abb. II-19).

Hervorzuheben ist die Netzleitbahn des Gebiets von *dabao* (Mi 21). Von dort steht eine große Milz-Netzleitbahn *(pidaluo)* mit allen Netzleitbahnen *(luomai)* in Verbindung.

SHIATSU-DIAGNOSE/-TECHNIK

Durch die Arbeit an den Netzleitbahnen kann ein freier Durchfluss und eine effiziente Verbindung des gesamten Leitbahnflusses erzielt werden.

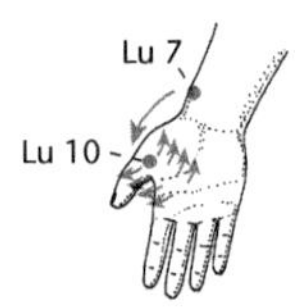

Abb. II-19a Die 15 Netzleitbahnen *(luomai)*: *Luomai* der Lu-Leitbahn (aus: Focks 2006)

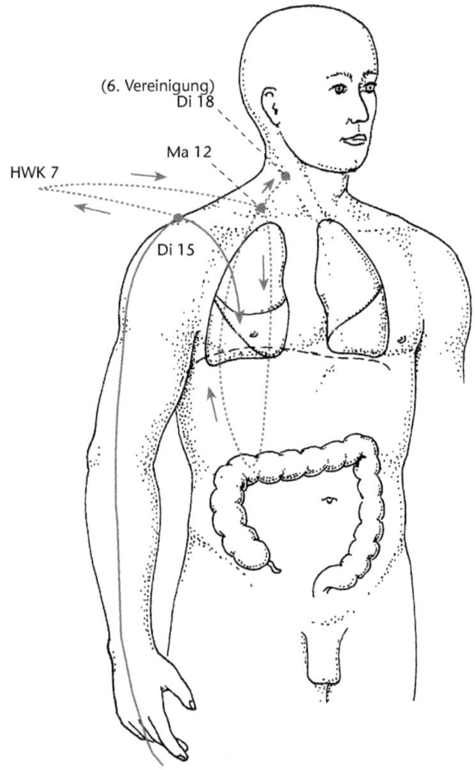

Abb. II-19b *Luomai* der Di-Leitbahn (aus: Focks 2006)

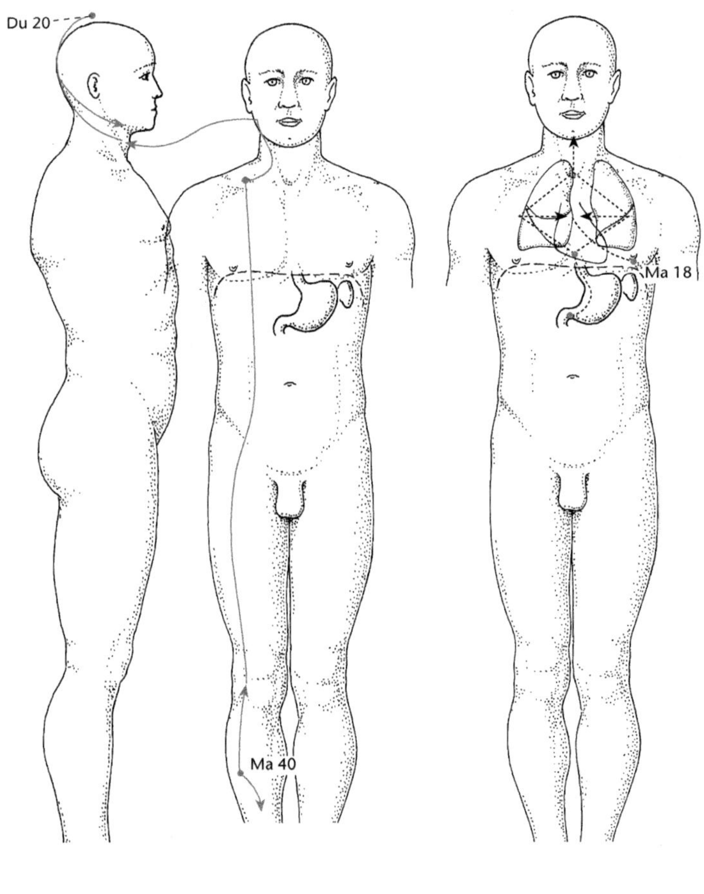

Abb. II-19c *Luomai* der Ma-Leitbahn (aus: Focks 2006)

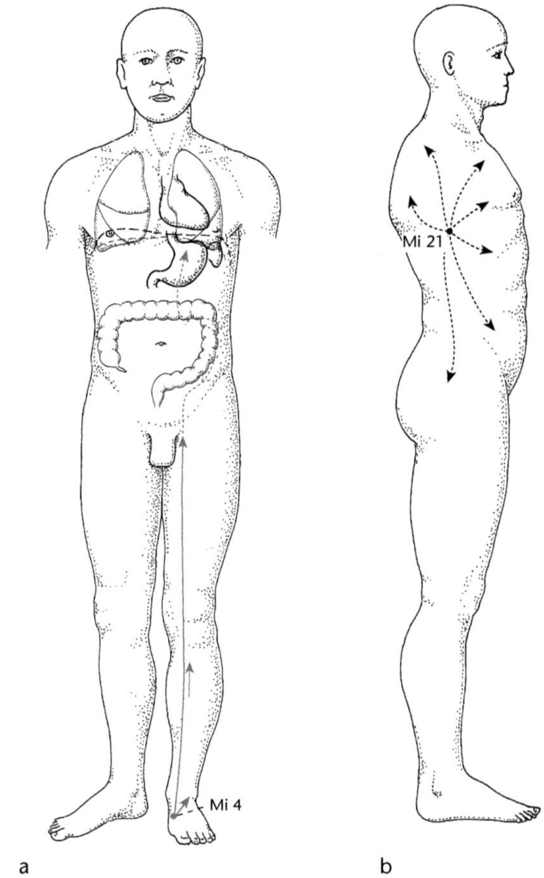

Abb. II-19d *Luomai* der Mi-Leitbahn (aus: Focks 2006)

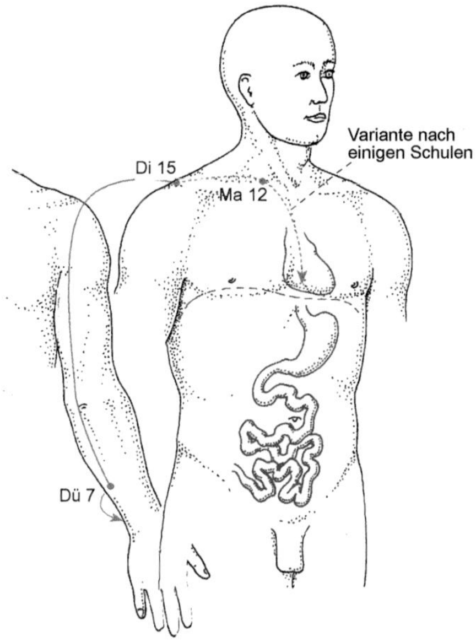

Abb. II-19f *Luomai* der Dü-Leitbahn (aus: Focks 2006)

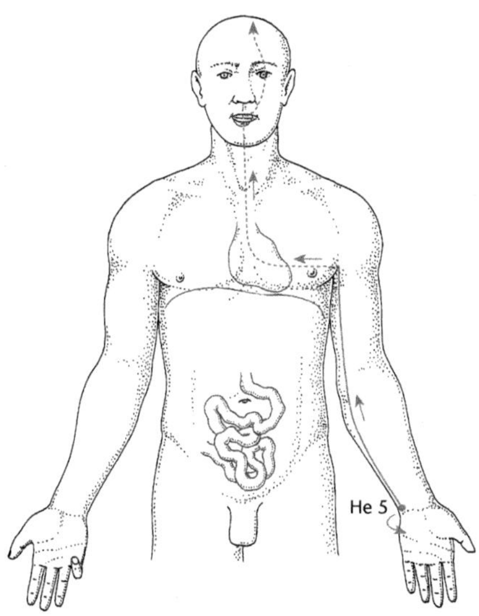

Abb. II-19e *Luomai* der He-Leitbahn (aus: Focks 2006)

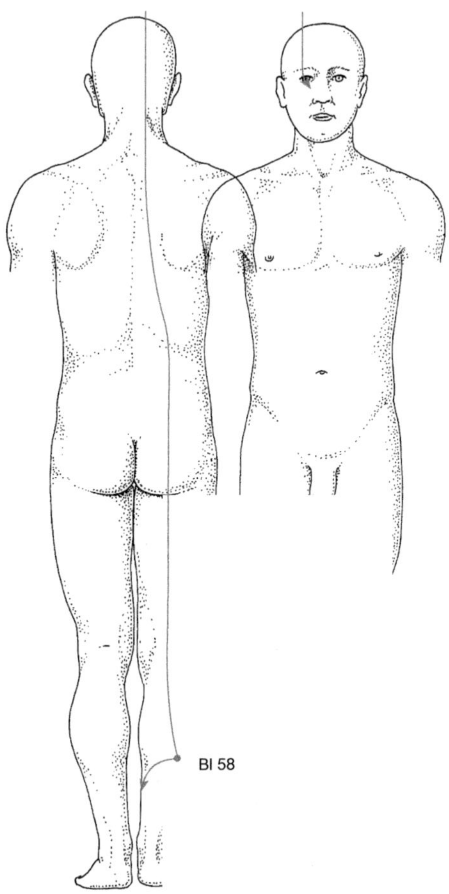

Abb. II-19g *Luomai* der Bl-Leitbahn (aus: Focks 2006)

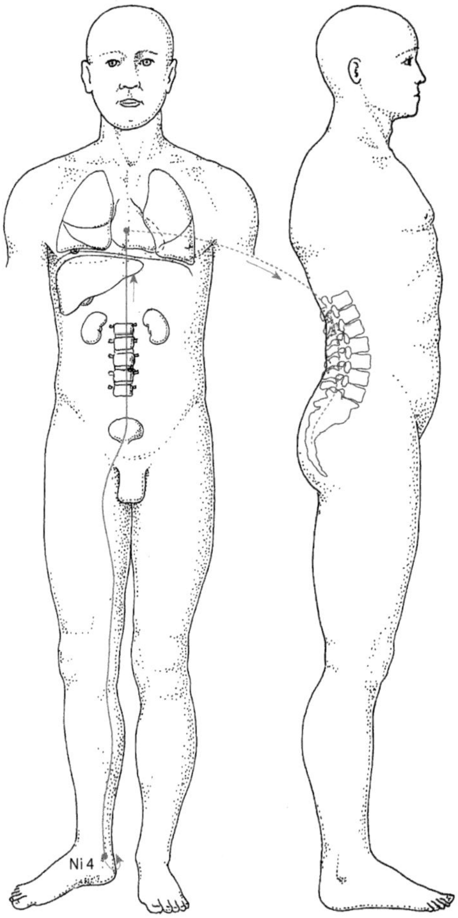

Abb. II-19h *Luomai* der Ni-Leitbahn (aus: Focks 2006)

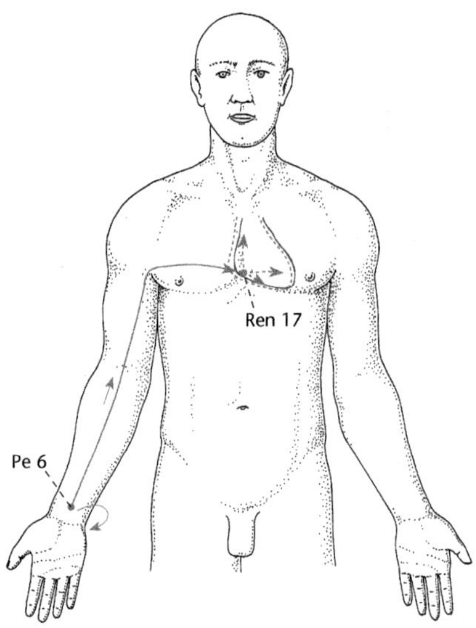

Abb. II-19i *Luomai* der Pe-Leitbahn (aus: Focks 2006)

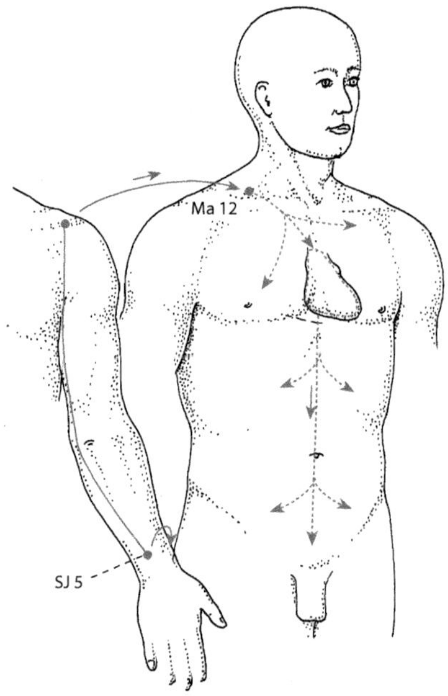

Abb. II-19j *Luomai* der Ni-Leitbahn (aus: Focks 2006)

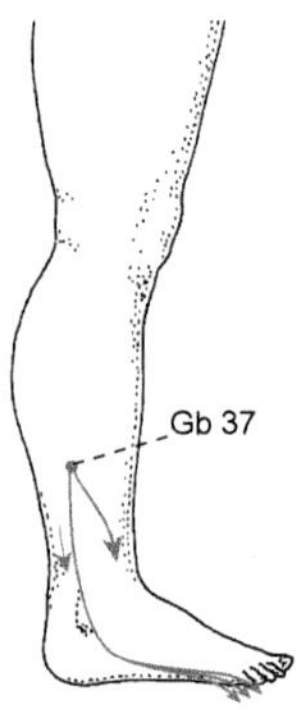

Abb. II-19k *Luomai* der Gb-Leitbahn (aus: Focks 2006)

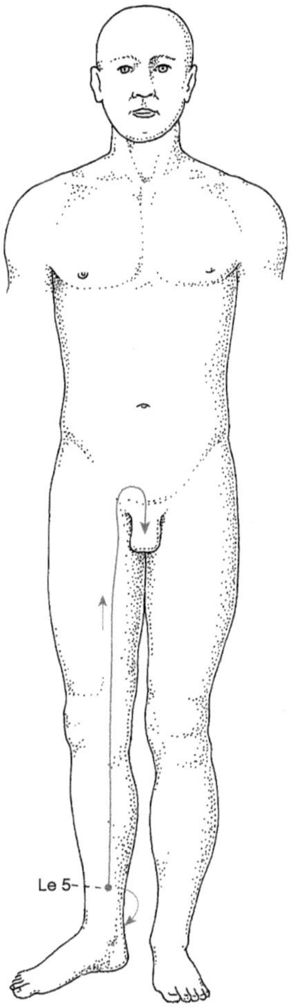

Abb. II-19l *Luomai* der Le-Leitbahn (aus: Focks 2006)

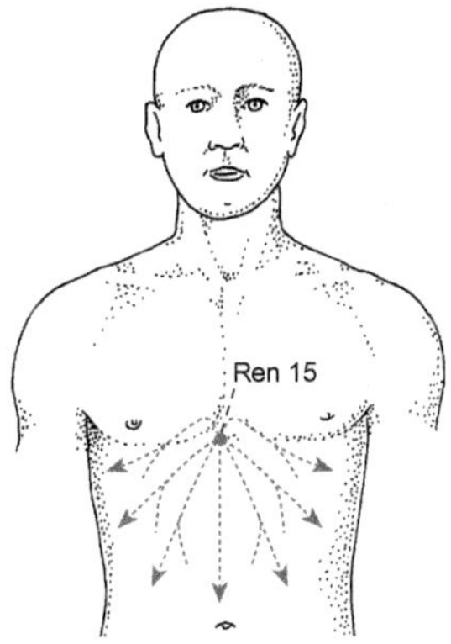

Abb. II-19m *Luomai* des Renmai (aus: Focks 2006)

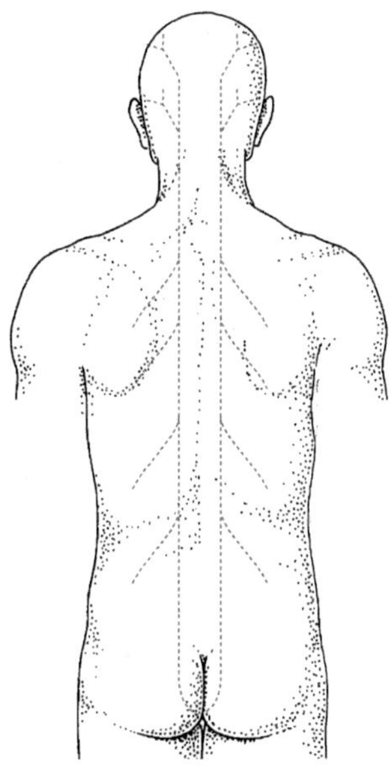

Abb. II-19n *Luomai* der Dumai (aus: Focks 2006)

1

Die Funktionen der Netzbahnzweige (bieluo) und Netzbahnen der dritten Generation (sunluo)

Die Netzbahnzweige *(bieluo)* agieren an allen Körpergelenken und versorgen dort energetisch deren Umgebung.

Die Netzbahnen der dritten Generation *(sunluo)* sind unzählige, feinste Verzweigungen, welche letztlich in flächiger Wirkung die gesamte Körperoberfläche versorgen und gleichfalls in dieser Weise im Innern des Körpers strömen (➢ Abb. II-20).

SHIATSU-DIAGNOSE/-TECHNIK

Die genannten Bahnen können durch allgemein haltende, flächige oder knetende Techniken durchwirkt und bearbeitet werden. Ebenso sind Techniken an den Gelenken wirkungsvolle Behandlungen dieser Energetik.

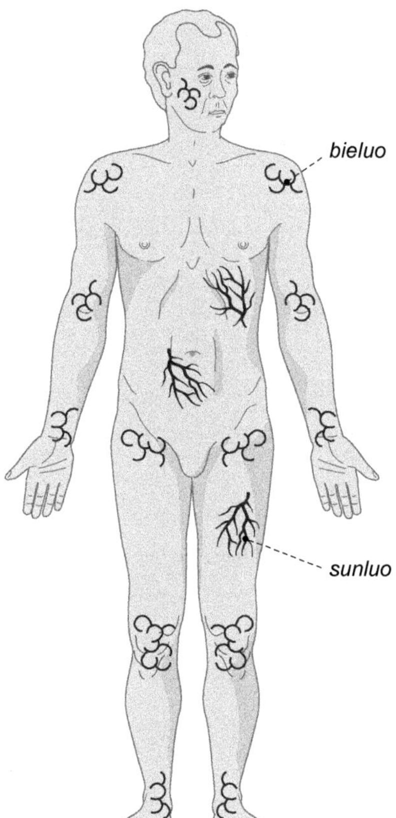

Abb. II-20 Die Netzbahnzweige *(bieluo)* und Netzbahnen der dritten Generation *(sunluo)*

Die Funktionen der zwölf Muskel-Sehnen-Leitbahnen (jingjin)

Die Muskel-Sehnen-Leitbahnen *(jingjin)* verlaufen breit angelegt mit den Hauptleitbahnen, besitzen jedoch keine intensive Verbindung mit den Funktionskreisen (➢ Abb. II-21).

Sie durchströmen das Muskelfleisch und die Sehnen und sind für den Bewegungsapparat von großer Bedeutung. Sie nehmen ihren Ausgang an den Spitzen der Extremitäten und ziehen so zum Kopf oder Rumpf. An den Gelenken und ihren Endbereichen werden sie gebündelt und sind als solche dort topografisch zu orten:

- Die Muskel-Sehnen-Bahnen des *yang* des Fußes am Os zygomaticum
- Die Muskel-Sehnen-Bahnen des *yin* des Fußes am Geschlechtsbereich
- Die Muskel-Sehnen-Bahnen des *yang* der Hand am Os frontale
- Die Muskel-Sehnen-Bahnen des *yin* der Hand am Epigastrium

SHIATSU-DIAGNOSE/-TECHNIK

Hier können die vielfältigen Techniken des Shiatsu, die des Streckens und der Dehnungen, die der Behandlungen durch Hand, Ellenbogen, Knie oder Füße des Behandlers und die des Entspannens oder Kräftigens zum Tragen kommen.
Da diese Leitbahnen tendenziell kräftig wirken, ist eine gewisse Vorsicht geboten. Nicht immer vertragen sie eine kräftige Behandlung!

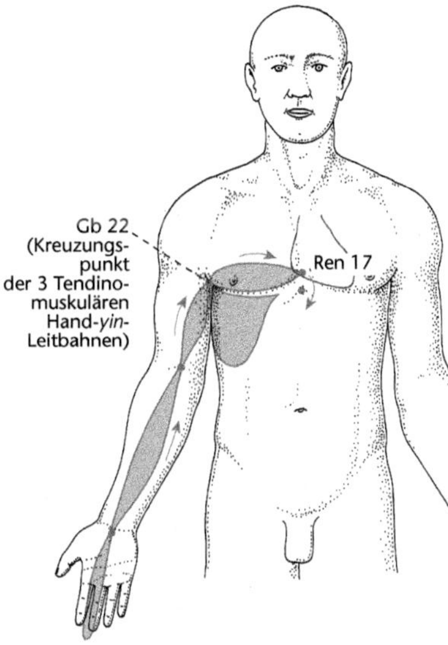

Abb. II-21a Die zwölf Muskel-Sehnen-Leitbahnen *(jingjin)*: Pe (aus: Focks 2006)

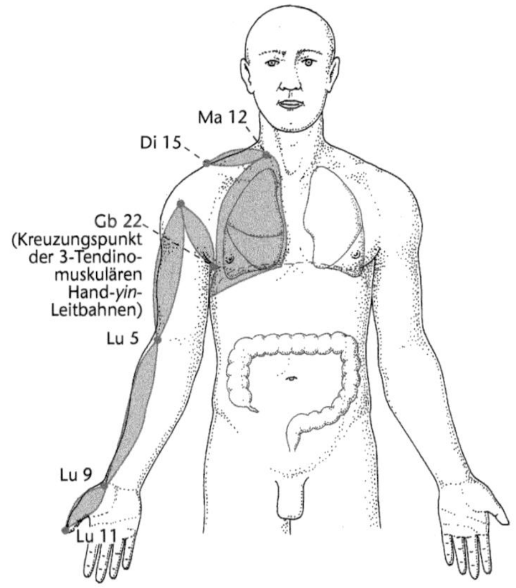

Abb. II-21b Muskel-Sehnen-Leitbahn *(jingjin)* Lu (aus: Focks 2006)

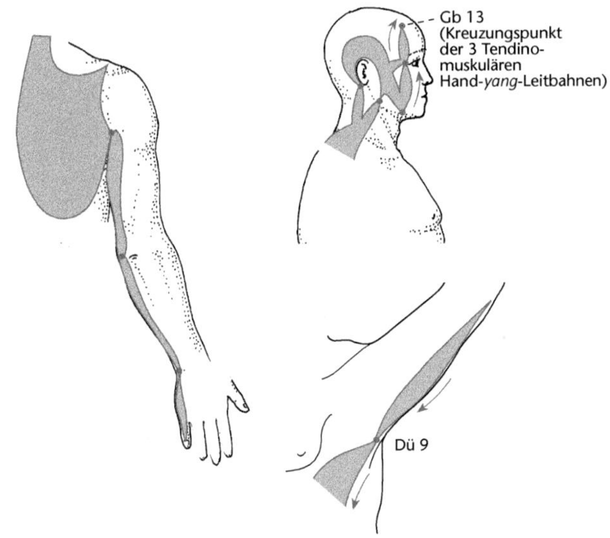

Abb. II-21c Muskel-Sehnen-Leitbahn *(jingjin)* Du (aus: Focks 2006)

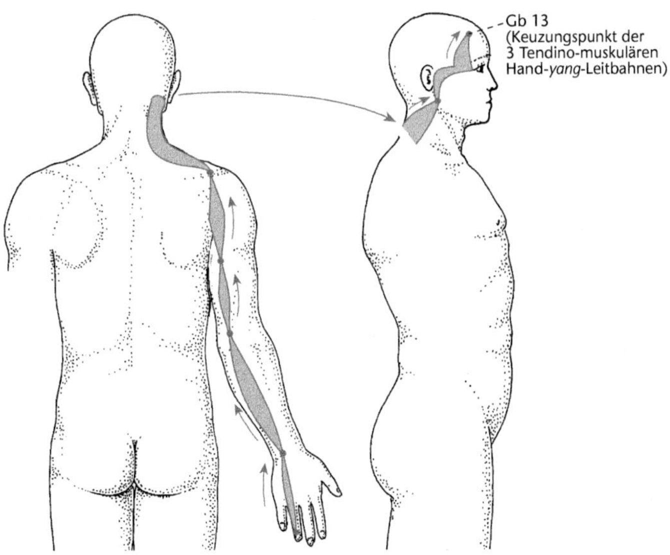

Abb. II-21d Muskel-Sehnen-Leitbahn *(jingjin)* 3E (aus: Focks 2006)

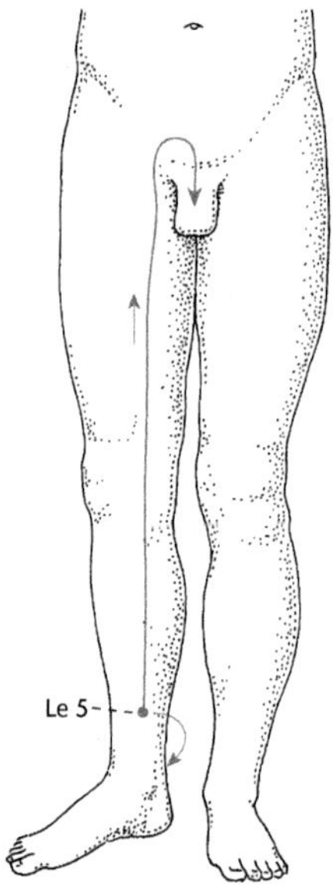

Abb. II-21e Muskel-Sehnen-Leitbahn *(jingjin)* Le (aus: Focks 2006)

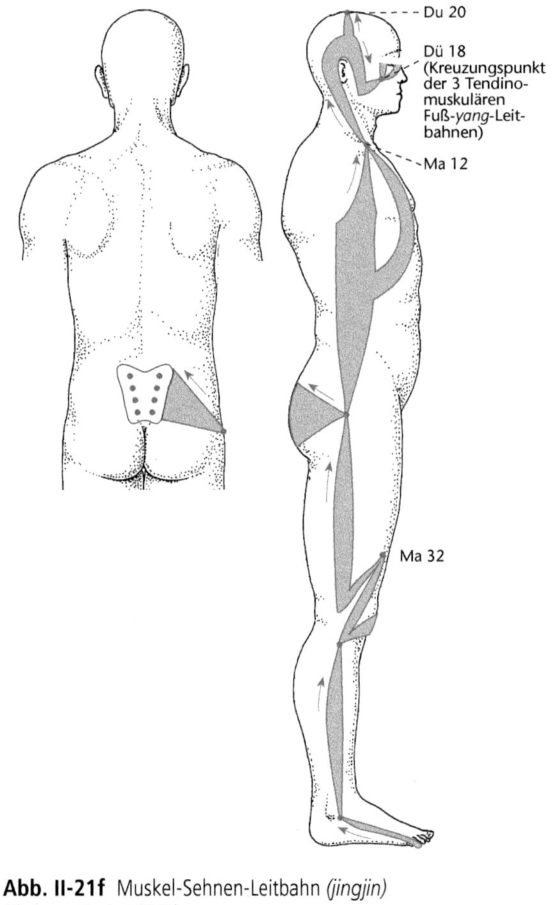

Abb. II-21f Muskel-Sehnen-Leitbahn *(jingjin)* Gb (aus: Focks 2006)

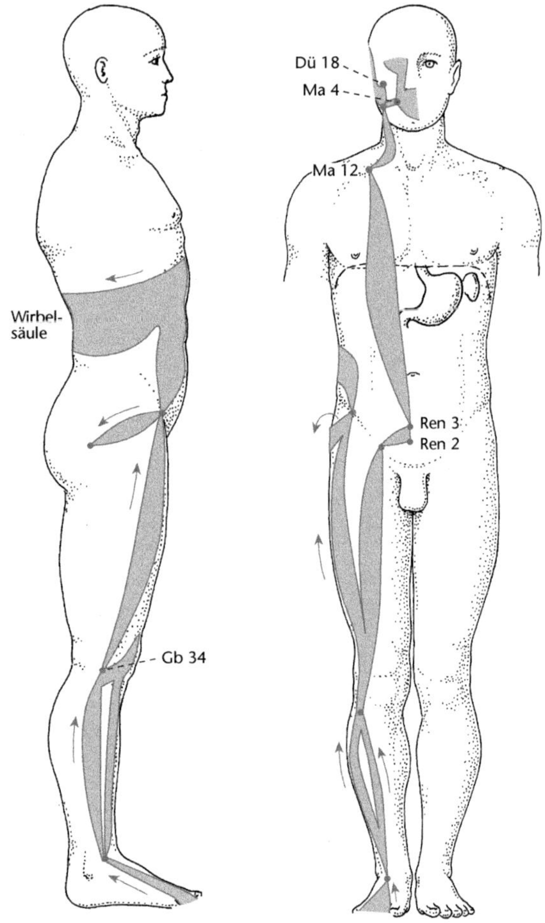

Abb. II-21g Muskel-Sehnen-Leitbahn *(jingjin)* Ma (aus: Focks 2006)

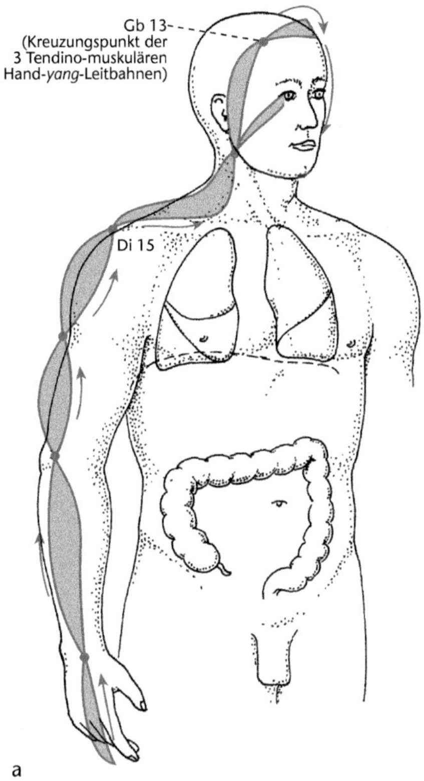

a

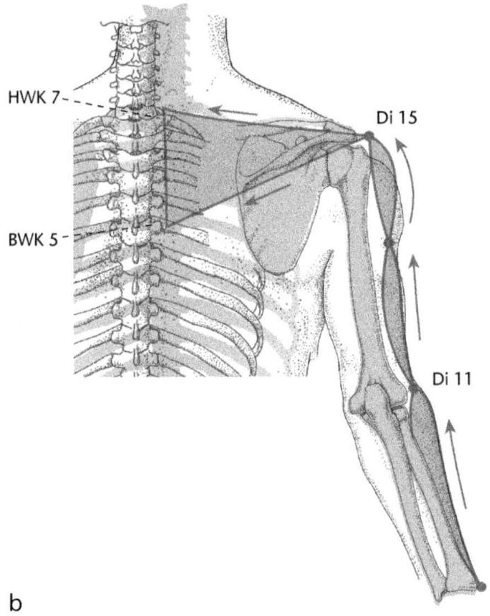

b

Abb. II-21h Muskel-Sehnen-Leitbahn *(jingjin)* Di (aus: Focks 2006)

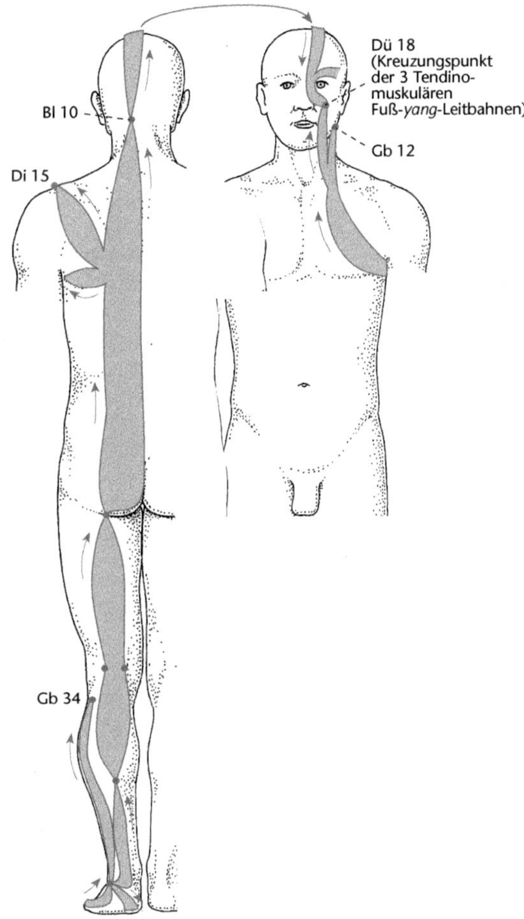

Abb. II-21i Muskel-Sehnen-Leitbahn *(jingjin)* Bl (aus: Focks 2006)

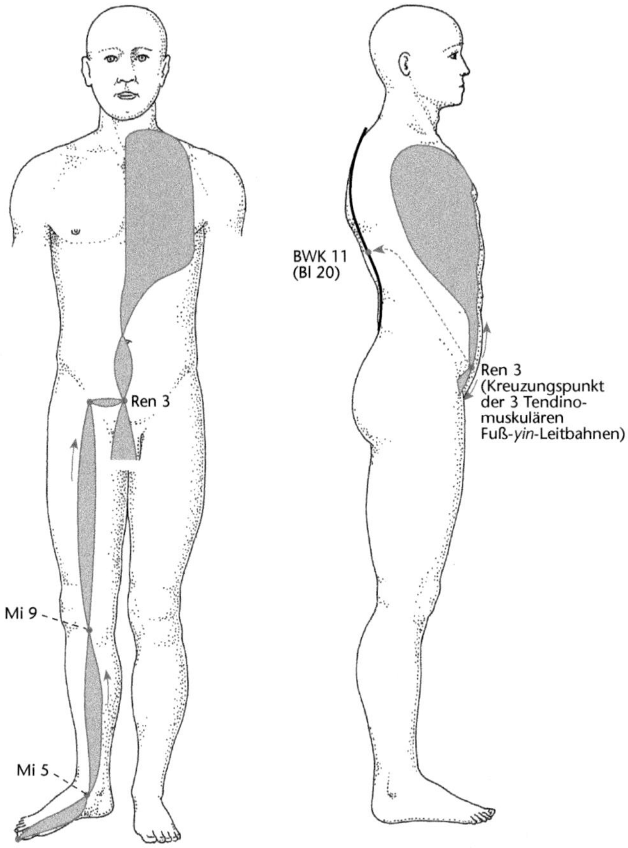

Abb. II-21j Muskel-Sehnen-Leitbahn *(jingjin)* Mi (aus: Focks 2006)

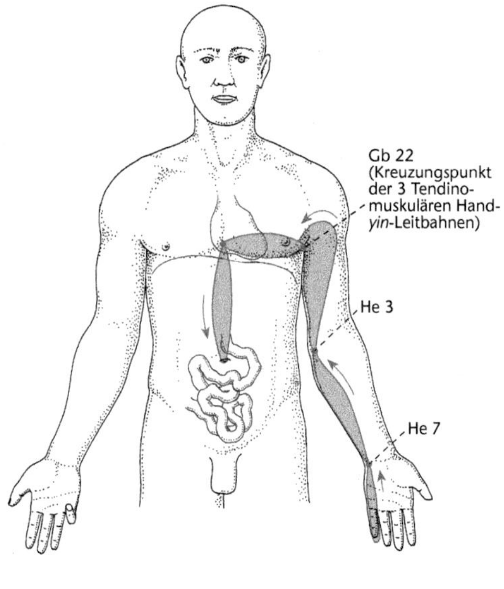

Abb. II-21k Muskel-Sehnen-Leitbahn *(jingjin)* He (aus: Focks 2006)

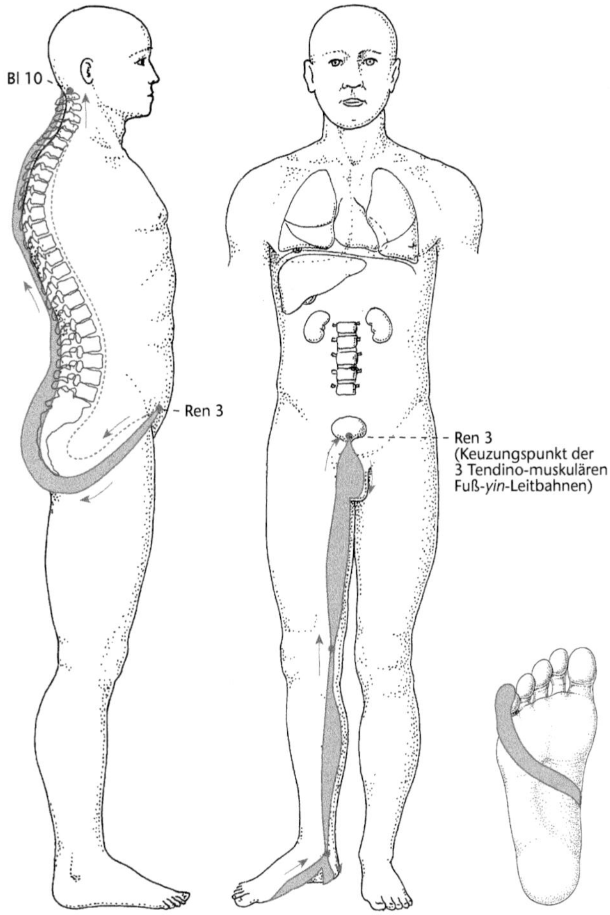

Abb. II-21l Muskel-Sehnen-Leitbahn *(jingjin)* Ni (aus: Focks 2006)

1

Die Funktionen der zwölf Hautregionen (pibu)

Die Hautregionen umfassen breit angelegt den Raum um die zugehörige Hauptleitbahn. Auf diese Weise fusionieren alle Hautregionen ineinander. Eine zusätzliche Aufteilung besteht in einer Unterteilung der Körperseiten nach *yin* und *yang* (➤ Abb. II-22).

Die Hautregionen gehen generell mit den Funktionen und Sensibilitäten der Haut einher und stehen in direktem Bezug zur Abwehrenergie *(weiqi)*.

SHIATSU-DIAGNOSE/-TECHNIK

An den Hautregionen können die Shiatsu-Techniken in nahezu unendlicher Stufung und Intensität durchgeführt werden. Zudem signalisiert die Haut viele wichtige Daten zum Zustand des Organismus (Wärme, Trockenheit, Kühle, Stumpfheit, Klebrigkeit, Elektrizität, Aura, Hypalgesie u. a.).

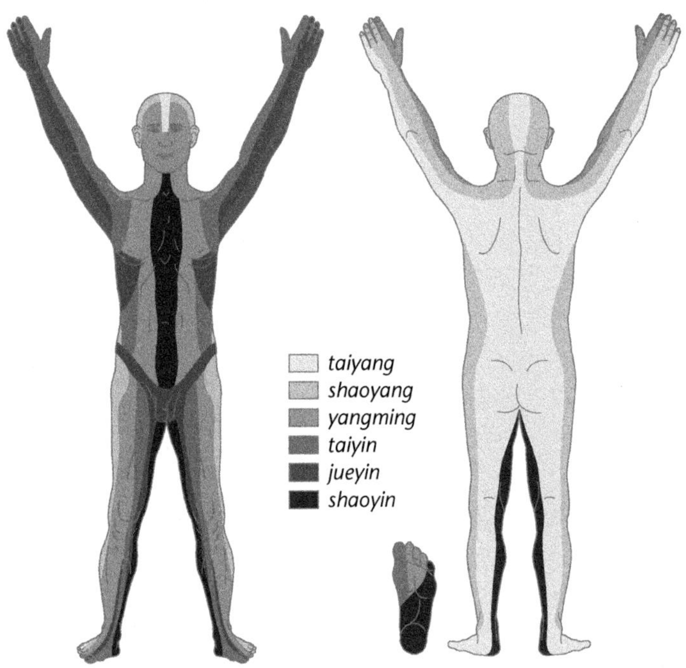

Abb. II-22 Die zwölf Hautregionen *(pibu)* (aus: Focks 2006)

Die Funktionen der Antiken Leitbahnen (wushujing)

Entsprechend der zwölf Hauptleitbahnen mit ihren jeweiligen fünf Antiken Punkten *(wushuxue)* fließen diese Leitbahnen an den Extremitäten zwischen Finger- bzw. Zehenbeeren und den Ellenbogen- bzw. Kniegelenken von distal nach proximal (➤ Abb. II-23).

An der Spitze der Extremität beginnt der Fluss des *qi*, wird zusehends stärker und fließt dann kräftig entlang und in die genannten Gelenke.

SHIATSU-DIAGNOSE/-TECHNIK

Die Behandlung dieser Bahnen und Punkte stellt ein weiteres vorzügliches Mittel dar, den Fluss des *qi* in den Extremitäten zu behandeln und zu diagnostizieren. Am Fülle- oder Leere-Zustand dieser Bahnen kann der Verlauf der Energetik genau beobachtet werden. Auch Tendenzen von Erkrankungen oder Besserungen können diagnostiziert werden. Die Leitbahnen und Punkte füllen und leeren sich synchron zu physiologischen *qi*-Prozessen.

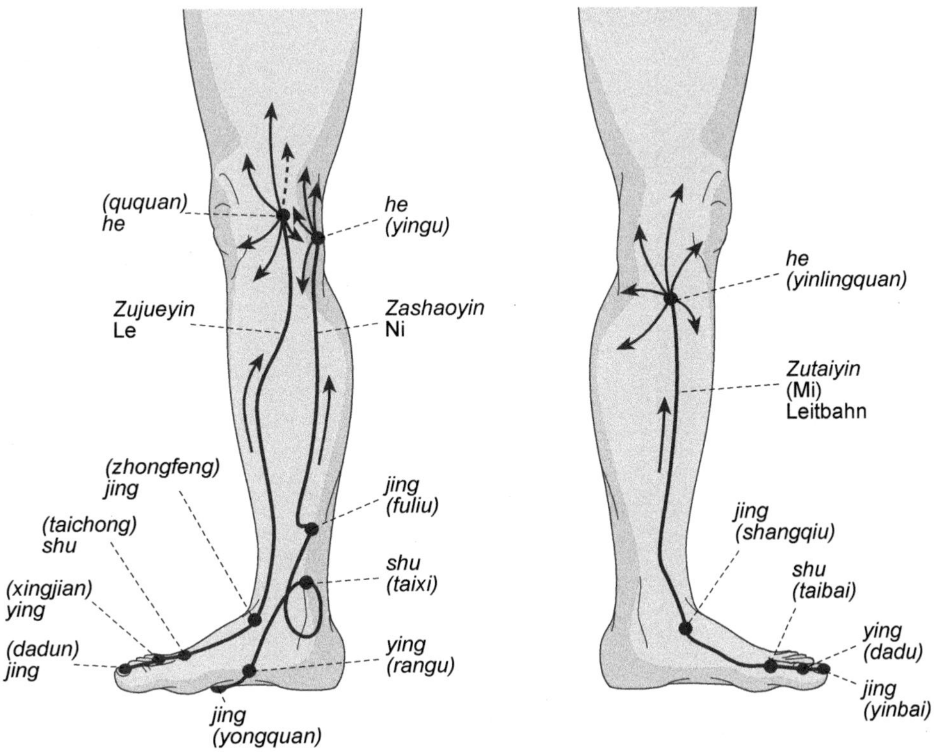

Abb. II-23 Die Antiken Leitbahnen *(wushujing)* hier an der *yin*-Seite des Beines. Diese Leitbahnen liegen auch auf der *yang*-Seite des Beines und an den Unterarmen.

1

Übersicht zum System der Leitbahnen (jingluo)

Die zirkulatorische Vielfalt in den Strömungsrichtungen der Leitbahnen darf nicht verwirren. Schon im *huangdi neijing* wird erwähnt, dass das *yin* nach oben, aber auch nach unten fließt, dass das *yang* nach unten, aber auch nach oben fließt.

Tatsächlich ist die anzunehmende Vielfalt der *qi*-Bewegungen und -Ausbreitungen nicht abschließend und ein-eindeutig zu fixieren. Dennoch können Strömungstendenzen und -eigenschaften systematisch entdeckt und für die Behandlung nutzbar gemacht werden. Es darf nur nicht postuliert werden, dass jede sinnvolle Hervorhebung seine *qi*-Bewegung als absolut und repräsentativ setzen muss.

Mit anderen Worten, die energetische Betrachtung und Shiatsu-Manipulation muss wissen, in welchem Bedeutungsrahmen sie sich jeweils aktuell bewegt. In diesem Bedeutungsrahmen ist jede ihr adäquate Handlung richtig und bei Übertritt zu einem anderen Bedeutungsrahmen muss die Behandlung diese Übertritte verbinden. Anders gesagt, beide Flussrichtungen, von oben nach unten und umgekehrt, wirken in den *yin*- und *yang*-Leitbahnen, aber jede Flussrichtung hat ihre Bedeutung, Wirkung und Dominanz.

Die Wirkung, welche Flussrichtung als dominant erfasst, behandelt und bearbeitet wird, hängt auch von der energetischen Einstellung und Begegnungs-Konstellation ab. Diese Einstellungen und Konstellationen gilt es bewusst zu erfassen und zu praktizieren.

Dazu ist das Shiatsu hervorragend geeignet, denn es ist Einheit von Diagnose und Behandlung. Es kann aktuell gespürt und überprüft werden, welche Flussrichtung welche Wirkung hat.

Zur Verdeutlichung sollen zwei grundsätzliche Zirkulationssysteme des *qi* im Organismus gezeigt werden (➤ Abb. II-24 und ➤ Abb. II-25).

SHIATSU-DIAGNOSE/-TECHNIK

Das Shiatsu nach Masunaga arbeitet mit allen Flussrichtungen. Es widmet zudem eine große Aufmerksamkeit der Flussrichtung von zentral nach distal, von dem Innen zur Peripherie zu und umgekehrt. Dies ist auch das Fließgeschehen nach dem Selbsterhaltenden Zirkulationsmodell.

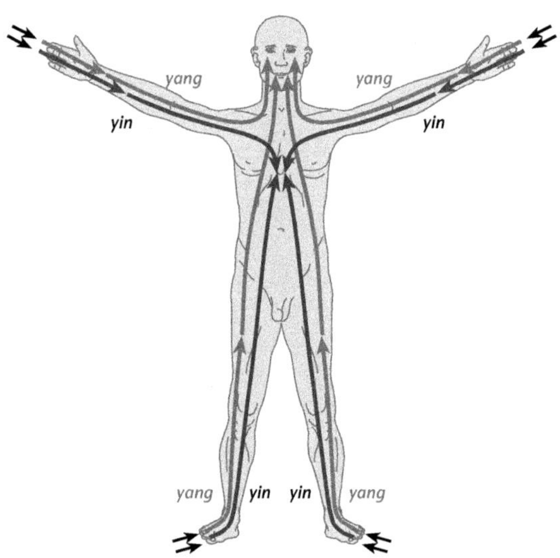

Abb. II-24 Zentripetales Zirkulationsmodell (aus: Focks 2006)

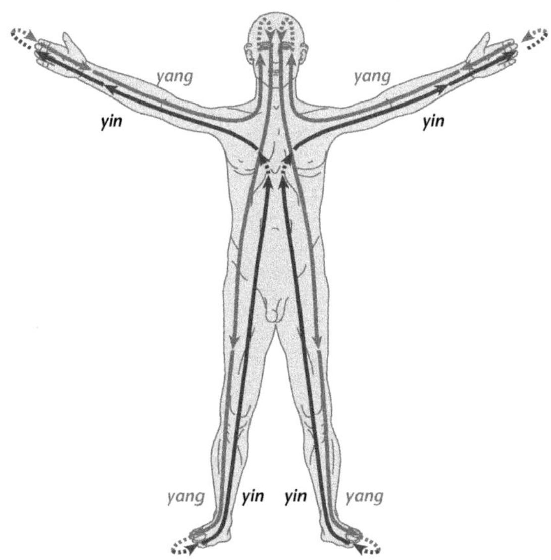

Abb. II-25 Selbsterhaltendes Zirkulationsmodell (aus: Focks 2006)

II.1.1.7 Das System der Punkte (xue, jap.: tsubo)

Der genaue Terminus lautet *shuxue*, dies bedeutet: eine Öffnung, an die *qi* geleitet wird. Die Punkte *(xue)* sind kleine Leitbahnen des Situs, der Vertiefung und der Verbindung von Oberfläche und Tiefe. In diesem Sinne sind die Punkte auch als Leitbahnen mit einer bestimmten Topografie zu verstehen. Von einem mehr oder minder kleinen Umkreis auf der Haut verzweigen sie sich in die Tiefe und besitzen dort Vernetzungen mit dem Leitbahnsystem und den Funktionskreisen (➤ Abb. II-26).

Ähnlich den Leitbahnunterscheidungen können auch die Punkte deutlich gespürt und unterschieden werden. Die Punkte besitzen eine signifikante Ausstrahlung, welche sich in die Qualifikationen der *qi*-Merkmale einordnen lässt (siehe weiter unten zur Diagnostik und Behandlung).

Die Punkte unterscheiden sich zunächst in der Größe: Das Spektrum reicht von der Größe einer Nadelspitze bis zu einem Durchmesser von 2-3 cun. Große Durchmesser befinden sich am Rumpf, kleinere Punkte sind an der Spitze der Extremitäten zu finden. Letztere können gut mit dem Fingernagel behandelt werden (➤ Abb. II-27).

Die Punkte *(xue)* wirken hinsichtlich ihrer Volumen-Präsenz verschieden: In ihrer Gesamtausdehnung können sie verschieden stark in den Schichten (OE, ME, TE) vorhanden sein (➤ Abb. II-28).

Bezüglich ihrer energetischen Konsistenz werden die Punkte sorgfältig nach Stärke/Schwäche *(man/kong)* und Fülle/Leere *(shi/xu)* erfasst (➤ Abb. II-29); dies

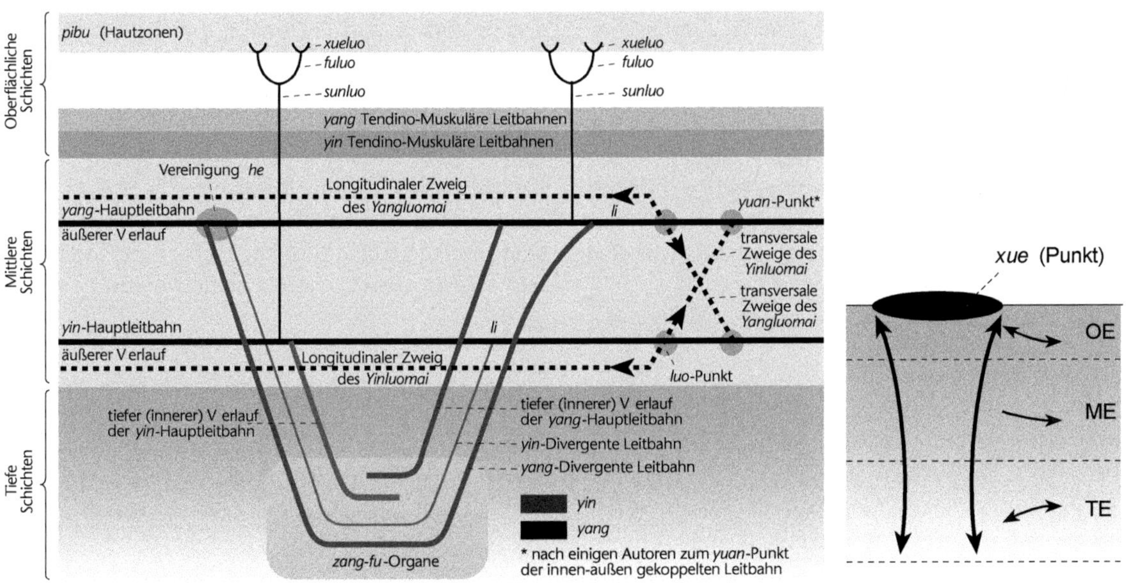

Abb. II-26 Das System der Punkte (*xue*, jap.: *tsubo*) (aus: Focks 2006)

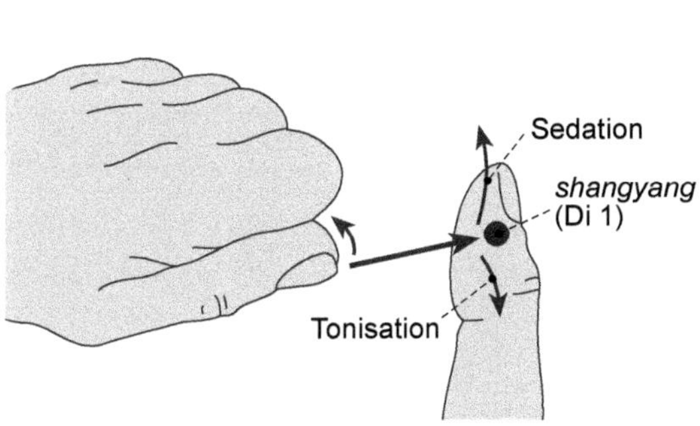

Abb. II-27 Punkte an der Spitze der Extremitäten sind klein und können gut mit dem Fingernagel behandelt werden

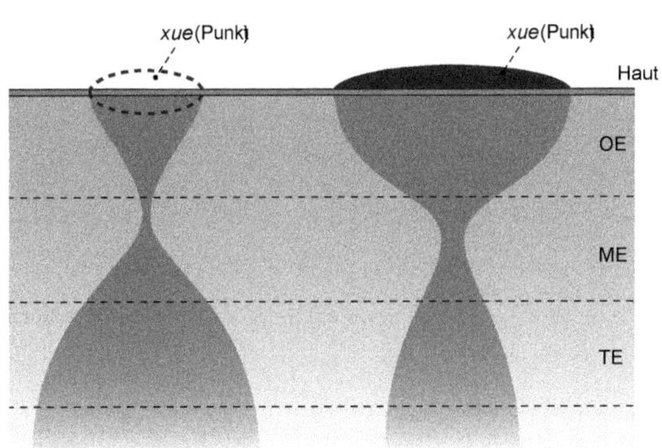

Abb. II-28 Punkte an der Spitze der Extremitäten sind klein und können gut mit dem Fingernagel behandelt werden

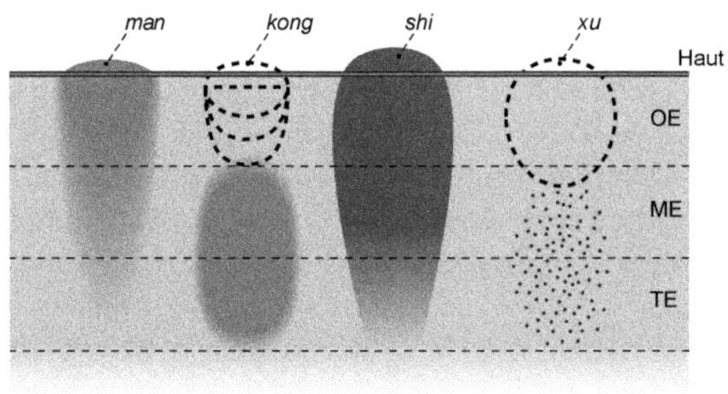

Abb. II-29 Energetische Konsistenz von Punkten

führt zu bestimmten Behandlungstechniken (siehe auch die Fallbeispiele).

Die Energetik der Punkte wirkt generell gleich der übrigen Energetiken, insbesondere der der Leitbahnen. Zu den Behandlungstechniken siehe im Abschnitt ➤ II.2.5.2 und den Fallbeispielen in Teil III des Buches.

Im Shiatsu können und werden, je nach Indikation, grundsätzlich alle Punkte behandelt. Die Arbeit mit allen Punkten und deren Indikationen erzeugt ein weiteres, breites Therapeutikum der Shiatsu-Behandlungen.

Von den klassischen Punkten werden unilateral 361 gezählt. Eine Auswahl dieser Punkte mit ihren Indikationen ist der folgenden Tabelle zu entnehmen. Bei Fragen hinsichtlich der genauen Lage sind einschlägige Punkte-Atlanten heranzuziehen.

Diese Punkte werden nach Wirkung und Indikationen in mehrere Gruppen aufgeteilt.

Die Einflusspunkte des Rückens (beishuxue)

Diese Punkte liegen am Rücken auf der *Zutaiyang* (Bl) Leitbahn und reflektieren Störungen und Befindlichkeiten in jenen Funktionen und Funktionskreisen, die ihnen zugeordnet sind. Diese Punkte *(xue)* geben Auskunft über den aktiven Zustand des jeweils zugeordneten *qi* (➤ Abb. II-30).

Sie können bei Fülle und Leere sehr effektiv behandelt werden. Häufig spiegeln die Punkte auch chronische Zustände wider. Die Punkte auf dem äußeren Ast der *Zutaiyang* (Bl) Leitbahn reagieren besonders intensiv bei psychischen Symptomen.

Die Sammlungspunkte der Bauchseite (fumuxue)

Jedem Funktionskreis ist auf einer der Hauptleitbahnen ein solcher Bauchpunkt zugeordnet. Diese Punkte spiegeln den Zustand des *qi* der tieferen Schichten wider, sie wirken antagonistisch mit den Rückenpunkten zusammen. Durch diese Punkte kann über das Hara auch auf die entsprechenden Organfunktionen eingewirkt werden (➤ Abb. II-31).

Bei den Punkten ist auf deren Spannung und Empfindsamkeit zu achten. Häufig reagieren diese Punkte auch sehr akut und ändern mitunter während einer Behandlung ihren Charakter. Hinsichtlich der Periodizität des *qi* zeigen sie dynamische Fülle- und Leerezustände an.

Die Anknüpfungspunkte (luoxue)

Unter den so benannten Punkten wird die Anknüpfung des Netzes zwischen zwei gekoppelten *yinyang*-Leitbahnen verstanden. Die Punkte liegen an den distalen Ex-

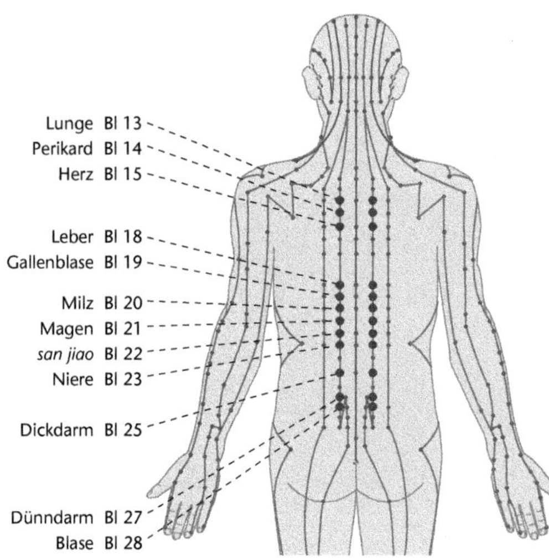

Abb. II-30 Die Einflusspunkte des Rückens *(beishuxue)* (aus: Focks 2006)

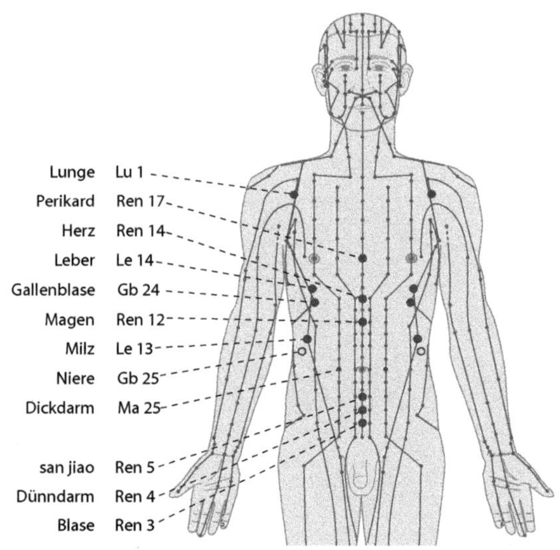

Abb. II-31 Die Sammlungspunkte der Bauchseite *(fumuxue)* (aus: Focks 2006)

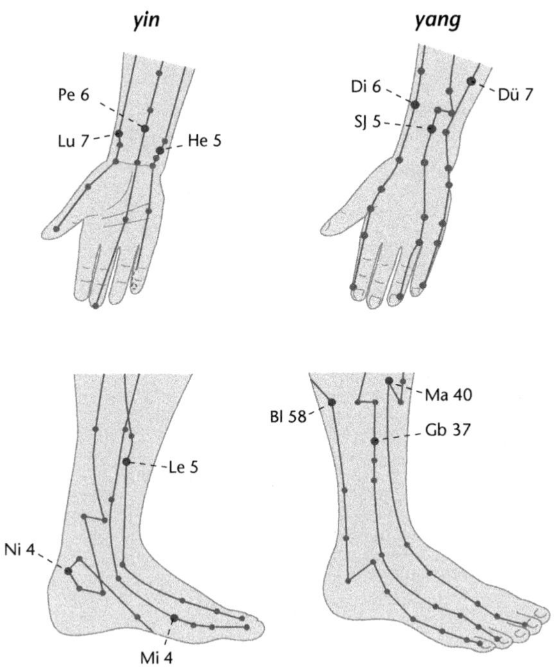

Abb. II-32 Die Anknüpfungspunkte *(luoxue)* (aus: Focks 2006)

tremitäten und verlaufen spiralenförmig, transversal zwischen den Leitbahnen. Von den Anknüpfungspunkten *(luoxue)* läuft die Bahn zum Punkt des Ur-*qi (yuanxue)* der gekoppelten Leitbahn (➤ Abb. II-32).

Es wurde schon darauf hingewiesen, dass die Behandlung dieser Bahnen *(luomai)* für den Fluss und die Alteration der Hauptleitbahnen sehr effizient ist. Ebenso effektiv ist die Behandlung der jeweiligen Anknüpfungspunkte *(luoxue)*. Häufig sind die energetischen Reaktionen dort sehr schnell und deutlich zu spüren.

Die Spaltpunkte (xixue)

Die Spaltpunkte liegen distal der Ellenbogen- und Kniegelenke. In den Spaltpunkten sammelt sich das *qi* der entsprechenden Leitbahn, deshalb unterliegen sie auch der Gefahr von Stauungen mit nachfolgender Schmerzsymptomatik. Über diese Punkte kann energisch und tiefgreifend auf das jeweilige *qi*-Einfluss genommen werden (➤ Abb. II-33).

Diese Punkte reagieren antiproportional zum zugehörigen Leitbahngeschehen. Ist dieses in Fülle, sind jene eher leer und umgekehrt. Deshalb eignet sich die gleichzeitige Arbeit an diesen Punkten und an den entsprechenden Leitbahnen zum Ausgleich des *qi*.

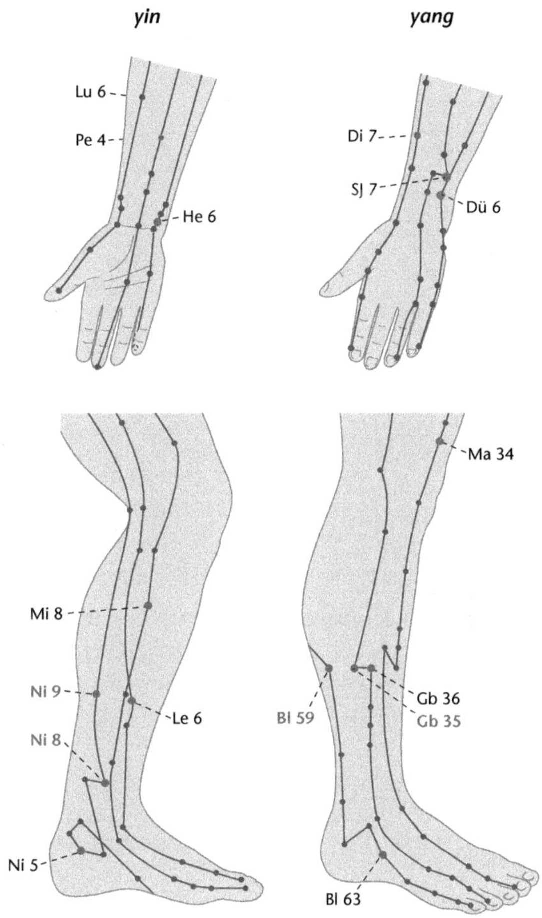

Abb. II-33 Die Spaltpunkte *(xixue)* (aus: Focks 2006)

Die Punkte des Ur-qi (yuanxue)

Die konstitutionellen und ererbten Energien können über dieses Punkte behandelt werden, damit ist eine wirksame Behandlung des Funktionskreises möglich. Das Ur-*qi (yuanqi)* in dieser Weise behandeln bedeutet, dass auch an der *Zushaoyin* (Ni) Leitbahn gearbeitet wird und dieses *qi* angeregt wird, sich über den Funktionskreis Dreifacher Erwärmer *(sanjiao)* im Körper zu verteilen (➤ Abb. II-34).

Diese Punkte können behandelt werden, wenn an der Konstitution gearbeitet wird. Die Bearbeitungszeit kann dabei länger andauern, d. h. es kann in der Behandlung mehrmals auf diese Punkte zurückgegriffen werden.

Die Zusammenkunftspunkte (huixue)

Bestimmte Körperorgane und -gewebe sind durch diese Punkte wirksam zu beeinflussen.

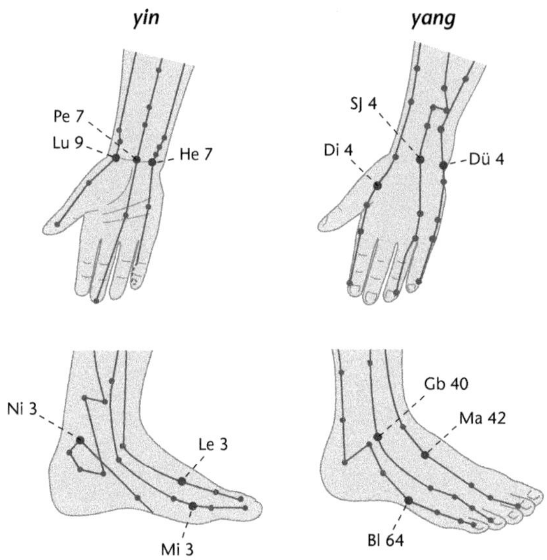

Abb. II-34 Die Punkte des Ur-*qi* *(yuanxue)* (aus: Focks 2006)

Bei bestimmten, diagnostizierten Problemen an Organen und Geweben (z. B. Magen, Diaphragma, Sehnen oder Knochen) sollten diese Punkte in jeden Behandlungsablauf integriert werden.

Die Punkte der Verbindung/ Zusammenkunft (jiaohuixue)

Mit Ausnahme der *Shoushaoyin* (He) Leitbahn sind alle anderen Hauptleitbahnen und Unpaarigen Leitbahnen über diese spezifischen Punkte miteinander verbunden. In diesen Punkten treffen und verquicken sich verschiedene Leitbahnen.

Diese Punkte sind gut einzusetzen, wenn das Gesamtkörper-Shiatsu den Gesamtfluss der Leitbahnen anregen oder bremsen oder zum Ende der Behandlung noch einmal ausgleichen möchte.

Die Zusammenfluss- und Vereinigungspunkte (xiayanghexue)

Die *yang*-Funktionskreise finden einen besonderen Zusammenfluss und eine Vereinigung in diesen Punkten, welche an Knie und Unterbein liegen (➤ Abb. II-35).

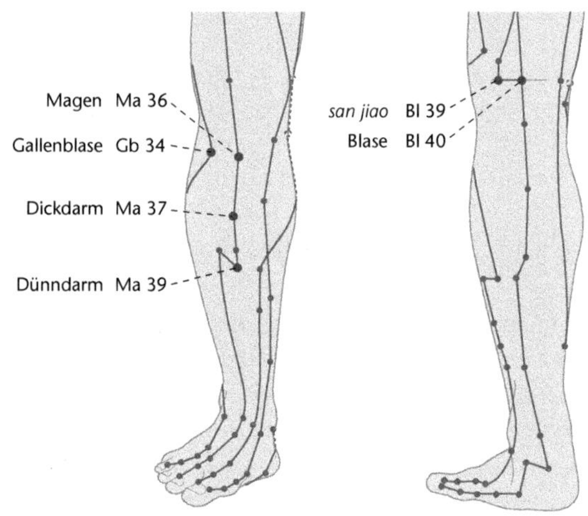

Abb. II-35 Die Zusammenfluss- und Vereinigungspunkte *(xiayanghexue)* (aus: Focks 2006)

Tabelle II-4 Die Zusammenkunftspunkte (huixue)

Einflussreiche-hui-Punkte		
Punkt	Körpergewebe	Indikationsbereich
Le 13 *(zhangmen)*	*zang*-Organe	Erkrankungen der *zang*-Organe (stärkt die Milz und indirekt alle *zang*-Organe)
Ren 12 *(zhongwan)*	*fu*-Organe	Erkrankungen der *fu*-Organe z.B. im Bereich des Gastrointestinaltrakts
Ren 17 (*danzhong* bzw. *shanzhong*)	*qi*, Punkt hat einen starken Effekt auf zong-qi	Respiratorische Erkrankungen und Störungen des *qi*-Flusses wie Singultus; kontrolliert da das *zong-qi* und damit Lungen- und Herz-Funktion
Bl 17 *(geshu)*	Blut	Erkrankungen des Blutes wie Anämie, Blut-Stase, Hämorrhagien und gynäkologische Erkrankungen
Gb 34 *(yanglinquan)*	Sehnen	Erkrankungen der Gelenke, Sehnen und Muskeln
Lu 9 *(taiyuan)*	Blutgefäße	Stimuliert die periphere Blut-Zirkulation, Gefäßerkrankungen wie Vaskulitis, Arteriosklerose
Bl 11 *(dazhu)*	Knochen	Erkrankungen im Knochenbereich wie Beschwerden in der Schulter, Wirbelsäule, Gelenk- und Knochenschmerzen
Gb 39 *(xuanzhong)*	Knochenmark	Erkrankungen im Bereich von Knochen-, Rückenmark und Hirnsubstanz (Nervensubstanz)

Tabelle II-5 Die Punkte der Verbindung/Zusammenkunft (jiaohuixue)

Paare	Außerordentliches Gefäß	Öffnungspunkt	Ankoppelungspunkt (Öffnungspunkt des Partners)	Versorgte Körperregion
Paar 1	*chong mai*	Mi 4 *(gongsun)*	Pe 6 *(neiguan)*	Herz, Brust, Magen
	yin wie mai	Pe 6 *(neiguan)*	Mi 4 *(gongsun)*	
Paar 2	*du mai*	Dü 3 *(houxi)*	Bl 62 *(shenmai)*	Genick, Schulter, Rücken
	yang qiao mai	Bl 62 *(shenmai)*	Dü 3 *(houxi)*	
Paar 3	*dai mai*	Gb 41 *(zulinqi)*	SJ 5 *(waiguan)*	Schläfen, Ohren, Außenseite des Körpers
	yang wie mai	SJ 5 *(waiguan)*	Gb 41 *(zulinqi)*	
Paar 4	*ren mai*	Lu 7 *(lieque)*	Ni 6 *(zhaohai)*	Gesicht, Kehle, Brust, Lunge, Bauch
	yin qiao mai	Ni 6 *(zhaohai)*	Lu 7 *(lieque)*	

Diese Punkte können wirkungsvoll behandelt werden, wenn das *yangqi* aufgrund einer überlastenden Aktivität der Person oder posturalen Überforderungen entspannt und zum Abfließen gebracht oder belebt und gestärkt werden sollen. Die Wirkung tritt häufig sehr direkt ein.

Die fünf Antiken Punkte (wushuxue)

Die fünf Antiken Punkte *(wushuxue)* liegen am Unterbein und stehen in direkter Verbindung mit den Fünf Wandlungsphasen. Sie repräsentieren den Fluss des *qi* von der Spitze der Extremität bis zum Knie. Es sind die bekannten Punkte der entsprechenden Hauptleitbahn (➤ Abb. II-36).

Wie schon oben erwähnt, kann über diese Punkte und die Antike Leitbahn gut auf den Fluss des Leitbahn-*qi*, der Alteration des *qi* an den distalen Endpunkten, der energetischen Spannung im Kniegelenk (damit auch indirekt im Ellenbogengelenk) und auf die Fünf Wandlungsphasen Einfluss genommen werden.

SHIATSU-DIAGNOSE/-TECHNIK

Wenn z. B. auf der *Zuyangming* (Ma) Leitbahn am Unterbein gearbeitet wird, und diese Leitbahn am Thorax verspannt oder leer ist und es zudem Probleme im Bereich des Funktionskreises Lunge *(fei)* gibt, dann kann auf der Antiken Leitbahn unter besonderer Betonung des Punktes *lidui* (Ma 45; „Die unterdrückte Heiterkeit"; Metall-Emblem) gearbeitet werden. Es wird gewissermaßen eine Fernwirkung erzielt.

Die Fünf Antiken Punkte *(wushuxue)* beginnen distal mit dem *jing*-Brunnenpunkt; diesem wird auf den *yin*-Leitbahnen die Wandlungsphase SHAO YANG (Holz-Emblem) und auf den *Yang*-Leitbahnen das SHAO YIN (Metall-Emblem) zugeordnet.

Zu den erwähnten Punkten zählen noch die spezifischen Ohrpunkte und viele Neupunkte. Diese Punkte werden auch als Extrapunkte bezeichnet. Diese etwa 1500 Extrapunkte liegen außerhalb der Leitbahnen.

Schließlich kommen neben den klassifizierten und allgemeinen Punkten noch die *ashi*-Punkte (spontane und individualspezifische Punkte). Die *ashi*-Punkte *(as-*

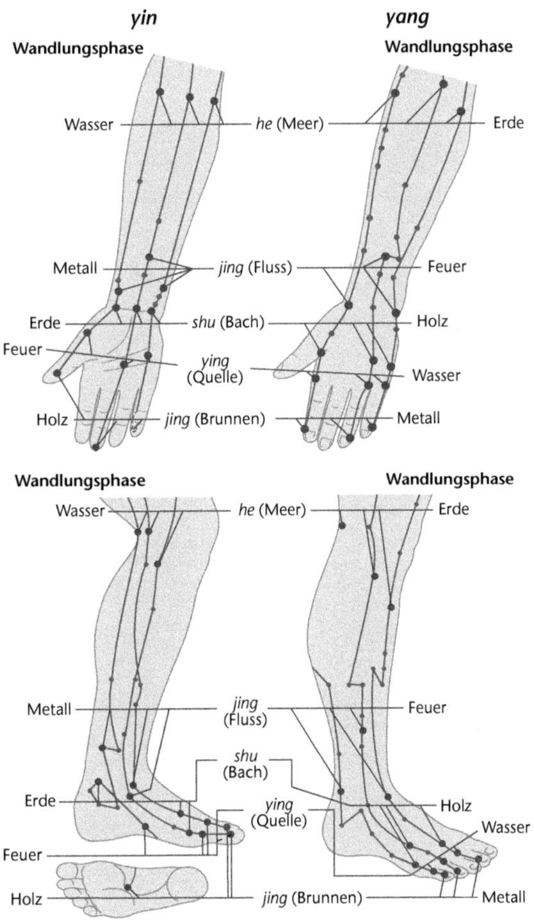

Abb. II-36 Die fünf Antiken Punkte *(wushuxue)* (aus: Focks 2006)

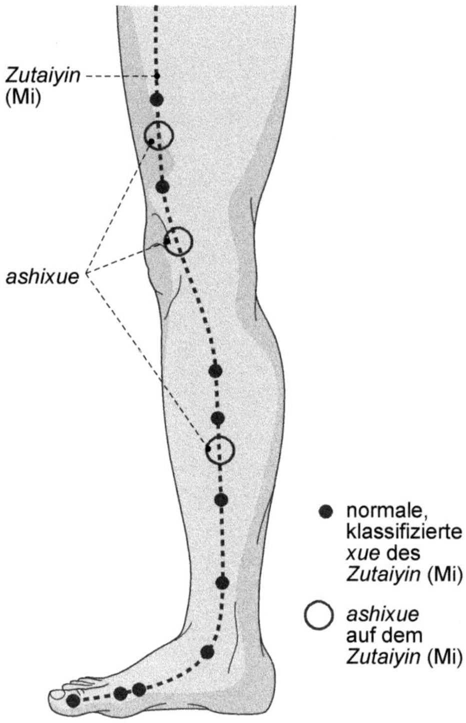

Abb. II-37 Individuelle Energetik auf in Leitbahn

hixue) bilden sich individuell mit der Zeit am Organismus heraus. Zum Teil sind sie identisch mit den „Knoten“ im Gewebe, welche durch Massage gelöst werden oder mit den Trigger-Punkten.

Die Punkte bilden sich individuell, aber ihre dann etablierte Charakteristik erscheint wie diejenige der klassifizierten Punkte.

Da das Shiatsu den gesamten Körper behandelt und massiert und dabei immer individuell die Einheit von Diagnose und Behandlung anwendet, ist das Finden und Behandeln dieser Punkte eine logische Implikation des Shiatsu und geradezu zwingende Notwendigkeit. Insofern kann das Shiatsu jederzeit die Behandlung einer individuellen Energetik darstellen (➤ Abb. II-37).

Besondere Punkte bei der Behandlung der Masunaga-Leitbahnen und im IdosShiatsu

In den Shiatsu-Behandlungen empfehlen sich folgende besondere Punkte:

Extra-Punkte huatuojiaji

Diese Punkte verlaufen beidseitig paravertebral, zwischen den hinteren Dornfortsätzen (processus spinosi) und dem ersten Ast der *Zutaiyang* (Bl) Leitbahn. Sie wirken in das entsprechende Segment hinein und auf die dortigen Organe (➤ Abb. II-38).

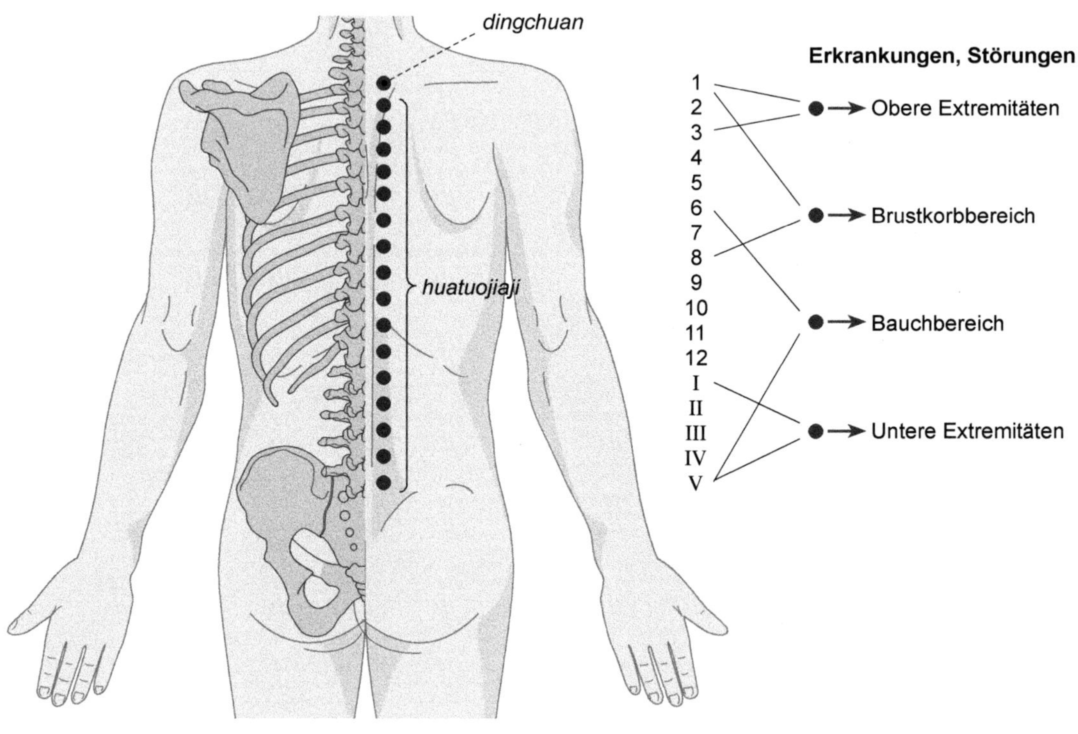

Abb. II-38 Die Extra-Punkte *huatuojiaji*

Extra-Punkt jianqian

Dieser Punkt liegt auf halber Strecke zwischen *jianyu* (Di 15) und der vorderen Axillarfalte. Er beeinflusst die örtliche Durchgängigkeit der Leitbahnen. Damit wirkt er auch auf die Behandlung des dortigen Verlaufs der *zutaiyin* (Mi) Leitbahn nach Masunaga ein (➤ Abb. II-39).

PaM (Punkt außerhalb des Meridians nach Van Nghi) 127

Dieser Punkt liegt ½ *cun* oberhalb der vorderen Axillarfalte und wirkt auf die *Zujueyin* (Le) Leitbahn nach Masunaga ein. Indikationen des Punktes sind: Psychische Erkrankungen und Schulterschmerzen (➤ Abb. II-40).

Sonderpunkt „Tiefe des yin"

Er liegt auf der Leitbahn *Zujueyin* (Le). Hier befindet er sich an der Mitte des Oberschenkels.

Dieser Punkt ist sehr empfindlich und spiegelt die Sensibilität des *yin (yinqi)* dieses Funktionskreises wider. Er wirkt bei Verspannungen in den Hüftgelenken und regt den energetischen Ausgleich zwischen dem *hara* und den Extremitäten an (➤ Abb. II-41).

PaM 160, 161, 162 und 164

Der Punkt 160 *(liaoliao)* liegt auf der Innenseite des Knies auf dem höchsten Punkt des Epicondylus medialis femoris; Punkt 161 *(dalun)* liegt 1 *cun* oberhalb von PaM 160. Je ein weiteres *cun* höher liegen Punkt 162 *(zuming)* und Punkt 164 *(zulua)* (➤ Abb. II-42).

Die Punkte wirken hinsichtlich von Kniebeschwerden und Menstruationsbeschwerden sowie Fieber nach der Geburt. Diese Punkte regulieren die *Shoutaiyang* (Dü) Leitbahn (nach Masunaga).

PaM 153 (linghou)

Der Punkt liegt hinter und unter dem Fibulaköpfchen. Er wirkt bei Arthritis im Knie und bei Paralyse der unteren Extremitäten. Zudem liegt der Punkt auf der *Shouyangming* (Di) Leitbahn (nach Masunaga), der auf diese Art darüber beeinflusst werden kann (➤ Abb. II-43).

Das IdosShiatsu arbeitet mit Sonderpunkten, hierbei empfiehlt sich insbesondere der Gebrauch folgender Punkte:

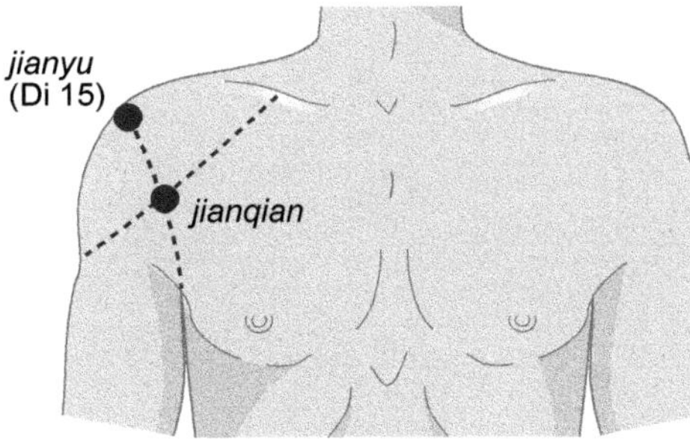

Abb. II-39 Der Extra-Punkt *jianqian*

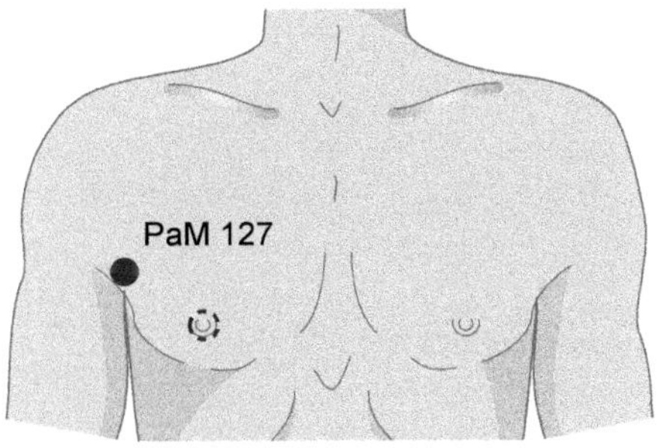

Abb. II-40 PaM 127

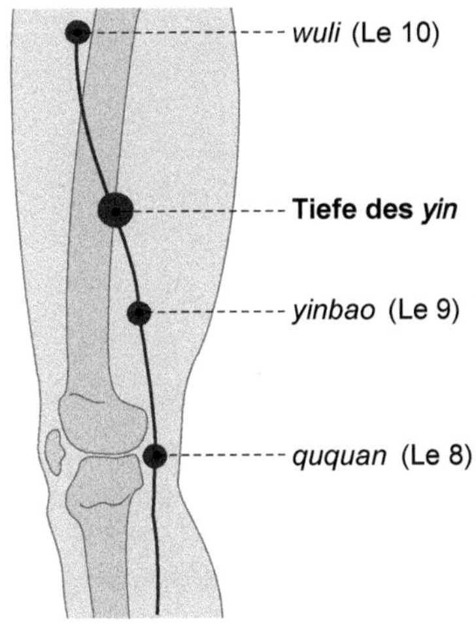

Abb. II-41 Der Sonderpunkt „Tiefe des *yin*"

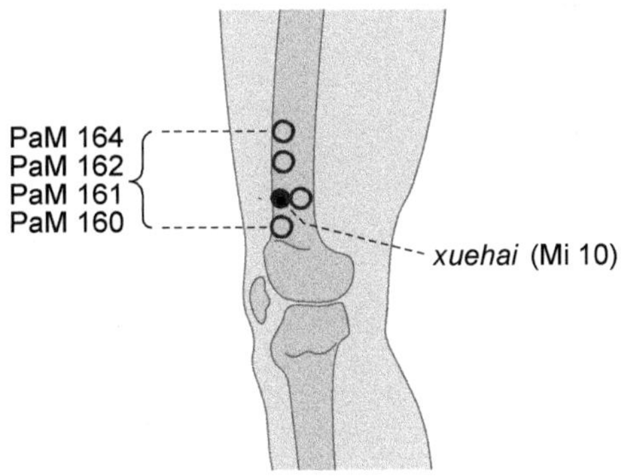

Abb. II-42 PaM 160, 161, 162 und 164

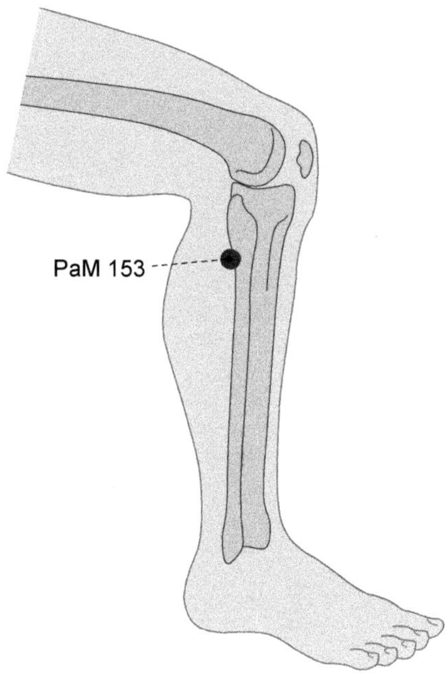

Abb. II-43 PaM 153 *(linghou)*

Sonderpunkt „Bewegung im hara"

Dieser liegt vorn mittig auf dem Tibiakopf (tuberositas tibiae). Er liegt damit auch auf der Leitbahn *Shentaiweiyinyangjing* und wirkt auf eine Entspannung des *hara* und dort besonders auf den Oberbauch (➤ Abb. II-44).

Sonderpunkt „Durchfluss im yin"

Er liegt auf der hinteren Fläche des malleolus lateralis und dort 1,5 *cun* oberhalb des sulcus malleolaris lateralis

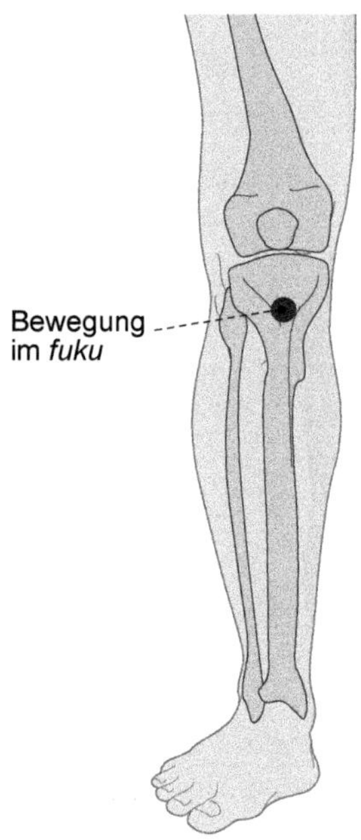

Abb. II-44 Der Sonderpunkt „Bewegung im *hara*"

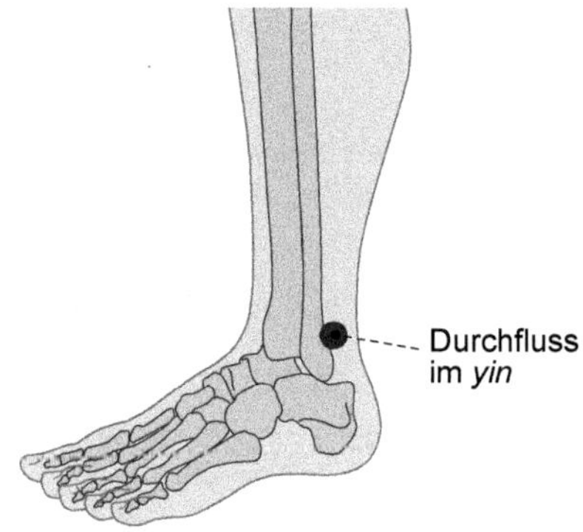

Abb. II-45 Der Sonderpunkt „Durchfluss im *yin*"

(➤ Abb. II-45). Damit liegt dieser Punkt auch auf der *Shouyangming* (Di) Leitbahn nach Masunaga.

Der Punkt wirkt tief auf die Entfaltung des *yin* und stabilisiert die Energiereserven. Der Punkt muss lange gehalten werden, bis der Puls erscheint.

Sonderpunkt „Aufwärts treibende Kraft"

Er liegt direkt unterhalb des vorgenannten Punktes und damit auch auf der *Shouyangming* (Di) Leitbahn (➤ Abb. II-46).

Der Punkt belebt die Beine und erleichtert die aufrechte Haltung. Er macht die genannte Leitbahn durchlässig. Der Punkt kann in der Regel eher kräftig gedrückt werden.

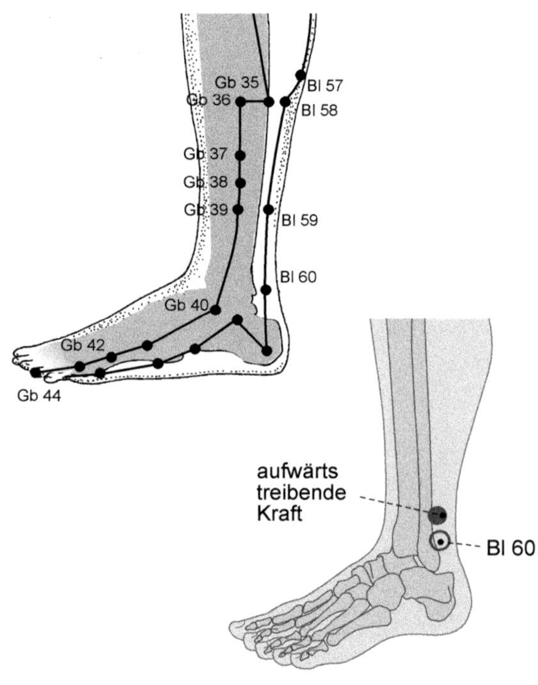

Abb. II-46 Der Sonderpunkt „Aufwärts treibende Kraft"

Sonderpunkt „Wärmender Fluss nach unten"

Er liegt in der Wade (caput mediale m. gastrocnemii) auf der *Shoushaoyin* (He) Leitbahn nach Masunaga. Im unteren Muskelbereich befindet sich der Punkt 1,5 *cun* medial und 1 *cun* unterhalb des Punktes *chengjin* (Bl 56) (➤ Abb. II-47).

Er ist ein tief wirkender Entspannungspunkt, entlastet die Muskulatur der Körperrückseite und beruhigt die Nerven. Zudem löst er Verspannungen in der mittleren BWS und im Diaphragma.

Sonderpunkt „Wohltuender Schmerz"

Er liegt auf dem epicondylus lateralis und auf der Leitbahn des *Zushaoyang* (Gb) nach Masunaga. Der Punkt entspannt die Schulter und den Ellenbogen und sorgt für den Durchfluss der genannten Leitbahn (➤ Abb. II-48).

Sonderpunkt „Fülle des Flusses"

Dieser Punkt liegt direkt neben *sanjian* (Di 3) im Handinnern (palmar) und wird von dort gegen den m. lumbricalis I und das os metacarpale II gedrückt (➤ Abb. II-49).

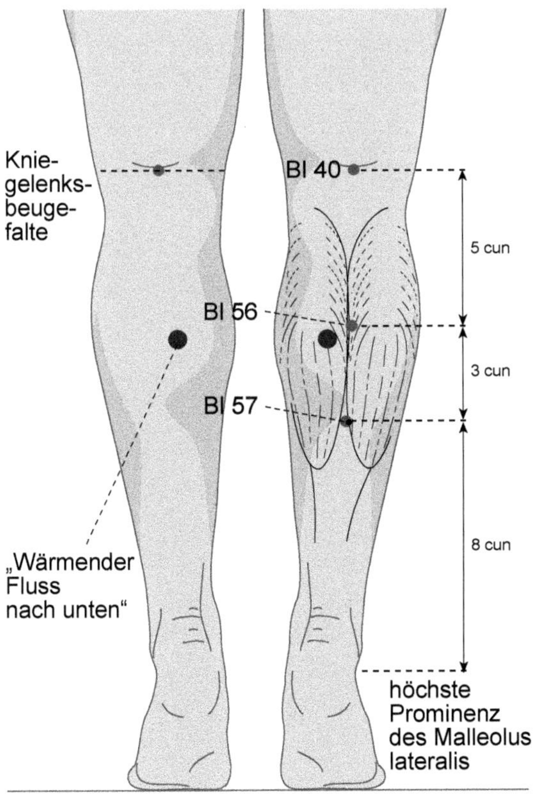

Abb. II-47 Der Sonderpunkt „Wärmender Fluss nach unten"

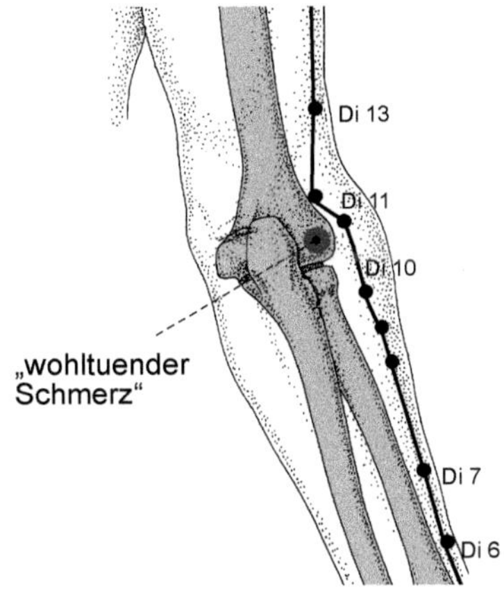

Abb. II-48 Der Sonderpunkt „Wohltuender Schmerz"

Der Punkt stimuliert und löst den Fluss der dort gelegenen Leitbahn des *Zutaiyin* (Mi) nach Masunaga und harmonisiert das Hara.

Sonderpunkt „Leichtigkeit des *yin*"

Er liegt innen und mittig an der phalanx proximalis des Ringfingers. Der Punkt liegt auf der Leitbahn des *Zujueyin* (Le; nach Masunaga) (➤ Abb. II-49).

Er wirkt belebend auf den Gesamtfluss dieser Leitbahn, löst Stockungen und leitet Spannungen ab.

Der Punkt kann gut mit dem Fingernagel behandelt werden.

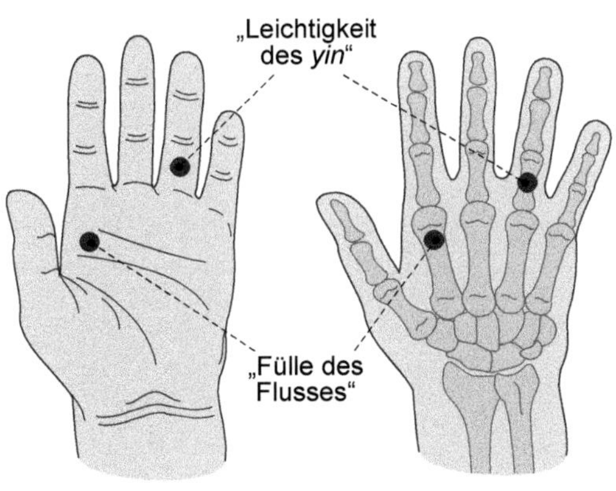

Abb. II-49 Sonderpunkte „Fülle des Flusses" und „Leichtigkeit des *yin*"

KAPITEL

II.2 Normkonventionen der Diagnostik und der Grundtechniken der Behandlung

II.2.1 Die diagnostischen Leitkriterien und Krankheitsmechanismen

Die weitere konkrete diagnostische Feinabstimmung zur Untersuchung am Patienten wird durch die Acht Leitkriterien *(bagang)* geführt. Die Acht Leitkriterien bestehen aus vier polaren Qualitäten:

- *yin* und *yang*
- Äußeres *(biao)* und Inneres *(li)*
- Kälte *(han)* und Hitze *(re)*
- Fülle (*shi*, jap.: *jitsu*) und Leere (*xu*, jap.: *kyo*)

II.2.1.1 yin und yang

Zu den diagnostischen Parametern gehören hinsichtlich dieser Energien sämtliche Entsprechungen und Zuordnungen des *yin* und *yang*. (➤ Kapitel II.1.1.1)

An Symptomen werden alle Qualitäten, die dem Äußeren *(biao)*, der Fülle *(shi)* und der Hitze *(re)* entsprechen, dem *yang* zugeordnet.

Dem *yin* werden zugeordnet: das Innere (*li*), die Leere (*xu*) und die Kälte *(han)*.

II.2.1.2 Äußeres (biao) und Inneres (li)

Dem Außen *(biao)* werden die Haut, die Haare und die Leitbahnen zugeordnet, welche in den oberen Schichten verlaufen.

Zeichen von Störungen in diesem Bereich sind:

- Fieber
- Kälteaversion
- Husten
- verstopfte Nase (klares Nasensekret)
- Schmerzen und Jucken im Rachen und Hals
- weißlicher und dünner Zungenbelag
- Kopfschmerzen
- Pulse in der oberen Ebene (OE)

Dem Innen *(li)* werden zugeordnet: die Funktionskreise, das Somatische (insbesondere mit dem Funktionskreis Niere *(shen)* und den Para-Funktionskreisen *Knochen* und *Mark*), sowie die tieferen Schichten der Leitbahnen *(jingluo)*.

Störungszeichen dieses Bereiches sind:

- hohes Fieber
- innere Kälte
- Bauchschmerzen
- Diarrhö/Obstipation/Erbrechen
- Durst
- dunkler und spärlicher Urin
- allgemeine und geistige Unruhe
- gelber, dicker, klebriger Zungenbelag
- Pulse in der TE

SHIATSU-DIAGNOSE/-TECHNIK

Während den Behandlungen können die aufgeführten Symptome gut erkannt und behandelt werden. Dazu werden die bekannten diagnostischen Parameter überprüft.

Behandlungsbeispiele werden im letzten Teil des Buches, den Fallbeispielen gegeben.

II.2.1.3 Kälte (han) und Hitze (re)

Kälte *(han)* und Hitze *(re)* stehen auch für die Kälte und die Hitze als bioklimatische Qualitäten. Darüber hinaus bedeuten sie im Sinne der Energetik eine Verlangsamung (Kälte) oder Beschleunigung (Hitze) der Dynamik und Funktionen.

Kälteprozesse können von außen in den Körper eindringen oder durch innere *yin*-Dominanz bei relativer *yang*-Schwäche erzeugt sein.

Zeichen von Kälte *(han)* sind:

- Kälteaversion und Wärmebedürfnis
- Ruhebedürfnis
- kalte Extremitäten
- Blässe
- Fehlen von Durst
- Sekrete (Nase, Auswurf) und Speichel sind klar
- klarer, reichlicher Urin
- halbflüssige Stühle
- Zunge: blass, feuchter/weißlicher Belag
- verlangsamte und/oder gespannte Pulse
- Puls eventuell nur in der tiefen Ebene (TE) fühlbar

SHIATSU-DIAGNOSE/-TECHNIK
Während der Behandlungen sind solche Zeichen häufig vorhanden. Der Behandler kann direkt auf die Wünsche des Patienten eingehen: Schutz und Wärme durch Decken, Ruhe und Möglichkeit des Schlafens anbieten, keine anstrengenden Behandlungen usw.
Es sollten auch konkrete Anweisungen oder Ratschläge erfolgen, wie sich der Patient sinnvoll in der Zeit nach der Behandlung verhalten und schützen sollte.

Hitze kann äußerlich bewirkt sein oder durch eine innere Überdynamik oder inneres Übergewicht des *yang* gegenüber dem *yin* (Schwäche) entstehen.

Hitze *(re)* Zeichen sind.

- Hitzeaversion, Hitzewallungen, Kälteverlangen
- Unruhe
- Rötung des Teints und der Augen
- Erbrechen, Nasenbluten
- Durst, Verlangen nach kalten Getränken
- Sekrete und Auswurf: gelb und zäh
- dunkler, spärlicher Urin
- trockene, feste, harte Stühle
- Zunge: rot, gelber, trockener Belag
- beschleunigte Pulse
- Pulse eventuell eher in der oberen Ebene (OE)

SHIATSU-DIAGNOSE/-TECHNIK
In der Behandlung kann das *qi* beruhigt und gestärkt werden, ohne die Tendenz der Symptome verändern zu wollen, denn diese gehören zum normalen Krankheitsverlauf.
Verspannungen werden abgebaut und durch dispersierende Techniken wird Hitze ausgeleitet (Abb. II-50).

II.2.1.4 Leere (xu, jap.: kyo) und Fülle (shi, jap.: jitsu)

Leere *(xu)* und Fülle *(shi)* stellen in der Tendenz eine Bedrohung der Geradläufigkeit *(zheng)* dar.

Im ersten Fall besteht eine Schmälerung des *qi*, eine Unterladung und nur der Grad der Leere *(xu)* und deren Dauer entscheiden, ob es sich um eine sich etablierende und verstärkende Schwächung des *qi* handelt. Auch im Alter und mehr noch im hohen Alter setzt eine solche Schmälerung ein. Bei adäquatem Verhalten kann jedoch ein relatives Wohlbefinden aufrechterhalten werden. Handelt es sich jedoch um eine stärkere Schmälerung, so kann das Wohlbefinden deutlich gestört sein.

Zeichen von Leere (*xu*, jap.: *kyo*) sind:

- schwaches *yin* und *yang*
- schwache, kraftlose Pule in den drei Ebenen
- Abmagerung
- Müdigkeit, Erschöpfung, Rötung am Wangenbein

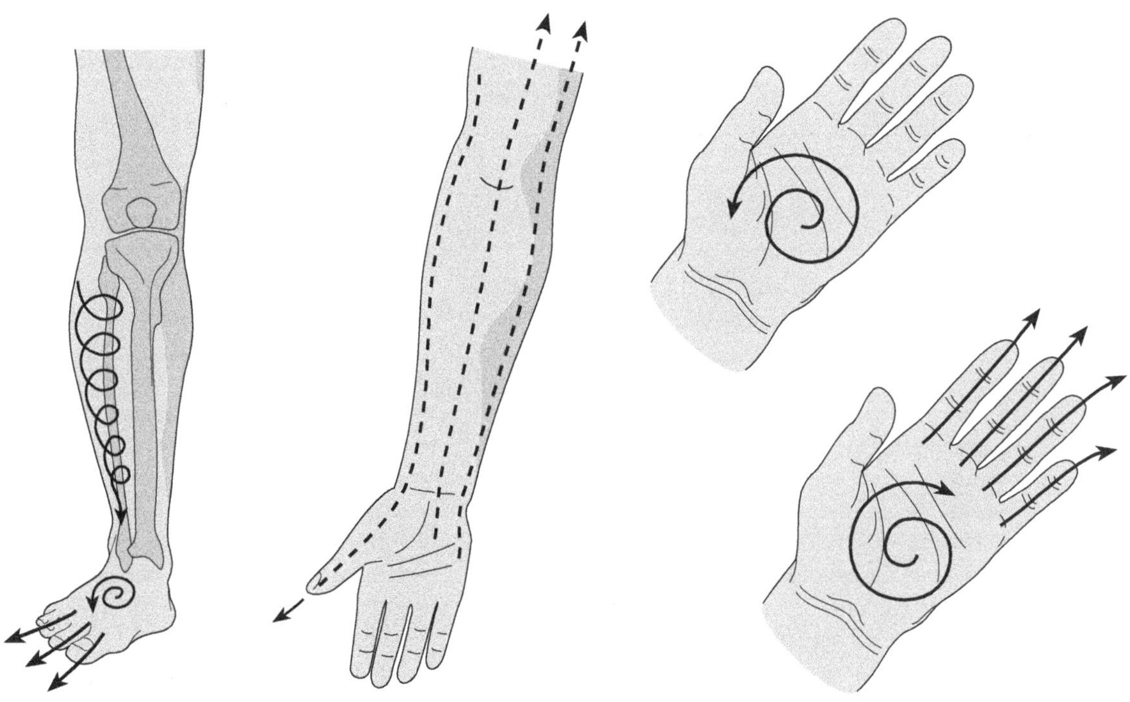

Abb. II-50 Durch dispersierende Techniken wird Hitze ausgeleitet

- blasser, schmutziger, verfärbter Teint
- Palpitationen, Kurzatmigkeit
- Hitzegefühl von innen
- Trockenheit in Mund und Rachen
- Frösteln, kalte Extremitäten und Hitzeschübe
- spontane und/oder nächtliche Schweiße
- Drang nach Stuhlgang und Miktion
- Zunge: blass, rot

Die Zeichen werden nach *yin* und *yang* unterschieden.

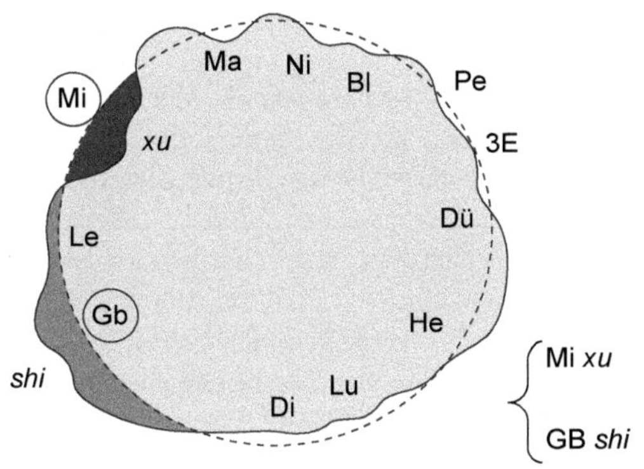

Abb. II-51 Energetische Entsprechungen einer Leere (*xu*, jap.: *kyo*) Kondition mit Fülle (*shi*, jap.: *jitsu*) Bereichen

SHIATSU-DIAGNOSE/-TECHNIK

Eine Leere (*xu*, jap.: *kyo*) Kondition wird durch die Behandlung und Palpation sorgfältig nach den Leitkriterien beurteilt und erfasst. Dem energetisch-palpatorisch geschulten Shiatsu-Therapeuten zeigen sich die Leere (*xu*) Bereiche eindeutig an. Diese bilden eine Art energetische Mulde und Abwesenheit des normalen *qi* (➤ Abb. II-51). Zur sinnvollen Behandlung sollte auch die entsprechend zugehörige Fülle (*shi*, jap.: *jitsu*) gefunden und behandelt werden.

Die Leere (*xu*) Bereiche sind häufig auch so „still", dass sie schnell übersehen werden. Nur ein ganzflächiges und gesamtkörperliches Erfassen der Energetik und ihrer Schichten sowie Reaktibilität kann hier Sicherheit verschaffen.

Die entsprechende generelle Behandlungsweise im Falle eines Leere (*xu*) ist das Tonisieren. Es werden Techniken genutzt, welche das *qi* beleben und stärken (➤ Abb. II-52).

Die Fülle *(shi)* bedeutet eine Überladung und unverhältnismäßige Steigerung und Ansammlung von *qi* und mithin eine direkte Störung des geradläufigen *qi (zhengqi)*. Auch hier muss die Stärke dieser Tendenz diagnostiziert werden. Die Überladung kann eine gewisse Zeit mit Wohlbehagen verbunden sein, wirkt jedoch mit der Zeit störend. Sinkt die Fülle *(shi)* in *yin*-Bereiche, so kann es zu Dysfunktionen in den Organen oder zu entartetem Gewebe (Tumore, Krebs) kommen.

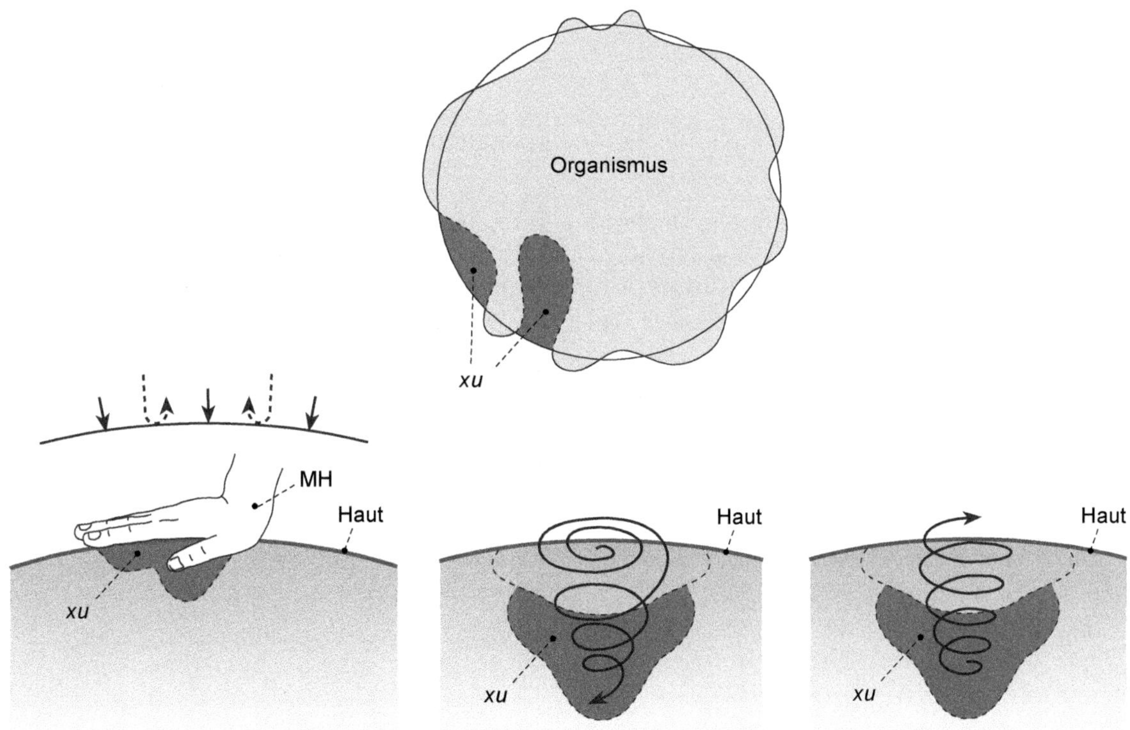

Abb. II-52 Tonisierende Behandlungsweise bei Leere (*xu*, jap.: *kyo*)

Die Zeichen von Fülle (*shi*, jap.: *jitsu*) sind:

- überladene, gespannte *yin*- und *yang*-Bereiche
- Spannungsgefühl, Schmerzen im *hara* (Abdomen)
- Thorakale Spannungen
- Atemgeräusche
- Unruhe, Unstetigkeit, gewisse Verwirrtheit
- Zusammenballungen von zähem Schleim
- Obstipation, Tenesmen, Miktionsstörungen
- Zunge: rissig, dicker Belag
- erhöhte Temperatur, Fieber
- Pulse: kräftig, in den drei Ebenen fühlbar

SHIATSU-DIAGNOSE/-TECHNIK

Fülle (*shi*, jap.: *jitsu*) Bereiche drängen sich häufig der Wahrnehmung auf: Der Patient verhält sich entsprechend präsent und agil, verspürt die Verspannungen und spricht diese an. Während der Behandlung können die Stellen als deutlich profiliert oder dynamisch erfasst werden.

Die Stärke dieser Bereiche verführt oft zu entsprechend kräftigen Techniken, dies ist nicht immer angebracht. Es muss sicher sein, dass es sich um eine solide Fülle (*shi*) handelt und die Energetik des Bereichs bei den Techniken der Sedation keine Einbuße erfährt. Es muss die dazu gehörende, korrespondierende Leere (*xu*) mit bearbeitet werden und es muss sicher sein, dass sedierende Techniken die Fülle (*shi*) sinnvoll dispersieren, es also aus dem Körper abführen oder in notwendige, andere *qi*-Zirkulationen einspeisen.

Die entsprechende Technik ist hier das Sedieren. Die Bereiche werden sediert und dispersiert (➤ Abb. II-53).

II.2.1.5 Stärke (man) und Schwäche (kong)

Stärke (*man*) als voll, erfüllt, anfüllen soll im IdosShiatsu als Leitkriterium physiologischer, normaler Fülle und Füllung genommen werden. In der chinesischen Diagnostik werden auch die Begriffe *taiguo* oder *sheng* benutzt, welche mit Redundanz und Lebensschwung übersetzt werden können. Diese Charakterisierungen treffen teilweise mit Anzeichen von Stärke (*man*) zusammen.

Diese Stärke (*man*) kann leiblich als Präsenz, Spannung der Kräfte und des Gewebes gespürt werden und erscheint in analogen Verhaltensweisen.

Auch in psychischen Phasen der Ansammlung der Kräfte (z. B. vor Prüfungen, wichtigen Gesprächen) oder des Rückzugs (psychische Verletzungen, innerer Rückzug) kann eine Stärke (*man*) Kondition vorliegen.

Zeichen von Stärke (*man*) sind:

- Symptome, welche eine ähnliche Tendenz wie die oben genannten Fülle (*shi*) Zustände haben - jedoch handelt es sich hierbei um Symptome, welche sich in der Regel selbst korrigieren.
- Zustände, denen temporäre auffällige oder außerordentliche Belastungen des Organismus und der Person zu Grunde liegen (Beruf, Schule, diätetische Umstellungen, Schwangerschaft, Privatleben usw.) - häufig liegen auch geistig-psychische Thematiken oder Problematiken vor.

Die Stärke (*man*) Bereiche befinden sich an den Körperzonen, welche jeweils am stärksten in die entsprechende Thematik involviert sind (Hals, Thorax, Arm/Bein, Gesäßbereich, Bauch usw.). Eine in der Regel recht ausgeprägte psychische Problematik liegt vor, wenn der gesamte Körper eine Stärke (*man*) Kondition aufweist. Hier führt die Gezielte Gesprächsführung weiter.

SHIATSU-DIAGNOSE/-TECHNIK

Sorgfältig müssen Status und Kondition der Stärke (*man*) geprüft werden (➤ Abb. II-54): Erscheint die Stärke (*man*) lokal, so kann die entsprechende Schwäche (*kong*) gesucht werden. Wirkt die Stärke (*man*) in sich weich, kräftig, schwach, prall, gespannt, hart usw.? Bei einer generalisierten körperlichen Stärke (*man*) kann eine Schwäche (*kong*) in den tieferen Schichten vermutet werden. Ist die Stärke (*man*) von solider oder eher fragiler Natur?

Entsprechend den diagnostischen Befunden werden kräftige, dispersierende oder ruhige, tonisierende Techniken angewandt (➤ Abb. II-55).

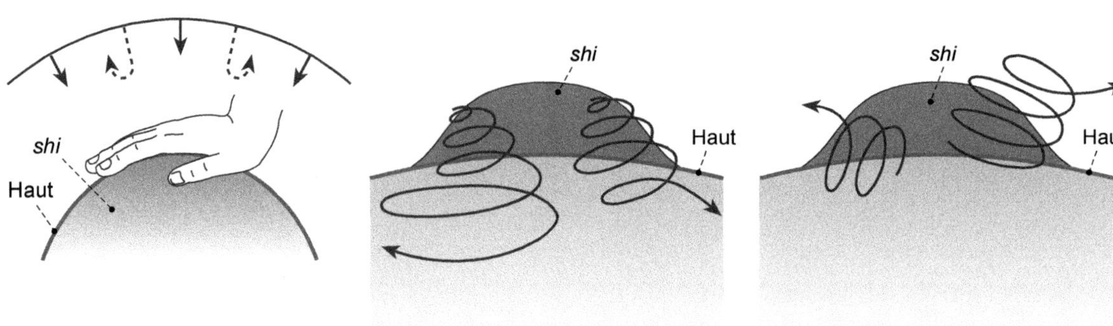

Abb. II-53 Sedierende Behandlungsweise bei Fülle (*shi*, jap.: *jitsu*)

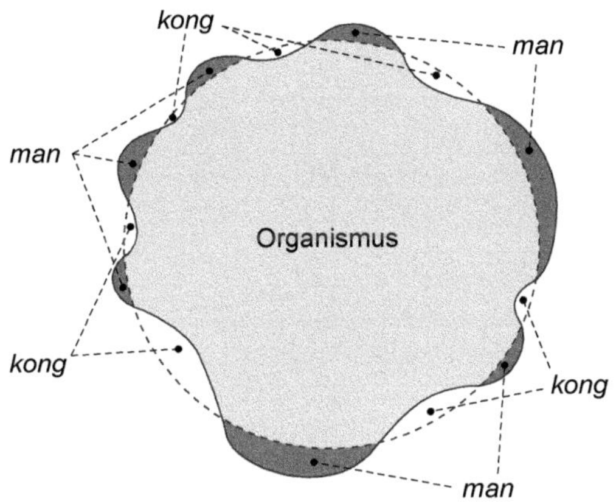

Abb. II-54 Energetische Entsprechungen von Stärke *(man)* Bereichen

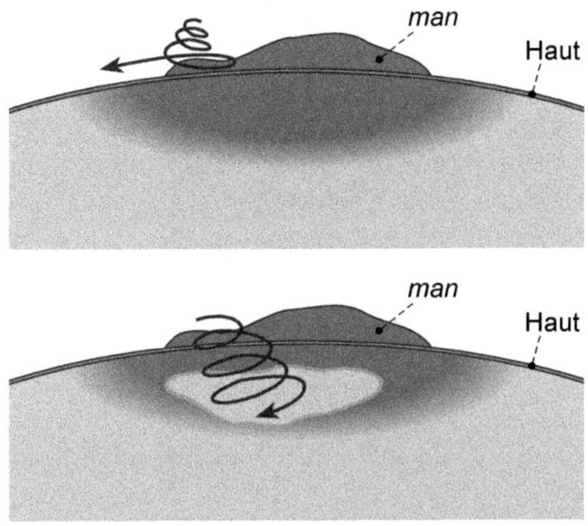

Abb. II-55 Dispersierende und tonisierende Behandlungsweisen bei Stärke *(man)*

Die Schwäche *(kong)* hier betrachtet als leer, unausgefüllt lassen, frei, ist Leitkriterium normaler, physiologischer Leere. Diese Leere wirkt, wie z. B. im Menstruationszyklus in der Zeit um die Regeltage, als eine geringere Spannung in den Geweben und zeigt das Profil zurückgezogener Leitbahnen. Ebenso können alle anderen Bereiche des Körpers betroffen sein, wie auch das psychisch-geistige Verhalten und Empfinden.

Diese Schwäche *(kong)* wirkt in seiner Qualität als eine notwendige Leere, eine Beruhigung und Freistellung, die generell erfolgen muss und jederzeit in einen geforderten, zeitlich bedingten Füllezustand übergehen kann.

Die Zeichen von Schwäche *(kong)* gleichen in der Tendenz denen der Leere *(xu)*, erlangen jedoch nicht dessen Dauer und Intensität.

Ähnlich der Stärke *(man)* steht auch die Schwäche *(kong)* für eine normale Geradläufigkeit des *qi*, beide berühren jedoch auch ein Grenzgebiet zwischen Gesundheit und Erkrankung, zwischen Gerad- und Schrägläufigkeit. In diesem Grenzbereich können Symptome, welche sonst einer Erkrankung zugeschrieben werden, durchaus normale und notwendige Signale des Körpers sein.

So fällt es der geschulten Körperwahrnehmung auf, dass Punkte *(xue)* regelmäßig Signale „senden". Sie schmerzen ein wenig, ziehen, kribbeln usw. Diese Phänomene erscheinen nicht kontinuierlich und sind zumeist von nur sehr kurzer Dauer. Sie stellen prinzipiell sensible Erscheinungen eines Selbstregulationsgeschehens des Körpers dar. Dauert ein solches Ziehen etwas länger und wirkt es stark, so kann in jenem sensiblen Moment angenommen werden, es sei dies Zeichen einer mehr oder minder erheblichen Störung.

SHIATSU-DIAGNOSE/-TECHNIK

Die Schwäche *(kong)* sollte nicht zu manipulierend oder direktiv, sondern unterstützend und begleitend behandelt werden. Der Zeitcharakter seiner Erscheinung sollte beobachtet werden.

Erfasst der Shiatsu-Behandler die energetische Qualität der Schwäche *(kong)*, so ist es ein Zeichen von Normalität, wenn die energetische Qualität der Schwäche *(kong)* trotz gewisser Leere solide wirkt.

Ein gewisser Rückzug des *qi* ist notwendig und gesund, auch in den geistig-psychischen Prozessen. Ein Rückzug ermöglicht eine neue Betrachtung und führt zu bewussten Spannungsvergleichen seitens des Patienten und zu Spannungsausgleich. Dies kann zu neuen Wertungen und erfrischendem Neubeginn führen.

II.2.1.6 Die sechs Schichten des shanghanlun

Um Tragweite und Tiefe von Leere *(xu)* und Fülle *(shi)* sowie von Schwäche *(kong)* und Stärke *(man)* Konditionen unterscheiden zu können, kann vorzüglich das chinesische Werk *shanghanlun* (600 n. Chr.) zu Rate gezogen werden.

Hier wird genau beschrieben, welche Wirkungen schädigende Noxen, d. h. pathogenes *qi*, im Organismus erzeugen. Deren Auswirkungen werden hinsichtlich ihrer Symptome gleich einer Stufenskala nach Unterteilung in die *yinyang*-Schichten festgehalten.

Das verbindende Merkmal aller Symptome ist, dass die Abwesenheit oder Anwesenheit von Kältegefühlen ein entscheidendes Diagnostikum ist.

Im Folgenden eine Übersicht der Symptome entsprechend der *yin-yang*-Schichten geordnet entsprechend dem Eindringen eines Pathogens vom Körperäußeren in Richtung des Körperinnern:

Symptome in der Taiyang-Schicht (erstes yang-Stadium, yang-OE)

- oberflächlicher Puls
- Frösteln/Fieber
- Kopfschmerz/Nackensteifigkeit

SHIATSU-DIAGNOSE/-TECHNIK

Leichtes Kälteempfinden, gleich eines sanften kühlen „Windes", kann an der gesamten Körperoberfläche und an den Leitbahnen vom Patienten empfunden und vom Behandler gespürt werden.
Nackensteife ist immer mit einer Steifigkeit und Schwäche im unteren Rücken gekoppelt, Kopfschmerzen immer mit mehr oder minder diskreten Spannungen im *hara*.
Besonders angebracht ist hier das Arbeiten an den extremalen Luo-Gefäßen *(luomai)*.

Symptome in der Yangming-Schicht (zweites yang-Stadium, yang-ME)

- kräftig beschleunigter und tiefer liegender Puls
- hohes Fieber/Schwitzen/Abneigung gegen Hitze
- Durst/trockener Mund
- trockene Zunge mit gelblichem Belag
- Bauchkrämpfe
- Obstipation/harter Stuhl
- Unruhe

SHIATSU-DIAGNOSE/-TECHNIK

Die Behandlung muss unterstützen und darf den Körper nicht erschöpfen. Sanftes Shiatsu im *hara*, am Kopf und an den Füßen ist indiziert. Bevorzugt werden haltende Techniken angewandt.
Die Behandlung des gesamten Gesäßes, hier auch insbesondere die *Shouyangming* (Di) Leitbahn nach Masunaga, ist angezeigt und wohltuend.

Symptome in der Shaoyang-Schicht (drittes yang-Stadium, yang-TE)

- gespannter Puls
- Wechsel von heiß und kalt
- trockene Kehle/Husten
- Spannungsgefühl im Thorax
- Appetitlosigkeit

SHIATSU-DIAGNOSE/-TECHNIK

Der gesamte Bereich aller *yang*-Energien wird durch haltende Techniken unterstützt. Diese Arbeit kann bevorzugt auch an den distalen Enden der Extremitäten stattfinden.
Das *yin* sollte gestärkt und sehr sanft mobilisiert werden; z. B. durch Halt in den entsprechenden Diagnosezonen und der Zirkulation über *dabao* (Mi 21).

Symptome in der Taiyin-Schicht(erstes yin-Stadium, yin-OE)

- weicher, schwacher Puls
- Völlegefühl
- Bauschmerzen, Wärme wirkt lindernd
- Kälteaversion
- unverdaute Nahrung/Durchfall
- Übelkeit/Erbrechen
- Durstlosigkeit

SHIATSU-DIAGNOSE/-TECHNIK

Haltende und wärmende Techniken sind angezeigt und sehr sanftes *hara-ampuku* (Massage). Arbeit an den distalen Enden der unteren Extremitäten, dort an der *Zuyangming* (Ma) Leitbahn und an der *Shoutaiyin* (Lu) Leitbahn nach Masunaga.

Symptome in der Shaoyin-Schicht (zweites yin-Stadium, yin-ME)

- feiner und fadenförmiger Puls
- Kälteaversion ohne Fieber/kalte Extremitäten
- Schmerzen in Gliedern, Gelenken und Knochen
- Schlafbedürfnis
- Bedürfnis nach warmen Getränken
- klarer und reichlicher Urin

SHIATSU-DIAGNOSE/-TECHNIK

Generelle Techniken des Haltens, des Wärmens sind hier angezeigt. Dabei kann auch in die Tiefe gewirkt werden. Es ist genau auf den Puls und die *qi*-Reaktion zu achten. Der Puls sollte nach dem oben genannten Pulsbild hin nicht verändert werden, d. h. das oben genannte Pulsbild sollte nur vorsichtig behandelt und nicht wesentlich verändert werden.

Symptome in der Jueyin-Schicht (drittes yin-Stadium, yin-TE)

- Puls fein und gespannt
- Hitzegefühl im Oberkörper
- Kältegefühl im Unterkörper
- Durst und Heißhunger, schnelles Sättigungsgefühl
- Durchfall

SHIATSU-DIAGNOSE/-TECHNIK

Die Verbindung von Ober- und Unterkörper kann behandelt werden, z. B. über die *Daimai* Leitbahn (Gürtelgefäß) und deren Verbindungen (➤ Kapitel II.1.1.6, Die Acht Unpaarigen Leitbahnen). Das untere *hara* wird gestärkt.
Die Behandlung muss ruhig sein, jedoch auf *qi*-Reaktionen hin schnell die Richtung wechseln können.
Sanftes Arbeiten am *qi*, welches nach unten fährt (*Shoutaiyin* (Lu) Leitbahn) und welches nach oben steigt (*Zujueyin* (Le) Leitbahn) ist wohltuend.
Sämtliche Stadien können sich durchdringen. In den *yang*-Stadien dominiert das Hitze-Gefühl, in den *yin*-Stadien das Kälte-Gefühl.
Die *yang*-Stadien regulieren sich bei entsprechendem Verhalten häufig von selbst. Bei den *yin*-Stadien ist deutlichere Schonung angesagt. Behandlungen sollten dabei zu Hause erfolgen.

II.2.2 Die krankheitsauslösenden Faktoren (bingyin) und die Krankheitsmechanismen (bingji)

Es werden drei unterschiedliche Gruppen von krank machenden Faktoren unterteilt.

Als äußere Faktoren gelten die sechs klimatischen Exesse *(liuyin)*. Die inneren Faktoren stellen die sieben Gefühlsregungen *(qi qing)* und die inneren „klimatischen" Exzesse *(neibingyin)* dar. Die dritte Gruppe sind die neutralen Faktoren, die Infektionen, Schleim, Diätfehler, Verletzungen, sowie Stasen und Störungen von *qi* und *xue* sowie von *yin* und *yang* umfassen.

Die neutralen Faktoren werden häufig in den entsprechenden Zusammenhängen der Fallbeispiele besprochen.

II.2.2.1 Die sechs klimatischen Exzesse (liuyin)

Wind (feng)

Wind schädigt auf vielfache Weise. Er ist häufig ein ungebetener Gast im Organismus und ist „Ursache für hundert Erkrankungen".

Als Energie der Wandlungsphase SHAO YANG (Holz-Emblem) verbindet sich der Wind gerne mit den entsprechenden Qualitäten und den anderen Exzessen.

Er ist von aktiver, agiler Natur, sorgt für plötzlich auftretende, häufig ebenso plötzlich abklingende Störungen und er wandert im Körper umher, d. h. er erzeugt in Ort und Zeit vielfältige Symptome.

Wenn die Symptomatik früh erkannt wird, kann dieser Exzess sehr schnell und nachhaltig behandelt werden. Generell macht er sich durch eine gewisse Spannung und Spastizität bemerkbar.

Auch die Gezielte Gesprächsführung ist hier von Bedeutung. Diese hilft, Anlässe von Störungen durch Wind und andere klimatische Exzesse bewusst zu machen, und damit vorbeugende Maßnahmen zu ermöglichen. Es ist praktisch unzählbar, wie häufig sich Patienten aufgrund von mangelndem Körpergefühl dieser Energie unnötig schutzlos aussetzen (Zug, offene Fenster, ungemäße Kleidung, usw.).

Kälte (han)

Als *qi* der Wandlungsphase TAI YIN (Wasser-Emblem) wirkt dieser Exzess insbesondere auf und durch die zugeordneten Qualitäten. Die Kälte greift zuerst das *yang* an und wirkt verstärkend auf das *yin*. Die Aufladung des *yin*, als natürliche Qualität der Kälte, führt zu dessen Übersteuerung.

Wärmende Behandlungen und die Entfaltung des *qi* des Dreifachen Erwärmers sind hier angezeigt. Während der Behandlungen muss generell für genügend Wärme und Kleiderschutz des Patienten gesorgt werden. Auch während der Behandlungen sollte durch Ertasten oder Erfragen bestimmt werden, ob zusätzlicher Schutz (Decken, Kleider) notwendig ist.

Im Alltag besteht bei vielen Patienten inadäquates Verhalten gegenüber Kälteeinwirkungen (Klimaanlagen; Wetterwechsel usw.).

Sommerhitze (shu) und Glut (huo)

Beide Energien der Wandlungsphase TAI YANG (Feuer-Emblem) lassen das *qi* nach oben strömen, lodern. Bei der Glut wirkt eine Energie, welche zu meiden ist. In den Körper eingedrungen, stellt sie einen ernsten Zustand dar, der die Säfte des Körpers extrem schädigt. Entsprechend schnell muss gehandelt werden.

Die Hitze führt zunächst zur Erschöpfung der *yang*-Energien und dann zur Gefährdung der Säfte. Bei plötzlicher Abkühlung besteht die Gefahr einer Einstauchung der Hitze ins Innere.

Der Patient muss angeleitet werden, bei Exposition gegenüber den klimatischen Exzessen der TAI YANG Wandlungsphase (Hitze, Glut) sorgsam und schonend mit seinen Energien umzugehen. Übermäßige Hitze kann durch Shiatsu-Techniken vom Körperzentrum weggeleitet und durch die Arbeit an den *jing*-Brunnenpunkten, die sich an den Enden der Extremitäten befinden, ausgeleitet werden.

Feuchtigkeit (shi)

Dieser Exzess neigt dazu, den *yang*-Fluss zu blockieren, behindert generell den freien Fluss des *qi* und der Körpersubstanzen und fließt nach unten.

Diese der Wandlungsphase ZHI YIN (Erde-Emblem) zugeordnete Energie wirkt insbesondere auf die Energetik der Mitte. Infolge von entstehenden Behäbigkeiten können entsprechende Zeichen jedoch im gesamten Organismus entstehen.

Feuchtigkeit verbindet sich mit den anderen Exzessen und führt zu entsprechenden Auswirkungen und zur Verstärkung von Symptomen.

Die Energie der Feuchtigkeit, insbesondere auch in der Kopplung mit Kälte, durchzieht den gesamten Körper bis in dessen Tiefe. Es ist vor allem darauf zu achten, dass der Organismus diesem Exzess nicht bei Müdigkeit oder Erschöpfung, also bei einem Mangel an *yang*-Aktivität, ausgesetzt wird.

Trockenheit (zao)

Trockenheit schädigt die Wandlungsphase SHAO YIN (Metall-Emblem) und die Körpersäfte. Es muss sehr schonend mit der Körperenergie umgegangen werden; der Organismus sollte sich nicht zu sehr belasten oder überlastet werden.

Unter dem Einfluss dieses Exzesses muss das körperelementare, physiologische *qi* geschont werden. Dies gilt besonders, wenn Trockenheit vermischt mit Kälte oder Hitze auftritt. Es ist auf eine gute Zufuhr von Flüssigkeit und auf eine ungestörte Zirkulation von Blut und Säften zu achten.

II.2.2.2 Die sieben Gefühlsregungen (qiqing)

Lust (xi)

Eine übersteigerte Tätigkeit dieser Emotion als Verausgabung der Wandlungsphase TAI YANG (Feuer-Emblem) führt zu dessen Schädigung und zu einem unverhältnismäßigen Einwirken der Wandlungsphase TAI YIN (Wasser-Emblem).

Eine besondere Auseinandersetzung mit dieser Emotion findet oftmals in Shiatsu-Behandlungssituationen statt. Häufig erwarten Patienten Wohlbehagen durch die Behandlungen und fordern bewusst oder unbewusst Behandlungen ein, die nur dasjenige behandeln, welches ihnen behagt oder die ausschließlich ihnen angenehme Techniken einsetzen.

Manchmal kostet es Kraft, sich der Ausschließlichkeit solcher Forderungen zu entziehen. Für eine Behandlung jedoch, welche ausgeglichen die Arbeit an allen Ausdrucksfeldern umfasst, sollte man hier Klarheit herstellen. Mitunter bedeutet dies auch eine konfrontative Auseinandersetzung mit dem Patienten.

Erregung (nu)

Ein Übermaß dieser Emotion versetzt die Speicherenergien (*yinqi* und *qi*-Seen) unnötig in Aufruhr, vernutzt und irritiert das *yangqi* und schädigt schließlich das *yinqi*. Die Zeichen von Erregung *(nu)* zeigen das *qi* in Wallung und führen generell zu einer Belastung der Gewebe und Organe. Äußerlich sind diese Zeichen die Erregung, der Zorn und ein roter Kopf. Sind die Zeichen innerlicher Natur, dann wirkt das aufsteigende, erregungsfähige *qi* wie abwesend, gestaut, zurückgezogen oder verkapselt.

Belastet wird vor allem die Energetik der Wandlungsphase SHAO YANG (Holz-Emblem).

Die Bereitschaft zu übermäßiger Erregung kann in den Behandlungen gut erfasst werden. Überladungen und plötzliches Auffahren des *qi* sind gut zu erspüren. Auch Erregungen während der Gezielten Gesprächsführung sind ein häufiges Merkmal dieser Gefühlsregung.

Sorge (you)

Dieser Exzess lässt das *qi* sich verbrauchen. Die elementaren Kräfte werden nachhaltig gestört, angegriffen und verzehrt. Als Qualität der Wandlungsphase SHAO YIN (Metall-Emblem) wird das eigenrhythmische System beeinträchtigt und bedrängt und das SHAO YIN sowie die Wandlungsphase ZHI YIN (Erde-Emblem) übermäßig belastet.

Die Beachtung der Gefühlsregung Sorge *(you)* ist ein zentraler Bestandteil in den Behandlungen. Schließlich kommt ein Patient aus Sorge um seine Gesundheit oder wegen einer Erkrankung oder Erkrankungssymptomen zu uns.

Der private und der berufliche Alltag geben Anlass zu Sorgen aller Art und gerade in den Shiatsu-Behandlungen findet der Patient plötzlich direkten Zugang zu diesem emotionalen Potenzial.

Die Sorge ist für den Shiatsu-Behandler ein Ausgangspunkt seiner Behandlungen und Gespräche. Indem Sorgen kontinuierlich ausgedrückt werden können, besteht die Hoffnung, dass deren Maß sich um einen Normalwert einpendeln kann. Ein wohltuende Behandlung sorgt wiederum selbst für Momente der Sorglosigkeit.

Grübeln (si)

Auch dieser energetische Exzess ist fest im Alltagsleben der meisten Patienten etabliert. Schließlich stellt der moderne Alltag für die große Anzahl der Menschen eine gewisse Überforderung der Aufgaben dar. Nachdenken, Überlegen und Grübeln sind die entsprechenden inneren Antworten und Prozesse darauf.

Insbesondere die Energetik der Wandlungsphase ZHI YIN (Erde-Emblem) ist mit dieser Emotion großen Belastungen ausgesetzt.

Häufig können Patienten während der Behandlungen von diesem Exzess ablassen, manche schlafen während der Behandlung hilfreich und wohltuend ein.

Dem Patienten sollten gezielte Anweisungen zu Übungen gegeben werden, um ihn in die Lage zu versetzen, durch solche Tätigkeiten selbstständig eine andere innere Stimmung zu erzeugen.

Trauer (bei)

Dieser emotionale Exzess schädigt auf die Dauer die struktiven Ressourcen; es kommt zu einem inneren Verfall des *yin* und einer Belastung der Wandlungsphase SHAO YIN (Metall-Emblem). Die Emotion verbindet sich entsprechend mit den Qualitäten der energetischen Zuordnungen; so dass z. B. in den Zeiten der Abendstimmung oder des Herbstes, bei Affektionen der Lunge oder während sozialer Belastungen der Exzess verstärkt wird.

Es handelt sich um eine problematische Emotion insofern, als die heutigen Lebensumstände kaum einen ruhigen, regelmäßigen und zeitlich ausreichenden Raum für diesen emotionalen Ausdruck bereitstellen.

Die Shiatsu-Behandlungen bieten einen geschützten Rahmen, um dieser Emotionalität zum Ausdruck zu verhelfen. Die Emotion selber hat die Eigenschaft wie ohne Ende und endlos (da häufig ohne erkennbare Hoffnung) zu erscheinen und im Ausdruck sich zu wiederholen; hier ist Geduld und Mitgefühl ebenso gefordert wie ein klares Maß an Unterbrechung und Pause der Äußerungen und Kommunikation.

Die Tiefe der Shiatsu-Behandlungen kann sehr lindernd wirken.

Furcht (kong)

Ängstlichkeit und Furcht führen als Exzess zu einer Beeinträchtigung des *qi* der Wandlungsphase TAI YIN (Wasser-Emblem).

Diese Emotion und Energetik hemmt auch die anderen energetischen Dynamiken und es kann zu Einstauchungen des *qi* kommen. Diese bewirken dann von Zeit zu Zeit, gewissermaßen intermittierend, eine Abfuhr der eingestauchten Energetik.

Da jedoch diese Abfuhr nicht im Zusammenhang mit der unmittelbaren Situation steht, kann dies für die Umwelt sehr irritierend sein.

Eine Schädigung der Wandlungsphase TAI YIN (Wasser-Emblem) und dessen Qualitäten kann die Folge dieses Exzesses sein.

Für einen Teil von Patienten tritt die Störung wie beschrieben als Einstauchung auf, ein erheblich größerer Anteil von Menschen „leidet“ jedoch eher an einer Einstauchung dieser Emotion selbst, d. h. sie kennen und erleben zu wenig (bewusste) Angst oder Furcht.

Die moderne Zeit und Technik setzt Menschen in Beruf und Freizeit regelmäßig gefährlichen Momenten aus (Flugzeug, Hochgeschwindigkeitszüge, Atomkraft, Extremsport, Alkoholika, Auto usw.), ohne dass ein entsprechendes Angst- und Furchtempfinden vorhanden wäre. Furchtsamen oder ängstlichen Menschen haftet das Stigma von Scheitern oder Langeweile an.

Insbesondere im Falle schwerer Erkrankungen können die Shiatsu-Behandlungen und entsprechende Gespräche eine Hilfe darstellen.

Schreck (jing)

Das Auftreten dieses Exzesses im Übermaß belastet und schädigt die Wandlungsphase TAI YANG (Feuer-Emblem). Es kommt zu Blockaden und ungerichteten Energieverläufen. Einerseits wirkt das Erschrecken wie eine unvorbereitete, und in dieser Weise plötzlich überraschte Lebensspannung der Umgebung gegenüber, andererseits ist eine Bereitschaft zum Schreck bereits Ausdruck einer überhöhten Lebensspannung. Es fehlt das Gewahrsein auf Unvorbereitetes. Durch einseitige Anspannung fehlt im Schreck die entscheidende innere Widerstandsfähigkeit und Ruhe. Durch den Schreck kommt es zu Paralysen und damit zur Affektion der Wandlungsphase SHAO YANG (Holz-Emblem).

Während der Behandlungen kann die Bereitschaft und Fähigkeit sich entspannen zu können gut beobachtet und erfasst werden. Es zeigt sich, ob der Patient bei plötzlichen Störungen (Lärm, Körperschmerz, Klingeln usw.) innerlich ruhig bleibt, oder bei geringen Anlässen schon zusammenschreckt.

Der Nutzen des Shiatsu in Bezug auf diesen emotionalen Exzess zeigt sich auch darin, dass es in Projekten angewandt wird, in denen mit traumatisierten, zutiefst erschrockenen Menschen gearbeitet wird.

II.2.2.3 Die inneren klimatischen Exzesse (neibingyin)

In Korrespondenz zu den bioklimatischen äußeren Exzessen gibt es die endogen entstehenden inneren klimatischen Exzesse *(neibingyin)*. Durch Belastung körperlicher, geistiger und/oder psychischer Vorgänge entfaltet sich, gemäß den jeweils aktivierten Funktionskreisen, eine entsprechend übersteigerte Dynamik.

Innerer Wind (neifeng)

Durch Schwächung jeglicher Art (Fieber, Säfteungleichgewicht, Krankheit, Überarbeitung, heftige Gefühlsregungen) der Wandlungsphase SHAO YANG (Holz-Emblem) entstehen Probleme in diesem Energiefeld.

Die Dynamik des Windes erzeugt Symptome wie Schwindel, Zittern oder Spasmen.

Charakterlich erzeugte, endogene Wind-Problematiken sind gut zu beobachten. Auch der Ausspruch: „macht der oder die aber viel Wind" kann durchaus als diagnostisches Erfassen betrachtet werden. Personen, welche in diese Richtung agieren und von dieser Energetik bestimmt sind, erzeugen recht viel Unruhe im Sinne von ausladenen, unsteten und auch übersteigerten Ausdrucksbewegungen. Dies lässt sich in allen Äußerungen wiederfinden.

Jedoch kann, wie in allen energetischen Ausdrücken und bezüglich aller Parameter, auch das Gegenteil vorliegen: Windstille. Auch diese ist gut zu diagnostizieren. Dabei besteht energetisch die deutliche Wahrnehmung, dass die Person durchaus über kraftvolle energetische Potenziale verfügt, diese jedoch in keiner Weise sichtbar sind. Dennoch wirken dieselben in unbewusster Weise im Organismus.

Shiatsu verfügt über viele kräftige, dynamische und auch beruhigende Techniken, um an dieser Thematik arbeiten zu können.

Die Gezielte Gesprächsführung kann auch erkennen lassen, ob diese Wind-Problematik mit zurückliegenden oder akuten Vorgängen zusammenhängt.

Innere Kälte (neihan)

Mangelnde innere Wärme (schwaches *yang* in den Funktionskreisen, Stagnation von Säften) kann die Ursache eines Übergewichts von *yin*-Kälte darstellen. Es kommt zu typischen Kältezeichen und der Patient verspürt diverse Kältevorgänge im Körper.

Die innere Kälte ist während der Behandlung klar zu spüren. Das Innere wirkt wie starr, leblos oder wie ein unbeweglicher Block. Es kann auch zu regelrechten Kühle-Wahrnehmungen der Tiefe kommen, ähnlich wie Ausdünstungen kalter Natur.

Manchmal wirken Personen und deren private Umgebung selbst in gewisser Weise kalt, sodass unwillkürlich der Eindruck eines Fröstelns entsteht.

Hier kann die Gezielte Gesprächsführung weiterführen. Doch sei große Behutsamkeit angeraten, da psychisch erzeugte Kälte eine lange Genese aufweist und entsprechend verkapselt und empfindlich ist.

Shiatsu kann als Behandlung selber viel generelle Wärme erzeugen.

Innere Feuchtigkeit (neishi)

Schwäche und Blockaden in der Wandlungsphase ZHI YIN (Erde-Emblem), im *qi* der Mitte, führen zum Stau und zur Ansammlung von Flüssigkeiten. Schweregefühl im ganzen Körper, Völlegefühl, thorakales Engegefühl und Abneigung gegen Bewegung können die Folge sein.

Die Schwäche im Bereich der Mitte liegt in deren Überforderung oder auch in einem psychischen Missbehagen begründet. „Mir ist der Appetit gründlich vergangen", könnte ein verbaler Ausdruck sein. Es besteht eine gewisse Lustlosigkeit, Schwere oder sogar apathische Ausstrahlung.

Die Symptome können rasch den gesamten Körper ergreifen, dieser wirkt dann wie gebläht. Sehr häufig sind psychische Gründe im Spiel. Die Gezielte Gesprächsführung kann zumeist recht schnell den akuten Anlass herausfinden, da die Patienten oftmals eine gewisse Mitteilungsbereitschaft haben. Schwieriger wird die Situation, wenn über den akuten Anlass hinaus eine dauerhafte Konstitution und Neigung zu solchen Störungen besteht.

Durch das Berühren kann Shiatsu hier eine ausgezeichnete Unterstützung sein.

Innere Trockenheit (neizao)

Der Verlust von Säften, bedingt durch Schwitzen und sonstige Anstrengungen (auch psychischer Natur) oder auch durch mangelnden Durst (bedingt auch durch psychische Verweigerung und seelischen Rückzug) und innerer Hitze, bewirkt Trockenheit.

Diese kann auch erzeugt werden, wenn innerer Hitze-Prozesse zu einer Belastung des Säftehaushalts werden. Denkbar ist hier die Einstauchung von Wärme-Hitze-Prozessen und generell zurückgehaltene psychische Reaktionen. Die so entstehenden Affektionen greifen die Wandlungsphase SHAO YIN (Metall-Emblem) an.

Den Patienten, welche solche Ungleichgewichte in ihrem Inneren aufweisen ist oft auch eine gewisse „Trockenheit" eigen. Dies mündet manchmal auch in einer Ausstrahlung von Unnahbarkeit und dürftigen, wie abgeklemmten Gefühlsäußerungen.

Häufig wirkt auch der Kopf wie angespannt. Nicht selten stehen hinter einer gewissen Empfindlichkeit auch psychische Verletzungen und/oder Irritationen.

Der Behandler muss in diesen Fällen mit langen Zeiträumen der Auseinandersetzung rechnen und viel Geduld aufbringen.

Innere Glut, Innere Hitze (neihuo)

Diese Überfülle des *yang* ist durch dessen endogene Zuspeisung und/oder durch *yin*-Blockaden mit bewirkt. Die Folge ist eine gewisse Diskoordination zwischen dem *yin* und *yang*, *qi* und Blut *(xue)* sowie zwischen den Funktionskreisen.

Auf Grund der Übersteigerungen und Überladungen der energetischen Richtungen und deren allgemeine Einwirkungen auf den Organismus entsteht eine Vielzahl von Symptomen diverser Natur. Allein diese Vielzähligkeit von körperlichen Symptomen kann ein Symptom selber sein.

Überhitzte Charaktere sind zunächst relativ leicht zu erkennen. „Kühl dich erst mal ab", könnte es heißen. Häufig strahlt diese charakterliche Überhitzung auch Lebensfreude aus. Erst in der Unmäßigkeit und in der Weise, wie andere Funktionskreise oder Mitmenschen involviert werden, lässt sich die Dysbalance erkennen.

Es kann auch die Situation vorliegen, dass ein primäres nach außen gehen den umgekehrten Weg, den Weg nach innen, nicht zulässt oder auch mit Grund verhindert. Hinter der Hitze wirken durchaus ernsthafte und schwere Themen.

Der Behandler, der sich der Gezielte Gesprächsführung bedient, muss in diesem Fall sehr erfahren und geistesgegenwärtig sein, um der jeweiligen Dynamik verschiedener Ausdrucksbewegungen gerecht zu werden und folgen zu können.

Die bis hierher aufgeführten Hinweise und Parameter zu endogenen Problemen, Störungen und Ungleichgewichten können im Sinne konkreter Behandlungen weiter entfaltet werden, denn die psychische Lebenswirklichkeit eines Menschen lebt in einer Unzahl situativer Kontexte. Ohne ein Verständnis dieser sozialpsychischen Kontexte können viele Ausdrucksbewegungen des Charakters und der psychischen Befindlichkeiten nicht verstanden werden.

Die Shiatsu-Behandlung findet jedoch in einem schmalen Ausschnitt des normalen sozialen Kontextes statt, in dem ein Mensch agiert. Die Lebenserfahrung und soziale Kompetenz eines Shiatsu-Behandlers können eine gute Unterstützung beim Verständnis eines individuellen Kontextes sein.

Ein weiteres Hilfsmittel ist die Gezielte Gesprächsführung (siehe ➤ Kapitel II.3.3), von der im Buch an vielen Stellen die Rede ist.

Ein im Sinne der psychologischen Entsprechungen der einzelnen Funktionskreise entfaltetes Zuordnungswissen besitzt das Shiatsu durch S. Masunaga. Dieser hat den jeweiligen Funktionskreisen und Leitbahnen bestimmte Parameter des Empfindens und Verhaltens zugeordnet.

Den einzelnen Leitbahnen werden nach Leere (*xu*, jap.: *kyo*) Befunden und Fülle (*shi*, jap.: *jitsu*) Befunden bestimmte körperliche und psychische Erfahrungswerte zugeordnet. Die Ordnung der Energetik nach solchen Erfahrungen stellt für das Verständnis der Behandlungen und deren Ergebnisse eine große Hilfe dar.

In Tabelle II-6 werden diese Entsprechungen tabellarisch wiedergegeben.

Tabelle II-6 Psychische und körperliche Leere (xu, jap.: kyo) und Fülle (shi, jap.: jitsu) – Entsprechungen nach Masunaga

Shoutaiyin (Lu) und Shouyangming (Di) Leitbahn Analyse der Ausscheidungsfunktionen			
Funktion des Lungenmeridians		Aufnehmen von *qi*-Energie aus der Luft, der für den menschlichen Körper lebenswichtig ist und gebraucht wird, um Widerstand gegen Einflüsse von außen aufzubauen. Ausscheiden von nicht benötigtem Gas durch den Ausatmungsprozess.	
		Psychologisch	**Körperlich**
Lungenmeridian	*kyo*	Neigung zum geistigen Zusammenbruch, starkes Herzklopfen, Überempfindlichkeit, übertriebene Ängstlichkeit, Atembeschwerden, antisozial, wenig ausdauernd.	Neigung zu Übergewicht mit Stuhlschwierigkeiten, Schwere im Kopf wegen Blutandrang, oberer Teil des Körpers neigt zu Erschöpfung, Husten, Atemschwierigkeiten, Beschwerden beim Bücken, Kälteempfindlichkeit, Entzündungen in den Atmungsorganen, Schulterschmerzen mit leichtem Fieber, Tendenz zu Tränenfluss, Mangel an *qi*-Energie und Erschöpfung durch Überarbeitung, schlechte Durchblutung, Daumenschwäche.
	jitsu	Gerät leicht in Wut über Kleinigkeiten, dabei unfähig loszulassen; Tendenz, nach Luft zu ringen und beim Atmen zu seufzen.	Neigung zu verstopfter Nase und Erkältungen, Hustenbeschwerden mit Verkrampfungen im Brustraum, Verstopfung, Schulterbeschwerden, Bronchitis, Asthma, Verschleimung, Brustmuskulatur häufig verspannt.
Funktion des Dickdarmmeridians		Unterstützt die Lungenfunktion, Scheidet im Körper selbst und nach außen aus. Behebt die Blockierungen von *qi*-Energie.	
		Psychologisch	Körperlich
Dickdarmmeridian	*kyo*	Mangelnde Entschlusskraft, Tendenz zur Enttäuschung, übertriebene Abhängigkeit, Mangel an positivem Denken.	Trockene oder verstopfte Nasengänge, schwache Bronchialäste, Verstopfung mit gleichzeitiger Neigung zum Durchfall bei grober Kost, schlechte Durchblutung im unteren Harnbereich, Neigung zum Frösteln, schlechte Dickdarmfunktionen, keine Kraft im Daumen und der unteren Körperhälfte von den Hüften abwärts, lebloser Gesichtsausdruck, Neigung zu Entzündungen und Eiterbildung.
	jitsu	Ständige Unzufriedenheit, keine Freunde, mit denen man alles bereden kann.	Kopfschmerzen in Verbindung mit stark gerötetem Gesicht, laufende Nase, Verstopfung der Nase, Nasenbluten, Neigung zu Angina, Schmerzen in den unteren Zähnen, Schulterbeschwerden, Verhärtungen in der Brust- und Armmuskulatur (auf der Daumenseite), Verstopfung mit gelegentlichen Durchfällen, Neigung zu übermäßigem Essen, Hautjucken, Entzündungen, Bewegungsmangel, Husten, Aufgeblähtheit in der unteren Harn-Zone, und Hämorrhoiden, Epilepsie, Erkältungen.
Zutaiyin (Mi) und Zuyangming (Ma) Leitbahn Verdauungs- und Fermentationsfunktion			
Funktion des Milzmeridians	Nach dem System der chinesischen Medizin besteht die Funktion der Milz darin, die Nahrung zu verdauen, was Fermentationsprozesse einschließt. Diese Funktion ist der der Bauchspeicheldrüse in der westlichen Medizin in etwa gleichzusetzen. Die Bauchspeicheldrüse steuert den Hauptprozess der Verdauung. Absonderung von Bauchspeichel, Zusammenspiel mit der Gallenblase und den Verdauungsfermenten des Dünndarms, Hormondrüsen (Insulin und Glucagon). Der Milzmeridian steht auch in Zusammenhang mit den Fortpflanzungshormonen, der Brust und den Eierstöcken. Geistige Erschöpfung wirkt sich auf die Milz aus, und Bewegungsmangel auf die Verdauung und die Hormonausscheidung.		

Tabelle II-6 *(Forts.)* Psychische und körperliche Leere (xu, jap.: kyo) und Fülle (shi, jap.: jitsu) – Entsprechungen nach Masunaga

Zutaiyin (Mi) und Zuyangming (Ma) Leitbahn Verdauungs- und Fermentationsfunktion *(Forts.)*			
		Psychologisch	Körperlich
Milzmeridian	*kyo*	Übergenauigkeit, Ruhelosigkeit, verbunden mit Angst, ständige Unzufriedenheit, Neigung zu übertriebenem Essen und Schnellessen, zuviel Kopfarbeit, Gedächtnisverlust, Schlaflosigkeit	Mangel an Speichel, Durst, trockener Geschmack im Mund, Nahrung kann ohne gleichzeitiges Trinken nicht aufgenommen werden, kein Geschmacksempfinden, ständiges Essen, bräunliche Gesichtsfarbe; Bewegungsmangel, dadurch schlechte Durchblutung in den Beinen und Füßen; schlechte Verdauung, hartes Gefühl tief im Nabel, häufiges Luftholen, blasses Zahnfleisch, Beschwerden in der Wirbelsäule.
	jitsu	Neigung, nicht mit anderen zu reden und alles für sich zu behalten, zögernd und schüchtern, denkt zuviel, vorsichtig und ängstlich, isst hastig oder ohne, dass es nötig ist, dabei aber wenig Bewegung, Unruhe, Heißhunger auf Süßes	Durst; fades, pelziges Gefühl im Mund, keinen Appetit, keinen Sinn für wohlschmeckendes Essen, Übersäuerung des Magens, nervös bedingte Magenentzündungen, Neigung sich zu überessen; Fettleibigkeit, Schwere in den Beinen, Kraftlosigkeit, Steifheit in den Armen, festes Gefühl im Nabelbereicht, dünne Haut, zögernde Bewegungen, steife Schultern, Neigung zu Rundrücken, Kältegefühl im Rücken und Hüftbereich.
Funktion des Magenmeridians		Zusammenspiel mit Magen, Speiseröhre, Zwölffingerdarm und Regelung des Fortpflanzungs- und Milchbildungsmechanismus, der Eierstockfunktion und des Appetits. Auch Zusammenhang mit dem Menstruationszyklus.	
		Psychologisch	Körperlich
Magenmeridian	*kyo*	Neigung sich zurückzulehnen und auszuruhen; Heißhunger auf kalte und weiche Speisen, Appetit abhängig von Stimmung und Art des Essens, Essen wird nicht gründlich gekaut, unregelmäßige Mahlzeiten; Neigung beim Essen gleichzeitig etwas anderes zu tun, denkt zuviel.	Schlechter Magen, chronische gastrische Probleme, Magensenkung, Essen ohne Appetit, Kältegefühl im Magen und in den Eingeweiden; Schulterschmerzen, bedingt durch Eierstockprobleme; Gähnen, dicke Beine, leicht ermüdbar, Neigung zur Eiterbildung, Kältegefühl auf der Vorderseite des Körpers, fehlende Geschmeidigkeit der Muskeln.
	jitsu	Neigung, zuviel zu denken; Aufregung über Kleinigkeiten, frustriert, Mangel an Liebe, großer Esser, immer in Eile, arbeitet zuviel, neurotisch	Überessen, Magendrücken, Erbrechen, Übersäuerung des Magens, Gesichts- und Lippenherpes, wenig Appetit, Durst, Steifheit der Schultern, Schmerzen und Verkrampfungen im Solarplexus und im Herzbereich, Neigung zu häufiger Erkältung und Grippe, schlechte Blutzirkulation in den Beinen, raue, trockene Haut, Gähnen und Aufstoßen, Verstopfung der Nase, gerötete Nasenspitze, Neigung zur Blutarmut, Beschwerden in den weiblichen Organen.
Zushaoyin (Ni) und Zutaiyang (Bl) Leitbahn Funktion der endokrinen Organe und Reinigungsfunktion			
Funktion des Nierenmeridians		Regelt Geist- und Energiehaushalt des Körpers und sorgt für Widerstandkraft gegen psychischen Stress durch Steuerung der inneren Hormonsekretion. Entgiftet und reinigt das Blut und verhindert die Übersäuerung des Bluts. Außerdem reguliert er den Wasserhaushalt des Körpers.	

2

Tabelle II-6 *(Forts.)* Psychische und körperliche Leere (xu, jap.: kyo) und Fülle (shi, jap.: jitsu) – Entsprechungen nach Masunaga

Zushaoyin (Ni) und Zutaiyang (Bl) Leitbahn Funktion der endokrinen Organe und Reinigungsfunktion *(Forts.)*			
		Psychologisch	Körperlich
Nierenmeridian	*kyo*	Angst, Furcht, Ruhelosigkeit, Nervosität, Pessimismus, Apathie, Stress im familiären Bereich, Mangel an Geduld, und Entschlusskraft, Unbeweglichkeit, psychosomatisch bedingte Müdigkeit.	Graue, trockene und aufgeschwemmte Haut ohne Spannkraft; schlechte Durchblutung im Hüft- und Harnbereich, häufiges Urinieren, Schmerzen im unteren Rücken durch Verkühlung oder Verschiebung des dritten oder vierten Lendenwirbels, ungenügende Hormonsekretion, schlechter Schlaf, anormales Sexualleben, Probleme mit den Fortpflanzungsorganen, rissige Nägel, Neigung zum Stolpern und zu Knochenbrüchen, Verspannung im Hara oder in der Rumpfmuskulatur.
	jitsu	Ungeduld, Arbeitssucht, nervöse Empfindlichkeit, Ruhelosigkeit, ständiges Klagen, übertriebene Achtsamkeit gegenüber Details, mangelnde Entschlusskraft	Graue Gesichtsfarbe, Erbrechen, Blut im Speichel, Neigung zu Nasenbluten und Ohnmacht, Schweregefühl im Kopf, Entzündungen im Kehlbereich, Durst, schlechtes Hörvermögen, Klingeln in den Ohren, steifer Rücken, zu straffe Rumpfmuskulatur, anormale Hormonsekretion, dunkel gefärbter Urin, bitterer Geschmack im Mund, schlecht riechender Atem, Neigung zu Entzündungen, Erschöpfung durch Überarbeitung.
Funktion des Blasenmeridians		Verbindung zum Zwischenhirn, das mit der Hypophyse und dem Nierenhormonsystem in Zusammenhang steht. Außerdem Auswirkungen auf das autonome Nervensystem, das die Fortpflanzungsorgane und das Harnsystem beeinflusst. Eine weitere Funktion ist die Ausscheidung von Abfallstoffen durch den Urin.	
		Psychologisch	Körperlich
Blasenmeridian	*kyo*	Angespannte Nerven, Verkrampfung und Empfindlichkeit des Körpers, ständiges Klagen, leicht erschreckbar, Nachtschweiß, Angst.	Verstopfung im Nasenbereich, Druckgefühl in den Augen, Migräne im Hinterkopf, Störungen im vegetativen Nervensystem, Überempfindlichkeit, schlechte Durchblutung im Hara- und Beinbereich, häufiges Urinieren, Frösteln im Rücken, Neigung zu krummer Haltung, Verschiebung des fünften Wirbels im Lendenwirbelbereich, Verkrampfung in den Beinen, Verspannung der Hara, Gebärmutterbeschwerden, Blasenentzündung, Schmerzen in der Blase und das Gefühl von verhaltenem Urin.
	jitsu	Sorgen wegen Nichtigkeiten: nervöser Stress, Ruhelosigkeit; Überempfindlichkeit	Verspannungsschmerzen im unteren Halswirbel- und im Brustwirbelbereich, Schweregefühl im Hinterkopf, Druck hinter den Augen, Verspannung der Schultermuskulatur, Steifheit der Beinrückseite, Verstopfung der Nase, häufiges Urnieren, Entzündungen oder Schmerzen in der Blase oder im Prostatabereich, überlastetes autonomes Nervensystem
Shoujueyin (Pe) und Shoushaoyang (3E) Leitbahn Kreislauf- und Schutzfunktion			
Funktion des Herzkonstriktor-Meridians		Unterstützt die Herzfunktion im Zusammenhang mit dem Kreislauf und wirkt sich auf Herzbeutel, Herzarterie und das Arterien- und Venensystem insgesamt aus. Steuert auch die Nahrungsverwertung und die Durchblutung.	

Tabelle II-6 *(Forts.)* Psychische und körperliche Leere (xu, jap.: kyo) und Fülle (shi, jap.: jitsu) – Entsprechungen nach Masunaga

Shoujueyin (Pe) und Shoushaoyang (3E) Leitbahn Kreislauf- und Schutzfunktion *(Forts.)*			
		Psychologisch	Körperlich
Herzkonstriktor-Meridian	*kyo*	Nervöse Unruhe, zugleich aber unbeweglich; zerstreut, Schalfstörungen und häufiges Träumen, Herzklopfen und Kurzatmigkeit, beklemmendes Gefühl um die Brust.	Schluckbeschwerden, Neigung zu Mandelentzündung, Störungen der Herzfunktion, starkes Herzklopfen, leichte Ermüdbarkeit, niedriger Blutdruck, Ödembildung, schlechte Durchblutung, Schmerzen im Magen und Zwölffingerdarm, Blutdruckstörungen, Schmerzen in der Brust und in den Rippen.
	jitsu	Schlaflosigkeit, nervöse Unruhe, nervös im Umgang mit Menschen, anormale Konzentration auf Arbeit, gestörter Gefühlsbereich, Überempfindlichkeit	Starkes Herzklopfen, hoher Blutdruck, Schwindelgefühl, rasche Ermüdbarkeit, schlechte Durchblutung, Kopfschmerzen, Verspannung des Solarplexus, hartes Hara, Magenschmerzen, gestörte Herzfunktion, Kribbeln in den Fingern, heiße Hände, Dickdarmkatarrh als Folge von Durchfall oder Verstopfung, belegte Zunge.
Funktion des Dreifacher-Erwärmer-Meridians		Unterstützt die Dünndarmfunktion. Steuert auch das seelische Befinden und die inneren Organe und bringt die Energie im ganzen Körper in Umlauf. Schützt die Funktionen des Lymphsystems. Der obere Teil des Meridians steht in Beziehung zum Brustraum, der mittlere Teil zum Solarplexus und der Teil über und unter dem Bauchnabel zum Bauchfell wie auch zur Durchblutung der Gliedmaßen.	
		Psychologisch	Körperlich
Dreifacher-Erwärmer Meridian	*kyo*	Zwangsvorstellungen, als Kind verhätschelt worden, Kopfschmerzen, Klingeln in den Ohren, Schwere- und Schwindelgefühl im Kopf, empfindlich gegenüber Hitze, Kälte und Nässe.	Konstitutionell minderwertige Schleimhäute und schwaches Lymphsystem, Neigung zu Mandelentzündungen, Nasenprobleme, geschwollenen Lymphdrüsen im Nackenbereich, Empfindlichkeit gegenüber Temperaturwechsel und Nässe, Neigung zu Erkältungen, rasches Ermüden der Augen, empfindliche Haut, Neigung zu Allergien, Schwindelgefühl im Kopf, Verspannungen in Brust und Hara, Blutdruckstörungen, erschwerte Heilung beim Peitschenschlag-Syndrom (Schleudertrauma), Schmerzen im Hinterkopf und in den Schläfen, Anomalien der Halswirbelsäule.
	jitsu	Extrem vorsichtig, übermäßig angespannt; Neigung, die Hände zu Fäusten zu ballen; Verspannungen in den Armen, Schweregefühl im Kopf, nervöse Reaktionen auf Wechsel von äußeren Einflüssen (Hitze, Kälte, Nässe); Beklemmung in der Brust (oberer Erwärmer), Magen (mittlerer Erwärmer) und unterem Hara (unterer Erwärmer).	Übertrieben vorsichtig, empfindlich, unbewusste Verspannungen in den Armen; Blutandrang im Gehirn, von daher Schweregefühl; anormaler Augendruck; Schmerzen im Nacken, in Schultern und Armen; Neigung zu lymphatischen Entzündungen, besonders der Nasenschleimhäute; Fieberneigung, Hautjucken, Verspannung in der Brust, schlechte Durchblutung der Beine, Schmerzen in den Rippen, Parodontose, Überreaktion auf Nässe, juckende Entzündungen im Mund und in der Gebärmutter, Hautauschlag.
Shoushaoyin (He) und Shoutaiyang (Dü) Leitbahn Anpassungs- und Steuerungsfunktion			
Funktion des Herzmeridians		Verkörpert Mitgefühl und steuert über das Gehirn und die fünf Sinne Emotion und Geist wie auch die Blutzirkulation und den gesamten Körper. Funktioniert auch als der Mechanismus, der äußere Reize an die Lebensbedingungen des Körpers anpasst.	

Tabelle II-6 *(Forts.)* Psychische und körperliche Leere (xu, jap.: kyo) und Fülle (shi, jap.: jitsu) – Entsprechungen nach Masunaga

Shoushaoyin (He) und Shoutaiyang (Dü) Leitbahn Anpassungs- und Steuerungsfunktion *(Forts.)*			
		Psychologisch	Körperlich
Herzmeridian	*kyo*	Geistige Erschöpfung, seelische Erschütterung, nervöse Spannung, Stress, Neurose, Überempfindlichkeit, wenig Appetit, Ruhelosigkeit, schlechtes Gedächtnis, ängstlich, schüchtern; Tendenz, leicht enttäuscht zu sein; keine Willenskraft.	Wenig Kraft im oberen Hara, Verspannung im Solarplexusbereich, starkes Herzklopfen, Herzbeschwerden, Verspannung im Hara, Zungenschmerzen, feuchte Hände, leicht ermüdbar, Anlage zu Angina pectoris, belegte Zunge, Herzmuskelschaden.
	jitsu	Chronische Verspannung in der Brust; versucht Angst und Unruhe unter Kontrolle zu halten; ständige Müdigkeit; Neigung zum Stottern, Verkrampfung im Solarplexusbereich; Durst, hysterisches Lachen.	Zungenschmerzen, ständiges Räuspern, Vorwölbung im Solarplexus- und Verspannung im Herzbereich, steifer Körper, Hysterie, feuchte Hände, neigt zum Schwitzen, empfindliche Haut, Schulterschmerzen, Fieber im Magenbereich, Verlangen nach kalten Getränken, nervöses Herz, nervöser Magen, Herzklopfen.
Funktion des Dünndarmmeridians		Der Dünndarmmeridian beeinflusst über den Transport und die Verdauung von Nahrung den gesamten Körper. Angst, Aufregung, Schock, Wut wirken sich auf die Blutzirkulation aus, Blut wird gestaut, was den gesamten Körper beeinträchtigt.	
		Psychologisch	Körperlich
Dünndarmmeridian	*kyo*	Neigung zuviel zu denken; Geduld kontrolliert die Emotionen, Konzentration auf eine Sache, Überängstlichkeit, feste Entschlossenheit; wenig in der Lage, Gefühlstiefs zu überwinden; seelische Erschütterung, Überempfindlichkeit in kleinen Dingen.	Anämie wegen schlechter Ernährung und ungenügender Verdauung, Blutstau und schlechte Durchblutung, ohnmachtsähnliches Gefühl, schlechte Darmfunktion, leichte Ermüdbarkeit im Hüft- und Beckenbereich. Hexenschuss und Ischias wegen Verkrümmung im Lendenwirbelbereich, Schwäche im Hara, schlechte Durchblutung und Blutstau im Hara, Blinddarmentzündung: Verstopfung, gleichzeitig Schmerzen im Halswirbelbereich nach Blinddarmoperation; Hörschwierigkeiten, leichte Ermüdbarkeit der Augen, anormaler Menstruationszyklus, Schmerzen in den Eierstöcken, Steifheit der Innenseite der Beine, Schulterschmerzen, Migränekopfschmerzen, Schmerzen hinter den Ohren.
	jitsu	Geduld, zielgerichtete Entschlossenheit, Verschlossenheit, Durchhaltekraft, Ruhelosigkeit; Neigung sich zu überarbeiten; schlingt häufig beim Essen, ständige heftige Augenbewegungen, Kopfschmerzen.	Steifheit im Nacken ähnlich morgendlicher Steife; Schwierigkeiten den Kopf zu drehen; pralles Gefühl in Augen und Ohren. Frösteln bei gleichzeitigem Hitzegefühl im Kopf, gerötete Backen, Verkrampfung im Solarplexus, Verkrampfung und Kältegefühl im unteren Hara; häufiges Bedürfnis, die Toilette aufzusuchen; schlechte Durchblutung in den Gliedmaßen, Neigung zu Erfrierungen, schlechte Verdauung, Verstopfung, Eierstockbeschwerden, schlechte Durchblutung der Beine, Kreuzschmerzen wegen Verkrümmung im Lendenwirbelbereich, Schulterschmerzen, Schmerzen im oberen Zahnbereich, mangelhafte Speichelbildung.
Zujueyin (Le) und Zushaoyang (Gb) Leitbahn Speicher- und Weitergabefunktion			
Funktion des Lebermeridians		Speichert Nährstoffe und Energie für den Körper. Fördert die Widerstandskraft gegen Krankheiten. Trägt zur Blutbildung und Blutreinigung bei und hält so den Körper gesund.	

Tabelle II-6 *(Forts.)* Psychische und körperliche Leere (xu, jap.: kyo) und Fülle (shi, jap.: jitsu) – Entsprechungen nach Masunaga

Zujueyin (Le) und Zushaoyang (Gb) Leitbahn Speicher- und Weitergabefunktion *(Forts.)*			
		Psychologisch	Körperlich
Lebermeridian	*kyo*	Mangelnde Entschlusskraft, Nervosität, leicht reizbar und aufbrausend, Unbeständigkeit, Überempfindlichkeit, Magersucht, Wichtignehmen von Belanglosigkeiten.	Schwache Gelenke, rasche Ermüdung durch fehlende Energie, Schwindelgefühl, Neigung zum Stolpern, rasche Ermüdung der Augen, sieht gelblich aus, Körper leicht vergiftet, weil der Entgiftungsmechanismus nicht ausreichend arbeitet; Fieber, Appetitlosigkeit, verkrampfte Muskeln, Mangel an sexueller Energie, Impotenz, Prostataprobleme.
	jitsu	Harter Arbeiter, starrköpfig; Tendenz, sich in etwas zu verbeißen; arbeitet ungeduldig und impulsiv bis zur Erschöpfung, leicht aus dem Gleichgewicht zu bringen, schreit manchmal los, stellt Gefühle zur Schau und kontrolliert sie dann wieder, kräftiger Esser.	Müdigkeit durch Überbelastung, Überessen, exzessives Trinken, Brust und Magen aufgebläht, Kopfschmerzen, Schweregefühl im Kopf, schlechte Verdauung, Bewegungsmangel, Schwindelgefühl wegen schlechter Durchblutung, hohes Fieber ohne ersichtlichen Grund, Frösteln, Husten, Funktionsstörungen der Leber, Zusammenziehen des Analbereichs führt zu Hämorrhoiden, Prostataprobleme, Beschwerden in den Hoden, Eierstockentzündungen, Konsum von zuviel Zucker und Alkohol, heftige Bewegungen, Schmerzen im Kreuz- und Steißbein, steifer Körper, Verspannung im Hara, Blähungen, übermäßige Fäulnisprozesse bei der Verdauung, anfällig für Entzündungen.
Funktion des Gallenblasenmeridians		Verteilt die Nährstoffe und hält die gesamte Energie im Körper mit Hilfe der Hormone und Sekrete, wie Gallenflüssigkeit, Speichel, Magensäure, Insulin u.a. im Gleichgewicht.	
		Psychologisch	Körperlich
Gallenblasenmeridian	*kyo*	Überempfindlich und von daher leicht erregbar, plötzliches Ermüden nach Anspannung, schüchtern, leicht zu erschrecken, mangelnde Entschlusskraft, nervliche Anspannung, leichter Schlaf, Energiemangel, allgemeine Müdigkeit und Erschöpfung.	Rasche Ermüdung der Augen, Mattigkeit wegen ungenügender Nahrungsverteilung im Körper, müde Beine, glanzlose Augen, schlechtes Sehvermögen, zu wenig Gallenflüssigkeit, schlechte Fettverdauung, Neigung zu Durchfall und Verstopfung, Neuralgien, Schwindelgefühl, Schleimansammlung in den Augen, blasse Gesichtsfarbe, Blutarmut, dick trotz wenig Appetit, ausgeprägtes Fettgewebe trotz magerer Kost, leicht ermüdbar, Übersäuerung des Magens, gestörte Nahrungsverwertung.
	Jitsu	Lädt sich zuviel Verantwortung auf, rasches Ermüden; Tendenz sich in Arbeit zu vergraben; hält sich mit Kleinigkeiten auf, leicht reizbar, ungeduldig, stets grundlos in Eile, rasche Ermüdung der Augen, zuviel Anspannung.	Müde Augen wegen Schlafmangel, aufgeblähter Magen, Appetitmangel, glasige Augen, Gelbfärbung der Haut und in den Augen, Neigung zu ständigem Blinzeln, Steifheit in den Gliedmaßen, verspannte Muskeln, Schmerzen in den Rippen, bitterer Geschmack im Mund, brennen in der Brust, Gallensteine und Krampfschmerzen im Gallenbereich, Schulterschmerzen, Schweregefühl im Kopf, Migränekopfschmerz, Verstopfung, bildung zähen Schleims: Kratzen im Hals, besonders im Mandelbereich; Husten, Heißhunger auf Süßigkeiten, Ablehnen von allem Sauren.

II.2.3 Die vier diagnostischen Methoden (sizhen; jap.: shishin)

Praktisch eingeleitet wird jede Shiatsu-Behandlung nach den Kriterien der vier diagnostischen Methoden.

Da die Shiatsu-Behandlung generell zugleich fortlaufende Diagnose ist, werden die vier diagnostischen Methoden prinzipiell immer angewandt und bei Bedarf vertieft und überprüft.

Die Methoden sind:

- Diagnose durch die Inaugenscheinnahme, Inspektion (*wangzhen*; jap.: *bo-shin*)
- Diagnose durch Gehör/Hören und Geruch/Riechen (*wenzhen*; jap.: *bun-shin*)
- Diagnose durch Befragung (*wenzhen*; jap.: *mon-shin*)
- Diagnose durch Betastung (*qiezhen*; jap.: *setsu-shin*)

II.2.3.1 Inaugenscheinnahme

Entsprechend der Zuordnungen nach den Fünf Wandlungsphasen *(wuxing)* und den Funktionskreisen (siehe ➢ Kapitel II.1.1.5) wird der Körper-Geist des Patienten in Betracht genommen.

Begrüßung

In welcher Weise kommt der Patient zum Termin? Wie ist sein Gang, die Weise seiner Begrüßung und auf welche Art äußert er seinen Behandlungswunsch? In welcher Weise kann dies den Qualifikationen der Fünf Wandlungsphasen und der Funktionskreise zugeschrieben werden?

Behandlungsbeginn

Liegt der Patient schon auf der Behandlungsmatte, sitzt er oder steht er, wenn der Behandler den Raum betritt. Möchte der Patient zuvor etwas sprechen oder eher gleich die Behandlung erhalten? Hier zeigen sich das Bedürfnis nach Ruhe, Aktivität und die Form des Vertrauens und auch die Kritikfähigkeit des Patienten. Viele Patienten möchten zunächst etwas erklärt haben oder selbst erklären, bevor die Behandlung beginnt. Andere fordern durch ihre offensichtliche Ruhebedürftigkeit eine entsprechende Art des Shiatsu als Zuwendung ein.

Körpersymptome

In welcher Weise offenbart sich beim Patienten der Geist *(shen)*? Wie wirken geistige Aktivität, Ausdruck und Sprache? Wie ist die Koordination der körperlichen Funktionen? Wirkt die Gesamtkonsistenz des Körpers fest und dennoch beweglich? In welcher Weise strahlen die Augen in ihrer Lebendigkeit und welche Gesichtsfarbe überwiegt?

Wie zeigt sich das *qi* der Mitte? Sind die Gewebe, welche die Körperform prägen, ausgeglichen oder sind Auszehrungen, Schwellungen oder Ödeme zu sehen? Wie sind die Lippen profiliert?

Wie profiliert sind Muskeln und Sehnen als Ausdruck der Wandlungsphase SHAO YANG (Holz-Emblem) und wie präsentiert sich der gesamte Thorax und Schulterbereich als *qi* des Metall-Emblems (SHAO YIN)?

In welchen Tönungen changiert und besteht die Haut? Eine bläuliche Tönung weist auf Stagnation und/oder Schmerz hin. Eine Blässe, Weiße indiziert Kälte-Prozesse allgemeiner Leere *(xu)* Symptome, eine Blutleere *(xuexu)* oder einen *yin*-Exzess bei einer *yang*-Leere *(yangxu)*. Die dunkelgraue Verfärbung zeigt eine Stagnation von Blut und/oder eine Leere *(xu)* des Funktionskreises Niere *(shen)* an. Ein gelblicher Teint deutet auf Feuchtigkeitsprozesse und eine eventuelle Leere im Erde-Emblem hin. Hautrötungen können Hitze-Symptome spiegeln.

Ein weiter Aspekt der Haut besteht in der Gestalt der Nägel. Diese drücken die Tätigkeit der Wandlungsphase SHAO YANG (Holz-Emblem) aus. Brüchige Nägel, trockene, schuppende Haut und glanzloses Haar deuten auf Symptome der Trockenheit (SHAO YIN; Metall-Emblem) und/oder auf eine *yin*-Leere und eine Blutleere *(xuexu)* hin.

Eine Trockenheit kann auch an den Schleimhäuten bestehen, dabei ist an die Funktionskreise der Mitte (Milz und Magen) und den Funktionskreis Dreifacher Erwärmer *(sanjiao)* sowie die Leitbahn des Dreifachen Erwärmers (*Shoushaoyang*, 3E) zu denken.

Zungendiagnose

Im Zusammenhang mit der Diagnose durch Inaugenscheinnahme ist auch die Zunge zu betrachten. Diese repräsentiert auch Diagnosezonen (➢ Abb. II-56).

Die Erscheinungsweise der Zunge und eventuelle symptomatische Betonungen ergeben sich nach den bekannten energetischen Zuordnungen (➢ Tab. II-7, siehe ➢ Kapitel II.1.1).

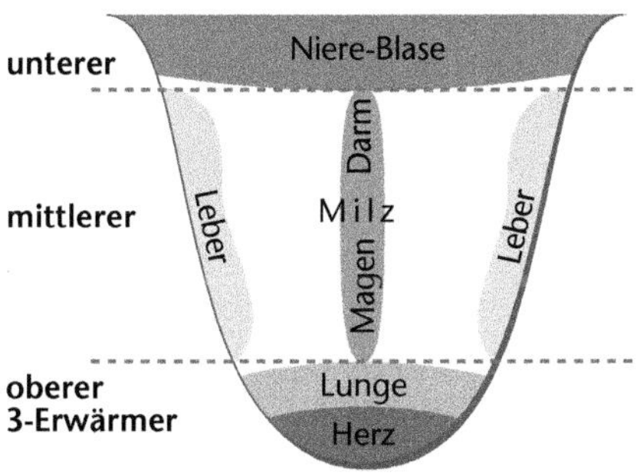

Abb. II-56 Die Diagnosezonen der Zunge (aus: Eberhard 2003)

Gesamtgestalt, Idos

In Bezug zur Gesamtgestalt wird betrachtet, wie sich die Statik im Körper organisiert. Besteht eine Neigung zur Streckung, Aufrichtung oder zur Beugung und zum Einsinken? Neigt sich das Gesicht eher nach unten oder richtet es sich auf? Im ersteren Falle könnte z. B. eine Leere *(xu)* im Funktionskreis Lunge sowie in der entsprechenden Leitbahn *Shoutaiyin* (Lu), im letzteren eine Fülle *(shi)* desselben vorliegen.

Wie wirkt die Schwere oder Leichtigkeit der Knochen, gibt es Auftriebs- und Abgleittendenzen?

2

Tabelle II-7 Merkmale der Zunge und ihre Bedeutung (nach Eberhard 2003)

Merkmale	Bedeutung
Zungenkörpers	
Hellrot	Normalzustand
Dunkelrot	Hitze
Livide (auch livide Flecken)	*oketsu* (Blut-Stauung)
Blassrosa	Blut-Leere, *qi* -Defizit
Rote Punkte (Zungenspitze, Zungenränder)	Fülle-Hitze, *Helles Yang*
Magere, atrophische Zunge	*yin*-Leere, Flüssigkeitsmangel, *qi*-Defizit
Dicke, gedunsene Zunge, seitliche Zahneindrücke	*qi*-Defizit, Milz-Leere, *suidoku*
Leicht glänzende, feuchte Zunge	Normalzustand
Trockene Zunge	*yin*-Leere, Flüssigkeitsmangel
Glänzende „Spiegelzunge" (Oberfläche glänzend ohne Feuchtigkeit, ohne Belag)	Ausgeprägter *yin*-Leere-Zustand
Zitternde, tiefrote Zunge	Aufwärtsschlagendes Leber-*yang*
Zitternde, blasse Zunge	*qi*-Defizit
Zungenbelag	
Dunn, weiß, feucht	Normalbefund
Weißer Belag	Normal oder Erkrankungsbeginn, Kälte
Gelber Belag	Hitze
Schwarzer Belag	(Weit) fortgeschrittene Erkranung
Schlüpfriger Belag	Nässe-Schleim-Überlastung, *suidoku* (Wasser-Gift, Konstitution), Kälte, *yang*-Leere
Trockener Belag (raue-borkige Oberfläche)	Hitze im Innenbereich
Dicker Belag (Zungenoberfläche nicht erkennbar)	Schwere Erkrankung, Progredienz
Dünner Belag (Papillenstruktur deutlich erkennbar)	Normalbefund oder leichte Erkrankung
Dünner Belag (Papillenstruktur nicht erkennbar)	Erstes und zweites *yin*-Krankheitsstadium (Großes *yin*, Kleines *yin*)
Papillenstruktur aufgehoben, glatt-glänzende Oberfläche, rote „Spiegelzunge"	Drittes *yin*-Krankheitsstadium (Weichendes *yin*)
Klebriger Belag (speckig-cremiger, dicker Belag)	Krankheitsübel im Innenbereich, Schädigung des Magen-*qi*
Teilweise abgelöster Belag („Landkartenzunge", belagfreie Areale auf der Oberfläche)	Yin-Leere, Magen-*qi*-Schwäche

Wie präsentieren sich die Körperbereiche der Seiten, der Vorder- und Rückseite, des Ober- und Unterkörpers und wie promeniert ist das *hara* und das Gesäß?

Zugleich sind die gestischen und mimischen Ausdrucksbewegungen von Interesse. Stimmt die begleitende Gestik und Mimik mit der Bedeutung von Aussageinhalten überein?

Werden Gestik und Mimik ausgeführt oder nur angedeutet? Führt der Patient also innerliche Impulse dem Außen zu oder bleiben Impulse in der Innerlichkeit bestehen?

Gezielt wird der Patient im Sinne der Gestalt, Form *(xing)* und des Idos betrachtet: Welche Bereiche drängen sich der geschulten Wahrnehmung sofort auf und welche scheinen zu verschwinden?

Wie erscheint die Proportionalität als Ganzes, also hinsichtlich einer gewissen Norm, und wie im Verhältnis einzelner Bereiche zum Ganzen? (siehe ➤ Kapitel II.3.2 „IdosShiatsu")

Es empfiehlt sich, die Beantwortung aller Fragen sorgfältig in der Patientenkartei festzuhalten (dies gilt auch für die folgenden Methoden und deren Ergebnisse), um so einen Vergleichspunkt hinsichtlich weiterer Untersuchungen zu haben.

II.2.3.2 Hören und Riechen

Geräusche der Stimme

Schon bei der telefonischen Anmeldung und schließlich im Rahmen der Behandlung wird auf die Stimme geachtet. In welchem Sprachduktus und in welcher Betonung der Inhalte äußert sich der Patient? Wie flüssig wirkt das Sprechen? Welche Zeichen gibt es hinsichtlich der Beschleunigung, der Verlangsamung des Sprechens und der stimmlichen Ausgeglichenheit? Agieren die Wechsel in der Stimme synchron zu den inhaltlichen Bedeutungen und den entsprechenden Emotionen und Affektionen?

Welche persönlichen Entwicklungsstufen präsentiert die Stimme zu welchen Anteilen und in welchen Zusammenhängen? Eine gleiche Frage bezieht sich auf das Denken und Sprechen, sowie auf den Geist.

In der Stimme kann das dominierende Idos festgehalten werden: Dominieren *yin*- oder *yang*-Anteile? Repräsentiert die Stimme eine entwicklungsgeschichtliche Kontinuität, Homogenität oder trägt sie unterschiedliche Zeitstufen der persönlichen Entwicklung oder Diskontinuitäten in sich?

Wie kräftig und präsent ist die stimmliche Manifestation? Ist die Stimme zunächst kräftig bis laut und leichtflüssig, dann eher schwerfällig? Hier ist die Energetik des *yang* nicht geradläufig.

Eine Schrägläufigkeit im *yin* kann vorliegen, wenn zunächst leise und schwerfällig, später flüssiger gesprochen wird.

Ist die Stimme schwach oder sehr schwach und leise liegt eine Leere *(xu)* vor. Insbesondere eine Überforderung der aktuellen Energien der Leitbahnen *Shoutaiyin* (Lu) und *Zushaoyin* (Ni) und ihrer zugeordneten Wandlungsphasen SHAO YIN (Metall-Emblem) und TAI YIN (Wasser-Emblem) kann dies bewirken.

Bei Sprech- und Wortunlust ist an Kälte *(han)* zu denken, bei Geschwätzigkeit an Hitze *(re)*.

Bei diskontinuierlichem, sprunghaftem oder auch zusammenhanglosem Sprechen wird die Feuer-Emblematik (TAI YANG) und insbesondere die Leitbahn *Shoushaoyin* (He) untersucht.

Geräusche des Atmens

Liegen Atemgeräusche vor? Generell liegt eine Leere *(xu)* vor, wenn die Atmung leise ist. Bei einer unvernehmlichen Atmung muss diese Leere weiter differenziert werden. Wird sie durch eine Schwäche oder durch psychisch-körperliche Blockierungen erzeugt? In letzterem Falle wird der Bereich aktiver Blockierung aufgesucht; häufig ist in solchen Fällen das Diaphragma involviert. Auch generelle Spannungen im *hara* kommen in Betracht. Bei Überladung des *hara* und einer Fülle *(shi)* Kondition ist dieses prall und gespannt, bei einer Schwäche *(kong)* ist das *hara* aufgetrieben voll, jedoch von weicher Natur. Bei einer Leere *(xu)* kann das *hara* noch gefüllt wirken, jedoch in der TE leer sein oder das *hara* ist generell eingefallen und leer *(xu)*.

Die genannten Symptomatiken können mit Kurzatmigkeit einhergehen.Diese kann auch auftreten, wenn eine generelle Fülle *(shi)* vorliegt. In solchen Fällen ist die Atmung hörbar und geräuschvoll. Dabei kann auch eine Verspannung im Thorax- und Schulter-Halsbereich vorliegen.

Die genannten Darstellungen des Atmens sind zu unterscheiden von solchen, die mit bekannten Befunden der Affektionen des Respirationstraktes einhergehen (Infekte, Husten, Asthma usw.).

Stimmliche Reaktionen und hara-Geräusche

Während der Behandlung werden die unwillkürlichen Äußerungen des Patienten registriert; es ist festzuhalten, in welchem Bezug zum Behandlungsschritt und zur Behandlungsmaßnahme eine Reaktion (z. B. spontanes Sprechen, Fragen, Seufzen, Stöhnen, Lachen usw.) erfolgt. Es handelt sich in solchen Fällen häufig um Entsprechungen *(ying)*, deren Sinn diagnostisch betrachtet werden kann.

Des Weiteren wird auf *hara*-Geräusche (Bauchgeräusche) geachtet. Diese Geräusche reflektieren autonome *qi*-Bewegungen: Es kommt zu wässrigen Reaktionen, zum Zirpen, Knurren, Poltern, Rauschen u. Ä.

In vielen Fällen sind diese Geräusche Begleiterscheinungen der reflexiven Selbstregulation des *qi*. Das Verhältnis der *qi*-Bewegungen in Zentrum und Peripherie wird so neu einreguliert. In vielen Fällen blockiert, bedingt durch nach außen gerichtete Aktivitäten, ein daueraktives *yang* der Körperleistungen und die entsprechende Aktivität im *hara*. Durch die Behandlung und eine Beruhigung der Körperaktivität (z. B. an den Extremitäten und am Kopf) kommt es zur entsprechenden Reaktion im *hara* mit entsprechenden *hara*-Geräuschen.

Der Ort und der Klang der Geräusche ist ebenfalls bedeutsam. Die Hohlorgane *(zang)* geben knurrende und zentrifugale Töne wider, die Festorgane *(fu)* lassen ein kurzes Zirpen, Knarren oder Grollen und zentripetale Töne vernehmen. Sorgfältig sollte dem Ton der Ort zugeordnet werden können.

In Entspannungssituationen sind auch die Knochen und Gelenke als typisches Knarren und Ziehen wie von Baumstämmen und -ästen zu vernehmen. Diese Geräusche kann man klar von Geräuschen unterscheiden, welche Krankheitssymptome sind (Arthrose, Meniskusschäden usw.).

Naturgeräusche

Ein weiteres, vielgestaltiges Geräuschfeld ist die Umgebung der Behandlungssituation. Diese reagiert häufig recht geräuschvoll auf Körperentspannungen oder -entladungen. Besonders Naturmaterialien regieren intensiv und kontinuierlich. Holz knarrt und knackt, Glas zirpt und gibt Spanngeräusche. Materialien, welche in „Bereitschaftsspannung" stehen (Türen, Rollläden usw.), reagieren durch kurze Bewegungsspannungen mit Geräuschen.

Geräuschlos, dafür jedoch bewegungsaktiv reagieren Pflanzen. Sie richten sich anders aus oder verlieren Blätter oder Blüten.

Die speziellen Gerüche

Diese energetischen Gerüche grenzen sich im gewissen Sinne von den übrigen und bekannten Gerüchen ab. Bekannt sind: Mundgeruch, Schweißgerüche, Ausscheidungsgerüche usw. Die Gerüche repräsentieren bestimmte Funktionskreise und Leitbahnen. Insofern ist während der Behandlung auf diese Gerüche zu achten und insbesondere der Kontext festzuhalten, in dem diese Gerüche auftreten.

Die den Wandlungsphasen zugeordneten Gerüche, wie z. B. der Geruch des Fauligen und Verwesenden der Wandlungsphase TAI YIN (Wasser-Emblem), strömen ein quasi immaterielles Odeur aus. Dieses Odeur ist häufig zart und von kurzer Dauer, mitunter jedoch auch kräftig bis extrem und von langer Dauer zu vernehmen. Insbesondere äußert sich diese energetische Geruchswirkung in enger Korrelation mit den *qi*-Reaktionen in dem energetischen System und den *qi*-Pulsationen.

Die Gerüche bilden eine wertvolle diagnostische Information, denn Intensität und Dauer stehen in Bezug zur Norm oder zur Fülle (shi) bzw. Leere (xu) eines Funktionskreises.

II.2.3.3 Befragung

Zu erfragen sind:

- Temperaturempfinden und Temperaturverhalten sowie mögliche Schweiße
- Appetit, Ess- und Trinkverhalten
- Atemgefühl, Atemwahrnehmungen und die Funktionen der Sinnesorgane
- Ausscheidungsverhalten
- Menstruationsabläufe
- Lebensgewohnheiten, Müdigkeit/Schlaf
- Schmerzen, Schmerzempfinden
- Krankheiten, Krankheitsverläufe, Diagnosen und Behandlungen während des gesamten Lebens (einschließlich Zeugung, Schwangerschaft und Geburt)

Die entsprechenden Antworten werden in den Kontext der bekannten energetischen Zuordnungen gestellt und so qualifiziert. So wird beispielsweise eine Windempfindlichkeit zur Wandlungsphase SHAO YANG (Holz-Emblem) mit ihren Leitbahnen *Zushaoyang* (Gb) und *Zujueyin* (Le) eingeordnet. Während davon auszugehen ist, dass bei Kälteaversion oder Wärmesehnsucht die Wandlungsphasen TAI YIN (Wasser-Emblem) mit ihren Leitbahnen *Zushaoyin* (Ni) und *Zutaiyang* (Bl) und die Wandlungsphase TAI YANG (Feuer-Emblem) mit ihren Leitbahnen *Shoushaoyin* (He), *Shoutaiyang* (Dü), *Shoushaoyang* (3 E) und *Shoujueyin* (Pe) in Mitleidenschaft gezogen sind. Während der Behandlung werden die Leitbahnen in diesem Sinne überprüft, d. h. es wird in den Bahnen nach einer signifikanten Fülle *(shi)* oder Leere *(xu)* gesucht, die dann das Ziel der therapeutischen Intervention darstellt.

Die Befragung der anderen Punkte wird in den verschiedenen Abschnitten des Buches häufig erläutert und muss an dieser Stelle nicht weiter verfolgt werden.

Einige Punkte sollten dennoch hervorgehoben werden:

- Kommt der Patient eigenmotiviert zur Behandlung oder handelt er auf Empfehlung? Dieser Punkt kann wichtig werden hinsichtlich des Zuwendungs- und Durchhaltevermögens des Patienten.
- Welche Therapien hat der Patient schon mit welchen Ergebnissen unternommen?
- Wie beurteilt der Patient seinen Zustand?
- Wie empfindet der Patient seinen Körper (besonders hinsichtlich von Schmerzen und auch in Bezug zur weiblichen Regel)
- Was genau erwartet der Patient von den Shiatsu-Behandlungen? Was weiß er vom Shiatsu?
- Welche anderen Therapien werden aktuell durchgeführt oder stehen in Aussicht?
- Welche Medikamente wurden und werden eingenommen?

Besonders wichtig ist auch die sorgfältige Betrachtung der lebenslangen Erkrankungs- und Gesundheitsgeschichte des Patienten (siehe auch Diagnosebogen).

Die Genese der einzelnen Erkrankungen sowie deren Folge sind bedeutsam; ebenso die erfolgten Behandlungen.

Sämtliche früheren und aktuellen Diagnosen, Befunde, Medikationen und medizinischen Applikationen und Eingriffe werden erfasst und dokumentarisch belegt.

Diese Informationen sind wichtig, um den Ausgangsstatus der Behandlung realistisch dokumentieren und um mitunter während der Behandlungen auftretende Reaktionen schnell einordnen zu können. So kann besser unterschieden werden, welche Reaktionen aller Wahrscheinlichkeit nach auf die Shiatsu-Behandlungen zurückzuführen sind und welche nicht. Dies ist besonders wichtig, wenn der Patient sich zeitgleich in einer anderen medizinischen und therapeutischen Behandlung befindet.

II.2.3.4 Betastung

Da eine Shiatsu-Behandlung per se eine Betastung darstellt und Beschreibungen und Spezifikationen derselben im gesamten Buch erfolgen, wird an dieser Stelle nicht ausführlich darauf eingegangen. Die Pulstastung und Pulsbehandlung stellt im Shiatsu eine Kernhandlung dar.

Der Patient kann in stehender Position abgetastet werden. So zeigen sich die Aktivitätsmuster der Muskeln und Sehnen deutlich. Gespannte Bereiche sind dabei ebenso gut zu fühlen wie schwächere Stellen.

Auch Formungen des Knochenapparats sind zu betasten, insbesondere die Wirbelsäule in ihrer Ausformung hinsichtlich von Kyphosen, Lordosen und Skoliosen.

Deutlich sind bei erfolgender Abtastung die Stärke/Schwäche *(man/kong)* und Fülle/Leere *(shi/xu* Bereiche zu palpieren. Gleiches geschieht in dieser Hinsicht auch in Bauch- und Rückenlage. In diesem Zusammenhang kann auch ein spielerisches Experiment angeführt werden, dass auch in den Bereich der Inaugenscheinnahme fällt (➤ Abb. II-57): Der Patient liegt wechselnd in Rücken-, Seiten- und Bauchlage. Zunächst wird eine Decke über ihn gelegt und anhand der Deckenfaltungen und -wölbungen werden Stärke/Schwäche Bereiche und Fülle/Leere Bereiche zugeordnet. Schließlich wird die Anzahl der Decken sukzessive erhöht. Es können beliebig viele Decken aufgelegt werden (zehn oder mehr). Die sichtbare Klarheit der zugeordneten Bereiche nimmt je nach Deckenanzahl nicht ab, sondern erstaunlicherweise zu. Es ist dies eine gute Schulung, jene energetischen Bereiche schnell und ganzheitlich sehen zu lernen.

Getastet wird des Weiteren nach den Temperaturunterschieden, der Hautfeuchtigkeit, den Schweißen sowie der Elastizität und der Festigkeit des Fleisches.

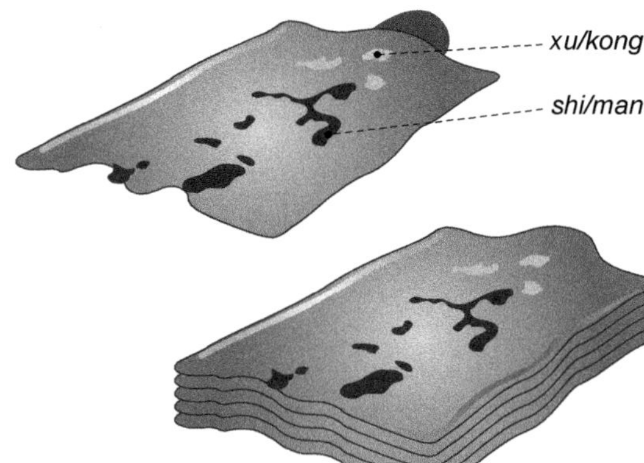

Abb. II-57 Wird der Patient in Rücken-, Seiten- oder Bauchlage mit Decken bedeckt, nimmt mit zunehmender Deckenzahl auch die Klarheit der sich abzeichnenden Stärke/Schwäche *(man/kong)* und Fülle/Leere *(shi/xu)* Bereiche zu

II.2.4 Die energetischen Aufsichten des Shiatsu und die Pulse

Eine systematisierende Ordnung der auftauchenden *qi*-Phänomene während der Behandlungen hilft, die Bedeutungsdimension eines *qi*-Phänomens im Zusammenhang mit dessen Umgebungs- und Vernetzungswirklichkeit zu erfassen.

Hierzu sollen die diagnostisch-energetischen Grundmuster des Shiatsu sowie noch weitere spezifische Leitkriterien besprochen werden.

Diese sind:

- die Pulse des Organismus, der Leitbahnen und der Punkte
- Innen und Außen (li/biao oder nei/wai) als Äußerer und Innerer Funktionskreis
- Obere Ebene (OE), Mittlere Ebene (ME), Tiefe Ebene (ME)
- die Fließrichtungen des qi:
  - in den Leitbahnen und Punkten
  - zentral – distal
  - zentrifugal und zentripetal
- Wärme, Kälte, Trockenheit, Feuchtigkeit
- Klebrigkeit, Saugen, Ziehen, Abstoßen
- Weichheit, Starre
- Verschiebbarkeit, Fixationen
- Leichtigkeit, Schwere
- Annahme und Widerstand gegenüber der Behandlung
- elektrische, elektromagnetische Reaktionen
- der Orgasmusreflex
- auratische Reaktionen

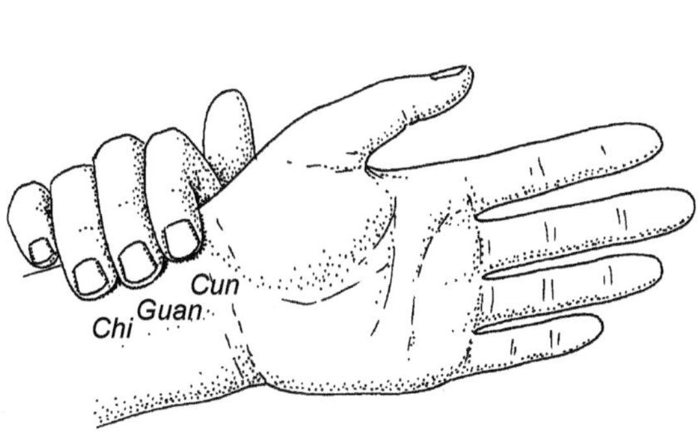

1. Position *Cun*: Bei Lu 9 *(taiyuan)*
2. Position *Guan*: 0,5 *Cun* proximal von Lu 9 *(taiyuan)* am Processus styloideus radii
3. Position *Chi*: Proximal von Lu 8 *(jingque)*

Abb. II-58 Pulstaststellen in der Nähe des Handgelenks (aus: Focks/Hillenbrand 2006)

- energetische Ausdünstungen
- Bilder und Denkimpulse
- kommunikative Entsprechungen

II.2.4.1 Die Pulse des Organismus, der Leitbahnen und der Punkte

Dem gesamten Organismus ist ein bestimmbares pulsatorisches Geschehen zu eigen. An der Oberfläche, auf der Haut, sind die unterschiedlichsten Pulsbewegungen zu spüren. Diese ergeben ein stets aktuelles, in keine reguläre Form einmündendes Geschehen. Es herrscht hier ein geordnetes Chaos.

Die Ordnung ist zu spüren, kann aber nicht festgehalten werden. Gleich der Aura wirkt dieses pulsatorische Geschehen zunächst mehr oder minder dicht an der Hautoberfläche. Es kann teilweise direkt an der Haut oder in der Tiefe des Körpers, aber auch bis zu mehreren Metern außerhalb des Körpers gespürt werden.

Darüber hinaus lassen sich weitere pulsierende Muster beschreiben. Diese Muster gleichen mehr oder minder breiten Strömen, stellen Verwirbelungen mit verschiedenen Verlaufsrichtungen dar und entfalten sich auch entlang identifizierter Energieumläufe.

Ein Großmuster beschreibt den jahreszeitlich topografisch gegliederten Körper. Es beginnt als Wandlungsphase SHAO YANG (Holz-Emblem) am linken Unterkörper, fährt mit kräftiger Geschwindigkeit nach oben zum linken Oberkörper, der Wandlungsphase TAI YANG (Feuer-Emblem) zugeordnet, verwirbelt sich dort mächtig gegen den Uhrzeigersinn zur Wandlungsphase SHAO YIN (Metall-Emblem), dem rechten Oberkörper, verwirbelt sich dort auch und fährt dann unter erheblicher Geschwindigkeit nach unten zum rechten Unterkörper, zugeordnet der Wandlungsphase TAI YIN (Wasser-Emblem).

Darüber hinaus bilden sich im Großraum des *hara* nach allen Richtungen schaukelartige und kreisende *qi*-Muster.

Ein anderes Muster stellt die in der TCM und im Shiatsu bekannten großen Verlaufsrichtungen von oben und unten, von *yin* und *yang* oder von zentral und peripher dar.

In den Leitbahnen, samt den zugehörigen Punkten pulsiert das *qi* gleich dem Charakter des Radialispulses (➤ Abb. II-58) der entsprechenden Leitbahnen. Diese Pulsbilder sind in ➤ Tabelle II-8 aufgeführt.

Dazu kommen die Pulstaststellen an den acht Orten im Körper (➤ Abb. II-59).

Die Pulsationen oszillieren auch um gewisse typische qualitative Eigenschaften des entsprechenden Pulsbildes

2

Tabelle II-8 Zuordnung der Pulsbilder zu den entsprechenden Leitbahnen

Funktionskreise			
OE (obere Ebene)	**TE (tiefe Ebene)**	**Pulsstelle**	**Ort der Pulsstelle**
An der linken Hand			
Herz *(xin)*, Perikard *(xinbao)*	Dünndarm *(xiaochang)*	*cun*	Lu 9 *(taiyuan)*
Leber *(gan)*	Gallenblase *(dan)*	*guan*	Lu 8 *(jingqu)*
Niere *(shen)*, Uterus	Blase *(pangguang)*	*chi*	Lu 7 *(lieque)*
An der rechten Hand			
Lunge *(fei)*	Dickdarm *(dachang)*	*cun*	Lu 9 *(taiyuan)*
Milz-Pankreas *(pi)*	Magen *(wei)*	*guan*	Lu 8 *(jingqu)*
Niere *(shen)*, Uterus	Drei Erwärmer *(sanjiao)*	*chi*	Lu 7 *(lieque)*

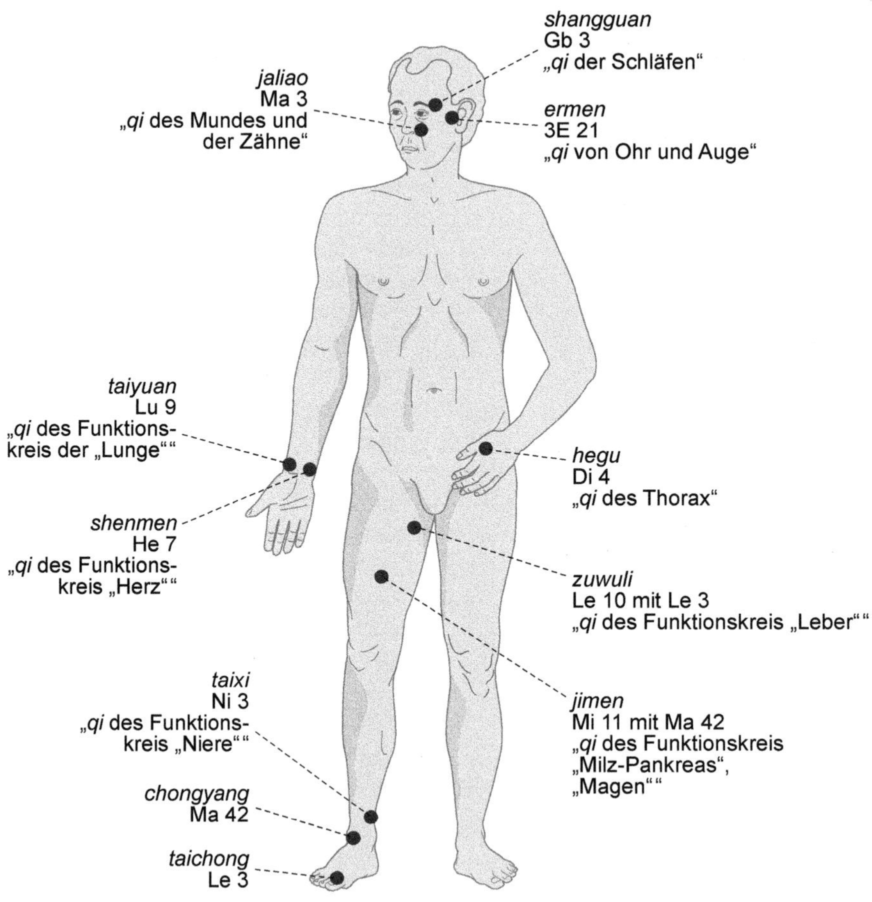

Abb. II-59 Pulstaststellen am Körper

einer Leitbahn und bilden insofern feststellbare Normwerte durchschnittlicher Erfahrungsgrößen. Dieses Oszillieren bildet einen Referenzbereich ab. Da die Leitbahnen ja nur betonte Orte des ihnen typischerweise zugehörigen *qi* darstellen, stellen sie somit auch einen Ausdruck des entsprechenden *qi* als Gesamtkörperqualität dar.

Die Normpulse

Das typische Bild des *qi* der Leitbahn *Shoutaiyin* (Lu) ist ein deutliches Pulsieren schon an der Oberfläche, besonders direkt unter der Haut. Der Puls wirkt zwar kräftig und voll, aber auch leicht und schnell.

Der Puls der *Shouyangming* (Di) Leitbahn hat einen kräftigen, etwas schweren Charakter. Sein Rhythmus liegt über einer mittleren Geschwindigkeit und er wirkt bezüglich der Kraft aus der mittleren Ebene heraus in alle Richtungen.

Die *Zuyangming* (Ma) Leitbahn wirkt ähnlich, breitet sich aber etwas leichter und mehr schon an der Oberfläche aus, ohne den Kontakt zur Tiefe zu verlieren.

Das Pulsbild der Leitbahn *Zutaiyin* (Mi) ist mit dem der *Shoutaiyin* (Lu) Leitbahn verwandt, wirkt aber stiller, weicher, wärmer und von kräftig feiner Intensität, die in die Tiefe zieht. Das Pulsbild hat etwas behäbiges und ausdauerndes.

Shoushaoyin (He) wirkt extrem beweglich und flexibel. Der Puls alteriert zwischen feiner und deutlicher Kraft, hat Kontakt zu allen Ebenen und ist reaktionsfein. Er kann sehr dominant sein.

Dagegen ist das *qi* der *Shoutaiyang* (Dü) Leitbahn deutlich behäbiger, hat aber eine gleiche reaktionsfeine Charakteristik. Dieser Puls zieht oft in die Tiefe, kann aber auch an der Oberfläche deutlich präsent sein.

Der Puls der *Zutaiyang* (Bl) Leitbahn wirkt schnell und kräftig und neigt auch zum Untertauchen. Sie wirkt manchmal an der Oberfläche still, kann aber direkt zu einem vollen und kräftigen Ausdruck umschwingen.

Dazu hat die *Zushaoyin* (Ni) Leitbahn typischer Weise einen Puls, der in der Tiefe verwurzelt ist. Dort wirkt er mächtig und dennoch fein, dann wieder hart und schlagend und plötzlich kräftig bis zur Oberfläche. Auch fühlt er sich manches mal drahtig an. Auf der rechten Seite wirkt er insgesamt weicher, wärmer und schlüpfriger.

Der Puls der Leitbahn *Shoujueyin* (Pe) hat etwas zähes, sehr stabiles und wirkt schon an der Oberfläche. Er kann aber auch schnell großvolumig bis in die Tiefe wirken. Seine Bewegung ist fein und agil.

Der Puls der *Shoushaoyang* (3E) Leitbahn ist leicht und schnell. Dennoch hat auch er etwas zähes und auf fast unsichtbare Weise kräftiges. Er ist präsent und versteckt zugleich.

Die *Zushaoyang* (Gb) Leitbahn hat einen mächtigen, schnellen und sehr direktionalen Charakter. Sie wirkt leicht und schwer, ruhig und aktionsbereit zugleich.

Das *qi* der *Zujueyin* (Le) Leitbahn wirkt aus der mittleren Ebene mit Tendenz zur Oberfläche, aber starker Verwurzelung in die Tiefe. Er hat einen drahtigen, saitenförmigen und sehr wuchtigen Charakter. Dennoch agiert er häufig sehr diskret.

Der Puls des *Renmai* (Ren) ist weich und aus der Tiefe kommend. Dort in der Tiefe wirkt er ausgedehnt verwurzelt. An der Oberfläche kann er sehr klar präsent sein, liebt es aber wieder etwas tiefer zu tauchen.

Der *Dumai* (Du) wirkt in der Tiefe wie verschluckt und an der Oberfläche kräftig und leicht zugleich. Seine Bahnung ist zielstrebig, aber ohne Eile und wirkt dennoch fein und schnell.

Die Pulse in den Unpaarigen Leitbahnen *(qijing bamai)* wirken zunächst wie abwesend, entwickeln sich fein und können dann sehr mächtig erscheinen, um im nächsten Moment wieder fein zu werden und zu verschwinden

In den Muskel-Sehnen-Leitbahnen *(jingjin)* erscheint gemäß dem Volumen derselben kurz ein entsprechender Puls, um sodann zu verklingen.

In den Hautregionen *(pibu)* kann der Puls sehr unterschiedliche Formen, Gestalten, Geschwindigkeiten und Präsenzen annehmen. Oft verbindet er sich mit der Umgebung.

In den Netzleitbahnen *(luomai)* wirkt der Puls häufig sehr intensiv, manchmal etwas verzögert und in die Tiefe ziehend.

Sämtlich beschriebene Pulsbilder sind an den Punkten *(xue)* und an den Leitbahnen mit den entsprechenden, beschriebenen Eigenschaften zu erfassen.

Alle Normpulse stellen ein dynamisches qualitatives Pulsbild dar. Dieses Bild ist als solches stabil und erkennbar. Wird es als Leitbild während einer Behandlung innerlich mitgeführt, so ist das dazugehörige Leitbahngeschehen und deren Direktionalität deutlich erfassbar. So wird der Verlauf der Behandlung quasi pulsativ geführt.

Insofern ist es z. B. ein leichtes zu überprüfen, ob die von Masunaga gefundene und postulierte Leitbahn der klassischen *Shoushaoyin* (He) Leitbahn tatsächlich auch dem Fuß zugeordnet werden kann, also auch im Unterkörper verläuft.

Da also ein Pulsgeschehen innerhalb des ihm typischen Referenz- und Repräsentationsbereichs einer gewissen Vielfalt unterliegt, muss ein diagnostisches Erfassen desselben seine Gesamtheit und Ganzheit verstehen.

Die Ganzheit besteht nicht als ein vorgegebenes Etwas, sondern sie ist in sich ein Durchfließen ihrer selbst und eine beständige Neukreation. Sie ist ein aktuelles autopoietisches Geschehen. Daher muss ein innerer diagnostischer Sinn für diese Autopoiesis vorhanden sein, um über qualitative Parameter sich dieses Eigenflusses zu vergewissern. Insofern ist ein Pulsbild in sich ein Wandlungsphasengeschehen *(xing)*.

Die Parameter einer in sich stimmigen Energetik eines bestimmten Pulsbildes sind: Kräftigkeit und Stärke, Weichheit und Geschmeidigkeit, Beharrlichkeit und Beweglichkeit, Gleichmäßigkeit und Variabilität, Kontaktfreudigkeit und Eigensinn. Alle diese Qualitäten sollten ein sich wechselnd durchdringendes Gesamtes bilden, gleich eines Zusammenklangs, gleich einer Sinfonie im wörtlichen Sinne.

Das Erfassen eines Pulses ist Kommunikation. Sinnfällig ist hieran der im gewissen Sinne autonome Puls des arteriellen Endstromgebiets beteiligt (siehe ➢ Kapitel I.2). Insofern ergibt nur eine differenzialdiagnostische Betrachtung und Zusammenschau der Phänomene ein aussagekräftiges Bild. In Erinnerung sei noch einmal Masunagas Bild gerufen, nach dem wir nie mit oder an dem *qi* arbeiten, sondern gewissermaßen mit dem Echo des *qi*.

Während einer Behandlung wird also simultan zu allen anderen Tätigkeiten immer das Pulsbild mit gelesen. Wird der Puls eindeutig qualifiziert, kann seine Reaktionsfähigkeit und -lust erfasst werden.

Die Manipulationen der Behandlung sollten dahin gehen zu überprüfen, ob es möglich ist, den typischen Normalpuls zu erzeugen.

Egal aus welcher Pulsqualität heraus er zu dieser Norm gebracht wird und auch eine gewisse Zeit als Normalpuls gehalten werden kann, die Tatsache der Reaktion und das Einpendeln in sein Normalmaß ist zunächst als positives und lebendiges Zeichen zu werten.

Wichtig ist es, dass nach dem Einstellen des typischen Pulswertes dieser nicht zu lange weiter manipuliert, sondern sich wieder selbst überlassen wird. Weicht er dann von der Norm ab oder gar weit davon ab, sollte dafür die Ursache gesucht werden. Es kann eine normale und der Situation entsprechende Reaktion vorliegen oder aber auch eine bemerkenswerte, auffällige Abweichung.

Um dies beurteilen zu können, müssen die speziellen und normalen weiteren Pulsbilder bekannt sein. Gleichfalls muss das Gesamtpulsbild beurteilt werden können. Zum einen, das Gesamtpulsbild entlang einer entsprechenden Leitbahn, samt ihrer Punkte und Vernetzungen; zum anderen das Gesamtpulsbild des übrigen Körpers.

Des Weiteren sollte die situative Einbindung des *qi* verstanden werden. Dabei ist zu beachten, in welcher aktuellen oder dauerhafteren Lebensphase sich der Patient befindet.

Typische Grenzverläufe von auf- und abtauchenden, stark wechselnden Pulsbildern sind hier von großer Wichtigkeit. Diese Grenzbereiche der Pulse müssen erfasst und identifiziert werden.

Die geläufigen Pulsbilder eines Referenzbereichs sowie dessen Über- oder Unterschreitens sind folgender Natur (➢ Abb. II-60):

- **Allgemeine Pulsqualitäten:** Kräftig oder schwach, schnell oder langsam, regel- oder unregelmäßig, hart oder weich, lang oder kurz, klein oder groß, überflutend oder verschwindend, träge oder flink, hohl oder voll, sanft oder erregt, fein oder dick, glatt oder rau, an- oder abwesend, widerständig oder erschöpft, schlüpfrig oder zäh.
- **Der oberflächliche Puls:** Dieser Puls wirkt an der OE. Er kann alle vorgenannten Charakteristika haben. Er kann in die Tiefe kommunizieren, entschwebt aber gern wieder zur Oberfläche.
- **Der mittlere Puls:** Dieser Puls wirkt samt aller Charakteristika aus der mittleren Ebene (ME) heraus. Er verbindet sich sowohl mit der Oberfläche, als auch der Tiefe (TE).
- **Der tiefe Puls:** Er wirkt in der Tiefe (TE), kann dort verschwinden, auftauchen und kann auch alle Charakteristika tragen. Er kann bis zur Oberfläche kommen, hat aber die Neigung zur Tiefe.

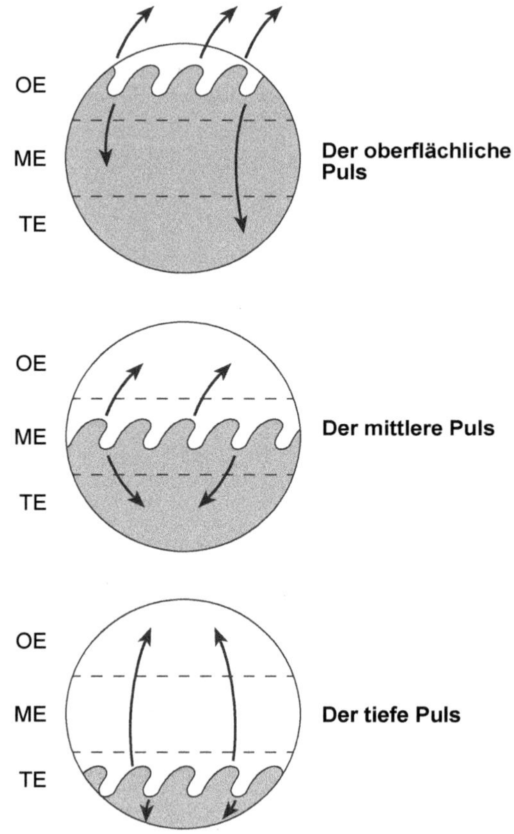

Abb. II-60 Oberflächlicher, mittlerer und tiefer Puls

Die allgemeinen Pulsqualitäten sind samt ihren Wirkebenen in den genannten typischen Pulsbildern entlang der Orte einer Leitbahn immer anteilig und gemischt mitenthalten. Sie müssen ihrem Charakter nach erfasst und in Bezug zu den energetischen Qualifikationen gesetzt werden.

Die Pulsqualitäten

Der kräftige und der schwache Puls (➤ Abb. II-61): Ein kräftiger Puls gibt Aufschluss über eine gesunde Fülle und Kraft sein. Je nach Maß kann dadurch aber auch ein Hinweis auf eine Anstrengung des *qi* vorliegen. Es muss verstärkt oder kraftvoll arbeiten, bewältigt diese Aufgabe aber noch. Die jeweilige Ebene (OE, ME, TE) gibt Auskunft darüber, wo diese Kraft wirkt und welche andere Ebene gegebenenfalls mitversorgt werden muss. Gleichfalls kann er ein Zeichen für ein normales Zurückziehen des *qi* anzeigen oder auch je nach Ebene einen Mangel, eine Leere anzeigen

Der schnelle und der langsame Puls (➤ Abb. II-62): Ein schneller Puls ist Ausdruck eines agilen, aktiven *qi*. Wird der Puls sehr schnell oder rasend, sind dies Zeichen einer übersteigerten Leistung oder sogar eines Substanzverlusts der Energie. Generell ist hier die Energie der Wandlungsphase TAI YANG (Feuer-Emblem) in Assoziation mit Feuer und Hitze beteiligt.

SHIATSU-DIAGNOSE/-TECHNIK

Hier wäre differenzialdiagnostisch zu unterscheiden, ob eine übersteigerte Leistung mitsamt dem erwähnten Puls aus einem Fülle (*shi*, jap.: *jitsu*) Geschehen oder aus einem Stärke (*man*) Geschehen erfolgt.
Eine normale Stärke (*man*) bedarf keiner manipulativen Veränderung, nur einer Unterstützung seines inneren Verlaufs. Eine *man*-Kondition ist an einem Puls zu erkennen, der trotz aller anderen Anzeichen dennoch innerlich ruhig und stabil ist.

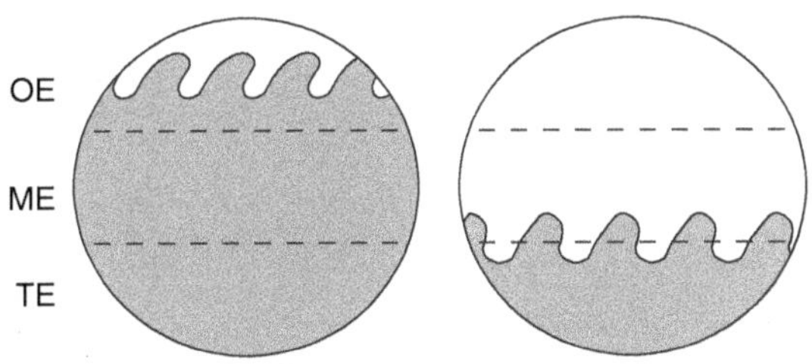

Abb. II-61 Kräftiger und schwacher Puls

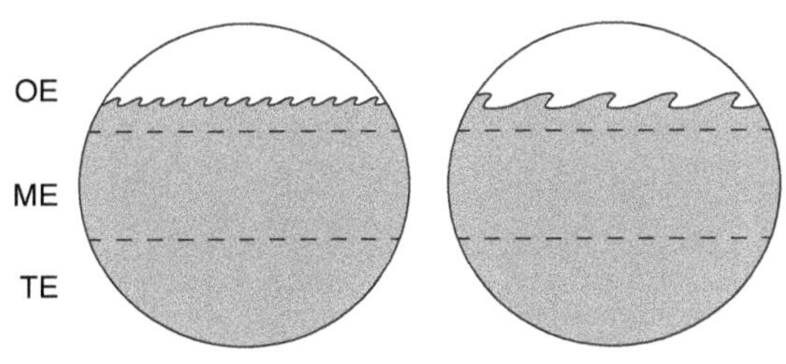

Abb. II-62 Schneller und langsamer Puls

Eine Fülle (*shi*) Kondition zeigt einen Puls, der eine gewisse innere Unruhe, ein heftiges Drängen oder eine Tendenz zum Beharren und zur Chronizität besitzt.
Liegt eine Stärke (*man*) vor, so ist diese mit einer Schwäche (*kong*) assoziiert. Diese Schwäche (*kong*) bedeutet eine normale Unterladung.
Eine Fülle (*shi*) Kondition ist mit Leere (*xu*) assoziiert; in solchem Falle liegt auch dort eine Abweichung von der Norm vor.
Leere (*xu*) und Schwäche (*kong*) können auch und sogar direkt im Situs von Fülle (*shi*) oder Stärke (*man*) liegen oder auch mehr oder minder weit davon entfernt sein.
Ein Fülle (*shi*) Puls, welcher ohne Substanzverlust im *yin* und einer solch entsprechenden Leere (*xu*) Problematik besteht, erscheint als ein Puls, der in sich die typische Kraft und homogene Stabilität des *yangqi* zeigt.
Eine Fülle (*shi*) mit Substanzverlust des *yin* (*yinxu*) zeigt in seinem Puls überwiegend Merkmale mangelnder Fülle und ein Fehlen von *yin*-Zufuhr; die Anhäufung der Fülle (*shi*) wirkt in der Wurzel wie hohl und leblos.
Je nach Ebene sind verschiedene Möglichkeiten denkbar. An der OE handelt es sich um eine *yang*-Beschleunigung oder Verlangsamung; die Beschleunigung kann mit einer Problematik in der TE einhergehen und so kompensatorisch wirken oder nur für sich bestehen. Eine Verlangsamung des Pulses kann einem Rückzug des *qi* entsprechen oder eine Leere des *yang* anzeigen und eine Dominanz des *yin* bedeuten. Steckt der langsame Puls in der TE kann es ein Zeichen einer *yin*-Stagnation sein, sowie eine Blockade dieser Energie.

Der regelmäßige und der unregelmäßige Puls (➤ Abb.-II-63): Der regelmäßige Puls spiegelt die innere Ruhe und Rundheit des entsprechenden *qi*. Gerät er aber nie aus diesem klaren Lauf, kann es auch sein, dass er eher unerregbar ist und ihm eine gewisse Reaktivität, Irritabilität und Motilität fehlt. Dies gilt je nach der Ebene. Im *yang* (Außen, obere Ebene: OE) wirkt dies aber besonders auffällig. Eine Unregelmäßigkeit kann so ein normales Begleitsymptom sein. Es kann aber auch einen allgemeinen Einbruch des Funktionskreises oder dessen überstarke Irritabilität bedeuten.

Der harte, gespannte und der weiche Puls (➤ Abb. II-64): Ein harter, gespannter Puls offenbart eine große Anstrengung für das *qi*. Egal auf welcher Ebene er vorkommt, es ist ein Zeichen, dass das *qi* seine Aufgaben

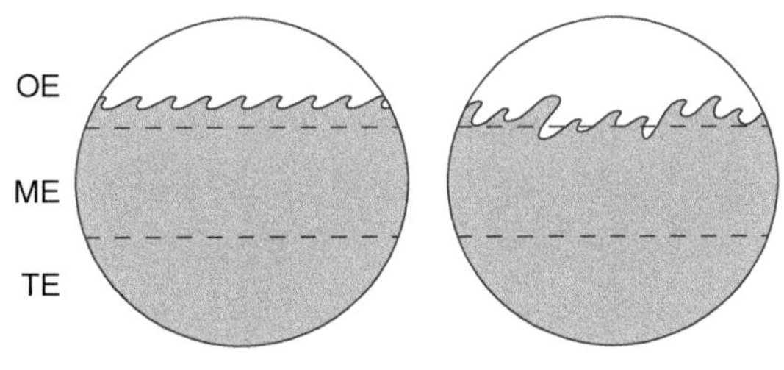

Abb. II-63 Regelmäßiger und unregelmäßiger Puls

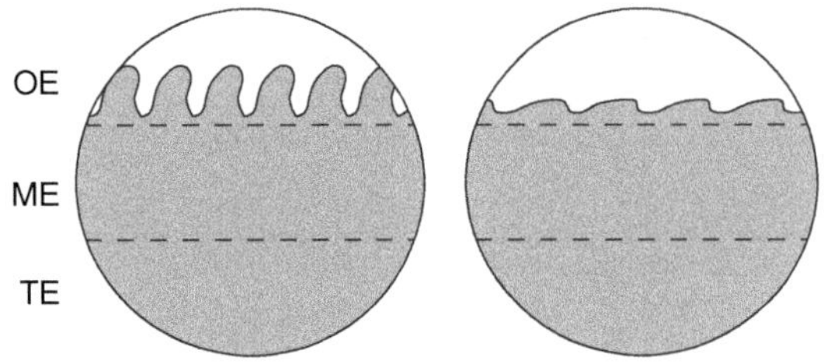

Abb. II-64 Harter und weicher Puls

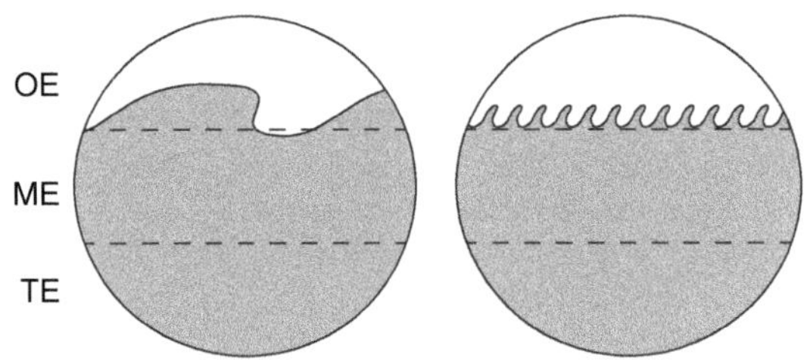

Abb. II-65 Langer und kurzer Puls

nur mühsam erreichen kann. Dagegen ist der weiche, manchmal auch schlüpfrige Puls entweder ein Zeichen innerer Ruhe, Sättigung und Sammlung des *qi* oder von einer Schwäche *(kong)* bis Leere *(xu)* des *qi*

Der lange und der kurze Puls (➤ Abb. II-65): Ein Übermaß an *qi* kann hier vorliegen. Im *yang* (OE) führt dies zu einem Überborden, im *yin* (tiefe Ebene: TE) zu einer Form einer Zusammenballung. Der kurze Puls bedeutet je nach Ebene eine Erschöpfung oder Übererregung. In beiden Formen ist der Prozess des inneren pulsatorischen Wechsels gestört.

Der kleine und der große Puls (➤ Abb. II-66): Ersterer Puls signalisiert eine Form der Leere des *qi*, wobei differenziert werden kann, auf welcher Ebenen die Leere liegt. Diese Schwäche kann normaler Natur sein. Der große Puls kann Ausdruck einer Abwehrbewegung des *qi* gegen Schrägläufigkeiten sein. Darunter kann die Affektion durch äußere und innere Einflüsse verstanden werden, aber auch der Nachklang auf eine starke Verausgabung von Energie durch Anstrengungen und Tätigkeiten. Es muss festgestellt werden, durch welche Ebene der Puls repräsentiert wird.

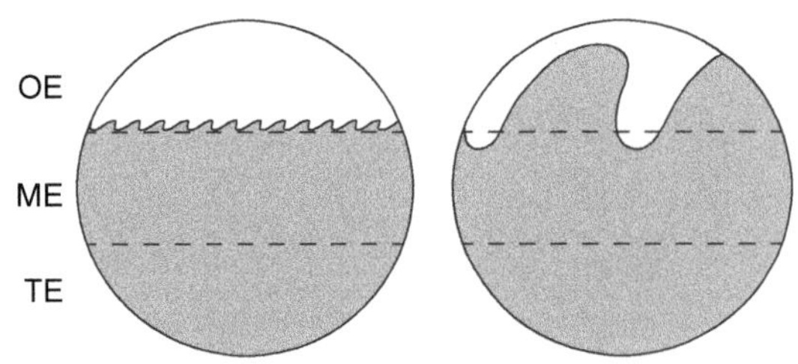

Abb. II-66 Kleiner und großer Puls

Der überflutende oder verschwindende Puls (➤ Abb. II-67): Ein überflutendes Pulsgeschehen deutet auf ein mächtiges Hitze-Geschehen des Organismus, welches bis an die Oberfläche emporschlägt. Entweder sind die *yin*-Energien geschwächt, angegriffen und entfalten eine mächtige Gegenbewegung oder das *yin* ist substanziell geschwächt und befindet sich in Leere *(xu)*. In letzterem Falle liegt eine ernsthafte Situation vor.

Verschwindet der Puls, so kann dies ein Zeichen von *yang*- und *yin*-Leere oder auch von *qi*-und Blut *(xue)*-Leere sein. Es muss festgestellt werden, ob das Verschwinden nur im Bereich der OE, im *yang*, oder auch der TE, im *yin*, vorhanden ist.

Ein verschwindender Puls kann jedoch auch in der Individualität des Patienten begründet liegen. Von daher müssen Konstitution und individuelle Typik genau untersucht werden.

Der träge und der flinke Puls (➤ Abb. II-68): Ersterer Puls steht häufig im Zusammenhang mit dem Funktionskreisen Milz *(pi)* und Magen *(wei)* und der Wandlungsphase ZHI YIN (Erde-Emblem). In diesem Sinne findet in diesem Bereiche eine relativ normale Verlangsamung statt; diese kann jedoch auch Ausdruck einer Belastung und Eingeschlossenheit des *qi* sein. Ob weitere Probleme vorliegen, muss durch eine Prüfung der Gesamtkonstitution erfasst werden.

Der flinke Puls kann Ausdruck einer Agilität des *qi* sein; insofern kann er auch als typisches und charakteristisches Merkmal eines Organismus gelten. Tritt er im

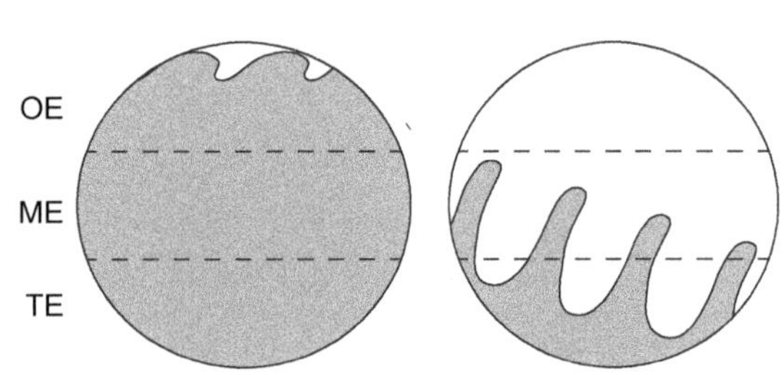

Abb. II-67 Überflutender oder verschwindender Puls

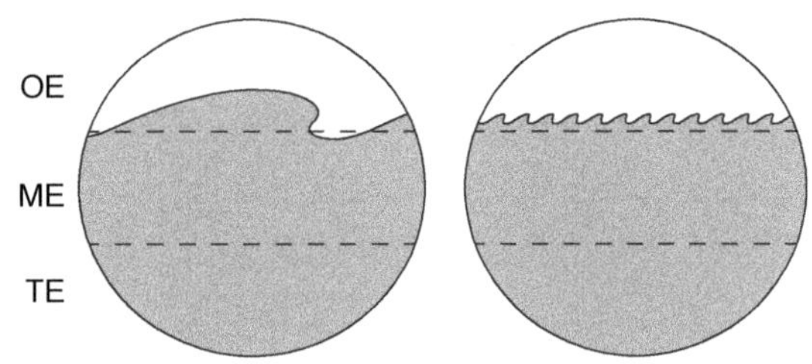

Abb. II-68 Träger und flinker Puls

Bereich des *yin* auf, so kann es sein, dass hier die Energie einen Mangel an struktiver Zentrierung aufweist. Eine generalisierte Form dieses Pulses kann auch einhergehen mit einer zugrunde liegenden Unruhe des Organismus. Dann kann der Puls auch das Bild des mobilen Pulses beinhalten: Hier liegen Probleme der Dysregulation und Assimilation im Bereich des Erde-Emblems vor.

Der hohle und der volle Puls (➤ Abb. II-69): Der volle Puls kann generell Ausdruck einer großen, kraftvollen Vitalität sein. Wirkt er jedoch konstant über die Zeit ohne Veränderung, so ist anzunehmen, dass hier auch eine Fülle *(shi)* Problematik vorliegt.

Der hohle Puls zeigt an, dass es im Inneren *(yin)* zu einer Schwächung des *qi* gekommen ist. Es ist dann weiter zu eruieren, ob solche Schwäche nur zeitlicher Natur oder grundsätzlicher Natur ist. Dieses Pulsbild kann auch eine Entkopplung von *yang*- und *yin*-Energien bedeuten.

Der sanfte und der erregte Puls (➤ Abb. II-70): Das erste Pulsbild kann mit einer ausgeglichenen Energetik einhergehen. Bei Dauerhaftigkeit kann jedoch auch eine fehlende Aktivität konstatiert werden. Wirkt dieser Anteil der fehlenden Aktivität und Dynamik deutlich und bestimmend, dann kann der Puls auch als Pulsbild des nachgiebigen Pulses vorliegen. Hier wäre zu eruieren, ob im Organismus eine Leere im Außen *(yang)* und/oder Innen *(yin)* vorliegt.

Der erregte Puls spiegelt die unmittelbare Affektion des Organismus und des *qi* wider. Er kann auch in Folge einer Schrägläufigkeit auftreten, auf die er eine Antwort darstellt.

Bleibt das Pulsbild auf Dauer aufrecht erhalten und verbindet sich mit dem schnellen Puls, so kann dies auch ein Zeichen von tiefer gelegener Leere *(xu)* sein. Im Extremfall würde der Puls dann zum rasenden und jagenden Puls. Diese können den beschleunigten Zerfall der struktiven Kräfte, des *yin*, und die ungehemmte Zerstreuung des *yang* und so auch den nahenden Tod anzeigen. Diese Pulskombination unterscheidet sich deutlich vom erregten Puls!

Der feine und der dicke Puls (➤ Abb. II-71): Der feine Puls indiziert eine Leere (xu). Diese kann in konstitutionell bedingt sein, erworbener oder veranlagter Natur sein. Ist die Leere erworben, so liegt eine ernsthaftere Situation vor. Der Organismus benötigt stabilisierende und kräftigende Zufuhren von *qi* und es ist möglich, dass das *qi* des Funktionskreises Magen *(wei)* geschwächt ist.

Letzterer Puls weist auf eine solide Konstitution, jedoch auch auf eine Überbetonung des *yinqi* und eine mangelhaften Entfaltung des *yangqi* hin. Es kann sein, dass Kühle im Organismus überwiegend agiert oder dass auch demotivierende Situationen vorliegen.

Der glatte und der raue Puls (➤ Abb. II-72): Der glatte Puls indiziert eine elementare Beweglichkeit und Geschmeidigkeit des *qi*. Zudem sind die Säfte von ausreichender Fülle und Flüssigkeit. Das *qi* hat hier die Tendenz zirkulatorisch in sich selbst zu verlaufen und es kann zu einer Unterpräsenz im Außen (*yang*) kommen. In extremer Ausprägung wird dieser Puls zum schlüpfrigen Puls.

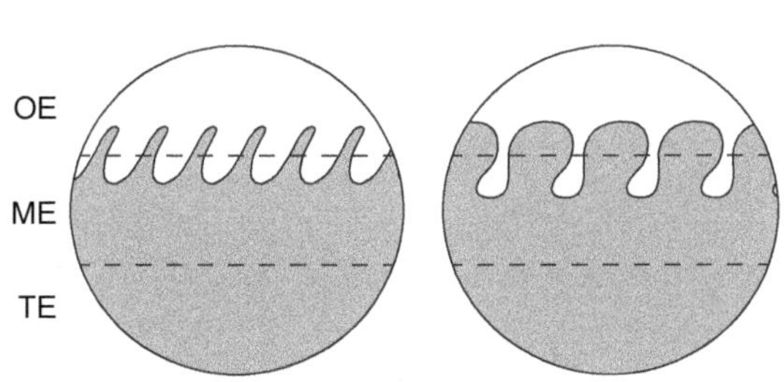

Abb. II-69 Hoher und voller Puls

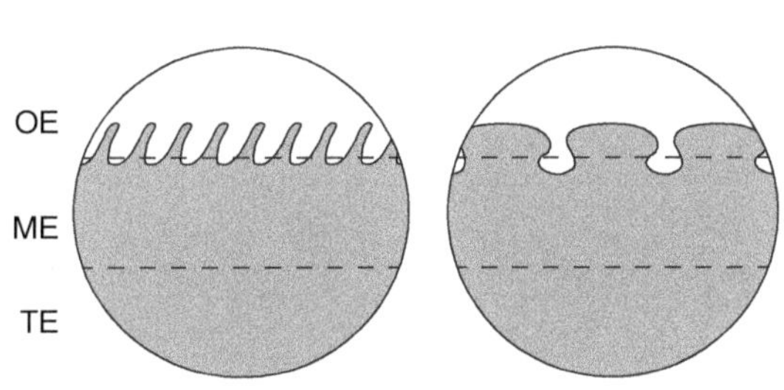

Abb. II-71 Feiner und dicker Puls

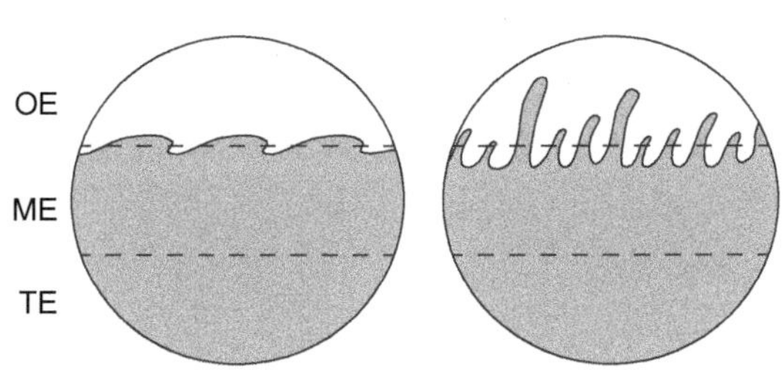

Abb. II-70 Sanfter und erregter Puls

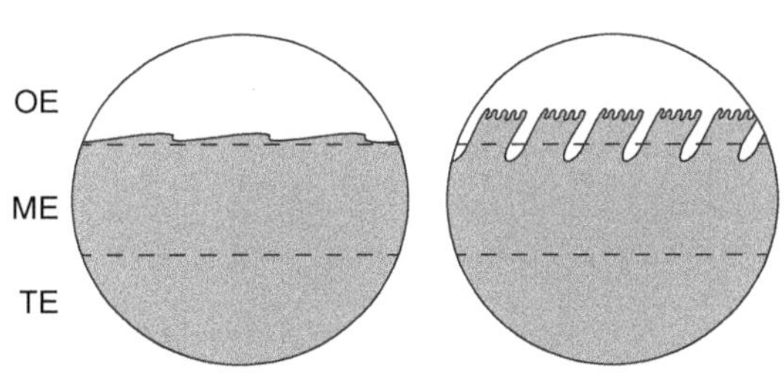

Abb. II-72 Glatter und rauer Puls

Als rauer Puls kann ein Puls gelten, der in seiner vollen, homogenen Entfaltung gehemmt ist. Entweder liegen *qi*-Blockaden vor oder die Essenz *(jing)* und das Blut *(xue)* sind geschwächt. Eine Folge der *qi*-Leere *(qixu)* sind Blockaden in den Säftebewegungen.

Der anwesende und der abwesende Puls (➢ Abb. II-73): Abwesenheit des Pulses kann zunächst und in vielen Fällen normal sein und der Konstitution entsprechen. Er kann auch eine energetische Tendenz des Rückzugs des *qi* in die tiefe Ebene (TE) anzeigen. Dieser Rückzug kann auch als Reaktion auf eine Shiatsu-Behandlung stattfinden. Besonders in psychisch angespannten Situationen oder in Momenten, in denen das *qi* sehr einseitig fokussiert ist (z. B. infolge extremer geistiger Anspannung und Tätigkeit), kann die Abwesenheit normaler Natur sein. Es muss sorgfältig erfasst werden, ob der Zustand in eine dauerhafte Ausprägung einmündet und ob *yin*-Leere (Substanzverlust) vorliegt, oder ob es sich um eine temporäre *yin*-Schwäche *(kong)* handelt. Im ersten Fall kann die Abwesenheit auch eine ernstere Störung widerspiegeln.

Der anwesende Puls zeigt, dass das *qi* im Körper zirkuliert und sich in seiner Tendenz nach außen zeigt und zeigen kann. Anwesenheit kann auch infolge von Behandlungen und nach Abwesenheit eintreten. Es ist dies dann ein Zeichen, insbesondere wenn der Puls stabil ist, dass das *qi* reaktions- und kommunikationsfähig ist.

Der widerständige und der erschöpfte Puls (➢ Abb. II-74): Der erschöpfte Puls hat die Tendenz bei seiner Palpation zu verschwinden. Er wirkt kraftlos und ohne innerer Stabilität. Es ist eine grundlegende Leere in *qi* und Blut *(xue)* sowie den Funktionskreisen vorhanden. Es muss differenzialdiagnostisch abgeklärt werden, ob die Erschöpfung momentaner oder dauerhafter Natur ist.

Ein widerständiger Puls wirkt qualitativ weich und dennoch kräftig. Er ist geschmeidig, kann in der Zeit verschiedene Profile annehmen und zeichnet sich durch einen soliden und stabilen Grundtonus aus. Zudem verfügt dieser Puls über Reaktionsfähigkeit.

Der schlüpfrige und der zähe Puls (➢ Abb. II-75): Der zähe Puls wirkt hart, fest und gespannt. Der *yang*-Energetik fehlt die dispersive Leichtigkeit. Ursache können Kälte-Affektionen sein. Unter Kälte ist hier eine Verlangsamung der Energetik zu verstehen. Die Tendenz solcher Energetik führt zu Schmerzbefunden. Auslöser können auch psychische Anspannungen sein, die die Verteilung des *yang* verhindern. Es herrscht dann eine gespannte, unbewegliche synergetische Lage. Dahinter können auch psychische Schmerzen stehen.

Ein schlüpfriger Puls steht mit der Energetik der Mitte, der Wandlungsphase ZHI YIN (Erde-Emblem) in Verbindung. Eine Betonung der Aktivität der Mitte kann Blut *(xue)* und *qi* in Wallung bringen oder Hitze kann Schleim verursachen. Bei einer Fülle *(shi)* Symptomatik sollte sedierend gearbeitet werden.

Eine besondere Betonung erhält dieser Puls während der Schwangerschaft: Er ist dann deutlich zu spüren. Der Puls spiegelt eine glatte, bewegliche Üppigkeit wider. Ein plötzlicher Abfall dieses Pulses und ein Umschwingen in andere Pulse, vor allem zum zähen Puls, kann Probleme in der Schwangerschaft andeuten. In diesem Fall kann zu einer Untersuchung geraten werden.

Der intermittierende und der kontinuierliche Puls (➢ Abb. II-76): Ersterer Puls zeigt eine Störung in den Funktionskreisen, dem *qi* und dem Blut *(xue)* an. Die Verbindung dieser Energien kann unterbrochen sein oder einem Verfall unterliegen. Insbesondere kann das *qi* der Mitte befallen sein.

Es kann auch sein, dass der Befund durch plötzliche Verletzungen, Schmerz oder emotionale Erregung sowie Furcht und Schrecken erzeugt wird.

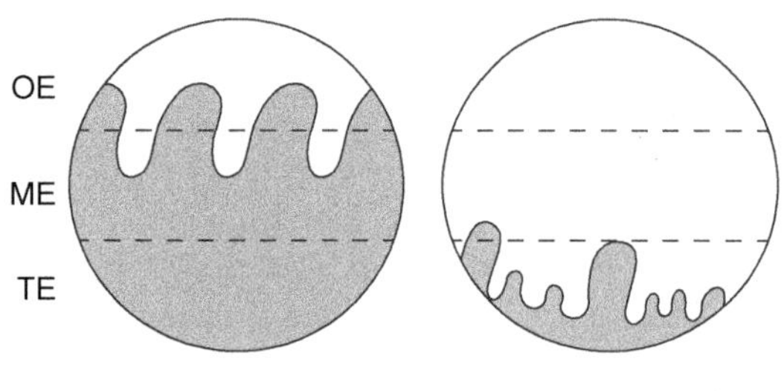

Abb. II-73 Anwesender und abwesender Puls

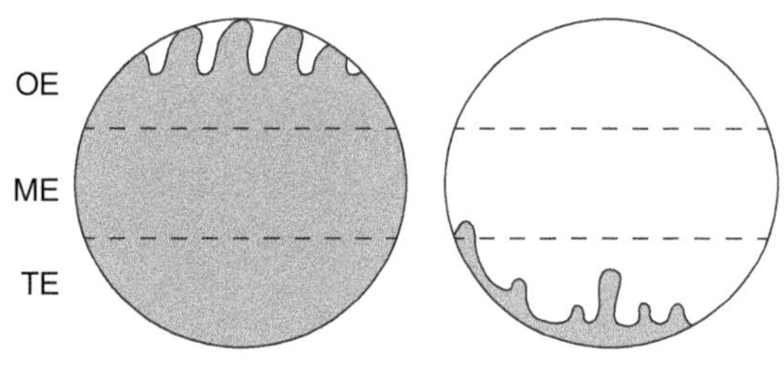

Abb. II-74 Widerständiger und erschöpfter Puls

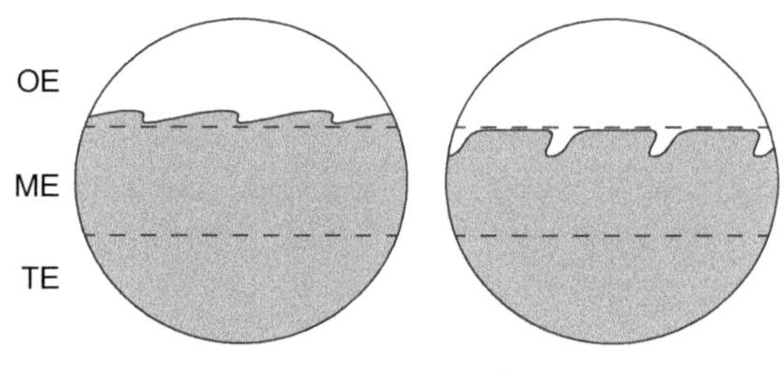

Abb. II-75 Schlüpfriger und zäher Puls

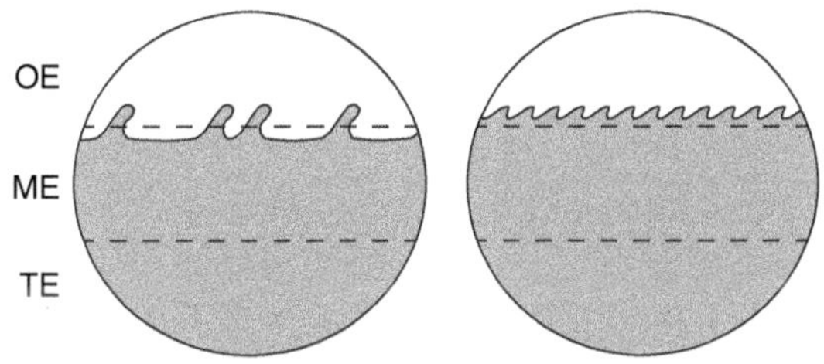

Abb. II-76 Intermittierender und kontinuierlicher Puls

Sämtliche Pulsbilder und Pulsqualitäten können in gemischten Formen vorkommen.

Alle genannten Pulsbilder und Pulscharakteristiken sagen für sich genommen noch nicht viel aus, außer das sie ein klares Selbstbildnis vermitteln. Erst wenn diese Pulsbilder in ihrer eigenen Verzeitlichung, in ihrer interagierenden Sensibilität unter- und miteinander, sowie mit den Geschehnissen im Körper und außerhalb desselben gesehen und somit differenzialdiagnostisch abgeglichen werden, entsteht allmählich die „Landschaft" der Ganzheit. Die Kenntnis des Normalpulses erlaubt also die Abweichungen zu erfassen. Diese Abweichungen müssen auf ihren inneren Sinn überprüft werden:

Pulsabweichungen und diagnostische Orientierungen

Der erste Schritt in der Beurteilung der Pulse ist die Orientierung an **zeitlichen Merkmalen**: Hierbei stellen sich beispielsweise Fragen danach, wie lange die Problematik schon anhält und ob sie als akut, temporär oder als chronisch einzustufen ist.

Die zweite Unterscheidung gilt der Frage nach den **Relationen**: Wie stark ist die abweichende Qualität an der Gesamtqualität eines Pulsbildes beteiligt. Welche Auswirkungen hat diese Abweichung auf das normale, typische energetische Pulsbild. Steht sie im Zusammenhang mit anderen internen körperlichen Abweichungen; gibt es also entsprechende Symptome anderer Art? Wie stellt sich die Dynamik des Gesamtorganismus dar?

Auch andere **aktuelle Zustände des Organismus** müssen in Betracht gezogen werden: Ist der Patient müde, erkrankt, überarbeitet oder von einem Infekt befallen? Auch Hektik, Stress oder sonstige Belastungen beeinflussen das Pulsbild.

Weitere Fragen sollten darauf abzielen herauszufinden, welche Dimension der körperlichen Phasenenergetik betroffen sind und wie sich die energetischen Ebenen von Körper, Seele, Psyche und Geist darstellen.

Darüber hinaus spielen Umweltbedingungen, als da sind, allgemeine Lebensbedingungen, die soziale Umwelt und die Witterung sowie das Klima ein wichtige Rolle in der Ausformung der *qi*-Bewegungen im Körper und damit der Pulse.

Alle diese Fragen müssen sorgfältig überprüft und in einen inneren, stimmigen Zusammenhang gebracht werden, um sinnvolle diagnostische Aussagen treffen zu können. Abweichende Pulsbilder können durchaus einen Sinn ergeben, jedoch ist dieser ist zunächst zu eruieren.

SHIATSU-DIAGNOSE/-TECHNIK

Jeder Infekt bietet beispielsweise ein typisches, energetisches Bild. Somit ist eine Erkältung schon im Vorfeld, wo die bekannten Symptome in der Regel kaum vorhanden sind, energetisch klar zu diagnostizieren. Befindet sich die krankmachende Affektion noch in der energetischen Peripherie, so ist das Abwehr-*qi (weiqi)* affiziert. Das Abwehr-*qi* zirkuliert normalerweise homogen präsent an der Haut, an der Körperoberfläche. Bei einem beginnenden Infekt ist das Abwehr-*qi (weiqi)* im körperlichen *yin*, also am Unterkörper und dort auch an der Körpervorderseite kaum zu verspüren, gewissermaßen still und kühl.
Korrespondierend dazu ist es im *yang*-Körperbereich (Oberkörper) an der Oberfläche heterogen verteilt, flackernd und unruhig. Der Puls ist leicht, schnell oder auch von erheblicher Geschwindigkeit. Gewisse Wärmebewegungen sind zu verspüren.
Gleichfalls verschiebt sich die Pulsation von distal nach zentral und an bestimmten energetischen Toren und Knotenpunkten, so wie an den größeren Gelenken und dem Übergang vom Torso zu den Extremitäten finden gleichsam energetische Verriegelungen statt. Die Punkte an diesen Stellen und Orten sind in charakteristischer Weise gefüllt oder entleert. Unter diesen Umständen wirkt die *qi*-Diagnose an Einzelabschnitten, wenn man nur diese ins Auge fasst, durchaus auch besorgniserregend, wie man dies von schweren Erkrankungen her kennt. Wenn man aber den Gesamtzusammenhang betrachtet, kann sich ein Phänomen oder ein Abschnitt trotz seiner auffälligen Abweichung als völlig normal und angemessen darstellen.

Tatsächlich hängt also alles von der diagnostisch ganzheitlichen Betrachtung ab. Vor allem müssen die Lebensgewohnheiten, die jeweilige Biografie, die Lebensphase und bestehende äußere Faktoren in den Blick genommen werden. Das wichtigste Moment jedoch ist ein Verständnis, eine Empathie für die unfassbare Besonderheit, die jedes Lebewesen ausmacht. Jedes schablonenartige Zuweisungswissen, auch wenn es aus den für manche Menschen heiligen Rubriken der TCM stammt, ist zu vermeiden.

Werden durch sorgfältigen Vergleich der Normalpulse zu den genannten diversen Pulsbildern Pulsabweichungen festgestellt, müssen die oben genannten diagnostischen Orientierungen durchgeführt werden.

Eine Diagnose der energetischen Felder und etwaigen Ergebnisse der Gezielten Gesprächsführung werden dann zu den Pulsqualitäten und Pulsabweichungen in Bezug gesetzt und die erkannten Abweichungsgründe bedingen die praktische Ausrichtung der Shiatsu-Behandlung.

Die hara (fuku) Pulsdiagnose

Das Shiatsu kann als die gezielte Arbeit an den Pulsen bezeichnet werden. Ein großes Puls-Zentrum des Organismus stellt das *hara (fuku)* dar. Im Japanischen wird der Bauch männlich als *hara*, weiblich als *fuku* und sächlich als *o-naka* bezeichnet. Jede Shiatsu-Behandlung beginnt oder endet mit dem *hara* oder pendelt regelmäßig zum *hara* zurück.

Desgleichen arbeitet der Shiatsu-Therapeut aus seinem *hara* heraus. Damit muss er über ein sensibles Gefühl seinem eigenen *hara* gegenüber, genauso wie gegenüber dem *hara* des Patienten verfügen.

Eine absolute Voraussetzung für eine gute Shiatsu Behandlung besteht darin, dass sämtliche Shiatsu-Berührungen und -Techniken allein das Resultat der *hara-* und damit der Körper-Bewegungen sind. Das heißt, dass jeglicher Shiatsu-Druck nur durch stufenlos gesteuerte, dynamische Gewichtsverlagerungen entsteht.

Zu dem Zwecke einer sicheren und klaren Orientierung zur Diagnose des *hara*, kann auf das Schema der *hara*-Diagnose nach Masunaga zurückgegriffen werden. (Es gibt auch weitere diagnostische *hara*-Schemata, aber das Masunaga-Schema erweist sich für das Shiatsu als besonders effektiv).

Masunaga hat den einzelnen Funktionskreisen und Leitbahnen klar umgrenzte Areale im *hara* zugewiesen (➢ Abb. II-77).

Die einzelnen Zonen werden sorgfältig energetisch palpiert. Die verschiedenen Ebenen (OE, ME, TE) und die *qi*-Direktionen im oder gegen den Uhrzeigersinn werden energetisch überprüft und im Ergebnis festgehalten (➢ Abb. II-78).

Die jeweiligen Qualitäten der auftretenden Pulse werden mit denjenigen verglichen, welche in diesem Kapitel zuvor aufgeführt worden sind (siehe oben).

Zudem können andere energetische Qualitäten erfasst werden, von denen weiter unten die Rede ist.

Aus den Ergebnissen der *hara*-Diagnose ergeben sich die konkreten Behandlungsschritte. Nach deren Durchführung kann man durch eine weitere *hara*-Diagnose die Wirkung überprüfen.

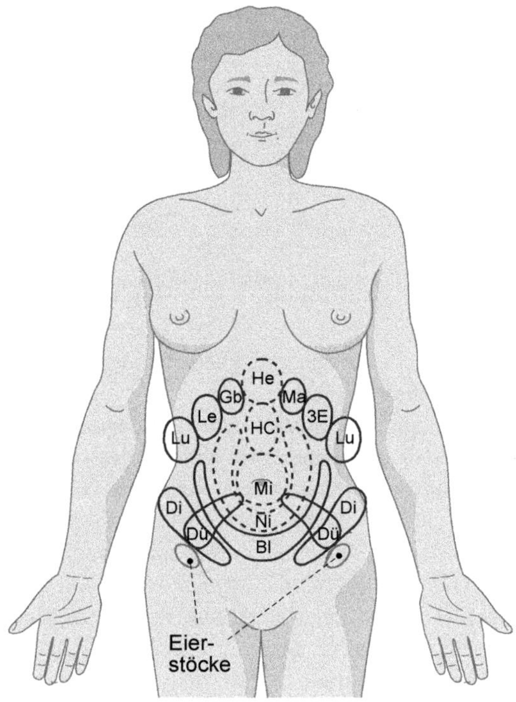

Abb. II-77 *Hara*-Areale der einzelnen Funktionskreise und Leitbahnen nach Masunaga

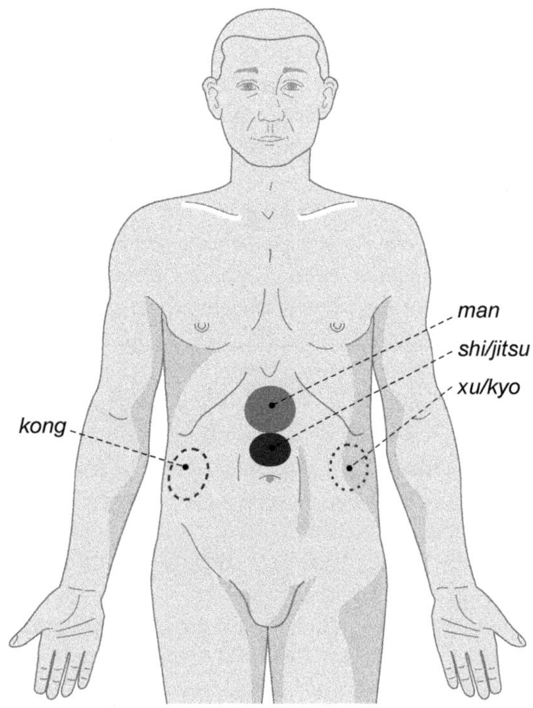

Abb. II-78 Ergebnis einer *hara*-Diagnostik

Die Rücken-Diagnose

Ähnlich wie zuvor beschrieben, werden die auf dem Rücken liegenden Masunaga-Diagnosezonen (➤ Abb. II-79) erfasst und behandelt. Diese Masunaga-Diagnosezonen liegen wie folgt:

Die beiden großen Diagnosebereiche, *hara* und Rücken, können schließlich hinsichtlich der Abweichungen und Übereinstimmungen ihrer diagnostischen Aussagen betrachtet und qualifiziert werden.

SHIATSU-DIAGNOSE/-TECHNIK

Liegen mehrere Ebenen der Übereinstimmung vor, dann ist die energetische Diagnose entsprechend aussagekräftig. Es kann dann angenommen werden, daß ein festgestelltes *qi*-Ungleichgewicht einen bestimmten Status repräsentiert.
So muss überprüft werden, ob in allen Ebenen (OE, ME, TE), in allen entsprechend zugeordneten Feldern eines Funktionskreises, auf allen Seiten des Körpers (Seite, Vorder-, Rückseite) Ungleichgewichte vorliegen oder diese nur vereinzelt auftreten.
Die Häufung eines Befunds in allen Ebenen deutet auf eine solide Störung hin, deren Qualität dann differenzialdiagnostisch weiter abgeklärt werden muss (siehe die anderen diagnostischen Parameter im Buch).

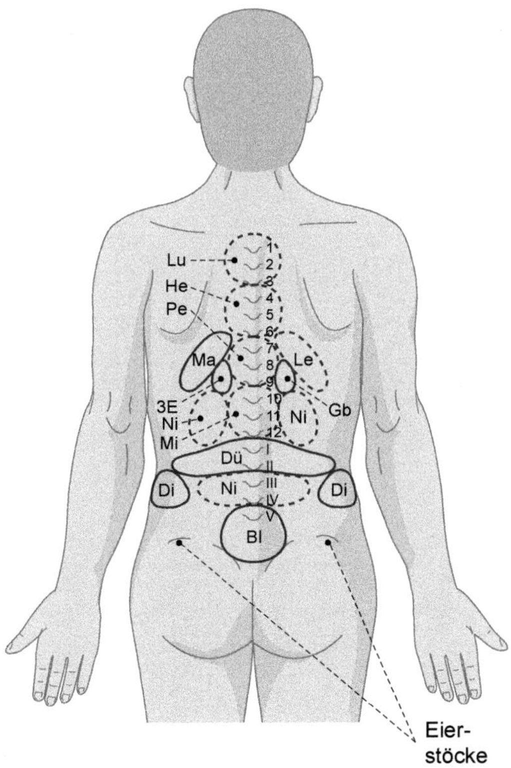

Abb. II-79 Auf dem Rücken liegende Masunaga-Diagnosezonen

Die Diagnostik der energetischen Erscheinungen kann in weitere Zuordnungen unterteilt werden:

II.2.4.2 Innen und Außen (li/biao oder nei/wai) als Innerer und Äußerer Funktionskreis

Unter den Gesichtspunkten des Inneren und Äußeren kann der Patient auf allen energetischen Ebenen betrachtet werden. Diese Ebenen sind die energetischen Systeme und Zuordungen: Körper/Leib, Seele/Psyche, Geist oder Funktionskreise, Leitbahnsystem *(jingluo)* oder die Fünf Wandlungsphasen *(wuxing)*.

Aus den Betrachtungen ergibt sich ein Bild, welches zeigt, wie der Patient hinsichtlich des Außen und Innen organisiert ist. Präsentiert sich das *qi* des Patienten direkt im ersten Kontakt oder zunächst nur langsam und zurückhaltend? Die Beantwortung dieser generellen Frage bezieht sich auf die *qi*-Charakteristik aller Ausdrucksebenen. Das Leitbahn-*qi* wirkt bei manchem Charakter generell direkt und schnell, bei anderen indirekt und eher diskret. Somit kann das energetische Potenzial eines Menschen manchmal recht deutlich wahrgenommen werden und bei anderen wirkt es versteckt in der Tiefe. Ebenso können Äußerungen von Patienten kommunikativ dem Äußeren und damit dem Gegenüber zugewandt oder eher innerlich und so mitunter zunächst etwas schwieriger nachvollziehbar sein. Dort, wo die Öffnung nach außen schnell vollzogen wird, kann doch Wichtiges verborgen bleiben und dort, wo zunächst Rückzug erscheint, kann doch Wichtiges recht schnell benannt werden.

Eine Zusammenschau aller vorgenommenen Diagnosen hinsichtlich dieses Prinzips ergibt ein Bild des lebendigen Charakters eines Menschen in Richtung Außen und Innen.

II.2.4.3 Obere Ebene (OE), Mittlere Ebene (ME) und Tiefe Ebene (TE)

Die Qualifikationen und Präsentationen dieser Ebenen sind in der diagnostischen Behandlung des Shiatsu ein unverzichtbares Orientierungssystem. Der ermittelte „Stand" des *qi* in diesen Ebenen muss in Bezug gesetzt werden zu dessen Normalstand in diesen Ebenen (➤ Abb. II-80). Der Normalstand ergibt sich aus den einschlägigen Parametern der *qi*-Systeme (*weiqi* fließt an der OE, die Leitbahnen des *Taiyang* [Dü, Bl] fließen stärker an der OE als die des *Shaoyin* [He, Ni] usw.) und dem aktuellen Zustand sowie der aktuellen Lebenssitua-

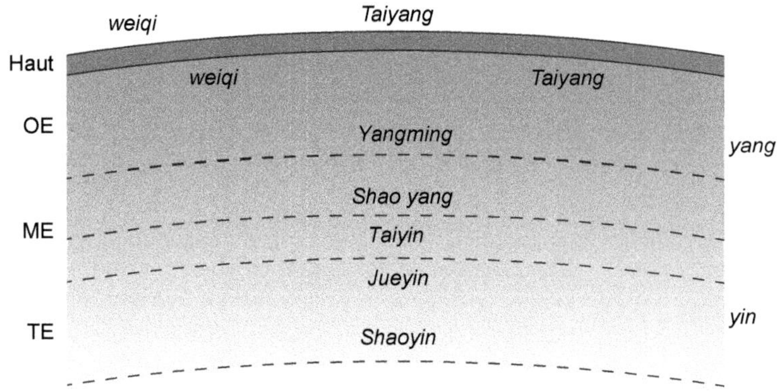

Abb. II-80 Obere, Mittlere und Untere Ebene

tion des Patienten (während der Menstruation ziehen sich große *qi*-Bereiche in die TE zurück; in psychischen Krisen mit eher passiver Konstitution ebenso).

II.2.4.4 Die Fließrichtungen des *qi*

Es bestehen gewisse allgemeine Normkonventionen hinsichtlich der Richtung von *qi*-Bewegungen (➤ Abb. II-81).

In den *yin*-Hauptleitbahnen verläuft das *qi* in der Regel von unten nach oben, in den *yang*-Hauptleitbahnen von oben nach unten. Diese Regel kann als fester Bestandteil der Diagnostik betrachtet werden. Das *qi* verläuft in den jeweiligen Leitbahnen auch in andere Richtungen, aber dann werden die Leitbahnen unter anderen, jeweils konkreten Abzweigungen und Aufgaben betrachtet.

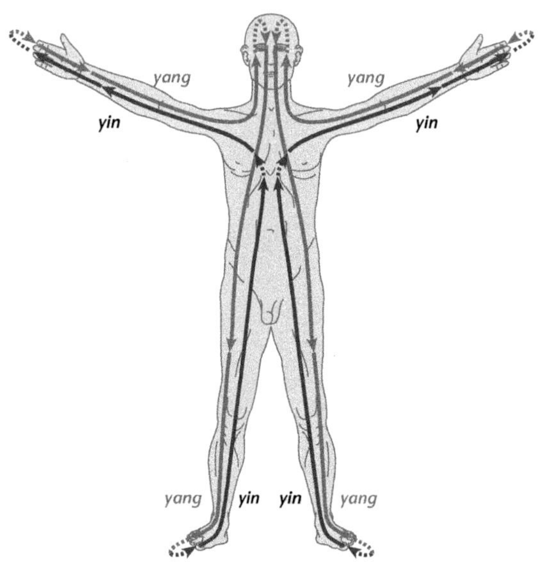

Abb. II-81 Die Fließrichtungen des *qi* (aus: Focks 2006)

Die Masunaga Behandlungstechnik widmet sich besonders dem wechselseitigen Verhältnis zwischen dem großen Zentrum des *qi*, dem *hara*, und dem übrigen Körper. Diese *qi*-Zirkulation kommt im gewissen Sinne auch im erwähnten selbsterhaltenden Zirkulationssystem zum Tragen.

Die zentrifugalen und zentripetalen *qi*-Bewegungen stellen vor allem auch die großflächigen und kleinflächi-

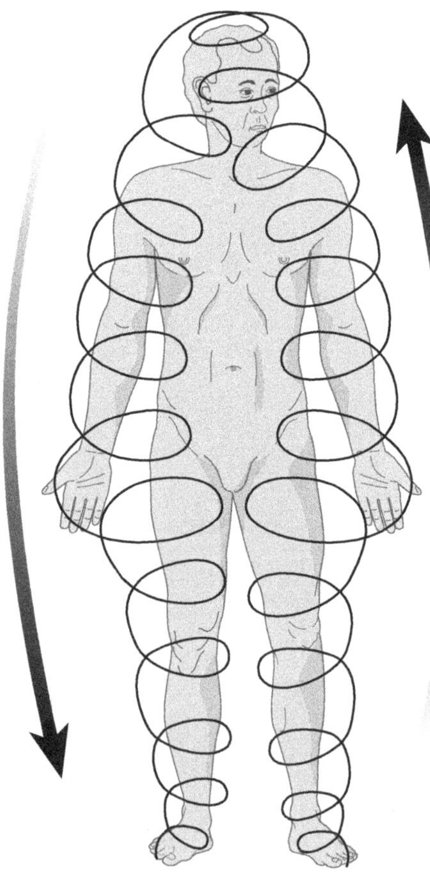

Abb. II-82 Strömungsbewegung des *qi* vom linken unteren zum rechten unteren Körperquadranten

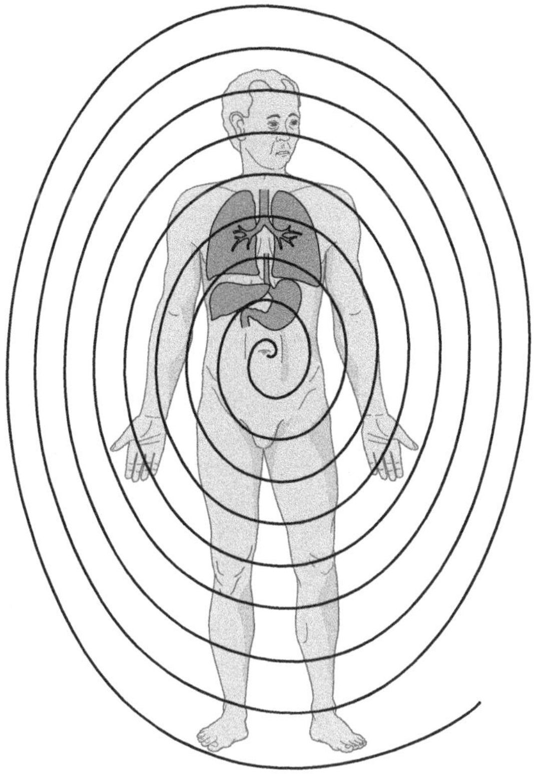

Abb. II-83 Vom *hara* ausgehende Verwirbelung des *qi*

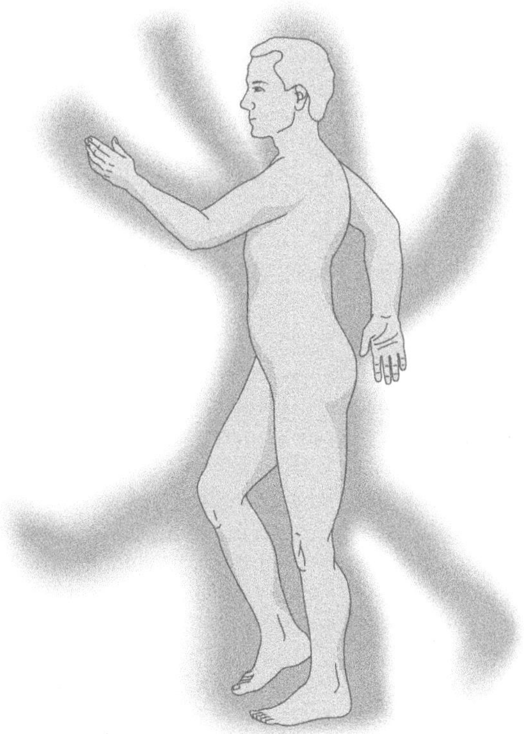

Abb. II-84 Auratische Verwirbelung des *qi*

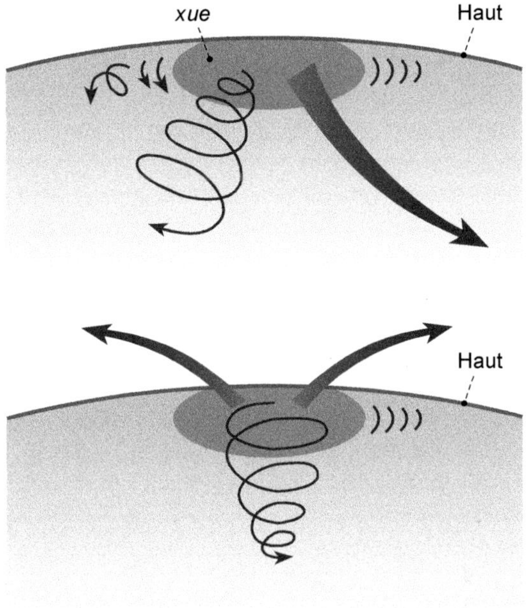

Abb. II-85 Kleinere bis kleinste Verwirbelungen des *qi* an den Punkten *(xue)*

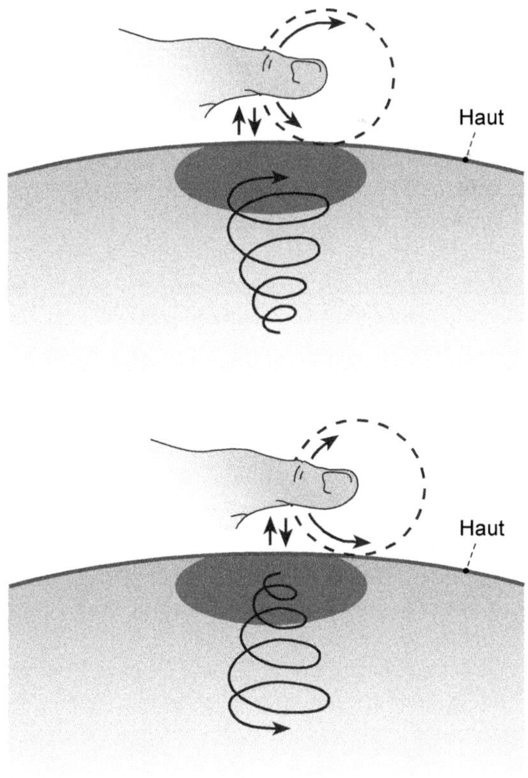

Abb. II-86 Auswirkungen der Bewegungs- und Behandlungsrichtung des *qi*

gen Verwirbelungen dar. Großflächig verwirbelt sich das *qi* über den gesamten Körper. Eine große Strömungsbewegung verläuft vom linken unteren Körperquadranten zum rechten unteren Quadranten (➢ Abb. II-82).

Eine andere Verwirbelung geht vom *hara* aus und erfasst den gesamten Leib (➢ Abb. II-83).

Eine weitere Verwirbelung stellt die auratische Verwirbelung dar (➢ Abb. II-84). Sie besteht in einer Kommunikationsbewegung zwischen Leib und Umgebung und vice versa.

Kleinere bis kleinste Verwirbelungen finden an den Punkten *(xue)* statt (➢ Abb. II-85).

All diesen Verwirbelungen ist gemeinsam, dass die Bewegung und die Behandlung des *qi* im oder entgegen dem Uhrzeigersinn von Wichtigkeit und Wirkung ist (➢ Abb. II-86; siehe die Fallbeispiele im letzten Teil des Buches).

II.2.4.5 Wärme, Kälte, Trockenheit, Feuchtigkeit

Die energetischen Qualitäten dieser vier sinnlichen Ausstrahlungen können in der Shiatsu-Behandlung energetisch und emphatisch empfunden werden. So wirken bestimmte Bereiche, Leitbahnen oder Verhaltensweisen eher kühl, trocken, warm oder feucht.

Beim Erfassen dieser Qualitäten ist an den direkt sinnlichen Eindruck zu denken und an den energetischen Eindruck, der den Qualitäten der sechs äußeren und inneren Exzesse entspricht (siehe ➢ Kapitel II.2.2 Die krankheitsauslösenden Faktoren).

Zunächst müssen diese Sinnlichkeiten in Bezug zur aktuellen Situation des Patienten gesetzt werden. Dazu zählen die Fragen, ob der Patient sich z. B. in einer arbeitsintensiven oder eher untätigen Phase befindet, ob er gehetzt zur Behandlung gekommen ist oder nicht usw.

Schließlich formen diese Sinnlichkeiten bestimmte Körperprofile, auch an der Oberfläche, der Haut. So sind nach intensiver sportlicher Betätigung entlang der Blutgefäße und Muskeln/Sehnen die Abschwitzungen in der Regel kräftiger; aber es bilden sich auch hier sehr individuelle Schwitz- und Feuchtigkeitsmuster und dies geschieht häufig auch während der Behandlungen.

In der *hara*-Diagnose sind je nach Tätigkeit bestimmte Felder mehr oder minder präsent. So ist z. B. die Diagnosezone des Funktionskreises Niere *(shen)* generell etwas kühler.

Je nach Tätigkeit werden die *yang*-Bereiche und -Leitbahnen in anderer sinnlicher Qualität wahrgenommen als die *yin*-Bereiche.

Generell erscheinen bei Ruhe die *yin*-Bereiche etwas wärmer als die *yang*-Bereiche. Bei anstrengenden und aktiven *yang*-Bewegungen, die das *qi* nach dem Außen fließen lassen oder bei anstrengenden inneren, psychisch-geistigen Leistungen ist es umgekehrt.

Wärmende Techniken können Wärme induzieren. Dazu gehören die Techniken, welche nicht zu viel *qi* in die Umgebung abführen, sondern über die Leitbahnen zur Körpermitte zurückgeben; oder auch bestimmte Haltetechniken.

Kälte kann erzeugt werden, indem das *qi* angeregt wird, sich in die Tiefe zum *yin* hin zu orientieren, oder indem ausleitende Techniken, auch an den Akren, appliziert werden. Ebenso ist es möglich mit der Hand-Außenseite zu behandeln. Die Innenseite der Hand erzeugt generell viel Wärme in einer Shiatsubehandlung.

Mitgefühl in jeder Art wirkt wärmesteigernd. Eine gesunde Distanz kann notwendige Kühle erzeugen.

Besonders dynamisch reagiert diese Kälte-Wärme-Verhältnis bei Kindern. Kalte oder warme Umgebungen wirken so auf das Kind, dass dessen Haut schnell mitreagiert. Ebenso können Müdigkeit und psychische Spannungen deutlich an den kalten Extremitäten gespürt werden.

Erregungen und Aktivität spiegeln sich sichtbar und spürbar im und am Gesicht.

Das Verhältnis von Trockenheit und Feuchtigkeit kann gut durch eine *hara*-Behandlung beeinflusst werden. Durch Aktivierung und Entspannung der inneren Organe und der Ausregulierung von *qi*-Prozessen der Mitte und der Peripherie wird die Verteilung der Flüssigkeiten ausbalanciert. Dies ist deutlich anhand von wässrigen, flüssigen *hara*-geräuschen zu konstatieren.

II.2.4.6 Klebrigkeit, Saugen, Ziehen, Abstoßen

Die Klebrigkeit ist generell ein Ausdruck des ZHI YIN (Erde-Emblem) und an Kleinkindern häufig zu registrieren. Sie kann deutlich an der OE und der Haut wahrgenommen werden. Jedoch auch im übertragenden und energetischen Sinne ist sie deutlich zu verspüren. Nicht selten „klebt" der Patient an bestimmten Vorstellungen oder wirkt der Körper, als ob er die Behandlung an einer Stelle „festkleben" möchte oder als ob er an einer bestimmten Behandlung(s) (-technik oder -phase) „festklebt".

Das Maß der Klebrigkeit entscheidet darüber, ob diese als ein Normausdruck oder als ein besonders insistierendes Geschehen der Wandlungsphase ZHI YIN (Erde-Emblem) anzusehen ist.

Saugende Wirkungen bestehen, wenn das *qi* eine starke zentripetale Tendenz besitzt. Dann gilt es zu diagnostizieren, ob dieser Sog einer normalen Tendenz des *qi* nach innen entspricht und so unterstützt werden sollte (➢ Abb. II-87a) oder ob dem *yang* auf diesem Wege zu viel *qi* entzogen wird (➢ Abb. II-87b). Im letzteren Falle bewirkt zudem das schwache *yang* den suchenden Halt, der wiederum die energetische Tendenz nach innen verstärken kann. Insofern wären in diesem Fall zentrifugale Techniken angezeigt. Eine derart übermäßige Saugwirkung kann ein Hinweis auf den Verlust struktiver Kräfte oder auch auf ein extremes psychisch-energetisches Aufladungsbedürfnis sein. Nach entsprechenden Gründen muss geforscht werden.

Ein Ziehen im behandelten Organismus, welches intensiv auf die Wahrnehmung des Behandlers übergreifen kann, stellt ein Belastungszeichen dar, welches signalisiert, dass die entsprechenden Bereiche und Funktionen überfordert sind. Diese Überforderung kann eine normale Nachwirkung von Belastungen sein oder eine Fülle *(shi)* bzw. Leere *(xu)* wider spiegeln und muss sorgfältig analysiert werden.

Die Wirkung der Abstoßung stellt praktisch den Gegensatz zum Saugen dar. Eine Abstoßung kann energetisch heftig, durch *yang*-Fülle, oder eher abweisend und durch eine gewisse Unzugänglichkeit, durch *yin*-Fülle, stattfinden.

Zudem können Abstoßungen auch notwendige energetische Grenzbewegungen von Organismus und Persönlichkeit darstellen. Sie können auch einen sinnvollen Schutz gegenüber zu stark penetrierenden Shiatsu-Techniken sein. Insofern ist diese *qi*-Reaktion sehr ernst zu nehmen und darauf sofort zu reagieren.

II.2.4.7 Weichheit und Starre

Die Qualität der Weichheit erscheint ebenso auf allen energetischen Ebenen (Körper, Geist, Psyche). Diese kann differenziert werden in eine Weichheit, welche in der Konsistenz schwach und eine, die kräftig erscheint.

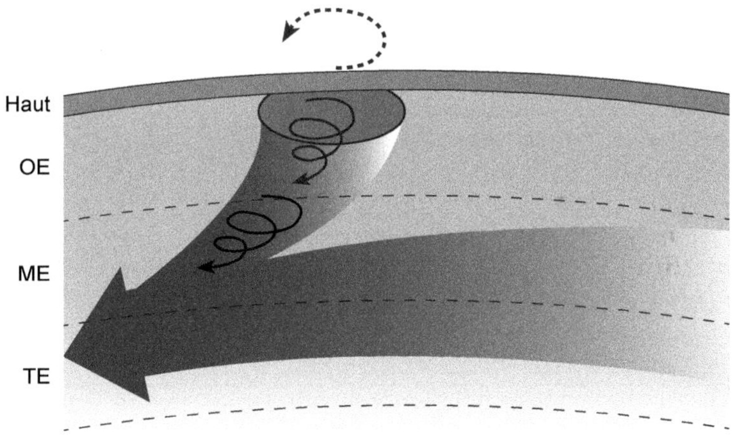

Abb. II-87a Stark saugende Wirkung von *qi*

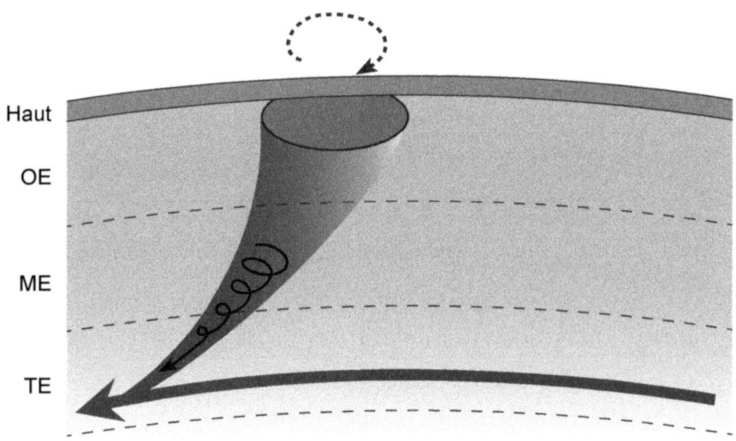

Abb. II-87b Schwach saugende Wirkung von *qi*

Eine dynamische Weichheit ist Charakteristikum eines kontinuierlichen *qi*-Durchlaufs. Dessen Dynamik ist sehr anschaulich bei der Behandlung von Säuglingen, Kleinkindern oder Tieren zu verspüren. Ein entspannter Hund z. B. besitzt bei einer Shiatsu-Behandlung ein beeindruckendes Beispiel eines solchen *qi*. So lässt sich dessen Muskulatur in völliger Nachgiebigkeit bis zum Knochen eindrücken und ist also ganz nachgiebig, ohne im geringsten kraftlos zu wirken. Die Muskulatur strahlt immerzu eine Energetik aus, welche imstande ist, sprunghaft in vollkommende Spannung überzugehen.

Hinsichtlich solcher Weichheit sei an dieser Stelle eine Anekdote erlaubt. W. Ohashi erzählte, dass er den ehemaligen Boxweltmeister Muhammad Ali behandelt hatte und erstaunt gewesen war, dass dieser durch und durch muskulöse Mensch bei der Behandlung die Weichheit eines Säuglings besaß. Dies hatte Ohashi enorm beeindruckt.

Andererseits kann eine gefühlte Starre auch Ausdruck einer normalen *qi*-Energetik sein, wenn sie beispielsweise als Zeichen einer extremen Schutz- und Abwehrspannung auftritt. Shiatsu-Behandler können dies als Signal auf eine zu insistierende Behandlung ansehen. Eine dauerhafte und vielleicht schon konstitutionelle Starre indiziert jedoch, dass das *qi* einseitig festgefroren ist. Es mögen hier ernsthafte Erkrankungen vorliegen oder auch natürliche Zeichen eines weit fortgeschrittenen Alterungsprozesses.

Im übertragenden Sinne wird diese körperliche Starre als Starre der Psyche und des Geistes verstanden: „ein starrer Geselle oder ein starrer Knochen". Das Lebens-*qi* verausgabt sich in diesem Fall zu einseitig in einstauchenden Bewegungen.

II.2.4.8 Verschiebbarkeit und Fixationen

Die Arbeit am Organismus zeigt normalerweise eine Verschiebbarkeit aller Gewebe und Energien innerhalb eines gewissen Referenzbereiches auf. Besonders das Unterhautgewebe zeigt sich in den Behandlungen als Ort solcher Gewebemobilität.

Untersucht der Behandler sorgfältig den Körper und die Leitbahnen, dann entdeckt er korrelierend zu den energetischen Bereichen deutliche Verschiebbarkeits- und Festigkeitsbereiche.

Bereiche, die in ihrer Verschiebbarkeit eingeschränkt sind, reflektieren eine Überbelastung. Sie finden nicht zum normalen Turgor und zur normalen Geschmeidigkeit zurück.

Entlang der Leitbahnen bilden sich bezüglich der Verschiebbarkeit bevorzugte Richtungen heraus. Dabei verläuft eine Leitbahn streckenweise mit einer Hauptrichtung der positiven Verschiebbarkeit, d. h. in diese Richtung kann das Gewebe leicht verschoben werden, und einer Gegenrichtung zu dieser Hauptrichtung, d. h. an dieser Stelle ist die Verschiebbarkeit deutlich eingeschränkt oder nicht mehr möglich. Möglich ist an dieser Stelle eine Verschiebbarkeit in die Gegenrichtung zur erwähnten Hauptrichtung (➤ Abb. II-88).

An diesen Grenzstellen von Verschiebbarkeit und Fixation sollte das Shiatsu arbeiten. Die Arbeit kann in alle Richtungen stattfinden (also longitudinal oder transversal oder auch frei zur Leitbahn).

Gearbeitet wird, indem die Mutterhand I (MH I) in dem Grenzbereich der größten Verschiebbarkeit aufliegt und dort Druck gegen den Flussbereich der Verschiebbarkeit anwendet und die Mutterhand II (MH II) direkt in dem anschließend gelegenen Grenzbereich der geringsten Verschiebbarkeit aufliegt und in der festen Stelle sanft mit dem Flussbereich wirkt. Es kommt somit im Grenzbereich zu einer Dehnung der betreffenden Stelle (➤ Abb. II-89).

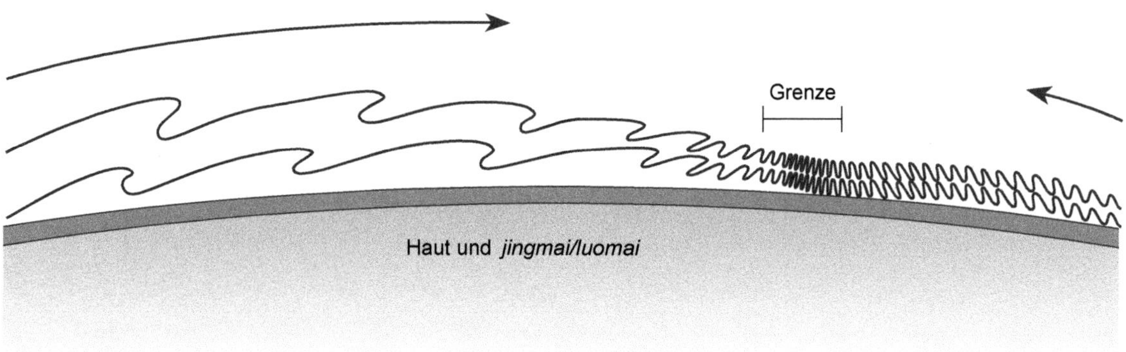

Abb. II-88 Verschiedene Verschiebbarkeitsbereiche an Haut und *jingmai/luomai*

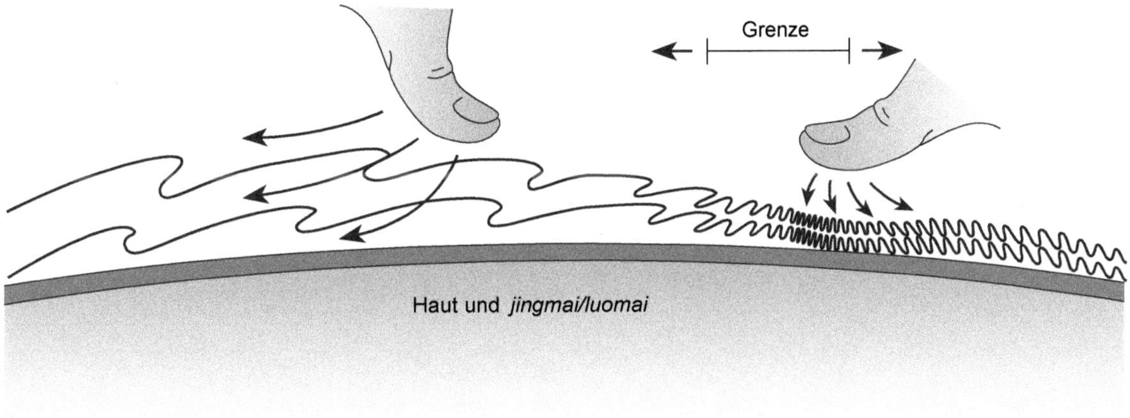

Abb. II-89 Dehnung im Grenzbereich von Verschiebbarkeit und Fixation

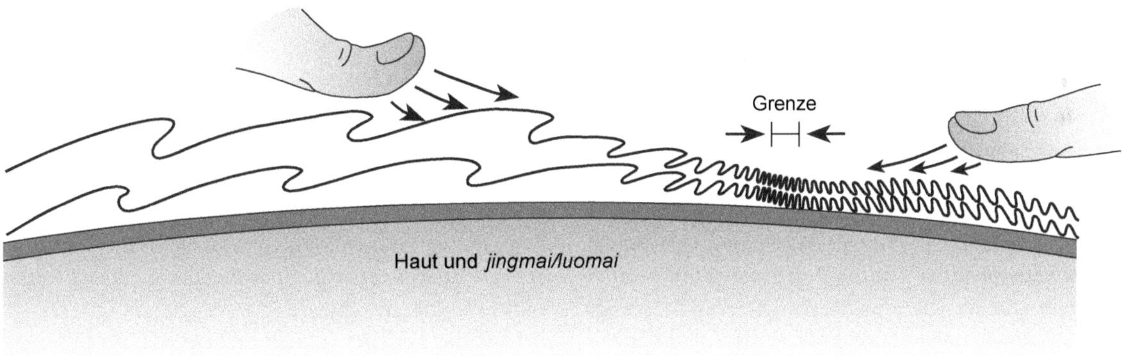

Abb. II-90 Zusammenschieben im Grenzbereich von Verschiebbarkeit und Fixation

Die MH I kann auch mit der Flussrichtung drücken und die MH II entgegen der Flussrichtung: Der Grenzbereich wird so zusammengeschoben (➤ Abb. II-90).

Es können auch Mischtechniken durchgeführt werden. Entscheidend ist, wann eine *qi*-Reaktion geschieht.

II.2.4.9 Annahme und Widerstand gegenüber der Behandlung

Sämtlichen aufgeführten *qi*-Reaktionen sind eigentümliche Bewegungsmuster eigen. Generell für die Empfänglichkeit einer Behandlung steht die Tatsache, ob der Organismus und so der Patient die Behandlung aufnehmen kann (➤ Abb. II-91).

Diese Aufnahmebereitschaft steht nicht nur im Belang des Patienten und dessen bewusster Entscheidung. Es kommen häufig zunächst paradoxe Konstellationen vor: Der Patient möchte bewusst und gerne die Behandlung, jedoch sperrt sich der gesamte Organismus dem entgegen; oder, der Patient ist eher abweisend und skeptisch und der Organismus arbeitet sehr gut mit. Mit anderen Worten, Bewusstes und Unbewusstes begegnen sich hier.

In der Analyse der Behandlungen überprüft man die Bereitschaft des gesamten Lebewesens, sich auf die Behandlung einlassen zu können und an welcher Stelle eine konkrete Grenze besteht.

Diese Grenze wird nie überschritten und grundsätzlich positiv akzeptiert. Sie grenzt den integren Bereich der autonomen Persönlichkeit im Bereich des Bewussten als auch des Unbewussten ab.

Nun besteht das Shiatsu auch darin, an und in dieser Grenze zu arbeiten. Verläuft das Shiatsu immer vor und allenfalls nur bis zur Nähe der Grenze, dann findet eine wichtige Arbeit innerhalb eines gefühls- und körpermäßigen Areals statt, es kommt jedoch kaum zu einer Grenzerfahrung.

Oft zeichnen sich solche Behandlungen zunächst durch das Ergebnis eines Wohlbehagens aus. Im Laufe der Zeit stellt sich jedoch eine Unzufriedenheit ein, da bestimmte Bereiche des Organismus nicht gespürt werden.

Die Arbeit im Grenzbereich zeigt dem Patienten, dass es Spannungen und auch Problembereiche im Organis-

2

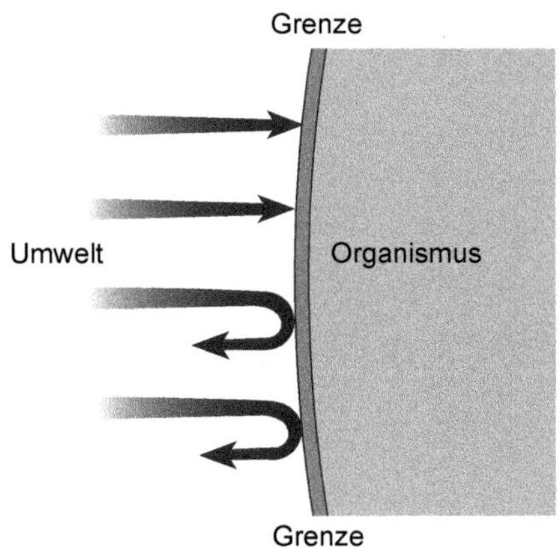

Abb. II-91a Aufnahmefähigkeit von externen Einflüssen und Widerstände dagegen

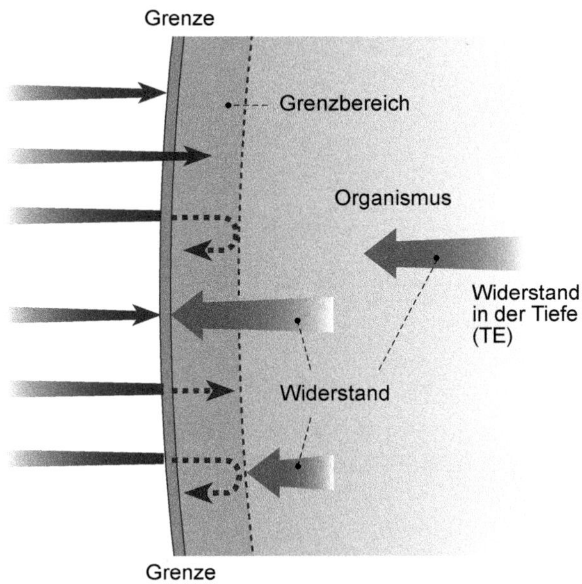

Abb. II-91b Wirkungen im Grenzbereich

mus gibt. Dies ist eine wichtige und realistische Erfahrung. Doch wird auf solche Weise häufig das Potenzial des Patienten in aktiver Hinsicht nicht freigesetzt.

Deshalb arbeitet das IdosShiatsu gezielt mit kleinen und kleinsten Grenzübertritten, wenn die Zeit dafür reif ist und die Diagnose dies gebietet. Diese Kleinstübertritte signalisieren dem Organismus, dass die Grenze ganz grundsätzlich respektiert wird. Sie erwecken vor allem die Reaktionsbereitschaft und -fähigkeit (jap.: *menken*) des *qi* und des Patienten.

An der Grenze reagiert der Patient auf die Behandlung. Diese Reaktion stellt eine wichtige, lebendige Energetik des Patienten dar und ist für den Shiatsu-Behandler eine wichtige Quelle zur Erfahrung des aktiven und reaktiven Aktionspotenzials des *qi*. In diesem Sinne wird der Patient aktiv in die Behandlung mit ihren entsprechenden Themen einbezogen.

Im Unterschied zur aufnehmenden Qualität stellt der Widerstand ein energetisches Potenzial dar, welches im Dienste der Unversehrtheit des *qi* des Organismus steht.

In diesem Sinne zeigt also ein widerständiges Verhalten die Stärke, Überladung oder die Schwäche (Unterladung) eines Organismus. Ähnlich wie in der Psychoanalyse beginnt mit der Aktivität des sichtbaren Widerstands ein wichtiger Teil der Arbeit an den Problemen: Der Patient erlebt und zeigt seine Betroffenheit angesichts von Empfindungen oder Problemen und der Patient erlebt direkt in Gegenwart die Dimension von ungelösten Störungen.

Er erlebt aber durch seine Reaktionen und durch den Fortgang der Behandlungen, dass an solchen Störungen konkret gearbeitet werden kann und so in der Gegenwart Zukunft entsteht.

Über das Maß der Grenzarbeit und somit über die Arbeit am Widerstand entscheidet und bestimmt nur der Patient. Sorgfältig ist darauf zu achten, dass diese Arbeit dem energetischen Lebewesen grundsätzlich mehr gibt, als sie kostet oder nimmt!

II.2.4.10 Elektrische und elektromagnetische Reaktionen

Hier kommt es zu schnellen, bis sehr schnellen *qi*-Entladungen, -Aufladungen und -Reaktionen. Während einer Behandlung agiert in diesen Fällen das *qi* so agil, dass es zu wechselseitigen *qi*-Reaktionen unterschiedlicher Bereiche und Entfernungen kommt. So kann am Fuß behandelt werden, und es zeigt sich in Händen und Füßen ein sehr ereignisreiches, feines Reagieren.

Während dieses Reagierens kann entlang der Bahnen oder einzelner Abschnitte ein elektrisches Leiten, Zucken oder Flackern gefühlt werden. Die Qualität und Profile dieser Erregungen sagen etwas über den entsprechenden emotionalen oder geistigen Zustand aus. Ein Übermaß solcher Erregungen zeugt von einer nervösen Disposition oder einer akuten Überreizung des Patienten. Häufig treten solche Symptome auch während der Gezielten Gesprächsführung auf und stehen so mithin in direktem Zusammenhang mit der Bedeutung des Gesprochenen.

In vielen Fällen treten die benannten Empfindungen auf, wenn an den Leitbahnzweigen *(jingbie)* oder den Acht Unpaarigen Leitbahnen *(qijing bamai)* gearbeitet wird. Teilweise kann die elektrische Reaktion des Patienten so stark sein, dass deren Auswirkungen tiefe Wirkungen auf den Behandler haben. Unter Umständen kann ein von der Hand empfangender Impuls weit in den Arm, in die Schulter oder noch weiter ins Körperinnere gespürt werden.

In solchen Fällen kann zwar gesagt werden, dass die energetischen Entladungen des einen Organismus (Patient) auf einen anderen (Therapeut) einwirken. Jedoch werden diese Zeichen und *qi*-Bewegungen vom Patienten erzeugt und agieren entsprechend intensiv in dessen System. Die Einwirkung geschieht zwar in ein fremdes, autonomes System (hier der Organismus des Therapeuten), führt aber dort nicht zu den gleichen Konsequenzen und Wirkungen. Dennoch muss sich jeder Shiatsu-Therapeut gegenüber den Behandlungen schützen, indem er streng in seiner Mitte *(hara)* bleibt.

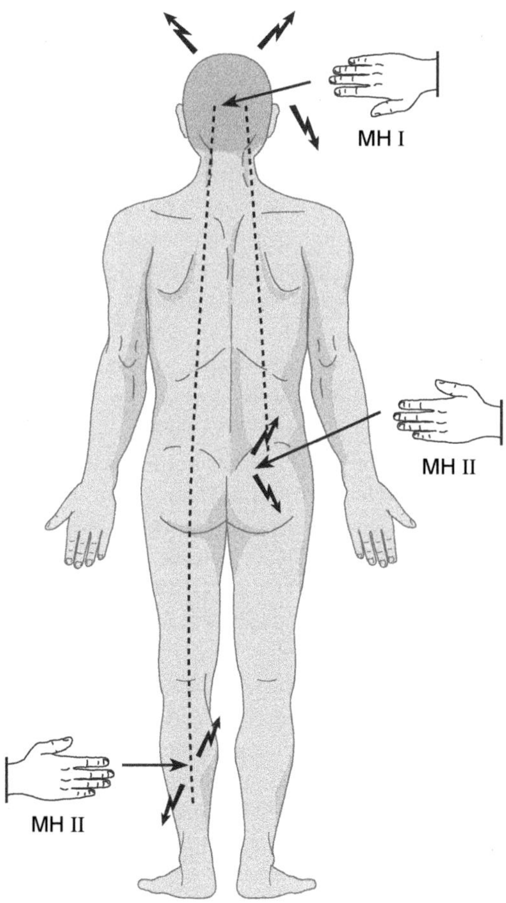

Abb. II-92 Korrespondierendes Arbeiten der Mutterhände zum Ausgleich von elektromagnetischen Reaktionen

Darüber hinaus können diese Entladungen auch den Umgebungsraum ergreifen. Nicht selten werden so umgebende Materialien affiziert, welche dann in entsprechender Stärke reagieren. Glas, Holz knackt unter Spannungen oder Blumen erhalten Bewegungsimpulse.

Eine durchgeführte Behandlung mit und an diesen Phänomenen der Entladung führt beim Patienten häufig zu einer wachen, beruhigten und auch agilen Stimmung.

Die elektromagnetischen Reaktionen zeugen von *qi*-Reaktionen von Bereichen, in denen generell viel *qi* konzentriert ist. Es sind dies die inneren Organe oder die Bereiche der inneren *qi*-Seen, deren Lage mit den Orten der *chakren* übereinstimmt, jedoch auch allgemein den ganzen Körper durchzieht.

Bei Auftreten aller genannten Reaktionen arbeitet die MH I möglichst in den Orten deren Erzeugung und Nähe, während die MH II zugehörige Bereiche und Bahnen erkundet. Beide Mutterhände arbeiten derart korrespondierend miteinander, dass es mit Hilfe der Shiatsu-Techniken in beiden Händen schließlich zu einer normalen qi-Reaktion und -Pulsation kommt. Die Normalpulsation entspricht jeweils dem typischen Standard des behandelten energetischen Systems.

II.2.4.11 Der Orgasmusreflex

Dieser ist während der Behandlungen regelmäßig zu beobachten. Er ist dann ein universeller Lebensreflex und nicht mit der entsprechenden sexuell-genitalen Erregung identisch.

Bei sexueller Erregung und Entladung stellt sich dieser Lebensreflex oder Orgasmusreflex unwillkürlich ein (oder nicht ein).

Die Beschreibung des Orgasmusreflexes als Lebensreflex geht auf die Entdeckung und theoretische Entfaltung durch W. Reich zurück. Es ist an dieser Stelle und im Rahmen des Buches ausgeschlossen, einen Einblick in diese Theorie zu geben. Hierfür sei auf die zugehörige Literatur verwiesen.

Für Shiatsu-Behandlungen und insbesondere für das hier beschriebene IdosShiatsu ist die Erkenntnis und Einordnung dieses Phänomens wichtig.

Der Orgasmusreflex stellt eine unwillkürliche gesamtpulsatorische Bewegung des gesamten Organismus, also aller seiner Lebensgewebe dar. Als solcher Lebensprozess ist er universal für den lebendigen Organismus. Speziell ist dieser Reflex, wenn er mit der sexuellen und genitalen Erregung zusammenfällt. Ohne diesen Reflex kann die sexuelle Befriedigung nicht als real befriedigt betrachtet werden.

Die unwillkürliche Gesamtpulsation ergreift auf spezielle Art die einzelnen Körper-Ebenen in deren Ausdrucksbewegungen. So pulsieren rhythmisch die gesamte Muskulatur und die Muskel-Sehnen-Ketten. Letztere zucken in synergetischer Ergänzung und verursachen so, z. B. um die großen Gelenke, die Aktivitäten der Beugung und der Streckung. Ebenso oszilliert der ganze Körper zwischen einer Aufrichtungs- und Beugungstendenz.

Sämtliche Gelenke fügen sich in diese bewegliche Dynamik ein. Das Gefäßsystem durchströmt und verstärkt den Leib und elektrische Impulse pflanzen sich fort. Der Hautturgor und der Hautwiderstand verändert sich. Deutlich verändern sich Atmung und Herzfrequenz, dazu entfahren dem Organismus unwillkürliche Laute.

Damit der Organismus sich unwillkürlich entfalten kann, muss dessen primäres Bewusstsein seine Kontrolle aufgeben und loslassen können, so dass sich das persönliche Ich den unwillkürlichen Erlebnissen und Persönlichkeitswandlungen überlassen kann. Das Ich-Erleben wandelt sich.

Dem Erleben der unwillkürlichen *qi*-Bewegungen inhärieren vertraute und fremde Momente. Der Organismus erfährt sich in vertrauten Mustern und auch in Mustern, welche fremd und unbekannt wirken. Allein schon die Aufgabe von Kontrolle und das Zulassen unterschiedlichster Körpersensationen kann zunächst unbekannt und somit fremdartig erscheinen.

Generell ist eine Entfaltung des Körperbewusstseins auch mit vielen, zunächst fremden Erfahrungen und Erlebnissen verbunden (dies gilt auch für die Shiatsu-Behandlungen).

Das Körperleben und -erleben wird über solche Erlebniswege insofern real, weil es nicht durch Kontrolle gewaltsam und willkürlich begrenzt wird. Zur Realerfahrung und somit Realitätserfahrung gehört immer auch das Fremde und Andere und Dasjenige, welches zunächst nicht direkt positiv und vertraut besetzt ist. Dies können auch viele Prozesse des eigenen Körpers sein (z. B. Gerüche, Gefühle oder Körperschwächen, welche nicht gemocht oder toleriert werden).

Die Sicherheit, dass bei Aufgabe der gemeinten Kontrolle trotzdem Lebensförderndes und nicht Lebensschädigendes oder Destruktives entsteht, liegt darin begründet, dass der Orgasmus- und der Lebensreflex dem Namen nach tatsächlich ein solcher ist und von Beginn des Lebens an in typisch kleinschrittiger Entwicklungsevolution eingeübt und ausprobiert wird (oder werden sollte).

Die Kleinschrittigkeit erlaubt, den Prozess des Erlebens und der Erfahrung reversibel zu gestalten, also als Erfahrungsweise zu organisieren, die in sich lebenserhaltend wirkt. Die Reversibilität hängt von den Dosierungen der Erfahrungen ab und diese von dem Körperbewusstsein. Insofern kann Shiatsu eine große Hilfe sein, ein feinfühliges Körperbewusstsein zu entwickeln. Die Grenze, an der Lebenserhaltendes zu Lebensgefärdendem wird, wird auf solche Weise kultiviert. Kultiviert wird aber auch die Akzeptanz des Anderen, Fremden und affektiv eher negativ Besetzten.

Über solche Grenzerfahrung wird die Sensibilität und der Respekt gegenüber dem Lebensreflex im jeweils anderen Menschen eingeübt. Der je andere Lebensreflex wird ebenso kleinschrittig als Grenzerfahrung erlebt und zugelassen oder in Distanz gehalten. Mit dem Ergebnis, auch an diesem anderen Lebensreflex dessen lebenserhaltende, lebensentwickelnde Bewegung zu unterstützen. Mit anderen Worten: Diese Grenzerfahrung gründet im Einzelnen die Basis von Sozialität.

Der Lebensreflex ist das Leben jenes Körpers, dessen Reflex er ist.

Solche Realerfahrung ist Realverhalten und somit die Möglichkeit, Blockaden und Verspannungen am und im Körper, sowohl am eigenen Körper als auch am anderen Körper, wahrzunehmen und zu vermeiden oder zu verändern. Shiatsu stellt für die Menschen, die sich den Behandlungen und deren Erfahrungen öffnen können, eine große Chance dar, auch den jeweils anderen Menschen, Körper besser verstehen zu lernen. Dies geht einher mit jener Dopplung, nach der die Erfahrung (eines mit sich selbst vertrauten Menschen) vom Körper des anderen Menschen zugleich die Geschwistererfahrung des eigenen Körpers als eines anderen Körpers ist.

Die Vielzahl der Zeichen dieses Reflexes kann, wie gesagt, an dieser Stelle nicht betrachtet werden. Treten jedoch Zeichen solcher Art auf, dann kann an deren Ausdrucksbewegung abgelesen werden, ob die entsprechenden Erregungen frei ablaufen können oder Störungen unterliegen.

Diese Störungen treten sehr oft an den dem Shiatsu-Behandler bekannten Stellen körperlicher Verspannungen und Blockierungen auf. Zugleich ist auch der emotionale oder geistige Ausdruck in Verbindung mit diesen Stellen unausgeglichen, blockiert oder matt.

W. Reich sah typische Hauptblockaden im:
- unteren Becken samt Beinbereich
- Oberbauch
- Thorax
- Schultern/Nackenbereich
- Kopfbereich (Kiefer, Augen)

Entsprechend können die diesen Stellen zugeordneten, segmental entsprechenden anderen Körperfunktionen (Organe, Psyche) problematischer Natur sein.

In den Behandlungen taucht der Orgasmusreflex unwillkürlich auf (ohne dessen sexuelle Erlebnisdimension), kann beliebig von allen Körperstellen aus ausgelöst werden und pflanzt sich im Leib fort. Es ist direkt zu beobachten, wo eine Hemmung einsetzt. Entweder werden Gelenke festgehalten, gegenläufige Muskelspannungen tauchen auf, die Atmung wird angehalten, fixiert und gegen den natürlichen Impuls gelenkt. Manchmal versagt dem Patienten die Stimme oder sie wird unwillkürlich laut oder ein unwillkürlicher Laut entfährt der Tiefe der Kehle. Auf der geistigen, bewussten Ebene ist zu sehen, wie die Persönlichkeit auf diese Sensationen reagiert, z. B. durch Schweigen oder Sprechen und durch die Inhalte des Gesprochenen.

Abgesehen von den Hemmnissen und normalen Kontrollen während der Behandlungssituation ist ein freier Fluss selten zu beobachten. Damit ist hypothetisch durchaus mit Sinn zu konstatieren, dass der Orgasmusreflex, Lebensreflex des öfteren zumindest partiell eingeschränkt ist.

Ein freier Fluss bedingt die Hingabe an den unwillkürlichen Körperpuls. Nur wenn dieser real frei fließen kann, ist die Entladung und Befriedigung des Geschehens in vollem Realitätssinne möglich.

Die Hingabe entlässt die gelenkte Selbstkontrolle aus deren primärer Macht und stellt dennoch durch dieses Loslassen einen direkten Kontakt zur Realität her, zu einer Realität allerdings, welche nicht kontrolliert, sondern als anderes und eigenständiges Wesen empfunden wird.

Die Aufgabe der Selbstkontrolle bewirkt auch ein anderes Verhalten gegenüber dem anderen Menschen. Der oder die andere Person muss nicht kontrolliert oder manipuliert werden. Es ist evident, dass solche Interaktion nur in strenger Wechselseitigkeit möglich ist.

Insofern kann sich volle sexuelle Befriedigung nur ergeben, wenn ein Organismus die Fähigkeit zur Hingabe als Eigenerleben und die Fähigkeit zum Erleben dessen, was fremd und anders ist, zum Fremderleben hat.

An dieser Stelle sei ein kurzer Hinweis auf die Todestriebhypothese von S. Freud gestattet. Freud hatte dem Lebenstrieb einen gleich starken Todestrieb beigestellt und im gewissen Sinne ist eine Aktivität solch eines Triebes in Hinsicht auf die kulturellen Akte der Menschen zu beobachten (Suizide, Todessehnsüchte, Kriege, usw.).

Die Frage lautet, ob beide Triebe entgegengesetzt agieren und so immer die Gefahr einer Prädomination vorliegt.

Im Lebensreflex wohnt schon immer, analog der Fremderfahrung, der Todesreflex, denn jedes Leben läuft simultan zu dessen Entfaltung immer schon in den Tod hinein. Shiatsu-Behandlungen behandeln häufig, insbesondere bei stark erkrankten Patienten, genau dieses Thema. In gewissem Sinne betrifft diese Thematik auch die der Grenzziehung zwischen gesundem und erkranktem Leben und der weitergehenden Frage der Euthanasie. Welches Leben ist lebenswert?

Kategorisch sei gesagt: Absolut jedes Leben ist in sich Lebens-Wert.

Zur Frage des Todes sollte es lauten: Wie verläuft und wie sollte ein Leben und dessen Übergang zum Tode verlaufen? Wie kann einem Patienten auch angesichts des Todes eine Shiatsu-Behandlung, also eine Lebensbehandlung gegeben werden?

Biologisch betrachtet unterliegt der Mensch zunächst den natürlichen Übergängen, dazu zählen leider auch die Naturkatastrophen. Zu Recht versucht der Mensch die Schrecken der Natürlichkeit zu meiden oder sich davor zu schützen.

Doch in der artifiziellen Welt, der Kultur und dem Alltag erzeugt der Mensch selbst Katastrophen, welche unausgesetzt Leben vernichten (Krieg, Auto, technische Nachlässigkeiten usw.).

Der Sinn jeder Kultivierung des Körperbewusstseins, des Lebensreflexes könnte darin bestehen, jedem Individuum durch maximale Erfüllung des Lebensreflexes einen sanften, organischen Übergang vom Leben zum Tode (hier ist nicht nur an den realen Tod, sondern an dessen unendliche Erscheinungen zu denken) zu ermöglichen, eines Übergangs, dem keine „Nachhilfe" seitens irgendeines Menschen zuteil werden muss. Mit anderen Worten: Einem erfüllten Lebensreflex inhäriert auch ein erfüllter Lebens-Sinn, welcher insofern auch als voller Todes-Sinn betrachtet werden kann.

Eine solche Sinn-Ausrichtung könnte ein Grenz-Gefühl kultivieren, demgemäß Leben so lange und weit wie möglich erhalten werden sollte. Dieser Erhalt dürfte keiner Destruktion von Leben gleichkommen (z. B. übersteigerter Einsatz von Intensivmedizin) und der Tod sollte als normaler Aus- und Fortgang des Seinsprozesses angesehen werden.

Nur die betroffene Person kann versuchen solche Fragen zu beantworten. Kein Außenstehender und keine Außensicht kann dies leisten. Außensicht meint hier die Sicht, welche nicht gespürte Lebensbetroffenheit ist. Dies kann die Sicht auf den jeweils anderen Menschen sein, es kann aber auch in einem Menschen dessen eigene Sicht auf sich selber sein.

Nur das innere Leben, welches Zeit hat sich zu leben, kann sich Antworten annähern. Vielleicht kann das Bild eines sowohl lebenszufriedenen, lebenssuchenden als auch todessuchenden, todeszufriedenen, beidmalig lächelnden Buddhas ein wenig Orientierung in solchen Fragen geben.

Die Beantwortung dieser Fragen benötigt viel offene und geschützte Lebenszeit. Eine Erfahrung auf diesen Wegen können Shiatsu-Behandlungen sein. Nicht ohne Grund lautet das Shiatsu Masunagas: Zen-Shiatsu.

Konkret auf die Sexualität und den Orgasmusreflex übertragen bedeutet dies, dass zwischen zwei Menschen ein reales Zusammenspiel zweier autonomer Lebendigkeiten stattfinden muss.

In der Sozialität der Sexualität tauchen Hingabe und Realerfahrung als Grundmomente auf. Aus diesen Gründen kann eine erzwungene oder ungleiche Sexualität nicht ihrem Grundimpetus entsprechen. Ohne die Realerfahrung und den oben beschriebenen Dimensionen verläuft der Lebensreflex in Bahnen von Blockaden und Verspannungen, in einem Missverhältnis zum eigenen und fremden Körper.

Der Lebensreflex geschieht in mächtigen, impulsiven und unwillkürlichen Bahnen. Er ist jedoch ein Reflex der Lebendigkeit und nicht der Zerstörung. Jede Form der Blockade solch gemeinten Lebens- und Orgasmusreflexes ist eine Schädigung der Geradläufigkeit *(zheng)*. Liegen Blockaden, Schrägläufigkeiten *(xie)* und Verspannungen im Körper vor, so bildet sich in diesen Bereichen eine kritische Grenzstelle, wenn die unwillkürliche Pulsation durch den Körper läuft oder besser gesagt, wenn der Körper sich als unwillkürliche Pulsation bewegt.

Das Erlebnis solcher Grenzspannungen kann sehr schmerzhaft sein, sowohl auf körperlicher als auch auf psychisch-geistiger Ebene.

In Bezug zum Orgasmusreflex bedeutet dies, dass der sexuelle Ausdruck nur durch die unwillkürliche Pulsation hindurch erlebt werden kann. Dazu muss ein Mensch seine sexuellen Eigenimpulse und rezeptiven Impulse dem anderen Menschen gegenüber kleinschrittig erlebbar machen. Dies kann nur in einem solch gemeinten realen Kontakt zwischen Menschen und so mit dem jeweils anderen Menschen geschehen.

Zu jedem sexuellen Aspekt zählt dessen gesamte reale Wirklichkeitsdimension. Die Abbilder von Sexualität in Abkopplung von der realen Interaktion in Form von einseitiger Fantasie, Prostitution, Pornografie, Masturbation u. a. entbehren jener gemeinten vollgültigen Realität. Sie stellen erhebliche Vereinseitigungen der Realerfahrung dar.

Die Abbildhandlungen stellen sich als äußerer menschlicher Mangel kommunikativer Balance und als innerer Mangel der Geradläufigkeit des menschlichen Organismus dar.

Die Shiatsu-Behandlung kann als wirkliche Berührung Impulse solcher Erfahrung mit bilden. In der Gezielten Gesprächsführung können diese Sachverhältnisse mit den konkreten Erfahrungen der Behandlungen zusammengeschlossen und thematisiert werden. Eine zusätzlich gezielte Psychotherapie ist jedoch zu empfehlen, wenn deutliche psychische und sexuelle Probleme vorliegen.

II.2.4.12 Auratische Reaktionen

Die Wahrnehmung auratischer *qi*-Reaktionen bedingt die Erfahrung des geschulten Auges. Die Aura strahlt ein farbliches Spektrum aller Farben ab. Häufig tauchen weiße, gelbliche, rötliche, bläuliche oder gräuliche Töne auf. Diese stehen durchaus in Bezug zu den Entsprechungen der Fünf Wandlungsphasen.

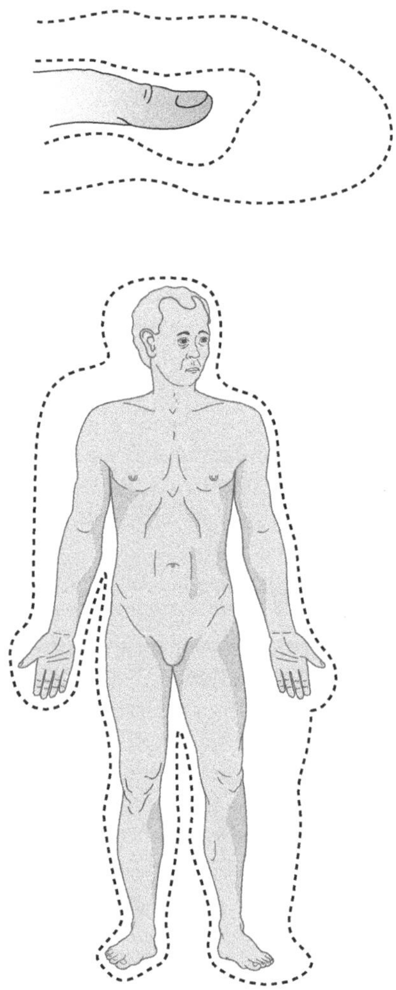

Abb. II-93 *qi*-Profile der Aura

Die auratische Bewegung kann sowohl eng an der Haut und Hautoberfläche stattfinden, als auch von der Haut her gesehen weiter darüber liegen und so vom gesamten Körper aus in unterschiedlichen Dimensionen raumgreifend sein (➢ Abb. II-93). Da sie auch große Räume auszufüllen vermag, sind auf diesem Wege auch Fernbehandlungen möglich. Dazu bedarf es enormer Erfahrung, eines großen Verantwortungsbewusstseins und eines klaren Einverständnisses des Patienten.

Die Aura-Reaktionen kommunizieren deutlich mit der Umgebung. Sie reagieren gleich einem Lebewesen, ziehen sich ins Innere zurück, strömen nach außen, verbinden sich mit anderen Auren oder umspielen diese.

Die Aura sagt etwas über die energetische Präsenz und Richtung des gesamten Organismus aus; sie muss im Zusammenhang mit der Energetik des Organismus und den sozialsituativen Konstellationen gesehen werden.

An dieser Stelle fehlt der Platz für weitergehende Erläuterungen. Dennoch sollte man versuchen der Aura gewahr zu werden und bei etwaigen Wahrnehmungen sollten diese nach den hier im Buch aufgeführten Leitkriterien für die anderen energetischen Erscheinungen eingeordnet und behandelt werden.

II.2.4.13 Energetische Ausdünstungen

Diese Ausdünstungen stellen in den diagnostischen Behandlungen eine regelmäßige Sensation dar, deren Bedeutung genutzt werden sollte.

Die Ausdünstungen qualifizieren sich nach den Kriterien der Fünf Wandlungsphasen *(wuxing)* (siehe ➢ Kapitel II.2.3.2). Die Ausdünstungen stellen in Stärke und Intensität diagnostische Qualifizierungen dar und können somit in die konkrete Behandlung mit eingebaut werden.

II.2.4.14 Bilder und Denkimpulse (kommunikative Entsprechungen)

Besonders infolge der Gezielten Gesprächsführung ist zu beobachten, dass sich bei den Patienten entsprechend zu den behandelten Körperbereichen und deren energetischen Zuordnungen oder auch durch die individuelle Disposition dieser Orte gezielt Bilder oder Denkimpulse einstellen.

Diese Bilder entstammen der Fantasie oder den Erinnerungen und stehen immer in einem direkten Bezug zu den Ereignissen, die energetische Profile in den Funktionskreisen oder Leitbahnen erzeugt und geprägt haben.

Gleiches geschieht im Falle von Denkimpulsen und Überlegungen. Wie die Bilder und Emotionen beziehen und entstammen sie aus konkreten Bezügen, welche energetische Konstellationen bewirkt haben.

Deutlich ist auch eine kommunikative Kongruenz zwischen Behandler und Patient zu entdecken. Auch der Behandler steht unter der Wirkung solch energetisch erzeugter Bilder und Gedanken und häufig entspricht sich in diesem Sinne die Kommunikation zwischen beiden Akteuren.

Zu dieser Thematik siehe auch den Abschnitt Gezielte Gesprächsführung (siehe ➢ Kapitel II.3.3) und den großen Bereich der Fallgeschichten im letzten Teil des Buches.

II.2.5 Die lebendige Ganzheit des Organismus und die Einheit der Behandlung

II.2.5.1 Die praktisch-philosophischen Grundlagen der Behandlungstechniken des Shiatsu

Im Shiatsu wird mit dem Gesamt-*qi* gearbeitet. Drei große Erscheinungsbereiche dieses *qi* sind:

- der Körper/Leib
- die Seele/Psyche
- der Geist/Vernunft

Die Sichtung des *qi* als solche Erscheinungsbereiche entspricht einer bestimmten Aufsicht auf das *qi*. Diese jeweilige Aufsicht ist das Ergebnis einer bestimmten energetischen Haltung der Wahrnehmung.

Im Folgenden wird die Aufsicht des Körperlichen als demonstrativer Ausgangspunkt genommen. Da jedoch in jeder bevorzugten Aufsicht die anderen enthalten sind und so zur Sprache kommen, kann das Verhältnis der bevorzugten Aufsichten jederzeit vom Leser umgekehrt werden.

Jedem Erscheinungsbereich des *qi* und jeder Aufsicht entspricht eine zugeordnete, primäre Behandlungstechnik.

Wird hauptsächlich am Körper/Leib gearbeitet, so wird immer auch am Gesamt-*qi* gearbeitet, also an Seele/Psyche und Geist/Vernunft. Jene energetischen Bereiche sind nicht nur untrennbar miteinander vermischt, sondern in jeder konkreten Aufsicht dieses Ganzen, so z. B. als Körper, kommt dieses Ganze immer mit ins Spiel.

2

Eine einzelne Aufsicht ist somit nur die Dominanz einer Sicht des Ganzen, welche die anderen möglichen Aufsichten dieses Ganzen überlagert.

Anders gesagt, der Körper und der Leib sind spezifische Erscheinungsformen dessen, was unter anderen Aufsichten als Seele/Psyche und Geist/Vernunft erscheint. Seele/Psyche sind ebenso wie Geist/Vernunft spezifische Erscheinungsformen dieser Ganzheit, welche hinter der dominierenden Aufsicht mitgesehen und mitbedacht werden müssen.

Die Dominanz einer Aufsicht dient dazu, aus der Fülle der lebendigen Mischung bestimmte Gestaltungsbereiche derselben hervorzuheben und einen Ausgangspunkt sowie einen Schwerpunkt einer Behandlung zu bilden.

Obwohl also Unterscheidungen in das Gesamt-*qi* gebracht werden können und sie verschiedene Profile dieser Ganzheit erscheinen lassen, muss immer bedacht werden, dass diese Ganzheit unter der Erscheinungsform eines Ganzheitsprofils, hier z. B. des Körpers, immer eine Einheit aus drei Teilen darstellt.

Das reale Gesamt-*qi* kann nur als unterschiedslose Allgemeinheit angesehen werden. In diesem Sinne verflüchtigt es sich in nicht mehr anschauliche Dimensionen und wird zu dem, was in der energetischen Medizin das Namenlose *qi (kongqi)* und das *qi* der Leere *(xuqi)* genannt wird. Die Ganzheit birgt als Ganzheit ihre eigene Auflösung in sich, nämlich die Nichtganzheit als Chiffre für eine Grenzwirklichkeit, welche sich in jeder Wirklichkeitsbetrachtung anzeigt.

Wird das *qi* als noch positiv Fassbares gesehen, so bildet es die homologe Basis aller Einzelgestalten. Wird es negativ betrachtet, erscheint es nur noch in dem Sinne seiner Phänomenalität. Es ist, indem es da ist, gleichzeitig auch nicht da und indem es nicht da ist, ist es da.

J. P. Sartre drückt diesen Sachverhalt im Sinne einer Definition dessen, was Bewusstsein bedeutet, sinngemäß so aus: Das Bewusstsein ist, was es nicht ist und ist nicht, was es ist!

Dieses Übergreifen der *qi*-Idee durch das Sein und Nichts hindurch wird anhand der Körperlichkeit zu dem, was im Zen als Dharma-kaya bezeichnet wird. Dies ist der höchste Aspekt des dreifachen Buddha-Leibes, die absolute Natur der Buddhaheit: nicht aussagbar, nicht manifest und ohne Substanz *(sunya)*.

Im Zen-Shiatsu von Masunaga sind diese menschlich philosophischen Dimensionen immer praktisch mit enthalten.

Auch I. Kant, in gewisser Hinsicht der Vertreter rationalistischer Wirklichkeitsbetrachtung per se, waren solche Überlegungen nicht fremd. So vertrat er die Vermutung, dass der menschliche Geist, oder der Geist überhaupt, im Tode oder im Schlaf wesentlich schärfer und aktiver als im Leben und im Wachbewusstsein sei.

Die energetischen *qi*-Betrachtungen führen zwar weit in den philosophischen und spekulativen Bereich hinein, dennoch lohnt es sich, diese Weite des *qi*-Konzeptes immer vor Augen zu haben. Diese Weite taucht immerzu in den konkretesten *qi*-Zuordnungen auf und weitet diese Zuordnungen auf typische Weise.

Verwandtschaft hat diese Sicht des Ganzheitlichen in der europäischen Denktradition in der Philosophie Hegels. Dieser schreibt zur Phänomenalität der Ganzheit des Lebendigen: *„In der Logik ist es das einfache Insichsein, welches in der Idee des Lebens seine ihm wahrhaft entsprechende Äußerlichkeit erreicht hat; der Begriff, ..., ist die Seele des Lebens selbst;...“* und weiter *„Am Leben, an dieser Einheit seines Begriffs in der Äußerlichkeit der Objektivität, in der Vielheit der atomistischen Materie, gehen dem Denken (!), das sich an die Bestimmungen der Reflexionsverhältnisse und des formalen Begriffs hält, schlechthin alle seine Gedanken aus; die Allgegenwart des Einfachen in der vielfachen Äußerlichkeit ist für die Reflexion ein absoluter Widerspruch und, insofern sie dieselbe zugleich aus der Wahrnehmung des Lebens auffassen, hiermit die Wirklichkeit dieser Idee zugeben muß, ein unbegreifliches Geheimnis, weil sie den Begriff nicht erfasst und den Begriff nicht als Substanz des Lebens.“*[Hervorhebung durch den Autor]

So unterschiedlich, verbunden und gleichartig wie die großen Erscheinungsbereiche des *qi* sind, gestalten sich im Shiatsu auch die Behandlungstechniken zur Arbeit mit und an diesen Bereichen.

Das allgemeine und verbindende Moment dieser Technik ist deren Ausrichtung auf die wirkliche Einheit des Gesamt-*qi* hin. Im Fluidum eines fließenden Gewahrseins der Lebendigkeit, Prozessualität und Unfasslichkeit des *qi* kann sich diese Technik, die ja selber dieses *qi* ist, in der Form des Behandlers, anhand der fließenden energetischen Entsprechungen *(ying)* ein wirkliches Behandlungsbild von dem machen, was sie behandelt. Somit geschieht die Behandlung des Gesamt-*qi* in unmittelbar erlebter Einheit. Auf dieser Ebene erzeugt die Technik das Gewahrsein der lebendigen Phänomenalität von *qi*. Indem ein Behandler einen Patienten berührt und behandelt, sind beide in einem unauflöslichen phänomenalen Kontakt miteinander, auch im bewussten Sinne. Der Therapeut ist so in lebendigem Kontakt mit einer bestimmten Gestalt dieses Prozesses und ist selber Moment dieser Gestalt.

Die Voraussetzung solcher Wahrnehmung ist die Gleichzeitigkeit von Selbstwahrnehmung und Fremdwahrnehmung.

Die Wechselseitigkeit von Selbst- und Fremdwahrnehmung, von Patienten- und Therapeutenwahrnehmung

Durch die Selbst- und Fremdwahrnehmung seiner eigenen Lebendigkeit erfasst der Therapeut auch diejenige des anderen, des Patienten und vice versa.

Diese Selbst- und Fremdwahrnehmung ist in einem Menschen, hier im Therapeuten, die Gewahrwerdung des eigenen Lebendigseins und seiner *qi*-Phänomenalität in der besonderen Form eben dieses einen Menschen oder anders gesagt: Die universelle, überindividuelle Dimension der Lebendigkeit wird durch die Form des Mit-sich-selber-vertraut-Seins eines Menschen für diesen als ein Ich überhaupt erst erlebbar. Gleichzeitig wird dieses Erlebbare als eigene Vertrautheit immer durch die allgemeine Dimension des Lebendigen weit überschritten.

Hierzu hat der Philosoph J. G. Fichte während seiner Vorlesungen an der Berliner Humboldt-Universität im Jahre 1813 ein anschauliches Experiment mit seinen Zuhörern durchgeführt. Er forderte sie auf, sich möglichst bewusst und genau eine Wand des Raumes einzuprägen, um sich dann mit geschlossenen Augen diese Wand zu vergegenwärtigen.

Als dieses geschehen war, forderte er nun einen jeden auf, sich bewusst und genau denjenigen oder dasjenige vorzustellen, der oder welches sich diese Wand eingeprägt und vorgestellt hat. Es wird auf diese Art erfahren, das ein reflexives Selbsteinholen jenes Selbst, welches als Vorgestelltes die reale Basis des lebendigen Reflexionsgeschehens ist, immer angestrebt, jedoch nie als möglich zur Deckung gelangt.

Genau dies ist die Konstellation einer Behandlungssituation, allerdings mit dem gewichtigen Unterschied, dass an Stelle der Wand der andere Mensch, das andere Selbstbewusstsein mit seiner Lebendigkeit existiert.

Eine Erfahrung dieser unendlichen Weite des Lebendigseins ist die durch die Selbstwahrnehmung hindurch gemachte Erfahrung der Fremdwahrnehmung. Der andere Mensch, der Patient, ist diese universelle Lebendigkeit als eine andere Selbstwahrnehmung. Die Fremdwahrnehmung gibt dem Therapeuten einmal den direkten, allgemeinen und gleichen Lebenskontakt mit diesem anderen Menschen, erfasst zum zweiten damit die Andersheit dieses Menschen und erfährt sich selbst als Mitdimension eines Anderen im Eigenen.

Dieses Erfassen wird in der Zen-Philosophie als „Wirkliche Gewahrwerdung der Wirklichkeit" oder auch als *genjo* bezeichnet. Im Shiatsu wird diese Gewahrwerdung durch die Konzentration auf das *hara (fuku)* und das obere und untere Gehirns sowie auf die Durchführung des Zwei-Hand-Shiatsus von Masunaga fokussiert und gefördert. Diese *qi*-Konzentration realisiert das, was als Mitte *(zhong)* benannt wird.

G. F. W. Hegel sagte treffend: *„Das absolute Individuum aber ist die objektiv allgemeine Mitte, welche das Insichsein des relativen Individuums und seine Äußerlichkeit zusammenschließt und festhält."*

Vorzüglich ist die Mitte *(zhong)* im *hara* erfahrbar. Hier muss hinzugefügt werden, dass *hara* in der japanischen Sprache die männliche Bezeichnung, *fuku* der weibliche und *o-naka* der neutrale Ausdruck für Bauchraum ist. Da *hara* die gebräuliche Kommunikationsform ist, soll sie in diesem Buch beibehalten werden.

Auf dieser Ebene erfährt der Therapeut die eigene und andere energetische Wirklichkeit in der Dimension der Einheit. Dies wird auch als wechselseitige Durchdringung *(e-goteki, e-go)* bezeichnet. Diese Einheit existiert, wenn die energetische Berührung universal, unspezifisch und vollkommen offen ist. Dann i s t nur Berührung und diese überschreitet unmerklich die Grenzen des Bewusstseins. Es ist dieses immer ein Moment der vollkommenden Absichtslosigkeit und des Nicht-Wissens, eines Gleichgewichts zwischen Bewusstem und Unbewusstem, ein erlebtes Moment, welches gleichzeitig nicht im Erleben aufgeht. Es ist Nicht-Tun *(asamskrta)* und Tun des Nicht-Tuns *(mu-no-sa)* zugleich.

In solchen Behandlungsphasen, die Sekunden, Minuten oder länger dauern können, gleiten Therapeut und Patient gleichsam durch zeitlose, bewusste und unbewusste Momente, durch Wachen und Schlafen, durch Gedanken, Erinnerungen, Wissen und Träumen.

Es kann hier sein, dass der Therapeut den Körper des Patienten schon losgelassen oder sogar den Raum verlassen hat und der Patient dann erst Momente oder Minuten später wieder im Wachbewusstsein vertrauter Art auftaucht und sagt, er habe noch lange das Gefühl gehabt, die Behandlung dauere an.

Dieses tiefe Begegnen wird im Zen auch als natürliches Mitleiden *(karuna)* bezeichnet.

Zweifelsohne bedarf solche Erfahrung eines großen Vertrauens und eines klaren, kontrollierbaren therapeutischen Rahmens.

Ausgehend von dieser Einheitserfahrung des Gesamt-*qi* können die verschiedenen Gestaltungen des *qi*, und damit verschiedene Aufsichten desselben, zur weiteren Erfahrung kommen.

Die energetische Aufsicht des Körpers/ Leibes (Seele/Psyche; Geist/Vernunft)

Eine Aufsicht ist der Gestaltungsbereich des Gesamt-*qi* als Körper und Leib. Diese *qi*-Gestalten sind weiter als

2

vielfältige Gestalten zu erkennen: so als Gewebe, als Sinn, Funktion, Temperatur, Ausdünstung, Elektrizität, Wahrnehmung, Denken usw. Alle diese Gestalten lassen sich unter der Aufsicht der Gestalt des Leibes und Körpers subsumieren. Insofern lässt sich sehen, dass auch auf diesen Ebenen die typische Unendlichkeit und Unfasslichkeit der Lebensphänomene auftaucht, denn es wird im Laufe der Geschichte zu stets neuen und weiteren Entdeckungen auf jeder Ebene kommen. Man kann beispielsweise anführen, dass sich auf der Ebene von Körpergewebe die Vorstellung im Laufe der Zeit von zunächst sinnlichem Gewebe erweitert hat. Erklärungsansätze mit Elementarteilchen, atomare Modelle und schließlich bis hin zu Vorstellungen der Genbiologie stehen uns heute zur Verfügung. Zwar lässt sich dies Geschehen immer als Gestalt eingrenzen, aber diese Eingrenzung ist nicht eine abgeschlossene Gesamtgestalt.

Dazu schreibt Erik H. Erikson: *„Als ‚Ganzheit' möchten wir ein Zusammentreten von – gegebenenfalls ganz verschiedenartigen – Teilen bezeichnen, die zu einer fruchtbaren Verbindung und Organisation gelangen. (Die englische Sprache kennt dafür die Wörter ‚wholeheartedness', ‚wholeminded-ness' ‚wholesomeness' usw.) ... Im Gegensatz dazu stellt ‚Totalität' eine ‚Gestalt' dar, bei der die Betonung auf den starren Umrisslinien liegt: ... Wenn der Mensch an seiner wesenhaften Ganzheit verzweifelt, rekonstruiert er sich und die Welt, indem er in einer künstlichen Totalität Zuflucht sucht."*

Auch in der Shiatsu-Therapie muss sich davor gehütet werden, zu starre Umrisslinien als Leitfiguren zu benutzen.

Die Vielfalt der Shiatsu-Techniken

Entsprechend vielfältig in Bezug zur Vielfalt der *qi*-Gestalten und damit der körperlichen Themen sind auch die energetischen Arbeitsweisen und die Techniken im Shiatsu.

Shiatsu zeichnet sich durch eine Fülle von Techniken aus: von eher feinenergetischen Techniken bis zu den Kenbiki Techniken. Die Energie liebt es sich zu verwandeln, und somit wird sich auch die Technik oft verändern.

Da jede identifizierte *qi*-Gestalt, wie z. B. ein Muskel, auch alle anderen Gestalten in sich birgt, kann die Arbeit an solchem Muskel sehr unterschiedlich sein und diese Möglichkeiten sollen an dieser Stelle, auch für die Arbeit unter den Prämissen der anderen Aufsichten (Seele/Psyche; Geist/Vernunft), exemplarisch dargestellt werden:

- Es kann auratisch, also ohne direkten Körperkontakt gearbeitet werden (Hier liegt auch der Grund, warum Shiatsu ohne weiteres durch die Kleidung oder einem medizinischen Gipsverband appliziert werden kann).
- Es können sämtliche Spektren der Shiatsu-Berührungsmöglichkeiten genutzt werden (feine, zarte bis flächige, kräftige Techniken, sowie Techniken der Korrektur des Bewegungsapparates).
- Ziel der Arbeit können nur die Leitbahnen und Punkte sein. Weiterhin kann in verschiedener Weise direkt an der Muskelsubstanz und Muskelfunktion gearbeitet werden.
- Der Muskel kann seiner affektiven und seelisch psychischen Einbettung nach behandelt werden.
- Ebenso kann die geistige Dimension der Muskelenergetik in die Behandlung einfließen.

Diese unterschiedlichen Gestalten eines Muskels werden mit unterschiedlichen Techniken behandelt, die sich primär auf die *qi*-Gestalt als Körper und Leib beziehen.

Die oben aufgeführten Techniken kommen ebenfalls zum Tragen, wenn statt des Muskels hauptsächlich an der Seele oder dem Geist gearbeitet werden soll.

In diesen Fällen unterscheiden sich die Behandlungstechniken nur hinsichtlich ihrer Reihenfolge und Gewichtung.

Konkret gesprochen: Wenn ein Muskel verspannt ist, so kann das Muskelgewebe direkt und als solches behandelt werden, d. h. es wird am Muskel gearbeitet.

Es kann weiter eher indirekt über die seelisch-emotionale Ebene am Muskel gearbeitet werden. In diesem Fall kann z. B. das entsprechend seelisch-psychische Körpersegment in die Behandlung einbezogen werden: z. B. würde bei einer Verspannung des Innenarmes dessen Verwurzelung im Thorax und somit im rhythmischen System behandelt werden. Im Falle von *qi*-Reaktionen und emotionalen Impulsen würde deren Verbindung zum *hara* berücksichtigt und so ein tiefes und spontanes Empfinden gefördert werden. Solches Empfinden kann durch spontan gefühlsmäßigen Ausdruck begleitet sein: Weinen, Ärger, Wut, Lachen, Atemfrequenz, Herzschlag u. Ä.

Wird hauptsächlich über die Geist-Vernunft-Ebene an solcher Verspannung gearbeitet, kann über die Leitbahnzweige *(jingbie)* und über die Gezielte Gesprächsführung der Erstimpuls oder die leitende Ordnung der Behandlung gesetzt und gelenkt werden; so wird die Verspannung in bewussten Zusammenhang mit den konkreten Lebenssituationen des Patienten gebracht (berufliche, private Erfüllung oder Belastung, Stress, Überforderungen usw.).

Eine generell sinnvolle Technik bei psychischen und segmentalen Verspannungsringen besteht in der Arbeit an der transversalen Ebene und somit besonders an den Leitbahnen (luomai).

Die qi-Konjunktionen und die qi-Homologie

Sämtliche genannten energetischen Bereiche sind in der Lebenseinheit des Organismus in einer individuellen und typischen Weise miteinander verwoben. Für eine Behandlung, die individuell arbeiten möchte, ist es wichtig zu wissen, wie sich diese Ganzheit in ihren Mischungen zusammen fügt.

Bestimmte wesentliche Eigenschaften des *qi* entsprechen sich auf allen Ebenen der Energetik und manifestieren sich entsprechend der Energetik der jeweils betrachteten Ebene. Diese fließende Gestaltbildung wesentlicher Formen durch alle Ebenen hindurch und deren Entsprechung kann als *qi*-Homologie bezeichnet werden. Die wesentlichen Charakteristika derselben zu erfassen und damit deren Durchgestaltung auf allen energetischen Ebenen identifizieren zu können, also die *qi*-Homologie konkret zu erfassen, kann als ausgemachtes Ziel des IdosShiatsu bezeichnet werden (Beispiele dazu im Kapitel der Fallgeschichten).

Weiterhin ist es entscheidend, wie sich die energetischen Bereiche und Entsprechungen vernetzen, wo genau die Schnittstellen der Verbindungen liegen. Die Art und Weise, wie sich die Bereiche von Körper/Leib und Seele/Psyche sowie Geist/Vernunft zusammenfügen, kann als *qi*-Konjunktion bezeichnet werden.

Jeder Patient drückt besondere Formen dieser Homologie und Konjunktionalität aus, dabei sind bestimmte typische Thematiken eines Patienten sind zunächst nur schichtenartig zu erkennen. In verschiedenen Ausformungen drängen sich Körper, Psyche oder Geist prägend in den Erstkontakt und Vordergrund.

SHIATSU-DIAGNOSE/-TECHNIK

So kann z. B. ein Patient eine gewisse Form, in welcher dieser seinen ihn umgebenden Raum ausfüllt oder nicht ausfüllt, sehr unterschiedlich anzeigen. Neigt ein Mensch zu einer gewissen Dominanz gegenüber seinem Aktionsraum, seiner Umgebung, so kann er dieses primär über körperliche Aktionen sichtbar machen. Eventuell sind die Bewegungen raumgreifend, der Körper strahlt Präsenz aus oder der Patient wahrt keine angemessene Distanz gegenüber anderen Personen.

Die gleiche Aussage kann jedoch auch, unter körperlicher Zurückhaltung, durch emotionale Ausdrucksbewegungen oder durch geistig-sprachliche Agilität bis Aggressivität bestehen. Entsprechendes lässt sich im Sinne einer Umkehrung auch leicht für eine Unterpräsenz einer Person ihrem Raum gegenüber herleiten.

Die Art und Weise des Verhaltens gibt durchaus Aufschluss über die Art und Relation der Vernetzung der energetischen Bereiche.

Die qi-Direktionalität und qi-Intentionaliät

Ähnlich der universalen Kontaktaufnahme zum energetischen Lebenssystem des Patienten durch das *hara*, muss zunächst je nach der konkreten Näherung, die angestrebt wird, eine innere Einstellung, eine *qi*-Direktion und *qi*-Intentionalität hergestellt werden. Es hat das zu geschehen, was Masunaga als *kibun-o-kaete* bezeichnet, was so viel heißt wie: dem *qi* eine (andere) Richtung geben oder die Aufmerksamkeit ändern.

Diese innere Berührung des Therapeuten mit den *qi*-Gestalten, die Ausrichtung der Behandlung durch eine innere Intentionalität und Direktionalität an der von ihm ins Auge gefassten *qi*-Gestalt, ist die erste Voraussetzung einer praktisch wirksamen Berührung überhaupt.

Die Klarheit dieser inneren Berührung, des inneren Bildes (Idos) ist abhängig vom Grad der eigenen Berufserfahrung und von der Kenntnis des Patienten.

Die Intentionalität und Direktionalität in der Lenkung des *qi* hängt von der Fähigkeit des Shiatsu-Therapeuten ab, sich die energetische Gestalten konkret vorstellen und erfassen zu können.

Jede weitere tatsächliche Berührung geht von dieser inneren, ersten Berührung aus. Die entsprechenden Techniken zu den vorgenannten Aufsichten des Körpers/Leibes, der Seele/Psyche und des Geistes/der Vernunft sind:

Die auratische Technik

Diese Technik arbeitet grundsätzlich mit der Aura des *qi* und in der gleichen Systematik wie mit den bekannten anderen *qi*-Mustern.

Das auratische *qi* ist taktil, thermisch, visuell und kinetisch zu erfühlen. Es wirkt wie ein sehr homogenes Phänomen von starker innerer Präsenz. Gleichzeitig ist es auch von äußerster Dynamik und kann gleichwohl eine große Ruhe ausstrahlen.

Taktil und thermisch kann ein Strömen wahrgenommen werden sowie Formen von Verwirbelungen, bei denen besonders die kreisenden und spiralenförmigen hervorzuheben sind. Diese Ströme verlaufen auch in den bekannten Mustern der Leitbahnen und Punkte.

Das kinetische Erfassen dieser Muster ergibt ein Bild von dem auratischen, strömungsartigen Körper. Der Begriff „kinetisch“ stellt hierbei eher eine qualitative „Summe“ des Taktilen dar. Es stellt eine Art analoge Geist-Bewegung dar.

Ebenso ist das visuelle Erfassen ein Sichten der substanzanalogen Ausbreitung und Konsistenz der Aura.

Diese umspielt in verschiedener Dichtigkeit und Farblichkeit in mehr oder weniger raumnehmender Fülle den Körper und Leib. Die Farben manifestieren sich in verschiedenen Spektren und es lässt sich auch hier eine farbliche Zuordnung nach den fünf Wandlungsphasen *(wuxing)* vornehmen. So steht das Blaugrün für die Wandlungsphase SHAO YANG (Holz-Emblem), das Rot für die Wandlungsphase TAI YANG (Feuer-Emblem), das Weiß für die Wandlungsphase SHAO YIN (Metall-Emblem), das Schwarz für das TAI YIN (Wasser-Emblem) und das Gelb für das ZHI YIN (Erde-Emblem).

Über die Malerei Giacomettis (➤ Abb. II-94) schreibt J. P. Sartre in diesem Zusammenhang treffend: *„Das Gesicht kehrt zu seinem eigenen Ausgangspunkt zurück, schließt den Kreis in sich selbst. Umschreiten sie es: Sie werden nirgends Konturen entdecken: nichts als Fülle. Die Linie ist eine begonnene Verneinung, der Übergang vom Sein zum Nicht-Sein. ... Ganz unvorbereitet wohnen wir einer plötzlichen Entmaterialisierung bei: ... und ich weiß nicht mehr, wo die Leere anfängt und der Körper aufhört. ... Der Körper ist ein zwischen den beiden Endpunkten pulsierender Strom. ... die Leere ist entspannte, ausgebreitete Fülle; die Fülle ist orientierte Leere. Das Reale funkelt."*

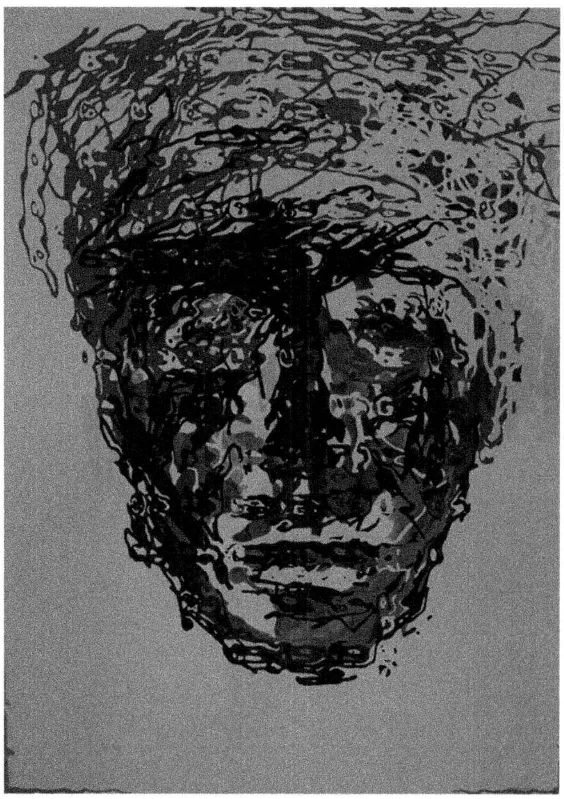

Abb. II-94 Zeichnung von A. Giacometti

Die Konzeption dieser Bilder trifft sich in einem gewissen Sinne mit der des Meisters der Darstellung von Fülle und Leere, des chinesischen Malers Shitao (1641–1710). Dieser schreibt im Alter von 65 Jahren: *„Könnte ich die blühenden Pflaumenzweige doch mit meinen Armen umfangen; ich, der ich nichts mehr besitze außer meinem weißen Haar."*

Die innere Ausrichtung des Therapeuten kann sich anhand dieser Erlebnisbilder initiieren, um dann in der Berührung und Behandlung eine stetige Erweiterung dieser Erfahrungsbilder durch die Aura des Patienten zu etablieren.

Um die Distanz zwischen Therapeuten und Patienten auch hier wirksam sein zu lassen, kann die Erfahrung der Aura des Patienten nur durch viele feindiagnostische Schritte gesichert werden. Der Therapeut muss über Selbsterfahrung gegenüber seiner eigenen Aura und deren Muster verfügen. Er muss gleichfalls die auratischen Ergebnisse mit anderen diagnostischen Parametern in Bezug und Zusammenhang bringen können. Schließlich muss er beobachten können, ob im freien Vollzug der Selbsttätigkeit des Patienten, der sich ihm immer erst in zukünftigen Bewegungen eröffnet, tatsächlich Bestätigungen seiner Diagnose finden lassen.

Nachdem in der Erstbegegnung einer jeden Behandlung dieses alles abgesichert ist, kommt die eigentliche Technik zur Ausführung. Sie besteht darin, versehen mit allen vorgenannten Mitteln des Wissens und der Berührungssensibilität, sich dem anderen Geschehen im Sinne eines Gelenktwerdens hinzugeben. Dies bedeutet, dass der Therapeut nicht weiß, wo es ihn hinführt und er deshalb in diese Hingabe und dieses Nichtwissen kontinuierliche Impulse der Selbstvergewisserung und des Wissens einstreuen muss.

Dieser Punkt wird in einem anderen Zusammenhang von Masunaga als Einheit von Behandlung und Diagnose bezeichnet. Eine sichere Diagnose und ein sicheres Wissen führen in und durch eine lebendige Behandlung. Gerade diese Lebendigkeit erweist sich dann als eine wirkliche Überraschung und Offenheit. Ausgehend von einer sicheren Basis kann man sich dem Unbekannten öffnen. Die Diagnose und das Wissen vervollkommnen sich gleichzeitig, indem dieses Unbekannte zu etwas Bekanntem wird.

W. Ohashi erzählte einmal, wie er aufmerksam eine Behandlung von S. Masunaga an einem Patienten beobachtet hatte. Fleißig war von ihm alles notiert worden und während des verabredeten Treffs mit S. Masunaga wollte er nun seine Fragen stellen. Doch zu Beginn sagte dieser gleich: *„Wenn du wissen möchtest, was ich da gemacht habe, muss ich dich enttäuschen. Ich weiß es selbst nicht! Lass uns etwas essen."*

Dieses lenkende Gelenktwerden und gelenkte Lenken führt zu klaren diagnostischen *qi*-Gestalten, die in Ausdruck und energetisch bekannten Erfassungsmustern sorgfältig notiert werden müssen. Wird, wie im Beispielsfalle, ein Muskel untersucht und behandelt, so gehen sämtliche genannten *qi*-Differenzierungen in die Diagnostik und Technik des Shiatsu mit ein. Auf diese Weise repräsentiert z. B. ein Muskel die Gesamtgestalt des lebendigen Organismus.

II.2.5.2 Die Shiatsu-Technik

Shiatsu heißt wörtlich Fingerdruck, dabei kann ein Finger oder es können mehrere Finger gemeint sein. Das japanische Schriftzeichen *(kanji)* für Druck umfasst ein Spektrum, welches von der Bedeutung des Pressens bis zu der des sich nur Annäherns reicht. Konkret bedeutet Shiatsu: Ein durch die Bewegung des *hara* vermittelter stufenlos gesteuerter Ganzkörperdruck, der über bestimmte Körperbereiche, wie Finger, Ellenbogen oder Knie auf den anderen Körper (Patienten) gezielt übertragen wird.

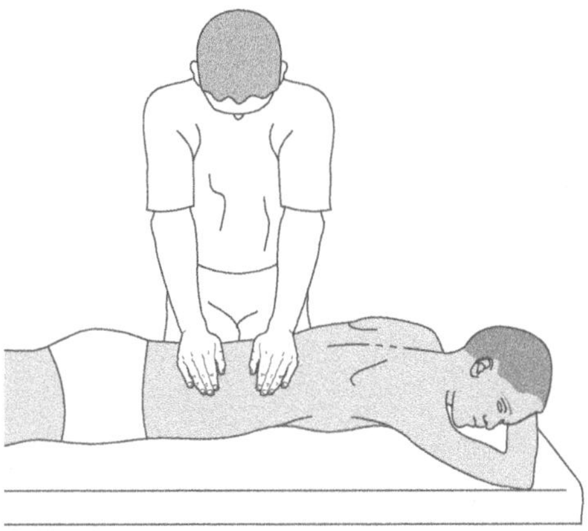

a

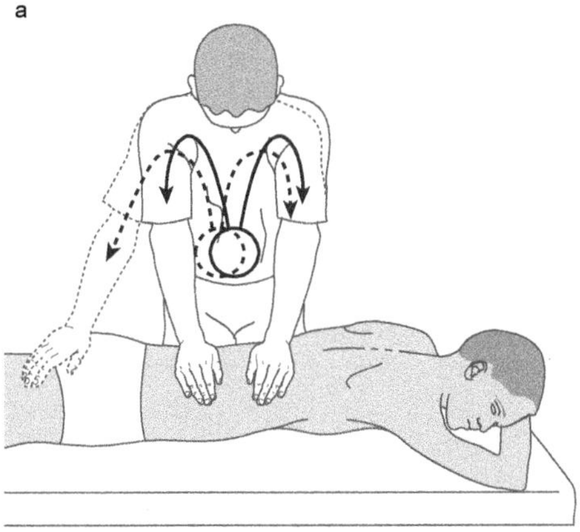

b

Abb. II-95a und b Bei der Zwei-Hand-Technik fühlen beide Hände durch das *hara* und kommunizieren durch das *hara* auch miteinander

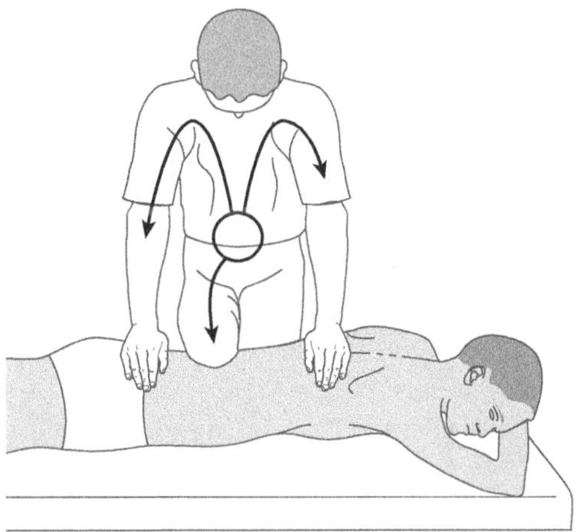

Abb. II-96 Die Verbindung mit und durch das *hara* gilt für alle Behandlungsformen des Shiatsu

Hier sollen darunter die durch vielfältigste direkte Berührung erzeugten Manipulationen verstanden werden. Im speziell energetischen Sinn fällt hierunter auch die Behandlung der Leitbahnen und Punkte, von denen weiter unten die Rede sein wird. Des Weiteren kommen die Techniken hinzu, die auf die Körpersubstanz und -funktion, auf emotionale und geistige Prozesse und Ebenen Einfluss nehmen. Des Näheren sollen genannt sein: *hara*- und Zwei-Hand-Technik. Zentrum der energetischen Berührung durch das Shiatsu ist das *hara*; von diesem nehmen die Berührungen ihren Ausgang, hierhin kehren sie zurück.

Die Zwei-Hand-Technik stellt sinnlich und stellvertretend die Arbeitsweise durch das *hara* dar: Jede einzelne Hand fühlt durch das *hara*, beide Hände fühlen gleichzeitig durch das *hara*, beide Hände kommunizieren durch das *hara* miteinander (➤ Abb. II-95).

Da im Shiatsu mit dem gesamten Körper des Therapeuten gearbeitet wird (Gewicht des gesamten Körpers, Applikation durch Ellenbogen, Knie und Füße) gilt dieses Prinzip immer auch in diesen spezifischen Anwendungsformen (➤ Abb. II-96).

Zwei-Hand-Technik, Mutterhand I und II

Es gibt verschiedene Methoden, die Zwei-Hand-Technik zu benutzen. Im Shiatsu Masunagas und Ohashis arbeitet eine Hand als Mutterhand (MH) und die zweite Hand als Botenhand. Damit ist gemeint, dass eine Hand eine eher aktive erkundende und die andere Hand eine eher haltende, stabilisierende Funktion hat.

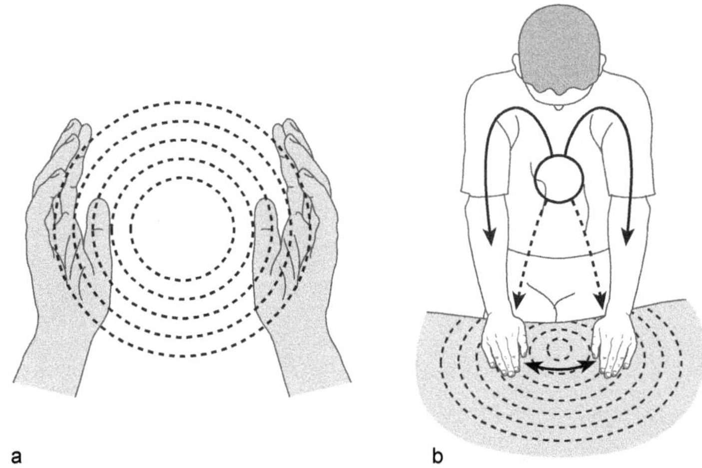

Abb. II-97 Beide Mutterhände halten, stabilisieren und zentrieren das qi und kommunizieren dabei miteinander

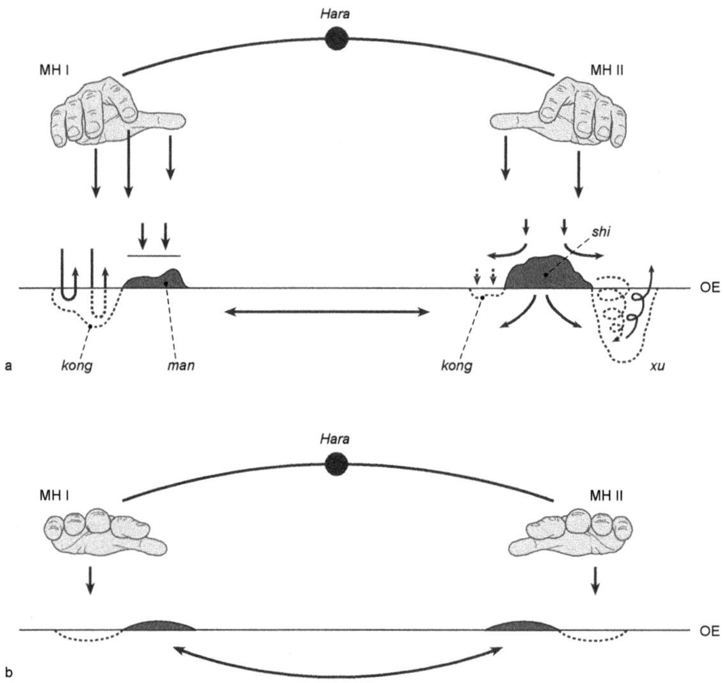

Abb. II-98a und b Die Kommunikation der Mutterhände (MH I und II) gewährleistet die Abstimmung

Dieses Wechselspiel zwischen den Händen ist sehr effizient und wird im Shiatsu oft angewandt.

Als Prinzip der zwei Mutterhände wird im IdosShiatsu ein anderes Prinzip betont. Dieses Prinzip stellt die Tätigkeit der Mutterhände in den Mittelpunkt: Beide Hände halten, stabilisieren und zentrieren das *qi*. Beide Hände kommunizieren in dieser Tätigkeit miteinander (➤ Abb. II-97).

Zugleich führen beide Hände, je nach Bedarf, praktisch sämtliche bekannten Techniken der Diagnostik und Behandlungseinwirkungen durch. Beide Hände diagnostizieren die *qi*-Dispositionen der jeweiligen Orte und die erfolgenden *qi*-Reaktionen. Beide Hände arbeiten tonisierend oder sedierend am jeweiligen Körperort.

Die jeweilig direkt simultane Kommunikation beider Hände untereinander gewährleistet, dass beide Hände aufeinander achten und ihre Tätigkeiten untereinander und in Bezug auf die *qi*-Reaktionen abstimmen können (➤ Abb. II-98).

Dieses Grundprinzip des Shiatsu wirkt in spezifischen Formen der Anwendung, wovon Folgende hervorgehoben werden sollen:

Shiatsu: Unterschiedlichster Druck durch Finger, Hand, Ellenbogen, Knie und gesamten Körper wird durch fließende Gewichtsverlagerung appliziert (➤ Abb. II-99), differenzierteste afferente und efferente *qi*-Begegnungen.

Das zentrale Moment ist die Arbeit mit dem und am *qi* *(ki)*; es wird über die verschiedenen energetischen Syste-

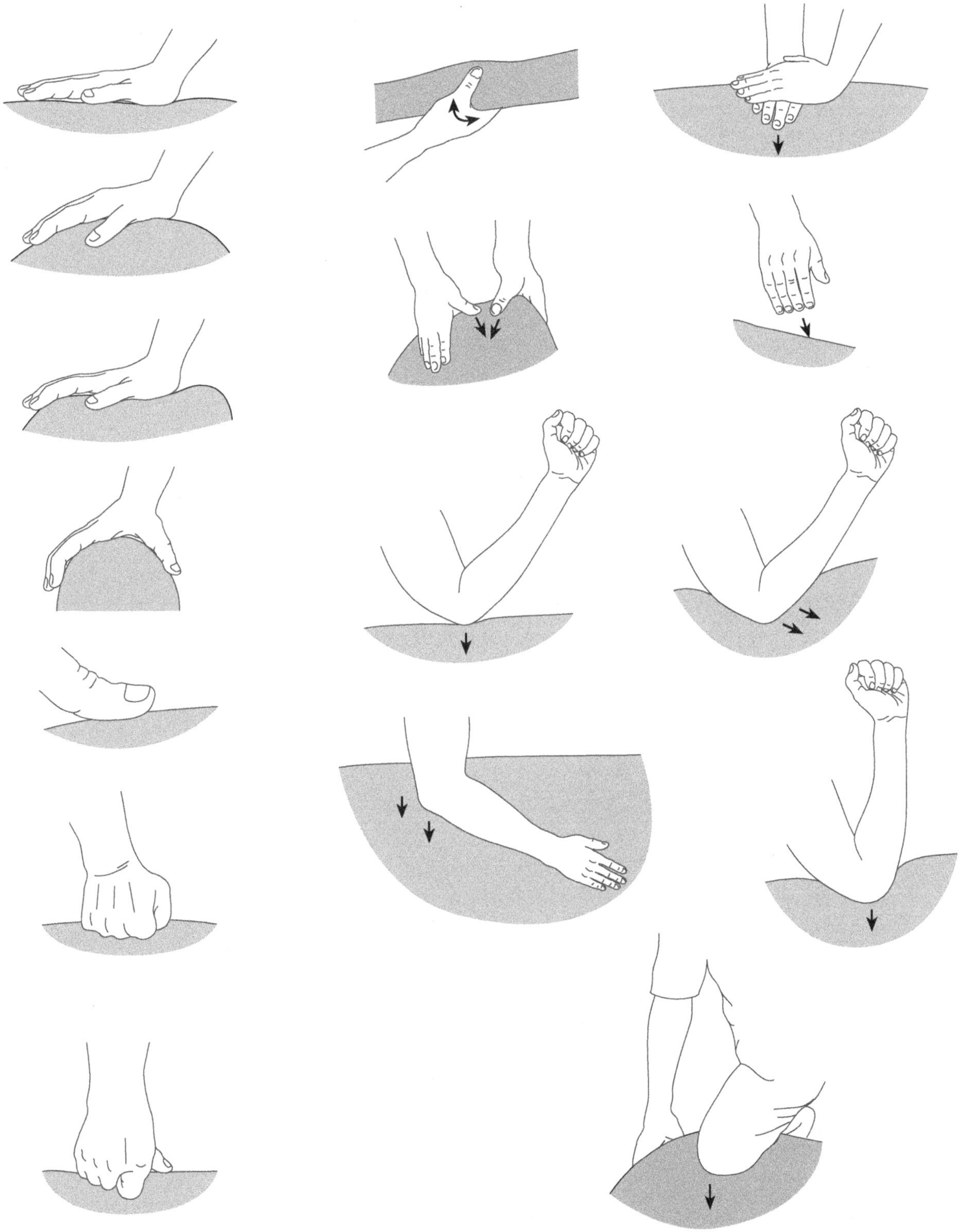

Abb. II-99 Techniken des Shiatsu

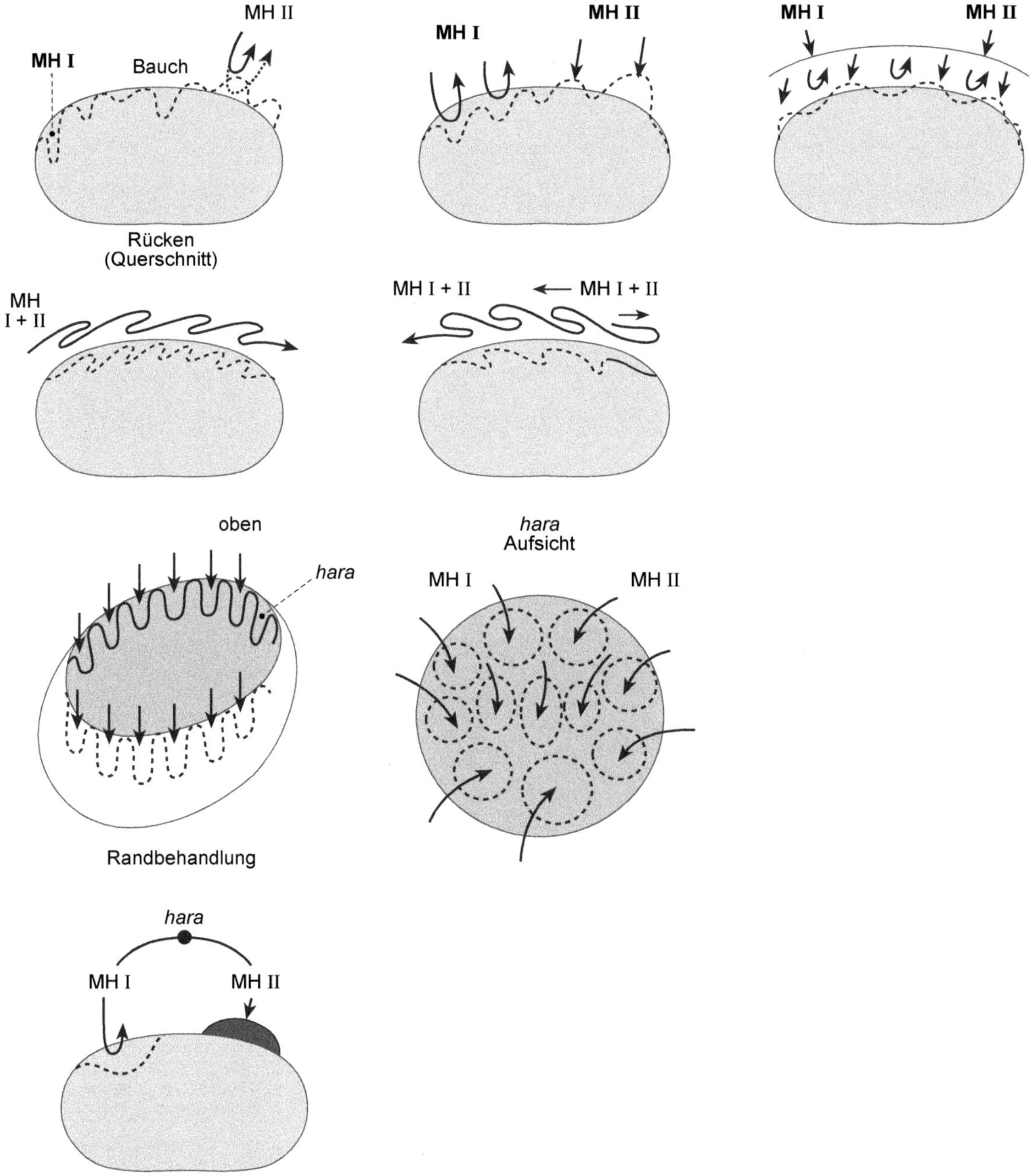

Abb. II-100 Techniken des *ampuku*

me auf den Körperpuls geachtet und eingewirkt. Dazu bedarf es einer spezifischen Pulswahrnehmung (siehe auch ➢ Kapitel II.2.4.1 Die Pulse des Organismus, der Leitbahnen und der Punkte).

Kenbiki: Wörtlich heißt dies, das *qi* auf- und durchschütteln. Es werden sämtliche im Buch aufgezeigten Techniken gezielt, in lockerer und wechselnder Verbindung angewandt.

Ampuku wird die Behandlung des *hara* genannt. Das *ampuku* kann frei und in bestimmten Grundmustern appliziert werden (➢ Abb. II-100).

Schieben *(tui)***:** Ein vibrierender Druck, der viele Abwandlungen haben kann, so als ausgewogener, geradliniger, divergierender, konvergierender und kreisender Druck (➢ Abb. II-101).

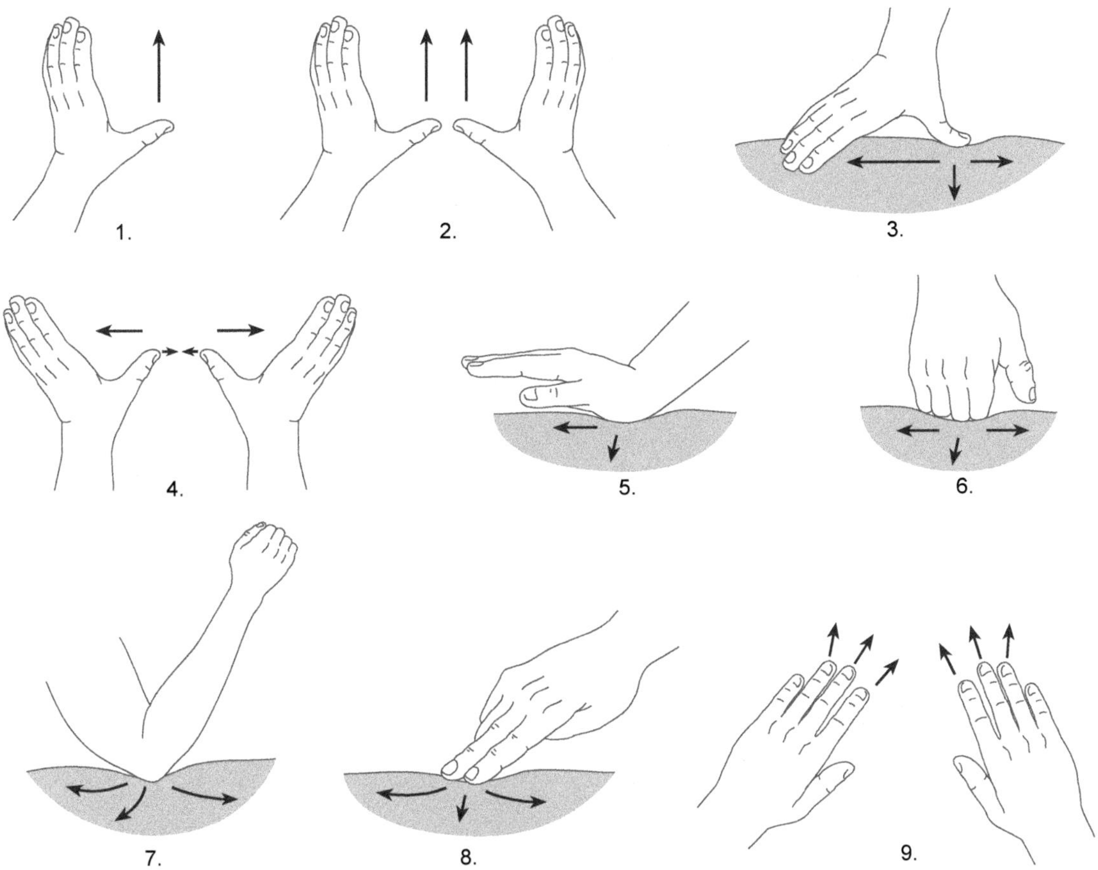

Abb. II-101 Techniken des Schiebens *(tui)*

Kneten *(rou)***:** Kreisende, nicht auf der Haut reibende, sanfte oder druckvolle Einwirkungen auf und in das Gewebe (➤ Abb. II-102).

Greifen, Kneifen *(na, nie)***:** Unterschiedlichstes Anfassen: Zupfen, Zwicken, Kneten. Dosiertes rhythmisches Durchwirken der Gewebe: ziehen, anheben und fallen lassen des Gewebes (➤ Abb. II-103).

Pressen *(an)***:** Stetige, kräftige Druckanwendung auf unterschiedlich große Areale. Mit Einfingerdruck *(yizhi-an)*, dem vibrierenden Pressen, mit Vibrationen mit hoher Frequenz, zitterartig und auch mit den Füßen applizierbar (➤ Abb. II-104).

Reiben *(mo)***:** Kreisendes und reibendes Massieren. Bei kräftigem Reiben auch mit den Füßen applizierbar (➤ Abb. II-105).

Schwenken, Rütteln *(yao)***:** Körperbereiche werden geschwenkt, geschüttelt und gerüttelt (➤ Abb. II-106).

Schütteln *(dou)***:** Fixieren von Hand- und Fußgelenken und schütteln mit hoher Frequenz, aber geringen Anschlägen (➤ Abb. II-106).

Rollen *(gun)***:** mit Handrücken und Handkante; auch mit den Füßen applizierbar.

Traktion an den Extremitäten und der WS *(ban yao)* (➤ Abb. II-106).

Strecken *(pan)***:** Neben Trommeln, Schlagen wird der Körper gezogen und gestreckt (➤ Abb. II-107).

Klatschen *(pai)***:** mit hohler, leicht gewölbter und entspannter Hand oder beide Hände ineinander verschränkt hochheben und locker mit dem Handrücken niederfallen lassen (➤ Abb. II-107).

Muskelmeridian Tonifikation und Sedation: Die Muskelleitbahnen werden parallel zur Atmung und gegen Druck aktiv bewegt (siehe weiter unten).

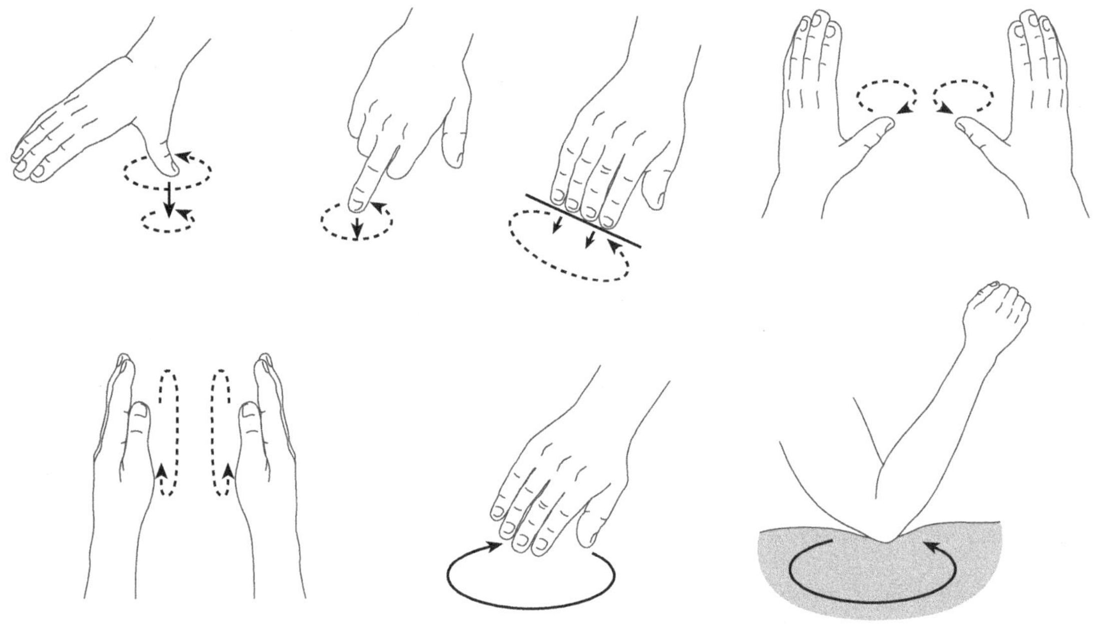

Abb. II-102 Techniken des Knetens *(rou)*

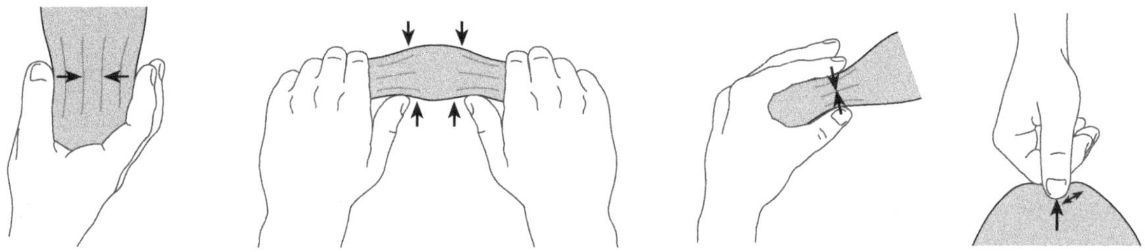

Abb. II-103 Techniken des Greifens und Kneifens *(na, nie)*

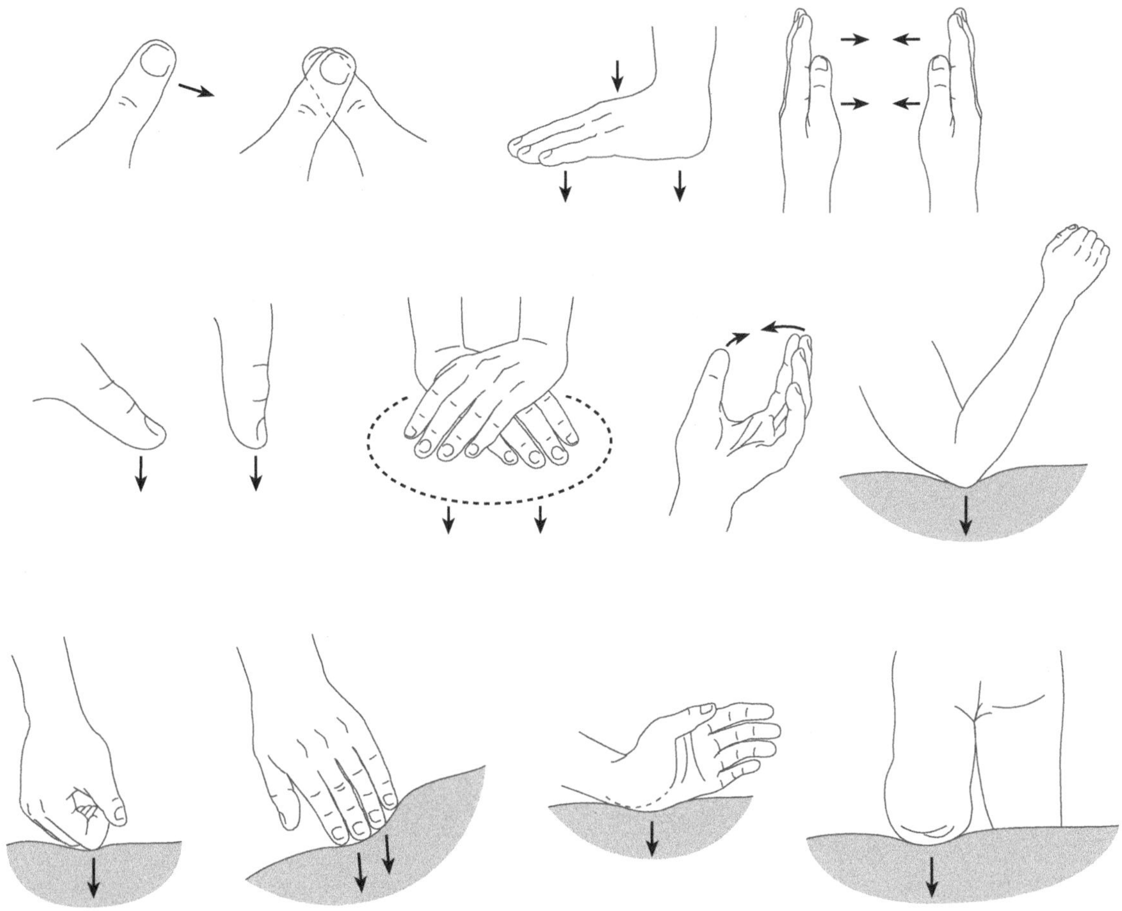

Abb. II-104 Techniken des Pressens *(an)*

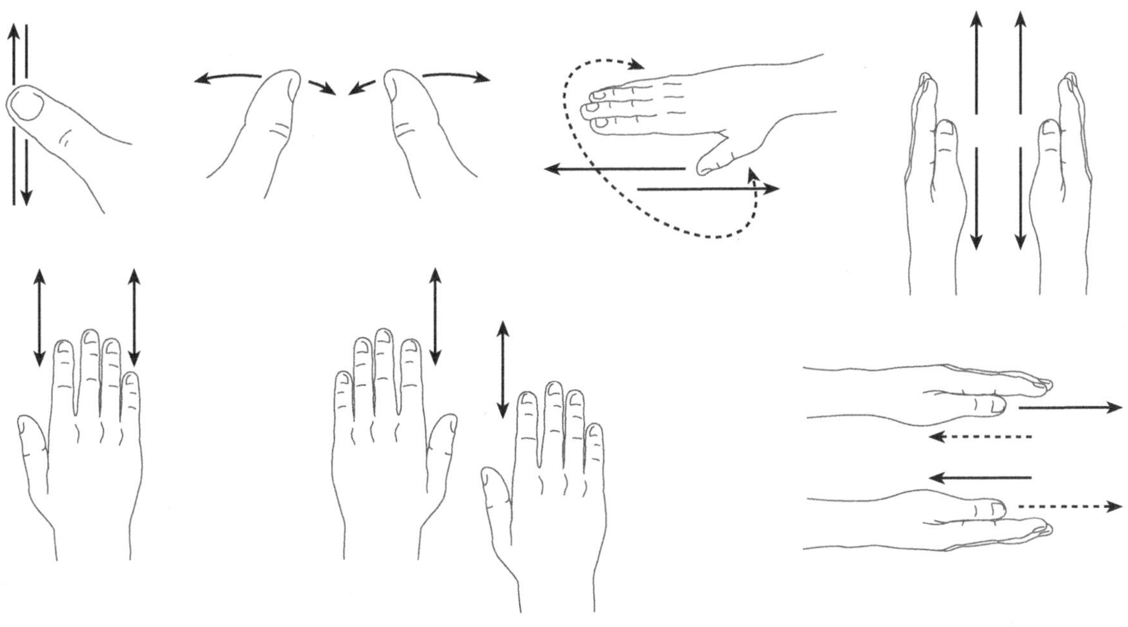

Abb. II-105 Techniken des Reibens *(mo)*

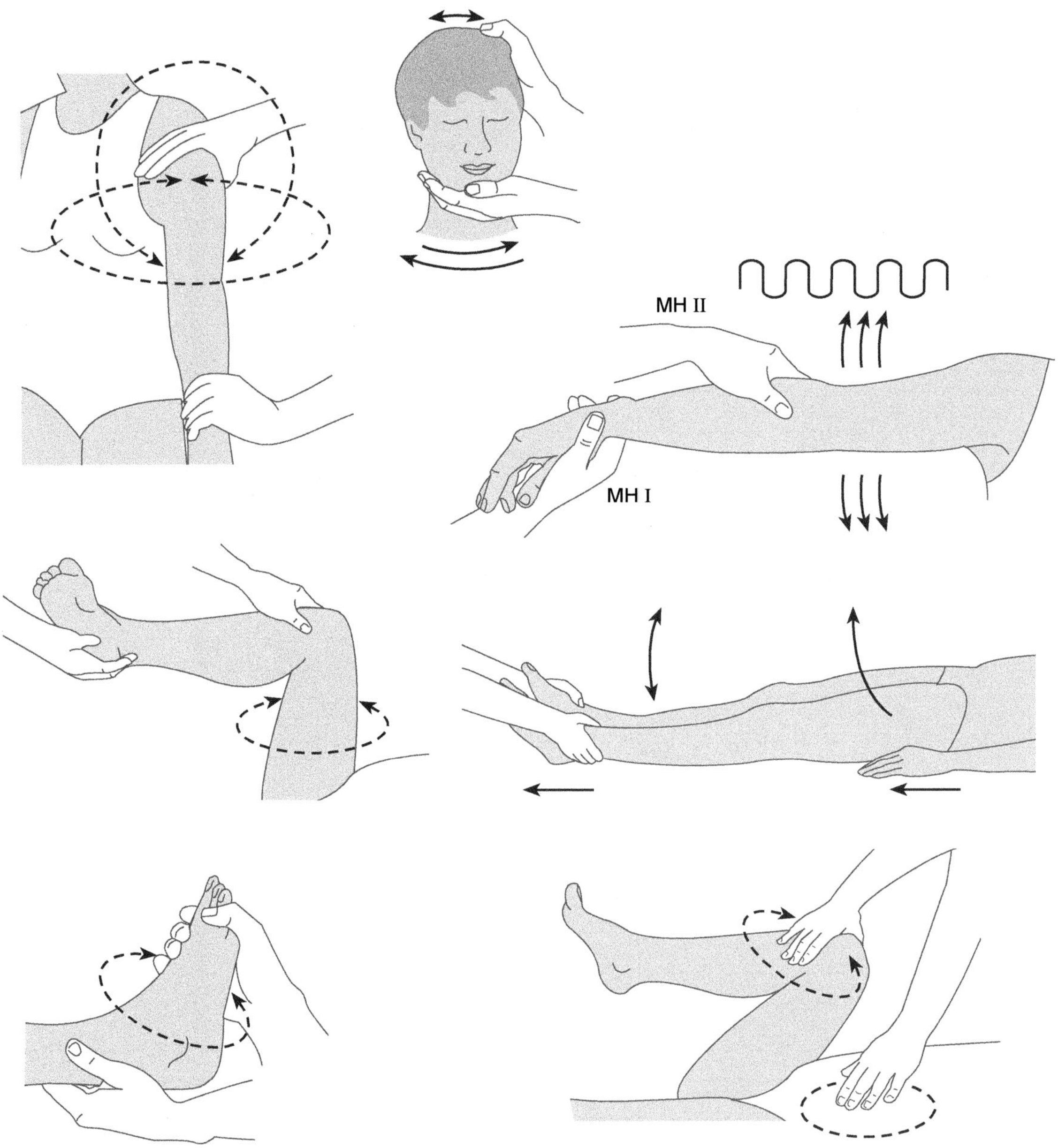

Abb. II-106 Techniken des Schwenkens/Rüttelns *(yao)*, Schüttelns *(duo)* und Rollens *(gun)*

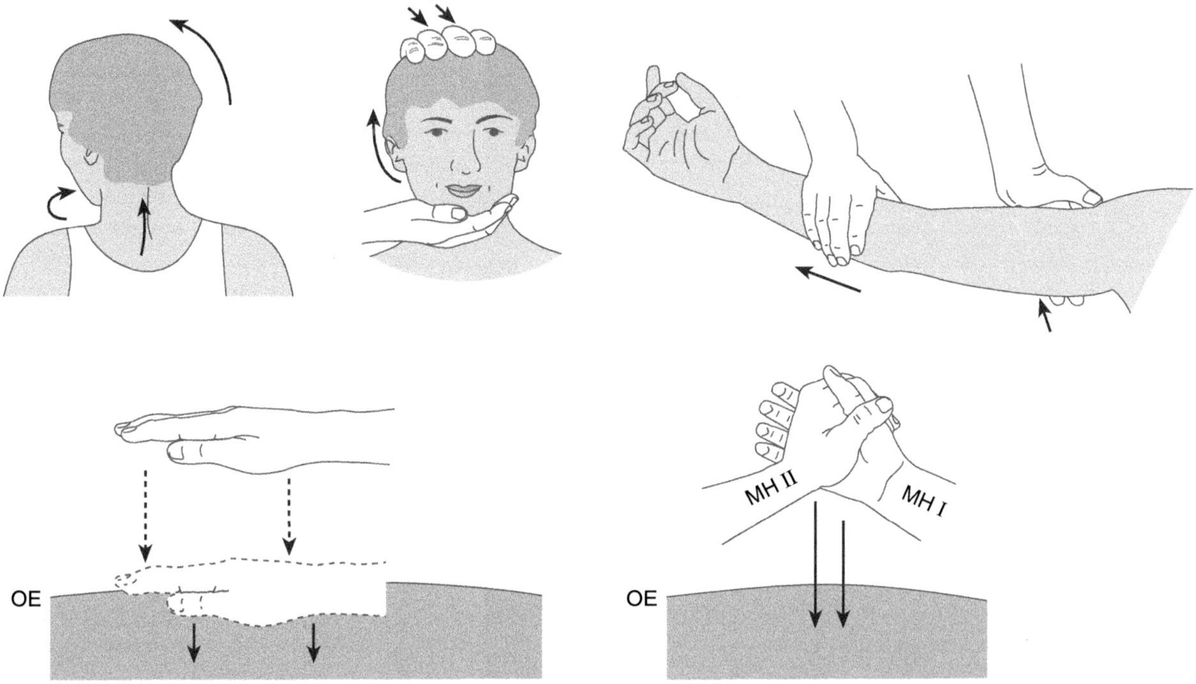

Abb. II-107 Techniken des Streckens *(pan)* und Klatschens *(pai)*

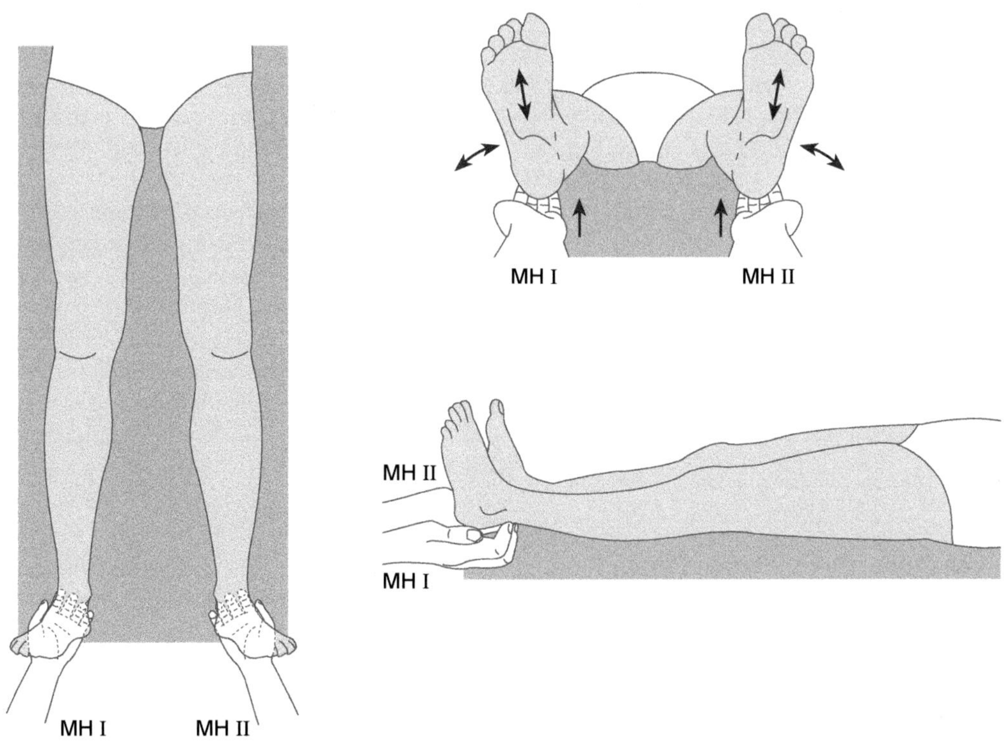

Abb. II-108 Geistige Technik: Über das Registrieren von unwillkürlichen Bewegungen werden typische Muster aufgedeckt und durch feinste Impulse gegengesteuert

Die psychische-seelische Technik

Dies bedeutet die affektive Einbettung des Körpers, und hier die eines Muskels, in das emotionale Geschehen. Die unterschiedlichen Techniken evozieren deutliche seelische und psychische Reaktionen. Je nach Einfühlungsvermögen und Reaktionsintensität in der Behandlung kann ein Muskelgeschehen so auch seine affektiv-emotionale Bedeutung zeigen.

In diesem Zusammenhang wirkt auch die Technik der Gezielten Gesprächsführung (siehe ➢Kapitel II.3.3).

Die geistige Technik

Es ist bekannt, dass das so genannte Mikrozittern der Muskulatur korrelierend zu emotionalen und geistigen Akten bestimmte Muster aufweist.

Durch langes konzentriertes Halten und feines Mitgehen von Muskelbewegungen lassen sich Muster erspüren, die eine konkrete emotional-geistige Gestalt hervorbringen und repräsentieren. Ein Reagieren aus dieser Gestalt heraus kann durch geschickte imitative Massagebewegungen im Muster dieser Gestalt provoziert werden (siehe auch Gezielte Gesprächsführung).

In diesem Sinne können z. B. die Beine an den Fersen durch beide Mutterhände gehalten werden. In der Folge des bloßen Haltens und der Registrierung unwillkürlicher Pulsationen und „Gehbewegungen" in den Beinen kann der Shiatsu-Behandler typische Muster und den Status von Fülle oder Leere genau wahrnehmen (➢ Abb. II-108).

SHIATSU-DIAGNOSE/-TECHNIK

Die Behandlung kann darin bestehen, durch feinste Impulse in den Mutterhänden die oszillierenden Bewegungsmuster hinsichtlich ihrer Typik zu bremsen, zu verstärken oder auszugleichen. Da die Shiatsu-Impulse nur sehr fein und dezent gesetzt werden, bestimmt hauptsächlich der Organismus des Patienten die energetischen Impulse. Dies hat zur Folge, dass sich in vielen Fällen das Bewusstsein mit in die Tätigkeit einschaltet: Es kommt zu einer Reaktion des Patienten über Ausdrucksbewegungen und Sprache.

Der Gebrauch solcher Techniken setzt ein besonders gutes Vertrauensverhältnis zwischen Therapeut und Patient voraus.

In diese Behandlungsrichtung zählt darüber hinaus auch die Technik der Gezielten Gesprächsführung.

Diese vorgenannten Techniken können allesamt helfen, an einem körperlichen Ort, an einer körperlichen *qi*-Gestalt die ganzheitliche Vielfalt dieses Ortes zu behandeln und zu diagnostizieren.

Durch die Verknüpfungen der Leitbahnen und Punkte werden völlig unterschiedliche Systeme körperlicher Verbundenheit und Entsprechung sichtbar. Der Bereich des Cutis-Subcutis-Musculus rectus femoris und Musculus vastus, wird mit seinen verschiedenen Anteilen als eine Entsprechung des *qi* der *Zuyangming* (Ma) Leitbahn gesehen, ebenso wie auch die dazu gehörigen Bereiche und Funktionen des Cutis-Subcutis-Musculus pectoralis major, das *qi* der Augen, der Zunge, der Lippen, des Süßen, des Magens, des Denkens, des Spätsommers, des Morgens usw. Diese Bereiche und Funktionen können als ein systematischer körperlicher und durch körperliches Erleben erfasster Zusammenschluss erfahren werden. Diese Zusammenschlüsse sind die Einheit der *Zuyangming* (Ma) Leitbahn und des Funktionskreises Magen *(wei)* sowie der Wandlungsphase ZHI YIN (Erde-Emblem).

Deshalb heißt es im *huangdi neijing suwen* sinngemäß: Zähle Hundert und vermute Tausend, zähle Tausend und vermute Zehntausend.

In der energetischen körperlichen Aufsicht tauchen unendliche *qi*-Verbindungen und Gestalten auf. Es taucht unweigerlich die Phänomenalität alles Erfassbaren auf und somit die Grenze des Erfassens.

Im Bereich des Erfassens gilt jedoch die auf die Behandlungen konkret bezogene verbindliche Systematik. Diese Systematik ist gewissermaßen eine energetische Physiologie, die von der „westlichen" Physiologie abweicht.

Werden z. B. Muskeltechniken (welche den Muskel als Muskelgewebe und -funktion behandeln) angewandt, dann tauchen die Verbindungen zur Seele und zum Geist unter deren primär körperlichen Prämisse auf. Der Körper-Leib ist selbst auch Seele und Geist. Er ist die untrennbare Einheit von wahrgenommener Wahrnehmung und wahrnehmenden Wahrgenommensein.

Um die Seele des Leibes zu erfahren, muss sich in der Behandlung der Leib als Seele selbst gewahr werden und erfahren. So kann durch die Behandlung der *Shoutaiyin* (Lu) Leitbahn z. B. der Rhythmus und die Pulsation des gesamten Leibes so schwingen und sich weiten, dass der Leib sich als diese seelische Weite fühlt. Plötzlich geschieht das Atmen wie ein gesamtes Pulsieren und Weben des ganzen Körpers, frei und leicht. Der Lebensprozess wird in seiner Weite als Körpergeschehen erfahrbar und darüber hinaus auch zur leiblichen Umgebung hin.

Auf diese Weise kann die Körperseele erlebt werden. Diese Dimension wird als *hun* und *po* bezeichnet. *Hun* und *po* sind die Energien, welche *yin* und *yang* gleich körperlich das Bewusstsein tragen und aufrechterhalten.

G. W. F. Hegel sagt hier: *„Die Leiblichkeit der Seele ist das, wodurch sie sich mit der äußerlichen Objektivität zusammenschließt."*

Die seelische Leibentfaltung hat eine spezifische Technik zur Korrespondenz. Diese Technik kann man umschreiben mit dem Bild: Das *yang* wecken, auf das *yin* warten. Durch *yang*-Techniken, die allesamt die oben erwähnten Eigenschaften haben können, wird das *yang* mobilisiert.

Die *yin*-Reaktionen können mit sämtlichen *yin*-Techniken beantwortet werden. Um die seelischen Reaktionen in den Vordergrund treten zu lassen, sollten die Techniken grundsätzlich auwartender und haltender Natur sein. Das Halten und Abwarten kann große Anteile einer Behandlung ausmachen und wirkt in die seelische Dimension.

Die yin-yang-Technik

Die *yin-yang*-Technik thematisiert das Gleichgewicht von *yin* und *yang* als Behandlungsstruktur. Dies ist nicht zu verwechseln mit dem erstrebten Gleichgewicht hinsichtlich von Fülle (*shi*, jap.: *jitsu*) und Leere (*xu*, jap.: *kyo*) oder von Stärke *(man)* und Schwäche *(kong)*.

Das *yang* wird nach dieser Gleichgewichtstechnik in seinen Bewegungen an und zwischen den zentralen-distalen Bereichen und in den Schichten von OE, ME, TE beobachtet, diagnostiziert und behandelt. Dabei repräsentiert das *yang* bevorzugt die Orte der Oberfläche, dem Distalen zu und den Kopfbereich.

Es werden dabei alle bekannten Shiatsu-Techniken angewandt. Die Wahl der Techniken ist abhängig vom Zustand der *yang*-Bereiche des Körpers.

Befindet sich das *yang* im Zustand der Fülle (*shi*, jap.: *jitsu*) oder der Stärke *(man)* werden dispersierende (sedierende) Techniken angewandt. Befindet es sich hingegen im Zustand der Leere (*xu*, jap.: *kyo*) oder der Schwäche *(kong)*, müssen konzentrierende (tonisierende) Techniken gewählt werden.

Beide Technikrichtungen führen zur normalen Reaktion des *yang*. Das sinnliche Körperbewusstsein wird aktiv und der Patient erlebt seine Gesamt-Körperlichkeit.

Unabhängig davon welche Technik verwendet wird, ist es entscheidend den Moment zu erfassen, an dem eine Technik das typische, normale *qi* geweckt hat. Im Kapitel die energetischen Aufsichten des Shiatsu und die Pulse wird diese Normreaktion des *qi* bezüglich der Pulse beschrieben.

Die Bezeichnung „normale Reaktion des Körpers" bezieht sich auf den bekannten medizinischen Referenzbereich von Anatomie und Physiologie hinsichtlich dessen allgemeiner Natur, jedoch erweitert durch einen Bereich der Normalität, für die das einzelne Individuum selbst das Maß ist. So kann ein Mensch auf mehr oder minder starke Weise körperlich gehandikapt sein und dennoch nach seinen eigenen Maßen ein normales Leben wie alle anderen führen.

Die zu beobachtenden *yang*-Reaktionen lassen sich nach den typischen Zuordnungen des *yang* beschreiben: Sicht- und erlebbare *qi*-Bewegungen des Aktiven, der Aktion, der Bewegung, des Verwandelns, des sich Entfaltens, Ausbreitens, des Zerstreuens und die Fähigkeit etwas Bestimmtes zu erzeugen, ohne selbst bestimmt zu sein.

Die Gesamtqualität all dieser *yang*-Zuordnungen wirkt eindrucksvoll nach außen hin und zeigt sich direkt sichtbar in der freien Aktion eines Lebewesens.

Um das *yang-qi* als normal, stabil, kräftig und reaktionsbereit zu erhalten und zu unterstützen, sind die entsprechenden Techniken angezeigt: Techniken des *kenbiki*, der eher kräftigen Reibungen und Pressionen.

Das Hauptaugenmerk liegt nun auf der Intensität und Dosierung, mit denen diese Techniken durchgeführt werden sowie auf ihrer zeitlichen Dauer, also ihrer Zeitgestalt.

Das *yang* soll nur kurz, aber deutlich geweckt werden. Sobald es wach ist, muss die *yang*-Technik einer *yin*-Technik weichen und so die *yin*-Reaktionen zum Tragen kommen.

Diese *yin*-Techniken können typischerweise haltende Techniken sein, die von sanften bis kräftigen Techniken umspielt werden und in die Tiefe wirken.

Das *yin* ist nach Aufsicht der zentralen-distalen *qi*-Bewegungen die zentrale Dimension und nach den Schichten von OE, ME, TE die innere und tiefere Dimension.

Das *yin* soll als Behandlung der Zeitgestalt länger und von der Richtung her in die Tiefe und zum Unbewussten hingehalten werden.

Diese grundlegenden *qi*-Direktionalitäten einer *yin-yang*-Behandlung entsprechen auch grundlegenden psychischen Bewegungsmustern, welche sich an der Körperlichkeit ausdrücken.

Dem *yin* entspricht das Struktive ,Vollendende, Korrespondierende und das Ruhende, Konkrete, Bewahrende sowie Verdichtendes und Determiniertes.

Nachdem das *yang* zum Pulsieren gebracht und erweckt wurde, soll direkt im Anschluss daran und im direkten Zusammenhang an denselben Orten komplementär zum *yang* das *yin* geweckt und gefühlt werden.

Das Verhältnis der yin-yang-Techniken

Die *yang*-Techniken sollten im Sinne dieser Gleichgewichtstechnik zuerst durchgeführt werden und im Verhältnis zu den dann folgenden *yin*-Techniken etwa ein Drittel der Zeit ausmachen.

Dadurch erleben sich Körper und Leib auf ihrer typisch konkreten Gestaltebene und gleichzeitig auf einer dazu geweiteten, seelischen Ebene.

Je nach Befund der energetischen Qualitäten und des Körperzustands müssen diese Techniken modifiziert werden, letztlich aber in dem beschriebenen Rahmen stattfinden.

Ein übermäßig energetischer *yang*-Zustand erfordert zwar eher dispersierende Techniken. Hierzu ist aber immer der zugehörige *yin*-Zustand, also die Energetik der Mittleren und Tiefen Ebene (ME, TE) zu beachten.

Das *yang-qi* kann durch sanftes oder kräftiges Manipulieren in eine andere Intensität und Direktionalität überführt werden. Hierbei ist die sich daraus entwickelnde Zeitgestalt wichtig. Tritt eine Veränderung ein, dann sollte das *yang* nur entsprechend seiner normalen Aktivität des Körperbereichs belebt werden. Gleichzeitig sollte damit begonnen werden im *yin*-Bereich zu arbeiten.

Ist das *yin* eher leer oder schwach *(xu, kong)* sollten auffüllende Techniken angewandt werden wie z. B. das stetige Halten in unterschiedlicher Druckstärke oder sanftes Kreisen und Pumpen. Das *qi* wird dabei durch rhythmische Techniken auf allen drei Ebenen (OE, ME, TE) im Puls der Leitbahn induziert und so hervorgelockt. Danach können sanfte oder kräftigere Belebungen appliziert werden.

Ist das *yin* eher fest und in Fülle *(shi)* oder in Stärke *(man)*, sollte es zunächst in den normalen Lauf gebracht werden. Häufig müssen hier Stauungen und Anhäufungen in Bewegung gebracht werden.

Entsprechende Techniken dafür sind ein in die Tiefe wirkender stabiler Druck und Halten des *qi* sowie rhythmische Impulsierungen gemäß dem Leitbahnpuls. Dabei sollte sich die Intensität der Manipulationen entsprechend der jeweiligen Reaktion verändern.

Tritt durch die genannten *yin-yang*-Techniken eine Reaktion ein, so ist die zuvor genannte ein Drittel – zwei Drittel *yang*- zu *yin*-Relation herzustellen.

Auf diese Weise werden Körper und Leib nicht nur als klare topologische Gesamtgestalt erlebt, sondern auch als Ausgangs- und Mittelpunkt eines körpergefühlten, psychischen Welterlebens in einer so bestimmten Balance. Der Ort des Körpers ist die gesamte Welt als *yinyang*-Verhältnis.

Diese Erfahrung wird noch erheblich durch das Bewusstsein geweitet und präzisiert, wenn die Behandlung auch die geistige Dimension im Körperlichen ergreift.

Dazu ist es notwendig, durch die vorher genannten Techniken Körper und Seele zu wecken, um dann in diesem Erwecktsein die geistige Dimension zu beleben.

Das Erwecken des Körper-Leibgeistes ist ein klares Bewusstsein davon, dass das körperliche Geschehen geistähnlich webt und geschieht und das dieses Wirken selbst ein Erkennen und Erfassen von Wirklichkeit ist.

Der Behandelte muss dazu, energetisch gesprochen, von der Dynamik der Mittleren Ebene erfasst sein. Diese Dynamik ist Verbindung von leiblicher und seelischer Gestalt als körperliche Aufsicht.

In diesem Zusammenhang bemerkt der Philosoph der Phänomenologie E. Husserl: *„Die menschlichen Leiber haben eine ‚andere Seite', eine ‚geistige' Seite."*

Auch F.W.J. Schelling schreibt: *„Dieses erste Leibliche hat aber in sich selbst eine leibliche und eine geistige Seite."*

II.2.5.3 Exkurs: Einheit von Körper-Seele-Geist – eine Fallgeschichte

Ist das Körperbewusstsein geweckt, so erfasst es simultan und spontan die Klugheit und Weisheit des Körperleibes. Es erfasst als und im Vollzug des Körpergeschehens und der Körperaktionen diese als geistiges Wirken. Auf diese Weise versteht das Körperbewusstsein z. B. die Müdigkeit als ein hochwaches körperkluges Agieren, und versteht, wie der Körper sich als leichter oder schwerer organisiert, warum er in bestimmter Situation auf bestimmte Weise handelt oder wie der Leib seine Umgebung leibbewusst wahrnimmt und mit dieser in Beziehung tritt.

Mit anderen Worten, es wird unmittelbar bewusst der Zusammenschluss einer Situation als Eigenaktivität erfasst. Es ist dabei nicht so, als ob das Bewusstsein und der Geist etwas, also einen objektiven Vorgang, verstehen, sondern der erlebte Sinn von Zusammenschluss als reales Zusammenspiel aller Momente einer Szene ist selbst Geist und Bewusstsein. Hier lässt sich eine wirkliche Trennung von Subjekt und Objekt nicht durchführen.

Es ist bekannt, dass die Anzahl der Nervenzellen im Bauchraum diejenige des Rückenmarks übersteigt. Das nervale Großgeflecht des Bauchraums wird auch als zweites Gehirn bezeichnet. Diese innere Handlungsrealität nimmt die Umwelt und die Innenwelt in komplexer Weise wahr.

Ebenso kann über den Solarplexus quasi gegenständlich gesehen werden oder in Akupunkturpunkte des Fußes injizierte Geschmacksstoffe wandern quasi erkannt über die entsprechenden Leitbahnen zum Sinnesorgan Zunge oder Nase und werden dort wachbewusst identifiziert.

Der Biologe und Neurobiologe H. Maturana folgert kategorisch: *„Lebende Systeme sind kognitive Systeme, und Leben als Prozess ist ein Prozess der Kognition."*

Die Gesamtheit der körperlichen Handlungsrealitäten lässt eindeutig Merkmale erkennen, die dem Geist zugeordnet werden. Das leibliche Geschehen ist in jedem seiner Momente und als offene Zukunft ein sinnvolles Austarieren und Erfinden von Selbst-Realität.

Dieses geistig-emotionale Tun des Körpers bewusst zu erfassen, ist ein weiteres Moment des Shiatsu.

Um zu verdeutlichen, was damit gemeint ist, möchte ich ein Beispiel aus meiner Praxis geben (darüber hinaus siehe auch die Fallgeschichte Krebs im letzten Teil des Buches)

Eine ältere Patientin von etwa 70 Jahren kam zum Zeitpunkt der hier erzählten Begebenheit schon viele Jahre zu Behandlungen.

Das Folgende ist die Beschreibung eines Erlebnisses, welches während einer Shiatsu-Behandlung plötzlich als erinnerte Gegenwart die aktuelle Gegenwart der Behandlung ausfüllte.

Während dieser einen Behandlung arbeitete ich an ihren Beinen. Mein Bestreben war es, den *qi*-Fluss der Beine aktiver mit dem Gesamtfluss des *qi* zu verbinden. An den Beinen lagen zwar Probleme vor, die aber nicht zu schwerwiegend waren. Die Beine neigten proportional zu einer gewissen Dicke, die Lymphzirkulation war phasenweise nicht aktiv genug und die Gelenke waren generell etwas instabil. Teilweise waren sie starr fixiert dann wieder regelrecht lose. Häufig litt ihr Gleichgewicht unter diesen kleinen Problemkreisen. In regelmäßigen Abständen hatte sie blaue Flecke, da sie gestolpert und irgendwo angestoßen war.

Im medizinischen Sinne lag hier jedoch keine besondere oder weitergehende Störung vor.

Während der Behandlung nun begannen beide Beine fein zu vibrieren. Dieses steigerte sich zu einem veritablen Zittern, schließlich entstanden kleine, unkontrollierbare Gelenk- und Muskelbewegungen, die zu einer erheblichen Eigendynamik der Beine führten.

Der Oberkörper wirkte im Gegensatz dazu wie erstarrt und diente, fest gegen den Boden gepresst, als Widerlager zu den Bewegungen des Unterkörpers.

In ihrem Gesicht war beides vereinigt: eine Starre und eine nervöse Beweglichkeit gleichzeitig. Die Dynamik des Geschehens drängte sichtbar weiter, doch wohin?

Wir hatten schon viel über ihr Leben gesprochen, aber ich konnte für diese Heftigkeit keinen rechten Grund finden. Das Einzige, was ich tun konnte war, sie stabilisierend zu begleiten.

Dann sprach sie bei geschlossenen Augen und mit zittriger Stimme. Sie erzählte simultan, was der Körper gerade lebte und erlebte. Dieser erlebte eine schreckliche Szene, fast zu viel für einen Menschen.

Dennoch soll sie erzählt sein:

Es war gegen Kriegsende in Berlin. Sowjetische Verbände rückten von Haus zu Haus vor. Sie (die Patientin) befand sich im Obergeschoss ihres Hauses mit ihrer zweijährigen Tochter. Ihr Mann war an der Ostfront gefallen. Nun kamen die Soldaten in ihr Haus. Schon waren sie unten im Flur, selbst voller Spannung und Angst.

Sie riefen nach den Bewohnern. Diese sollten mit erhobenen Händen herbei kommen. Da ging meine Patientin mit ihrer Tochter auf dem Arm langsam und zitternd die Treppe hinunter. Wohl mochten ihr schon fast die Beine versagen und ihr Oberkörper bildete eine zusammengepresste Einheit mit ihrer Tochter!

Da geschah es! Ein junger Soldat, der sicherlich mit seinen Nerven am Ende war, richtete seine Waffe auf sie und wollte wohl schießen.

Sie schloss die Augen, presste ihre Tochter ans Herz, drehte sich instinktiv zur linken Seite und ihre Knie wurden weich, zitterten; sie drohte zu stürzen.

Dann fiel der furchtbar laute Schuss.

Sie spürte nichts mehr und öffnete mechanisch die Augen: Vor ihr lag zusammengebrochen der Soldat, fast ein Junge, und der Schuss eines sowjetischen Offiziers hatte diesen niedergestreckt.

Der Offizier war selbst so furchtbar erregt, dass er sie heftig und emotional nur fortjagte. So rannte sie fort und um ihr Leben. So schnell ließ sie die Szene hinter sich, dass diese in ihrem fortgesetzten Leben fast nur mehr wie ein Albtraum wirkte.

Obwohl es letztlich unsäglich unbefriedigend, ja ungerecht ist, kann hier nur näher auf die Patientin eingegangen werden. Dieses Drama hat wie ein exemplarischer Blitz mehrere Menschen kurz vereinigt, wieder getrennt; es hat sie für immer geprägt und Gefühle zerstört, so wie bei Millionen anderer Menschen.

Die Patientin hatte dieses Ereignis fast aus ihrer bewussten Erinnerung verloren und kaum darüber gesprochen. Doch jetzt sahen sie und ich noch deutlicher, was ich schon immer gesehen und diagnostiziert hatte, ohne die volle Dimension erfasst haben zu können: Ihr Gangbild und ihre gesamte Körperlichkeit durchgingen in gewisser Weise immerzu diese Szene und oszillierten um diese bedrohte Balance. Lebenslang brachte der Leib es fertig, auf diese Vernichtung und Bedrohung hin eine Antwort, eine Lebensbewegung im wörtlichen Sinne immer neu zu erfinden.

Erst nach dieser Szene, in der sich Körper-Seele-Geist als Zusammenschluss erlebten, verstand meine Patientin viele Körper- und Leibcharakteristiken viel besser. Sie sah, wie der Leib immer wieder weitere Lebenswege gefunden hatte, wozu sie in ihrem Bewusstsein oft gar nicht fähig gewesen war.

Die individuelle, typische und lebendige Einheit der Lebenswirklichkeit

Durch diese angeführte Szene kann man exemplarisch sehen, wie eine sozialsituative Konstellation, ein seelisch-psychisches Empfinden, ein geistiges Agieren und körperliches Durchleben eine kontinuierliche Lebenswirklichkeit bilden. Diese Lebenswirklichkeit ist die komplexe Erscheinungsweise einer jeden Person und die unmittelbar gelebte geschichtliche Wirklichkeit dieser Person selbst.

Die oben genannten energetischen Ebenen (Sozialität, Psyche, Geist, Körper) stellen nur ordnende Aufsichten eines bewussten Erfassens dar.

Jede Ebene ist in den anderen enthalten und dasjenige, was diese Ebenen bezeichnen, existiert auch außerhalb von Sprache und Bewusstsein und stellt als wirkliche Einheit dasjenige dar, was die Selbstwirklichkeit eines Lebewesens (hier die Patientin) als solche ist: Die immer konkret individuelle Selbstgegenwart der inneren Person. Konkreter Mensch und Leben sind so eine prozessuale Wirklichkeitseinheit, von der von innen nur jenes konkrete Individuum Erfahrung hat, welches dieses Individuum als Eigenleben ist. Sprache und Bewusstsein können diese Dimension benennen, aber nicht ausfüllen.

In dem genannten Beispiel ist der energetische, lebendige Zusammenschluss der geschilderten Szene die sich erlebende Patientin selber. Dieses Erleben ist für den Shiatsu-Therapeuten als solches nicht erfahrbar und nicht erfassbar; dazu müsste er die Patientin selber sein.

Aber anhand der miterlebten Lebendigkeit dieses Zusammenschlusses, durch dessen regelmäßige Bedeutungsverweisungen kann der Shiatsu-Behandler durch große Nähe das Zentrum des Erlebens erahnen. Es darf nur nie vergessen werden, dass es sich bei diesem Verstehen immer um individuell geprägte Annäherungen handelt und eine grundlegende Differenz bestehen bleibt.

Derart kann in und während der Behandlung erfahren werden, was bestimmte Körper, Seelen- und Geistesprofile bedeuten könnten und wie diese Ebenen ineinander wirken.

Durch die Behandlung am Körper entsteht im Körper eine Erinnerung, welche real-assoziativ mit Seele und Geist verknüpft ist. Das Erinnern geschieht gleichzeitig in Körper, Seele und Psyche. Mit Hilfe der verschiedenen Techniken wird an allen Ebenen und an deren Zusammenführung gearbeitet.

Die Leitbahn- und Punkte-Technik

Die Technik, die den Körpergeist wach ruft, wird so durchgeführt, dass nach den oben beschriebenen Techniken zu Körper und zur Körperseele nun ein bewusstes und waches Körpererfassen der verschiedenen Wahrnehmungen entsteht, sodass mit dem Körper bewusst verstanden wird.

Dazu muss ein Bewusstsein gefördert werden, welches sich dem Körpergeschehen wahrnehmend überlassen und gleichzeitig in diesem Geschehen eine Abstandsspannung halten kann, in der Geschehen sich als Geschehenes festhalten und kommunikativ äußern kann.

Damit kommt zu den oben beschriebenen Techniken eine weitere hinzu. Diese Technik lautet:

Das Aufwecken des Körpergeistes und -bewusstseins. Hierzu werden vor allem die zwölf Leitbahnzweige *(jingbie)* behandelt. Über diese Leitbahnen können besonders schnell und direkt Körper-Orte und Geist-Orte verbunden werden.

Im Shiatsu werden die Leitbahnen und Punkte gleichwertig behandelt.

Grundsätzlich sei an dieser Stelle gesagt: Die Punkte sind Orte, an denen vor allem die vertikale Energetik (OE; ME; TE) samt ihrer Zuordnungen erfasst und behandelt wird. Die Leitbahnen hingegen sind Orte, an denen sowohl vertikal, als auch im Besonderen longitudinal und transversal gearbeitet wird.

Damit ist besonders in Bezug auf eine Behandlung der Leitbahnen die Beherrschung des Zwei-Hand-Shiatsu Masunagas eine unbedingte Voraussetzung für eine erfolgreiche Behandlung.

Die Behandlung der Punkte (xue)

Die Punkte werden in ihrer gesamten vertikalen Ebene behandelt; dort orientiert man sich zur Hilfe an den drei Ebenen: OE, ME und TE (➤ Abb. II-109).

Das *qi* wird durch spiralenförmigen Bewegungen im oder gegen den Uhrzeigersinn beeinflusst. Es kommen auch direktionale, lineare Stimulationen in alle Richtungen in Betracht. Die Behandlung der Punkte kann sehr unterschiedliche Qualitäten aufweisen, beispielsweise kann auch ein pressierender oder saugender Shiatsu-Impuls erfolgen.

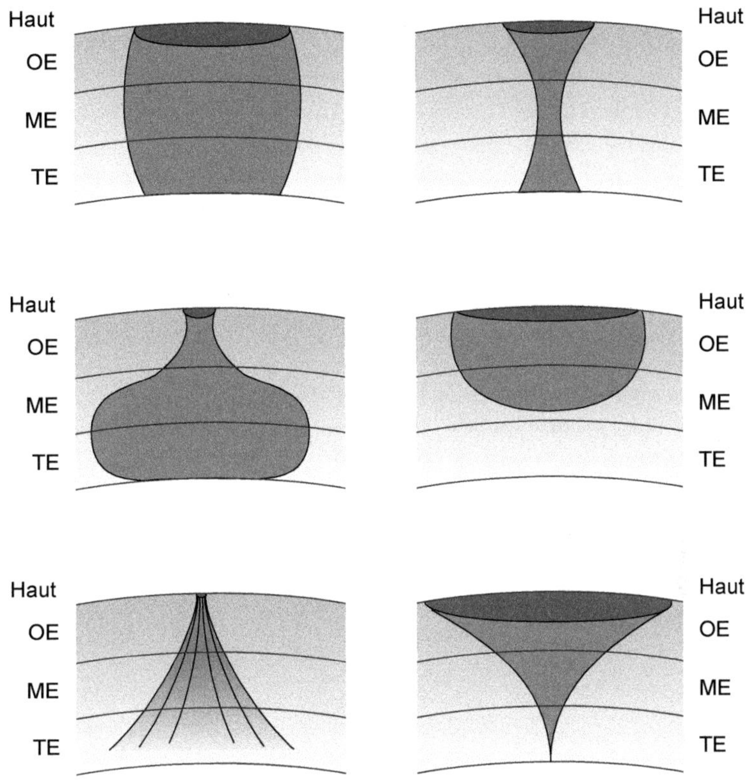

Abb. II-109 Formen von Punkten *(xue)*

Die Punkte werden im Allgemeinen durch den Druck der Daumenbeere behandelt, aber auch der Einsatz der anderen Fingerbeeren, einzeln oder im Verbund ist möglich. Zum Teil behandelt auch die ganze Hand einen Punkt oder der gezielte Fingernageldruck und auch mit allen anderen im Shiatsu eingesetzten Körperbereichen (Knie, Ellenbogen, Füße) können die Punkte behandelt werden (➤ Abb. II-110).

Die Behandlung der Leitbahnen (jingluo)

Hier gilt grundsätzlich das Gleiche wie bei der Behandlung der Punkte. Hinzu kommt, unter gezieltem Einsatz des *hara*, der Effekt des Zwei-Hand-Shiatsus. Beide Hände nehmen analog zur Punktebehandlung Kontakt mit dem *qi* auf. Der Entfaltung der Ausbreitung des *qi* im Verlaufe einer Leitbahn entspricht eine Entwicklung der

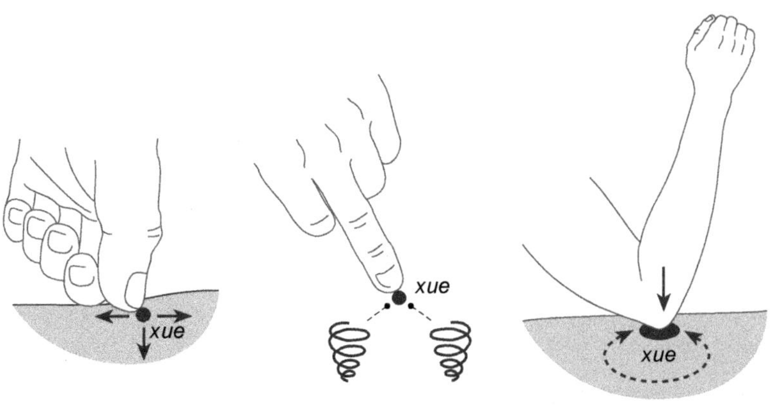

Abb. II-110 Behandlungsmuster von Punkten *(xue)*

bahnentsprechenden Kommunikation zwischen den beiden Shiatsu Mutterhänden.

Dazu liegen beide Hände teilweise oder flächig, nur mit einer oder mehreren Fingerbeeren an verschiedenen Stellen einer Leitbahn auf. So kann der typische Bahnverlauf oder das Bahngefühl durch die schrittweise Fortbewegung einer oder beider Hände im Leitbahnverlauf hergestellt werden oder die beiden Hände stellen in Distanz durch ihre wechselseitige Kommunikation eine *qi*-Reaktion entlang des Leitbahnverlaufs und somit in der Leitbahn her.

Diese Technik gilt für alle Leitbahnen.

Sämtliche Manipulationen, die an den Punkten vorgenommen werden, können auch an den Leitbahnen *(jingluo)* durchgeführt werden. Dazu kommen schiebende, ziehende und kreisende Techniken im oder gegen den Uhrzeigersinn, im longitudinalen Verlauf oder transversal (➤ Abb. II-111).

Die Muskel-Sehnen-Leitbahn-Tonifikation/ Sedation

Bei dieser Technik werden gezielt Leitbahnen bestimmter Muskel- oder Sehnengruppen tonisiert oder sediert.

Dazu wird zunächst eine Leitbahn oder ein Leitbahnabschnitt diagnostiziert, welcher besonders verspannt oder schwach ist. Es werden die jeweiligen Endpunkte und damit Übergänge dieser Leitbahnen oder einzelne Abschnitte aufgesucht.

Besteht eine Fülle *(shi)* oder auch Stärke *(man)* Kondition, so wird die Leitbahn und mithin die Muskel-Sehnen-Kette oder nur ein Bereich von diesen in eine maximale Dehnung gebracht. Die Dehnungsgrenze ist erreicht, bevor eine Weiterdehnung nicht mehr möglich und sinnvoll ist (physiologische Grenzen, Schmerzen usw.). Das heißt, dass selbst bei maximaler Dehnung noch ein gewisser Grenzspielraum besteht. Nun werden beide Hände oder Fingerbeeren auf zwei voneinander entfernte, signifikante Verspannungspunkte auf der Leitbahn stabil und drückend gelegt.

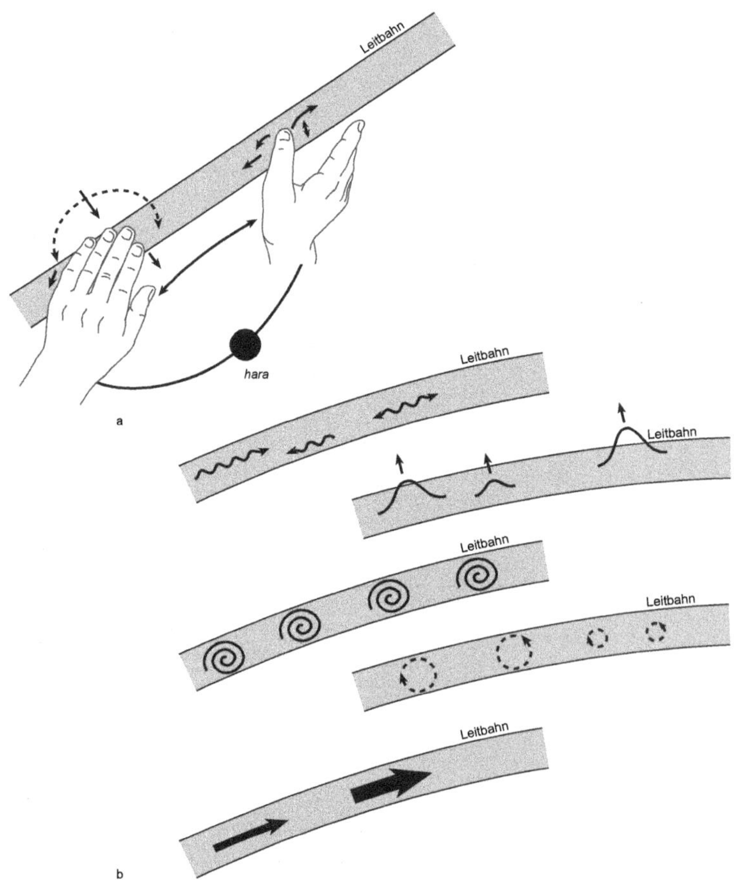

Abb. II-111 Behandlungsmuster von Leitbahnen *(jingluo)*

Durch Dehnung und Fingerdruck lagern nun eine Gesamtspannung und ein Gesamtdruck auf der Leitbahn oder deren Abschnitt.

Gegen diesen Druck bewegt der Patient nun mit einem Gegendruck stetig und kräftig den entsprechend gehaltenen Bereich, bis dieser an die entgegengesetzte Grenze seiner Bewegungsfähigkeit gekommen ist. Danach wird der Bereich entspannt gelagert.

Diese Gegenbewegungen können mehrfach wiederholt werden, in der Regel drei bis sechs Mal.

Bei einer Fülle *(shi)* Kondition erfolgen die ersten Gegenbewegungen mit und während der Ausatmung; die restlichen mit und während der Einatmung (➢ Abb. II-112).

Liegt eine Leere *(xu)* oder Schwäche *(kong)* Kondition vor, geschieht prinzipiell das Gleiche. Jedoch werden hier die Endpunkte an ihrer schwächsten Stelle mit stabilem und den Situs ausfüllenden Druck gehalten und nach der Dehnung der Leitbahn bis zum schmerzfreien Maximalpunkt erfolgt gegen den Druck des Behandlers eine aktive Gegenbewegung des Patienten. Dies findet zunächst mit und während der Ausatmung und dann mit und während der Einatmung statt (➢ Abb. II-113).

Der entscheidende Vorgang bei dieser Technik liegt darin, dass der Körper selbst reaktiv den Punkte- und Shiatsu-Druck sowie die aktive Gegenbewegung bei einer Fülle/Stärke *shi/man*) Kondition als Sedierungswir-

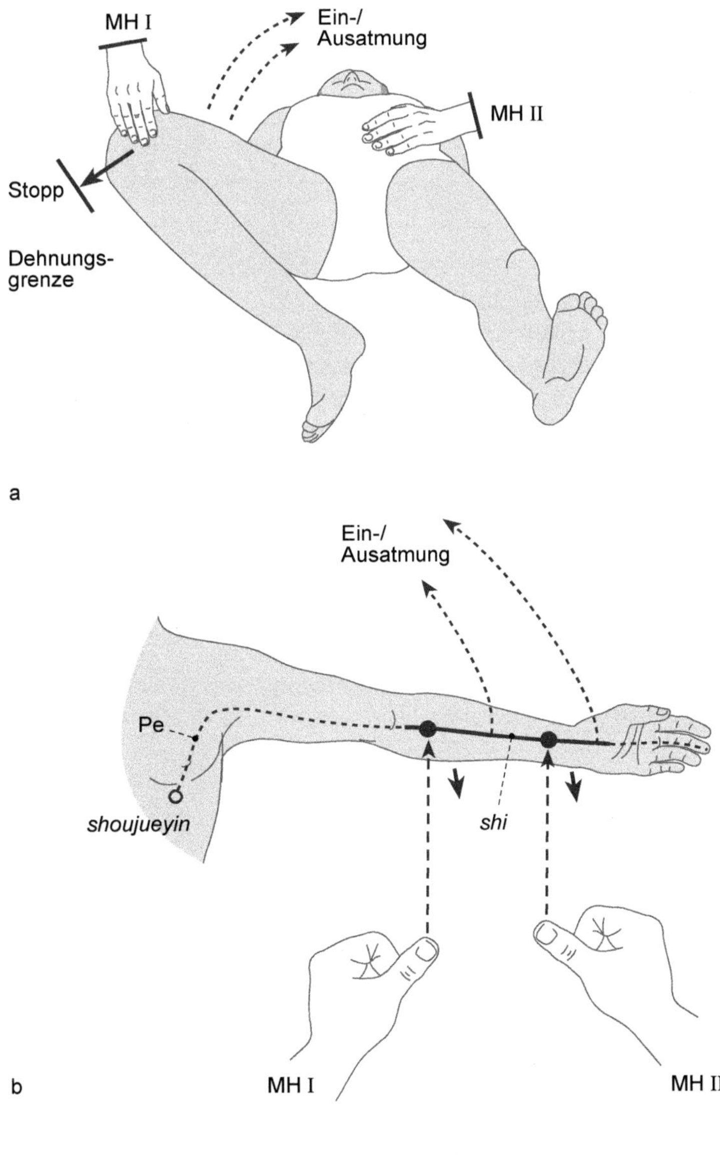

Abb. II-112 Beispiel einer Muskel-Sehnen-Leitbahn-Tonifikation

2

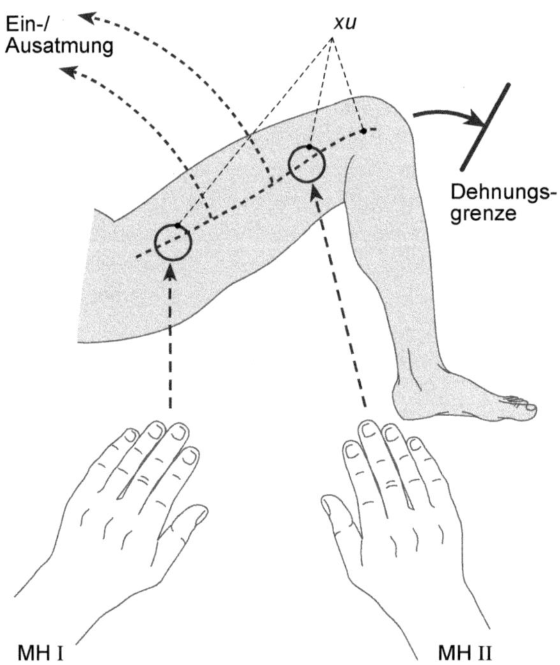

Abb. II-113 Beispiel einer Muskel-Sehnen-Leitbahn-Sedierung

kung und bei einer Leere/Schwäche *(xu/kong)* Kondition als Tonisierungswirkung erzeugt.

Bei einer Fülle/Stärke *(shi/man)* Kondition baut der Gegendruck durch die Technik einer bewussten, langsamen und kontinuierlichen Ausatmung überladende Energien so ab, dass der Gegendruck nicht zu heftig wird, es also zu einem langsamen Spannungsabbau kommt. Der anschließende Gegendruck bei der Einatmung baut dann bei schon sediertem Gegendruck zusätzlich die übermäßige innere Drucklenkung ab.

Eine vorliegende Schwäche/Leere *(xu/kong)*-Kondition erzeugt zunächst bei Gegendruck während der Ausatmung eine innere Kraftlenkung aus dem *hara* und schließlich bei der Einatmung eine aktive Haltung während der Gegendruckbewegung.

Die Hauttechniken

Sämtliche Techniken können hervorragend auf der gesamten oberen Haut eingesetzt werden. Ruhige und haltende Techniken ebenso, wie dynamische und verwirbelnde Techniken. So können die Abwehrkräfte und die Grenzsensibilität des Organismus stimuliert und die Wachheit und das Wohlbefinden des Patienten gesteigert werden.

Die emotionale Flächen-Bahnen-Segment-Behandlung

Die folgende Darstellung entspricht der allgemeinen Behandlungsordnung indem zuerst die Extremitäten und der Kopf behandelt werden. Danach bewegt sich die Behandlung zum *hara*, um abschließend noch einmal den gesamten Körper zu erfassen. Das *hara* und das Becken stellt den mittelpunktartigen Kreuzungspunkt der emotionalen *qi*-Bewegungen dar.

Die tatsächliche Behandlung muss sich im Verlauf jedoch nach dem Bedarf der einzelnen Bereiche richten und so häufig in einer anderen Reihenfolge verfahren. Sie sollte jedoch immer zum *hara* als Mittelpunkt zurückkehren.

Beine und Füße

Die Arbeit an den verschiedenen energetischen Systemen ist zugleich die Beschäftigung mit den diesen Systemen zugeordneten Emotionen, Empfindungen und Ausdrucksweisen.

So weiß jeder Shiatsu-Behandler gemäß den Entsprechungen der Wandlungsphasen und der Funktionskreise *(zangxiang)* in welchem Zusammenhang emotionale Äußerungen während der energetischen Behandlung stehen können.

Die Emotionen und Empfindungen stehen auch in engem Zusammenhang mit bestimmten flächenartigen und segmentalen Körperbereichen. Sie sind dort gewissermaßen örtlich-funktionell und physiologisch verwurzelt.

Bei der Behandlung an Füßen und Beinen kann es zu bestimmten psychischen Reaktionen kommen. Die Füße sind, als weit vom Kopf entfernte Orte, Zonen maximaler Sensibilität bezüglich der Grenze von Organismus und Umwelt. Füße und Beine haben zusammen mit dem Promontorium (best. Bereich im kleinen Becken) eine große Bedeutung für die Aufrechterhaltung des Gleichgewichts. Sie sind damit ein praktisches Symbol von Selbst-Ständigkeit. Zusammen mit dem Gleichgewichtssinn wirken in diesem Bereich auch Gefühle gegenüber Höhen und Tiefen (Höhen-, Fallangst).

Beine und Füße sind im *hara* regelrecht verwurzelt. Somit stehen sie insbesondere mit den Funktionen der Organe im unteren *hara* in enger Wechselwirkung.

Psychische Reaktionen auf die Behandlung an Beinen und Füßen entwickeln sich in Bezug zu den genannten Bedeutungen. Häufig sind Gefühle und Verspannungen dieses Bereiches mit dem Unbewussten aufgeladen. Der untere Körperbereich trägt in sich die Bedeutung einer Verwurzelung, Sicherheit und gewissermaßen auch einer heimatlichen Geborgenheit.

Alle Formen des Durchhaltens beziehen aus diesem Bereich viel Energie. Insofern sind Beine und Füße bei Überbelastungen, besonders chronischer Art, sehr verspannt.

Hände und Arme

Diese Körperbereiche sind im Thoraxbereich verwurzelt und stehen damit in enger Assoziation zu dem gesamten rhythmischen System. Alle Formen des Ausdrucks und der inneren Bewegung erfahren hier ihre Manifestation durch die Extremitäten, z. B. als die bekannten Formen der Gestik.

Arme und Hände führen dem Körper notwendige Mittel (Nahrung, Gefühle) zu oder weisen nicht Gewolltes zurück. Damit spielen sie in der Kommunikation mit der Welt und der gedanklichen Verarbeitung eine große Rolle. Die freie Entfaltung von Armen und Händen spiegelt die freie Erfahrung, die ein Kind und Erwachsener sich von der Welt machen konnte und kann.

Sie spiegeln auch Überforderungen oder, besonders im Verein mit der Schulter-Nacken- und Rückenmuskulatur, das Zurückhalten von Impulsen wieder. Häufig ist die tiefe Muskulatur der Unterarme schmerzhaft verspannt und eine freies Fließen des *qi*, mit der Emotion des Loslassens kaum möglich.

Thorax und Hals

Der Thorax als Gehäuse des rhythmischen Systems hat sehr viel mit den Formen spontaner, unwillkürlicher Bewegung, auch innerer Emotionen, zu tun. Die Regungen dieses Bereichs, wie z. B. Atemfrequenz und Herzschlag, werden vom Patienten meist relativ bewusst wahrgenommen.

Der thorakale Bereich wird durch die Diaphragmabewegung von innen dynamisiert. Der Atmungsprozess und Atemrhythmus kann über das Diaphragma gut gesteuert und beeinflusst werden. Zugleich ist damit das Diaphragma und der Thorax ein zentrales körperliches Mittel um emotionale Bewegungen zu bremsen, zu blockieren, nur sukzessive zuzulassen oder diesen einen besonders starken Ausdruck zu geben.

Der Habitus des Thorax spiegelt deutlich charakterliche Formen der Ausdehnung, des Atemverhaltens, der

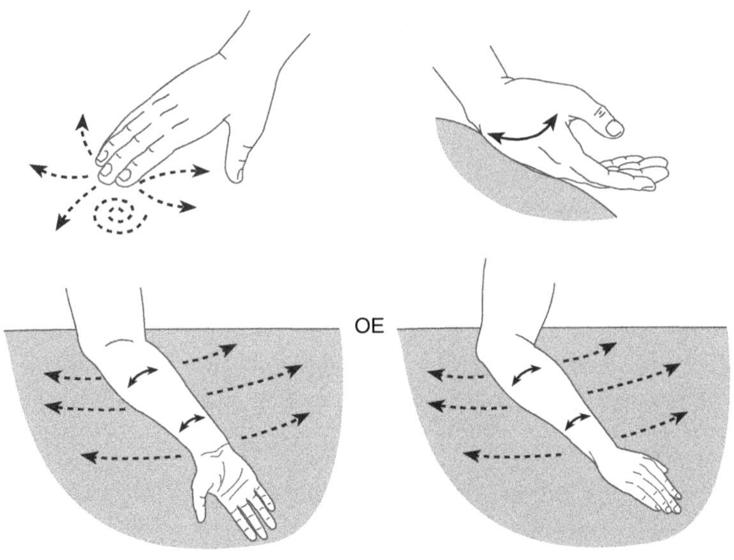

Abb. II-114 Techniken zum Einsatz auf der oberen Haut

Stille und des An-sich-Haltens oder auch die der Zurücknahme, des Verzagens und des Einsinkens wider. Gleichfalls offenbaren sich in ihm auch die Bewegungsformen der spontanen Gefühle und der inneren Bewegtheit.

Der Thorax ist auch das Vorfeld unbewusster, starker somatischer Impulse, welche sich weiter zum Hals fortpflanzen. Der Hals und dessen Muskulatur spielt in den Prozessen des Ausdrucks von Impulsen oder deren Unterdrückung und Zurückhaltung eine wichtige Rolle. Im Halsbereich entscheidet sich, ob innerer Impulse frei nach außen fließen können und so zu hörbaren Atem, zu Lauten und zu Stimme werden.

Dort entscheidet sich darüber hinaus, wie viel von außen aufgenommen und sozusagen hinuntergeschluckt wird. Analog zu einer Übersättigung und reaktiven Würge- oder Brechreizen durch Nahrung, kann Gleiches auch durch ein Zuviel an Belastungen ausgelöst werden. Ein Mensch, welcher sich derart übernimmt und überlastet, kann durch sein Körpergefühl und durch Übungen sehr deutlich spüren, wie diese Überbelastung z. B. akut die *Zuyangming* (Ma) Leitbahn energetisch überfordert. Lässt dieser Mensch seine Körperreaktionen auf solche Belastungen zu, dann verspürt er im Halsbereich und im tiefen Schlund möglicherweise Übelkeits-, Kloß- oder Würgegefühle.

Ein Zulassen dieser Gefühle erzeugt einen Impuls für den Würgereflex. *qi* steigt nach oben und entlädt sich beispielsweise in unwillkürlichen Diaphragmabewegungen, Tränenfluss, Temperaturenwechsel.

Zur tiefen, inneren Halsenergetik zählen auch der Charakter und die Qualität der Stimme. Der Halsbereich stellt energetisch einen der deutlichen Übergänge von bewussten und unbewussten, von zurückgehaltenen und frei hervorfließenden sowie von spontanen und geplanten Eigenschaften, Verhaltensweisen der charakterlichen Prozesse dar. Insbesondere bildet hier der Ausdruck der Stimme typische Reaktionsweisen ab.

Der hintere Hals bzw. Nacken spiegelt im Verein mit der Rücken- und Schultermuskulatur Überlastungen und Anstrengungen wider. Häufig nehmen Kopfschmerzen hier ihren Ausgang.

Am Rücken zeigt sich das synergetische Wechselspiel der Kräfte der Aufrichtung und wie diese genutzt werden. Muskuläre und nervliche Belastungen lassen diesen Bereich chronisch oder akut verspannen.

Der Rücken reflektiert auch den uneinsehbaren hinteren Raum aus dem Belastungen, Gefahren oder auch Ruhe einströmen kann. Damit besitzt der hintere Raum große Affinitäten zum Unbewussten. Der Rücken zeigt deutlich die Tendenz und die Kräfte der Aufrichtungs- und der Einsink- und Einrollkräfte. In der frei oszillierenden Bewegung der Wirbelsäule kommt eine gute Balance zwischen abgeforderten und vorhandenen Kräften zum Vorschein.

Das Gesicht und der Kopf

Die gesamte Gesichtsmuskulatur kann in den Shiatsu-Behandlungen deutlich erspürt werden. Spannungen oder normal tonisches Gewebe kann um den Mund, an Wangen und Nase, an den und um die Ohren sowie in den Augenorbita samt Schläfen-Stirn Bereich diagnostiziert werden.

Auch der gesamte Schädel im Kopfhaarbereich kann diagnostisch erfasst werden. Die Kopfhaarspannung reflektiert aktuell den Zustand des *qi*. Hyperalgetische Kopfbereiche zeugen von Überbelastungen, aufgequollene und eingesunkene Bereiche ebenso. Hyperalgesie kann eine akute Überforderung der Wandlungsphase TAI YANG (Feuer-Emblem) und im Funktionskreis Blase *(pangguang)* zu Grunde liegen. Aufgequollene Orte reflektieren chronische Anstrengungen und eingesunkene Bereiche eine Tendenz zum Schwund der zunächst aktiven Energien.

Emotionale Erregungen wirken sich schnell akut auf das Schädelgebiet aus.

Auch psychische Anstrengungen sind klar im Gesichtsbereich und den dazu gehörigen Sinnesorganen zu sehen. Wein- oder Würgeimpulse zeigen ein verspanntes Kinn und eine in diese Verspannung einbezogene Unterlippe. Ein schmaler Mund reflektiert kräftige Spannungen im Kiefer und damit eine Belastung, die tendenziell zu groß ist.

Eingezogene oder geblähte Nasenflügel zeugen von innerer Erregtheit und akuten Spannungsimpulsen.

Die Augen lassen klar Belastungen, Frische oder Ermüdungen erkennen. Zusammen mit dem direkten Augenausdruck lässt sich die psychische Befindlichkeit recht schnell ablesen.

Während der Behandlung ist an der Schwere oder Leichtigkeit des Kopfes auch zu diagnostizieren, ob der Patient eine angestrengte und harte Schwere oder eine stabile und solide Leichtigkeit aufweist.

Der Bauch und Beckenbereich

Hier gilt das oben Genannte zu den unteren Extremitäten. Der Bauchraum trägt energetisch die aktuelle und dauerhafte Kraft der Lebendigkeit in sich. Die Schwangerschaft und das entstehende Leben sind sichtbarer Ausdruck davon.

Die Spannung in der schützenden Bauchdeckenmuskulatur zeigt, wie kräftig dieser Bereich stabilisiert oder ungenügend oder übermäßig geschützt wird. Während der Behandlung des *hara* ist direkt zu erleben, ob der Patient entspannungsfähig oder chronisch angespannt ist.

Das *hara* wirkt wie ein eigenständiges Lebewesen. Die dortigen energetischen Ereignisse lassen sich nur bedingt willentlich beeinflussen. Die mächtigen Ladungsimpulse des intramuralen Nervengeflechtes und insbesondere die des Solarplexus stellen eine eigenständige Energetik dar und werden bei entsprechender Stärke deutlich von den Patienten wahrgenommen. Diese Wahrnehmung ist häufig auch mit Ängsten assoziiert, allein schon deshalb, weil dieses Geschehen dem willentlichen Zugang zum Teil verschlossen ist.

Zugleich ist dieser Bereich generell mit lustvollen Gefühlen verbunden. Die genitale Lust, die Lust einer befreienden Entleerung oder einer sättigenden Aufnahme kann hier, ebenso wie die Lust an einer starken Mitte und einem deutlichen Kraftgefühl sowie an einem stabilen Gleichgewichtserleben wahrgenommen werden.

Psychische Profile reflektieren sich akut und chronisch im *hara*. Emotionale Stabilität kann hier genauso diagnostiziert werden wie besonders ausgeprägte Empfindsamkeit. Besonders das generell zurückgezogene oder aufgeblähte *hara* reflektiert innerpsychische Bewegungsrichtungen.

Bauchgefühle sind besonders bei Kindern noch bewusstseinsnah und mit aktuellen Befindlichkeiten, oder auch mit chronischen, gekoppelt.

Gesamtkörper

Der Habitus des gesamten Körpers lässt Rückschlüsse auf emotionale Zustände zu. Besonders der Zustand der Muskel-Sehnen-Ketten und des gesamten Gewebes stellt einen Spiegel der inneren Gestalt dar, welcher durch die Shiatsu-Berührung gut erfasst (wortwörtlich) werden kann. Der Zustand der Wandlungsphasen ZHI YIN (Erde-Emblem) und SHAO YANG (Holz-Emblem) repräsentiert sich deutlich in der Verfasstheit und Form des Fleisches, sowie durch die Ausprägung und Flexibilität der Muskeln und Sehnen.

Auch die Fähigkeit des gesamten Körpers zu pulsieren, spiegelt eine ausgeglichene Energetik wider. Vorzüglich kann die Pulsation durch die Wandlungsphasen SHAO YIN (Metall-Emblem) und TAI YANG (Feuer-Emblem) erfasst werden (siehe besonders das Kapitel ➤ II.2.4.1 zu den Pulsen).

Der Gesamtkörperpuls, welcher auch den gesamten Leib rhythmisch um dessen körperliche und energetischen großen „Gelenke" schwingt, ist sehr bedeutsam. Wie oben gesagt, spielt der Orgasmus- oder Lebensreflex hier eine diagnostische Rolle. Ein solcher freier Reflex lässt den Körper unwillkürlich um die großen energetische „Gelenke" schwingen (➤ Abb. II-115).

Ein freies Schwingen um die energetischen Knotenpunkte geht einher mit freien emotionalen Ausdrucksbewegungen. Die Emotionen fließen zwischen den Momenten der Hingabe und der Straffung, zwischen Empfindsamkeit und Robustheit, zwischen Weinen und Lachen. In diesen Aspekten wirkt besonders die Geschmeidigkeit des TAI YIN (Wasser-Emblem) deutlich und die unwillkürliche Pulsation der Tiefenpersönlichkeit als Wasserorganismus (siehe Ausführungen von F. Kraus im ➤ Kapitel I.2 Die wissenschaftlichen Grundlagen des Shiatsu).

Sichtbar tritt so die emotionale Wandlungs(phasen) fähigkeit in Erscheinung.

Die generelle Shiatsu-Technik bezüglich der emotionalen Einfügung in den Behandlungsablauf besteht darin, einerseits die Leitbahnen, Punkte und deren energetische Zirkulationen zu behandeln und andererseits die Orte der körperlich-emotionalen Zentrierung und Verwurzelung zu behandeln.

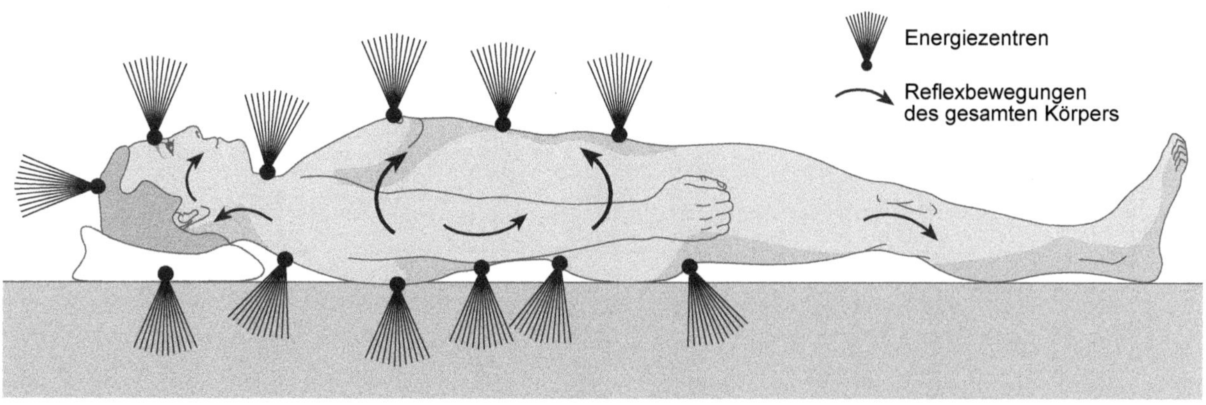

Abb. II-115 Die entscheidenden Energiedrehpunkte der körperlichen und energetischen großen „Gelenke" entsprechen in etwa der Lage der Chakren.

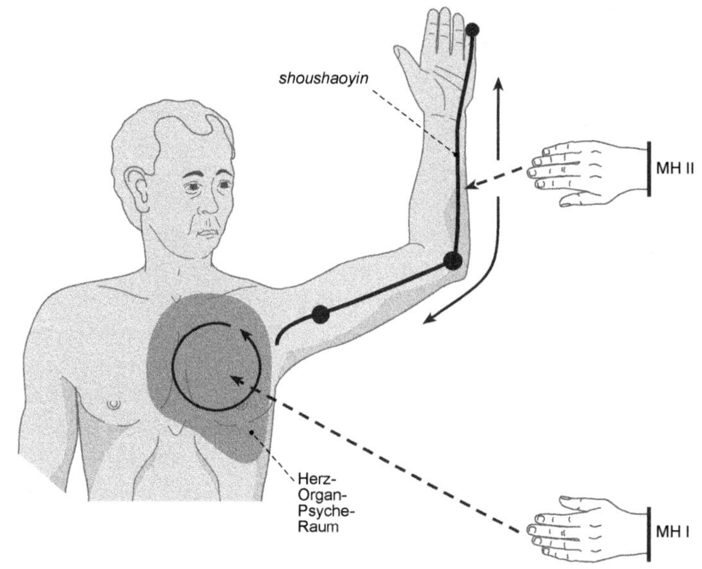

Abb. II-116 Die Mutterhand II (MH II) behandelt den emotional zugeordneten Körperbereich.

Indem z. B. die Mutterhand I (MH I) die zirkulatorischen energetischen Systeme *(jingluo)* behandelt, behandelt die Mutterhand II (MH II) die entsprechenden emotional zugeordneten Körperbereiche. Diese Bereiche werden generell flächig und haltend behandelt. Psychische Reaktionen können dort körperlich und als Pulsgeschehen klar in den verschiedenen Formen der Pulsbilder gefühlt werden (➤Abb. II-116).

Die MH II sucht erregte oder stagnierte Orte flächig und voluminös zu beruhigen, zu beleben und zum Ausdruck zu animieren (➤Abb. II-117). Die entsprechenden *qi*-Reaktionen und das Einpendeln der Normalpulse und energetischen Normalzirkulationen zeigen an, dass sich die psychische Energie mit allen Ebenen des Organismus verbindet.

Die MH II kann suchen, Erregungen zu verstärken, um sie zu mobilisieren und in die Gesamtzirkulation

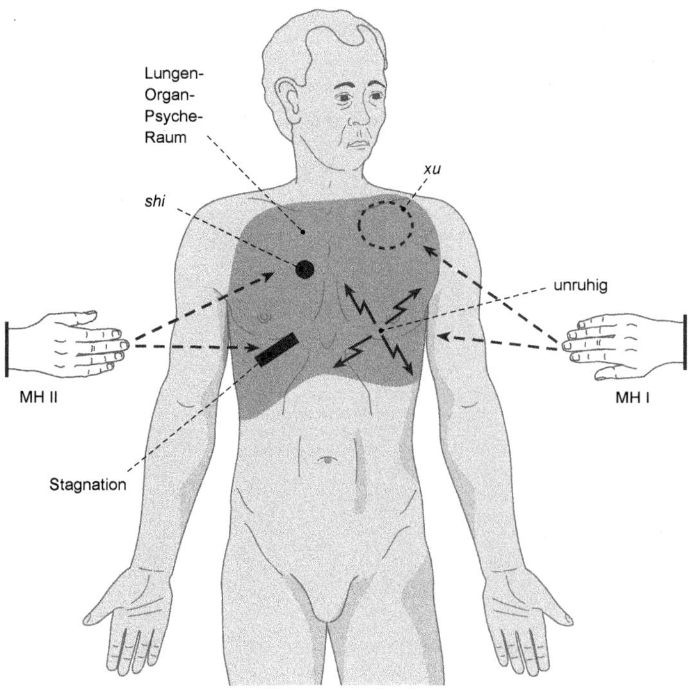

Abb. II-117 Die Mutterhand II (MH II) widmet sich erregten oder stagnierten Orten.

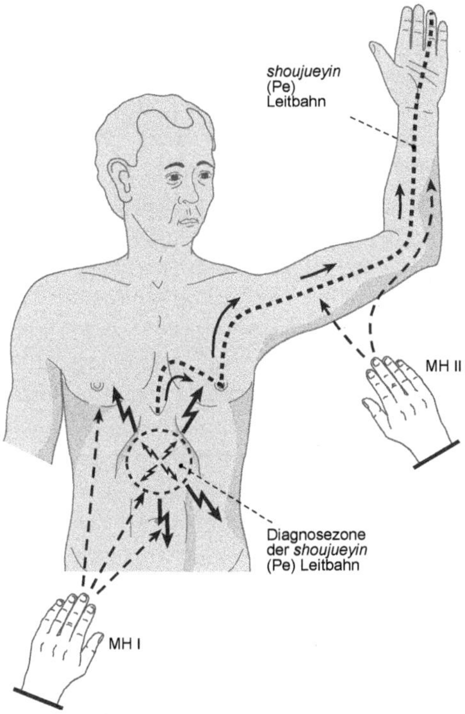

Abb. II-118 Die Mutterhand II (MH II) beruhigt heftige Impulse.

einzuspeisen. Andererseits müssen heftige Impulse eher beruhigt werden, wenn offensichtlich ist, dass die energetische Zirkulation hier noch keinen Weg gefunden hat, mit dieser Energie umzugehen.

Energetisch stumme oder stille Zonen können belebt und zur Bewegung gebracht werden (➤ Abb. II-119). Anhand der Reaktionen ist darauf zu achten, ob der Organismus in der Lage ist diese Belebungen zuzulassen und zu „verdauen".

Der Shiatsu-Therapeut muss bei Anwendung all der genannten Techniken und *qi*-Reaktionen das klare innere Grenzmaß kennen, welches ihm sagt, wann, welche Technik wie lange indiziert ist.

In der Regel zeigen die *qi*-Reaktionen und das energetische Einpendeln der Normalpulse dieses Maß an. Die richtige Bewertung dieser Reaktionen als Bedingung für die richtige Durchführung dieser Behandlungsform setzt eine gewisse praktische Behandlungserfahrung voraus.

Sollten die entsprechenden Reaktionen sich nicht einstellen, dann kann die Behandlung eine Arbeit auf zusätzlicher Ebene verlangen. Dies ist zum Beispiel die Ebene der Gezielten Gesprächsführung. Erst wenn der Patient seine körperlichen Sensationen und emotionalen Empfindungen mit seiner sprachlichen, geistigen Dimension und Icherfahrung zusammenbringen kann, können sich energetische Prozesse sinnvoll im Organismus verteilen und steuern (siehe Gezielte Gesprächsführung).

Findet kein Fortgang der Behandlung in diese Richtung statt, sollte der Shiatsu-Behandler versuchen, die Behandlung in den Bahnen eines stabilen Behandlungsrahmens zu halten.

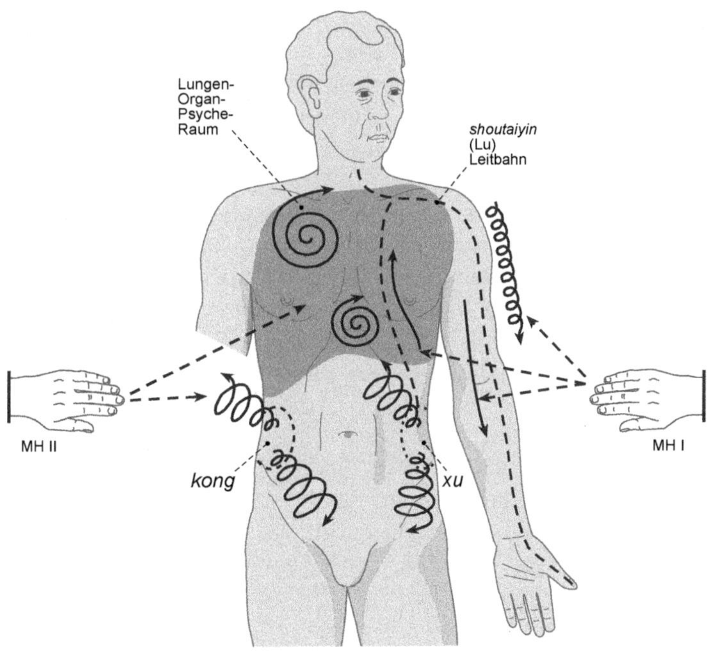

Abb. II-119 Die Mutterhand II (MH II) belebt energetisch stille Zonen.

2

Ashi-Punkte (ashi xue) und Ashi-Leitbahnen (ashi jingluo)

Zur Zeit der Tang Dynastie (618–907 n. Chr.) wurden in China von Sun Simiao erstmalig Punkte, die sich ad hoc ergaben erwähnt. Er gab ihnen den Namen *ashi*-Punkte. *Ashi* bedeutet so viel wie: ja richtig! Weitere Namen für diese Punkte lauten *buding xue, tianying xue* und im Japanischen *montoketsu* oder *ashi-tsubos.*

Heute sieht man diese Punkte als Nervenpunkte, Triggerpunkte, als Myalgien oder Verspannungspunkte an. Der eigenständige energetische Charakter dieser Punkte ist weitgehend in den Hintergrund getreten. Shiatsu-Schulen wie die von S. Masunaga oder W. Ohashi, stellen diese Punkte jedoch den anderen Punkten als gleichwertig zur Seite.

Die *ashi*-Punkte sind individuelle Erscheinungen und als solches Unikate. Sie sind mithin an einem individuellen Körper nicht vorab schon topologisch und topografisch festgelegt, sondern sie entwickeln sich im Laufe der typischen Individuation eines Leibes.

So wie sie entstehen und bestehen können sie auch vergehen. Erst die aktuelle Behandlung, also die Begegnung im Zeitstrom des Gegenwärtigen, lässt diese Punkte zur Aufsicht gelangen.

Sie können sowohl während der Begegnung als aktuelle Zeitgestalt entstehen und vergehen oder dauerhafterer Natur sein. Punkte als gegenwärtige aktuelle Zeitgestalten können einer Dynamik unterliegen, die nicht festgehalten werden kann. Fluktuierende Punkte können durch den Therapeuten notiert werden, bei einigen *ashi*-Punkten ist dies aber nicht nötig, da sie fixe Zeitgestalten mit eindeutiger Topographie sind.

Will man in der Behandlung einen Leib nicht nur auf dessen allgemeiner Ebene behandeln, sondern in seiner typisch einmaligen Individualität, dann ist die Arbeit an den *ashi*-Punkten unerlässlich.

Die *ashi*-Punkte sind ein Teil eines so genannten „energetischen Fingerabdrucks". Der Lebensstrom dieser fluktuierenden, unikaten Energetik der Existenz ist als solches kaum erfassbar oder festhaltbar, verliert sich in der Unendlichkeit eines energetischen Geschehens und stellt dennoch selber die absolute Dimension als Selbsterlebnis dar. Dieses Selbsterlebnis ist die Selbstgegenwart eines jeden Menschen und wird in jedem als Ich angesprochen.

Durch die energetische Berührung des dynamischen *ashi-qi*-Geschehens ist somit eine wesensmäßige Berührung der Zeit-, Energie- und Existenzgestalt des Ich berührbar; jedoch nur im Loslassen.

Damit ist der Grundgehalt einer Technik, die mit der energetischen Tiefe des *ashi-qi*-arbeitet, schon angedeutet: Sie muss zunächst in der Gegenwart die fließende, sich stets verändernde Zeitgestalt durch Berühren in einem offenen Feld überhaupt erst erfassen und sich gleichzeitig von ihr lösen. Sie muss Anfassen und Loslassen zugleich sein. Dies bedeutet, die Shiatsu-Diagnose berührt, erfasst und erkennt die Struktur der Energie und zugleich muss sie sich vom alles erkennenden Blick frei machen und offen werden für unbekannte und nicht festzuhaltende Eindrücke.

Sehr häufig steht die Aufmerksamkeit unter dem Druck, die *qi*-Profile bekannten Mustern zuzuordnen. Dabei geht unmerklich ein Stück weit die Offenheit für unbekannte *qi*-Profile verloren. Diese unbekannten Profile sind häufig nicht einfach Profile, welche noch nicht erkannt sind, jedoch in den vertrauten Mustern erkannt werden können, sondern sie weichen jeder musterartigen Zuordnung aus. In diesem Sinne sind durchaus viele spontane Leitbahnen *(ashi jingluo)* vorhanden, ohne dass von ihnen Notiz genommen wird.

Aus dem Gesagten ergibt sich das Bild einer fließenden Technik der Berührung. Diese fließt entlang einem Wechsel von Annähern, Berühren, Diagnostizieren, Behandeln, Loslassen und Entfernen. Eine solche Technik ist nur möglich durch das, besonders von S. Masunaga entwickelte, *hara*- und Zwei-Hand-Shiatsu.

Ansonsten unterliegt die Technik der *ashi*-Punkte Behandlung den gleichen Kriterien, wie die der anderen Punkte.

An dieser Stelle wird jedoch durch das IdosShiatsu eine Ergänzung zur *ashi*-Punkte Behandlung praktiziert. Das Wesen dieser Ergänzung soll im Folgenden anhand der *ashi*-Leitbahnen *(ashi jingluo)* dargestellt werden.

Im IdosShiatsu entsprechen den *ashi*-Punkten auf der Ebene der Leitbahnen die *ashi*-Leitbahnen. Sie sind die individualspezifischen Leitbahnen. Diese Leitbahnen bilden sich originär und einzigartig als typische individuelle Zeitgestalt heraus und sind auf diese Weise ein energetischer, individueller Lebensausdruck.

Damit stellen diese Bahnen energetische Notwendigkeiten dar, die für den Moment oder für das gesamte Leben gelten können und es ist die Aufgabe der Diagnose, deren energetischen Sinn herauszufinden.

Für die Behandlung der Bahnen gelten die oben erwähnten Grundtechniken. Im Weiteren lassen sich diese wie folgt spezifizieren.

Die Grundtechnik des Gleitens wird vom Behandler simultan doppelt gelenkt organisiert und appliziert. Der erfahrene Behandler kann die Suche nach den einmaligen *ashi*-Leitbahnen mittels einer positiven Differenzierung durchführen: Er öffnet sich diesem unbekannten

Einmaligen zunächst im Sinne einer reinen Wachheit für die Phänomenalität aller Eindrücke, die während einer Behandlung auf ihn einströmen.

Da die gesuchte Leitbahn per definitionem quasi im Niemandsland liegt, also klassifizierend nicht vorweggenommen werden kann, muss sich der Behandler diesem Unbekannten gegenüber wirklich öffnen. Indem er sich dieser Offenheit hingibt und im fließenden Geschehen der Gegenwart wahrnimmt, was er (noch) nicht wahrnimmt, also in der reinen Leere *(xu)* arbeitet, gibt er dieser Offenheit eine Realität.

Jeder Shiatsu-Behandler kennt die typische Behandlungssituation, in der er sich einer völligen Leere gegenübersieht. Vergleichbar ist dies vielleicht mit dem Bild einer totalen Windstille oder dem Eindruck der Astronauten, die im Kernschatten von Mond oder Erde sozusagen ein Stück wirkliches Nichts gekostet haben.

Auf einer konkreten Behandlungsebene arbeitet der Therapeut in diesem Sinne fast ohne Resonanz, die Behandlung erhält so eine gewisse Atmosphäre des Sinnlosen und es scheint, dass die Behandlung gar nicht „beim Patienten ankommt".

Dieser Moment einer gewissen Orientierungslosigkeit ist im IdosShiatsu höchst willkommen.

Dies ist der Moment, der im Zen als Unwissenheit *(avidya)* und Wissen des Nichtwissens *(muchi-no-chi)* benannt wird. Es ist unerheblich, wie groß und umfassend das Wissen des Behandlers und die Kenntnis des Patienten sind, am Rande eines jeden Wissens tritt unbedingt dieses qualitative Moment auf.

Der Behandler muss sich, bildhaft gesprochen, mit der stabilen Basis seines Wissens in die große Leere fallen lassen können. Erst dann kann er seine eigene Lenkung in der Arbeit auch zu einem Gelenktwerden erweitern.

Dieses Gelenktwerden zeigt sich als positive Gestalt erst, wenn ein Resultat, eine Identifizierung vorliegt. Erst dann wird quasi a posteriori ein Verlauf bewusst erfasst. Zuvor ist dieses Gelenktwerden eher wie ein Sog zu fühlen. Vorher herrscht dazu nur das Gefühl des sich Überlassens, des Vertrauens und Gespanntseins.

Versehen mit dieser Grundaufmerksamkeit kann der Therapeut sein diagnostisches Wahrnehmen ausdifferenzieren, indem er eindeutig Klassifizierbares abgrenzt gegenüber Anderem, nicht Klassifizierbarem. Das Abgrenzen des Bekannten vom Neuem und Unbekannten führt zu einer qualitativen Betrachtung dieses Neuen.

Indem auf diese Weise bestimmte energetische Muster ermittelt werden, von denen viele nur eine kurze Zeitgestalt haben, können auch die *ashi*-Leitbahnen ermittelt werden, da sie mit den bekannten Leitbahnen typische Verknüpfungspunkte aufweisen. Anhand dieser Verknüpfungspunkte können sie systematisch betrachtet und schrittweise erfasst werden.

Die praktische Arbeit mit den ashi-Leitbahnen (ashi jingluo)

Sind diese spontanen Leitbahnen einmal identifiziert und in Zusammenhang mit dem energetischen System gebracht worden, so kann daraus der Charakter ihrer Energetik erfasst werden.

In einem ersten, benennbaren Sinne bilden sie brückenartige Zusammenschlüsse zu den übrigen Leitbahnen und Punkten. Diese Leitbahnbrücken weisen an ihren Verbindungsstellen zu den bekannten Leitbahnen, Punkten und Diagnosezonen typische Charakteristika auf. Als solche kommen deutliche energetische Verdickungen oder Verdünnungen, Präsenzen oder Abwesenheiten von *qi* in Frage.

Nach Maßen von Fülle *(shi)* und Leere *(xu)*, von Stärke *(man)* und Schwäche *(kong)* bilden sich an einer pointierten Stelle einer qualifizierten Energetik (Leitbahn, Punkt, Diagnose-Zone) direkte Neben- und Beieinander dieser Zustände.

Die Grenzstelle dieses direkten Bei- und Nebeneinanders verweist auf eine besondere punktartige, energetische Konstellation. Nicht selten entfaltet das *qi* von dieser Stelle aus ein besonderes energetisches Geschehen wie das der *ashi*-Leitbahnen.

Eine Grenzstelle kann sich weiter auf folgende Weisen zeigen:

Das Gewebe wechselt deutlich die Konsistenz. Harte, feste, gespannte, straffe Stellen liegen unmittelbar neben weichen, schwachen und formlosen Bereichen. Das Pulsgeschehen wechselt deutlich innerhalb eines Situs. Die energetischen Ausdünstungen wechseln abrupt. Eine gewisse Klebrigkeit, Zähigkeit, Schwerfälligkeit oder Sogkraft des *qi* wirkt an einer ansonsten anders qualifizierten Stelle.

Der Patient reagiert an einer bestimmten Stelle besonders auffällig. Es kann eine plötzliche Schmerzempfindlichkeit auftreten oder sonstige Sensationen wie Kälte, Wärme, Kribbeln, Stechen, Ziehen, Drücken oder Ähnliches.

Gleichfalls können deutliche physiopsychische Reaktionen auftreten. Der Patient wird plötzlich wach oder fällt ebenso unmittelbar in den Schlaf. Er reagiert reflexartig im gesamten Körper und zuckt oder es finden unwillkürliche Bewegungen statt. Der Patient wechselt deutlich die Stimmung. Er verfällt vom Sprechen ins Schweigen oder umgekehrt.

Der Therapeut wird durch ihm eigene, besondere Empfindungen aufmerksam. Seine Aufmerksamt oder Konzentration wechselt spürbar. Die innere Stimmung ist auffällig geprägt. Das energetische Fühlen ändert sich signifikant. Innere Bilder, eine Art katatymes Erleben drängt sich auf. Nervöse Dispositionen treten auf. Mit anderen Worten, eine solche Grenzgestalt hat immer ein signifikantes Wahrnehmen und Empfinden zur Folge.

Genau an solcher Stelle beginnt oder endigt häufig eine *ashi*-Leitbahn *(ashi jingluo)*.

Eine solche Stelle kann innerlich markiert und festgehalten werden. In der näheren oder weiteren Umgebung wird nun, durch frei erforschende oder durch Wissen gelenkte Berührungen nach analog wirkenden Stellen gesucht.

Beim Fund einer zweiten auffälligen Stelle ist es im Anschluss möglich, durch eine offene energetische Suchbehandlung den Weg der Leitbahn als Verbindung dieser Stellen zu erfassen.

Die zwei auffälligen Stellen werden sukzessive durch eine Vielzahl zugehöriger auffälliger Stellen verbunden. Die Verbindungsbahn ist die *ashi*-Leitbahn. Die energetische Konsistenz und Zugehörigkeit dieser Leitbahn ist an ihrem internen, miteinander kommunizierenden Puls zu erfassen. Dies stellt ein zugehöriges Pulsgeschehen dar.

Die Suchbewegung hin zu einer *ashi*-Leitbahn kann auch direkt von einer gefundenen, auffälligen Stelle aus geführt werden oder sogar ohne signifikante Punkte direkt diese Leitbahn erfassen. In jedem Fall weicht die Topografie der Leitbahn von den üblichen Leitbahnen ab.

Die *ashi*-Punkte oder signifikanten Grenzstellen und die zugehörenden *ashi*-Leitbahnen werden durch ein freies energetisches Arbeiten, durch die Grundtechnik des Lenkenden-Gelenktwerdens miteinander in Bezug gebracht. Die sich unter dieser Grundtechnik ergebende Leitbahn ist dann die entsprechende *ashi*-Leitbahn.

Die Vektoren-Grundtechnik

Die Suchtechnik welche angewandt wird, um eine *ashi*-Leitbahn zu finden und so zu behandeln kann wie folgt geschildert werden:

Eine Mutterhand (MH I) bleibt an einem signifikanten, auffälligen Ort der Körperoberfläche stationär liegen. Sie kann dabei diesen Ort energetisch palpieren und so das Pulsprofil erfassen. Die andere Mutterhand (MH II) arbeitet suchend in der unmittelbaren Nähe oder weiter entfernt in größerer Distanz dieses Körperortes.

Die Suchbewegung der MH II kann sich leiten lassen durch das System des allgemeinen Wissens zur Energetik. Gezielt werden Leitbahnen, Punkte und Bereiche behandelnd diagnostiziert und in ihren Pulsprofilen erfasst. Die MH II kann sich weiter leiten lassen durch Suchbewegungen in Regionen der Körperoberfläche, welche nicht zur klassifizierten Leitbahnen- und Punktetopografie gehören und durch Palpationseindrücke sowie Pulsempfindungen, welche zunächst unbekannt und nicht einzuordnen sind.

Zu diesen Behandlungsweisen der beiden Mutterhände zählt des Weiteren die Kommunikation der Hände miteinander. Beide Hände versuchen zu fühlen, ob die Tätigkeit der jeweils anderen Hand in dem Pulsgeschehen ein Echo bildet, ob die Pulse aufeinander reagieren.

Das übereinstimmende Fühlen entsteht:

- wenn beide Pulse einen gleichen oder ähnlichen Charakter besitzen.
- wenn die Pulse simultan miteinander reagieren.
- wenn die Pulsbehandlung der einen Hand eine Veränderung erwirkt und eine solche Änderung simultan oder synchron auch im anderen Puls stattfindet.
- wenn beide Pulse einen einheitlichen Puls bilden.

Ein untrügliches Zeichen dafür, dass zwischen beiden Händen (Orten) ein signifikanter Zusammenhang besteht ist die Pulsreaktion. Dabei ist die Gesamtheit der Pulsbilder und der Pulsorte ins Auge zu fassen.

Das Kommunizieren zwischen den beiden Mutterhänden kann als eine aufeinander gerichtete Vektorenbahn beschrieben werden. Diese Vektorenbahn entsteht durch die vom *hara* ausgehende innere Wachheit und Aufmerksamkeit, welche konkret zwischen den beiden Händen oszilliert. Die *qi*-Direktion und *qi*-Intentionalität wandert zwischen den Mutterhänden hin und her. Beide Hände suchen sich so aus der Distanz zu fühlen und wahrzunehmen.

Eine gelungene Vektorenbahn der wechselseitigen Kommunikation zwischen beiden Mutterhänden ist unter anderem die entsprechende *ashi*-Leitbahn am Körper.

Bei erfolgenden Pulsreaktionen sollte der Charakter der Pulse erfasst und untersucht werden. Hierbei helfen die bekannten Systeme der Entsprechungen (*yin-yang* Innen-Außen, Leitbahn etc.).

Die Techniken der Behandlung entsprechen den im Buch aufgeführten Techniken.

An dieser Stelle soll die Technik des Shiatsu an Grenzstelle und *ashi*-Leitbahn praktisch und schematisch aufgezeigt werden.

Eine Grundform dieser Technik kann folgendermaßen beschrieben werden: Beide Mutterhände halten je eine Grenzstelle und signifikanten Pulsort. Die Mutterhände verändern den Puls-Charakter der Orte nicht. Sodann nehmen beide Hände vektorartig Kontakt auf, arbeiten sich Punkt für Punkt aufeinander zu und lassen dergestalt eine Bahn entstehen. Während der gesamten Bewegung wird der Pulscharakter nur erkannt, nicht verändert. Das Aufeinanderzuarbeiten geschieht, indem die Mutterhand I stationär bleibt und die Mutterhand II den konkreten Weg, die Bahn, zur Mutterhand I führt.

Somit begegnen sich beide Mutterhände zweifach: einmal, indem sie durch denselben Puls auf der gefundenen Leitbahn vektorartig miteinander kommunizieren und das andere Mal, indem sie durch den Verlauf der Bahn und durch das Entlangwandern an der Bahn direkt zueinander geführt werden (➤ Abb. II-120).

Die bewegliche Mutterhand II findet ihre Bahn, indem sie versucht, den auffälligen Puls ihres Ausgangspunktes sukzessive auch an den Nachbarorten zu finden. Auf solche Weise entsteht langsam eine Bahn, welche aus signifikanten, benachbarten Pulsorten besteht. Die Mutterhand I spiegelt an ihrem Ort wider, ob es sich um einen analogen, entfernten Pulsort handelt (➤ Abb. II-121).

Wurde in der beschriebenen Weise diese Abfolge von Orten (welche einer Leitbahn entsprechen) gebildet, kann nach den bekannten Leitkriterien einer jeden Shiatsu-Behandlung an dieser *ashi*-Leitbahn gearbeitet werden (➤ Abb. II-122). Ferner wird die Leitbahn in ihrem Zusammenspiel mit den anderen Leitbahnen untersucht.

Eine weitere Grundtechnik besteht darin, dass beide Mutterhände an ihrem jeweiligen Ort verbleiben, sich durch die Vektorenbahn innerlich aufeinander beziehen, um dann durch Arbeit an den jeweiligen Pulsen diese so zu verändern, dass beide Pulsorte und Pulsprofile in einem einheitlichen Pulsbild aufgehen (➤ Abb. II-123).

Die Arbeit an den *ashi*-Leitbahnen stellt eine weitere Möglichkeit der individuellen Behandlung dar. Diese Leitbahnen und *ashi*-Punkte stellen häufige wichtige energetische Ergänzungen der klassifizierbaren Bahnen und Punkte dar.

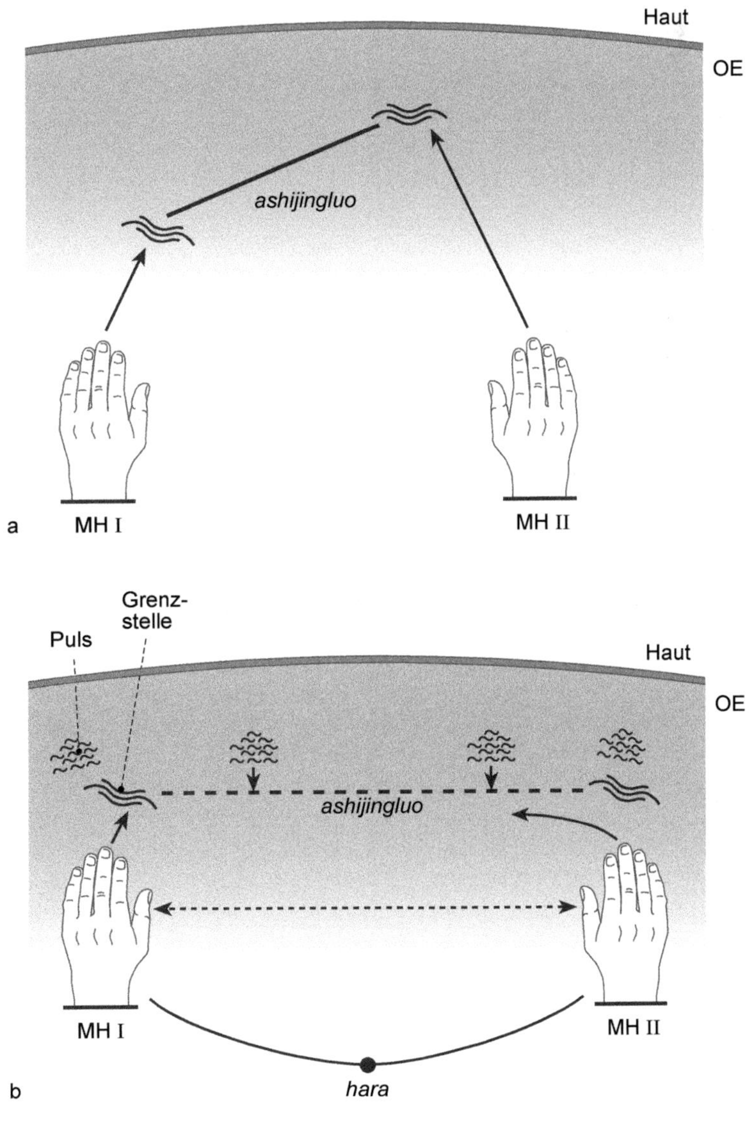

Abb. II-120 Vektoren-Grundtechnik: Die Mutterhände (MH) suchen je eine Grenzstelle und signifikanten Pulsort auf einem Vektor auf und die MH II bewegt sich auf dieser Bahn auf die MH I zu.

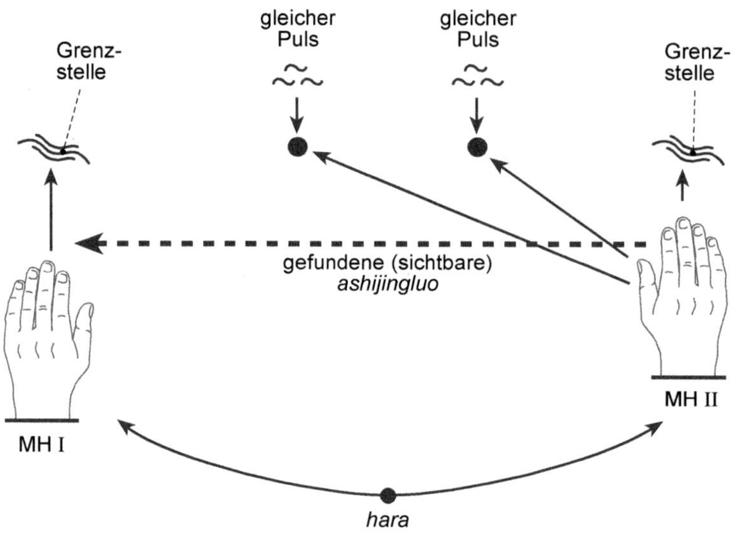

Abb. II-121 Bei der Wanderung der Mutterhand II (MH II) von einem Ort auffälligen Pulses zum nächsten entsteht langsam eine entsprechende Bahn.

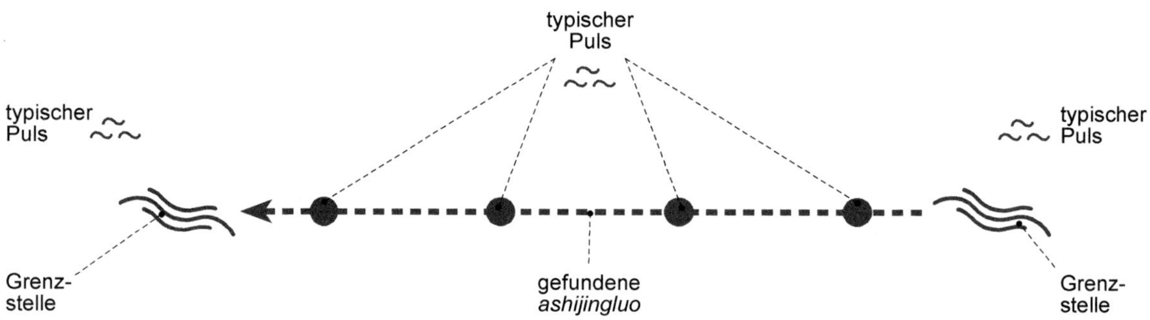

Abb. II-122 Die gefundene *ashi*-Leitbahn *(ashijingluo)* kann dann mit Shiatsu behandelt werden.

Im folgenden Abschnitt soll exemplarisch dargestellt werden, wie eine zwischen bekannten, klassifizierbaren und spontanen, unbekannten sowie individuellen Energiemustern gekoppelte Behandlungstechnik anhand einer Leitbahn (*Dumai*; Du) praktisch ausgeführt werden kann.

II.2.5.4 Anwendungsbeispiel: Die gezielte multidimensionale Behandlung des Dumai (Du)

Im Folgenden soll exemplarisch gezeigt werden, wie an einer Leitbahn durch Diagnose an derselben und durch klassifizierbare, wie auch offene Zuordnungen der energetisch mit dieser Leitbahn kommunizierenden Systeme ein konkretes Modell von Behandlungszweigen und Behandlungsmöglichkeiten entsteht.

Ausgangspunkt der Behandlung

Zum Zwecke der Demonstration sei an dieser Stelle angenommen, dass der Punkt *lingtai* (Du 10) sich in der Behandlung als auffälliger Situs herausstellt. Der Grund dafür kann unterschiedlicher Natur sein und ist in diesem demonstrativen Zusammenhang nicht von Bedeutung. In einer Shiatsu-Behandlung wird an einem solchen Punkt gearbeitet, aber es werden auch sämtliche energetischen Zusammenwirkungen mit diesen Punkt in Betracht genommen.

Eine erste Voraussetzung besteht darin, die allgemein bekannte energetische Wirkung des Punktes zu verstehen. *Lingtai* liegt auf der Medianlinie unter dem Dornfortsatz des 6. BWK und besetzt somit die energetische Mitte der BWS. „Terrasse der Struktivkraft“ lautet die Übersetzung des Punktes. Die Energetik des Punktes wird im Zusammenhang mit der Struktivität *(yin)* des Funktionskreises Herz (TAI YANG, Feuer-Emblem) gesehen. Von diesem Punkt geht generell eine harmonisierende Wirkung des Oberen Erwärmers *(sanjiao)* aus.

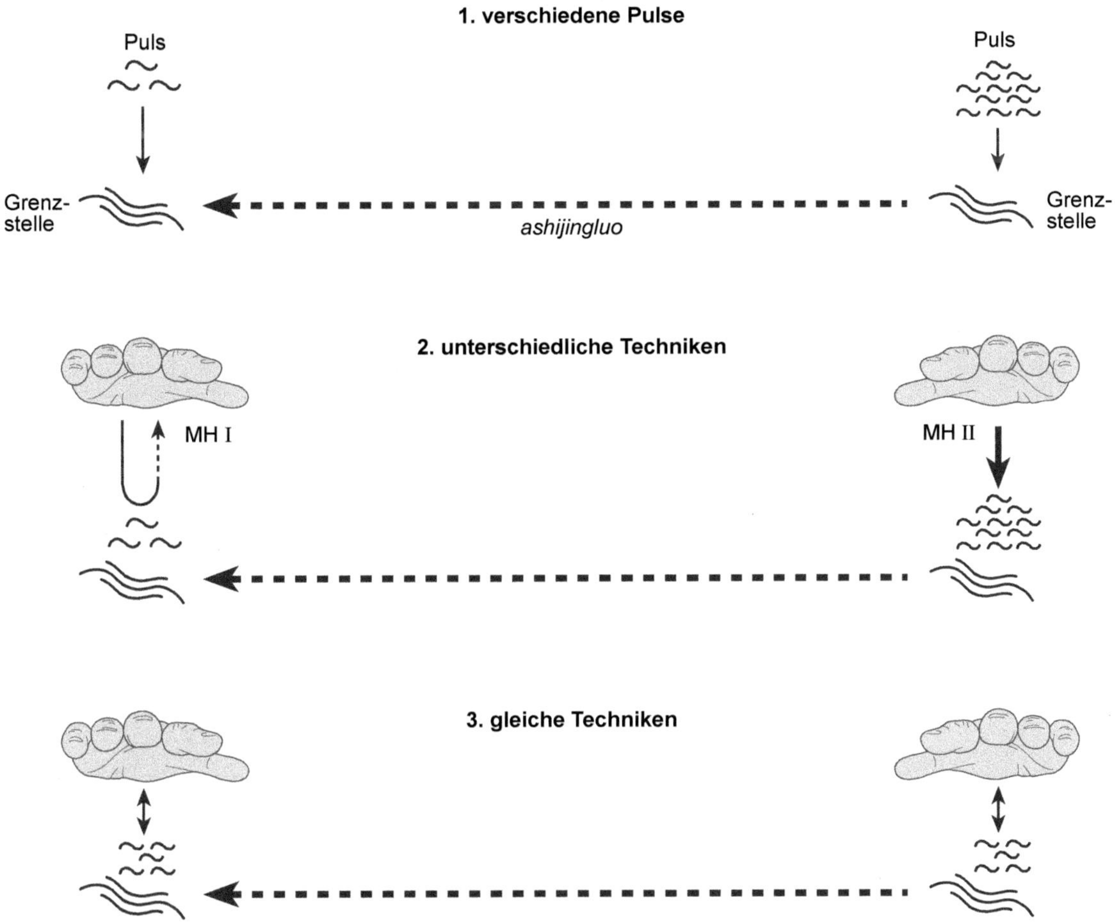

Abb. II-123 Weitere Vektoren-Grundtechnik: Beide Mutterhände verbleiben an ihrer Ausgangsstelle und harmonisieren durch unterschiedliche Techniken die Pulsbilder.

Ferner wird durch ihn das *qi* der Mitte unterstützt. Folgende Befunde und Indikationen kommen in Betracht: Erkältungen, grippale Infekte, Lungenaffektionen, Geschwulstbildungen und Geschwüre am Körper, Steifheit und Schmerzhaftigkeit der Nacken- und Rückenmuskulatur, Ausleitung toxischer Hitze, Wirbelsäulenschmerzen und Magenschmerzen.

In der Shiatsu-Behandlung wird an den vorgenannten Problemen entsprechend gearbeitet.

Eine besondere Betonung solcher Behandlung besteht darin, praktisch das konkrete energetische Wechselgeflecht des Punktes mit der übrigen Körperenergetik zu behandeln. Wie ein schrittweises Erkunden dieses Wechselgeflechtes im Rahmen einer Behandlung des Punktes aussehen könnte, kann wie folgt beschrieben werden:

Die transversale und segmentale Ausrichtung der Punktbehandlung

Jeder Punkt kann als eine energetische Stelle eines segmentartigen und ringartigen Bereichs betrachtet werden.

Analog zu den bekannten Segmentordnungen nach H. Head und J. Mackenzie und den Druckpunkten nach A. Weihe (➢ Abb. II-124) wirkt das *qi* über die energetischen Verästelungen der bekannten energetischen Systeme (➢ Abb. II-125, ➢ Abb. II-126).

In eine ähnliche Betrachtung können die Punkte, welche auf gleicher Höhe liegen, einbezogen werden (➢ Tab. II-9).

Für den Punkt *lingtai* sind dies die Punkte *yixi* (Bl 45), *dushu* (Bl 16), *danzhong* (KG 17), *shenfeng* (Ni 23), *ruzhong* (Ma 17), *tianxi* (Mi 18), *tianchi* (Pe 1) und die jeweiligen *huatuo jiaji* (*jiaji*-Punkte) mit deren Verbindung zu den inneren Organen. Die Verbindung dieser Bahnen kann wie eine gürtelförmige Leitbahn betrachtet werden

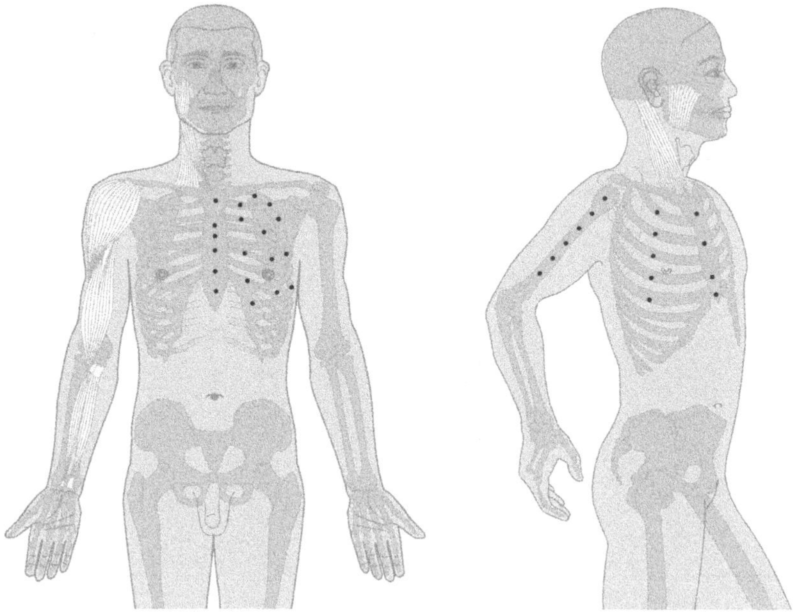

Abb. II-124 Druckpunkte nach Weihe im Bereich des Thorax (Vorder- und Seitansicht) (aus: Gleditsch 2005)

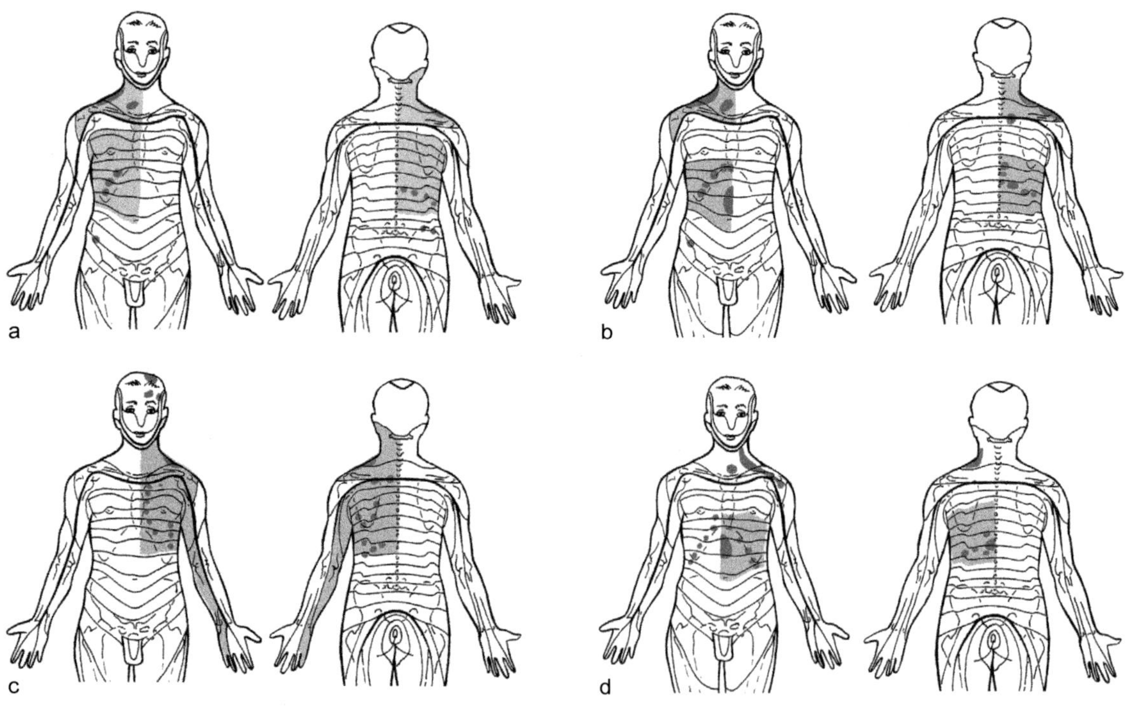

Abb. II-125 Reflexzonen verschiedener Organe (aus: Gleditsch 2005):
a Reflexzonen der rechten Lunge
b Reflexzonen des Herzens
c Reflexzonen der Leber und der Gallenblase
d Reflexzonen des Magens

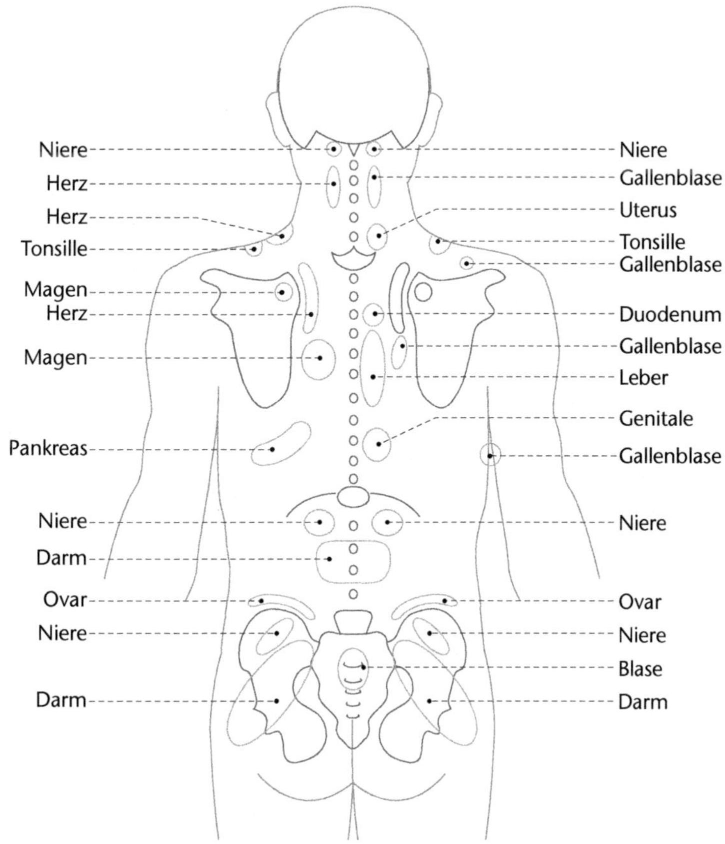

Abb. II-126 Aus der Bindegewebsmassage entwickelte punkt- und arealbezogene Organbeziehungen (aus: Gleditsch 2005)

(➤Abb. II-127). Der Leitbahnring kann bei der Behandlung und Untersuchung auch leicht nach oben oder unten abweichen und so die direkt benachbarten Punkte durchziehen. Sämtliche genannte Punkte stehen in Bezug zu den Befunden und Indikationen des Punktes *lingtai* (Du 10).

Abweichend und ergänzend zu den klassischen Indikationen und Befunden kann ein solcher segmentaler Ring jedoch auch andere konkrete Hinweise liefern. Die Ursache der Punktdysbalance des Punktes *lingtai* kann beispielsweise eine deutliche Einatmungshaltung und/oder eine einseitige Aufrichtungs- oder Beugungstendenz im Thoraxbereich sein.

Darüber hinaus kann eine akute oder chronische Belastung des Diaphragmas vorliegen oder an emotionale Affektionen des rhythmischen Systems gedacht werden.

Die ringartige Behandlung in diesem wie in jedem anderen Segment führt während der Behandlung an den verschiedenen Orten und Punkten des jeweiligen Gürtelrings zu *qi*-Reaktionen. Diese Reaktionen können diagnostisch eingeordnet und ausgewertet werden (➤Abb. II-128).

Die Arbeit an solch gürtelartigen Leitbahnen fördert das Verständnis und Gespür einer Dreidimensionalität des Körperraumes. Es kommt zu schnellen energetischen Verbindungen von der Oberfläche zu den inneren Organen und zu ebensolchen Verbindung zwischen den Körperseiten vorne/hinten, links/rechts und den Oben-Unten-Kopplungen.

Zudem werden individuelle Muster von Verspannungen in ihren direkten segmentalen Verästelungen erkannt und behandelt.

Tabelle II-9 Akupunkturpunkte auf gleicher Höhe (aus: Kubiena 2007)

Punkte gleicher Höhe am Kopf										
		Dü 17	≈3E 16	Bl 10	Du 15	Bl 10	≈3E 16	Dü 17		
	Gb 20	≈Gb 12			Du 16			≈Gb 12	Gb 20	
≈Gb 11	Gb 19			Bl 9	Du 17	Bl 9			Gb 19	≈Gb 11
				Bl 5	Du 23	Bl 5				
Ma 8	Gb 15	Gb 13	Bl 4	Bl 3	Du 24	Bl 3	Bl 4	Gb 13	Gb 15	Ma 8

Tabelle II-9 Akupunkturpunkte auf gleicher Höhe (aus: Kubiena 2007) *(Forts.)*

Punkte gleicher Höhe an Thorax und Abdomen

		Lu 2			Ma 13	Mi 27	Ren 21	Mi 27	Ma 13			Lu 2		
		Lu 1			Ma 14 wie Ni 26	≈Ni 26	Ren 20	≈Ni 26	Ma 14 wie Ni 26			Lu 1		
				≈Mi 20	≈Ma 15	Ni 25	Ren 19	Ni 25	≈Ma 15	≈Mi 20				
				Mi 19	Ma 16	Ni 24	Ren 18	Ni 24	Ma 16	Mi 19				
	Pe 1			Mi 18	Ma 17	Ni 23	Ren 17	Ni 23	Ma 17	Mi 18			Pe 1	
				Mi 17	Ma 18	Ni 22	Ren 16	Ni 22	Ma 18	Mi 17				
					Ma 19	Ni 21	Ren 14	Ni 21	Ma 19					
					Ma 20	Ni 20	Ren 13	Ni 20	Ma 20					
					Ma 21	Ni 19	Ren 12	Ni 19	Ma 21					
				Mi 16	Ma 22	Ni 18	Ren 11	Ni 18	Ma 22	Mi 16				

Punkte gleicher Höhe an Thorax und Abdomen

			≈Le 23		Ma 23	Ni 17	Ren 10	Ni 17	Ma 23		≈Le 23			
					Ma 24		Ren 9		Ma 24					
Gb 26				Mi 15	Ma 25	Ni 16	Ren 8	Ni 16	Ma 25	Mi 15				Gb 26
					Ma 26	Ni 15	Ren 7	Ni 15	Ma 26					
				≈Mi 14			Ren 6			≈Mi 14				
					Ma 27	Ni 14	Ren 5	Ni 14	Ma 27					
Gb 27					Ma 28	Ni 13	Ren 4	Ni 13	Ma 28					Gb 27
				≈Mi 13	Ma 29	Ni 12	Ren 3	Ni 12	Ma 29	≈Mi 13				

Punkte gleicher Höhe am Rücken

	Bl 11		Du 13		Bl 11	
Bl 41	Bl 12				Bl 12	Bl 41
Bl 42	Bl 13		Du 12		Bl 13	Bl 42
Bl 43	Bl 14				Bl 14	Bl 43
Bl 44	Bl 15		Du 11		Bl 15	Bl 44
Bl 45	Bl 16		Du 10		Bl 16	Bl 45
Bl 46	Bl 17		Du 9		Bl 17	Bl 46
Bl 47	Bl 18		Du 8		Bl 18	Bl 47
Bl 48	Bl 19		Du 7		Bl 19	Bl 48
Bl 49	Bl 20		Du 6		Bl 20	Bl 49
Bl 50	Bl 21				Bl 21	Bl 50
Bl 51	Bl 22		Du 5		Bl 22	Bl 51
Bl 52	Bl 23		Du 4		Bl 23	Bl 52
	Bl 25		Du 3		Bl 25	
	Bl 27	Bl 31		Bl 31	Bl 27	
Bl 53	Bl 28	Bl 32		Bl 32	Bl 28	Bl 53
	Bl 29	Bl 33		Bl 33	Bl 29	
	Bl 30	Bl 34		Bl 34	Bl 30	
Bl 54			Du 2			Bl 54

Tabelle II-9 Akupunkturpunkte auf gleicher Höhe (aus: Kubiena 2007) *(Forts.)*

Punkte gleicher Höhe am Bein (yang)			Punkte gleicher Höhe am Bein (yin)		
	Gb 40	Bl 60			Ni 7, Ni 8
	Gb 39	Bl 59		Le 5	Ni 9
Ma 39	Gb 36, 35	Bl 58	Mi 8	Le 7	
Ma 38, Ma 40				Le 8	Ni 10
		Bl 39, Bl 40	Mi 12	Le 12	Ni 11

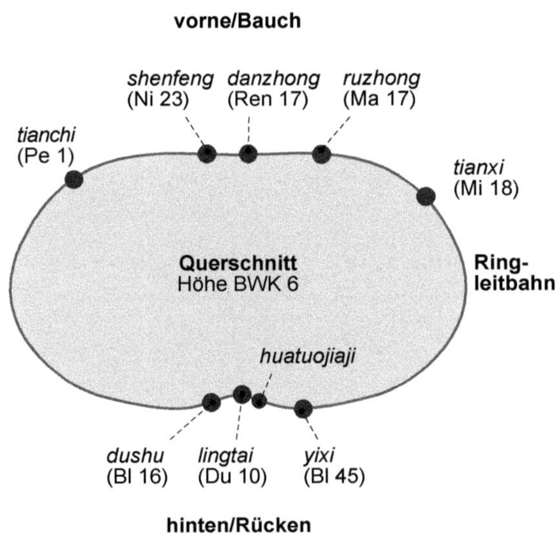

Abb. II-127 *lingtai* (Du 10) hat – wie jeder Punkt – über die segment- und ringartige Zuordnung etliche Bezugspunkte

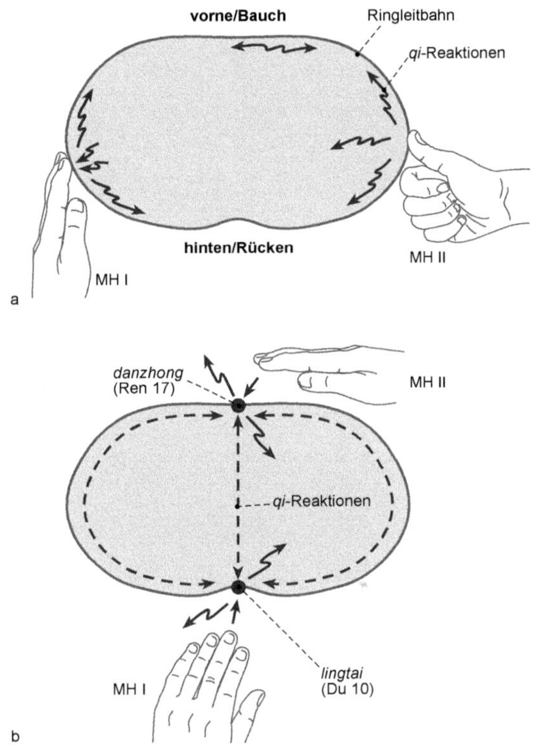

Abb. II-128 Die Behandlung eines Punktes des segmentalen Rings führt zu aufschlussreichen qi-Reaktionen an anderen Punkten des Rings

Die longitudinale Ausrichtung der Punktbehandlung

Im Zuge der Behandlung des Punktes *lingtai* (Du 10) kann über die Behandlung der dortigen Gürtelbahn und des Segments individuell nach auffälligen energetischen Bezugsmuster der Longitudinalität nach gesucht werden (➤ Abb. II-129).

Dazu hält die Mutterhand I den Punkt *lingtai* und die Mutterhand II wandert behandelnd und diagnostizierend den energetischen Leitbahnring ab (➤ Abb. II-130).

Diagnostisch wird auf auffällige Verspannungen oder Unterladungen, Pulsabweichungen und ähnliche Zeichen geachtet. Treten solche auf, dann kann von der entsprechenden Stelle aus die Mutterhand II weiter erspüren, wohin diese auffälligen *qi*-Muster verlaufen.

Eine derart auffällige Energetik kann diffus in den Umgebungsraum verlaufen oder aber gezielte Bereiche und Orte markieren. Sie kann frei von regelmäßigen Zuordnungen oder in den bekannten energetischen Mustern von Punkten, Diagnosezonen oder Leitbahnen verlaufen.

Auf diese Weise können sämtliche kreuzenden longitudinalen Leitbahnen *(jingluo)* in Augenschein und Behandlung genommen werden.

Jede Gürtelbahn wird durch alle Leitbahnen gekreuzt. Im Shiatsu Masunagas verlaufen sämtliche Leitbahnen an Ober- und Unterkörper. Es geht hier auch nicht (nur) um den *daimai* als Gürtelgefäß, sondern um ringförmi-

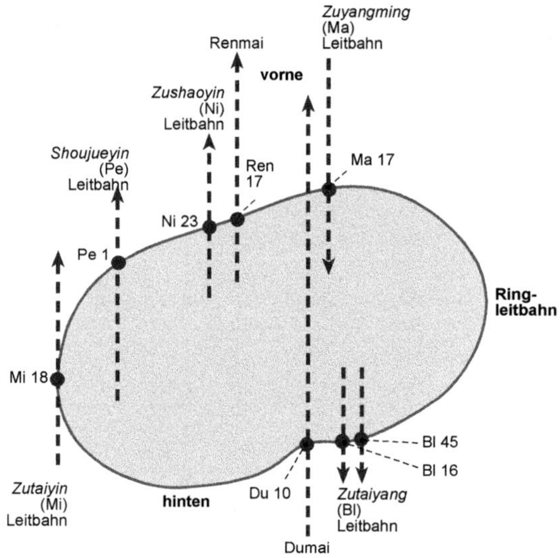

Abb. II-129 Entlang der Gürtelbahn und des Segments kann in der Longitudinalität nach energetischen Bezugsmustern gesucht werden.

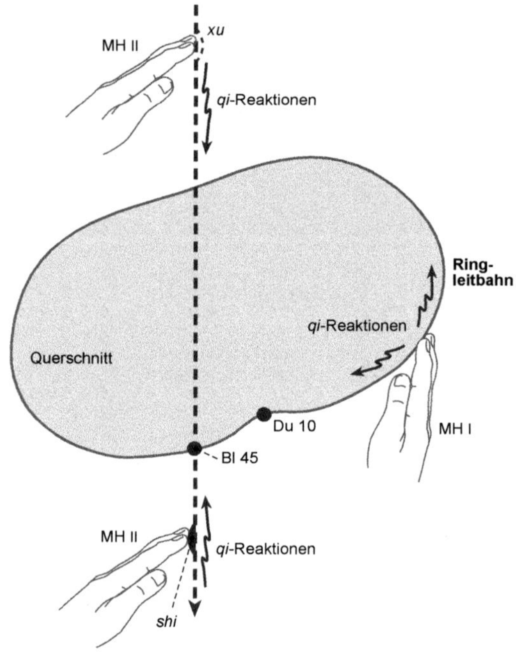

Abb. II-130 Behandlung von Gürtelbahn und Zutaiyang (Bl)

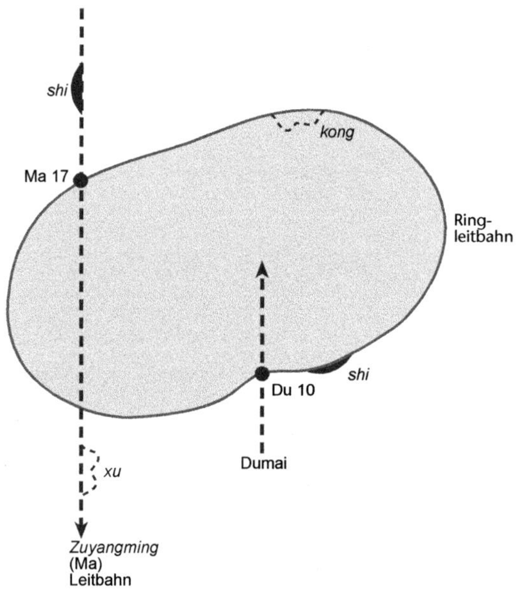

Abb. II-131 Energetische Auffälligkeiten einer Leitbahn können in Bezug zum Ausgangspunkt der Untersuchung stehen.

ge energetische Ringe um den Körper, die als ein Gürtelgefäß besonderer Art betrachtet werden können.

So kann an einer signifikanten Kreuzungsstelle die Behandlung der jeweiligen Leitbahn aufgenommen werden. Die Untersuchung einer beliebigen Leitbahn kann auf diese Weise energetische Auffälligkeiten in einer solchen Leitbahn aufzeigen, welche in Bezug zu den Verspannungen des Ausgangspunktes (in ➤ Abb. II-131 *lingtai* [Du 10]), stehen.

Ob es einen solchen Bezug und mitunter eine solche Fernwirkung gibt, das erfasst das Zwei-Hand-Shiatsu durch die echoartige Reaktion zwischen den beiden Händen und durch die Pulsreaktion (➤ Abb. II-132).

Die angeführte Vorgehensweise mag als Darstellung und Anregung genügen, um einen Einblick in das Verfahren einer Behandlung der multidimensionalen Vernetzungen zu geben. Prinzipiell kann diese Technik von jedem Punkt ihren Ausgang nehmen. Die oben angegebenen Punkte sind samt der Tabelle eine erste Orientierung für diese Behandlungsweise.

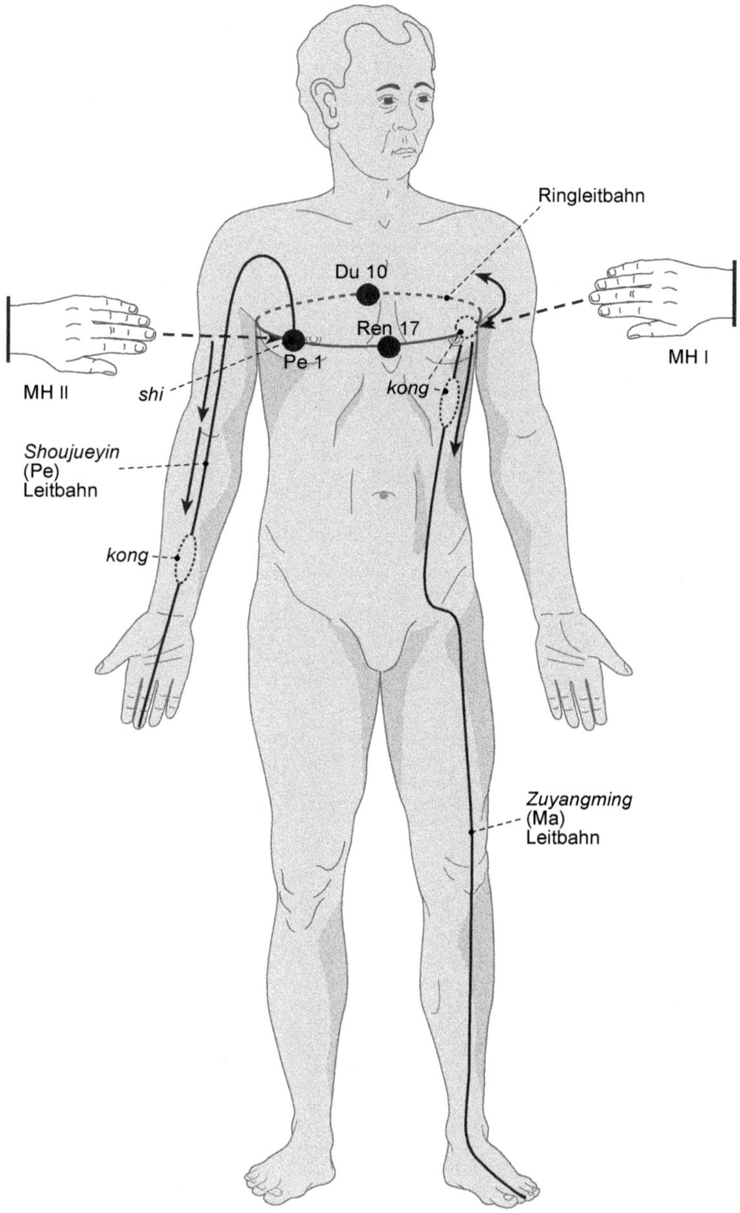

Abb. II-132 Die Mutterhand II (MH II) kann Bezüge und auch Fernwirkungen durch die echoartige Reaktion erfassen.

KAPITEL

II.3 Die energetische Psychologie des Shiatsu und die Behandlungssystematik

II.3.1 Über das Verhältnis zwischen Patient und Therapeut

Jede Begegnung zwischen Patient und Therapeut ist im Shiatsu wirklich umfassend und schließt in einem gewissen Sinne alle Bereiche menschlicher Begegnung ein. Es sollte ein echtes freundschaftliches Begegnen sein, welches sich allerdings von den üblichen und eher privaten Freundschaften oder Partnerschaften unterscheidet.

Die Intensität dieser Freundschaft und die Grade des Begegnens stehen unter dem ehernen Gesetz des therapeutischen Bezugrahmens.

II.3.1.1 Der therapeutische Bezugsrahmen

Der therapeutische Bezugsrahmen definiert die Begegnung von Patient und Therapeut. Durch ihn kommt zum Ausdruck, welche Erwartungen beide Partner aneinander haben und unter welcher leitenden Prämisse die Begegnung und somit die Therapie stattfindet.

In der Regel liegt als Anlass einer Shiatsu-Behandlung eine Problematik vor oder der Patient möchte sich vorbeugend behandeln lassen. Gemäß seinen eigenen Kenntnissen und Fähigkeiten entspricht der Therapeut diesen Erwartungen oder möchte sie eventuell modifiziert sehen.

Am Anfang der Behandlungsreihe und schließlich auch jeder einzelnen Behandlung, steht dann ein von beiden gewollter, konkreter therapeutischer Bezugsrahmen. Dieser muss im Verlaufe der Behandlungen, besonders wenn sie sich über lange Zeiträume erstrecken, immer wieder modifiziert und aktualisiert werden.

Austausch und Verhandlungen über diesen Rahmen sollten beide Partner in absolut gleichwertiger Position durchführen. Am besten ist es, man bespricht dieses Thema außerhalb der typischen Behandlungssituation. Der Patient sollte seine persönliche, souveräne Ausgehkleidung tragen, also auch jederzeit tatsächlich gehen können, und Patient wie Therapeut sollten sich in gebührendem Abstand gegenübersitzen oder -stehen.

So gleichwertig Patient und Therapeut auch sind, es darf dennoch nie übersehen werden, dass sich der Patient in einem gewissen Sinne immer auch ein Stück „ausliefert“ und sich wortwörtlich in die Hände eines anderen Menschen begibt. In den Händen des Therapeuten ist dies ein hohes Gut und er gleicht dieses Ungleichgewicht durch vollkommene Transparenz seiner Arbeit aus.

Diese Transparenz beinhaltet den ersten und wichtigsten Punkt des therapeutischen Rahmens:

Alle menschlichen Begegnungen zwischen Patient und Therapeut ordnen sich dem ausgemachten Arbeitsrahmen unter. Dieser Rahmen wird laufend von beiden überprüft. Ferner verbietet er eine andere Priorität der zwischenmenschlichen Begegnung, als der therapeutischen. Mit anderen Worten, jeder Wechsel des zwischenmenschlichen Bezugrahmens, wie z. B. der zu einer vertiefenden Freundschaft, zur geschäftlichen Partnerschaft oder zu Partnerschaft in Liebe und Sexualität, zerstört unwiderruflich die therapeutische Konstellation und ist als schwerer Fehler der Profession einzuschätzen.

Damit ist klar gesagt, dass die freundschaftliche Dimension durch den therapeutischen Rahmen eindeutig geordnet und qualifiziert ist. Der erfahrene Shiatsu-Therapeut kennt sehr wohl die Situation, dass er während einer besonders intensiven Shiatsu-Behandlung ein Gefühl des allumfassenden Verständnisses und sogar der Liebe für den Patienten verspürt, und auch der Patient ist dann häufig ähnlicher Stimmung. Diese Gefühle sind auch wirklich und authentisch. Sie stellen eine kostbare Wesensbegegnung dar, sind aber bedingt durch eine künstliche Ausnahmesituation der Therapie.

Diese Begegnung stellt zudem nur einen Anteil der lebenswirklichen Aspekte der Gesamtpersönlichkeit samt des sozialen Lebensrahmens beider dar. Aus dieser Begegnungsstimmung mehr abzuleiten, hieße denselben Fehler wie auf der diagnostischen Ebene zu machen, wo häufig aus Wesensbeschreibungen verkürzt und insofern aus Verallgemeinerungen konkrete, individuell bezogene Schlüsse gefällt werden. Das schließt nicht aus, dass man als Therapeut dem Patienten nicht auch diese Empfindungen mitteilen kann: dies aber nach den Regeln der oben beschriebenen Gesprächssituation bezüglich des Aushandelns des therapeutischen Bezugsrahmens.

Die umfassende Begegnung von Patient und Therapeut geschieht auf einer energetischen Ebene und stellt eine Wesensbegegnung dar, die nicht in die konkrete Zeitlichkeit eines gemeinsamen Lebens einmündet.

Hält man sich an die vorgenannte Vorgehensweise, entstehen viele tiefe Freundschaften nach Maß und Zeit der Therapie. Vor allem erweitert sich für den Therapeuten im Laufe seiner Berufsausübung die Menschenkenntnis und es wächst die Fähigkeit, menschliche Nähe und Distanz gefühlvoll und in gleicher Wertigkeit allen verschiedenen Personen gegenüber zu erzeugen.

II.3.1.2 Das Gebot der Transparenz

Shiatsu-Behandlungen können häufig wie ausgedehnte innere Reisen empfunden werden oder der Patient erlebt Phänomene, für die er keinen rechten Ausdruck weiß und welche er nicht einordnen kann. Auch deshalb ist zunächst ein möglichst konkreter Bezugsrahmen, quasi als Leitmotiv der Behandlungen, wichtig. Durch diesen Rahmen wird der gemeinsame Bezug immer wieder erneuert und die Kommunikation eindeutig ausgerichtet. Hier kann auch deutlich werden, dass eventuell noch andere, begleitende Therapien in Anspruch genommen werden sollten. Das kann beispielsweise eine entsprechende Psychotherapie oder eine fachärztliche diagnostische Abklärung sein. Auch kann es sein, dass zu einer generell anderen Therapieform geraten werden muss, oder eine Behandlungspause im Shiatsu eingelegt werden sollte.

Auf jeden Fall muss der Therapeut sein Wissen und seine Haltung in Bezug auf den Patienten vor diesem klar und deutlich offen legen. Er sollte auch dieses Wissen transparent machen können, also zeigen, auf welchen guten Gründen es basiert und nicht den Anschein aufkommen lassen, es käme es aus irgendeiner numinosen Einsicht. Er sollte in dieser Hinsicht dem Patienten alles Wissen, dass ihn betrifft, schenken.

Dazu ist jedoch auch Fingerspitzengefühl notwendig, denn natürlich erfasst jeder Patient das ihm Vorgetragene in den Maßen seines persönlichen Verständnisses. Der Therapeut muss also die Seele des Patienten einigermaßen kennen und auch dessen Verständnis und Sichtweisen. Diese sind ja oft kulturell und zeitlich geprägt. Insofern bewegt sich in westlich ausgerichteten Kulturen medizinisches Verstehen im Rahmen westlicher Definitionen und Bilder. Aus diesen Gründen wird der Therapeut, wenn er eine Verspannung entlang der *Shoutaiyin* (Lu) Leitbahn diagnostiziert hat, es unterlassen den Patienten mit den Worten ins Vertrauen zu ziehen, indem er sagt: Mit ihrem Lungen-Meridian stimmt etwas nicht, er ist sehr verspannt! Mit Sicherheit versteht der Patient in den allermeisten Fällen, dass seine Lunge nicht in Ordnung sei. Diese Leitbahn hat aber nur sehr speziell und begrenzt etwas mit dem nach westlicher Definition gesetzten Organ Lunge zu tun.

Es gilt also eine Sprache zu finden, welche die Sachebene des Shiatsu sehen und erfassen hilft und gleichzeitig an westliches Verstehen anknüpft. Dafür kommt nur eine Gesprächsführung in Frage, die durch kontrollierte Rückläufigkeiten das jeweils Gemeinte überprüft.

Da dem Patienten ausgiebige Sachkenntnis nicht unterstellt werden kann, benötigt er seine Zeit, um Mitgeteiltes selbst frei und ungezwungen, auch in Gesprächen mit Dritten, zu überprüfen. Die Selbsteinsicht des Patienten ist hier das Allerwichtigste.

Dem Therapeuten sollte es auch keine Mühe machen, die Grenzen seines Wissens dem Patienten offen anzuzeigen. Häufig kann die Darstellung, dass ein Therapeut selbst ein Lernender und Suchender ist, helfen, übertriebene oder idealisierte Vorstellungen zu verhindern.

II.3.1.3 Freie Behandlungswahl und sachgerechte Informationen

Die immer neue, freie therapeutische Selbstwahl ist für den Patienten unerlässlich. Der Therapeut erzeugt hier keinerlei Druck oder Zugzwang. Gleichfalls soll der Patient nicht in Entscheidungsdruck hinsichtlich der Wahl seiner therapeutischen Mittel geraten. Jedes abqualifizierende Sprechen über andere Therapien oder ein Ausschließen derselben bedeutet unqualifiziertes Arbeiten und manipulatives Agieren.

Etwas anderes ist es, wenn andere Therapien aus nachvollziehbaren Gründen mit dem Shiatsu nicht vereinbar sind und umgekehrt. Dann muss ein aufklärendes Gespräch, wenn möglich auch unter Einbeziehung des anderen Therapeuten, geführt werden. Immer aber sollte der Patient dann, unter Berücksichtigung der therapeutischen Argumente, sein eigenes Urteil finden und nicht etwa, bestückt mit den Argumenten des Shiatsu-Therapeuten andere Therapien in Zweifel ziehen.

Nicht statthaft ist es, andere therapeutische Indikationen eigenmächtig absetzen oder abändern zu wollen. Falls Zweifel an einer anderen Indikation und Behandlungsweise vorhanden sind, muss das fachliche Gespräch gesucht werden.

Alles Vorgenannte soll dazu führen, dass zwischen Patienten und Therapeuten ein offenes, selbstständiges und verantwortliches Verhältnis gepflegt wird. Dazu gehören auch unbequeme Aufgaben. Es kommt immer wieder vor, dass Patienten von sich aus eine Grenze überschreiten. Hier sollte der Therapeut direkt, also schnell und frühzeitig reagieren. Denn die Wahrung eines idealen Abstands ist ein kostbares Gut. Dieser Abstand garantiert die Stimmung des Unverbrauchten und der Frische, die besonders am Anfang, in den ersten Behandlungen, deutlich zu spüren ist. Dieses hohe Gut des Unverbrauchten führt dazu, dass Behandlungen mit einem Patienten auch nach zehn- oder zwanzigjähriger Behandlungszeit immer noch von dieser Anfangsfrische beseelt sind. So geschieht es, dass selbst nach so langen Zeiträumen ein Patient nach der Behandlung sagt: „Heute ist wieder eine besondere Stunde gewesen. Sie haben Dinge gemacht, die sie noch nie gemacht haben oder ich fühle diese wie zum ersten Mal."

Als Therapeut teilt man diese Überraschung. Auch nach noch so langer Erfahrung kommt man als ein ganz anders Wissender und Anderes Wissender aus der Behandlung heraus als man hineingegangen ist.

Ein Teil dieses Geschenks kommt vom Patienten, von seinem Vertrauen und auch von seinem Wissen. Dies sollte man ihn auch wissen lassen. Denn die Shiatsu-Arbeit ist nur möglich durch den Patienten und durch die vom Patienten gewonnene Erkenntnis.

II.3.1.4 Behandlungswünsche und -erwartungen

Patienten haben manches Mal eine klare oder halbbewusste Vorstellung und Erwartung, wie eine Behandlung sein sollte. Sei es, dass sie vorher in anderer Behandlung waren, sei es, dass sie intuitiv ihre Bedürftigkeit fühlen. Sie wünschen fest, kräftig, ruhig oder belebend, in Bauch- oder Rückenlage, mit sprachlichem Austausch, oder nur an bestimmten Stellen behandelt zu werden. Diesen Erwartungen und Wünschen sollte in jedem Fall auch entsprochen werden. Es ist dies ein konkreter Verbindungs- und Anknüpfungspunkt der Therapie.

Allein, dies sollte die Therapie nicht ausschließlich ausmachen. Denn natürlich muss der Therapeut auch seinen Anteil mit in die Behandlung einbringen. So, wie der Patient etwas sieht, was dem Therapeuten entgeht, gilt dies auch umgekehrt. Gleichfalls ist es so, dass, wenn im gewissen Sinn eine Behandlungsart ständig wiederholt wird, die Effizienz sinkt. Darüber hinaus weiß der Patient manches Mal nicht, wie andere Techniken wirken und was der Körper sonst noch benötigen könnte. Wird Bekanntes im Übermaß appliziert, kann sehr plötzlich ein gegenteiliger und negativer Effekt eintreten.

Aus dem Gesagten ergibt sich das Bild der Notwendigkeit einer lebendigen Behandlung. Der Patient sollte seine Wünsche sagen und diese sollten berücksichtigt werden. Durch die Offenheit gegenüber Anderem sollte er jedoch auch Neues erleben und gerade dadurch neue Wünsche entwickeln. Der Therapeut muss auch seine diagnostische Erkenntnis umsetzen können, was manchmal einen gewissen Unmut des Patienten hervorruft.

Die Dosierung solcher Therapie ist eine Gratwanderung. Es muss gerade soviel Neues gewagt werden, dass das Vertraute nicht abhanden kommt und es sollte soviel Vertrautes vorhanden sein, dass Neues nicht unmöglich wird. Hier muss immer gemeinsam die richtige Dosierung gefunden werden und es muss auch nicht immer eine klare Zufriedenheit am Ende der Behandlung stehen. Im Gegenteil, gute therapeutische Beziehungen ertragen es auch, dass am Ende der Behandlung Fragen offen bleiben oder das Körpergefühl nicht so ist wie gewünscht. Manches benötigt zur Klärung mehr Zeit als ein Behandlungstermin.

II.3.1.5 Behandlungswirkungen

Es kann durchaus vorkommen, dass die Behandlung als vollkommen deplatziert empfunden worden ist und sich später deutlich sichtbar im Zusammenhang mit der Behandlung doch ein Wohlbefinden eingestellte. Genauso häufig geschieht es, dass in Folge einer Behandlung sich mal Unbehagen und Unpässlichkeiten einstellen. Dies geschieht vielleicht einmal im Laufe von zehn bis zwanzig Behandlungen.

Tritt so etwas im Zusammenhang mit einer professionell durchgeführten Behandlung auf, kann sich der Patient darauf verlassen, dass es innerhalb einer bestimmten Zeit zur Umstimmung und zu Wohlbehagen kommt. Die meisten Unpässlichkeiten treten nach der Behandlung auf und verschwinden binnen Kurzem, also nach einem Tag bis zu drei Tagen, Ausnahmen dauern bis zu sieben Tagen. Gleiches gilt zeitversetzt, wenn die Reaktion erst etwa zwei bis drei Tage nach der Behandlung auftritt.

Es ist absolut wichtig, diese Eventualitäten dem Patienten schon vorher mitzuteilen und zu erläutern, denn die Einstellung und das Wissen des Patienten prägen dieses Erlebnis sowie dessen Verlauf entscheidend.

Eine besondere Vereinbarung sollte darin bestehen, dass der Patient in dringenden Fällen die Möglichkeit hat den Therapeuten zu erreichen. Solch ein Gespräch außerhalb der regulären Behandlungszeiten und –intervalle sollte die Ausnahme darstellen. In der Regel benötigen die Patienten dies auch nicht, fühlen sich aber sicherer in dringenden Fällen eine solche Möglichkeit zu haben.

Die Pausen zwischen den Behandlungen stellen eine wichtige therapeutische Intervention dar. Einerseits wirkt jede Behandlung in den ersten drei Tagen deutlich nach und zum anderen benötigt der Körper bis zur nächsten Behandlung eine freie Eigenzeit. In den Pausen setzt sich der Organismus selbsttätig noch einmal mit dem Behandlungsgeschehen auseinander und „verdaut" dieses gewissermaßen.

Der Abstand zwischen den Behandlungen gibt dem Patienten auch ein für ihn überprüfbares Bild, wie er sich ohne Behandlung fühlt. So kann es therapeutisch ratsam sein, den Abstand einmal zu vergrößern um die Wirkung in diesem Sinne zu erfassen.

Liegt eine konkrete Problematik vor, so sollte je nach deren Beschaffenheit natürlich kontinuierlich gearbeitet werden. Dies kann in der Regel insgesamt zehn bis zwanzig Behandlungen, d. h. pro Woche eine und in Ausnahmen zwei Behandlungen, umfassen.

Danach kann zunächst im gleichen Rhythmus weitergearbeitet oder können nach Bedarf die verschiedensten Abstände ausprobiert werden.

Sind die Abstände der Behandlungen lang, dann muss der Erwartungsrahmen, insbesondere bei akuten Problemen, entsprechend umgestellt und zeitlich angepasst werden.

Behandlungspausen sollten als aktive Pausen betrachtet werden. Je mehr der Patient diese Zeit mit selbstständig füllt, desto mehr unterstützt er die Therapie und wird sein eigener Behandler. Hier bieten die Shiatsu-Methoden der Selbstbehandlungen und die Shiatsu-Übungen vielfältige Möglichkeiten.

II.3.1.6 Erwartungen der Patienten

Zu Beginn der Behandlung ist es wichtig, über die Erwartung des Patienten an das Shiatsu zu sprechen. Manches Mal ist diese einfach unrealistisch. Kein Mensch fordert tatsächlich Wunderdinge, aber die Hoffnung darauf schwingt doch oft mit. Shiatsu hat, noch, das Flair des Fremden und Anderen. Niemand denkt jedoch daran, dass es im Fernen Osten eine normale Therapieform darstellt, vergleichbar den hier heimischen Behandlungsformen.

Obwohl Shiatsu durchaus gut helfen kann, durchaus auch wunderbar wirkt, erwirkt es keine Wunder. Wenigstens keine Wunder im spektakulären Sinn. In gewissem Sinne geschehen aber ständig Wunder. Diese sind im Bezugsrahmen des Patienten durchaus spektakulär, aber häufig sehr still und diskret.

So kommt es vor, dass ein Patient wegen eines Kopfschmerzes zur Therapie gekommen ist und auf Nachfragen immer die Auskunft gibt, es ginge ihm nach wie vor schlecht. Bis man dann die richtige Frage stellt und meint, ob denn die Therapie so gesehen die Richtige wäre und was denn nun mit dem Kopfschmerz sei, und dann die Antwort erhält: „Der Kopfschmerz? Welcher Kopfschmerz? Ach so ja, den hab ich schon lange nicht mehr! Jetzt stören mich andere Dinge."

Konkreter beantwortet wird die Frage nach den Erwartungen, indem man den Patienten bittet erst einmal etwa fünf Behandlungen in Anspruch zu nehmen und so lange mit Schlussfolgerungen abzuwarten. Denn nach dieser Anzahl von Behandlungen können beide Seiten erfahrungsgemäß ganz gut einschätzen, wie sich die Wirkung des Shiatsu entwickelt.

Eine schwärmerische Haltung dem Shiatsu gegenüber kann ein Problem darstellen, da dies möglicherweise die Toleranz gegenüber Enttäuschungen verringert und ein stiller Erwartungsdruck erzeugt wird. Darüber muss möglichst schnell offen gesprochen werden. Keinem Therapeuten und keiner Therapie tut es auf Dauer gut immer in den Himmel gepriesen zu werden. In der Realität einer Therapie sieht es schließlich oft auch so aus, dass Täler der Anstrengung durchwandert werden müssen. Es ist wichtig, dass Patient und Therapeut miteinander das Vertrauen und die Ausdauer dafür haben.

Ein Patient sollte daher ein realistisches Bild vom Shiatsu erhalten, ein bisschen skeptisch sein und zugleich über das notwendige Quäntchen Öffnung und Bereitschaft verfügen, welches auf Dauer gesehen nur wachsen kann.

Auf jeden Fall sollte deutlich werden, dass Shiatsu ein Naturheilverfahren ist, durch das der Körper sich mit den angeregten Mitteln seiner selbst aus bestimmten Strukturen in andere verändern kann. Dieses geschieht nie vollständig und schlagartig, sondern sukzessiv und heterogen.

Damit werden auch die Probleme dieser inneren Arbeit und Umstellung miterlebt und gespürt. Die Veränderung geschieht nicht zaubergleich und als Wunder. S. Masunaga hat einmal sinngemäß gesagt, dass selbst wenn es das erwünschte Wunder gäbe und jemand unmittelbar geheilt werden würde, sich die Frage stelle, ob ihn das Wunder nicht auch von sich selbst entfremde. Denn derjenige hätte dann nichts vom Prozess der Heilung und damit auch nichts über sich selbst erfahren.

In der Regel taucht dieses Problem der übersteigerten Erwartung aber nur abgeschwächt auf, denn die meisten Patienten haben schon viele medizinische Erfahrungen gemacht und schätzen die Situation gut ein.

II.3.1.7 Nachwirkungen der Behandlungen

Positive Wirkungen der Behandlungen verstehen sich oft von selbst. Sie werden in gewissem Sinn auch erwartet.

Negative Nachwirkungen, Körpergefühle, Emotionen und Empfindungen infolge der Shiatsu-Behandlung stellen ein schwierigeres und gesprächswürdiges Thema dar.

Der Patient muss wissen und darauf vorbereitet werden, dass die inneren energetischen Prozesse durchaus im weitesten Sinne „schmerzhaft" und unangenehm sein können.

Liegen deutliche und manifeste Probleme oder Störungen vor, so kann dies auch nicht anders sein: Auch der positive Heilungsprozess erzeugt mitunter äußerst unangenehme Nebenwirkungen.

Jedem Menschen ist dieser Vorgang infolge einer stärkeren Erkrankung bekannt. Der schon eingesetzte und erfolgreich verlaufende Abwehr- und Heilungsprozess kann sehr anstrengend und unangenehm sein. Erinnert sei an die erfolgreiche Abwehrphase (Fieber) eines Infektes oder an die erfolgreiche Abstinenzphase einer Entzugstherapie.

Besonders „schmerzhaft" können auch enttäuschte Erwartungen sein, wenn die Therapie nicht den erwünschten Erfolg, sondern weniger oder nur Linderung erbringt. Oder wenn ein Patient prophylaktisch zu Behandlungen kommt und dennoch erkrankt.

S. Masunaga hat sich einmal hinsichtlich solcher Problematik sinngemäß folgend geäußert: Wenn auch durch das Shiatsu Erkrankungen oder gar der drohende Tod infolge einer Erkrankung nicht verhindert oder auch nicht entscheidend verzögert werden kann, so bleibt dennoch stets im jeweils verbleibenden oder kranken Leben die Frage nach der Qualität eines Lebens und eines Lebensgefühls. Die Frage kann lauten: Wie fühlt sich die Lebensqualität an, wenn aktiv etwas im Leben gesucht und unternommen wird, wie z. B. Shiatsu oder anderes, und wie fühlt sich dieses Leben an, wenn nichts dergleichen unternommen wird?!

Es ist dies eine Grundüberlegung des Zen: Sich der Gegenwart gewahr sein und in diesem Gewahrsein die Antwort zu sein, nach der gesucht wird und die Antwort nicht von der Erfüllung von Bedingungen abhängig machen, welche außerhalb der Vergegenwärtigung liegen.

II.3.1.8 Beginn, Durchführung und Abschluss der Behandlungen

Der klare Bezugsrahmen des Shiatsu verlangt einen bewussten Beginn der generellen Behandlungsserie und auch jeder einzelnen Behandlung. Er fordert einen deutlichen Erwartungs- und Zeitrahmen der Durchführung der Behandlungen sowie einen klaren Abschluss jeder Behandlung und der Behandlungsserie.

Das Ende einer konkreten Behandlungsstunde fasst die Behandlung zum Schluss energetisch so zusammen, dass der Patient die Notwendigkeit einer Lösung der Behandlungssituation als notwendig empfindet. Am Ende wird keine neue Behandlungstechnik oder -dimension eröffnet, sondern die zuvor erfolgten Tätigkeiten kommen zum Auslauf und zur Ruhe.

Ein abschließender Halt fügt die Einheit des Behandelten noch einmal zusammen. Hier trägt auch der innere Sinn des Therapeuten für energetische Zeitmaße einen wichtigen Anteil bei.

Die Shiatsu-Berührung sollte in ihren Intentionen und Aktivitäten so zum Ausklang kommen, dass das Ende der Behandlung, das Loslösen und Zurücknehmen der Hände des Behandlers die logische Folge sind.

Patient und Therapeut müssen sich wieder als zwei getrennte Einheiten erleben. Manchmal fällt es dem Therapeuten schwer eine Behandlung zu ihrem Ende kommen zu lassen; es ist in solchen Fällen wichtig, die Ursache dafür zu finden.

Die Ursache dafür kann eine mangelhafte Struktur der Behandlung sein. Es kann auch zu viel in eine Behandlung hinein „gepackt" werden oder eine gewisse Desorientierung in der Behandlung sucht nach einem auflösenden Abschluss.

Manchmal sind auch die eigenen Ansprüche des Therapeuten zu hoch und führen zu dem Versuch, in einer Behandlung zu viel erreichen zu wollen.

In allen Fällen sollte deutlich gemacht werden, dass die Auflösung der Behandlungssituation notwendigen und freien Raum für die Energetik des Patienten schafft.

Manches Mal möchte der Patient die Behandlungssituation nicht auflösen und fordert im gewissermaßen nach weiterer Zuwendung oder im Anschluss der Behandlung nach lang geführten Gesprächen.

Aufgabe des Therapeuten ist es dann, mit energetischem Mitgefühl und Verständnis sowie mit Respekt vor dem Patienten dennoch den mitunter harten Schritt der Auflösung und Trennung der Behandlungssituation zu vollziehen.

In diesem Sinne kann es durchaus auch zu Verstimmungen auf Seiten des Therapeuten und des Patienten kommen. Aber diese Verstimmungen und ihr Anlass stellen ein wichtiges und notwendiges Moment der Behandlungen und entsprechender Problematiken dar.

Loslösungen und Trennungen thematisieren in hohem Maße auch das Moment der Eigenverantwortlichkeit sowie die Angst davor. Nicht selten geschieht es auch, dass Patienten keinen offenen Abschluss einer Behandlungsserie und Abschied vom Therapeuten zu gestalten imstande sind. Nur ihr längeres Nicht-Erscheinen und Nicht-Melden klärt darüber auf, dass sie einseitig die Therapie abgeschlossen und verlassen haben.

In jedem Fall rundet ein durchgeführter und sodann ein gelungener Abschluss den Verlauf der Shiatsu-Behandlungen notwendig ab.

Jede bewusste und offene Loslösung, Trennung und Beendigung schafft tatsächlichen Raum für neue Begegnungen und Impulse.

II.3.2 IdosShiatsu

Warum der Begriff: IdosShiatsu? Zum einen reicht dem Autor eigentlich die Qualifikation seiner Arbeit unter dem Namen Shiatsu. Er bezieht sich ausdrücklich auf das Wissen des traditionellen Shiatsu bis hin zur japanischen Masunaga-Schule, ebenso auf die traditionelle japanische und chinesische Massage, *anmo* und *tuina*, sowie auf das medizinisch energetische Konzept der traditionellen chinesischen Medizin. Zum anderen aber reicht dies alles nicht aus, um das vom Autor gemeinte und praktizierte Shiatsu hinlänglich zu umschreiben, denn das Shiatsu befindet sich in steter Entwicklung und Bewegung.

Bezogen auf das Shiatsu geht es um ein energetisches Idos (Aussehen, Gestalt, Bild), welches durch die Technik und Diagnostik dieses Shiatsu sichtbar wird. Damit ist das IdosShiatsu eine spezifizierte Form der unter ➤ Kapitel II.1. beschriebenen Energetik der TCM. Es erfasst auf bestimmte Weise eine Art das Idos eines beliebigen Menschen hinsichtlich dessen lebendigen Erscheinungsebenen als Körper, Leib, Seele, Psyche und Geist.

Auf all diesen Ebenen zeigt sich der charakteristische, wesentliche Zug der Gesamtlebendigkeit des Menschen als zeit- und entwicklungsbedingte Gestalt desselben.

Mit anderen Worten: Seele, Psyche, Geist und Körper zeigen sich dem so energetisch Lesenden als zwar imaginäre, aber dennoch konkrete Gestaltungen, analog und entlang den sinnlichen Eindrücken und Gestaltungen.

Den Menschen so betrachtet, ergibt sich eine von der „normalen" und offensichtlichen Betrachtung abweichende Gesamtgestalt von oft asymmetrischer und heterogener Ausprägung.

Diese Gesamtgestalt bildet sich im Laufe des menschlichen Wachstums und dessen biografischer Ausrichtung als besonderes Gebilde des Ausdrucks, der Symmetrie, Proportionen und der Form. Diese Gestalt ist Form gewordene *qi*-Ontogenese und *qi*-Phylogenese.

II.3.2.1 Idos-Bilder in Wissenschaft und Kunst

Zur Versinnbildlichung des Gemeinten seien einige Beispiele aus der Wissenschaft und Kunst angeführt.

Denken wir an die Bilder (vgl. ➤ Abb. I-94), Figuren und Skulpturen des A. Giacometti (➤ Abb. II-133): Durch die Perspektive des Künstlers gestaltet, erscheinen diese zunächst wie groteske Abbilder des Menschen. Ganz sicher sieht auch so, als stofflich erscheinende, raumnehmende Substanz, kein Mensch aus. Tatsächlich gilt aber auch folgende Realität: Der Künstler sieht in den Menschen etwas, dass tatsächlich genau so, wie er es sieht, auch im betrachteten Menschen vorhanden ist. Es handelt sich hier um puren Realismus.

Neben dem „normalen" Erscheinungsbild des menschlichen Körpers erscheint auch das Bedeutungsbild dieses Körpers in körperlicher Form. Diese Materialität existiert aber als solche in einer mikroskopischen oder energetischen Wahrnehmungsdimension, die dem normalen Blick in der Regel entgeht.

Um diese Mikroskopie sinnfällig zu machen, muss sie in den Maßen des als normal erscheinenden Körpers erscheinen. Giacometti drückt einfach eine verborgene und dennoch sinnliche Wahrheit im Sichtbaren aus.

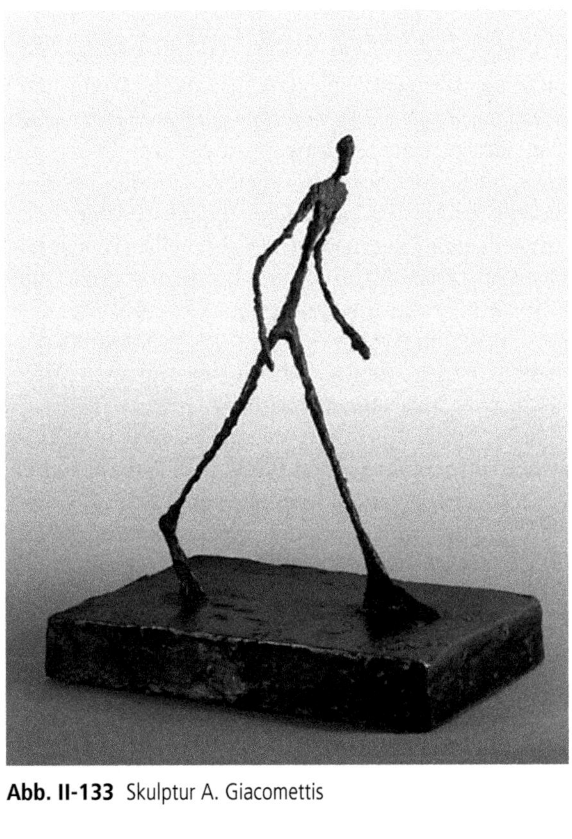

Abb. II-133 Skulptur A. Giacomettis

Die Sichtbarkeit seiner Figuren benötigt ein eindeutiges Maß: den idealen Abstand. Wird dieser über- oder unterschritten verschwindet die Skulptur in ihrer charakteristischen Weise.

J.P. Sartre hat dies in einem Text zu Giacometti sehr eindrücklich beschrieben: *„Er kam nämlich als erster auf den Gedanken, den Menschen so darzustellen, wie man ihn sieht, d. h. aus der Distanz. Er verleiht seinen Gipsfiguren eine absolute Distanz, wie der Maler den Gestalten auf seiner Leinwand. ... Und damit springt sie plötzlich ins Irreale, ...“*

Giacometti bringt so *„die Distanz in unsere Reichweite, ...: nahe ist der Gipsblock, die imaginäre Gestalt ist fern. ... Das ist, wie ich glaube, die Art kopernikanischer Wendung, ... Giacometti ... aber entschloss sich, die situierte Erscheinung zu gestalten, und es zeigte sich, daß man durch sie zum Absoluten gelangt.“* (J. P. Sartre: Die Suche nach dem Absoluten, Seite 17, 18,19)

Diese Distanz-Nähe-Bewegung stellt im Shiatsu eine wichtige Technik der Behandlung dar: So viel Nähe und/oder Abstand wie möglich und/oder notwendig. Aus solch oszillierender Behandlungstechnik speist sich die bewusste Wahrnehmung des Shiatsu-Behandlers; jede Behandlungskonstellation ergibt eigene Diagnosebilder.

Eine vergleichbare Arbeit leisten die Karikaturisten. Der französische Dichter H. Michaux, der Poet der Einmaligkeit, drückt es so aus: *„Es gibt ein bestimmtes inneres Phantom, das man zeichnen können müsste, und nicht die Nase, die Augen, die Haare die sich außen befinden.... Und ich möchte Strömungen zeichnen können, die zwischen Personen hin und her fließen. Ich möchte auch den Menschen außer sich zeichnen, seinen Raum. Das Beste von ihm, das außerhalb von ihm liegt, warum sollte es nicht bildlich vermittelbar sein?“*

Auch die ältesten überlieferten Bilder der Leitbahnen *(jingluo)* liegen wie außerhalb des Körpers. Die entsprechenden chinesischen und japanischen Zeichen sind als Piktogramme der sichtbare schriftliche Versuch Essenzielles und Verschiedenes als Einheit darzustellen.

Die Höhlenzeichnungen von Chauvet in Südeuropa und andere, die vor 15 000 bis 50 000 Jahren entstanden, sind nicht bloße realistische Wiedergaben einer für alle Zeiten normierten Objektwirklichkeit, sondern sichtbar eine andere Sicht auf uns bekannte Realitäten. Es ist „dieselbe“ Realität, aber anders dargestellt und es macht gar keinen Sinn, diese Andersheit ausschließlich der menschlichen Wahrnehmung oder der Objektivität der materiellen Welt zuzuschlagen.

So sagte der Philosoph Schelling einmal: *„Dort, wo die Sonne ist, da wirkt sie auch, aber überall, wo sie wirkt, da ist sie auch.“* (F. W. J. Schelling, Ausgewählte Schriften) Diese Tatsache, gebannt in ein umschlossenes Ding-Bild von der Sonne, ergäbe eine ganz andere, uns gänzlich unvertraute Sonne.

Die epische und poetische Literatur stellt für die hier gemeinte Betrachtungsweise einen unendlichen Fundus dar. Exemplarisch sei daraus einiges herausgegriffen.

So die Verwandlung des Gregor Samsas in einen Käfer in der Erzählung von F. Kafka. Kafkas Kunst alltagsnormale Räume und Szenen in psychische Landschaften, die äußerst real wirken, zu verwandeln, ist ein großartiges Beispiel von Realismus. Der Mensch ist tatsächlich auch Käfer und anderes.

In seinen Tagebüchern gibt Kafka interessante Einblicke in seine Selbstwahrnehmung:

Die körperliche Selbstwahrnehmung Kafkas stellt einen exemplarischen Schatz von Bildern dar, von denen einige abfolgend aufgeführt werden sollen:

„Schriftsteller reden Gestank.“

„Gestern Abend auf dem Nachhauseweg hätte ich mich als Zuschauer mit Tucholsky verwechseln können. Das fremde Wesen muss dann in mir so deutlich und unsichtbar sein, wie das Versteckte in einem Vexierbild, in dem man auch niemals etwas finden würde, wenn man nicht wüßte, daß es drin steckt. Bei diesen Verwandlungen möchte ich besonders gern an ein Sichtrüben der eigenen Augen glauben.“

„Ich schlafe gut ein, nach einer Stunde aber wache ich auf, habe das Gefühl gar nicht oder nur unter dünner Haut geschlafen zuhaben, ... und fühle mich vom Schlaf zurückgewiesen ... Neben mir schlafe ich förmlich ...“

„Beim Einschlafen ein vertikal gehender Schmerz im Kopf über der Nasenwurzel, wie von einer zu scharf gepreßten Stirnfalte.“

„Vierzig Jahre alt werde ich aber kaum werden, dagegen spricht z. B. die Spannung, die sich mir über die linke Schädelhälfte öfters legt, ...“

„Auch die Verbindung zwischen Magen und Mund ist teilweise gestört, ein guldengleicher Deckel steigt entweder auf und ab oder liegt unten und strahlt mit einer sich verbreitenden, die Brust an der Oberfläche überziehender, leicht drückender Wirkung empor.“

„Das Alleinsein hat eine Kraft über mich, die nie versagt. Mein Inneres löst sich (vorläufig nur oberflächlich) und ist bereit Tieferes hervorzulassen.“

„Wie fern sind mir z. B. die Armmuskeln.“

„Nachmittag beim Einschlafen. Als hätte sich die feste Schädeldecke, die den schmerzlosen Schädel umfaßt tiefer ins Innere gezogen und einen Teil des Gehirnes draußen gelassen im freien Spiel der Lichter und Muskeln.“

„Durch das fast geschlossene Fenster dringen und noch vor den Scheiben, ehe man fällt, schweben, die Arme ausgebreitet mit gewölbtem Bauch rückwärtsgebogenen Bei-

3

nen wie Figuren auf dem Vorderbug der Schiffe in alter Zeit."

(F. Kafka; Tagebücher 1909–1912)

Es fällt nicht schwer aus diesen traumgleichen Tagebuchaufzeichnungen Wesensmerkmale der schriftstellerischen Kunst und der Biografie als erlebnismäßig und miteinander durchdrungen zu erkennen.

S. Becketts Figuren sind nach den abendländischen Ebenmaßen genommen allesamt entstellte Gestalten vertrauten Ausmaßes und Th. Bernhards sprachlichen Welterzeugungs- und Weltvernichtungskaskaden sind gleichfalls unvergleichliche Hebungen und Sichtungen geistig-körperlicher Topografien.

Zu erwähnen wäre der Poet F. Ponge, der die banalsten Dinge des Alltags, etwa ein Stück Seife, als Weltgestalt und Weltinhalt beredt zum Sprechen bringt.

Der minutiöse, pure und kahle Realismus eines G. Flauberts lässt uns einen großen, wichtigen Bereich der Realität sehen: Das unendliche Nichts, das Schweigen und die atemberaubende Leere.

Die poetischen Bilder F. Hölderlins lassen ahnen, wie Mensch und Kosmos verwebt sind:

„... *Dies ists, dies mein Gebrechen, ich weiß, es lähmet ein Fluch mir*
Darum die Sehnen, und wirft, wo ich beginne, mich hin,
Daß ich fühllos sitze den Tag, und stumm wie die Kinder,
Nur vom Aug mir kalt öfters die Träne noch schleicht,
Aber mir in schaudernder Brust die beseelende Sonne,
Kühl und fruchtlos mir dämmert, wie Strahlen der Nacht,
Ach! und nichtig und leer, wie Gefängniswände, der Himmel
Eine beugende Last über dem Haupte mir hängt!"

oder an anderer Stelle:

„*Und schröckt den sterblichen Mann,*
Wenn er den Himmel, den
Er mit liebenden Armen
Sich auf die Schultern gehäuft, ..."

oder wie eine Bestätigung des Idos:

„*Nur hat ein jeder sein Maß.*"

oder in Betrachtung der direkten Verwebung von innen und außen:

„*O trinke Morgenlüfte,*
Bis daß du offen bist,
Und nenne, was vor Augen dir ist,
Nicht länger darf Geheimnis mehr
Das Unausgesprochene bleiben,
Nachdem es lange verhüllt ist; ..." (F. Hölderlin, Gedichte, Reclam 1983)

Die so genannte abstrakte Malerei eines Kandinskys, Picassos oder des späten Monets ist in dieser Hinsicht realistische Malerei.

Auf dem Gebiet des Films tritt vergleichbares durch das Werk A. Hitchcocks zu Tage. Insbesondere, was den Sinn für das fast Unsichtbare anbelangt. Dessen unnachahmliche, albtraumartige Verwandlung vertrauter Szenen anhand winzigster, scheinbar bedeutungsloser Details kommt der Suche und Rekonstruktionsarbeit in der individuellen Shiatsu-Diagnose sehr nahe.

Auf dem Gebiet der Medizin versuchen vor allem die anthroposophischen Mediziner, wie z. B. Husemann, Wolff u. a. eine so genannte plastische Anatomie und sinnartige Physiologie zu entwickeln.

Auch R. Steiner hat hier durch seine menschliche zwölf Sinnes-Lehre, sowie die Verwebung von mikro- und makrokosmischen Dimensionen im Menschen viel Anregung gegeben.

In der medizinischen Embryologie gibt es Ansätze, die evolutionäre Kinetik der Organe und des Körpers aus den entwickelten Formen und Funktionen herauszulesen und darzustellen. Dem Homunkulus ist ein reales Entsprechungssystem zwischen senso-motorischer Gehirnrinde und Gesamtorganismus eigen.

In ähnlicher Weise können die Repräsentations- und Innervationszonen der Ohrmuschel als Gestalt des Organismus betrachtet werden (➤ Abb. II-134).

Zum Abschluss sei in diesem Zusammenhang noch auf das Werk D'Arcy Thompsons hingewiesen. In dessen Buch: „On Growth and Form" wird nachgewiesen, wie bestimmte Wirkdeterminanten in ihrer Bewegung den ganzen Reichtum des Wachstums und der Formen hervorbringen. Besonders anschaulich wird dies in seiner Theorie der Transformationen: Werden an einem vertrauten Tierkörper kleine Determinanten verändert, verwandelt sich der Körper zunächst von dem Vertrauten in einen Fremden, doch dann sieht man, dass der fremde Körper nur ein anderer vertrauter Körper, ein anderes Tier ist (➤ Abb. II-135). Die Punkte und Ausrichtungen dieser Determinanten haben eine gewisse Ähnlichkeit mit dem Nexus der Leitbahnen *(jingluo)*, ebenso die Gestaltung von Druck- und Zugspannungslinien im Knochengewebe.

Auch E. Mayr hat deutlich dargelegt, wie neue Arten durch räumliche Trennung der Population entstehen.

Durch die genannten Beispielen sollte eines deutlich gemacht werden: Dass das Sehen dessen was real ist, und das Festhalten einer solchen Gestalt nicht nur der Akt der Wahrnehmung einer vorgegebenen Objektwirklichkeit ist, die als unabhängig von der Wahrnehmung so existierend vorgestellt wird und sich als solches nur durch den Menschen wie ein Medium ausspricht, son-

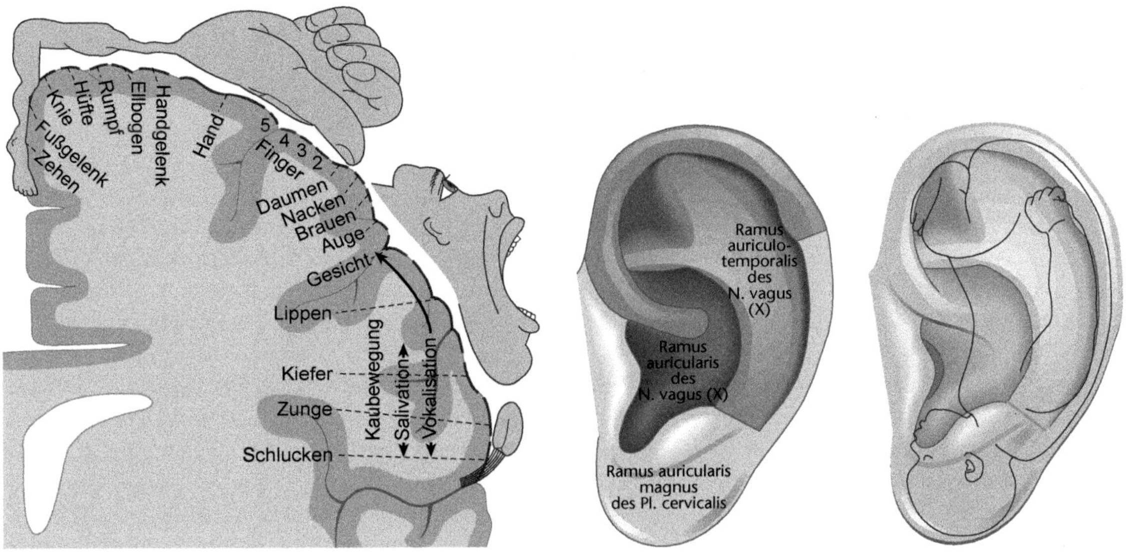

Abb. II-134 Die Repräsentations- und Innervationszonen der Ohrmuschel als Gestalt des Organismus und Homunkulus (aus: Gleditsch 2005)

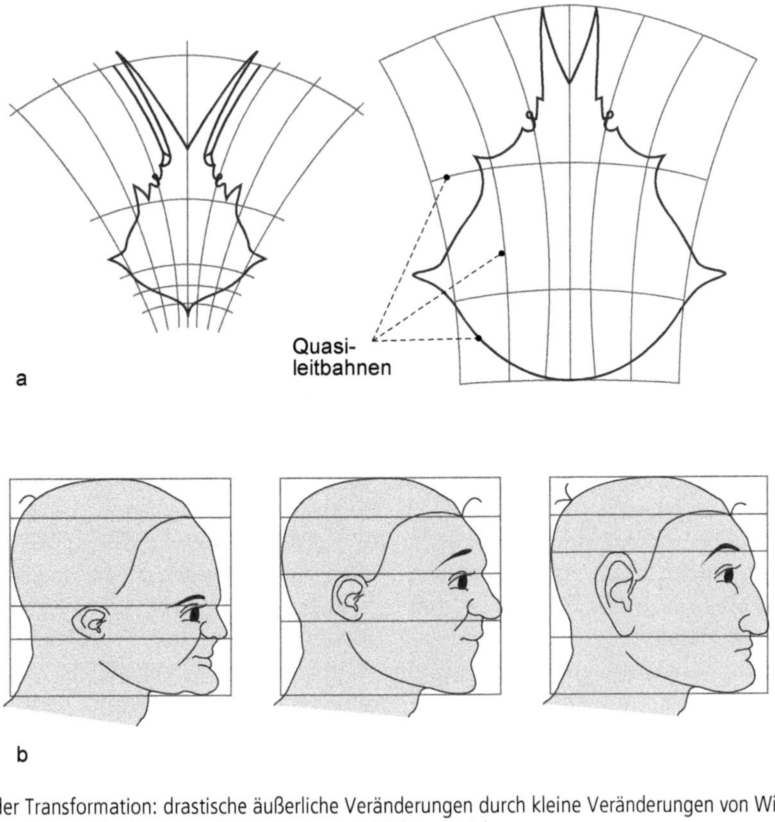

Abb. II-135 Theorie der Transformation: drastische äußerliche Veränderungen durch kleine Veränderungen von Wirkdeterminanten (nach D'Arcy Thompson): a) bei Rückenschilder von Krabben, b) im menschlichen Gesicht

dern gleichzeitig ein Akt der kreativen Gestaltungskraft und der realen Imagination ist ‚oder dass, mit anderen Worten, der so genannten Objektwirklichkeit eine ebensolche „Luftigkeit“ und Unbestimmtheit innewohnt, wie sie sonst dem Subjektiven unterstellt wird!

Reale Gestaltungen sind die temporäre Synthese einer energetischen Begegnung.

II.3.2.2 Idos-Bilder in der Entwicklung der energetischen Medizin

Die Spuren des IdosShiatsu reichen unter dieser Perspektive in die überlieferten Anfangszeiten der TCM zurück. Diese Zeit kennt auch in China eine Wissensorganisation, die analog derjenigen des Westens ist. Viele alte Texte dokumentieren im Vergleich zur modernen Anatomie rudimentäre, der Zeit entsprechende, anatomische und physiologische Kenntnisse.

Gleichzeitig jedoch entwickelt sich ungleich mächtiger eine zunächst so genannte energetische Ordnung des Wissens um den menschlichen Leib. In originärer Weise wurde hier unterschiedliche Wissenszugänge verbunden. Einerseits sieht man einen eng an das erfahrungswissenschaftliche Ideal angelehnten Forschungsweg und dessen handfestes, praktisches Wissen. Die chinesischen Ärzte mussten dieses, gleich ihren Kollegen auf der ganzen Welt, im alltäglichen praktischen Kampf mit den Krankheiten anwenden können. Dies taten sie mit historisch nachweisbarem Erfolg, der auch unter heutigen, modernen Kriterien Bestand hat.

Andrerseits entwickelte man medizinische Konstrukte zu den sinnlich eindeutig festlegbaren Daten, die sich aus philosophischen Betrachtungen, Meditationen und Introspektionen herleiteten. Mit dem Erfolg, dass sich durch dieses energetische und eher abstrakte Betrachten, dem sinnlich eindeutig Zugängigen plötzlich wieder neue Bereiche und Erkenntnisse abgewinnen ließen.

Es entwickelte sich die Geschichte einer wechselseitigen Befruchtung und Durchdringung von Konkretem und Abstraktem, von Sinnlichem und Imaginärem, von Materiellem und Immateriellem.

In dieser Hinsicht lohnt ein Blick auf die entsprechend historisch geprägten Worte und Vorstellungen der energetischen Medizin. Neben einer sorgfältigen historischen Rekonstruktion der jeweiligen Texte ist auch die etymologische Entwicklungslinie der alten chinesischen Schriftzeichen, die als so genannte *kanjis* auch ins Japanische übernommen wurden, von Interesse.

II.3.2.3 Wort- und Wirklichkeitsbedeutung

Das chinesische Wort für Akupunkturpunkt ist *xue* es bedeutet soviel wie: Höhle, Nest, Loch. Das ursprüngliche Schriftzeichen erinnert auch an eine Höhle und bezieht sich auf das Wohnen der Frühmenschen in Höhlen. Diese Höhlen waren in der Tendenz im Sommer kühl und im Winter warm. Außerdem waren diese Höhlen verbunden mit den elementarsten Lebensgefühlen dieser Menschen. Die Höhle kann somit als solches als Symbol einer einheitlichen Lebenswirklichkeit angesehen werden, analog den Höhlenzeichnungen in Südeuropa. Die Inanspruchnahme des Piktogramms für die Höhle (Nest, Loch) durch die Medizin übertrug dessen gesamtes Bedeutungsspektrum auf einen körperlichen Situs. In diesem Zusammenhang ist der Begriff *ying* von Bedeutung. Er weist auf ein sich Entsprechendes, auf ein Korrespondierendes hin und könnte so etwas wie eine Wesensverwandtschaft anzeigen. Damit entspricht also die Lebenshöhle im Erdenleib der lebendigen Höhle im Menschenleib.

Dieses gesamte Bedeutungsspektrum ist damit an diesem Körpersitus repräsentiert.

Dieser je eine Akupunkturpunkt entspricht also einem Multiversum, wie der Biologe H. Maturana sagen würde. In ihm fließen stoffliche, substratartige Vorgänge mit funktionalen, emotionalen, geistigen Prozessen zu einer Einheit der Lebensbefindlichkeit derart zusammen, dass dies einer äußerlichen Sicht zwar nicht fremd, aber dieser nicht direkt zugänglich ist. Diese Lebensbefindlichkeit ist primär und zunächst deren Eigenerleben und als solches das Phänomen des Lebendigen schlechthin. Von daher kann ein abschlussartiger, dingartiger oder ding-analoger und schließlich umgrenzender, identifizierender Zugriff, wie ihn die westliche Naturwissenschaft bevorzugt, das Phänomen des Punktes nicht oder nur rudimentär erfassen.

Es ist klar, dass die chinesische Forschung an dieser Stelle hätte aufgegeben oder anders hätte weitergeführt werden müssen, wenn auch sie in die geistigen Identifikationsschemata der abendländischen Denktradition oder Philosophie eingemündet wäre. Denn diese ist geprägt durch den Oberbegriff des Seins und dem Prinzip der Fülle; die östliche Denktradition hingegen orientiert sich am Oberbegriff des Nichts, der Großen Leere und am *wuji* des *Laozi.*

Wenn also die Mediziner mit Hilfe dieser abstrakten Konstrukte sinnlichen Erfolg hatten, waren sie quasi im Irdischen bestätigt und wenn sie im Stoff des Irdischen nach dem Grund oder der Substanz für diesen Erfolg forschten und dort nichts oder auch das Nichts fanden, waren sie auch bestätigt, denn das Nichts ist die Grundlage des Seins und deshalb sehr schwer zu erfassen.

In der modernen Naturwissenschaft will man mit deren Methoden die Identität der Punkte an einem positiv Daseienden festmachen. Das dies aber regelmäßig scheitert, kann eventuell an der falschen Untersuchungsmethode liegen und/oder diese Wissenschaft kann ihre richtigen Ergebnisse, also ihre Negationen der chinesischen Paradigma und Normkonventionen, nicht richtig identifizieren. Die dritte Möglichkeit ist, dass das chinesische Entsprechungssystem nach Maßen der westlichen Wissenschaften schlichtweg jeder Grundlage entbehrt.

Das Vorhandensein der Realität des Immateriellen wird nach diesen genannten Untersuchungskriterien nicht wirklich erfasst.

Ein wichtiges Entsprechungsgeschehen war sicherlich die lebenswichtige Bedeutung der Punkte hinsichtlich des Lebens und Überlebens in der Welt, wie auch die Körpersignale dieser Punkte bezüglich einer lebenserhaltenden oder lebensbedrohten Körperlebendigkeit. Bei Bedrohung war es in beiden Fällen wichtig, sofort den entsprechenden Ort und damit die zugehörige Funktion zu finden.

Ein Gleiches galt für das Erzeugen von Behaglichkeit. Signale der Behaglichkeit können von einem Punkte aus den gesamten Organismus affizieren.

Eine Höhle war wohl ein vertrauter, fester Ort, der auch etwas Verborgenes hatte. Sie war lebensessenziell, voller Magie und eine Stelle lebhafter Ein- und Auskehr. Die Höhle war Schutz lebenswichtiger physischer und seelischer Funktionen, sie war Ort des Rückzugs, der Verinnerlichung, der magischen Allverbundenheit des Einheitsbewusstseins und sie war Startpunkt für den Weg nach außen. Sie regulierte die Einwirkungen von Klima und Wetter. In Höhlen konnte sich das Leben ausruhen und regenerieren; hier wurde geboren, auch gestorben und begraben. Sie war Eingang in tiefe und tiefste Schichten des Erdleibes. Dort lebte im Dunkeln ein großer Organismus, in dem man herumwandern konnte, welcher nicht von außen als Einheit, Ganzheit umgrenzt wahrgenommen werden konnte und in dessen Undurchdringlichkeit das Licht des Feuers und des Bewusstseins nur kurze, begrenzte Bilder der Sichtbarkeit werfen konnte.

Ansonsten verschluckte der Erdenleib die Sicht und das Bewusstsein, und so hatten ihre Bewohner das leibhaftige Un- und Nichtbewusste vor Augen. Kurz, der Mensch konnte hier bis zur Grenze in den Bildern seiner Wachheit dasjenige Geschehen beobachten, welches wohl auch so ähnlich und zunächst für ihn unsichtbar und unbewusst in seinem eigenen Innern vorging. Das dieses zunächst dunkle Innere dann eben lichter und heller wurde, verdankte sich nicht einer chirurgisch eröffneten Körper- und Leichenschau, sondern der Fähigkeit durch Introspektion, und via dem inneren Auge das Dunkle ins Licht zu heben.

Diese inneren Reisen erlaubten Aufsichten des Inneren, die sogar auch anatomischen Bestand hatten; darüber hinaus konnten sie ein sonst nur abstrakt vorstellbares inneres Geschehen anschaulich machen.

Dabei wurde nicht nur der „Objektblick" praktiziert, sondern das Lebendigsein selbst in dessen eigener Unendlichkeit gefühlt. Hier ist in der Wurzel eine Einheit gesichert, die sonst in Form der Geistes- und Naturwissenschaften auseinanderfällt.

Sicherlich ist dieses Feingespür für innere Prozesse ein Mitgrund für das phänomenale Finden der vielen Punkte und Leitbahnen.

Die Punkte, welche anatomisch und als Palpationseindruck etwa Höhlengleich am Unterschenkel liegen, etwa *dazhong* (Ni 4) oder *xuanzhong* (Gb 39) entsprechen der Bewegung und dem Klang der Glocke, der Emblematik des Metalls und des *yin*. In der Kriegskunst entsprechen sie der Sammlung und dem Rückzug und darüber hinaus der Zeit des Abends, an dem die Glocke als Ruf zur Heimkehr geschlagen wird.

Diese Entsprechungen ergeben eine energetische Bewegung, die eine deutliche Tendenz hin zur Ruhe, zum Schutz, zur Zentrierung und Sammlung hat. Alle seelisch – psychisch – geistigen Lebensprozesse und -empfindungen die eine gleiche Tendenz haben, also Entsprechungen sind, sind ebenfalls besonders mit dem energetischen Geschehen der Punkte und auch der dazu gehörenden Leitbahnen assoziiert.

Diese Entsprechungen aller Lebensdimensionen in einer punktartigen Aufsicht, entsprechen im IdosShiatsu genau dessen Technik der Diagnose, Sichtung und Gestaltfindung.

Künstlerisch gesprochen, würde Giaccometti mithilfe der Erkenntnis der realimaginären Gestalt dieses Punktes eine sinnliche Gestalt formen, die es so als typisch augenfällige sinnliche Gestalt des entsprechenden Körpers nicht gibt, die aber alle Momente, welche im Körper wirklich existieren, in sichtbarer Einheit ausdrücken würde. Denn jeder Punkt ist natürlich eine anatomische und substanzartige Repräsentanz. Unsere, diese Repräsentanz wahrnehmenden Sinne, sind das unabtrennbare Korrelat dazu.

Aber damit ist die Phänomenalität eines Punktes nicht erschöpft.

Um dessen andere Repräsentanzen wahrnehmen zu können, müssen dazu die korrelierenden Sinne da sein und auch dann ist dieser Selbstprozess nicht zu Ende, sondern nur unser je menschliches Aufsichten desselben kommt an seine eigene Grenze, ist selbst Grenzerleben.

Wohlweislich hat Laozi versucht diesen Grenzblick auch als echte Grenze, also als Dasein der Leere sehen zu lernen, indem er gleichzeitig verdeutlichte, das selbst ein solch weites Sehen eine Grenze der Grenze ist.

Im gewissen Sinne hat S. Masunaga mit seinem Zen-Shiatsu dieser Sicht entsprochen, indem er sinngemäß zum Phänomen des *qi (ki)* sagte: *„Während der Behandlung, und auch sonst, können wir es nicht wirklich berühren und umgrenzen. In gewisser Weise arbeiten wir mit dem Echo des ki."*

Ähnlich dem ausgeführten Beispiel eines Punktes lassen sich alle von der chinesischen Medizin klassifizierten energetischen Muster anhand ihrer Konkretionen im und am Körper als ein Versuch ansehen, der phänomenalen Verbundenheit des Lebendigen zu entsprechen.

Damit herrscht in der energetischen Medizin eine Wissenschaft, welche eine methodische Einheit von Natur-Objekt- und Geist-Subjekt-Wissenschaft ist.

Das IdosShiatsu ist im Rahmen der Gestalterfassungen des Lebendigen eine weitere spezifizierende Erfassung.

II.3.2.4 Die psychisch-organische Allometrie

Die phylo- und ontogenetische Entwicklung des Menschen sowie der Prozess seiner Individuation besteht aus einem dynamischen Geschehen von Wachstum, Form, Reife, Vollendung und Formlosigkeit. Dieses Gesamtgeschehen ist allen Menschen eigen und kann dennoch in dieser Gemeinsamkeit sehr unterschiedliche Ausprägungen annehmen.

Jedes menschliche Einzelwesen bildet sich zu seiner einmaligen Gestalt so aus, dass es ein Gewebe allgemeiner Gestalt ist und als solche konkrete Gestaltbildung im Vergleich zur Gesamtgestalt Mensch wie eine Verdoppelung wirkt, welche erkennbar ist.

Gleichzeitig bildet es eine unvergleichliche, besondere Gestalt, die wie eine Vereinzelung wirkt.

Dieses vergleichende Festhalten kann auch auf den Einzelnen selbst bezogen werden; dessen Körpergestalt ist als Vielgestalt ein besonderes Verhältnis seiner Momente untereinander, wie z. B. an den Proportionen sichtbar.

Aber auch alle anderen Gestalten, auch psychischer oder geistiger Natur, bilden in sich und untereinander dieses relationale Geschehen. Jedes Einzelwesen besitzt in Bezug auf sich selbst, auf die Vererbungs- und Verwandtschaftslinie in der es steht, im Hinblick auf seine Gemeinschaft mit anderen Lebewesen als Ethnie, Volk oder Gattung eine typische Form jenes Bildungsprozesses.

Diese unterschiedenen und verbundenen Formen sind in umfassender Weise Klassifikationen zugänglich. Ein deutsches Einzelwesen unterscheidet sich vom Chinesischen, Deutsche unterscheiden sich untereinander. Innerhalb einer Familienlinie differenzieren sich wieder deren Mitglieder und allen so Verglichenen sind Gemeinsamkeiten eigen. Mit entsprechender Sachkenntnis sind diese Unterschiede und Gemeinsamkeiten auch hinsichtlich ihrer typischen Durchmischung und Verteilung gut erkennbar.

Bilden sich innerhalb durchschnittlicher Verteilungen mehr oder minder starke Besonderheiten, etwa durch Erkrankungen, oder neuere, offene Entwicklungen heraus, so werden auch diese Einzelwesen wieder zum Selbstausdruck ihres typischen Gestaltungs- und Verallgemeinerungsprozesses. Insofern sind stärkste Abweichungen Ausdruck des Gesamtprozesses.

Somit kann gefolgert werden: Unterschiede und Abweichungen sind so typisch menschlich, wie die Gemeinsamkeiten und Normalien.

Die Norm oder das Gemeinsame kann ebenso Abweichung sein.

Wesentlich ist, dass ein Erfassen des Gesamtgeschehens nur auf Basis einer wechselperspektivischen Gleichheit gelingen kann.

Wird nur eine Bemessungsgrundlage eingenommen und diese als absolut qualifiziert, gerät jedes Menschenwesen in Stress: Denn jedes Individuum kann davon nur noch abweichen oder mit der Norm absolut übereinstimmen. Aus dieser Haltung entspringen die absolute Intoleranz gegenüber eben den Abweichungen; sei es der Fremde, der Dunkelhäutige, der Religiöse/Atheist, der Behinderte usw. und letzten Endes auf medizinischem Gebiet: Der Gesunde, der Kranke, der richtige *qi*-Fluss, der normentsprechende Körper usw. usf.

Schließlich wird dieser absolutistische Traum in die Tat umgesetzt: Durch die Gentechnik möchte der Mensch sich auch nach dem Abbild seiner Norm schaffen und beeinflussen. Diese dann zur Wirklichkeit gewordene Selbstinzestiösität könnte sogar an den Punkt gelangen, wo kein einziger wirklicher Mensch mehr der Norm entspricht und also verändert werden müsste. Dies wäre historisch ein interessanter Ausgangspunkt.

Die alten Chinesen waren da milder gestimmt. Wohl konnten sie über den Unverstand des Menschen und die daraus entspringenden Leiden lamentieren, jedoch war dabei immer auch ein milder Blick und ein humorvolles Lächeln, wohl das vielgerühmte Lächeln des Ostens, des Buddhas, herauszuhören.

Dieses tiefe Mitgefühl mit den Menschen, in deren Kampf mit der Norm, mit dem Normalen und den doch sichtbaren Spuren der Verunstaltungen, ist die Basis einer Verständigung unter Gleichen. Der Blick für die von der Norm abweichenden Gestaltungen wie auch der Blick für gemeinsame Standards im weiten Sinne hat die alten Chinesen inspiriert, dieses große Gebäude der Klassifizierungen und Normbereiche, genannt TCM, zu finden und zu verwenden.

Stets haben die alten Mediziner alles getan um Menschenleben zu retten, aber es herrschte auch immer ein Geist, der in folgender Erzählung sichtbar wird:

Der Kaiser liegt schwer erkrankt im Bett. Seine ihn umgebenden besten Ärzte wissen nicht mehr weiter. Sie wissen nicht, wie man ihn gesund machen kann. Boten werden ausgeschickt nach den allerbesten Ärzten im ganzen Reich. Diese kommen zum Hofe und nachdem sie den Kaiser genauestens untersucht haben, stehen sie schließlich um sein Bett und bringen vor dem Kaiser und vielen Zeugen ihren Bericht hervor. In diesem weisen sie mit allen Mitteln der Arztkunst nach, dass der Kaiser unweigerlich wird sterben müssen. Sie erklären und begründen dies genau, beschreiben präzise den weiteren Krankheitsverlauf und bezeichnen den Zeitpunkt des Todes. Nach dieser Demonstration atmen alle, einschließlich des Kaisers, erleichtert auf. Er lächelt und lobt ihre große Tüchtigkeit und Weisheit. Er entlohnt sie und alle sind mit dem Ausgang durchaus zufrieden.

Mit diesem Geist gewappnet, der gleichzeitig versucht den dargestellten Moment des Sterbens, so menschenmöglich und -würdig wie es geht, weit ans Ende eines Menschenlebens zu rücken und dennoch dem Sterben und der Wandlung gegenüber offen ist, kann die Gestaltenvielfalt eines Menschen untersucht werden.

Diese Gesamtheit eines Menschen ist ein Fließgleichgewicht zwischen oft auch heterogenen Momenten. Die Intaktheit dieses Fließgleichgewichts ist *zheng*, auch Orthopathie genannt. *Zheng* kann als ein gewisser Referenzbereich angesehen werden, in dem sich gesunde und kranke Prozesse austarieren. Dabei können einzelne Momente dieses Gesamten außerordentliche und deutliche Abweichungen und/oder Dominanzen darstellen, die aber gleichwohl durch den Fluss des Gesamtsystems kompensiert werden.

Jeder Shiatsu-Therapeut kennt die „abenteuerlichsten" körperlichen Auffälligkeiten oder Angewohnheiten von Patienten, ohne das diese oder jene erkennbare Einseitigkeit das Gesamte einseitig macht.

Sehr richtig ist daher die Vorstellung der Harmonie in der TCM: Diese besteht nicht in der vollkommenen Ausgeglichenheit oder sogar Angleichung aller Lebensprozesse, sondern in einer durchaus wechselhaften, mal stillen, mal wilden Durchrhythmisierung der Gesamtlebendigkeit.

Der Wandel der Phasen, das Durchfließen ist wichtig! Eherner statischer Harmonie entspricht das Bild des Todes.

IdosShiatsu ist die gezielte Methode, durch vergleichendes Erfassen ein Gestaltgefüge und somit die immer ganzheitliche menschliche Vielgestalt und deren Wert zu erkennen.

II.3.2.5 Die reale Einheitsgestalt des Organismus und Individuums

Das Erfassen der einheitlichen Vielgestalt geschieht durch die Behandlung. Während der Behandlung setzt sich der Behandler, ob bewusst oder unbewusst, fortwährend in Vergleich zum Behandelten.

Durch die Eigensensibilität des Behandlers wird der andere, der Patient erfasst.

Was also der Andere als Gegenüber, unabhängig vom Therapeut und auch für sich selbst, alles wirklich ist, ist von dem Therapeuten durchaus nie direkt erfassbar. Diese Differenz selbst in der Behandlung zu sehen und zu belassen, ist durchaus sehr wichtig. Indem nun für den Therapeuten die Wahrnehmung des Patienten immer eigene Wahrnehmung und Wahrnehmung des Eigenen ist, kommt es für den Therapeuten darauf an, über ein differenzialdiagnostisches Mittel zu verfügen, durch welches er Eigen- und Fremdwahrnehmung, die Wahrnehmung seines Selbst und seines Eigenen und die des Anderen, als Grenzgeschehen erfassen kann.

Eine solche Grenze kann eine Zuordnung nach hier und dort, nach dem Erleben des Therapeuten und dem des Patienten ermöglichen.

Es ist nämlich typische Erfahrung unter Shiatsu-Therapeuten, und sicher auch in anderen Therapien, dass beim Patienten ausgerechnet die Leitbahnen ständig behandelt oder übersehen werden, die in ähnlicher Weise vom Therapeuten an sich selbst, oft unbewusst, benutzt oder vernachlässigt werden.

Oder es werden Interpretationen und Ratschläge verteilt, die ebenso gut oder vielleicht eher an die eigene Person gerichtet werden könnten. Insofern handelt es sich bei der Behandlung um eine völlig unbewusste Selbstbehandlung und der Therapeut müsste den Patienten bezahlen.

In der Fremdwahrnehmung bleibt das Eigene immer mitenthalten, aber in charakteristischer Weise so, dass das hierbei verlaufende Wirklichkeitsgeschehen auf die andere Person verweist und gerichtet ist. Das Eigene ist hierbei das lebendige Geschehen, durch welches sich der

Andere nur zeigen kann, aber es bleibt trotz dieser quasi ontologischen Grundaktivität in Bezug zum Geschehen des Anderen passiv; es wird von Eindrücken, Geschehnissen heimgesucht. Diese erreichen es aus einer Dimension kommend, die nicht vorhersehbar ist und sich jeder Vereinnahmung entzieht.

II.3.2.6 Die Mittel und der Sinn von Grenzerfahrung

Damit besteht ein differenzialdiagnostisches Mittel zur Unterscheidung vom Eigenen und vom Fremden darin, ob sich der Shiatsu-Therapeut gegenüber Eindrücken öffnen kann, welche ihm aus eigener Kraft nicht gegeben würden.

Einfach gesagt, der Shiatsu-Therapeut kommt aus einer Behandlung als ein anderer Mensch heraus, als er hineingegangen ist.

Schließlich kann sich das Eigene so vergessen, dass es quasi nur noch zum Behältnis des Anderen wird.

Jeder Shiatsu-Therapeut kennt dabei aber auch den sinnlichen, inneren Moment, wo ihm eine Rede oder ein anderes Verhalten ganz grundsätzlich zu viel wird. Dies zeigt eine Assimilationsgrenze gegenüber fremden Impulsen an.

Dazu gehört das Gegenteil, nachdem der Therapeut den wesensmäßig Anderen vergisst und nur noch seine eigene Weltwirklichkeit produziert; woraus dem Patienten nur die Flucht hilft, besonders, wenn es sich um ideologisierte Standards handelt.

Der Therapeut muss also von seiner Selbstwahrnehmung her in Kontakt sein mit dieser Grenze, an der auf der einen Seite die Fremd-, auf der anderen Seite die Selbstwahrnehmung liegt.

Um diese Grenze erkennen zu können, sollte der Therapeut über ein gerütteltes Maß an ontologischer und psychologischer Selbsterkenntnis verfügen. Er muss aus dieser heraus eine Erfahrung von der Erkenntnis seines Selbst haben und wie dieses Selbst erkennt. Von diesen Grenzerlebnissen, die er ja als lebendige Existenz selber ist, kann er dann bewusst erfassen, wo und wie sich die Gestalt des anderen Menschen herausbildet.

In dieses Grenzerleben fällt auch die Wertigkeit der gesamten Kultur und anderen allgemeinen Standards (Gruppen usw.), an denen der Therapeut oder der Patient partizipieren.

Diese Grenzsicherung ist deshalb so wichtig, weil sie der exakte ontologische Gradmesser der anderen Lebendigkeit ist.

Die Lebendigkeit des anderen Menschen kann weder im Wesen, noch in der konkreten Vielgestaltigkeit erfasst werden, da es diese wesensmäßige Differenz der Selbstwahrnehmungen gibt und diese Differenz auch noch in jeweiliger Selbstanwendung zum Tragen kommt; denn kein Mensch kann sich selbst erkennen.

Schließlich entwickelt sich noch weitere Differenz durch reale, zeitgegenwärtige Selbstentwicklung; das Geschehen entwickelt immer weiter Realität. Der Patient, der geht, ist nicht derselbe, wie der, der kam.

Das IdosShiatsu muss als vergleichende Gestalterfassung auf der Basis möglichst breiter Selbsterkenntnis, im doppelten Sinn, über einen offenen Sinn für das Andere, Fremde und damit eben unvorhersehbar Offene verfügen.

Somit reichert sich der eigene Erfahrungshorizont stets mit neuer Materie an. Dieses Neue und Fremde darf den Assimilationsgrad eines Bewusstseins nicht überschreiten. Denn tatsächlich wird in diesem Prozess das Eigene als Vertrautes sowohl bestätigt, als auch in Frage gestellt. So, wie jeder im Selbstverstehen versteht, versagt dieses Verstehen angesichts eines originären Anderen, angesichts der Selbstwirklichkeit des anderen Menschen, in diesem Fall Patient genannt. Da aber offensichtlich auch eine Kommunikation in dem Sinne stattfindet, dass zwei Menschen durch ihren intersubjektiven Austausch zu einem gemeinsamen Handeln, zu eben einer Behandlung kommen können, ist also der Lebensausdruck eines Menschen so kompatibel, dass er als solches im anderen Menschen auch Eindruck als Ausdruck bewirkt.

Aber die Grenzübergabe dieses Geschehens ist der springende Punkt: Die Be-Handlung oder die An-Sprache des Therapeuten ist ein konkretes Medium, dass wie ein Chamäleon wirkt. Während dieses Medium für den Therapeuten noch ganz dessen Sinnlichkeit ist, ist es in diesem Sinne, wenn es bei dem anderen Menschen angekommen ist, verschwunden und ist die Sinnlichkeit des anderen Menschen, also Nichtsinnlichkeit für den Therapeuten, geworden.

Diese Grenze des Weltenaustauschs ist das wirklichkeitsgestaltende Eigengeschehen, in der die Souveränität der beteiligten Individuen ins Spiel und in Gang kommt. Idealerweise müsste der Therapeut sein Verständnis vom Patienten und seine Therapievorschläge so an die Grenze wo das Eigene aufhört und das Andere beginnt heranführen, dass sich dort dieses Verständnis auflöst und zur verständigen Selbstwirklichkeit des anderen Menschen wird.

Der Therapeut muss also sein Eigenes in diesem elementaren Sinne auch immer loslassen können. Vom Loslassen an kann er nur beobachten, was der andere Mensch aus dieser Therapie macht. Natürlich gibt es standardisierte Kommunikation und Therapien und somit auch Erwartungs- und Erfüllungshorizonte. Diese sind von dem wirklichen Geschehen so abgezogen (abstrahiert), dass sie auch wieder aufgezogen (konkretisiert) werden können.

Die Gefahr ist hierbei sehr groß, dass solche eingeengte Wirklichkeit deren übergroßen anderen Anteile genauso unbewusst werden lässt, also vergisst, wie auch die Akteure unbewusst handeln, also sich und den anderen vergessen. Dann ist zwar alles irgendwie ein volles Geschehen, Ausdruck unendlicher Daten, und jeder ist mit diesem Fülle immerzu beschäftigt, aber jeder fühlt es und keiner kann es richtig benennen: Es fehlt dabei offensichtlich das Wichtigste: das innere Erleben und Beteiligtsein.

So singt G. Harrison treffend: *„I was almost a statistic inside a doctors case – When I heard the messenger from inner space."* Was hier in jedem Einzelnen oft verloren geht, ist die lebensbedeutende Dimension jedes Lebensausdrucks. Das Individuum erfasst sehr häufig nicht die gefühlte und gelebte Bedeutung von objektartig wahrgenommenen und vorgestellten Gestalten der Wirklichkeit, auch nicht sich selbst gegenüber.

Die innere Stimme ist nicht bloßes metaphorisches Anhängsel, sie ist Teil dessen, was in der Neurobiologie der „Innere Beobachter" genannt wird.

Jeder kann gute Ratschläge, auch sich selbst gegenüber, erteilen und nicht im mindesten danach handeln und dies oft deshalb, weil auch die wirkliche, lebendige Bedeutung nicht erlebt wird. Wie oft erfasst man zwanzig Jahre später, oder wann immer, die Bedeutung dessen, was man vor zwanzig Jahren gesagt hat. Wie oft werden Patienten von Medizinern in einer für die Patienten durchaus heiklen Angelegenheit so ungeschickt informiert, dass diese innerlich vollkommen in die Knie gehen und dem Unheil der Worte ausgeliefert sind.

In solcher Weise werden auch Indikationen praktiziert, die doch besser vorsichtiger gehandhabt hätten werden müssen.

Wenn es nicht wirklich um die eigene Haut und unter diese geht, wird manches weggefühlt, übergangen. Die Mittel sind allerdings so perfekt geworden, dass wenn es unter und um die eigene Haut geht, dies von dieser gar nicht wahrgenommen wird.

Ist im Sinne des IdosShiatsu der Sinn für die Vielgestalt des anderen Menschen ausgeprägt, dann können auch die unterschiedlichen Gestaltbilder als Ausdruck anderer lebendiger Vielfalt in ein vergleichendes Erfassen einmünden.

II.3.2.7 Die konkreten Schritte der Gestalterfahrung

Jedes menschliche Lebewesen ist ein komplexes, polyvalentes Gegenwartsgeschehen in das man, wenn man darf, von vielen und allen Richtungen hereintreten kann.

Der Eintrittsort (Behandlungsanfangspunkt) ist dann gewissermaßen das erstgenommene Ordnungsprinzip eines Aufsichtens dieses Viel-Geschehens.

Ähnlich wie in der Zoologie bezüglich der Tiere bekannt, gibt es auch bei den Menschen einen allgemein herrschenden Individuationsabstand. Auch in geraumer Entfernung ist es also möglich, dem Individuum zu Nahe zu treten, ihn also zu bedrängen.

Dieser Individuationsabstand ist als Gestalt klar an den Verhaltensweisen des Anderen zu erkennen, z. B. am Wärmeaustausch und an der Aura.

Die Aura umspielt deutlich sichtbar, als ein Farben wechselndes Geschehen in der Konsistenz zwischen Nebel und Licht liegend, den Körper. Oft folgt sie den Körperkonturen mehr oder weniger außerhalb derselben liegend und durchaus wechselnd zwischen einer die ganze Gestalt im homogenen oder heterogenen Abstand umhüllenden Bewegung. Die Konturen der Aura können in Bewegung und/oder wechselnder Gestalt sein und wenn die Gestalt als Kontur ruhig ist, so kann der Eindruck doch zwischen großer innerer Ruhe oder starker Bewegung derselben liegen. Das Ausgreifen in den Raum kann mächtig werden, auch viele Meter weit.

Die Reaktionsfähigkeit der Aura ist blitzschnell. Sie kann erscheinen und auf der Stelle verschwinden und ähnlich rasant ihre Gestaltwechsel vornehmen.

Bei alledem hat man den starken Eindruck einer Selbsttätigkeit. Des Weiteren wird jedoch deutlich, dass die gesamte Expression der Aura immer einen Sinn und ein Korrespondierendes hat. Der Grund hierfür kann in dem zugehörigen Organismus liegen oder auch in dessen Umgebung, also z. B. im Organismus des Therapeuten.

Die Entdeckung dieser zusammenhängenden, reaktiven Lebendigkeit und Energetik führt nach und nach zur Möglichkeit einer veranschaulichenden Systematik derselben. Die Reaktionsgestalt der Aura ergibt sich dann sichtbar aus der Ebene der Berührung. Immer ergibt sich eine andere Gestalt derselben und dennoch ist ein erfassendes Zuordnen möglich.

Die Aura wird gesehen, gefühlt, gerochen, durchaus geahnt, gespürt oder geistig, fast unanschaulich, erfasst. Dieser Individuationsraum ist also Medium der Distanz und der Begegnung.

Auch in diese Richtung weisen die morphogenetischen Felder R. Sheldrakes. Sie stellen als Begriff einen Anhaltspunkt dar für die Tatsache, dass Tiere offensichtlich über Distanzen hinweg Erfahrungen austauschen. Diese Distanzen überschreiten alle materiellen Bedingtheiten. Die Realität solcher Erfahrungen und Tatsachen wird von Shaldrake als immateriell bezeichnet.

Wir Menschen können diese Immaterialität nicht fassen und müssen sie doch anhand dessen, was wir fassen, so setzen. Damit ist die Immaterialität als solches genommen für uns nicht positiv fassbar, oder anders gesagt, die Idee der Realität der Immaterialität repräsentiert jene Leerstelle, an welcher der menschliche positive Weltzugriff versagt und deutlich wird, dass die menschliche Welterfahrung immer Prozess der Grenzziehung und Grenzüberschreitung in Einheit ist. Diese Immaterialität als angenommene Realität hat einen engen Bezug zum Postulat des Freudschen Unbewussten und zu einer Welt des prozessual Offenen, des Noch-nicht-Seins (E. Bloch) sowei von realen Wirklichkeitsfeldern, welche jenseits des menschlichen Weltzugriffs liegen.

Die Immaterialität ist also im positiven, inhaltlichen Sinn undefinierbar. Dennoch ist das menschliche Verhältnis zu ihr, oder ihres zum Menschen, kein gleichgültiges und kein beliebiges. So ist das menschliche Leben hinsichtlich seines Prozessierens und seines Tuns als reales Zukunftsgeschehen in Bezug zu dieser Zukunft ein immaterielles. Diese Immaterialität ist, noch, nicht wirklich und dennoch reale Dimension im Lebensprozess.

Wie das Leben in ihr (der Zukunft und der jetzigen wirkkräftigen Immaterialität) aussehen wird und ob es überhaupt noch sein wird, ist der Gegenwart nach unreal, aber dennoch ist der Verlauf, wie auch immer, schon real. Obwohl also die Immaterialität weder determiniert, noch gesetzt werden kann, kann der Mensch sich nicht beliebig zu ihr verhalten, oder, anders gesagt, der Mensch kann sich sogar beliebig verhalten und dennoch ist dies nicht beliebig. Wir müssen mit dem Unbekannten kommunizieren, auf die Antwort des Nichts lauschen, die im gewissen Sinne nie kommen wird, sondern stets nur nach den Maßen menschlicher Selbstkommunikation.

In gleicher Weise kann der Zugang der Behandlung über die Anatomie und Physiologie des Körpers geschehen. Auf dieser Ebene kann während der Behandlung dessen Gestalt als Ausdruck seiner Bewegungsfähigkeit, Konsistenz und innerer Kohärenz diagnostiziert werden. Auch ist der Leib Selbstausdruck von Symmetrie/Asymmetrie und Proportion/Disproportion. Ein erfasster Leib ist immer eine allgemeine Singularität und einmalige Geschlossenheit unterschiedlichster Gestaltmomente.

Seine typischen Zusammenschlüsse zum Idos prägen seine Charakteristik, Gestik, Mimik, seine Gaben, Fähigkeiten und Begrenzungen. Zudem ist der leiblich sichtbare Zusammenschluss immer auch auf allen anderen Ebenen des Gesamtnexus lebendiger Organismus vorhanden und darstellbar. Die anderen Ebenen dieses Nexus sind in Bezug zum Leib dessen onto- und phylogenetische Prozessualität; die ontologische Dimension, sein Stoffwechselgeschehen, sowie die weiteren Ebenen menschlicher Wirklichkeit, also die seelische, psychische und geistige Ebene. Damit eingeschlossen ist die charakterliche, individuelle und soziale Einheit dieser Ebenen.

Durch den Gesamtnexus sind all diese Ebenen unauflösliche, in wechselseitiger, sich durchdringender Interdependenz, aktuelle Wirkungseinheiten. Diese können in ihrer Wechselperspektivität, nach der jede Ebene in der ihr typischen Dominanz alles andere Geschehen erfasst und von diesem erfasst wird, als typische Gestalt festgehalten werden.

Das Bewusstsein ist wichtig, dass jede solche Aufsicht, indem sie etwas ansichtig wird, simultan anderes verschwinden lässt und dass in der Fremdwahrnehmung immer auch gedoppelte Eigenwirklichkeit eingespielt wird und die Selbstwirklichkeit des Anderen etwas eigenständiges bleibt Es muss jedoch weiter gesehen werden, dass jede Ebene der Wahrnehmung und des Wahrgenommenen neben der absoluten Dimension ihrer Selbstständigkeit und ihrem reichen Informationsgehalt immer auch etwas nicht einsichtig werden lässt, nämlich ihre Einbettung in den Gesamtnexus ihrer selbst und des Lebendigen.

Jede Ebene verweist gedoppelt auf andere Ebenen, jeder Ebene entspricht anderes Geschehen und die vorhandene Gesamtheit aller Prozesse ist in kein ansichtiges Bild, in keine fixierbare Aufsicht einzubringen. Das immer offene Totalisierungsgeschehen, genannt Leben, entzieht sich stets neu; das Leben ist ein sich selbst entfliehendes.

Diesem *qi*-Geschehen begegnet jeder Shiatsu-Behandler in jedem Behandlungsmoment!

Damit ist eine weitere Begrenzung in Bezug zum anderen Menschen, hier des Patienten, für den Therapeuten wichtig. Die lebendige Phänomenalität erzeugt immer Unvorhersehbares und der Therapeut muss den, immer nur dem Versuch nach möglichen, Zugriff auf das Gesamtphänomen unterlassen.

Das vergleichende Erfassen hält auch den regulären und durchschnittlichen Entwicklungsgang einer ins Auge genommenen Ebene fest.

Es kommt damit ein Allgemeines jeder Individualität und eine Norm zur Aufsicht. So hält z. B. auch die medizinische Embryologie solche typische Ausgestaltung fest. Jener immer eigene Entwicklungsgang profiliert sich anhand typischer Merkmale heraus. So kann die zeitliche Eigengestalt, deren Autopoiesis und deren jeweilige Phase betrachtet werden, und es kann dabei beobachtet werden, wie und wo die qualitative Gesamtkraft, das Gesamt-*qi*, gebunden oder freigegeben wird. Dessen unterschiedliche Relationen reflektieren unterschiedliche Ausgestaltungen einer Vielgestalt, eines Menschen, und so dessen typische Gesamtgestalt.

Ein Beispiel ist die an einem Menschen sichtbare fließende Ausgestaltung aller Momente als Prozessfließen vom Embryo bis zum Greis und noch mehr die vom Greis zur befruchteten Eizelle (Vererbung).

Besonders bestechen hier immer vergleichende Beispiele hinsichtlich der Definition von Gesundheit und Krankheit: Ein Mensch kann durchaus manifest und auch dauerhaft krank sein und dennoch dieses kranke Geschehen anteilig so in seinem lebendigen Gesamtprozess integrieren, dass die Gesamtgestalt in ihrem Ausdruck gesundgleich agiert und wirkt.

Genauso kann ein anderer Mensch nach allen diagnostischen Maßen gesund sein und dennoch als Ergebnis seiner Gesamtregulation als krank wirken und agieren.

So kann die Definition, was gesund oder krank ist, nie abschließend aus äußerlichen Parametern genommen werden. Gerade in der Medizin ist dieser Blick notwendig, da man es dort in der Regel mit der Ausnahme von der Regel, oder oft auch, was dafür gehalten wird, zu tun hat. Letzten Endes zeigt unsere deutsche nationalsozialistische Vergangenheit, auch und vor allem in der Euthanasie, auf welche „sauberen" Holzwege man da gelangt.

Auch in Shiatsu – und anderen Kreisen ist das Bild einer normierten Gesundheit durchaus vorhanden.

Dieses Bild ist jedoch schlichtweg falsch!

Überspitzt könnte gesagt werden: spur- und problemloses Funktionieren des Lebendigen stellt die seltene Ausnahme dar oder entspricht einem oberflächlichen Blick. Reibungsloses Funktionieren stellt kein besonderes Problem des Lebens, sondern bloß der Technik dar.

Es kann also zum einen das typische Eingebettetsein der Gestaltwerdung in den allgemeinen Gestaltungsprozess erfasst werden und es kann zum anderen die Besonderheit einer allgemeinen Gestalt erfasst werden.

Für ein vergleichendes Erfassen ist in dieser Hinsicht das Behandeln verschiedener Generationen aus einer Familie sehr aufschlussreich. Schon an einem Körper ist dann plastisch zu sehen, was ihn alles als Einzelexemplar einer Ahnenreihe an vererbter Gestalt ausmacht, und was nicht.

Tatsächlich wird alles mitvererbt, bis hinein zu gleichen Verspannungsmustern. Und natürlich gibt es den Ausdruck als Eigengestalt, als das typische neue Individuum. Aber um dessen Einzigartigkeit real erfassen zu können, müsste man die gesamte Menschheit als Ahnenreihe zur Aufsicht haben. Es ist ja aus der Forschung über eineiige Zwillinge, die nach der Geburt getrennt wurden, oft ohne Kontakt untereinander und weit entfernt voneinander aufwuchsen bekannt, dass diese sich eine phänomenale Ähnlichkeit bis hinein in Verhaltensmuster erhalten haben; deren phänomenale Ähnlichkeiten umfassen alle Ebenen ihrer Persönlichkeit.

So hat ein russischer Fotograf versucht diese Ähnlichkeit eineiiger Zwillinge bei Menschen zu finden, die überhaupt nicht verwandt sind, die aus völlig verschiedenen Kulturen, Ländern und Zeitepochen, hier dokumentiert über Gemälde oder Fotografien, kommen. Das Ergebnis ist gleichfalls verblüffend: Es gibt viele solcher nichteineiigen „Zwillinge".

Auf diese Weise wird die Verwandtschaft aller Menschen und aller Entwicklungsstufen untereinander sichtbar. Verwandtschaft gründet in der Ähnlichkeit, auch Selbstähnlichkeit und die Differenz, der Unterschied gründet in der Fremdheit, Selbstfremdheit.

Beide Momente sind zum Ausbau eines lebendigen Organismus essenziell.

Die Repräsentation aller dieser Entwicklungsstufen und -momente in einer Person begründet die geordnete Vielgestalt derselben. Die einheitliche Realität eines Organismus, eines Menschen, ist das reale Miteinander von Selbstähnlichkeit und Selbstfremdheit. In der Weise der Ordnung dieser Mischung und der gelebten Selbstwirklichkeit ist jede Person ein absolutes Unikat.

Das Erfassen und Respektieren der Einmaligkeit solcher Vielgestalt einer Person ist ein weiterer Grundwert des IdosShiatsu.

In diesem Geiste kann das schrittweise Festhalten und Behandeln dieser Vielgestalt vorgenommen werden.

Wird während einer Behandlung die spezifische Eigenart des Organismus diagnostiziert und in inneren Bezug zum Gesamtorganismus gebracht, dann kann die Bewertung einer Eigenart und die Notwendigkeit einer angestrebten Behandlung derselben thematisiert werden.

Weicht innerhalb eines Organismus ein Ort oder Geschehen von dessen originären Idos ab, dann sollte diese Abweichung untersucht und mit dem Patienten besprochen werden. Vergleichswerte der Abweichung ergeben sich aus den allgemeinen und besonderen Parametern der Gesamtgestalt.

So können Verspannungsgrade oder Fehlfunktionen ein Ausmaß erreichen, dass eine Korrektur notwendig erscheint. Wie stark die Korrektur jedoch sein soll, dass kann nur in Bezug zur Energetik des einen Organismus geklärt werden. Das Leben besteht auch in der Akzeptanz von Einschränkungen.

Repräsentiert eine Person in sich sehr unterschiedliche Bezirke von biografischen Entwicklungsstrukturen, dann kann gefragt werden inwieweit eine Behandlung notwendig ist. Der Grad der Behandlung und die Erwartungen müssen jedoch auf den persönlichen Rahmen abgestellt werden. So kann z. B. der energetische, thorakale „Raum" einer sechzigjährigen Person demjenigen eines zehnjährigen Kindes entsprechen. Eine Behandlungstendenz, die den Thorax so behandelt, als entspräche dieser einem sechzigjährigen Menschen oder welche die Gestalt des sechszehnjährigen Kindes möglichst auf das Niveau der älteren Personenebene bringen möchte, wäre ebenso verfehlt, wie das Belassen dieser konstitutionellen Spannung.

Ein konkretes Maß der Behandlung, welche psychische Prozesse impliziert, muss mit dem Patienten erstellt werden (siehe den Text II.3.2.8. zum konkreten Idos und den Bereich der Fallgeschichten).

Entscheidend ist, dass das IdosShiatsu versucht, die originäre Eigengestalt in ihren allgemeinen und besonderen Maßen individuell zu erfassen und zu behandeln.

Das oberste Gebot und der höchste Wert stellt dabei die Eigenwertigkeit jedes lebendigen Wesens dar. Auch so genannte Missverhältnisse in der Energetik des Körpers verfügen über einen inneren Sinn. Dieser sollte erkannt werden, um daraus die Bestimmung abzuleiten, wie viel korrigierende Behandlung eingesetzt werden sollte.

Nicht jede energetische Abweichung und Disproportionalität muss wegbehandelt werden. Häufig reicht eine Erkenntnis und Selbstberührung eigener Energetik und Form aus.

Damit soll auch gesagt sein, dass jede energetische Disproportionalität am Organismus zugleich einen Mangel und einen Reichtum offenbart. Die Schwachstelle eines Körpers kann auch Quelle einer Offenheit, einer Sensibilität und somit Anlass zu einer neuen Lebenserfahrung sein.

Ausgangs- und Orientierungspunkt aller genannten Behandlungsschritte und diagnostischen Schlussfolgerungen ist die Bewertung und Befindlichkeit des Patienten.

II.3.2.8 Das konkrete Idos

Hernach sollen entsprechend zu diagnostischen Profilen und dem Idos einer untersuchten Ganzheitlichkeit Deutungsangebote ausgeführt werden.

Einige Beispiele möchte der Autor zuerst zum besseren Verständnis anführen.

Ein regelmäßiges Idos ist das der Disproportionalität. Schon die Diagnose nach dem Augenschein (*wangzhen*, jap.: *bo-shin*) führt auf solche Auffälligkeiten. Wahrnehmungen solcher Art werden in der Regel erweitert, vertieft und verstärkt durch die taktile Diagnose (*qiezhen*, jap.: *setsu-shin*) unter Ausschaltung des Sehsinns (also mit geschlossenen Augen).

So kann die taktile Untersuchung weitestgehend eine der Person nach entsprechende Gestalt und Proportionalität ergeben. In diesem Falle entsprechen sich die Körperbereiche untereinander, ferner stimmen der Turgor des Gewebes und die Ausgestaltung der Leiblichkeit mit den Leitformen der Person nach Volkstyp, Geschlecht, Alter und Menschentyp überein.

Doch dann kann sich inmitten und aus dieser typischen und individuellen Harmonie eine Örtlichkeit signifikant und abweichend hervorheben. So könnte es sein, dass nur der kleine Finger, und hier nur dessen In-

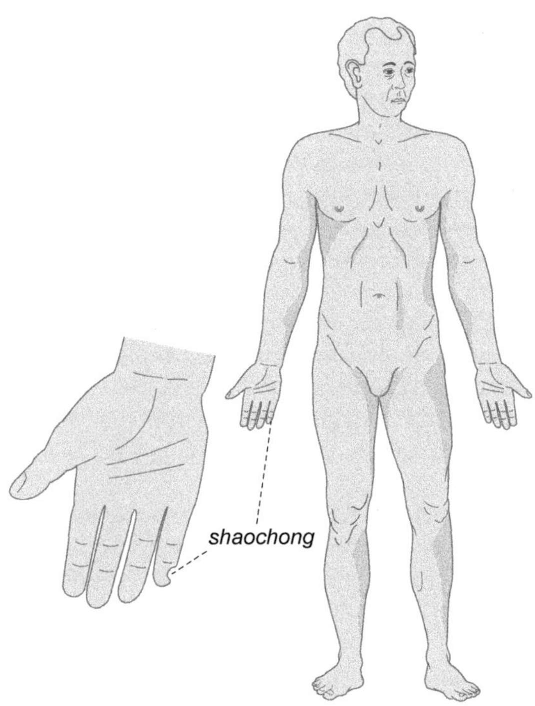

Abb. II-136 Ein abweichendes Idos kann auch einfach nur an der Innenseite der Endphalanx des kleinen Fingers (*shaochong* [He 9]) auftreten.

nenseite und Endphalanx, als abweichendes Idos hervortritt. Dieses Gebiet um den Punkt *shaochong* (He 9) mag dann seltsam schwach und eingezogen wirken, so dass die tiefer liegende Knochigkeit formgestaltend ist. Die normale Länge kann merkwürdig verkürzt wirken und schließlich die normale Fülle dieses Ortes deutlich entleert sein. Kurz: im Verhältnis zu der übrigen Leiblichkeit erscheint diese Endphalanx deutlich verkleinert, geschwächt und formeigen.

Fühlt sich der übrige Körper z. B. klar wie derjenige eines, sagen wir, 50jährigen Mannes an, so fühlt sich diese Endphalanx proportional und relational dazu wie diejenige eines ca. vierjährigen Kindes an (➢ Abb. II-136).

Solche Disproportionalität hat als konkretes Idos eine klare Bedeutung, sie ist Leib gewordene psychisch seelische Ontogenese und gar eine solche Phylogenese.

Im Beispielsfalle ist also der Ort des Punktes *shaochong* (He 9) in der Entwicklung gleich dem eines vierjährigen Kindes und dazu, nicht wie beim Kinde, von weichem, üppigem Fleisch *(rou)* oder auch den bindegewebigen Weichteilen geprägt, sondern von knochiger Struktur.

Aus solchem Befund können zunächst allgemeine und als solche in ordnender Absicht erstellte Schlussfolgerungen gezogen werden:

Während der übrige Leib sich altersentsprechend in der Zeit geformt hat, repräsentiert sich die Endphalanx als in der Zeit stehen geblieben, beharrend. Dieses Stehenbleiben als Vierjährigkeit darf nicht passiv interpretiert werden, sondern es ist dies ein aktives Beharren in dieser Phase!

Zusätzlich präsentiert sich der fleischige und damit typisch kindliche Anteil als deutlich leer (*xu*, jap.: *kyo*). Dieser Mangel hat im Beispielsfalle einen chronischen Status und lässt den dem Knochensystem energetisch zugeordneten Bereich und damit die Wandlungsphase TAI YIN (Wasser-Emblem) sowie die Leitbahnen *Zutaiyang* (Bl) und *Zushaoyin* (Ni) in den Vordergrund und an die Oberfläche treten.

Die Qualifikation und Wirkung des Punktes *shaochong* (He 9) besteht hinsichtlich dieses Falles und damit seines Eingebettetseins in die Leitbahn *Zushaoyin* (Ni), in die Wandlungsphase TAI YIN (Wasser-Emblem) und durch seinen Status als Endpunkt an der Nagelfalz (*jing*-Brunnenpunkt) in einer Bändigung des *yang* ganz allgemein, in einer kühlenden Energetik und in einer stützenden Wirkung auf das *qi* der Mitte.

Dem entsprechen die ihm zugeordneten Befunde und Indikationen: Spannungsgefühl und Gegenläufigkeiten im ganzen Körper und besonders in der Brust und Leibesmitte sowie damit einhergehender Durst und auch Brechreiz, wie auch Würgegefühle im Hals.

Dazu kommen Unruhe und starke Stimmungswechsel.

Am Punkt *shaochong* (He 9) fließen große Mengen von *qi* und durch Einwirkung auf diesen Ort können große Mengen von *qi* bewegt werden.

Überhaupt sind die Endpunkte an den Extremitäten sensible Grenzorte von Wachheit und Ruhe, von Balance und Ungleichgewicht. Entsprechend signifikant scharf und spitz ist der typische, normale Ortsschmerz dieser Punkte.

Gleichfalls von Interesse ist die Körperseite des betroffenen Ortes; hier soll es die linke Seite und mithin das *yang*, sowie nach der jahreszeitlichen Körperentsprechung das TAI YANG (Feuer-Emblem), also der Sommer, sein.

Des Weiteren muss die Vierjährigkeit mit ihren Entsprechungen in den Mittelpunkt genommen werden.

Auch in dieser Phase steht das Kind noch im Zeichen der Wandlungsphase ZHI YIN (Erde-Emblem). Das stetige Ernähren von Außen und im Innen ist absolute Voraussetzung seelisch-körperlichen Wachstums und Wohlbefindens. Das TAI YANG (Feuer-Emblem) und die typische *qi*-Qualität jenes Ortes und dessen *qi*-Entsprechungen finden im Kinde viele praktische Entsprechungen. Es ist schnell und leichtfüßig in seinem Verlangen, seinen Emotionen und Aufmerksamkeiten. Es kann in großer Ruhe verweilen und mit großem Ernst, regelrechter Andacht, tiefe Gefühle zeigen.

Psychologisch betrachtet, entfaltet das Kind in dieser Lebensphase zunehmend eigenständige, ganz ihm gehörige und so auch in Abhebung seiner Umgebung zugehörige Lebensgefühle und Lebensleistungen. Über Sprache, Ichgefühl und Willenstaten stellt es sich mehr und mehr bewusst in den Zusammenhang mit seiner Sozialität, sei es in geschlechtlicher, in charakterlicher oder in sozialer Hinsicht. Aber ebengleich wichtig wird und bleibt in dieser Phase der Zugang zur unerschütterlichen Ruhe und runden Sattheit und Zufriedenheit der Mitte. Kurz, das Kind schwingt stark polar und braucht ein ebengleiches, unterstützendes Mitgehen der Erwachsenen.

Wenn also die *qi*-Energetik auffallend, chronisch, aktiv und sichtbar in Gestalt des Idos in dieser Lebensphase persistiert, dann ist dies ein deutlicher Hinweis auf eine spezifische Problematik solcher Lebensphase und auf die daraus hervorgehenden und weiterführenden Phasen.

Soviel kann und darf zunächst allgemein gesichert geschlossen werden.

Der nächste sinnvolle Schritt muss die Verifikation oder Falsifikation solcher allgemeinen Wirklichkeiten auf die konkrete und immer einzelspezifische Konkretion eines wirklichen Menschen, des Patienten sein.

Dies geschieht im Rahmen der jeweiligen Shiatsu-Behandlungen, die immer auch Diagnose sind. Hier sind die mit den Leitbahnen und Wandlungsphasen zusammengeschlossenen diagnostischen Parameter auszuwerten.

Ferner muss durch eine gezielte Fragetechnik (Gezielte Gesprächsführung) regelrecht herausdifferenziert werden, ob es zu der angenommenen Idos-Problematik für den Patienten selbst einen Zugang zu Entsprechungen in seiner Gesamtpersönlichkeit gibt. Mit anderen Worten: Eine dem Patienten dargestellte körperliche Diagnose kann dann von diesem als ein authentisches Erleben seines Selbst erfahren werden.

Denn in der Regel werden Diagnosen, sofern sie nicht schon Vertrautes darstellen, zunächst in den Maßen der Äußerlichkeit erfasst. Der Therapeut sagt, als der andere Mensch, welche Problematik der Patient wo hat; der Patient positioniert sich selbst auch in dieser Form gegenüber seiner eigenen Problematik: Er nimmt eine bestimmte Diagnose an seinem eigenen Körper aus einer Distanz war. Selbst wenn diese Distanz aus bestimmten Gründen, weil ein Schmerz oder sonstiges Empfinden zu stark in das Selbst hineinwirken, nicht ganz einzuhalten ist, stellt sich ein Abstand zu den anderen Persönlichkeitsanteilen her.

Diese Persönlichkeitsanteile können oft den Grund einer Problematik überhaupt nicht einsehen oder erkennen, können somit keinen Zusammenschluss einer Problematik innerhalb der Wesensganzheit Lebewesen herstellen. Aus solchen Haltungen formt sich dann das Unverständnis wie: Man habe sich doch gar nicht überlastet; es sei doch nichts Gravierendes vorgefallen, was zu so einer Störung hätte führen können!

Auch wird eine Diagnose aus einem Selbstabstand kommentiert: Die Pumpe ist defekt oder, schlimmer noch, kaputt; der Körper habe wieder seine Mucken oder Ähnliches.

Auf diese Art werden die Lebensebenen eines Lebewesens, Menschen, nicht in einen erlebten und bedeutenden Zusammenhang gebracht. Wird aber im Laufe der Behandlung die der Behandlungsebene nach konkrete Erfahrung durch gezielte Aufmerksamkeiten auch auf andere Ebenen der Persönlichkeit transponiert, dann erlebt der Patient den konkreten Zusammenhang einer bestimmten Problematik mit den anderen Anteilen seines Wirklichkeitserlebens.

So kann eine Wahrnehmung, die aus dem Abstand geschieht und so häufig keinen direkten Bezug zum Selbst hat, in eine persönliche Nähe und zum Thema des Selbst gebracht werden.

Die dazu erforderliche Fragetechnik des IdosShiatsu geschieht in folgend beschreibbarer Weise: Zunächst muss der Shiatsu-Behandler das Idos, welches sich im Beispielsfalle aus dem Punkt *shaochong* (He 9) ergibt, idealerweise während des Behandlungsgeschehens dem Patienten in griffiger und klarer Weise vermitteln können. Er sollte in der Lage sein, die einer Diagnose innewohnende Konsequenz dem Patienten anschaulich mitzuteilen.

Ein derart präzis mitgeteiltes Idos ruft in der Regel eine verständige Aufmerksamkeit des Patienten hervor.

Die diagnostische Beschreibung und ein treffendes Idos rufen neben dem Verständnis für den medizinischen Zustand und weiteren Indikationen auch den Sinn für ein dem energetischen Geschehen Wesenhaftes hervor. Solcher Wesensgehalt durchzieht die gesamte Persönlichkeit und hat auf allen Ebenen sein Entsprechungserleben und seine Entsprechungsbilder.

Kann der Behandler ein solch wesenhaftes Idos treffend mit dem Patienten kommunizieren, dann stellt sich bei letzterem in der Regel, ohne weiteren Anstoß, ein Entsprechungserleben ein.

Wird solches Erleben ausgesprochen und Teil eines weiterführenden Bildes und Gesprächs, dann setzt ein Ganzheitserleben ein, welches die Person ihre verschiedenen Ebenen, so auch die körperliche, als mit dem Selbst verbundene erfahren lässt.

Die Dynamik dieses Prozesses hat in bestimmten Anteilen eine Ähnlichkeit mit der von S. Freud erfundenen Technik der freien Assoziation. Dieses Assoziationsgeschehen ist gleichzeitig frei und notwendig untereinander verflochten.

Die Assoziationen des IdosShiatsu lassen vor allem eine Verbindung von Psyche und Soma entstehen und erleben.

Im Beispielsfalle entspricht der Punkt *shaochong* (He 9) der Vierjährigkeit, so kann gezielt nach dieser Lebensphase gefragt werden. Je besser das Idos des Ortes erfasst wird, desto gezielter kann gefragt werden und desto genauer entwickelt sich ein differenzialdiagnostisches Wissen. Die vorhandene Leere (*xu*, jap. *kyo*) ist ein Hinweis für chronischen Mangel der Wandlungsphase ZHI YIN (Erde-Emblem) in Bezug zum Punkt *shaochong*.

Ferner sind die Linksseitigkeit und die Sommerentsprechung des Ortes ein Ausdruck des hier geschmälerten Yangs. Da die distalen Endpunkte äußerste Wachheit und Sensibilität repräsentieren, bedeutet eine Betonung der Wandlungsphase TAI YIN (Wasser-Emblem), mit ihrem Bezug zum Knochensystem, am Punkt *shaochong* eine energetische Veränderung.

Ein erfahrener Therapeut kann aus diesen Parametern, inklusive der direkten Beobachtung des Patienten, ein wesenhaftes Idos erstellen. Es könnte im hiesigen Beispielfall folgendermaßen ausfallen:

Es entsteht hier das Bild eines vierjährigen Kindes, das seine wechselstarke Lebendigkeit nicht so ausleben konnte, dass sie Einlass in eine stabile Mittigkeit gefunden hätte.

Dieses Idos als Frage kann in verschiedene Fragen ausdifferenziert werden.

Eine erste Frage wäre die nach dem Temperament des damaligen Kindes und wie die Umgebung darauf reagiert hat.

Auch würde so erfragt, wie dieses Kind mit seinem Temperament und den Reaktionen der Umwelt sich gefühlt hat und geprägt wurde.

Als weitere Frage böte sich das ganze Feld um das Thema Nahrungsaufnahme und Ernährung an. Ist das ehemalige Kind gesättigt worden, vor allem auch hinsichtlich des Auslebens seiner selbst?

Im engeren Sinne schlösse sich hier noch das Erkunden nach Parametern der Wandlungsphase des TAI YIN (Wasser-Emblem) an: War das frühere Kind frühem Selbstständigkeitsstress ausgesetzt, war es schreckhaft oder furchtsam? Oder konnten Eltern und Umgebung mit der für dieses Alter typischen Polarität gut umgehen?

Indem während einer Behandlung solch gezielte Fragen gestellt werden, wird dann das Antworten des Patienten mit in die Behandlung einbezogen.

Das Antworten deshalb, weil viele Antworten auf verschiedenen Ebenen geschehen. Während einer Behandlung entsteht so ein konkreter Diskurs, von dem in theoretischer Fassung nur dessen allgemein fassbaren Schemata aufgezeigt werden können. Die Verlebendigung dieser Diskurses findet in der Ebene der Wirklichkeit statt, der Wirklichkeit der Behandlung.

Was dabei geschieht, kann von niemandem in seiner Totalität vorhergesehen werden.

Allgemeine Schemata können, sofern sie mit Erfahrung gesättigt sind, eine große Orientierungshilfe sein. Sie erhalten jedoch erst ihre individuelle und besondere Wirkkraft, wenn sie in der Konkretheit des Augenblicks und der Person bestätigt werden. Diese Konkretheit ist die Vergegenwärtigung der wirklichen individuellen Vielfalt einer Person in Gestalt des Patienten. Um sie zu erfassen ist die absolute Wachheit und Geistesgegenwart des Behandlers erforderlich. Aber selbst bei optimalem Wissen und großer Intuition bleibt ein Spielraum des Lebens offen, der genau die Ergebnisvielfalt eines Lebens und so auch der Begegnung zweier Leben, des Patienten und Behandlers, wiedergibt. Mit anderen Worten: Erst durch die Behandlung entstehen bei beiden Personen neue Realitäten, neues Wissen, so dass beide aus der Behandlung als andere Menschen herausgehen, als sie in sie hineingegangen sind.

Zunächst kann die unmittelbare, direkte Kommunikationsebene des Patienten erfasst werden. Dieser antwortet auf die ihm gestellten Fragen. Aus diesen Antworten ergibt sich neue und weitere Behandlungskommunikation und auch ein entsprechendes Behandlungsverstehen des Patienten und des Behandlers.

Aber der Patient antwortet auch auf allen anderen energetischen Ebenen. Diese können vom Behandler im Rahmen der Behandlung wahrgenommen und weiter diagnostiziert werden.

Im Zusammenhang mit gezielt gestellten Fragen und den sich daraus ergebenden Antworten, wie auch dem Assoziationsgeschehen, sind simultan immer eindeutige *qi*-Reaktionen zu verspüren.

Diese *qi*-Reaktionen stehen in direktem Zusammenhang mit entsprechender Behandlung und den gestellten Fragen. Sie sind damit der energetische Gesprächsanteil und können auch so gelesen und verstanden werden.

Um diese *qi*-Antworten lesen zu können, muss die energetische Reaktion in Vergleich zu der Normalreaktion einer Leitbahn, eines Punktes und eines Körpergebietes gesetzt werden.

So kann eine Mutterhand (I) den Punkt *shaochong* (He 9) selbst halten und mit der Mutterhand II die *Shoushaoyin* (He) Leitbahn entlang wandern. Während eines Gesprächs kommt es hier, wie überall, zu signifikanten und registrierbaren *qi*-Reaktionen.

Spricht der Patient von einer Thematik, die ihn aufregt, so echot das *qi* in gleicher Weise.

In der dem Herzen und der Hand zugeordneten Leitbahn verändert sich deren Normpuls in eine höhere Frequenz, stärkere Amplituden und einen heftigeren Rhythmus oder verliert sich in Tiefe, trägt stagnativen oder abwartenden Charakter. Auch machen sich verstärkt typische, allgemeine Charakteristiken der Leitbahn bemerkbar. So kann ein Puls heftig und stetig bemerkbar sein oder nur sehr zögerlich. Er kann extrem intermittierend werden, sich an einzelnen Bereichen hervortun oder zurückziehen. So kann entweder das Endgebiet mit dem Punkt *shaochong* heftig oder nicht reagieren oder umgekehrt dazu nur Bereiche um den Austrittspunkt an die Oberfläche *jiquan* (He 1) Reaktionen zeigen. Ein gleiches gilt für alle Bereiche der gesamten Bahn, auch in der Körpertiefe, wo sie mit dem unteren Hara kommuniziert.

Noch erfahrungsreicher werden die *qi*-Antworten, wenn sie zur weiteren Körperenergetik in Bezug gesetzt werden. Je nach dem, welcher Körperbereich wie involviert ist, ergeben sich daraus weitere Antworten und somit Schlussfolgerungen.

Inwieweit solch individuelle Reaktionsschemata verallgemeinerbar darstellbar sind, davon weiter unten.

An dieser Stelle soll der Fortgang solch einer Behandlung, nur exemplarisch, aufgezeigt werden.

Aufgrund eines ersten Idos entstehen durch die Behandlung und durch die wörtlichen und energetischen Antworten neue Idos und entsteht neues Erleben.

Es ist dann Aufgabe des Therapeuten, all dies simultan erzeugte Geschehen in ein verwendbares Wissen zu überführen. Dabei muss er große Anteile des Wissens als subjektive Vermutungen einschätzen und im Weiteren verarbeiten. Er muss selbst entscheiden, inwieweit und wann er den Patienten schon an seiner Subjektivität teilnehmen lassen kann und will. Die Entscheidung dazu liegt nicht in irgendeiner Willkür, sondern hat sich an Sachgrundsätzen des Shiatsu zu orientieren.

Ganz allgemein kann gesagt werden, dass jeder sich hüten muss, aus allgemeinen Schemata oder aus einer ersten, oft intuitiv, vermittelten Phänomenvielfalt konkrete Schlüsse, gar Ratschläge zu ziehen oder dem Patienten mitzuteilen. Zu leicht passiert es dann, dass der Patient zu völlig kontraproduktiven Assoziationen veranlasst wird und dass aus der zunächst subjektiven Position des Wissens des Behandlers von diesem zu weite Folgerungen gezogen werden. Nicht selten verhält er sich dann als derjenige, den F. Engels treffend als einen Induktionsesel charakterisiert hat.

Denn es muss klar gesehen werden, dass die Kreativität des Lebendigen geradezu unendlich ist. Es mag, in diesem Zusammenhang gesehen, sein, dass ein Patient gesundheitlich sehr angeschlagen ist, und dennoch aus seiner Lebenssituation mittels Kreativität aktiv etwas Besonderes macht. Auch ein frühkindlicher Mangel wird von der Lebendigkeit so einfallsreich kompensiert, dass so jeder Mangel auch einen ganz unvorhersehbaren Gewinn und Reichtum erzeugen kann.

Dazu ein kleines Beispiel: Während meiner häufigen Besuchsaufenthalte in der DDR hatte ich Gelegenheit, regelmäßig mit der Frau des ehemaligen Regimekritikers R. Havemann zu sprechen. Dieser hatte infolge seiner Inhaftierung unter den Nationalsozialisten einen Lungenflügel durch Erkrankung eingebüßt. Diese erhebliche Einschränkung verstand er aber so unbeugsam und kreativ zu kompensieren, dass er nicht nur einer der bekanntesten Wissenschaftler der DDR war und blieb, sondern auch noch deren populärster Kritiker. Seine Lebensvitalität war so zäh, dass er auch eine bedrohliche Dauerbeschattung, Tag und Nacht, der Stasi so unbeeindruckt beantwortete, dass die Stasi letztlich aufgab.

Ähnlich gelagerte Fälle habe ich in meiner Praxis regelmäßig erlebt und ich muss diesen Patienten an dieser Stelle meinen tiefsten Respekt aussprechen.

Jeder diagnostizierte Mangel sollte zwar als solcher besprochen werden, aber er muss in den konkreten Zusammenhang der einen individuellen Person gestellt werden. Dieser Zusammenhang ergibt den Reichtum der Person und zeigt die individuelle Grenzstelle, an der ein Mangel kompensierter Reichtum und schädigender Einfluss wird.

Diese Grenzstelle möglichst personennah zu entdecken und mit einer sinnvollen Kombination aus schnellem Handeln und ruhigem Abstand zu beantworten, kann als eines der Hauptziele des IdosShiatsu bezeichnet werden.

Im besprochenen Beispielsfalle könnten die *qi*-Antworten zu der Erkenntnis führen, dass ein Besprechen und Berühren der frühkindlichen Thematik in der Gegenwart des Patienten eine außergewöhnliche Dynamik anzeigen. Es könnte sein, dass auf der Ebene der Energetik viel mehr Unruhe und Aufregung, Zittrigkeit oder ängstliche Stille geschehen, als dies, auch dem Patienten selbst, auf der bewussten Ebene sichtbar wird.

So kann das *qi* extrem aufgewühlt reagieren, während sich der Patient selber als relativ ruhig empfindet. Es liegt dann eine besondere Relation von Außen *(biao)* und Innen *(li)* vor.

Es ist also weder die unbewusste oder die bewusste Tatsache die richtige, sondern beide bestehen als Wirkeinheit.

Der Patient empfindet und versteht sich hauptanteilig eben in der Ruhe, während seine Unruhe eventuell an anderen Stellen, in besonderen Lebensmomenten oder Träumen, nur kurz zum Vorschein kommt. Der Therapeut nimmt sowohl die Ruhe, als auch die Unruhe des Patienten war. Er erfasst dies aber nur äußerlich, da er ja seine eigene Lebendigkeit erlebt und spürt. Damit fehlt ihm der bedeutsame innere Lebenszusammenhang des Patienten, der diesem diese besondere Mischung von Ruhe und Unruhe, von Bewusstem und Unbewusstem ist.

Mit anderen Worten, Wissen und Empfinden von Therapeut und Patient müssen erkenntnismäßig gemischt und thematisiert werden.

Das gezielte Erfragen (Gezielte Gesprächsführung) erbringt zumeist eine Anzahl von bedeutsamen Erinnerungen und Informationen.

Diese können während der Behandlung als Thema weitergeführt werden und so wird die Behandlung auch in spezifischer Weise qualifiziert und modifiziert.

Ein Fortgang des Diskurses kann auch auf die nächste Behandlung bezogen werden. Es ist in jedem Fall wichtig, dass das Thema weitergeführt wird, auf welcher Ebene auch immer und das der dazu entsprechende Rahmen gesetzt wird. Auch eine Auszeit und Ruhezeit gegenüber einem jeden Thema kann wichtig sein.

Im Sinne eines guten Behandlungsduktus kann aber jedes Idos und jede Thematik in den Leitrahmen einer

Behandlungseinheit gestellt werden. So wie die Behandlung Anfang und Ende hat, so sollte dies auch in der Thematisierung einer Fragestellung geschehen.

Denn vor jeder angestrebten Veränderung ist die Konzentration einer Empfindungskette zu einer klaren Gestalt, die affektive Durchdringung dieser Gestalt, also die wesenhafte Selbstberührung von erheblicher Bedeutung.

Jeder Selbstberührung inhäriert eine Eigenzeit, die erforderlich ist, um der Berührung gewahr zu werden, diese emotional zu ertragen und existenziell aushalten zu können. Oftmals ist der primäre Fokus auf Veränderung schon ein typischer Fluchtversuch vor sich selbst und vor dem Aushalten eines Selbst, welches keine angenehmen Gefühle wiedergibt.

Im hiesigem Falle kann der spontan erlebte Zusammenschluss zwischen dem Körper- und Energiegefühl entlang der *Shoushaoyin* (He) Leitbahn und den intensiv erlebten Erinnerungsbildern frühkindlicher und persönlichkeitsbildender Anteile, sowie das Verstehen der Zusammenhänge zwischen erlebter Biografie und Befindlichkeit bei dem Patienten zu dem Verlangen führen, sich erst einmal Zeit zu gönnen, um solches Geschehen adäquat assimilieren zu können. Schließlich können sehr intime und schmerzhafte Erinnerungen so belastend wirken, dass der Patient zunächst einmal Abstand, eben auch zu sich selber, benötigt. Dieses Maß, welches jeweils verlangt wird und indiziert ist, müssen Patient und Therapeut gemeinsam herausfinden. Es gibt hier keine vorgebbare Norm.

Es gibt nur die Norm, dass der Patient seine Souveränität erhalten und somit erweitern können muss und sollte. Dazu gelten insbesondere die Verhaltensmaßnahmen, die im ➤Kapitel II.3.1 (Verhältnis von Patient und Therapeut) benannt worden sind.

Aber auch schon auf einer sehr elementaren Erlebnisebene stellt der Patient Kontakt zu seinem Idos her. Während der Behandlung des Punktes *shaochong* (He 9) und der anschließenden Antiken Leitbahn kann der Behandler bewusst die Aufmerksamkeit auf die Präsenz des *qi* in diesem Bereich lenken. Die *deqi*-Gefühle werden zumeist präzise erlebt: ein warmes oder kaltes Strömen, Pochen, Gefühllosigkeit, Unruhe, Zucken u. Ä. erwecken die Aufmerksamkeit des Patienten. Nicht selten wird ein im Shiatsu von den Patienten recht häufig benutztes Wort ausgesprochen, nämlich: „komisch"!

Denn der Patient bemerkt im eigenen Erleben, dass etwas Eigenartiges dort zu fühlen ist. Was dieses dann zu bedeuten hat, das möchte gewusst werden. Allein hier ergeben sich schon Diskurse.

Reagiert das *qi* beispielsweise signifikant bei bestimmten Stimmungsbildern, wie z. B. bei Erregung und der Erlaubnis diese zeigen zu dürfen und wird dieses vom Patienten wahrgenommen, so kann der Therapeut eventuell auch auf andere Gewohnheiten hinweisen. Es kann sein, dass die Stimme sich eigentümlich und systematisch ändert, zu Zittern beginnt oder deutlich anders tönt, dass die Atmung schneller wird oder gebremst, bis anhaltend verläuft, dass die Extremitäten vibrieren, unruhig oder gar starr werden und vieles dergleichen mehr.

Solche *qi*-Antworten sind klar und bezugnehmend. Es ist die Aufgabe des Shiatsu-Therapeuten hier sachgerecht und patientendienlich anknüpfen zu können.

Im Allgemeinen kann nochmals darauf verwiesen werden: Nicht das Verändern, auch nicht unbedingt das vollkommene Verstehen sollten primär und dringlich, außer in gebotenen Situationen, gleich bereitgestellt werden, sondern ein gewisses sinnvolles Aushalten oder Durchtragen von Selbstberührung, von sich selber Fühlen, ist zunächst und immer geboten.

Hier besitzt die Variationsbreite von Shiatsu-Behandlungen ein quasi stufenloses Intensitätsspektrum.

Im Weiteren soll nun ein Bild, Idos, von verallgemeinerbarer Qualität systematisiert werden.

Das Idos des Menstruationszyklus

Das periodische Geschehen des Menstruation zeichnet ganz deutliche somatische und psychisch-geistige Profile.

Entlang den physischen Phasen der Desquamation, Proliferation, Sekretion und wieder Desquamation mit deren humoralen, hormonellen und gewebespezifischen Reaktionen lassen sich auch klare energetische Phasen und *qi*-Profile feststellen.

Jene energetischen Profile verlaufen auch synchron zu den psychisch-geistigen Zyklusphasen. Gleich den physischen Prozessen von Desquamation (Abstoßung), Proliferation (dem positiven Wuchern, Aufbau) und Sekretion (Fluss), welche den psychisch-geistigen Phasen von Rückzug, Empfindsamkeit, Eigensinn, Trauer und Aufhellung, Optimismus, Zuversicht, sowie Vitalität, Charme, Rundheit entsprechen, bilden diese ganz bestimmte Körperformen und Energieprofile ab.

Der Desquamationsphase entspricht das folgende *qi*-Profil:

Zunächst ist der Gewebeturgor der Gesamten Körperoberflache niedriger. Das Abwehr-*qi* *(weiqi)* der Oberflächlichen Ebene (OE) zieht sich generell zur Mittleren Ebene (ME) zurück. In den Bereichen der Extremitäten zieht es sich weit in die Tiefe der ME und sogar bis in die Tiefe Ebene (TE) zurück.

Gleichzeitig gibt es Bereiche, an denen sich dieses *qi* anhäuft und jene Orte quasi verriegelt. Es sind dies in mittlerer Stärke der Thorax, die Oberarme und Oberschenkel und in stärkerer Weise die Brustwirbel 1 bis 3, also die hintere Masunaga-Diagnosezone des so genannten *qi* der Lunge (*haiqi*, wörtlich: *qi* des Meeres des *qi*), die Schultergelenke und die Hüftgelenke und in starker Weise die Ellenbogengelenke und die Kniegelenke.

Schließlich gibt es Bereiche, an denen ist das *qi* stark in die TE zurückgezogen. Es geschieht dies im unteren *hara*, unterhalb von *qihai* (Ren 6) bis *qugu* (Ren 2) Ebenso an den vorderen Masunaga-Diagnosezonen der *Zushaoyin* (Ni) Leitbahn und der *Zutaiyang* (Bl) Leitbahn. Weiter ist das Gebiet der oberen hinteren Masunaga-Diagnosezone der *Zushaoyin* (Ni) Leitbahn und der Bereich um die Punkte *fuliu* (Ni 7), *jiaoxin* (Ni 8) und um *sanyinjiao* (Mi 6) von solcher Gestalt. Entsprechend ist auch das Einflussgebiet der Leitbahnen *(jingluo)* Kopplungen an den Unterarmen ähnlich profiliert. Zuletzt muss das gleichfalls in die TE versunkene Gebiet der Hals-Leitbahnen erwähnt werden.

Erwähnt werden müssen auch noch Orte, an denen die Konsistenz des *qi* einen deutlich festen und sumpfigen Charakter hat. Es ist dies die hintere untere Masunaga-Diagnosezone der Zushaoyin (Ni) Leitbahn und das Gebiet um *zhubin* (Ni 9).

Die Bereiche des hinteren Oberschenkels und insbesondere des Rückens fallen durch große Zähigkeit auf.

Eine genaue Inspektion der Leitbahnen *(jingluo)* und der Punkte *(xue)* ergibt ebenso verallgemeinerbare Profile.

Die Beispiele werden an anderer Stelle (siehe Fallgeschichten: Menstruelle Beschwerden) ausführlich besprochen. An dieser Stelle soll deutlich werden, dass sich ein konkretes Idos unter allen diagnostischen Behandlungssichten ergibt und hervorbildet.

Ein präzises Bild solch eines Idos kann sich nur ergeben, wenn der Shiatsu-Behandler es am Patienten versteht, mit Hilfe der energetischen Diagnostik ein ganzheitliches und umfassendes Bild (Idos) des Patienten zu zeichnen, sodass anhand des Bildes weitergehende psychologisch-energetische Fragestellungen möglich sind.

Durch die Gezielte Gesprächsführung erhält ein konkretes Idos eine immer konkrete Gestalt, sodass durch dieses Wissen die konkret psychologische Idos-Gestalt am Patienten in der Behandlung immer sichtbarer wird.

Um die vielen Informationen während einer Behandlung sinnvoll ordnen, festhalten und zu weiteren Ordnungen verwenden zu können, muss jede Patientenbiografie, muss jede Behandlung in ihrem Verlauf und den Diagnosen nach sorgfältig dokumentiert werden.

II.3.3 Die Gezielte Gesprächsführung

Auf die Gezielte Gesprächsführung wird im gesamten Buch eingegangen, insbesondere im letzten Teil des Buches, den Fallstudien. An dieser Stelle soll deshalb ein zusammenfassender Überblick zu den Grundlagen dieser Gesprächstechnik gegeben werden.

Im Voraus sei gesagt, dass die Shiatsu-Behandlung häufig eine stille Behandlung ist, in der gar nicht oder wenig gesprochen wird. Es gibt jedoch Notwendigkeiten, welche ein Gespräch erfordern. Eine erste Notwendigkeit stellt natürlich das Anamnesegespräch dar und später die stetigen aktuellen Äußerungen des Patienten zu dessen Befindlichkeit sowie die entsprechenden Fragen des Shiatsu-Behandlers zu dem Patientenbefinden.

Die Gezielte Gesprächsführung selbst stellt eine Behandlungstechnik im Rahmen des Shiatsu (IdosShiatsu) dar.

II.3.3.1 Voraussetzungen der Gezielten Gesprächsführung

Diese Gesprächsführung entfaltet sich innerhalb der Shiatsu-Behandlungen und ist abhängig vom Verständnis für diese Behandlungen.

Patienten äußern sich stets gewissenhaft zu den ihnen gestellten Fragen und suchen in der Regel durch Nachfragen herauszufinden, was mit ihnen während der Shiatsu-Behandlung geschieht und wie bestimmte Phänomene oder Symptome einzuordnen sind.

Somit ist die erste Grundlage einer Gesprächsführung ein gewisses Verständnis dessen und eine bestimmte Sensibilität dafür, was Shiatsu ist und welche Prozesse damit im Körper beabsichtigt sind und durchgeführt werden.

Der Shiatsu-Therapeut lässt den Patienten an seinem allgemeinen Wissen und an seiner konkreten, patientenbezogenen Diagnose teilnehmen.

Prinzipiell sollte der Patient umfassend über dasjenige unterrichtet werden, was die Shiatsu-Diagnose über ihn herausgefunden hat und nach welchen Kriterien an ihm durch das Shiatsu gearbeitet wird.

Dazu sollte der Shiatsu-Therapeut sein energetisch-medizinisches Wissen dem Patienten adäquat mitteilen können. Entsprechend werden dem Patienten die Fachtermini der energetischen Medizin allgemein verständlich dargestellt.

Die Tragweite der diagnostischen Befunde kann dem Patienten sehr exakt und ohne missverständliche Verkürzungen mitgeteilt werden.

Liegt z. B. eine Schwäche oder eine Anspannung in der Leitbahn *Shoushaoyin* (He) im Arm vor, so wird dem Patienten mitgeteilt, wo genau sich diese Stellen befinden und was aus solchem Befund zunächst allgemein, was konkret geschlossen oder eingegrenzt werden kann.

Liegt der Symptomenbereich im Oberarm und dort im muskulären Bereich, so kann durch die Behandlung untersucht werden, ob die Symptome geblähter, eher weicher Natur oder harter, rigider Natur sind. Die Pulse informieren, in welchem Stadium sich die Symptome befinden und eine Diagnose der Umgebung und des weiteren Körpers zeigt, ob die Symptome mit anderen Körperauffälligkeiten assoziiert sind.

Auf solche Weise kann sich herausstellen, dass sich die Leitbahn auf Grund mechanischer Belastung und Arbeit der Muskulatur auffällig entwickelt hat oder dass psychisch-nervliche Anspannungen zu der Symptomatik geführt haben.

Schon an dieser Stelle wird deutlich, dass die Richtung einer Vermutung durch eine gezielte Nachfrage an den Patienten und durch dessen Auskunft überprüft werden kann. So könnte sich herausstellen, dass der Patient eine anstrengende Arbeitswoche am Schreibtisch hinter sich gebracht oder intensive Tätigkeiten, auch Sport, unternommen hat.

In diesen Fällen können entsprechende Behandlungen durchgeführt werden und dem Patient kann auch eine zeitliche Prognose mitgegeben werden, nach der sich diese Symptome wahrscheinlich auflösen werden.

Dies alles kann in klar verständlichen Worten mitgeteilt und erfragt werden.

Auf keinen Fall sollte dem Patienten eröffnet werden, dass seine Herzleitbahn oder sein Herz-*qi* nicht in Ordnung seien. Wenn er bis dahin noch keine Herzprobleme oder eine gewisse Herzphobie hatte, dann besteht durchaus die Gefahr, dass es von Seiten des Patienten zu solchen Überlegungen kommt. Ein Gleiches gilt für sämtliche Leitbahnen.

Eine klare Shiatsu-Beratung kann in der Sprache des Patienten die energetischen Zusammenhänge erläutern, kann deutlich erkannte Vorgänge und weniger eindeutige Abläufe benennen.

Ein so erzieltes Optimum an Verstehen wird noch erheblich gefördert, wenn der Patient seinerseits motiviert und engagiert ist, Zusammenhänge verstehen zu wollen.

Auf solchen Gesprächsgrundlagen, welche zur Routine der Shiatsu-Behandlungen gehören, entwickelt sich beim Patienten der Boden für eine geistesgegenwärtige Neugierde gegenüber den Phänomenen und Ereignissen der Shiatsu-Behandlung, entwickelt sich der Sinn für bewusste Assoziationen und für eine Aufmerksamkeit, welche zumeist in der geläufigen Wahrnehmung nicht vorhanden ist. Der Patient merkt gegenüber den Körpervorgängen auf und entwickelt Aufmerksamkeit gegenüber dem Tun des Shiatsu-Behandlers und gegenüber den eigenen Fragen und inneren Verknüpfungen.

II.3.3.2 Die energetische Wahrnehmung der Behandlungen

Vor dem Hintergrund des oben genannten Verständnisses kann die Empfindung der energetischen Wahrnehmung während der Behandlung mittels der Sprache vertieft werden.

Ein, teilweises oder umfassendes, Begleiten von Behandlungsschritten durch Sprache, Bilder und Zusammenhänge fördert beim Patienten das bewusste Körpererleben. Denn über diese Zuordnungen kann Erlebtes eingeordnet werden und somit freier Raum gegenüber neuen Erlebnissen entstehen.

Sukzessive lernt der Patient seinen Körper in vielen Wahrnehmungen zu erfassen. Dadurch entfaltet sich ein Gefühl vom Reichtum des Erlebens in dem jeweiligen Patienten. Sehr häufig äußern sich Patienten dahingehend, dass sie verblüfft sind, wie sich der Körper immer wieder anders oder neu anfühlt, welche Bereiche gespürt werden können und wie deutlich Gefühle werden, die zuvor nie wahrgenommen wurden. Diese Erfahrungen können durchaus ein neues Lebensgefühl und eine große Lebensneugierde impulsieren.

Da die Körpererfahrungen nicht bloß und stetig angenehmer und erwünschter Natur sind, sondern häufig auch merkwürdiger, fremder, schmerzhafter und unangenehmer Natur sind, entsteht über die Sprache auch ein Verstehen und Beruhigen gegenüber den eher negativ besetzten Empfindungen.

Während der Behandlung kann der Shiatsu-Therapeut den Patienten auf viele unterschiedliche Körpereigenschaften und -prozesse hinweisen.

Wird ein festes oder schwaches Gewebe behandelt, so kann der Therapeut dieses benennen und den Patienten nachspüren lassen, ob er ähnliches wahrnehmen kann.

Bei Gelenkrotationen wird der Patient informiert, wie er die Rotationen mitführt, die Muskulatur anspannt, Gegendruck aufbaut oder dass das Gelenk praktisch schlaff und haltlos wirkt.

Während bewusst und sprachlich gesteuerter und impulsierter Atembewegungen wird dem Patienten berichtet, wie sich die Atembewegung profiliert. Gleichfalls berichtet der Patient sein spontanes Empfinden.

Auch die Pulse können benannt werden und der Patient wird animiert über Bewusstsein und Sprache auszudrücken, ob ein Pulsempfinden wahrgenommen und beschrieben werden kann.

Häufig stimmen die Wahrnehmung und die Bilder von Patient und Therapeut nicht oder nicht genau überein.

Dies ist eine normale Tatsache, welche der existenziellen Situierung des Erlebens geschuldet ist: Der Patient ist als reale Selbstgegenwart seiner selbst niemals all seiner prinzipiell der Wahrnehmung zugänglichen Vorgänge bewusst und gegenwärtig. In der Regel spiegelt die Wahrnehmung hinsichtlich dessen, was wahrgenommen wird, auch die Grenze der Wahrnehmung, die bevorzugten Wahrnehmungen oder auch verdrängte Wahrnehmungen wider.

Der Shiatsu-Therapeut, als Beobachter von einem anderen Existenzmittelpunkt aus, ist gleichfalls eingeschlossen in bevorzugten Wahrnehmungsmustern und zudem in einem existenziellen Abstand zur von ihm wahrgenommenen Lebendigkeit des Patienten.

Insofern bildet die Zusammenfügung der unterschiedlichen Wahrnehmungen einen Ausgangspunkt zu Wahrnehmungen, welche helfen, die subjektive Vorgegebenheit praktisch zu überschreiten.

Mit diese Forderung zur Synthese muss jeder Shiatsu-Behandler umgehen können.

II.3.3.3 Wahrnehmungsanregungen

Indem dem Patienten während der Behandlung eine Wahrnehmung seines Körpers vom Shiatsu-Behandler mitgeteilt wird, kann der Patient versuchen, diese Wahrnehmung zu bestätigen oder zu verneinen.

Berichtet der Shiatsu-Therapeut von festgehaltenen Muskeln, so spürt der Patient nach, ob er dieses Festhalten bestätigen kann. Erklärt der Behandler ein von ihm festgestelltes Pulsbild, so kann der Patient ebenso darauf eingehen.

In der Regel werden häufig mehr oder minder große Übereinstimmungen festgestellt.

Kann der Patient festgestellte Eigenschaften nicht bestätigen, so wird jedoch häufig im Zusammenhang mit einer gewünschten Aufmerksamkeit etwas anderes Wahrgenommenes berichtet. Dieses Andere steht oft nicht in direktem Zusammenhang mit dem, was der Shiatsu-Behandler erfragt hat, bildet aber dennoch ein indirektes Zusammenspiel ab.

So stellt der Therapeut z. B. eine harte und feste Struktur fest; der Patient kann solche Wahrnehmung nicht bestätigen, berichtet aber infolge der Frage davon, das ihm das innere Erspüren der angesprochenen Stelle gar nicht möglich ist.

In einem solchen Falle ist es möglich, dass der Patient für einzelne Körperbereiche keinen Empfindungszugang hat, obwohl ein solcher prinzipiell als Körperwahrnehmung möglich wäre.

Hier könnte eine lebendige Unempfindlichkeit gegenüber eigenen Lebensprozessen vorliegen und infolge dessen, ein in der Regel unachtsamer Umgang mit sich selbst.

Stetiges Trainieren von Körperwahrnehmung kann den Selbstzugang eines Menschen zu seiner eigenen Lebenslebendigkeit vergrößern und verstärken.

II.3.3.4 Die energetischen Translationen von Wahrnehmungen

Innerhalb des lebendigen *qi*-Kontinuums eines Lebewesens stellen sich festgestellte Leere *(xu)* oder Fülle *(shi)* in der Regel in einem Erscheinungsbereich des Lebendigen dominant dar; z. B. eine Verspannung als Rigidität im Muskel oder als eine Aufquellung im Gewebe oder als niedrige nervale Reizschwellen usw. Dennoch existiert eine Leere oder eine Fülle auch echogleich im gesamten Organismus.

Auf jeder Ebene des Organismus können diese Störungen entdeckt werden, wenngleich auch immer in der Weise der betrachteten Ebene.

Diese Tatsache einer kontinuierlichen Durchdringung des gesamten Lebenskontinuums eines Organismus durch eine Problematik und die typische Erscheinungsweise dieser Problematik je nach der betrachteten Ebene kann als natürlicher Vorgang einer organismisch energetischen Translation bezeichnet werden.

Der rigide Muskel durchzieht in seiner Typik einer Immobilität und Hemmung als Bewegungseinschränkung von Gelenken, als Stau und Quellung in Bindegeweben, als reflektorische Spannung innerer Organe, als nervöse Disposition, als Verhärtung bestimmter psychischer Vorgänge oder als Starrheit geistiger Prozesse die gesamte Lebendigkeit.

Die Rigidität erscheint wesensverwandt und im übertragenen (translatierten) Sinne auf allen anderen Ebenen wieder.

Wenn der Patient darauf aufmerksam gemacht wird, wie sich eine bestimmte Körperstelle anfühlt, so muss er sich mit seinem gesamten inneren Sein mit solchem Fühlen auseinandersetzen.

So ist es möglich, dass der Patient mit der Wahrnehmung des Therapeuten ganz in Übereinstimmung ist und die betreffende Stelle ähnlich wahrnimmt. Zumeist ist der Patient betroffen, wenn die Rigidität unangenehm ist. Aus dieser Betroffenheit kann eine Aufmerksamkeit dafür entstehen, herauszufinden warum dieser oder jener Bereich rigide ist.

Denn jede Problematik, Schwäche und Verspannung hat einen inneren Sinn!

Bevor versucht wird, etwaige Probleme zu verändern, ist es zunächst notwendig, die Realität einer Problematik voll und ganz in ihrer Bedeutung wahrzunehmen! Diese Wahrnehmung kommt einer Selbstberührung gleich, ohne sofort dieses Selbst ändern zu wollen.

Die Veränderung und Bearbeitung von problematischen Störungen erfolgt nach solcher Berührung sukzessive.

Kann der Patient den Eindruck des Therapeuten nicht bestätigen, dann könnte über den Weg eines übertragenen Verständnisses Zugang zu der Feststellung des Therapeuten gefunden werden. Wenn auch der Patient eine rigide Stelle z. B. nicht zu fühlen vermag, so mag er doch feststellen, dass eventuell der Umgebungsbereich seltsam empfindlich oder kitzelig ist oder dass bei Behandlung der Rigidität Formen der Ungeduld, des Unmutes, der Angst oder auch der Wut gefühlt werden.

Auf diesem Wege kann verstanden werden, dass der Zustand eines körperlichen Bereiches durchaus seine Realität und Entsprechungen im Erleben des Patienten hat. In der Regel entfaltet sich im Laufe solch einer Behandlung und Sensibilisierung eine natürliche Empfindsamkeit und eine zuvor unempfindliche oder gar taube Stelle wird stetig und deutlich kräftiger wahrgenommen.

Ein Entwickeln solcher Körperwahrnehmungen verstärkt den Sinn für den energetischen Prozess der Translationen. Es wird gespürt, dass zunächst als unterschiedlich und zusammenhangslos eingestufte Körperprozesse durchaus einen inneren Zusammenhang haben und gewissermaßen aufeinander verweisen.

Der Sinn für energetische Translationen entwickelt eine natürliche Neugierde an inneren Zusammenhängen und eine logische Aufmerksamkeit für Zusammenhänge und Entsprechungen *(ying)* im Organismus.

II.3.3.5 Die energetischen Translationen als qi-Konversionen

Ein durchlässiges Erfassen von Verspannungsprozessen auf allen Ebenen der Selbstlebendigkeit ist für einen Menschen häufig schwierig oder zunächst unmöglich.

Je stärker eine energetische Problematik mit der Konstitution eines geprägten und bestimmten Selbst und Charakters zusammenhängt, desto schwieriger gestaltet sich das freie Empfinden und Erkennen von Problemen, desto heftiger arbeiten Verdrängung und Abwehr.

Wenn z. B. eine grundlegende und typische Leere und Schwäche aller Gelenke zu diagnostizieren ist, so können sich die Folgen hiervon vielgestaltig bemerkbar machen. Es kann sein, dass es der Patient von sich kennt, dass er immer wieder mal ungelenk wirkt, im entscheidenden Moment keine koordinierte, kräftige Bewegung entwickeln kann, stolpert oder aneckt usw. Verbinden sich solche Körpererfahrungen mit einem lebenslangen Selbstgefühl und entsprechenden Stigmata, dann finden sich diese Typiken auch im Charakter der Person wieder. Häufig werden solche Selbstgefühle verdrängt, da sie unangenehmer Natur sind.

Wird der Patient im Laufe der Behandlung mit diesen körperlichen Tatsachen konfrontiert, so gesellt sich zur Körperwahrnehmung und zur Körperdisposition sofort ein entsprechendes psychisch-seelisches Empfinden.

Somit muss der Shiatsu-Behandler fähig sein, auf der psychisch-seelischen Ebene die Entsprechungen der körperlichen Problematik zu sehen und auf dieser Ebene damit umgehen können.

Eine erste Voraussetzung für die Mitbehandlung von Psyche und Seele besteht darin, dass der Patient in der Behandlung seine Psyche und Seele und deren Probleme ebenso zeigen kann, wie er seine körperlichen Probleme zeigen kann.

Dieses Zeigen wird im Shiatsu zunächst primär nicht mit dem Impuls eines Veränderns beantwortet, sondern mit dem Impuls eines berührenden Haltens.

Mit anderen Worten, der Patient wird zunächst so belassen und angenommen, wie er ist.

Nur auf solch positiver Grundlage vermag es der Patient sich auch dort zu berühren und berühren lassen, wo es unangenehm, fremd und schmerzhaft ist.

Eine Shiatsu-Behandlung lebt durch solches Vertrauen und das Aushalten unangenehmer Momente. Eine Verwandtschaft zu solchem positiven Aushalten findet das Shiatsu in der japanischen existenziellen Psychologie des Doktors Morita.

Ein ruhiges Betrachten und Erleben von Körperproblemen führt zu der Begegnung damit, dass die natürliche energetische Translation häufig durch eine energetische Konversion geprägt und somit kompliziert wird.

Eine energetische Konversion bedeutet, dass der natürliche innere Zusammenhang zwischen den Ebenen des lebendigen Organismus verstellt und verschoben ist.

Viele Patienten können keinen Zusammenhang entdecken zwischen einer verspannten Rückenmuskulatur, hochgezogenen Schultern und einer etwaigen Schreckhaftigkeit oder einem nimmermüden Angetriebenseins.

Sie können keinen Zusammenhang erkennen zwischen angespannten Beinmuskeln, schmerzenden Kniegelenken, unteren Rückenproblemen, einem drückenden Magen und einer unruhigen, rastlosen Tätigkeit im Privaten oder im Beruf.

Viele Zusammenhänge, welche in der energetischen Medizin als solche erkannt und thematisiert werden, gelten unter kulturbedingten Prägungen nicht und werden nicht in Zusammenhang gebracht und so als völlig getrennt erlebt.

Wenn bestimmte Körperstörungen tief im Charakter verankert sind und diese Vernetzung von Körperproblematik und seelisch-psychischer Problematik auch den Geist ergriffen hat und eine lange biografische Prägung widerspiegelt, dann werden Zusammenhänge und Entsprechungen nicht erkannt oder gefühlt.

Es wird bei den entsprechenden Patienten nicht verstanden und nicht gefühlt, dass bestimmte Körperverspannungen etwas mit ihrer Seele, ihren biografischen Gefühlen und Ängsten zu tun haben könnten. Diese emotionale und geistige Ataraxie den eigenen Schmerzen gegenüber ist ja selbst schon ein essenzielles Moment der energetischen Störung und Problematik und kann ebenso wenig nach belieben verändert werden wie eine manifeste Leere oder Fülle des Körpers.

Erste Schritte eines Selbstverständnisses solcher energetischer Konversionen können in den Shiatsu-Behandlungen die angstfreien Selbstberührungen von Körperzuständen sein. Durch gesprächsgelenkte Wahrnehmungen kann so ein erstes Verständnis für die Vielseitigkeit der eigenen Lebendigkeit entfaltet werden.

Im weiteren Sinne kann auch sprachlich begleitet ein Verständnis dafür entwickelt werden, dass die Selbstwahrnehmung immer begrenzt ist und solche Begrenzung positiv gesehen eine Quelle stetiger Neuerkenntnis und Neuerfahrung des Selbst ist.

Ein weiteres wichtiges, sprachlich begleitetes Bild ist dasjenige, nachdem organische Gesundheit nicht immer nur mit Wohlbehagen einhergeht, sondern dass Missempfindungen durchaus Zeichen von Gesundheit sein können, wie auch ebenso Wohlbefinden Zeichen von Krankheit sein kann.

Solche sprachlich unterstützte Betrachtungen der Shiatsu-Behandlungen öffnen die Bereitschaft dafür Empfindungen zuzulassen, welche nicht sofort in den vertrauten Rahmen von bekannten Vorgängen und Eigengefühlen fallen.

Dies ist die Voraussetzung dafür, Konversionen als Tatsache eigener Lebendigkeit für möglich zu halten und sich dem eigenen Erleben ein Stück weit offen und assoziativ übergeben zu können.

II.3.3.6 Das Wesen der Gezielten Gesprächsführung

Unter Berücksichtigung aller oben gemachten Überlegungen und Bedenken kann nun die eigentliche Gezielte Gesprächsführung thematisiert werden.

Die Voraussetzung der Gezielten Gesprächsführung besteht darin, dass Patient und Therapeut Erfahrung in energetischen Gesprächen, wie sie oben angesprochen wurden, gemacht haben.

Der Patient muss in der Lage sein, Körpergefühle wahrzunehmen und ausdrücken zu können. Diese Fähigkeiten müssen stets weiter entwickelt werden. Der Patient sollte ermuntert werden, zunächst auch ungewohnte Bilder und Ausdrücke zu Körperempfindungen zu benutzen. Auf solche Weise wird der Patient befähigt, Empfindungen in adäquater Sprache widerzugeben. So wird langsam die Scheu abgebaut unverständige oder „komische" Dinge zu sagen und auszusprechen. Darüber hinaus verliert der Patient die Scheu, sich fantasievoll und suchend auszudrücken. Auch wenn häufig keine entsprechenden Worte und Bilder gefunden werden, so kann er sich mit Umschreibungen weiterhelfen oder einfach sich die Zeit lassen, mitunter bis zur nächsten Behandlung oder länger, bis sich ein entsprechender sprachlicher Gestus einstellt.

Unter solchen Bedingungen ist es dem Patienten dann auch möglich sich dem zu überlassen, was S. Freud die Fähigkeit zur freien Assoziation nannte. Der Patient wird derart in die Lage versetzt seinen Körpergefühlen und Empfindungen sprachlichen Ausdruck zu geben, auch wenn dieser Ausdruck dem Patienten unwichtig, unlogisch und unzusammenhängend erscheint.

Damit der Patient sein inneres energetisches Sprach- und Bildempfinden möglichst frei äußern kann, muss der Shiatsu-Behandler davon absehen, zu früh eine Interpretation und Ordnung in die Äußerungen einführen zu wollen.

Äußerungen des Shiatsu-Behandlers sollten nur dahingehen, durch deutliche Signale freundlichen Zuhörens und Abwartens oder allenfalls durch strukturelle Stützung des vom Patienten Gesagten den Prozess der sprachlichen Präsentation zu begleiten. Eine strukturelle Stützung besteht darin, dem Patienten zu helfen, dessen inneren Sprachzusammenhang nicht zu verlieren. Wenn der Patient seinen Satz infolge von Stockungen nicht mehr erinnert und so seine Intention verliert, dann kann durch sinngemäße Wiederholung durch den Therapeuten geholfen werden, den Anschluss zu finden. Gleichfalls können behutsam Worte angeboten werden, die einen begonnenen Sinn im weiteren Ausdruck unterstützen.

Tendenziell sollten diese Hilfen so gegeben werden, dass sie den Fluss des Patienten nicht ab- oder umlenken.

II.3.3.7 Die Bedeutungsgestalt der Wahrnehmung und des Gesprochenen

Das Gezielte der Gesprächsführung besteht unter all den obigen Ausführungen darin, dem Patienten zunächst dabei zu helfen, die Bedeutung, das Wesen und die Gestalt (Idos) seiner Wahrnehmung und seines sprachlichen Ausdrucks und Bildes zu erfassen.

So kann es z. B. sein, dass ein Patient während der Behandlung an einem sehr gespannten Körperbereich durch die MH I und einer ableitenden Tätigkeit der MH II vor allem im gespannten Bereich anfängt sukzessiv stärker werdend zu zittern und zu vibrieren. Diese Erscheinungen können sehr heftig werden und den gesamten Körper ergreifen.

Der Patient wird angehalten z. B. einige Male kräftiger zu atmen und die Vibrationen zuzulassen. Erträgt der Patient diese Sensationen gut, dann kann der Therapeut dem Patienten ein Bild (Idos) dieser Spannung geben. Es kann sein, dass der rechtseitige Kopfbereich des Gebietes der *Zushaoyang* (Gb) Leitbahn derart zittert und gespannt ist und dass korrespondierend dazu eine rechtseitige Diaphragmaspannung, eine tiefe Festigkeit am rechten Hüftgelenk und deutliche Verspannungskonturen der genannten Leitbahn bis zum Fuß vorliegen.

Aus dem Angenommenen und Gesagten ergäbe sich das Bild, dass die gesamte rechte Seite hinsichtlich der Energie des SHAO YANG (Holz-Emblem) mitsamt seiner Energetik der *Zushaoyang* (Gb) Leitbahn unausgeglichen und heterogen ist. Das Zittern zeigt, dass einerseits das *qi* nach und nach in einen homogenen Fluss gelangt und zeigt gleichzeitig, dass die entsprechende Energetik deutlich instabile Strukturen aufweist.

Ein zusammenfassendes Bild könnte darin bestehen, dass der Patient sich in seinen aktiven, tätigen Kräften und deren sinnvollen Steuerung überlastet und überanstrengt hat.

Ein solches Bild kann dem Patienten samt der körperlichen Zuordnungen mitgeteilt werden.

Je treffender die Diagnose gelungen ist, desto deutlicher wird der Patient dieser Bild als mehr oder minder treffende Beschreibung seines eigenen Körpergefühls bestätigen können.

Dieses Bild der Überlastung, Anspannung und Überforderung kann durch die Art und Weise, in welcher sich der Patient vom Beginn der Behandlung an verhalten hat, ergänzt und bestätigt werden. Vielleicht sind Äußerungen der Klage, des Druckes oder auch des Unwillens usw. gefallen.

Solche in der Behandlung abgegebenen und geäußerten Befindlichkeiten können auch vom Therapeuten hinsichtlich ihrer Gestalt zusammengefasst und dem Patienten gegenüber geäußert werden.

Dazu können auch Mitteilungen über Befunde gleicher Art kommen, welche sich durch die Palpation und Inaugenscheinnahme ergeben haben: eine gewisse Blässe, unterlegter gelb-grünlicher Teint und – besonders an dem zugehörigen Situs – gespannte Pulse usw.

Jedes dieser Wesensbilder hinsichtlich des Körpers, des Gewebes, der Pulse, der Haut, der Sprache oder der Emotionen kann als solches festgehalten werden und in vielen Fällen stimmen die verschiedenen Bilder hinsichtlich ihrer Wesensmerkmale miteinander überein.

Die Charakteristiken dieser Übereinstimmungen werden dem Patienten mitgeteilt und in einem weiteren Gespräch wird versucht, einem Zusammenhang zwischen diesen Entsprechungen sichtbar zu machen.

II.3.3.8 Das Wesensbild verschiedener Ebenen des Organismus als energetische Translation

Gelingt es, ein Wesensbild von Verspannungen als Zustand auf verschiedenen Ebenen (Körpergewebe, Pulse, Sprechen, Denken, Fühlen) spürbar und thematisierbar zu machen, dann kann daran gegangen werden, über ein Gespräch gemeinsam Gründe für die Verspannung zu finden und zu benennen sowie auch notwendige Schritte zum Abbau derselben zu finden.

In einfachen Fällen erkennt der Patient sehr schnell, dass sein Körpergefühl durchaus mit seiner inneren Stimmung und seinen Gedankengängen zusammenhängt.

Ist ein solcher Zusammenhang von verschiedenen Erlebnisebenen einmal hergestellt oder thematisiert, dann entsteht als logische Folge davon die Suche nach einer Situation, von der aus sich ein solchermaßen auswirkender Impuls entwickelt hat.

Die Einheit einer solchen Situation besteht darin, dass durch sie ein Impuls in den Organismus gesetzt wird und dieser Impuls im Organismus weiter wirkt und eventuell Ungleichgewichte erzeugt. Die Situation selbst kann aus vielen ähnlichen Impulsen oder einem einzigen Vorfall bestehen. Entscheidend ist nur, dass der situative Charakter den Charakter der Person signifikant beeinflusst.

3

Um solche Situationen identifizieren zu können, stellt die sprachliche Übermittlung für den Shiatsu-Behandler ein hervorragendes Mittel dar.

Je genauer der Therapeut die Verspannungsmuster in ihrer Eigenschaft erfassen und dem Patienten beschreiben kann, desto eindeutiger wird die entsprechende körperliche Wahrnehmung des Patienten sein. Aus der Beschreibung des Therapeuten und derjenigen des Patienten zu dessen Wahrnehmung seines körperlichen Empfindens entstehen Wesensbilder, welche die konkrete Erinnerung leiten und lenken können.

Wird der Patient gefragt, ob er beruflich oder privat vielleicht Situationen erlebt hat, welche diesem oder jenem Wesensbild entspricht, dann wird sich der Patient konkreter erinnern. Er wird dann gezielt die vergangene Zeit in die Erinnerung rufen und so feststellen, dass es Situationen gegeben hat, welche in ihm eine vergleichsweise Stimmung erzeugt hatten. Oder er kann feststellen, dass die erinnerten Situationen eine Wirkung auf ihn haben, welche er zuvor nicht bemerkt hatte.

Auf diese Weise wird das Erlebte noch einmal neu betrachtet und es treten dabei, ausgelöst durch die Qualität der gegenwärtigen Empfindung der Behandlung, auch neue Bewertungen des Erlebten auf.

So kann eine von dem Patienten selbst bemerkte leichte Missstimmung durch die Verstärkung der während der Behandlung verspürten Körperimpulse und den gezielten Beschreibungen und Nachfragen sich plötzlich in ihrer vollen Bedeutung zeigen. Je nach Stärke der Missstimmung wird dann gesehen, dass diese aufgrund einer Situation durchaus begründet entstand, jedoch nicht innerhalb der Situation abgebaut und aufgelöst worden ist.

Infolge solcher gezielten Shiatsu-Gespräche und Körperempfindungen gelangt der Patient zu einem historischen und prozessualen Verständnis seiner eigenen Person. Er bemerkt, dass bestimmte Verspannungsmuster mit bestimmten Situationen und Verhaltensweisen zusammenhängen. Er bemerkt weiter, dass ein situativer Impuls sich echogleich und wellengleich im gesamten Lebensleib ausbreitet, also Körper, Psyche und Geist ergreift.

Der Patient versteht, dass das Geflecht der erlebten, situativen Wirkungen des Alltags ein ebensolches Geflecht von Wirkungen innerhalb des *qi* des Körpers impulsiert.

Daraus entsteht ein Verständnis dafür, wie sich bestimmte Impulse im Körper ausbreiten und verändern, sodass gesehen werden kann, dass eine geistige Stimmung oder emotionale Affektion oder eine körperliche Disposition jeweils Ausdrucksformen bestimmter Impulse sind.

Es kann weiter verstanden werden, dass der Patient, seine Persönlichkeit, mitverantwortlich für solche Situationen und deren Folgen ist. Die Art und Weise, wie ein Mensch sich verhält, entscheidet auch darüber, wie sich sein inneres *qi* organisiert.

Da sich ein Wirkgeflecht der Ereignisse, welche auf den Organismus einströmen und die verschiedenen Auswirkungen und Ordnungen des *qi* innerhalb des Organismus sich in ihrer Tragweite und Bedeutung nicht von selbst anzeigen und identifizieren, sondern von der Person oder auch durch Fachkenntnisse (Medizin) erfasst werden müssen, ist das Erfassen der äußeren und inneren Lebenswelt des Patienten eine Notwendigkeit.

Die Sensibilität des Patienten gegenüber den eigenen Wahrnehmungen und ein gelenktes Verständnis für Zusammenhänge und Entsprechungen fördert im Patienten gewissermaßen ein detektivisches Interesse und eine Assoziationskraft hinsichtlich der verschiedenen Wahrnehmungsinhalte.

In dieser Weise kann die Gezielte Gesprächsführung weiter wirken und im zeitlichen Geflecht der energetischen Persönlichkeit besonders auch hinsichtlich der biografischen Vergangenheit wirken. Besonders hinsichtlich dieser Vergangenheit sind die energetischen Translationen in ihrer Bedeutung zunächst oft nicht klar erkennbar, sondern durch Konversionen geprägt.

II.3.3.9 Das schrittweise Entdecken energetischer Konversionen

Eine Persönlichkeit stellt zu jeder Zeit ein komplexes Wechselgeschehen energetischer Kombinationen dar. Die energetischen Translationen sorgen dafür, dass energetische Wirkungen sich in bestimmter Weise im Körper fortpflanzen und von der Person entsprechend adäquat wahrgenommen werden können.

So verspürt der energetisch bewusste Mensch, wann und wie sein Lebenssystem auf welche Situationen und Befindlichkeiten reagiert. Es kann daraufhin zu bewussten oder intuitiven Verhaltensweisen und Kommunikationen kommen.

Zwei große energetische, innerkörperliche Wirkungsbereiche entgehen jedoch der bewussten Erfassung, da sie zwar bemerkt, jedoch in ihrer Bedeutung nach nicht direkt erfassbar sind. Diese Bereiche stellen das Unbewusste und dasjenige des gesamten Somatischen dar.

Die Bedeutung und Wahrnehmung dieser Bereiche muss gezielt, einfallsreich und geduldig erforscht und sensibilisiert werden.

Das gesamte *qi*-Geschehen des Organismus wirkt wie ein energetisches Syzygium, eine unteilbare Zusammenfügung. Aus dieser Syzygie heben sich wahrnehmbar für das Ich verschiedene Bereiche hervor und sind bewusstseinsfähig.

Was bewusstseinswirklich für ein Individuum ist, darüber entscheiden im starken Maße die Kultur und die persönliche Biografie. Viele Menschen verfügen nur über ein eher eingeschränktes Körpergefühl, viele Gefühlsdimensionen werden häufig nur dem Ansatz nach zugelassen und viele Ereignisse der sozialen Welt werden nicht tiefer gehend thematisiert.

Zudem werden Körpervorgänge, Gefühlsdimension und geistige Gestalten bevorzugt in einem gewissen Abstand, wie Objektbezüge thematisiert. Ein tieferes Betroffensein tritt nur unter entsprechend starken Faktoren ein.

Daher sprechen Patienten über ihre körperlichen Vorgänge wie über die eines anderen Menschen oder über Gefühle mit einer gewissen Scham oder mit der Einstellung, nicht verstanden oder abgewiesen zu werden. Auch Gedankengänge, Überlegungen und Fragen wirken immer wieder wie nicht zu Ende gedacht oder ausgesprochen.

Die Shiatsu-Praxis hat es regelmäßig mit Fällen zu tun, die entweder schon in der Kindheit mehr oder minder große körperliche oder seelische Verletzungen aufweisen oder auch während des Erwachsenenlebens ähnlich belastet sind.

Solche Verletzungen werden nicht selten als Bagatellen heruntergespielt und nicht weiter gehend beachtet. Zumeist gelingt es den betreffenden Personen, eine Lebensführung zu finden, die sie mit diesen Verletzungen umgehen lässt. Dennoch fördern die Behandlungen immer wieder Verletzungen an Körper und Seele hervor, welche trotz „Vernarbung" nicht als geheilt zu bezeichnen sind. Die Anlässe solcher Verletzungen sind die vielen alltäglichen familiären und beruflichen Situationen, welche nicht weiter beachtet oder bearbeitet werden.

Es muss gesagt werden, dass auf solche Weise die Geradläufigkeit des *qi* mehr oder minder stark gestört wird und dass die energetischen Wandlungsphasen verschoben und verstellt werden. Die Schrägläufigkeit ist eine Folge solcher Verschiebungen und diese führt in der weiteren Folge zu Symptomen.

Jede Shiatsu-Behandlung muss damit rechnen, dass wenn sie in einer gewissen energetischen Tiefe arbeitet, die vorgenannten biografischen Probleme ein Behandlungsthema werden.

Die Gezielte Gesprächsführung kann in einem ersten Schritt hin überprüfen, ob die Wahrnehmung des Patienten sich mit den Ergebnissen der Shiatsu-Diagnosen und den Sensationen der Behandlung beschäftigen und auseinander setzen kann und ob die Körpergefühle erkannt und zugelassen werden können.

Ein zweiter Schritt erfasst, ob der Patient sich nicht vornehmlich aus der Position eines Dritten und eines abständigen Objekts, sondern als subjektiv Betroffener erfahren kann.

Der nächste Schritt besteht darin, den Patienten in seiner Ausdruckssuche zu unterstützen. Häufig blockieren sich Menschen ihre körperlichen oder seelischen Gefühle zu beschreiben, da sie zu sehr eine normative, „vernünftige" und begründete Sprache benutzen wollen. Sämtliche ungewohnten und fantasievollen Bilder werden eher abgelehnt oder im anderen Extrem überschwänglich vorgetragen. In beiden Fällen wagt es der Patient nicht, seinen eigenen Gespürnissen nachzugeben und tastend nach Ausdruck zu suchen.

Ein weiterer Schritt besteht darin, die Wahrnehmungen hinsichtlich ihres inneren Wesens, ihrem Sinn nach als Gestalt und Idos festhalten zu können. Bestimmte Spannungen oder Schwächen des *qi* entsprechen in ihrem Charakter einer bestimmten Wesensart. Eine Methode solche Wesenarten zu erkennen, stellt das System der Wandlungsphasen dar.

Der fünfte Schritt ergibt sich, wenn ein Verständnis dafür entwickelt wird, wie bestimmte energetische Stimmungen eine Antwort auf bestimmte andere energetische Stimmungen sind, sodass erfasst wird, dass eine chronische oder akute Befindlichkeit in Zusammenhang steht mit bestimmten sozialsituativen Momenten oder mit innerpsychischen Spannungsverhältnissen.

Der folgende sechste Schritt entwickelt einen Sinn hinsichtlich dessen, dass unterschiedlichste Körpersymptome oder Seelenzustände einen inneren Sinnzusammenhang aufweisen. Dieser Zusammenhang wird durch die energetischen Translationen gestiftet, er kann aber durch die energetischen Konversionen stark verfälscht oder verstellt werden. Es ist dann nicht mehr sichtbar, dass z. B. ein aufgeblähter Thoraxraum, welcher zunächst mit Präsenz oder gar Dominanz imponiert, Folge einer chronischen Einatmungstendenz und eines bestimmten Atemverhaltens dargestellt. Nicht selten geht die beschriebene posturale Figur mit unangenehmen Symptomen einher: Atemenge, Herzsensationen, Magendruck, Spannungen im Solarplexus usw.

So ist weiter nicht sichtbar, dass der Hauptimpuls dieser Blähung oder der Fülle *(shi)* des Thorax eine akute Drohung und ein Angstreflex war. Entsprechende Verhaltensweisen des Patienten in solche Richtungen, wie z. B. häufig scheinbar unbegründete Angstimpulse oder eine Hilflosigkeit gegenüber aggressiven Verhaltensweisen werden nicht in Zusammenhang mit einem oben genannten Befund gebracht.

Aus diesen Gründen wird auch jener Impuls nicht sichtbar, der impulsbildend für die seelisch-körperliche Konstitution geworden war. In der Regel sind dies biografische Lebenssituationen gewesen, deren Tragweite gar nicht in Augenschein genommen worden ist und in der Gegenwart auch nicht weiter untersucht wird.

Ein siebter Schritt lässt den Patienten einen Sinn für energetische Zusammenhänge entdecken und nach und nach in Bildern und Überlegungen anwenden.

Der Patient lernt dann zu verstehen, dass seine Knieprobleme, seine Nackenverspannungen durchaus etwas zu tun haben können, mit Szenen, welche er zuvor in irgendeiner Weise erlebt hat.

Versehen mit der Kunst all der vorgenannten Schritte entwickelt der Patient eine logisch-affektive Logik und Kombinatorik hinsichtlich der Wahrnehmung seiner Lebensprozesse, des Erinnerns seiner Erfahrungen und Lebensmomente und hinsichtlich der Schnittstellen und Zusammenhangslinien, an denen sich bestimmte Lebenssituationen synergetisch und synästhetisch zu einem energetischen Gesamt zusammengefügt haben.

Der achte Schritt ergibt bei dem Patienten einen innerlich zusammengefügten Sinn für alle vorgenannten Schritte und entwickelt im Patienten ein Wesensverständnis für seine verschiedenen Erlebnisinhalte und deren inneren Zusammenhang.

Dieses Sehen und Spüren von Zusammenhängen lässt den Patienten ungeahntes Bild- und Erinnerungsmaterial hervorbringen und sich diesem Hervorgebrachten als zugehörig empfinden.

Ein neunter Schritt besteht darin, dass Gestaltbilder einer phylo- und ontogenetischen Energetik (Idos) vom Shiatsu-Therapeuten und vom Patienten erfasst werden können. Ein jedes solches Idos spiegelt einen relevanten Entwicklungsschritt des Individuums und wie dieser Schritt vollzogen oder gehemmt wurde.

Der Shiatsu-Therapeut kann nach sicherem Erfassen eines Idos diese Gestalt in ihrer Bedeutung dem Patienten in der Gezielten Gesprächsführung nahe bringen. Der Patient wird unter Beachtung sämtlicher vorgenannter Schritte befähigt, mit diesem Idos und dessen Bedeutung in inneren, gefühlten Kontakt zu treten und somit einen Moment seiner eigenen Biografie aktuell in der Behandlungsgegenwart zu erleben.

Beispiele hierzu sind im Kapitel der Fallstudien zu ersehen.

II.3.3.10 Die Ordnung der Gezielten Gesprächsführung

Der Shiatsu-Behandler muss sich hinsichtlich der konkreten Schritte der Gezielten Gesprächsführung während der Behandlung vergewissern, ob der Patient in gefühltem Kontakt zu seinen Empfindungen, Wahrnehmungen und Äußerungen steht!

Dieser innere Kontakt wahrt die Einheit der energetischen Mitte!

Der Shiatsu-Therapeut diagnostiziert während der Behandlung anhand der *qi*-Reaktionen, ob die Ergebnisse der Gezielten Gesprächsführung eine Stabilität in Richtung der Geradläufigkeit oder eine Instabilität oder gar Überforderung in Richtung Schrägläufigkeit ergeben.

Diese aktuelle Begleitung des Patienten während der Behandlung sichert, dass der Patient den Erfahrungskontakt zu seinen Symptomen und Äußerungen aufnimmt und aufrecht erhält, dass der Patient in der Lage ist, seine Äußerungen und Empfinden einzuordnen und energetisch zu verarbeiten und dass die Behandlung einen stabilen Rahmen mit einem Anfang, einem Ausklang und einem Ende besitzt.

Der Patient sollte klare Bilder, Orientierungen und Fragen sowie mitunter Aufgaben aus der Behandlung mitnehmen können.

Dazu muss der Shiatsu-Behandler jederzeit die Gewissheit besitzen, dass er die Symptome und Äußerungen verstehen, stützen und mittragen kann. Sollte der Shiatsu-Therapeut feststellen, dass er ein bestimmtes Assoziationsmaterial des Patienten nicht zuordnen oder produktiv verwerten kann, so sollte der Shiatsu-Therapeut dies dem Patienten klar und deutlich mitteilen, gegebenenfalls mit dem Hinweis, nach einer Zeit des Nachdenkens auf diese oder jene Thematik zurückkommen zu wollen.

Die durch die Gezielte Gesprächsführung bewirkte Schulung einer bewussten Ausdrucksfähigkeit von simultan erfassten Körperempfindungen und -gefühlen, von psychisch-seelischen Stimmungen und von geistigen Akten fördert das Verstehen verwandter und/oder gleicher Wesensbilder der verschiedenen Ebenen (Körper/Psyche/Geist) der einen Lebendigkeit und des Erlebens. Damit wird zugleich auch die Fähigkeit gefördert, Verbindungen und Verknüpfungen sowie die Wandlungen der Realität sichten und dieses assoziativ wie stringent erfassen zu können.

Ergeben sich im Laufe der Behandlung manifeste psychische oder somatische Befunde und Symptome, so ist der Rat und die Zusammenarbeit mit entsprechenden Fachkräften dringend geboten.

Freigesetzte psychische und geistige Energien müssen in einem geschützten und geordneten Begeleitungsrahmen erfolgen. Mitunter sind medikamentöse Unterstützungen unerlässlich.

Der Shiatsu-Therapeut muss das Material und die Befunde jeder Behandlung sorgfältig dokumentieren, um auf solcher Grundlage eine Ordnung in die energetischen Profile und Befunde bringen zu können.

So reichhaltig, umfangreich und vielleicht fremd und unübersichtlich auch die durch die Gezielte Gesprächsführung sich ergebenden Befunde sein mögen, der Shiatsu-Therapeut findet eine sichere Interpretations- und Ordnungsgrundlage in seiner klaren und fundierten Grundlagen des Shiatsu.

Ein Beherrschen dieser Grundlagen lässt jede Behandlung in einem sicheren Rahmen stattfinden.

II.3.4 Die Auswertungen der Behandlungen

Die folgenden Diagnosebögen sollen mithelfen, das aus der Behandlung diagnostizierte Wissen stichwortartig und grafisch zusammenzufassen und zu repräsentieren. Sie können für den persönlichen Gebrauch heruntergeladen werden unter www.elsevier.de/shiatsu-in-der-praxis.

Die systematische Ordnung der Befunde richtet sich nach dem Entsprechungssystem *(ganying)* der Chinesischen Medizin und deren japanischen und europäischen Weiterentwicklung.

Durch dieses System erstellen sich Ordnungen nach:

- *yin* und *yang*
- Innen und Außen (*li/biao* bzw. *nei/wai* und OE, ME, TE)
- Leere *(xu)* und Fülle *(shi)* und speziell: zäh, fest, eingezogen
- Schwäche *(kong)* und Stärke *(man)*
- Kälte *(han)* und Hitze *(re)*
- Fünf Wandlunsgsphasen *(wuxing)*
- Funktionskreise *(zangxiang)*
- Leitbahnen *(jingluo)*
- Phasenenergetik *(wuyun liuqi)*
- die sechs Krankheitsstadien nach dem *shanghanlun*
- die Pulsdiagnose
- die *hara*-Diagnose/Rückendiagnose
- die psychischen Entsprechungen nach Masunaga
- Ergebnisse der Gezielten Gesprächsführung
- Idos (Gestalten)

Die Befunde, welche sich im Laufe der jeweiligen Behandlungen ergeben, werden schriftlich und bildlich den Rubriken zugeordnet.

Als Eintragungshilfen dienen die feste energetische Begrifflichkeit (Leere *(xu)*, Fülle *(shi)*, Hitze *(re)*, Kälte *(han)* usw.) und die energetischen Symbole für die jeweiligen Befunde.

Anschließend werden diese konkreten und individuellen Befunde mit den Normbefunden der allgemeinen Zuordnungssysteme verglichen. Im Falle der Phasenenergetik *(wuyun liuqi)* wird jeweils eine aktuelle Jahresübersicht angefertigt.

Daraus ergibt sich ein konkretes energetisches Bild des Patienten nach den Zuordnungen der Energetischen Medizin.

Dieses empirische Bild wird nach jeder Behandlung erstellt und in zeitübergreifende Bilder eingefügt, sodass die abfolgenden Behandlungen untereinander verglichen werden können.

Aus diesen Vergleichen in der Zeit können Tendenzen und Strukturen sichtbar gemacht und festgehalten werden.

Am Ende jeder Behandlung kann eine übersichtsartige Einschätzung des Falles schriftlich fixiert werden.

In gleicher Weise werden Behandlungsphasen und Behandlungsabschnitte dokumentiert.

Schließlich folgt nach jeder Behandlung und nach jedem Behandlungsabschnitt ein Ausblick auf die weiter vorzunehmenden Behandlungsschritte.

Es empfiehlt den Behandlungsrahmen und den Grund der Behandlungsaufnahme eingangs deutlich festzuhalten.

Weitere Möglichkeiten von Diagnosebögen sind den einzelnen Fallgeschichten zu entnehmen.

Den Diagnosebögen der Shiatsu-Behandlungen werden sämtliche weiteren ärztlichen Diagnoseunterlagen beigefügt.

Die folgenden Leerblätter zu den einzelnen Diagnostiken stellen Beispiele und Vorschläge dar. Aus Platzgründen ist zwischen den Bezeichnungen und Rubriken der Leerraum nur angedeutet worden; dieser kann beliebig groß gehalten werden.

Die entsprechenden Diagnosebögen zu den Fünf Wandlungsphasen *(wuxing)* und den Funktionskreisen *(zangxiang)*, samt deren schriftlichen und bildlichen Auswertungen, können im Teil III des Buches und dort der ersten Fallgeschichte entnommen werden.

Körpertopografie
(schriftlich)

	yin	*yang*
Insgesamt:		
Oben:		
Unten:		
Mitte:		
Rechts:		
Links		
Vorne:		
Hinten:		
Seiten:		
Weiteres:		

Abb. II-137 Diagnosebogen Körpertopografie (schriftlich)

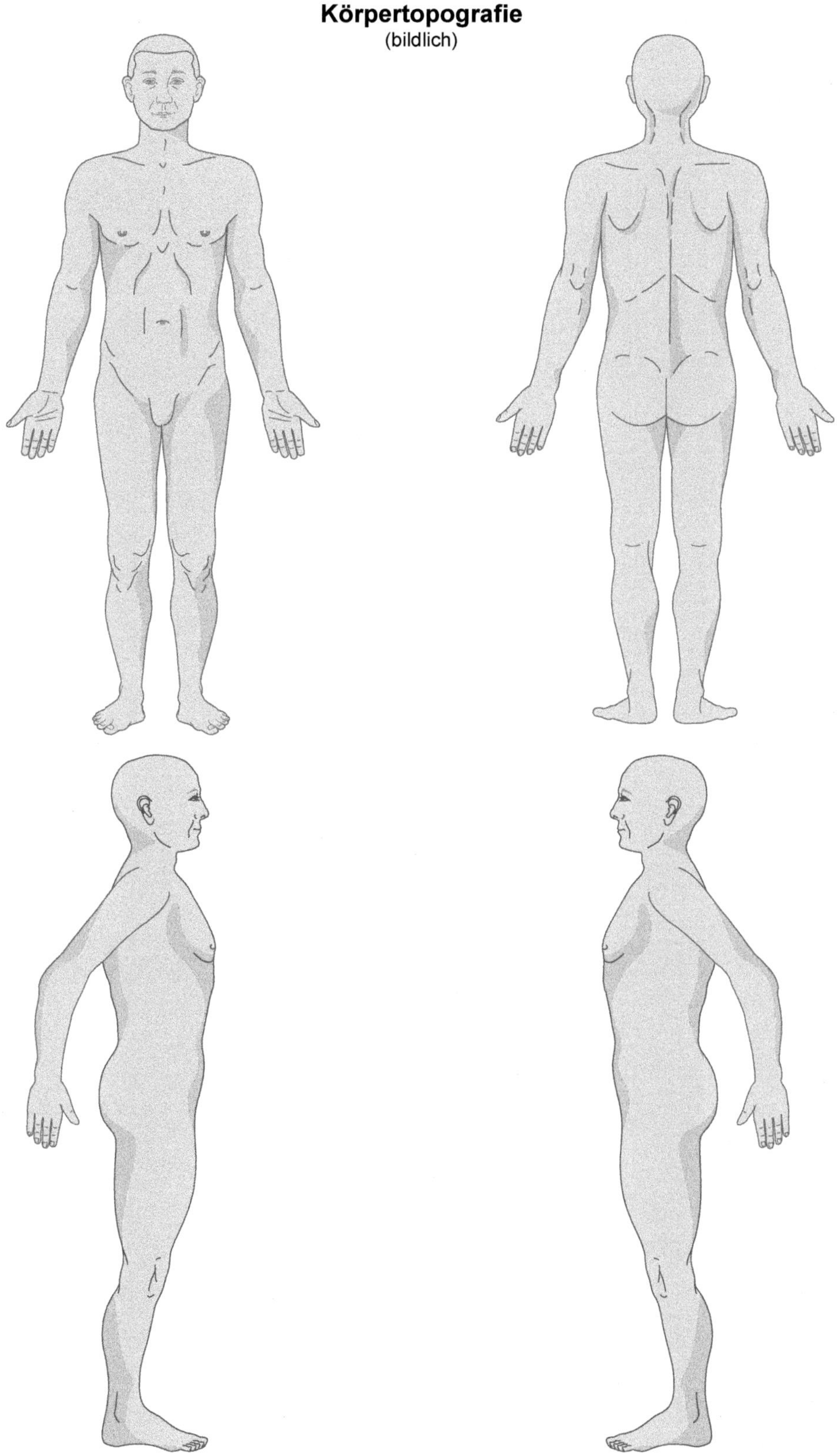

Abb. II-138 Diagnosebogen Körpertopografie *yin/yang* (bildlich)

xu (kyo)/shi (jitsu)
(bildlich)

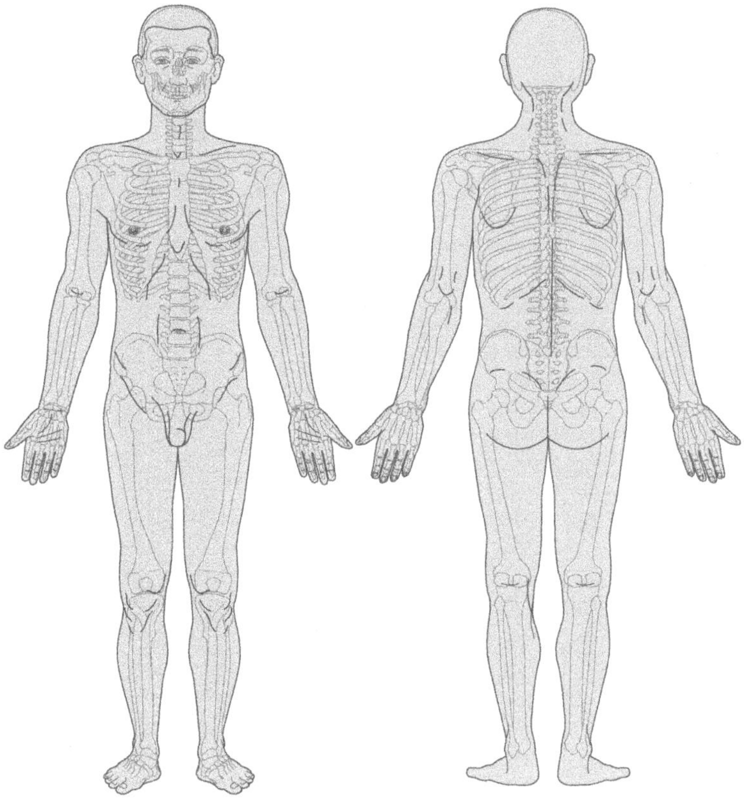

(schriftlich)

Orte:

Leitbahnen:

Punkte:

Abb. II-139 Diagnosebogen *xu (kyo)/shi (jitsu)* (bildlich und schriftlich)

kong/man

(bildlich)

yin *yang*

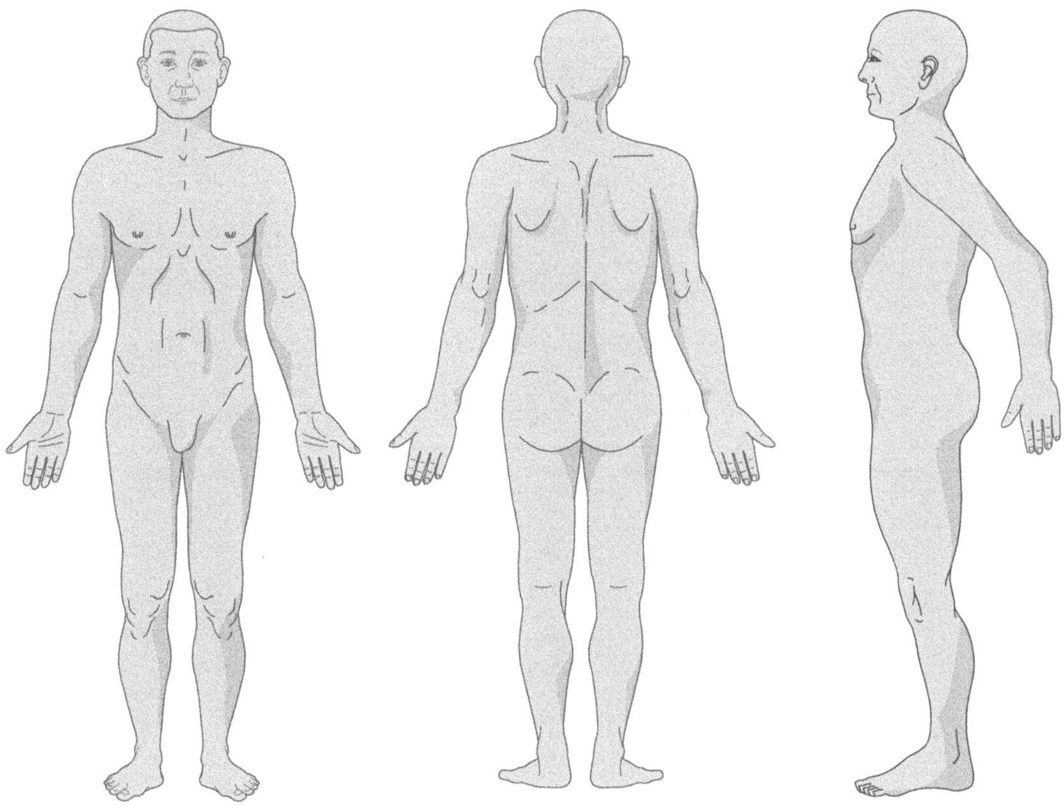

(schriftlich)

Orte:

Leitbahnen:

Punkte:

Abb. II-140 Diagnosebogen *kong/man* (bildlich und schriftlich)

jingluomaixue
(schriftlich)

Symptome/Befunde

Du	Gb	Le	Lu	Di	Ma	Mi	He	Dü	Bl	Ni	Pe	3E	Ren	Andere	
															kong
															man
															xu
															shi
															Weiteres
															Pulse Normpuls
															Abweichungen

Abb. II-141a Diagnosebogen *jingluomaixue*: Energetik, Pulse (schriftlich)

jingluomaixue
(schriftlich)

Symptome/Befunde

Du	Gb	Le	Lu	Di	Ma	Mi	He	Dü	Bl	Ni	Pe	3E	Ren	Andere	**Punkte**
															kong
															man
															shi
															Weiteres

Abb. II-141b Diagnosebogen *jingluomaixue*: Punkte (schriftlich)

jingluomaixue
(bildlich)

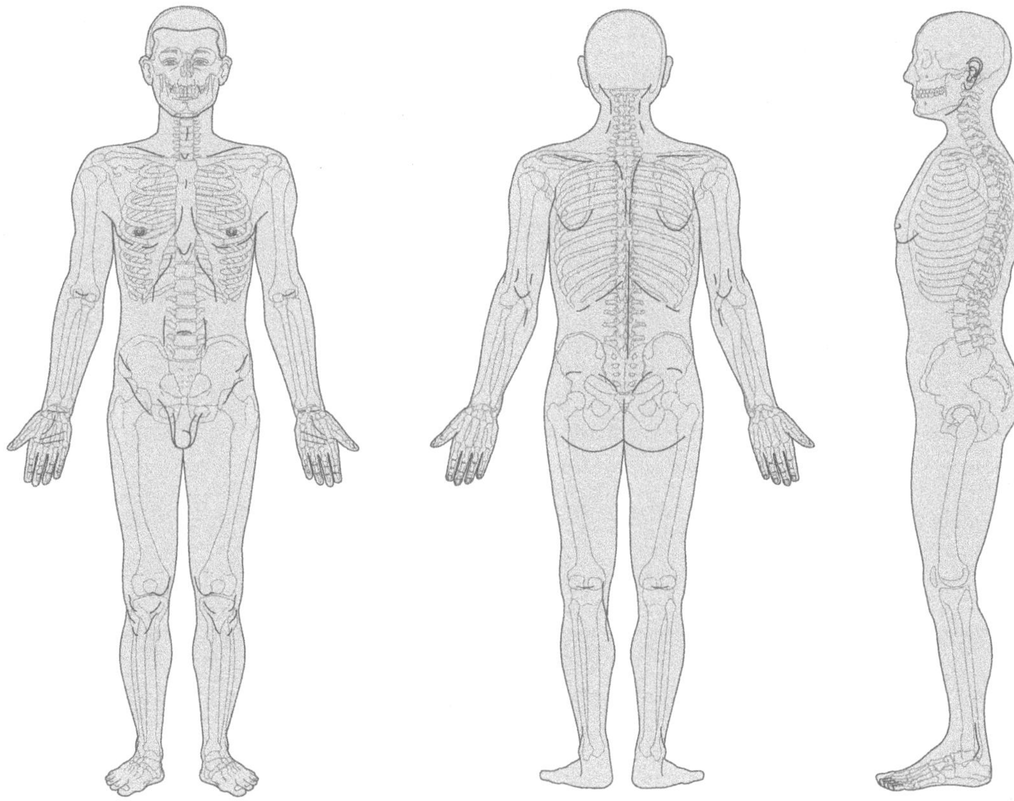

Abb. II-141c Diagnosebogen *jingluomaixue* (bildlich)

wu-yün liu-qi
Jahr:.............

Symptome/Befunde

SHAO YANG (Holz-Emblem) Frühling			TAI YANG (Feuer-Emblem) Sommer			SHAO YIN (Metall-Emblem) Herbst			TAI YIN (Wasser-Emblem) Winter			
März	April	Mai	Juni	Juli	Aug.	Sept.	Okt.	Nov.	Dez.	Jan.	Feb.	**Wetter**
												aktuell kalendarisch
												Befinden 1. Woche
												2. Woche
												3. Woche
												4. Woche
												Monat (insgesamt)

Abb. II-142a Diagnosebogen *wu-yün liu-qi*, Teil 1

wu-yün liu-qi
Jahr:.............

Symptome/Befunde

SHAO YANG (Holz-Emblem) Frühling	TAI YANG (Feuer-Emblem) Sommer	SHAO YIN (Metall-Emblem) Herbst	TAI YIN (Wasser-Emblem) Winter	
März April Mai	Juni Juli Aug.	Sept. Okt. Nov.	Dez. Jan. Feb.	
				innere **Kälte** äußere **T**
				innerer **Wind** äußerer **A**
				innere **Hitze** äußere **G**
				innere **Trockenheit** äußere **E**
				innere **Feuchtigkeit** äußere

Abb. II-142b Diagnosebogen *wu-yün liu-qi*, Teil 2

li/nei (innen, Tiefe)

Symptome/Befunde

	Schriftlich	Bildlich
Außen:		
Körperoberfläche:		
OE:		
ME:		
TE:		

Abb. II-143 Diagnosebogen *li/nei* (innen, Tiefe)

biao/wai (außen, Oberfläche)

Symptome/Befunde

	Schriftlich	Bildlich
Außen:		
Körperoberfläche:		
OE:		
ME:		
TE:		

Abb. II-144 Diagnosebogen *biao/wai* (außen, Oberfläche)

***Hara*-Diagnose**

Befunde/Symptome

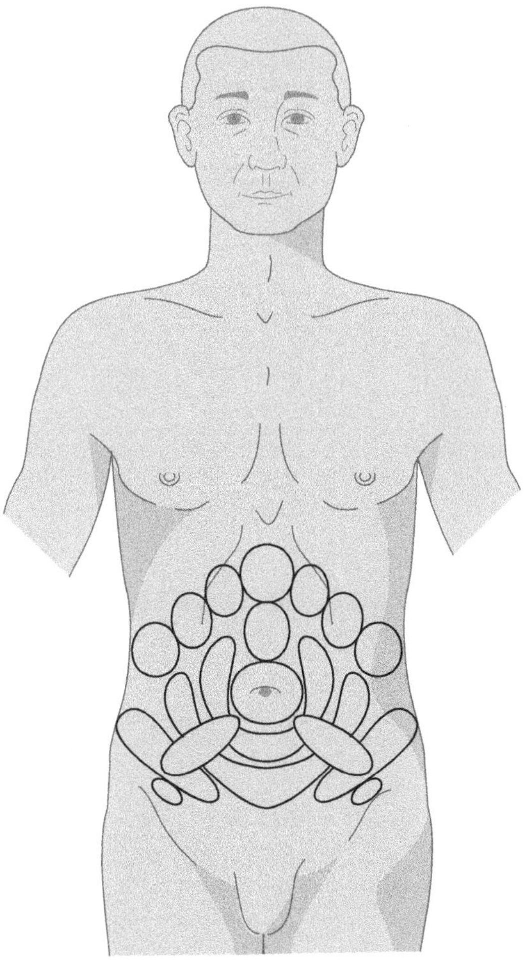

Abb. II-145 Diagnosebogen *hara*-Diagnose

Rücken-Diagnose

Befunde/Symptome

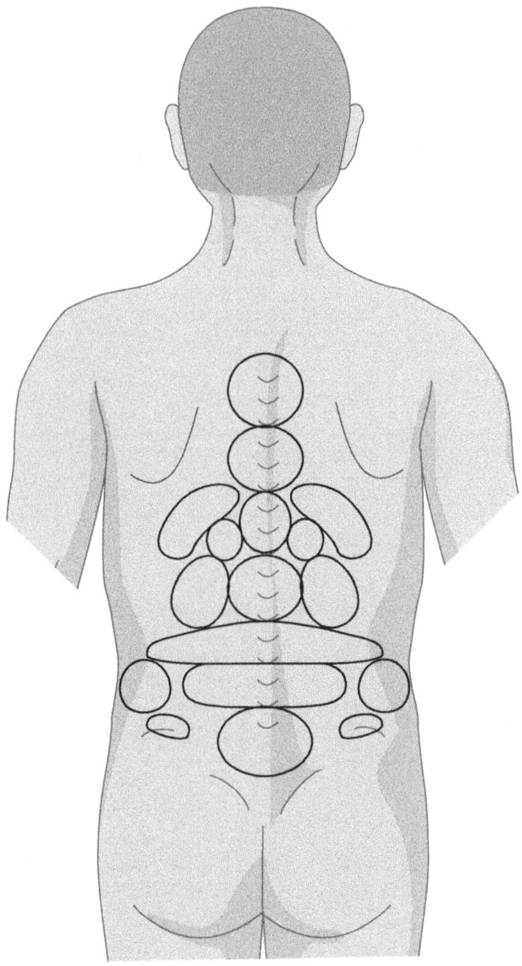

Abb. II-146 Diagnosebogen Rücken-Diagnose

Radialispunkte/Pulsdiagnose

Symptome/Befunde

	Linkes Handgelenk	Rechtes Handgelenk
lieque (Lu 7)		
jingqu (Lu 8)		
taiyuan (Lu 9)		

Abb. II-147 Diagnosebogen Radialispunkte/Pulsdiagnose

Gezielte Gesprächsführung

Symptome/Befunde

Gesprächsverlauf	Energetische Korrelation		
Gesprächsinhalt	*qi*-Reaktionen/Pulse	Körperreaktionen	Verknüpfungsbilder

Abb. II-148 Diagnosebogen Radialispunkte/Pulsdiagnose

Körpertopografie/Idos
(bildlich)

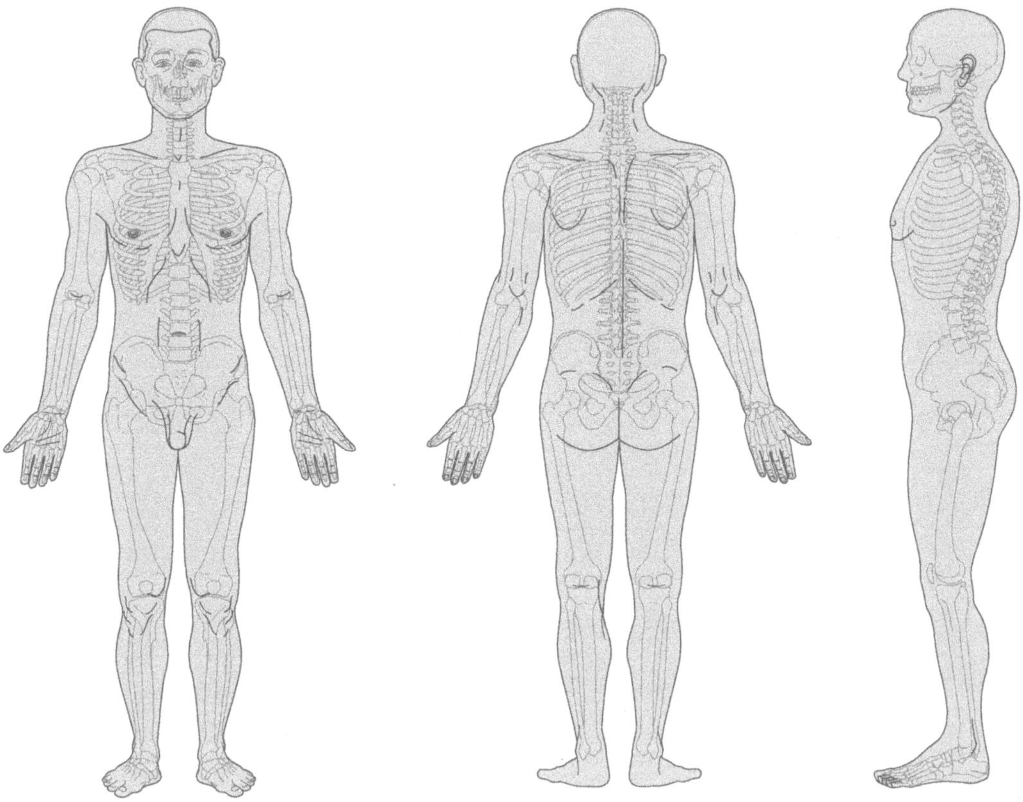

Abb. II-149 Diagnosebogen Körpertopografie/Idos (bildlich)

III Fallgeschichten und Behandlungsschemata

In diesem Kapitel wird möglichst praxisnah aufgezeigt, wie das zuvor im Buch besprochene Diagnose- und Behandlungswissen bei bestimmten Störungen und Erkrankungen angewandt werden kann. Es werden die großen Indikationen besprochen und anhand allgemeiner Diagnose- und Behandlungsregeln auch konkrete Behandlungsmuster dargestellt. Die allgemeinen Behandlungsmuster finden ihre Ergänzung durch exemplarische Fallbeispiele. Auf diesem Weg wird – über verschiedene Krankheitsbilder verteilt – insgesamt ein umfassendes therapeutische Wissen und Tun des Shiatsu dargestellt. Zu jedem Krankheitsbild wird der allgemeine Standard des Shiatsu aufgezeigt und in jedem Fallbeispiel werden jeweils andere Anteile des Gesamtwissens exemplarisch besprochen. Die auf diese Weise über die Fallgeschichten verteilt dargestellten theoretischen und praktischen Methoden müssen aber immer als zusammengehörige und somit als Gesamteinheit mit bedacht werden, auch und gerade wenn eine hervorgehobene Methodik die anderen in den Hintergrund treten lässt.

Shiatsu besteht aus einer nicht unerheblichen Anzahl diagnostischer Parameter und praktischer Fertigkeiten!

Der Verfasser sieht sich im Aufzeigen der Behandlungsmuster in der Tradition des Shiatsu und versucht diese so genau wie möglich darzustellen.

Die Fallstudien sind das Resultat einer über 25-jährigen Berufspraxis. Sämtlich dargestellten Fallgeschichten basieren auf tatsächlichen Patientenbehandlungen und deren Auswertungen. Der Verfasser hat den Verlauf der Behandlungen genau dokumentiert und sich bemüht, möglichst authentisch deren einzelne Verläufe und Abläufe, teilweise auch über längere Zeiträume, darzustellen und auszuwerten. Durch das Wissen dieser Auswertungen entstanden neue diagnostische Orientierungen und daraus spezielle, konkrete Behandlungsmuster.

Zudem befinden und befanden sich alle Patienten auch in anderweitiger medizinischer Behandlung, sodass die Befunde und Behandlungsergebnisse auch von jener Seite begleitet und verifiziert wurden und werden. Allerdings betrafen die Verifikationen anderer Ärzte zumeist nur das rein diagnostische Ergebnis, den Befund. Einen Zusammenhang mit dem Shiatsu mochte vor allem von ärztlicher Seite, trotz deren Ratlosigkeit angesichts für sie unerklärlicher Befundverbesserungen ihrer Patienten, nicht gesehen oder konstatiert werden.

Für den Gebrauch dieser Schilderungen gilt grundsätzlich:

Jede Diagnose ist bewusste Wahrnehmung.

Das Wahrgenommene kann als solches festgehalten, dokumentiert und somit bewusst wieder betrachtet und verstanden werden. Jede Therapie ist solcherart bewusste Anwendung jenes Wahrgenommenen. Die bestimmte Wahrnehmung als Diagnostik und schließlich als Therapie ist die gerichtete Ordnung und Handlung solcher Wahrnehmungen. Diese Ordnung existiert dann als auch äußerlich festgehaltenes und beschreibbares Wissen, kann verallgemeinert, weitergegeben sowie erlernt werden und bildet so eine Wirklichkeit recht eigenständiger Art. Im Extremfall kann jemand dieses Wissensgebäude auswendig lernen und es dennoch nie zur Anwendung bringen.

Eine derart gerichtete und organisierte Wahrnehmung sieht dann das „lebendige Objekt", den Patienten, als Repräsentanz dieses Wissens und das „lebendige Objekt des Wissensträgers", den Therapeuten, als Träger solchen Repräsentanzwissens. Damit ergibt sich eine distinktive Arbeitsteilung im Wissen von Lebendigkeit und Krankheit, die konstitutiv für unsere moderne Medizin ist. So wird zwar die Wirklichkeit eines Lebewesens, z. B. als Patient, in ihrer Faktizität und deren Auswirkungen erfasst, aber anschließend diese lebendige Lebendigkeit fast nur in die Bahnen einer gesicherten Faktizität und in eine Form der Notwendigkeit gebannt. Für alle anderen Phänomene, Wahrnehmungen oder Schlussfolgerungen bleibt nicht viel Platz.

Tatsächlich aber sind in der modernen westlichen Medizin die Mehrzahl der Krankheiten nicht nach den Maßen ihrer eigenen Idealerkenntnis erfassbar oder erklärbar. Oft gilt neben dem Erfahrungswissen der Mediziner der Satz: „Wer heilt, hat Recht." oder: „Ursache unbekannt" oder: „Essenzielle Hypertonie" oder: „Funktionelle Störungen" und „Psychosomatische Erkrankungen" – der Anspruch der kausal-analytischen Auflösung gegebener Phänomene scheint so in weite Ferne gerückt.

Die wirklichen „Antworten" des „Subjekts" Patient, also dessen leibhaftige Gegenwart, können aber der jeweiligen Wiederbestätigung des Wissens und den ehemals aus der festgehaltenen Wahrnehmung gewonnenen Aufsichten einer leibhaften Lebendigkeit dienen. Damit erhalten solche medizinischen Aufsichten eine Bestätigung quasi eigenständiger Wirklichkeit, zwecks Interpretation, Wiedergabe und Verständnis von Wirklichkeit. Hinzu kommt, dass diese „Antworten", sofern sie Unbekanntes eröffnen, zumeist nur Ansporn dazu sind, dieses Unbekannte nach Maßen der Erkenntnis im Sinne einer Wiederbestätigung einzuordnen. Dieses ist ein fruchtbarer Vorgang und führt zur Wissenvermehrung. Ausgeweitet wird jedoch die Fruchtbarkeit, wenn solch positive Erkenntnis ebenso positiv das von ihr nicht Erfasste sich zu vergegenwärtigen weiß.

Die Kunst im Shiatsu und im Umgang mit der Lebendigkeit besteht zu einem großen Anteil in der Arbeit mit diesem Unbekannten; eben auch dann, wenn es unbekannt ist oder bleibt.

Aber so sehr dies auch der Shiatsu-Therapeut weiß und begrüßen mag, so herausfordernd bleibt dies Unbekannte für ihn dennoch.

Das Unbekannte ist eben das „nicht-positive Wissen", das negative Wissen oder das Negative. Dazu äußert sinngemäß G. F. W. Hegel: „Das Negative festzuhalten, ist das Schwierigste überhaupt!" Dem entspricht in chinesisch-japanischer Terminologie: Die Leere (*xu*, jap.: *kyo*) festzuhalten, ist das Schwierigste. Es geht hier nicht um eine Leere (*xu*, jap.: *kyo*), das sich dem Wissen als dessen Leerstelle dort anzeigt, wo sonst anderes zu erwarten wäre. Es geht nicht um die ansonsten prinzipiell gefüllte Schwäche *(kong)*. Sondern es geht um eine zunächst von diesem Wissen nicht vorgesehene und so auch nicht erfassbare Schwäche. Kurz gesagt, es geht um eine neue Schwäche oder eine Schwäche, die leer bleiben muss, obwohl sozusagen an der anderen Seite dieser Schwäche dieselbe auch durch das System des Wissens repräsentiert werden kann. Etwas, das sich im System des Wissens quasi nicht automatisch und auch nicht ganz diesem selbst anzeigt, das sich generell der Wahrnehmung als reale Leere *(xu)* und damit per definitionem als abwesend präsentiert, also nicht repräsentiert, ist somit gar nicht fassbar!

Aber berührbar mag dieses Nicht-Fassbare sein! Dies ist einer der Aspekte des Zen-Shiatsu!

Die Frage schließt sich an: Wenn diese Leere (*xu*, jap.: *kyo*) vorhanden nicht-vorhanden ist, wie wäre dies dann einzuschätzen? Als negatives, positives oder gar neutrales Agens? In der Shiatsu-Therapie tritt dieses Unbekannte in mehrfacher Weise auf:

- Wie genau wirkt das allgemeine Wissen als die Lebenswirklichkeit dieses konkreten Organismus, Patienten oder Falles
- Wie repräsentiert sich das nie vorwegzunehmende Wissen des konkreten Falles, das besondere Wissen? Welche Wissensmomente bleiben davon strikt individuell, welche können in das Allgemeine Wissen übergehen und dieses erweitern?

Das Wissen muss sich zur Wiederbestätigung, Selbstkorrektur und Erweiterung offen halten, muss sich also wesensmäßig als gültige, absolute Verbindlichkeit von vorhandenem und erweiterndem Wissen verstehen und sich gleichzeitig als begrenzte Ebene und damit als relativ zu anderen Ebenen verstehen. In der Behandlung treten solche wesensmäßig zu anderen Ebenen vorhandenen Wissensgrenzen als individuelle Besonderheiten des Lebendigen auf. Das Wissen muss sehr präzise angewandt und beherrscht werden, um überhaupt an diese entscheidende Grenze gelangen zu können! Die Besonderheit, Einzelheit und damit Einmaligkeit des Lebendigen muss, so weit dies gelingen kann, als solches erfasst werden. Denn einerseits wird das Allgemeine Wissen hierdurch gefüllt und real, andererseits bleibt dieses Besondere Wissen nur sich selbst verhaftet und einsehbar.

Damit kann der Therapeut trotz größtem Wissen nur einen Teil zur Diagnose beisteuern. Einen anderen Teil muss der Patient beisteuern. Schließlich bleiben Anteile, die sich in kein Wissen, kein Festhalten einfügen lassen und es bleiben Anteile, die sich erst infolge der Praxis der Behandlung und erst allmählich bilden und sich auch erst langsam als Erkenntnis bei Therapeut und Patient entwickeln.

Schließlich zeigt sich das Phänomen, dass neue Fragen entstehen, wenn alte Fragen gelöst sind.

Der typisch unauflösbare Anteil ist so eng mit der Persönlichkeit, der Individualität verwoben, dass hier nur ein empathischer Zugang und Umgang angebracht ist. Aus diesem Anteil speisen sich die bekannten Rätsel der Ausnahmen von der Regel, die auch in der Medizin häufig vorkommen. Es ist dies der unfassbare Reichtum des Lebendigen selbst. Es sei an dieser Stelle an die (eher geringe Rate) nachhaltiger Spontanremissionen bei Krebserkrankungen erinnert.

Aus den genannten Erwägungen ist jede Shiatsu-Behandlung immer auch ein Abenteuer des Neuen und des Unbekannten, selbst wenn der Patient schon seit 20 Jahren zur Behandlung kommt!

Für das Wissen ohne diese Schwäche *(kong)* repräsentiert der Patient im Idealfall die Gesamtheit des Wissensgebäudes. So gesehen besteht jede Diagnose und so ausgerichtete angewandte Therapie aus dem der Abstraktion nach gebildeten Wirklichkeitskonstrukt – hier dem des Shiatsu und der TCM – und damit auch der Methodik der Rückführung dieses Konstrukts auf und in die lebendige Gegenwart, samt der entsprechenden „Antwort" des Wirklichkeitsobjekts, des Patienten. Der Idealfall dieser Richtung ist dann die Erklärung und Behandlung des Lebendigen als wissenschaftliche Repräsentanz. Was dabei oft auf der Strecke bleibt, ist die Erkenntnis, dass das Wissen aus einer Wissenlebendigkeit, der Wirklichkeit des Subjekts, herausextrahiert wird und somit immer auch eine Entfernung von der Wirklichkeit stattfindet. Solche Entfernung ist sicherlich eine wichtige Abstandsnahme, aber dennoch wird häufig der Weg der Näherung, der Verbindung nicht mehr hergestellt.

An dieser Stelle entsteht die Frage, wie gelerntes Wissen so zur Praxis werden kann, dass es partnerschaftliche Hilfe und Näherung ist. Neben dieser methodischen und atmosphärischen Seite impliziert diese Frage auch das menschliche Verhältnis von Patienten und Therapeuten. Shiatsu muss an dieser Stelle sehr genau und empfindlich sein, vor allem sich selbst gegenüber, denn schließlich wird das Wissen in jedem Augenblick der Behandlung zur tatsächlichen Berührung und Manipulation der Lebendigkeit des Patienten genutzt.

Im ➤ Kapitel II.1 sind die Erklärungs- und Wirkmethoden, die Konstrukte und die Wertkonventionen der chinesisch-energetischen und auch der japanischen Medizin dargestellt. Daraus ergibt sich deren erfahrungswissenschaftlicher Schatz sowie die entsprechenden Diagnose- und Behandlungsmuster. In der Darstellung, Weitergabe und auch in der Diagnose- und Behandlungssituation ist jeder Therapeut auf diesen aus der Erfahrung systematisierten Wissensschatz angewiesen. Er muss jedoch in der wirklichen Einzelbehandlung in lebendiger Weise angewandt und praktiziert werden; er muss aus der Verallgemeinerung in die Einzelung, aus der Abstraktion in die Konkretion gebracht werden. In Japan wurde im Shiatsu und auch in der Zen-Ausbildung das lebendige Üben mit dem Meister bevorzugt. Solche Praxisnähe ist wünschenswert. Dennoch findet auch viel Lernen im Abstand zur Praxis statt. Damit ist man auf die Schrift und auf das Wissen angewiesen – genau wie hier im Buch.

> Um so wichtiger wird das Bewusstsein des Therapeuten, dass der Patient gleichberechtigter Partner und Wissensträger ist; gleichzeitig muss der Patient sich bewusst sein, dass er, bildhaft gesprochen, gewiss die Hälfte jeder Behandlung mit beeinflusst und so mitbestimmt.

So müssen beide Verantwortung für die Berührung und Behandlung übernehmen! Berührung und Behandlung werden zur echten Kommunikation und Begegnung. Patient und Therapeut befinden sich „auf gleicher Augenhöhe"!

Somit sollte die Abstraktion auf den Weg der Konkretion gebracht werden, muss das Allgemeine zum Besonderen werden, und es muss das vorhandene Wissen sich beweglich zeigen vor der Wissensbewegung der Wirklichkeit selbst. Auf diese Weise kann der praktische Weg in der Behandlung gefunden werden, auf dem sich das allgemeine Wissen bewährt und eine konkrete, einmalige und besondere Natur annimmt.

An solcher Stelle der Konkretheit taucht dasjenige auf, das sich von keiner Systematisierung und Verallgemeinerung vorwegnehmen ließe: Der Reichtum jeder Lebendigkeit und deren Individualität. Diese individuelle Lebendigkeit erzeugt und mischt jene Wirklichkeit, aus der die Erfahrung abstrahierend schöpft. Die Wirklichkeit des Wissens und die Wissenswirklichkeit wachsen, durchdringen und bewegen sich unaufhörlich. Auf dieser Ebene sind Patient und Therapeut auf derselben Ebene, geben, nehmen und brauchen einander. Mit anderen Worten: Wirklichkeit reproduziert sich nicht bloß, weder als „Wissensobjekt" oder „Wissenssubjekt". Sie ist in dieser Hinsicht ihrer eigenen Vertrautheit und ihrer Repräsentation als Wissen äquivok und nicht äquivalent; Wirklichkeit ist beständiges Neuproduzieren und ist in dieser Hinsicht immer noch zu erzeugendes Wissen.

Ebenso ist die Individualität eine unvergleichliche Größe, da sie per definitionem nicht vergleichbar ist. Genau damit ist jedes Wissen gleichzeitig in sich begrenzt und offen. Dies genau macht die Tiefe und Weite jeder Behandlung aus. Jede Behandlung erzeugt neues Wissen und neue Wissenswirklichkeit.

In den folgenden Fallstudien soll gezeigt werden, wie möglichst genau das wirkliche Wissen Behandlung werden kann und wie die einmalige, individuelle Dimension in die Behandlung einfließt. Nicht nur Fragen sollen beantwortet werden, sondern Fragen sollen entstehen. In der Shiatsu-Sprache: „Durch eine echte, wirkliche Fülle (*shi*, jap.: *jitsu*) sollte hindurchgesehen werden können. Eine echte, wirkliche Leere (*xu*, jap.: kyo) sollte herbeigesehen werden können! Dies kann nicht gelingen ohne die Zen-Haltung der wahren Absichtslosigkeit, das Tun des Nicht-Tuns!

Gelingt es nämlich nicht, das Allgemeine und Abständige durch das „Wie" der Behandlung zum Konkreten und zur Berührung werden zu lassen, dann dreht sich das gesamte abstrahierte Wissen im Kreis, in einer Unendlichkeitsschleife: Es durchwandert unausgesetzt seine eigenen Bedingungen, Voraussetzungen, Aussagen und Schlussfolgerungen.

So kommen dann Ratschläge zu Stande wie: „Stärken Sie Ihr Feuer, haben Sie mehr Lust und Freude, lachen Sie mal!" Auf diesem Weg herrscht interpretatorische Willkür, denn irgendwie kann durch das Wandlungsphasenschema alles, und so leider nichts, erklärt werden. Kommt der Therapeut nicht zum Konkreten und Einmaligen, siedelt sich das Niveau seiner theoretischen Konstrukte und praktischen Aussagen bald auf dem Niveau an, wie es sich in der Abwandlung eines Gedichts von Heinz Erhardt finden könnte:

„Liegt Pik 8 (shaofu, He 8) neben der 10 (yuji, Lu 10),
dann kann nichts daneben geh'n.
Nur ein Bube (Fülle, shi), so ein Hecht,
der stört, und das ist schlecht!
Macht sich aber das Ass (zhengqi, geradläufiges qi) bereit,
dann geht alles gut so weit,
so, nun weißt du Bescheid!" (H. Erhardt, 1977)

Im Folgenden werden zu bestimmten Krankheitsbildern allgemeine Diagnose- und Behandlungsmuster, dazu anschließend exemplarische Fallgeschichten und damit konkrete, besondere Behandlungsschemata aufgezeigt und besprochen. Damit wird zunächst ein allgemeiner Fundus und Standard der Shiatsu-Praxis benannt, um danach, dem Einzelfall möglichst nahe und beispielhaft, den umfassenden Aufwand und Reichtum der diagnostischen und therapeutischen Shiatsu-Praxis zu demonstrieren. Dies kann in diesem Buch dennoch nur überblicksartig und nicht umfassend in die konkreten diagnostischen Systematisierungen hineingehend geschehen, um den Umfang nicht zu sprengen.

Entsprechend der komplexen Systematik der energetischen Zuordnungen und Entsprechungen wird eine umfassende Auflistung erfasster Symptome und Merkmale auch nur eines Patienten immer ein umfangreiches Unternehmen. Wer dieses jedoch einmal gründlich und schließlich jedes Mal praktiziert, profitiert bald von einer Routine und erhält einen Überblick, auf den er nicht mehr verzichten wollen wird.

Diagnostische Symbole

Die in der Innenseite des Buchdeckels abgebildeten diagnostischen Symbole für *man/kong-* und *shi(jitsu)/ xu(kyo)*-Profilierungen sollen helfen, die entsprechenden Orte am Körper auf den jeweiligen Schaubildern zu den Fallgeschichten schnell erfassbar zu machen.

Die Verschiedenheit der Symbolformen hilft, körperliche Bereiche und Orte betont hervorheben zu können; so kann der Blick das Gesamt der Profilierungen, größere Flächen, einen kleinen Punkt, Bereiche der Leitbahnen und Zonen oder diejenigen der verschiedenen Schichten systematisch und im Zusammenhang betrachten.

KAPITEL

III.1 Knieschmerzen

III.1.1 Allgemeine Betrachtungen (Ätiologie, Pathogenese, Diagnose und Behandlungsschemata)

III.1.1.1 Energetische Betrachtungen

Kniekehle

Phänomenologisch und durchaus physiologisch werden in Japan die Kniekehlen als „Nacken" des Knies, dem Halsnacken, betrachtet. In dieser Betrachtung steckt ein starkes Gefühlsbild: Sie repräsentiert die große Sensibilität, Stabilität und die große Entspannungsfähigkeit, die dem Nacken eigen sind. Im Deutschen bestätigt, verstärkt und ergänzt der Wortteil „-kehle" diese Bedeutung noch: Zum einen bedeutet „Kehle" etwas wie „Schlucht" und „Vertiefung" und zum anderen soviel wie „verschlingen" und „Hals, halsförmig Geschwungenes". Mit solchen Bildern wird auch eine gewisse Behandlungsachtsamkeit präjudiziert.

Auch sind Knie und Ellenbogen homolog verbunden: Der innere Ellenbogen entspricht der Kniekehle und ist auch ein „Nacken". Der innere Ellenbogen wird vom *yin-qi* und dessen Leitbahnen *(jingluo)* dominiert. Die gleiche Typik und Sensibilität liegt auch in der Kniekehle vor: Sie wird von den drei *yin*-Leitbahnen dominiert, der *Zushaoyin* (Ni) Leitbahn, der *Shoushaoyin* (He) und der *Shoutaiyin* (Lu) Leitbahnen im Bein (nach Masunaga). Durch die *Zutaiyang* (Bl) Leitbahn wird die Wandlungsphase der Wasser-Emblematik, also die Wandlungsphase TAI YIN, stark hervorgehoben. Zusätzlich wird die Wasser-Emblematik infolge der so genannten *he*-Meerpunkte als proximale Endpunkte der Fünf Antiken Punkte *(wushuxue)* und der Antiken Leitbahn betont.

Schon in diesen Hinweisen sind sämtliche diagnostischen Parameter der Fünf Wandlungsphasen *(wuxing)* und des Funktionskreises *(zangxiang)* mit benannt (siehe ➤ Kapitel II.4); diese werden hier nicht ausführlich aufgeführt, müssen aber gedanklich beim Folgenden mit berücksichtigt werden. Jede Behandlung am Knie arbeitet mit Hilfe dieser *qi*-Parameter.

In der Kniekehle steht die Wandlungsphase TAI YIN in besonderer Weise im Mittelpunkt. Durch die *Zushaoyin* (Ni) und die *Zutaiyang* (Bl) Leitbahnen wird die *yin*-Energetik der Wandlungsphase TAI YIN in dessen gesamter Spannbreite repräsentiert. Dazu erstreckt sich das *yin* über die *Shoushaoyin* (He) Leitbahn und die *Shoutaiyin* (Lu) Leitbahn vom Innen bis zum Außen. In diesem Sinne entfaltet sich dort über das Leitbahngeschehen die *yin*-Aktivität und -Einspeicherung.

Die Physiologie der Knierückseite spiegelt diese *yin*-Entsprechungen: starke Hautsensibilität, Präsenz innerer Organe wie Nerven, Blut- und Lymphgefäße, Zugang zur Tiefe des Gelenks, Aufrichtung des Beckens und Rückführung des Promontoriums nach hinten unter impulsiver Vorwärtsspannung, Fortschreitbewegung des Beines und Abrollbewegung des Fußes, also starke Muster der Vorwärtsbewegung unter stabilem Halt des Rückwärtigen und hohe Sensibilität gegenüber dem hinteren Weltenraum.

Psychisch repräsentiert die Kniekehle wache Sensibiliät und Reaktibilität hinsichtlich der hinter uns liegenden, zumeist unbewussten Welt. Die damit verbundene Achtsamkeit motiviert die Seele zur Anspannung, zum Antrieb, aber auch zur Ruhe und Entspannung. Auch die Angst hat hier ihre räumliche Entsprechung: Angst und Zuversicht oszillieren energetisch als Kniekehle der Aufrichtung oder Kniekehle des Einsinkens sowie als Durchlaufbereich von *qi*-Sensationen nach unten, simultan zu Angst- oder Lustvorgängen. Die Angst lässt das *qi* nach unten fahren (unwillkürlicher Abgang von Urin und Kot), während die Lust/Zuversicht das Empfinden der gesamtkörperlichen Peristaltik und Pulsation infolge des Orgasmusreflexes ist.

Unter diesen während einer Behandlung mitgeführten Ausrichtungen ist die Behandlung der Kniekehle eine Arbeit an den vorgenannten Empfindungen und Physiologien.

Die Gezielte Gesprächsführung entlang dieser Empfindungsparameter kann zudem eine bewusste Vertiefung dieser Arbeit darstellen.

1

Inneres Knie

Das innere, mediale Knie wird auch vorzugsweise von *yin*-Leitbahnen durchströmt: von den Leitbahnen *Zutaiyin* (Mi), *Zujueyin* (Le) und *Shoujueyin* (Pe) im Bein und partiell auch von der *Zushaoyin* (Ni) Leitbahn. Die Ausnahme bildet hier – ähnlich der *Zutaiyang* (Bl) Leitbahn in der Kniekehle – *Shoutaiyang* (Dü) im Bein.

Gemeinsames Merkmal sämtlicher genannter Bahnen ist die starke Verwurzelung im *hara* (Bauch) bzw. *fuku* sowie in den inneren und äußeren Genitalien.

Physiologisch entfaltet sich hier eine Energetik in den vorderen und seitlichen Raum sowie in Bezug zur Körpermitte nach medial zu. Die Mittigkeit als geführte Körperhaltung ist hier die zentrale Energetik, gleich der Mittigkeit von *fuku* (*hara*; Bauch)und den Genitalien.

Psychisch wirkt ein Grenzgefühl von Intimität, Schutz und Öffnung des Inneren, der Mitte. Besonders gefühls- und bedeutungsintensiv wird dies in Bezug auf die Sexualität. Sexualität kann als Seele und Sinnlichkeit größte Nähe, aber auch stärkste Abständigkeit erwirken. Die Befruchtung bedingt größte Nähe, ebenso wie der Fötus die intime Nähe per se (zur Mutter) repräsentiert. Die Entwicklung des Fötus zum Säugling und zum Kind veranschaulicht den Prozess der stetig größer werdenden Abständigkeit. Zugleich wohnt dieser Energetik die Fähigkeit des Schutzes der Mitte und die laterale Kraft einer schützenden Aggressivität inne. Manche überraschenden Richtungswechsel erklären sich aus, und zeigen sich besonders an dieser Energetik.

Auch diese Parameter werden in jeder Behandlung atmosphärisch bis bewusst mitgeführt.

Knievorderseite

Betrachtet man die Knievorderseite, so dominiert dort die Erde-Emblematik. Als Wandlungsphase wirkt die Wandlungsphase ZHI YIN (Erde-Emblem) mit den Leitbahnen *Zuyangming* (Ma) und *Zutaiyin* (Mi).

Am Knie tritt die zentrale Vermittlungsenergetik, die dieser Emblematik innewohnt, zum Vorschein. Als Leitbahngeschehen wirkt das kräftige, stabile *yang* (*Zuyangming* [Ma] Leitbahn) mit dem äußersten *yin* (*Zutaiyin* [Mi] Leitbahn) zusammen. Die Vermittlungsthematik bezieht sich auch auf die energetischen Leitbahnkopplungen (oben/unten, vorne/hinten, seitwärts/mittwärts, links/rechts, *yin*/*yang*, innen/außen) und bietet damit große kombinatorische Behandlungsmöglichkeiten am Knie hinsichtlich der therapeutischen Zusammenführung von Leitbahnen.

Physiologisch wird das Promontorium nach vorne gezogen, das Becken flektiert, dazu kommt die kräftige Stabilisierung der abgelaufenden Abrollphase des Fußes. Durch die Beinstreckung erhält der Körper einen imposanten, raumgreifenden Schub der Vorwärtsbewegung; gleichzeitig steht das Bein sicher und stabil im rückwärtigen Weltenraum.

Die sehnige Vermittlung samt der Patella gibt dem Knie stabilen Halt und knöchernen Schutz.

Jede Ermüdung der Wandlungsphase ZHI YIN (Erde-Emblem) birgt zugleich die Gefahr einer akuten Destabilisierung des Knies.

Leitbahn- und *qi*-Übungen, die den akuten Zustand der Energetik im Sinne von Frische oder Müdigkeit widerspiegeln, können ein aktueller Ratgeber sein, wie sehr das Knie belastet werden kann oder entlastet werden sollte.

Psychisch spiegeln sich in der Wandlungsphase ZHI YIN (Erde-Emblem) sensibel die Kraftfülle bzw. die Ermüdung und die vorhandene Motivationsstärke wider. Dieses impliziert im übertragenen Sinne das Wahrnehmen von Zielen am Horizont des erreichbaren Raumes. Insofern ist auch der Ehrgeiz eine zugehörige Komponente.

Lustimpulse werden in ihrer kraftgeladenen und fließenden Charakteristik wahrgenommen, Angstimpulse dagegen paralysieren dieses Energiefeld und werden in ihrer lähmenden Qualität wahrgenommen.

Außen- und Innenseite des Knies

Den Abschluss unserer generellen energetischen Betrachtung bildet die Lateralität des Knies. Die Außenseite des Knies ist in gewisser Hinsicht die stabilste und verschlossenste Energetik. An der Seite wirken die Kräfte von Schutz, größter Stabilität, Richtungswechsel und Selbstbehauptung. Dominant ist dort die Wandlungsphase SHAO YANG mit ihrer Holz-Emblematik. Leitgebend verläuft an dieser Stelle die *Zushaoyang* (Gb) Leitbahn mit ihren kräftigen Parametern einer allgemeinen Kraftentfaltung, Verteilung und seitlichen Raumstabilisierung. Hinzu treten die Leitbahnsysteme *Shouyangming* (Di) und *Shoushaoyang* (3E) im Bein. Mithin wirken Fünf Wandlungsphasen *(wuxing)*, Funktionskreis *(zangxiang)* und Leitbahnen *(jingluo)* in diesem Kniebereich als starke Kombinationen des *yang-qi*.

Physiologisch wird das Knie in seiner seitlichen Raumgreifung geführt und geschützt. Insbesondere wirkt die stabilisierende Energetik des Hüft- und Beckenbereichs einflussstark. Außerdem verläuft die Energetik synergetisch je zur *Zutaiyang* (Bl) Leitbahn und zur *Zuyangming* (Ma) Leitbahn. Ohne den zirkumdiktiven Spielraum dieses *qi* wäre die menschliche Fortbewegung als kontralaterales Fortschreiten nicht möglich. Durch diese Tatsache wird der große Spielraum der menschlichen Bewegung als variable Raumgreifung noch unterstrichen.

Psychisch präsent sind in diesem Zusammenhang das Gefühl und die Fähigkeit zu höchster Agilität bei gleichzeitiger Lässigkeit und Eleganz, zur äußersten Schutzempfindung und natürlichen Aggressivität. Von daher beherrschen auch die Themen der Selbstsicherheit, der Selbstbehauptung bis hin zur Sturheit dieses Feld. Dies lässt sich gut an der Geschmeidigkeit menschlicher Bewegungen in größeren Menschenansammlungen beobachten (Veranstaltungen, Bürgersteig, Kaufhäuser etc.).

Zum Leitbahnsystem und einer weiteren Behandlungsmöglichkeit am Knie sei noch auf die im IdosShiatsu genutzte Idos-Leitbahn des *Shentaiyinyangwei* (großer Zusammenhalt des körperlichen *yin* und *yang*) hingewiesen. Die im ➢ Kapitel II.1.1.6 ausführlich besprochene Leitbahn markiert am Knie die Grenze und den Zusammenschluss von dessen Innen- und Außenseite, von *yin* und *yang*.

In tiefenpsychologischer Hinsicht sind weitere Aspekte der Knie-Energetik interessant und wichtig. Zunächst ist das Knie entscheidender Ort einer stabilen Orthostatik bei gleichzeitig größter Mobilität. Damit wohnt den Knien ein großes psychisches Stabilitätsgefühl im Sinne einer aufrechten Haltung und eines größtmöglichen Freiheitsgefühls im Sinne von Mobilität inne (siehe auch „Nässetheorie" und „Tiefenkörper" nach F. Krauss in ➢ Kapitel I.2.3).

Die Knie garantieren die mobile Aufrichtung genauso wie die Duck- und Hockhaltung und damit auch Stolz, Spähen, Überblick und Bereitschaft zur Aktion sowie Erdnähe, Entspannung, Ausruhen und schutzartiges Verstecken. Sie sind Mittel der tiefen Bedeutungsenergetik des „Aufrechten Gangs".

Gleichzeitig sind die Knie ein starkes Ausdrucksmittel menschlicher Immobilität und Demut. In die Knie zu gehen oder auf die Knie zu fallen symbolisiert einer höheren oder stärkeren Macht, freiwillig oder unfreiwillig, die Referenz zu erweisen. Das Knien enthält eine mächtige Tendenz zur Verinnerlichung, Weltabgewandtheit und sogar zum Weltentweichen.

An diesen tiefenpsychologischen Energien wird in jeder Shiatsu-Behandlung mitgearbeitet, sowohl am Patienten, als auch beim Therapeuten. Man bedenke, dass der Shiatsu-Therapeut vorzugsweise aus einer dem Knien ähnlichen Position und mit den Knien behandelt!

Die erlebte Intensität solcher Bedeutungen wird durch die bewusste Fokussierung und Thematisierung mitbestimmt. Das Fallbeispiel der Frau mit den Knieproblemen und ihren Kriegserlebnissen dokumentiert intensiv die Wirkung dieser Tiefenenergetik.

III.1.1.2 Energetik und Funktionskreis (zangxiang)

Im Weiteren soll nun die Wandlungsphasen- und Leitbahnenergetik des Knies hinsichtlich der Systematik des Funktionskreises *(zangxiang)* betrachtet werden.

Die einzelnen Wandlungsphasen am Knie

Der knochige und nervale Anteil (sowohl flüssiges, als auch festes Nervensystem) des Knies repräsentiert den Funktionskreis *(zangxiang)* der Wandlungsphase TAI YIN (Wasser-Emblem) mit der Energetik von Niere und Blase sowie den ihnen zugehörigen Leitbahnen.

Damit ist die Physiologie der Festigkeit, Stabilität, Einspeicherung, Reserve- und Neubildung, des intensiven Stoffwechsels, des Skeletts und dessen „ewiger" Dauer angesprochen. Hinzu kommen Impulsgebung, Ruhespannung, Weiterleitung, Irritabilität und Reaktibilität der Nerven. Hinsichtlich des flüssigen Nervensystems wird die Frage der optimalen Ladung und inneren Impulssteuerungen von Wichtigkeit. Diese Stoffe, Funktionen und Prozesse sind die sichtbaren Wirkorte dieses *qi*.

Sinnvolle Belastung und Entlastung stellen ein Grundthema dieser Energetik dar. Anders ausgedrückt: Wie viel eingespeicherte Energie kann in welcher Aktivität genutzt werden, so dass Verbrauch und Aktivität wieder zur Stärke der Einspeicherung zurückkehren?!

Das Gegenlager zur Wandlungsphase TAI YIN (Wasser-Emblem) ist die Wandlungsphase TAI YANG (Feuer-Emblem) mit seinen Leitbahnrepräsentanten (He, Pe, 3E, Dü). Dazu müssen immer auch die dazwischenliegenden Energien der Wandlungsphase SHAO YIN (Metall-Emblem) und SHAO YANG (Holz-Emblem) sowie auch die Energien der Leitbahnen der *Jueyin*-Schicht (Pe, Le) gesehen werden.

Physiologisch kommen hier als Funktionskreis *(zangxiang)* die Blutgefäße, sichtbar und unsichtbar, samt dem Blut und dessen Zirkulation sowie die Wärmeverteilung in Betracht. Auf das Knie bezogen bedeutet dies dessen blutgeführte Alimentation, Absorption und Entsorgung sowie auch seine wohlgestimmte Temperierung. Es ist offensichtlich, dass diese Funktionen die elementaren Bedingungen von Leistung und ablaufender Aktivität darstellen; insbesondere bei sportlichen Aktivitäten wird durch die Technik des Aufwärmens diesem Umstand Rechnung getragen.

Die höchste, äußerste Aktivität, *tai yang* (wörtlich: höchstes *yang*), des Knies impliziert eine aktive Dynamik der Leitbahnen des Blutes und der Säfte, deren optimale Verteilung und Zirkulation sowie eine gute Gesamtdisposition von Wärme im gesamten Körper. Denn auch die Knie stellen in der normalen Verteilung der Wärmeschalen des Körpers einen Grenzbereich dar. Wenn also in Folge einer gesamtkörperlichen Disposition, wie z. B. in der Schwangerschaft, viel Blut und Wärme zentral benötigt werden, dies vielleicht noch durch bioklimatische Faktoren verstärkt wird, und somit eine verstärkte Belastung der struktiven Energien des Knies die Folge sind (Körpergewicht, Haltgebung durch die Knochen), dann muss jede Shiatsu-Behandlung diese Tatsachen in ihren Ablauf integrieren.

Die Wandlungsphase SHAO YIN (Metall-Emblem) mit seiner Entfaltung von der *Shoutaiyin* (Lu) Leitbahn bis zur *Yangming* (Di) Leitbahn wirkt als energetisches Umschwingen aus der Aktivität zur Energetik des inneren Aufbaus und der Einspeicherung. Es steht weiter für den Sinn des Rhythmus im Allgemeinen, für den Eigenrhytmus im Besonderen und für die allgemeine Durchbewegung des *qi*.

Physiologisch sind die inneren und äußeren Häute die stoffliche Form der Energetik. Diese sind Grenzmembranen zwischen dem Innen und Außen und damit auch sensible Grenzsensoren für verträgliche und unverträgliche Belastungen des Knies. Allgemeine Sensationen können hier ein dumpfes Ziehen und Drücken oder auch alle Formen stechender, reißender Empfindungen sein. Die sinnvolle Bewegung und Rhythmik des Knies ist die funktionelle Entsprechung dieser Energetik. So sollte während des Gehens eine klare Wandlung von Spannung und Entspannung erfolgen. Das ideale Bild solcher Wechselspannung geben Sportler ab, die besonders leichtfüßig und elegant ihren Sport ausführen können.

Seelisch gesprochen bedeutet dies, dass die Grenzsensibilität ein stimmiges Maß für den Austausch des Organismus mit dem Äußeren erzeugen soll, also für die Weichenstellung der Psyche für die Aufnahme äußerer Einflüsse oder für den Rückzug in das innere Milieu. Damit oszilliert das psychische Leben zwischen notwendiger Verinnerlichung, den starken Ausdrucksfeldern der Nachdenklichkeit, der Menchancholie und der Trauer auf der einen Seite sowie der notwendigen Öffnung und Weitung in die Veräußerlichung auf der anderen Seite. Jede Vereinseitigung dieser Ausdruckrichtungen führt zu einer eben solchen einseitigen Belastung des Knies.

Die Wandlungsphase SHAO YANG (Holz-Emblem) mit seiner Spannbreite von der *Zujueyin* (Le) Leitbahn bis zur *Zushaoyang* (Gb) Leitbahn repräsentiert die Ablösung und den Übergang von der Speicherung hin zur Entfaltung der Aktivität der Wandlungsphase TAI YANG (Feuer-Emblem).

Physiologisch wirken in dieser Entsprechung die muskulär-sehnigen Dynamiken am Knie. Deren mächtige Kräfte müssen synergetische Belastungen und Entlastungen auf das Knie übertragen. Jedes Entweichen oder Überschießen dieser Kräfte belastet und destabilisiert die Knie. Mangelnde Kraft führt hier zu einer starken Überanstrengung in der Wandlungsphase TAI YIN (Wasser-Emblem), Kraftüberschuss und -verzerrung birgt die Gefahr einer Überlastung der Wandlungsphase ZHI YIN (Erde-Emblem).

Psychisch betrachtet wirkt in dieser Energetik ein Bild, das einerseits die Kraftfülle in ihrer geschmeidigen, gleichmäßigen Form und andererseits in ihrer ruhenden und loslassenden Form repräsentiert. Das innere fließende Verbinden der Kraft und Aggressivität ist das Thema dieses Feldes. Somit umfasst diese *qi*-Bewegung alle Lebensgefühle und alle Gewohnheiten einer chronischen Über- oder Unterforderung eigener, individueller Kräfte. Dieses Energiefeld neigt zu erheblicher Verfestigung und Starrheit sowie ebenso starker Schwächung und Instabilität.

Zentral bestimmend verhält sich die Wandlungsphase ZHI YIN (Erde-Emblem) mit der energetischen Spannbreite von der *Shoutaiyin* (Di) Leitbahn bis zur *Zuyangming* (Ma) Leitbahn am Knie. Die Pufferung, Umlenkung und geschmeidige Vermittlung aller vorgenannten Energiefelder ist deren Aufgabe.

Physiologisch wird dies fassbar anhand der fluiden Gewebeanteile, der Bindegewebe, der Gelenkflüssigkeit und allen anderen Funktionen einer geschmeidigen Vermittlung (Bänder, Sehnen, Fette). Damit fällt, auch im übertragenen Sinne, die innere und äußere Ernährung mit entsprechender Assimilationszeit in diese Thematik.

Seelisch steht ZHI YIN für Harmonie und Ausgeglichenheit im Sinne einer Balance zwischen Substanz und Reserven sowie Leistungen und Anforderungen. Insbesondere reflektiert es auch psychisch alle Assimilationskräfte. Ein kluger Umgang mit Reserven in vernutzender wie regenerierender Hinsicht ist damit ein weiteres Zentralmotiv. Die Fähigkeit, gegenüber den Lebensanforderungen gut gerüstet zu sein, ist eine Gefühlsqualität dieses Feldes. Alle Lebensprobleme die ins Chronische und häufig bis in den Lebensanfang rekurrieren, spiegeln sich mehr oder minder in diesem *qi*-Ausdruck.

Betrachtet man das Knie als ein komplexes *qi*-Geschehen mit vorgenannten Differenzierungen, so steht außer Frage, dass nur eine Lebenstätigkeit, die jene basalen *qi*-Prozesse nährt und schützt, kniefördernd wirken kann. Solche Lebenstätigkeit zu fördern wäre somit die therapeutische Aufgabe. Damit wäre zwar keineswegs eine Garantie vor Schädigungen gegeben, aber eine möglichst große Absicherung im Geflecht realer Gefahren und Belastungen.

Die Lebenspraxis spiegelt insbesondere den psychischen und damit auch höchst persönlichen und individuellen Prozessanteil des *qi*-Geschehens wider. Im Folgenden soll kurz darauf eingegangen werden, durch welche psychophysischen Vorgänge basale *qi*-Prozesse geschmälert und gestört werden.

Einflussfaktoren auf basale qi-Prozesse

Aus all den vorgenannten energetischen Zuordnungen wird schnell ersichtlich, welche Abweichungen davon zu einer Auflösung der Gesamtordnung des Organismus und hier insbesondere der Knie führen. Eine solcherart veränderte Physiologie und Psychologie tritt ein, wenn der Referenzbereich von energetischen Grundordnungen über-, unterschritten oder vermischt wird.

In der Wandlungsphase TAI YIN (Wasser-Emblem) würde diese Umordnung bedeuten: Zu heftige und schwere Belastungsprofile, inklusive zu intensive physische Realgewichte, können die strukturelle Energie ersatzlos vernutzen. Solch physiologische Belastung ist gekoppelt an eine bestimmte Psyche, nämlich einer Mentalität, sich ständig Ziele und Lasten aufzuerlegen, welche die eigenen Möglichkeiten chronisch überschreitet. Als Folge davon führt auch die damit verbundene nervliche Dauerspannung und notorische Unruhe zu Ermüdungserscheinungen am Knie. Die Kniekehle wirkt dann samt ihrer Punkte *(xue)* wie verriegelt: Sie sind prall, solide und fest bis hart. Bei nicht nachlassender Belastung und Energieminderung wirken die Punkte *(xue)* schwach, instabil und leer bis abwesend.

Shiatsu-Behandlungen können hier neben der Anregung einer ausgleichenden Energetik das Körpergefühl und einen inneren Sinn dafür fördern, wie angenehm sich die Entspannung und eine frische Vitalspannung am Knie anfühlen. Solches Gefühl sollte sich im Alltag als Sensibilität und sich somit auch als bewusster Regulator der Lebenspraxis erhalten und bewähren.

Als eine dieser Energetik im Knie synergetisch gegenüber liegende Dynamik wirkt die Wandlungsphase ZHI YIN (Erde-Emblem). Hier kann das Knie im Sinne einer Unruhe der Belastungen, der Rastlosigkeit der aufrechten und zielorientierten Haltung so überfordert werden, dass verhärtete Leitbahnen deutlichen Stress auf das Knie ausüben und es am Knie zur Unterversorgung an Befeuchtung und Ernährung kommt. Deutliche Warnzeichen sind Knarrgeräusche am Knie bei gleichzeitig intakter Energetik und Funktion.

Im Gegensatz zur Hinterseite ist bei den meisten Patienten die Vorderseite des Knies deutlicher mit eigener Bewusstheit assoziiert. Missspannungen, leichte oder diffuse Schmerzen, oft um die Patella herum organisiert, werden in der Regel häufig, auch bei leichten Ausprägungen, wahrgenommen. Damit reflektiert die Knievorderseite ein jeweiliges aktuelles Belastungsprofil und damit die Chance einer aktuellen Korrektur. Behandlungen können die Wahrnehmung in diese Richtung hin vergrößern und Übungen sind sinnvolle Helfer, um den Zustand der Energie zu überprüfen und zu beeinflussen.

Eine extreme Überbelastung entsteht in diesem Energiefeld durch generelle Immobilität (insbesondere durch sitzende Tätigkeiten) und damit verbundener Schwächung. Dabei fehlt geradezu die typische Dynamik des Vermittlungsgeschehens. Eigentlich dürften sitzende Tätigkeiten (Büro, Computer, Autofahren, Fernsehen etc.) insgesamt nur einen kleinen Tagesanteil ausmachen.

Aus solchen Erwägungen wird schon ersichtlich, dass Shiatsu-Behandlungen nur eingeschränkt wirken und helfen können, da diese schlechten Lebens- und Arbeitsgewohnheiten in der Regel beibehalten werden. Solche Tatsachen müssen bei der Besprechung des Behandlungsrahmens mit thematisiert werden, so dass sich Erwartungen und Möglichkeiten realistisch begegnen können.

Die Wandlungsphase TAI YANG (Feuer-Emblem) wirkt samt ihrer Leitbahnen als wohltemperierte Energetik. Leistungen, die das Knie erbringen soll, sollten diese *qi*-Temperierung als Maß enthalten. Das Knie benötigt eine optimale Aktivitäts- und Ruhezeit zur inneren Versorgung und Entsorgung. Erwärmung und Leistungsfolge, Leistungsniveau und Abkühlung sollen in innerer Balance einander ablösen können.

Wärme- und Bewusstseinsprozesse stehen in enger Wechselwirkung und gegenseitiger Abhängigkeit, von daher fordert die Aktivität der Wandlungsphase TAI YANG (Feuer-Emblem) einen guten Ausgleich und eine sinnvolle Aufteilung von Aktivitäten in einem bewussten Sinne. Bewusst aber nicht in einem starren, gelenkten und nur geplanten Rahmen, sondern nach dem Bild der bewussten Geschmeidigkeit des Geistes *(shen)*.

Im psychischen Sinne bietet sich damit das Bild einer überblicksartigen Vernunft und Koordination an. Dieses *shen* (Geist) kann sich auf alle Körpersignale einlassen, blendet keine aus, führt alle zu ihrem repräsentativen Recht und gewährleistet so eine ausgleichende Integration verschiedener Energien. Hieraus wird ersichtlich, dass ein Bewusstsein, welches generell wenig und nur minimal Körperbewusstsein ist, dieses Energiefeld nur ungenügend repräsentiert. Zumeist geistert das Bewusstsein zu stark entlang des zivilisatorischen Imperativs des Alltags. Dem Knie hier die gehörige bewusste Andacht zu schenken wirkt da eher irritierend.

Die *qi*-Bewegung des SHAO YANG gibt mit ihrer zirkumferenten Impulsierung (typische Gelenkbewegung des Knies beim Gehen) dem Knie den Stellenwert eines großen räumlichen Beweglichkeitsspektrums. Sie wird ausgeprägt belastet bei sitzender Positur und verschränkten Beinpositionen.

Beherbergen Knievorder- und -rückseite die mächtigen Impulse der Vorwärts-, Brems- und Rückbewegung, also die psychische Energetik des Zugriffs und der Flucht, so sind die innere und äußere Seitigkeit des Knies verantwortlich für die schnellen, überraschenden Richtungswechsel und schützenden Abwehrspannungen. Starke, häufig unbewusste, Spannungen und oft auch damit verbundene unbedachte, aprupte und vom Kraftaufwand schlecht dosierte Bewegungen irritieren diese Felder häufig und nachhaltig. Die bekannten Läsionen der Bänder und Menisken fallen ebenso hierunter, wie die durch Fehlzug bewirkten Fehlstellungen des Gelenks.

Generell darf gesagt werden, dass, vielleicht auch in heutiger Zeit besonders, diese Energetik sehr belastet ist. Ein souveränes Leben und Ausleben eigener Kräfte und Aggressionen im, für den jeweils anderen, unschädlichen Sinne ist selten anzutreffen. Der Kniestoß gegen den Anderen, dessen zu Boden stoßen und mittels der Knie auf den Boden Festpressen sind eindruckvolle Bilder dieser Realsymbolik.

Vor allem die täglich gelebte und erlebte Sexualität stellt ja ein zentrales Thema jedes Lebens dar. Zu häufig ist diese vermittelt und bestimmt durch aggressive Potenzen dieses Energiefeldes und kann als deren Unmaß in Form von Gewalt und Macht nur Schaden anrichten. Die sexuelle Kraft ungehemmt auszuleben und dennoch sich und dem Anderen keinen Schaden zu bewirken, sondern Schutz und Unversehrtheit zu beinhalten, ist demnach ein weiteres Thema dieser Energetik. Gerade im Geburtsvorgang kommen diese Momente der Kraft und der Weichheit eindrucksvoll zur Geltung. Hingabe und Aktivität sind hier optimal gemischt. Sexuelle Sensationen durchlaufen auch intensiv den Bereich der Knie.

Die Wandlungsphase SHAO YIN (Metall-Emblem) signalisiert durch sensible Haut- und Membranreaktionen die akute Spannung und Rhythmik des Knies. Die durchbewegende und die abwärts lenkende Kraft der Wandlungsphase SHAO YIN (Metall-Emblem) lässt das Knie zur sensiblen Passagestelle einer durchlaufenden und bewegten Emotionalität werden.

Damit ist zugleich eine Empfindungsstärke hinsichtlich der Physiologie vorhanden: Die tief wirkenden Emotionen Trauer und Resignation lassen die vitale Aufrichtung einem Zusammensinken weichen. Hier wirkt das Bedürfnis nach einem Ruheort und nach Stützung.

Diese Zusammenhänge treten entlang des Menstruationszyklus deutlich zu Tage. Generell wirkt die Zeit nach der Regelblutung bis zum Eisprung als eine sich entfaltende Energetik der allgemeinen Prosperität innerer und äußerer Aktivität. Die Zeit um den Eisprung entspricht bei intakter basaler *zheng*-Energetik (Energetik des geradläufigen *qi, zhengqi*) einer gewissen Rundheit, welche weiter anhält, dann aber in der Nähe der aufkommenden Regelblutung sich eher in Rückzugs- und Verinnerlichungsgefühle wandelt. Auch der sprunghafte Wechsel der Eigenrhythmik und der Gefühle ist an solchen Tagen signifikant. Diese basalen Rhythmen werden natürlich vielfach ergänzt, überspielt und verändert durch individuelle und kulturelle Impulse und Rhythmen, sie sind aber gleichwohl wirksam und bewirken bei zu großer Ignoranz ihres Selbstausdrucks heftige Missstimmungen innerhalb der Energetik.

In früheren Zeiten konnten Frauen diese basalen Ausdrücke und Stimmungen sicher eindeutiger durchleben, dennoch wurde das Menstruationsgeschehen schon immer stark tabuisiert. Die heutigen Tabus wirken in dieser Hinsicht genauso mächtig und lassen das basale Empfinden kaum zu. Dies würde schließlich bedeuten, den Umfang der eigenen Leistung und der Kommunikation je nach den inneren Befindlichkeiten individuell steuern zu dürfen. Solch ein Ausdruck wird aber gesellschaftlich kaum gewünscht oder unterstützt. Gefragt sind Lebensführungen nach Maßen einer optimalen Reproduktivität.

Neben den Über- oder Unterforderungen stellen die Vermischungen der *qi*-Felder ein Problem dar.

So kann der Fall eintreten, dass eine Leere *(xu)* in der Wandlungsphase ZHI YIN (Erde-Emblem) am Knie, dessen typischen Funktionen der Pufferung und Vermittlung auf andere Wandlungsphasen überträgt und sich mit diesen vermischt. In diesem Sinne könnte z. B. die Wandlungsphase TAI YIN (Wasser-Emblem) involviert und belastet sein. Diese müsste Funktionen der Wandlungsphase ZHI YIN (Erde-Emblem) mit übernehmen; somit wären Knochen, Nerven und die Kniekehle tendenziell überfordert.

Ein Gleiches kann in allen anderen Wandlungsphasen auftreten. Blut, Wärme und Zirkulation als Wandlungsphase TAI YANG (Feuer-Emblem) oder Muskeln und Sehnen als Wandlungsphase SHAO YANG (Holz-Emblem) oder innere und äußere Häute als Wandlungsphase SHAO YIN (Metall-Emblem) müssten diese Funktionen der Wandlungsphase ZHI YIN (Erde-Emblem) mit übernehmen.

Diese Vermischungsmöglichkeiten können alle Kombinationsmöglichkeiten zwischen den Fünf Wandlungsphasen *(wuxing)*, Leitbahnen *(jingluo)* und Funktionskreisen *(zangxiang)* erreichen und müssen als solche durch die Diagnose und den Vergleich mit den Normwerten herausdifferenziert werden.

In ➤ Abbildung III-1 werden die energetischen Systematisierungen nach den Beziehungen der Fünf Wandlungsphasen *(wuxing)* und Leitbahnen *(jingluo)* grafisch dargestellt. Diese Übersicht soll helfen, das komplexe Gefüge der Beziehungen deutlich vor Augen zu führen. Damit können die vom Therapeuten diagnostizierten Befunde nach den verschiedenen klassischen Bezügen hin geordnet und so als Hilfe zu einer weiteren, geordneten Diagnostik am Patienten benutzt werden.

Wird so bei der Knieuntersuchung des Patienten eine auffällige Stelle festgestellt, so kann der Therapeut anhand der Grafik nun gezielt die zugeordneten Energetiken am Knie des Patienten auch überprüfen. Auf diese Weise wird der Therapeut durch ein bewährtes Wissen zu den energetisch auffälligen Bereichen geführt.

Zudem ergeben sich aus solchen klassischen Zuordnungen oft unvorhergesehene, neue Behandlungsmöglichkeiten.

Im Sinne von Fehlfunktionen und Disparitäten ist die Untersuchung des Knies hinsichtlich *yin* und *yang*, der Punkte und Leitbahnen und der grundlegenden Temperatur auch im energetischen Sinne, also im Sinne der Verlangsamung oder Beschleunigung von Wichtigkeit.

Neben dem Knie sollte dann im Sinne der Ganzheitlichkeit auch der gesamte Organismus, inklusive des oft nicht betroffenen anderen Knies, untersucht werden.

Hier bieten sich als Orientierung einige weitere allgemeine Systematisierungen an. Ein Ungleichgewicht schwingt gewissermaßen im gesamten Körper.

Eine typisch ausgleichende, oszillierende Energetik ist die diagonale Anordnung um die senkrechte Körpermittellinie, die Sagittalebene, und die quer zu dieser verlaufenden Transversalebene.

Liegt z. B. eine Störung am linken Knie vor, so wird zunächst diese Störung auch auf der gesamten linken Seite, der *yang*-Seite, zu finden sein. Darüber hinaus aber springen die mit der Störung assoziierten Symptome in typischer Weise zwischen beiden Seiten. Diese Sprünge finden bevorzugt in der Umgebung der großen Gelenke statt. In diesem Beispiel ergäbe diese ausgleichende Sprunglinie dann eine Involvierung des rechten Hüft-, Fuß- und Ellenbogengelenks, sowie des linken Schulter- und Handgelenks (➤ Abb. III-2 links).

Die Behandlung der springenden Diagonalen hat den praktischen Wert, dass zugleich alle Körperbereiche systematisch mit behandelt werden.

Ein weiteres Ordnungsprinzip stellt die Homologie des Organismus dar: Ellenbogen und Knie sowie das obere *hara*-Segment, samt dem Anteil desselben im Rücken, und der obere Thorax sind homolog verbunden (➤ Abb. III-2 rechts).

Sämtliche sich aus der Kniediagnose ergebenden Befunde können so in gezielte Behandlungen an den Ellenbogen und im Bereich des mittleren Torsos fortgeführt werden. So entspricht der innere Ellenbogen der Kniekehle und der äußere dem Vorder- und Seitenknie; es entsprechen sich der Ellenbogen und der obere *hara*-Bereich (vorne, seitlich, hinten); es entsprechen sich Knie und der obere Thorax.

In diesem Sinne können die entsprechend diagnostizierten Bereiche des Knies dann an den entsprechenden Stellen am Ellenbogen, Oberbauch und oberen Thorax behandelt werden. Wird so z. B. eine Problematik an der *Zuyangming* (Ma) Leitbahn am Knie festgestellt, so kann diese Leitbahn auch am Ellenbogen, im oberen *hara* oder Thorax mit behandelt werden (➤ Abb. III-3). Auf

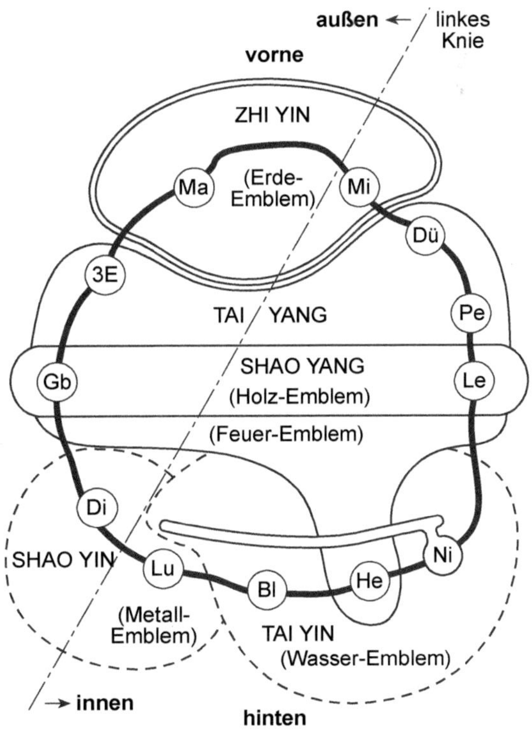

Abb. III-1a Energetische Systematisierungen nach den Beziehungen der Fünf Wandlungsphasen *(wuxing)*

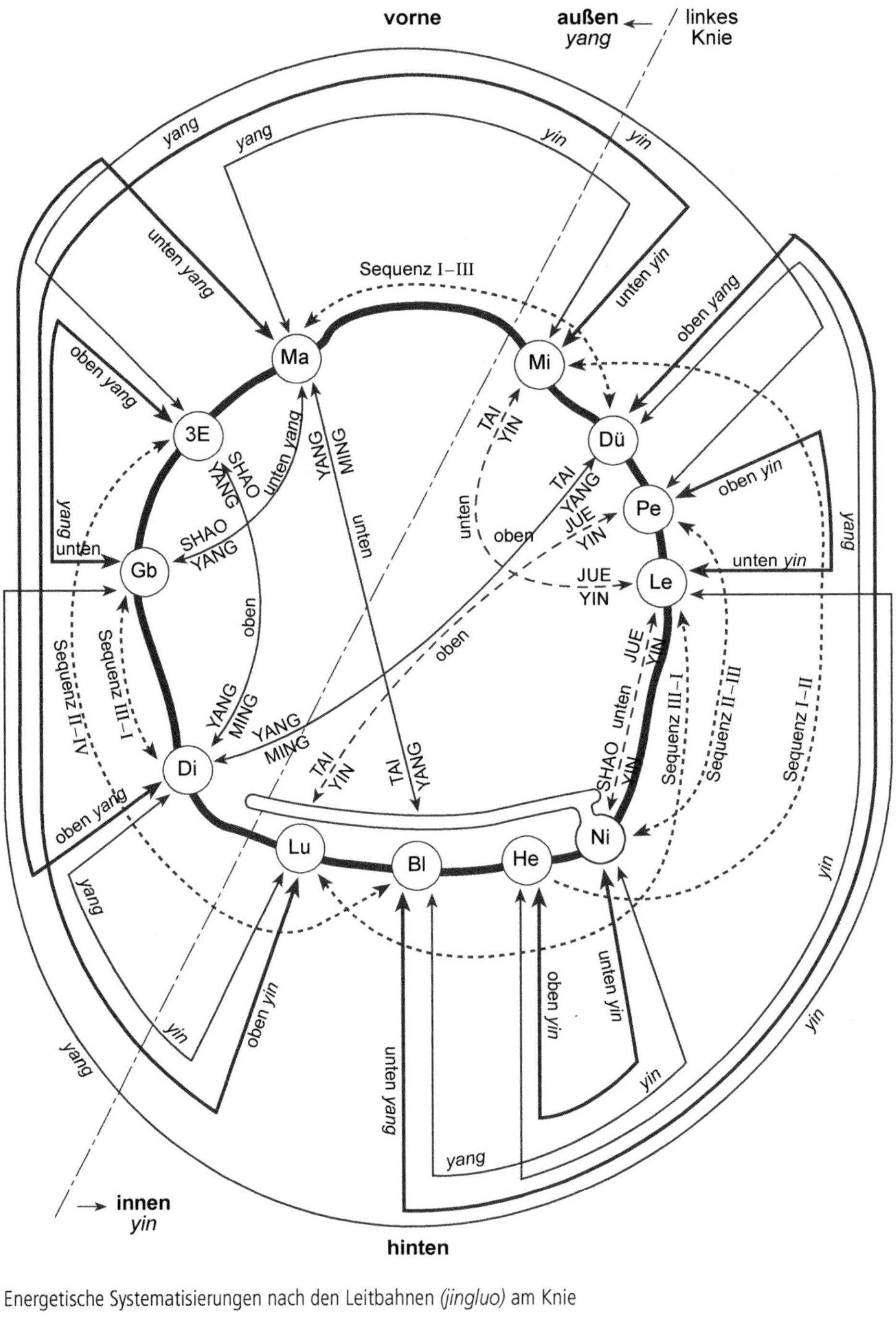

Abb. III-1b Energetische Systematisierungen nach den Leitbahnen *(jingluo)* am Knie

gleiche Weise sind an den genannten Stellen die Masunaga-Diagnosezonen mit zu behandeln.

Des Weiteren sind die Kniepunkte der Antiken Leitbahnen zu nennen, die *he*-Meerpunkte der Fünf Antiken Punkte *(wushuxue)*. Dabei bilden die *he*-Meerpunkte der *yin*-Leitbahnen die Entsprechung zur Wandlungsphase ZHI YIN (Erde-Emblem) und die der *yang*-Leitbahnen die Entsprechung zur Wandlungsphase TAI YIN (Wasser-Emblem).

In diesem Sinne kann dann gezielt an den entsprechenden Bereichen der Wandlungsphasen ZHI YIN (Erde-Emblem) und TAI YIN (Wasser-Emblem) und hinsichtlich der Leitbahnen (jingluo) an *Zutaiyin* (Mi), *Zuyangming* (Ma), *Zutaiyang* (Bl) und *Zushaoyin* (Ni) behandelt werden.

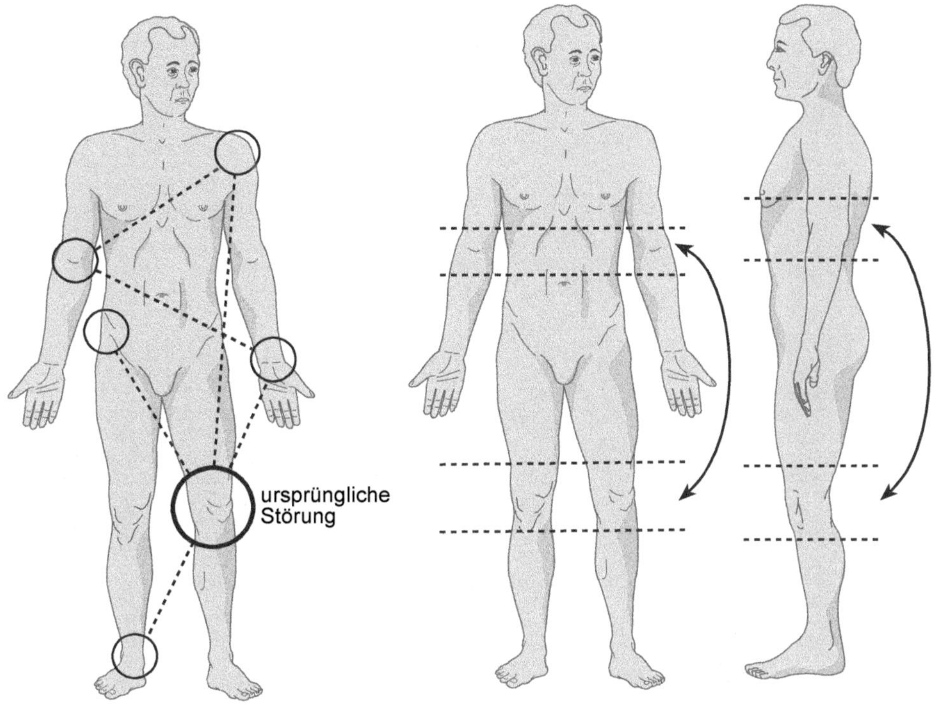

Abb. III-2 Typische ausgleichende oszillierende Energetik um die senkrechte Körpermittellinie

Diese Behandlungen beeinflussen stark den Fluss des *qi* in den Unterbeinen.

So könnte z. B. der Punkt *ququan* (Le 8, links) auffällig sein! Hinsichtlich der Energetik der Antiken Leitbahn könnte damit auch gleichzeitig ein Problem in der Wandlungsphase TAI YIN (Wasser-Emblem) vorliegen. Weiter könnte diese Auffälligkeit eine *yang*- oder *yin*-Symptomatik aufweisen. Dann kämen entsprechend die *Zutaiyang* (Bl) Leitbahn oder die *Zushaoyin* (Ni) Leitbahn in Betracht. Entsprechend könnte der Punkt *ququan* (Le 8) mit den Punkten *weizhong* (Bl 40), *weiyang* (Bl 39), *fuxi* (Bl 38) oder *yingu* (Ni 10) kombinatorisch behandelt werden.

Welche Kombinationen angewandt werden, kann nur die konkrete Diagnostik ermitteln.

III.1.1.3 Klassische Ansichten zum Krankheitsbild, Krankheitsmechanismus und zu den Behandlungsrichtlinien

Nun sei noch ein Überblick über die klassischen Zuordnungen zu Knieproblemen und den entsprechenden Punkten *(xue)* gegeben.

Alle schweren akuten Verletzungen des Knies, wie Knochenbrüche (Patellafraktur) oder Dislokationen, werden durch heftigen und deutlichen Schmerz, Schwellungen, Druckschmerz, Bewegungseinschränkungen und Deformationen angezeigt.

Die Schwellungen und Ergüsse indizieren eine Stase von Blut/Säften *(xue)* und *qi*. Damit sind die Energetik der *Zutaiyin* (Mi) Leitbahn und des Punktes *yinlingquan* (Mi 9) sowie die Energetik der Leitbahnen *Shoushaoyang* (3E) und *Zutaiyang* (Ni) direkt und akut betroffen. Die Energetik der Wandlungsphase ZHI YIN (Erde-Emblem) ist zur Funktion der Schwellung hin verschoben und die der Wandlungsphase TAI YANG (Feuer-Emblem) ist in seiner Funktion für die aktive Beweglichkeit des Gelenks zu sorgen, zu dessen gesteigerten Ver- und Entsorgung hin verschoben.

Hier müssen operative Eingriffe und gezielte orthopädische Manipulationen weiterhelfen, Shiatsu kann aber in Absprache als Unterstützung angewandt werden. In der Physiotherapie und auch in der Rehabilitation besteht die Crux in der Behandlung von Knieproblemen darin, eine sinnvolle Balance zwischen der Belastung und der Entlastung des Knies zu finden. Erkrankte Patienten neigen durch Schonhaltungen und Bewegungseinschränkungen dazu, das Knie zu entlasten. Sie belasten dadurch jedoch andere Körperbereiche unverhältnismäßig und fördern durch dieses Verhalten nicht die von der Bewegung abhängige Nährstoffversorgung des Knies. Damit sind Entspannungstherapien ebenso indi-

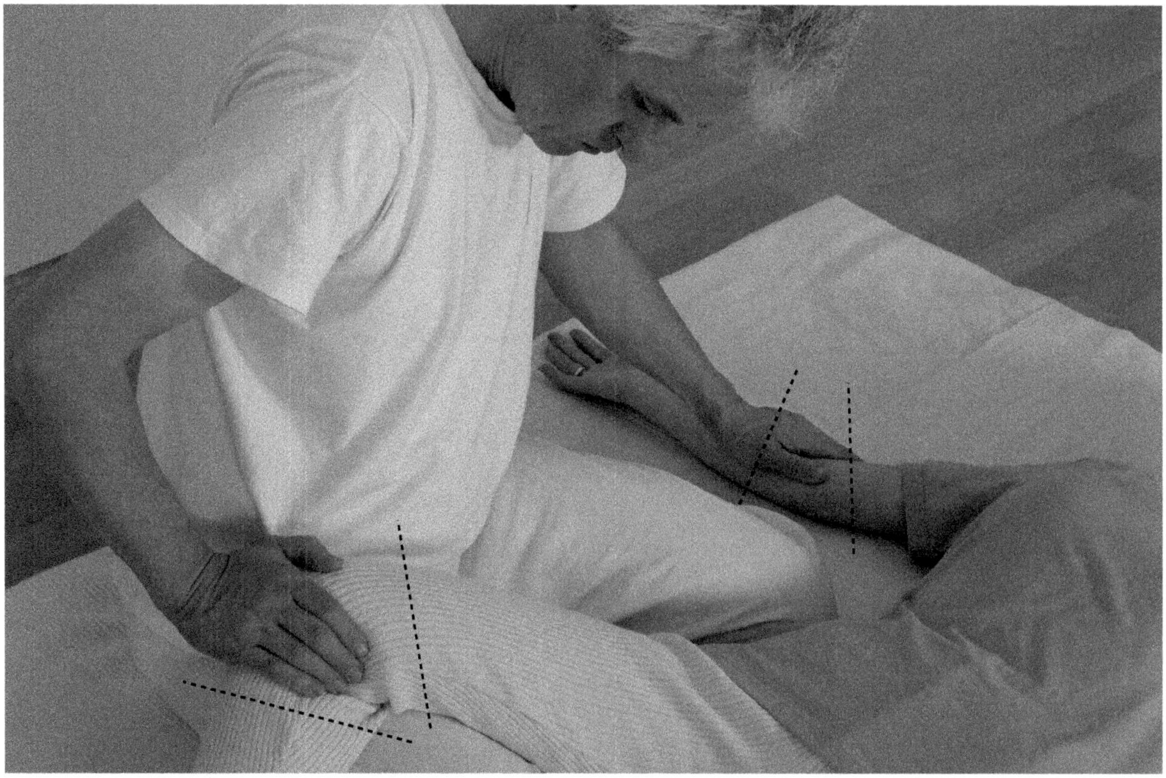

Abb. III-3a Eine Problematik an der *Zuyangming* (Ma) Leitbahn am Knie kann über diese Leitbahn auch am Ellenbogen mit behandelt werden.

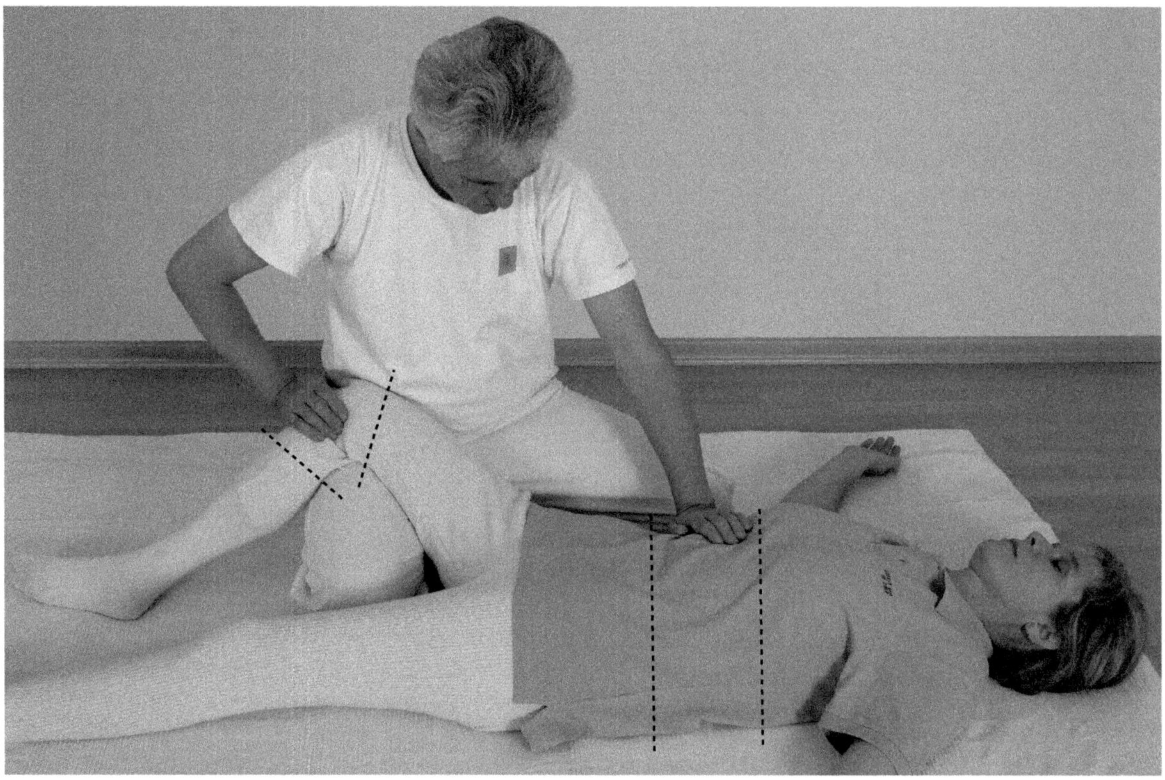

Abb. III-3b Sie kann aber auch im oberen *hara* oder Thorax mit behandelt werden.

ziert wie auch aktive Therapien der Bewegung, Muskelstärkung und Orthostatik.

Shiatsu fördert zudem auch intensiv die innere Bewegung. Auch wenn ausgesprochen schonend und leicht am Patienten gearbeitet wurde, kann dieser an den Tagen danach dennoch das deutliche Gefühl haben, sich richtig abgearbeitet zu haben, genau in dem Sinne, wie er es von direkter körperlicher Arbeit gewohnt ist. Da letztere aber nicht stattgefunden hat, besteht häufig eine gewisse Verwunderung über die intensive Reaktion des Körpers.

Shiatsu braucht auch nicht direkt an dem Ort der Probleme zu arbeiten: über die Fernpunkte, Bahnen und Funktionen wird dennoch an diesem, hier dem Knie, gearbeitet. Es kann sogar ein Gipsverband an der entsprechenden Stelle angebracht sein: Shiatsu wird dann energetisch, quasi durch den Verband hindurch appliziert.

Weitere mehr oder minder schwere Verletzungen können Luxationen, Einrisse, Meniskenschäden, Verletzungen der Knieseitenbänder oder Kreuzbänder sowie Arthriden und Arthrosen sein. Hier wirken die gleichen energetischen Prozesse wie oben besprochen. Dazu kommen die Einschränkungen der Funktion der Wandlungsphase SHAO YANG (Holz-Emblem) mit ihren zugehörigen Leitbahnen *Zushaoyang* (Gb) und *Zujueyin* (Le), also der Muskeln, Sehnen und Bänder hinzu. Entzündungen gehen mit einer verstärkten Wärmeaktivität der Wandlungsphase TAI YANG (Feuer-Emblem) einher.

Immer bestehen Druckdolenzen, Schwellungen, Rötungen, Deformationen und Bewegungsauffälligkeiten. Diese müssen gezielt untersucht werden.

Bei Meniskenschäden kann bei der Kniestreckung plötzlicher Schmerz auftreten. Gleichfalls tritt bei passiver Kniebeugung je nach Außen- oder Innenrotation Schmerz am Innen- oder Außenknie auf. Ein Gleiches gilt bei der Verletzung der Knieseitenbänder.

Bei Meniskenproblemen kann außerdem die entsprechende Seite des Kniegelenkspalts druckempfindlich sein.

Schadhafte Kreuzbänder sind am so genannten Schubladenphänomen erkennbar.

Regelmäßig findet sich bei Kniegelenksproblemen eine Störung, die durch Wind-Feuchtigkeit *(fengshi)* oder Kälte-Feuchtigkeit *(hanshi)* verursacht wird und eine Störung in der Energetik des *Zutaiyin* (Mi) Leitbahn darstellt.

Folgende Punkte werden traditionell bei der Kniebehandlung benutzt:

- *dubi* (Ma 35), *zusanli*, (Ma 36)
- *sanyinjiao* (Mi 6), *yinlingquan* (Mi 9), *xuehai* (Mi 10)
- *weizhong* (Bl 40), *chengshan* (Bl 57), *feiyang* (Bl 58)
- *xiguan* (Le 7), *ququan* (Le 8)
- *xiyangguan* (Gb 33), *yanglingquan* (Gb 34)
- *kuangu* (EX-UE 1), *heding* (EX-UE 2), *neixiyan* (EX-UE 4), *xiyan* (EX-UE 5), *dannang* (EX-UE 6)

III.1.1.4 Allgemeine Behandlungstechniken

Da die Kniekehlen auch als Nacken betrachtet werden können, sind entsprechende Techniken des Halsnackens auch an der Kniekehle anzuwenden.

Dazu kann das Knie zunächst leicht flektiert werden und das Unterbein mit dem dorsalen Fußgelenksbereich stabil auf dem Oberschenkel liegen (➤ Abb. III-4).

Mit weicher, flächiger Innenhand wird die Kniekehle mehrfach von oben nach unten ausgestrichen. Stärke und Frequenz richten sich nach der konkreten Diagnose (siehe ➤ Kapitel II.1). Dasselbe kann, sehr bewusst und nicht zu schnell, von unten nach oben und auch quer geschehen.

Hierbei ist besonders auf den Fluss der Leitbahn zu achten. Auch der Gewebeturgor gibt den Fluss und die Bewegung des *qi* wieder. Durch das Austreichen des Gewebes wird zudem dessen richtungsabhängige Verschiebbarkeit deutlich gespürt (➤ Abb. III-5).

Verfestigungen und Mangelspannungen können dann gezielt behandelt werden: Zunächst wird ein entsprechender Ort nach Stärke *(kong)*, Schwäche *(man)*, Leere *(xu)*, Fülle *(shi)* qualifiziert, dann wird in Bezug zur Flussrichtung der Leitbahnen und Punkte festgestellt, in welcher Richtung eine eventuelle Einschränkung der Verschiebbarkeit vorliegt. Die Einschränkung der Verschiebbarkeit kann generell geordnet in der Längs-, Quer- und Vertikalrichtung festgestellt werden; alle Mischformen kommen vor.

Generell gilt: Eine Schwäche *(kong)* oder Leere *(xu)* reflektiert gewisse Leerstände oder Mängel an *qi*. Diagnostisch ergibt sich ein Bild eingeschränkter oder mangelhafter Füllung und ein mehr oder minder vorhandener *qi*-Puls, der zudem von der Norm abweicht.

Eine Stärke *(man)* oder Fülle *(shi)* reflektieren eine gewisses Übermaß an *qi*. Diagnostisch ergibt sich das Bild von Auffüllung oder Prallheit und ebenso wirkt der *qi*-Puls mehr oder minder kräftig.

Nur die diagnostisch-energetischen Parameter ergeben dann konkret, ob die Stelle der größten Verschiebbarkeit einen angeregten oder verstärkten Fluss anzeigt oder ob, ganz im Gegenteil, der Fluss eingeschränkt bis versiegend vorhanden ist. Ein Gleiches gilt für den Bereich der geringsten Verschiebbarkeit. Mit anderen Worten, die Stelle der größten Verschiebbarkeit kann einen *qi*-Puls repräsentieren, der ohne weitere Folgen

1

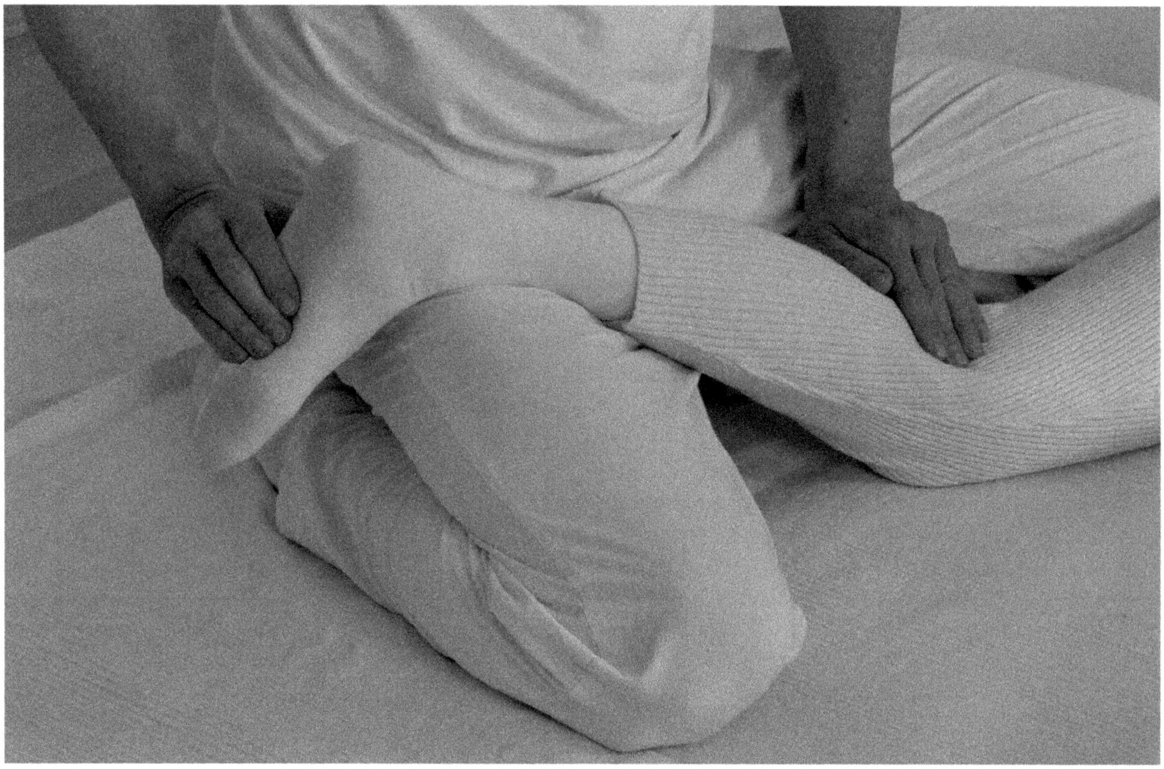

Abb. III-4 Behandlungsposition zum Ausstreichen der Kniekehle

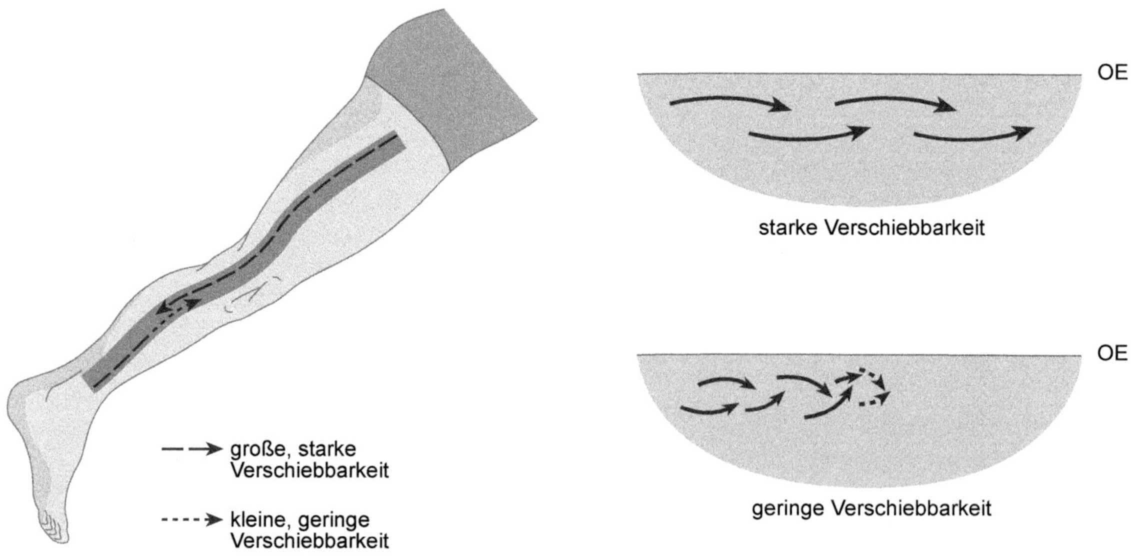

Abb. III-5 Richtungsabhängige große bzw. geringe Verschiebbarkeit

für dieses energetische System beschleunigt oder schwächer pulsiert, oder sie repräsentiert einen *qi*-Puls, der anzeigt, dass dieses System auf dem Wege zu einer Leere *(xu)* oder einer Fülle *(shi)* ist. Entsprechendes gilt für den Bereich der geringsten Verschiebbarkeit.

Mit Hilfe des Schwäche *(kong)*, Stärke *(man)*, Leere *(xu)*, Fülle *(shi)* Schemas werden nun innerhalb der Systematik einer *qi*-Ordnung die beiden Stellen im Gewebe markiert, an denen die größte und die geringste Verschiebbarkeit vorliegen. Die *qi*-Ordnungen sind hierbei: Die longitudionalen Leitbahnen, die transversalen Leitbahnen, die allgemein verteilte Abwehrenergie *(weiqi)* und die unterschiedlichen Ebenen (OE, ME, TE) der Punkte.

Immer gibt es innerhalb einer dieser Ordnungen jeweils einen Bereich, an dem es die genannte größte und die geringste Verschiebbarkeit gibt. Das gesamte Gebiet der größten und der geringsten Verschiebbarkeit wird samt dessen Zwischenraum hier als Grenzbereich bezeichnet. In diesem Grenzbereich gibt es schließlich genau eine Stelle, die als Mitte dieses Grenzbereichs angesehen werden kann. Diese Stelle wird als Grenzstelle bezeichnet. An dieser Grenzstelle erscheint der am stärksten verschiebbare Energiebereich zuerst unmerklich, dann aber deutlich, in seiner Verschiebbarkeit eingeschränkt oder fest. Der am stärksten eingeschränkte, nicht verschiebbare Energiebereich erscheint hier zuerst relativ fest, dann aber merklich flüssiger und beweglicher.

An diesem Grenzbereich und an dieser Grenzstelle wird wie folgt gearbeitet: Zunächst muss diagnostiziert werden, ob an der Grenzstelle und im Grenzbereich eine Situation normaler Stärke *(man)* und Schwäche *(kong)* oder einer ausgeprägteren Leere *(xu)* und Fülle *(shi)* vorliegt. Sodann sollten Bereiche, an denen eine Schwäche *(kong)* oder Leere *(xu)* vorliegt dezent oder stärker belebt werden und Bereiche, an denen eine Stärke *(man)* oder Fülle *(shi)* vorhanden ist, stärker oder schwächer dispersiert werden. Abschließend wird versucht, den Normalfluss beider unterschiedlicher Grenzbereiche an der Grenzstelle einander anzunähern.

An der Stelle der größten Verschiebbarkeit wird der *qi*-Puls durch Zug oder Schub gegen oder mit der Flussrichtung gedrosselt oder beschleunigt und an der Stelle der geringsten Verschiebbarkeit dispersiert oder belebt (➤ Abb. III-6).

Haben diese beiden Bereiche reagiert, so werden sie sukzessive, unter Weiterführung dieser Behandlungsweise einander angenähert. Das Ziel ist die Reaktion des *qi* als Normal-Puls (➤ Abb. III-7).

Nach solcher Behandlung kann die Kniekehle weiter behandelt werden.

Dazu wird die Hand flächig gehalten und - bei gutem Gewebekontakt - nach innen zusammengeschlossen und somit das gesamte in den Griff gekommene Gewebe in der Hand geknetet (➤ Abb. III-8). Diese Knetung erfolgt in wechselnder Stärke, Rhythmik und Frequenz. Sie wird in kleinflächiger Fortbewegung vielfach weitergeführt.

Schließlich kann die Kniekehle noch einmal längs- und quergerieben werden und anschließend in Spiralbewegungen (mit und gegen den Uhrzeigersinn) von der OE bis zur TE und zurück durchwirkt werden.

Alle genannten Techniken der Kniekehle können auch für die Knievorder-, Knieinnen- und Knieaußenseite angewandt werden. An der Vorderseite wird somit auch auf die Verschiebbarkeit der Patella geachtet, auf der In-

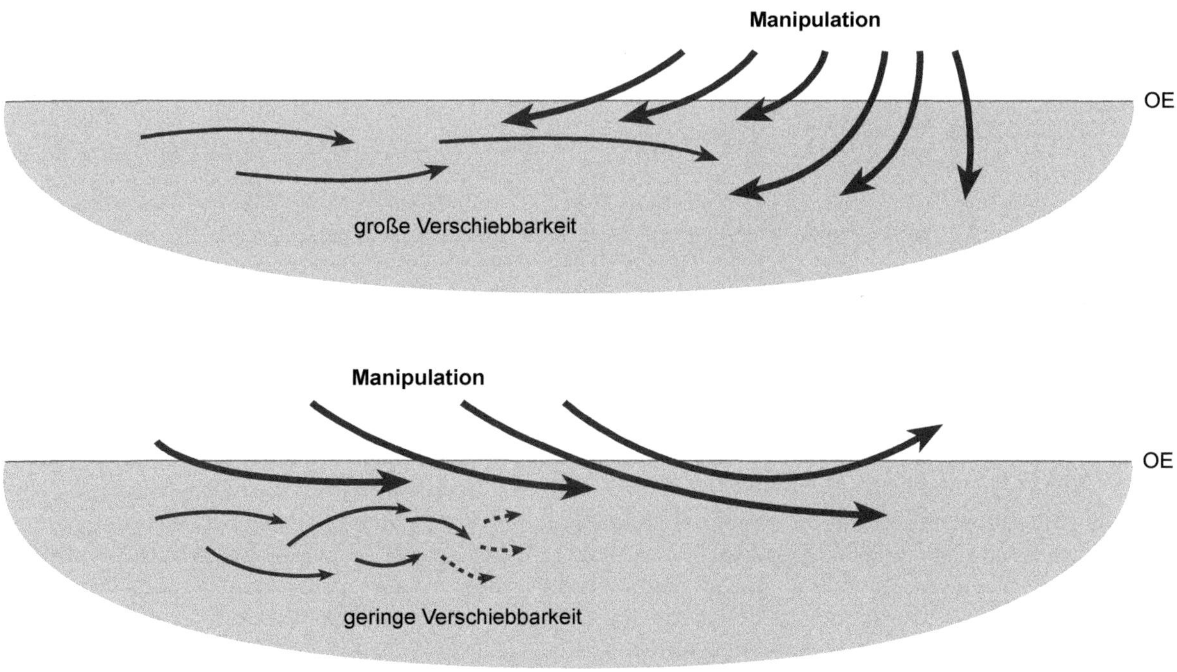

Abb. III-6 Durch Zug oder Schub wird der *qi*-Puls an der Stelle der größten und der geringsten Verschiebbarkeit entsprechend bearbeitet

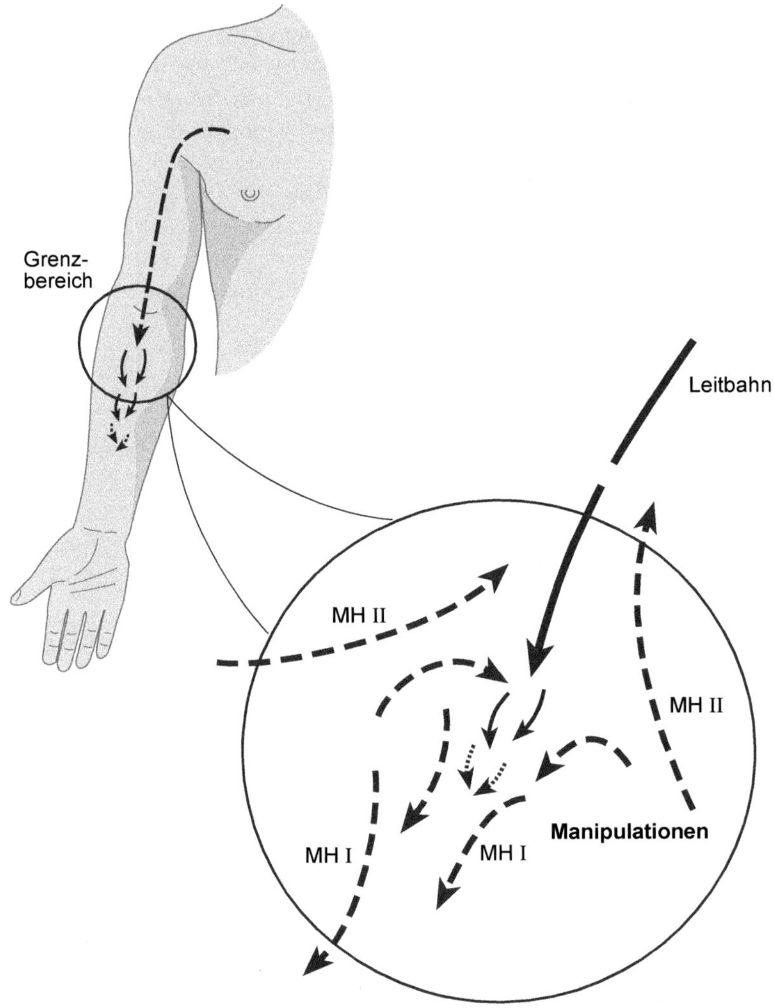

Abb. III-7 Ziel der Manipulation ist die Normalisierung des *qi*-Pulses.

nen- und Außenseite sowie an den Kniegelenkspalten auf Druck- und Zugempfindlichkeiten entlang der Sehnen und Bänder. Übermäßge Beweglichkeit der Patella bei flektiertem Knie indiziert mangelnde Spannkraft in der Wandlungsphase SHAO YANG (Holz-Emblem) und der *Zuyangming* (Ma) Leitbahn und der *Zutaiyin* (Mi) Leitbahn. Mangelnde Beweglichkeit bei gestrecktem Knie weist auf eine Festigkeit in der Wandlungsphase SHAO YANG (Holz-Emblem) und mangelnde Spannkraft in beiden genannten Leitbahnen hin.

Als weitere Technik für das gesamte Knie wird die Mutterhand I (M I) großflächig haltend in die Kniekehle gelegt, während die Mutterhand II (M II) das Unterbein vor dem Fußgelenk fasst und von dort aus unterschiedlich große Kreisbewegungen ausführt. Dazu liegt der Patient auf dem Bauch.

Die Kreisbewegung sollte innerhalb eines generell minimalen Spielraums, oder mit eher minimaler Bewegung stattfinden. Dabei fixiert die M I den Oberschenkel in der Nähe des Knies. Somit wird nur das Kniegelenk passiv bewegt. Die Kreisbewegung kann auch größer gewählt werden, damit eine Mitbewegung des Hüftgelenks bewirken und in dieser Durchbewegung auch den gesamten Körper erfassen. Die M I stabilisiert hier entsprechend sanft den Kniekehlenbereich (➤ Abb. III-9).

Zu Beginn jeder Behandlung des Knies, aber auch zwischendurch und zum Ende, sollte das Knie zwischen M I und M II einfach nur gehalten werden (➤ Abb. III-10). Dieses Halten kann als Direktkontakt oder als auratisches Hologramm am Knie an dessen unterschiedlichsten Stellen und aus verschiedensten Winkeln erfolgen. Das Halten kann statisch, gleichbleibend und sehr ruhig sein. Es kann aber auch mehr oder minder beweg-

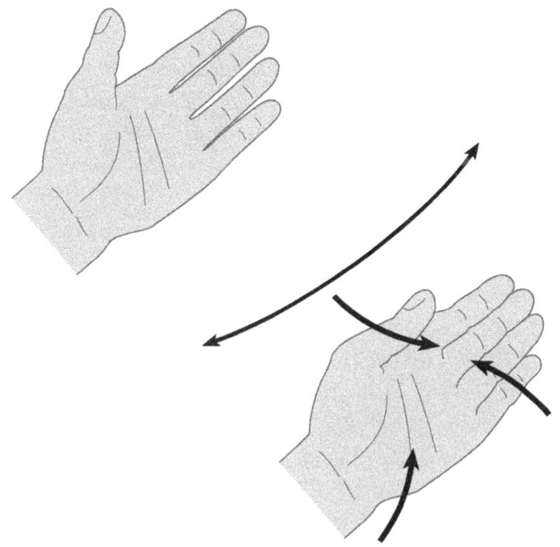

Abb. III-8 Die flächig gehaltene Hand wird nach innen geschlossen und knetet das Gewebe.

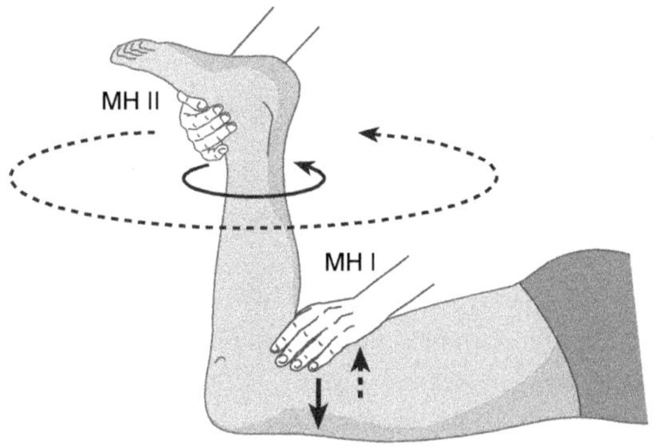

Abb. III-9 Weitere Technik für das gesamte Knie

lich zwischen den beiden Mutterhänden gearbeitet werden.

Leitgebend sind dabei die bekannten *qi*-Parameter. Die auratische Gestalt wird in ihren verschiedenen Umrissen gehalten (siehe ➢ Kapitel II.2.4 und ➢ Kapitel II.2.5).

Abschließend kann im Hinblick auf das IdosShiatsu allgemein gesagt werden, dass eine gezielte psychische Diagnostik der Gestalt (Idos) und der Pulse des Knies, sowie die gezielte Fragetechnik solcher Diagnostik die individuellen und persönlichen Erlebnisräume und *qi*-Gestaltungen mit in die Behandlung aufnehmen kann.

Die weiteren Parameter zum IdosShiatsu können in dieser Hinsicht aus den verschiedenen Kapiteln des Buches entnommen werden.

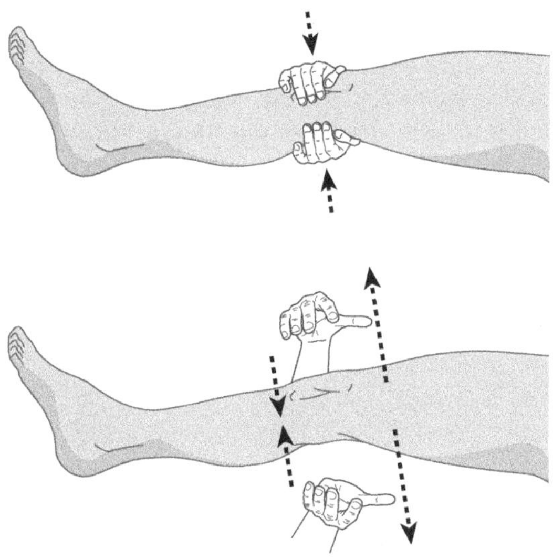

Abb. III-10 Halten des Knies zwischen den Mutterhänden

III.1.2 Fallgeschichte 1: Knieschmerzen eines Beamten, 45 Jahre

III.1.2.1 Anlass

Der Patient rief zur Absprache eines ersten Shiatsu-Termins an. Unmittelbarer Anlass dazu war eine nur kurze Zeit zurückliegende Protrusion an der Halswirbelsäule (HWS). Diese hatte zu muskulären Problemen in der rechten Schulter, dem rechten Thorax sowie Hals und Kiefer geführt.

Eine damalige, sofortige orthopädische Behandlung mittels Chiropraktik konnte die Bandscheibe reponieren. Zurückgeblieben war ein lang nachklingender Muskelschmerz, die Symptomatik jedoch besserte sich zusehends.

Der Grund nun zu Shiatsu-Behandlungen zu kommen war sein rechtes Knie. Vor 18 Jahren wurde ihm während eines Skiurlaubs das rechte, vordere Kreuzband (Lig. cruciatum anterior) zerrissen. Diese Problematik wurde mit Krankengymnastik und Massage versorgt. Im Laufe der Jahre wurden am rechten Knie weitere Schädigungen registriert: Kapsel- und Knorpelschäden, Schädigungen der Menisken, davon Schädigung des medialen Meniskus um 20% und des lateralen Meniskus um 80%.

Es kam auch zur Herausbildung einer Baker-Zyste. Das Kniegelenk war damit stark in seiner Belastbarkeit eingeschränkt, schwoll regelmäßig an und schmerzte regelmäßig. Alle Behandlungen zeigten keinen ihn zufriedenstellenden Erfolg.

Der Patient schilderte am Telefon seine Problematik und seinen Wunsch klar und zielgerichtet. Auffallend erschien seine Stimme: Sie war sonor, kräftig und von großem Volumen; allerdings wirkte sie etwas hallend, fast echoartig. Es schien so, als ob der Resonanzkörper zu groß oder wie leer sei.

III.1.2.2 Behandlungsbeginn und Erste Gesprächsführung

In der Anamnese wurde die Krankheitsgeschichte noch einmal gemeinsam festgehalten und durch weitere Informationen ergänzt. Vor einem halben Jahr, erzählte er, ließ ihn nachts ein stechender Schmerz hochfahren. Die Schmerzbahn verlief rechtsseitig aus dem unteren Bauchraum durch die Leiste entlang der Adduktoren bis in Knienähe. Eine Streckung des Beines war unmöglich, Flektion in Hüfte und Knie waren angenehm.

Vor zwei Jahren lag eine Prostatitis vor und vor 20 Jahren eine Gelenkchondromatose im rechten Ellenbogengelenk. Diese wurde operativ behandelt. Kurz danach stellte sich heraus, dass der rechte Oberkiefer stark vereitert gewesen war. Seitdem gab es keine weiteren Beschwerden ähnlicher Art.

In den letzten Jahren klagte der Patient in den Übergangsjahreszeiten, zum Frühling und Winter hin, regelmäßig über Darmpilzbefall. Dies führte auch zu Ausschlägen an Wangen und den äußeren Unterarmen. Mit Hilfe von Tees konnte der Pilz behandelt werden.

Diese Erkrankungen fielen ihm spontan ein. Er trieb lebenslang Sport: Karate, Tennis und Skifahren, und wünschte sich, dass er dies auch weiterführen könne.

Sein Beruf verlangte häufiges Sitzen. Er arbeitete in leitender Position und unter sichtlichem Druck von zu fällenden Anweisungen und Entscheidungen, so dass er sich bildhaft so ausdrückte, dass er „manchmal mit seiner Wut nicht wohin wisse".

III.1.2.3 Inspektion

Die Inaugenscheinnahme nach den bekannten energetischen Leitkriterien ergab folgendes Bild: Der Eindruck der Stimme, der klaren Sprache und der stringenten Gedankenführung bestätigten sich. Der Patient wirkte wach, durchaus selbstbewusst und kritisch. Aber auch sein Wunsch nach Besserung konnte deutlich wahrgenommen werden. Dieser Wunsch wirkte keineswegs fordernd, sondern eher zaghaft und wurde gewissermaßen als Sehnsucht vorgebracht.

Der Körperbau war von großer und recht kräftiger Natur. Er war wohl proportioniert, die Muskeln erschienen profiliert und wie ein homogenes Ganzes, der Knochenbau wirkte schwer. Die *yin-yang*-Relationen waren dem ersten Anschein nach ausgeglichen und gut durchmischt. Alle Wandlungsphasen kamen als direkt erlebbare Energetik zum Ausdruck. Insbesondere fiel das Feueremblem Tai Yang auf und dazu gleich die Holzemblematik des Shao Yang. Die Bewegungen waren kraftvoll, flüssig und leicht federnd. Genauer besehen wirkte diese Energetik etwas zu raumgreifend, es entstand ein regelrechter „Wind" um den Patienten herum und die Distanz zu anderen Person erschien von ihm als etwas zu nah eingenommen. Dies alles hatte einen gewissen konfrontierenden Charakter.

Zugleich waren die Arme, oft auch als unterstützende Gestik des Sprechens, häufig in Bewegung. Dies strahlte seine Bereitschaft zum Agieren ebenso aus, wie den Wunsch sich durch diese Unterstützung des Sprechens verständlicher zu machen.

Beim Gespräch fiel auf, dass seine Daumen angespannt waren, insbesondere der linke Daumen war stark flektiert. Dazu kam die Gewohnheit ein paar Schritte seitwärts nach links und rechts zu gehen.

Die vollen Lippen zeigten auf, dass ein guter Appetit vorlag, was auf eine gute Energie der Wandlungsphase ZHI YIN (Erde-Emblem) hinwies.

Die Energetik des Wasseremblems, Tai Yin, wirkte dazu allerdings wie ein zu starkes, unruhiges Angetriebensein und im gewissen Sinne strahlte der Körper auch eine hintergründige Schwere, Massivität und strukturelle Festigkeit aus. Auch die Spannung um die Augen, eine gewisse geduckte Haltung im Bereich der oberen Schultern, des Halses und Kopfes zeigten, dass diese Energetik sichtbare Spannungen birgt.

Das Metallemblem, SHAO YIN, zeigte sich, wie schon angesprochen, etwas angespannt. Die hallende Stimme, die mangelnde Distanz, dazu ein sehr ernster Blick, ein aufgeblähter Thorax und dann immer wieder eine gewisse Zurückhaltung, quasi Verzagtheit, ließen diese Wandlungsphase unauffällig auffallen. Dazu war das Diagnosegebiet zwischen den Augenbrauen deutlich profiliert. Die Augäpfel standen insgesamt wie unter Druck dezent hervor und beim Stehen war im Bereich des oberen Thorax und der Schultern eine gewisse geduckte Anspannung wahrzunehmen.

Das untere Becken erschien insbesondere im Vergleich zu den stabilen Beinen als etwas klein. Im Oberbauch dagegen war eine Stärke *(man)* wahrnehmbar.

Der Teint spielte ein wenig ins gelblich-schwärzliche. Das Gesicht war in leichter Linksorientierung, die HWS dazu etwas rechtskonkav.

Schließlich wurde der Behandlungsrahmen abgesteckt: Der Patient hatte den Wunsch nach Besserung seines rechten Knies. Der Therapeut bat um Geduld für sechs aufeinanderfolgende Behandlungen, im Abstand von je einer Woche, um danach ein erstes Fazit ziehen zu können.

III.1.2.4 Allgemeine energetische Ätiologie und Behandlungsregeln

Zu Beginn der ersten Behandlung konnten aus dem Vorgenannten folgende allgemeine ätiologische und behandlungsleitende Schlussfolgerungen gezogen werden: Der Patient zeigte deutliche Symptome einer Überspannung und Fülle *(shi)*. Sichtbar war ein gewisser Druck, der sowohl auf ihn einwirkte, als auch von ihm selbst erzeugt wurde. Zugleich konnte eine deutliche Sensibilität und sogar Überempfindlichkeit wahrgenommen werden. Kurz gesagt, es war bei aller Präsenz und Kraft der deutliche Wunsch nach Entlastung und auch nach Verständnis zu spüren.

Somit war als erste Behandlungsmaxime eine grundsätzlich sanfte und eine betont ausgleichende Therapie angezeigt. Eine zu energische und forcierende Technik hätte im vorhandenen energetischen System des Patienten schon wieder zu neuem Stress geführt. Dies muss besonders betont werden, da dieser Patient aufgrund seiner geistigen und körperlichen Präsenz und Stärke *(man)* in einem ersten Reflex eher dazu anregte kräftige Techniken einzusetzen.

Weiter erschien es ratsam, zwar die erkrankten und problematischen Bereiche direkt mit zu behandeln, aber dies nur anteilig und gewissermaßen nur en passant. Wichtiger erschien die Behandlung bedürftiger und ruhiger Bereiche. Dies waren in diesem Fall das untere Becken, ganz allgemein die Obere Ebene (OE) des Nackens und der gesamte Thorax.

Signifikant war auch, dass die Einbeziehung der Gesprächsebene ratsam und wichtig erschien, allerdings gab es hier zwei Dinge zu beachten. Einerseits versprach die Einbeziehung von Gesprächen eine Vertiefung der Behandlungen und andererseits musste sicher darauf geachtet werden, dass Gespräche nicht die Vertiefung der körperlichen Erfahrung verhinderten. Kurz, der Behandler musste von Beginn an darauf achten, äußerst wachsam hinsichtlich der Grenzbewegung von Sprechen und Schweigen zu sein.

III.1.2.5 Behandlung und energetische Palpationsbefunde

Die Behandlung begann in der linken Seitenlage. So war in der ersten Behandlung der Thoraxraum des Herzens geschützt und stabilisiert. Die seitliche Energetik erschien zunächst als relativ robuster Ausgangspunkt der Behandlung geeignet.

Der gesamte rechte obere und hintere Schulterbereich erschien als weich und gebläht, also von energetischer Ladung und Stärke *(man)* (➤ Abb. III-11). In der tiefen Ebene (TE) wirkte dort eine spürbar knochige und feste Struktur.

Die Rotation des Schulter- und Armgürtels mittels der Skapula ergab Rotationsfreiheit bei rückwärts gerichteter und Einschränkung bei vorwärts gerichteter Rotation. Dem entsprach eine deutliche Fülle (*shi*, jap.: *jitsu*) Kondition der *Zutaiyang* (Bl) Leitbahn im Bereich vom 1. bis zum 7. Brustwirbelkörper. Die Brustwirbelsäule (BWS) war dort in konvexer Spannung. Der Punkt *dazhui* (Du 14) war in der oberen Ebene (OE) und der mittleren Ebene (ME) in einem Leere (*xu*, jap.: *kyo*) Zustand. Innerhalb der Skapula und an dessen Rand waren die *Shoutaiyang* (Dü) Leitbahn und die *Zushaoyang* (Gb) Leitbahn in Fülle (*shi*, jap.: *jitsu*).

Die *Shoutaiyang* (Dü) Leitbahn verlief dann von der Schulterblattspitze an über den Thorax und so bis zur Masunaga-Diagnosezone desselben am Rücken in allen drei Ebenen (OE, ME, TE) in Fülle *(shi)* (➤ Abb. III-12).

Die Schultergelenk-Arm-Rotation ergab eine deutliche Spannung im Pectoralis major und damit eine ebensolche Spannung in der ME und TE in dem nach Masunga quer verlaufenden Ast der *Shoutaiyin* (Lu) Leitbahn (➤ Abb. III-13).

Der rechte Oberarm erschien insgesamt im *yang* als schon an der OE gebläht und in Stärke *(man)*. Der Unterarm dazu war in Fülle *(shi)* und dies besonders in der *Zushaoyang* (Gb) Leitbahn. Das Hangelenk wirkte in Supinationsspannung, mit deutlicher Treppenbildung im Bereich der *Shoutaiyang* (Dü) Leitbahn am Handgelenk, also im Übergang der Ulna zu den Handwurzelknochen (➤ Abb. III-14).

Im Bereich des Übergangs von Schulter und Hals, dem Halssockel, wirkte die dortige *Zuyangming* (Ma) Leitbahn (nach Masunaga) in Fülle *(shi)* und dies besonders auch im Punkt *quepen* (Ma 12). Der Bereich von dort bis zu *tianchuang* (Dü 16) und bis zu *wangu* (Gb 12) und *fengchi* (Gb 20) war gebläht und in Stärke *(man)*.

Der Hinterkopf war im Bereich des os occipitale extrem hart und fest, von Fülle *(shi)*-Kondition, und im Schädelbereich der Sensomotorischen Hirnrinde erschienen alle drei Ebenen als flächig eingezogen, fest

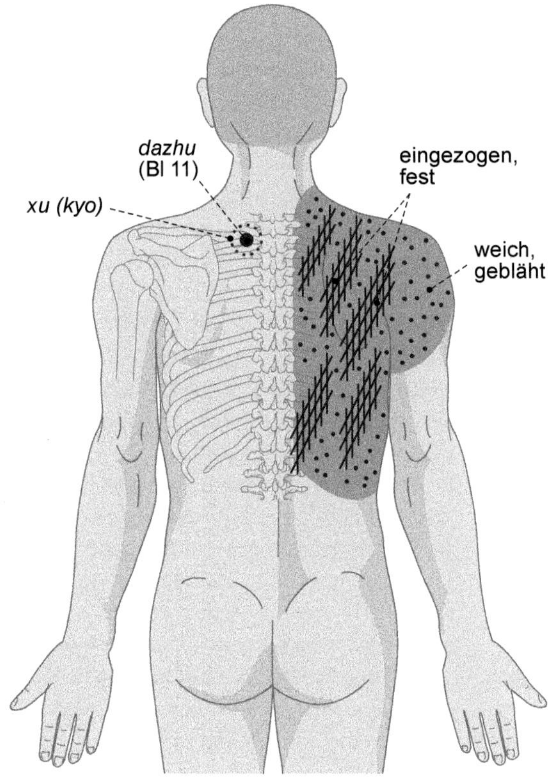

Abb. III-11 Energetisch geladener rechter oberer und hinterer Schulterbereich

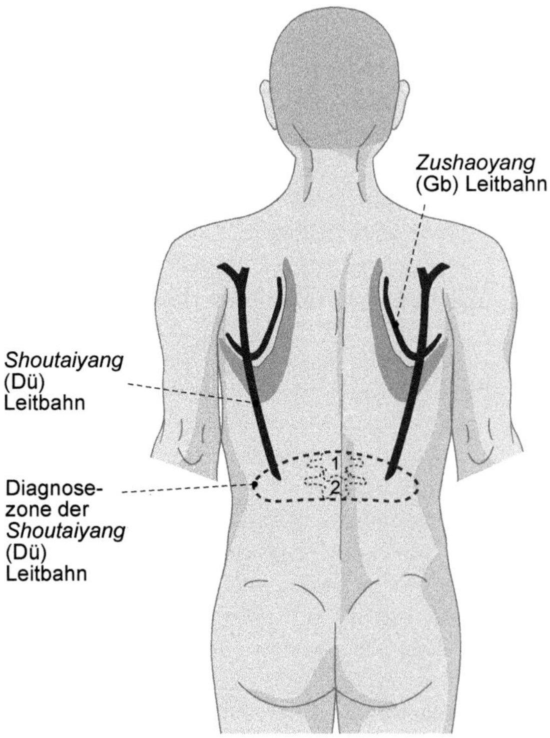

Abb. III-12 *Shoutaiyang* (Dü) Leitbahn in Fülle

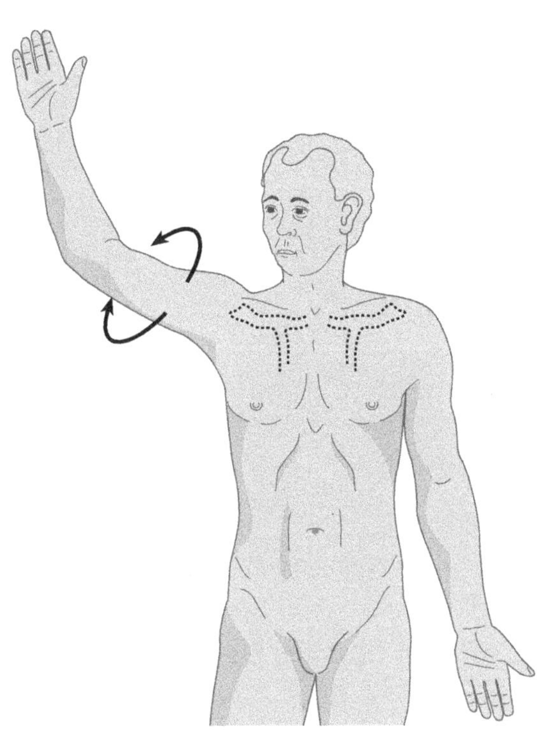

Abb. III-13 Schultergelenk-Arm-Rotation

und somit dort als in Schwäche *(kong)* und nur in der äußersten Tiefe in Fülle *(shi)*.

Die *Zushaoyang* (Gb) Leitbahn war im seitlichen Schädelbereich gequollen und in Stärke *(man)*; insbesondere auch an den Punkten *linqi* (Gb 15) bis *chengling* (Gb 18) (➤ Abb. III-15).

Die *Zushaoyin* (Ni) Leitbahn wirkte entlang der Lendenwirbelkörper (LWK) ausnahmslos und beidseitig in Fülle *(shi)* Spannung. Dagegen war die Masunaga-Diagnosezone der *Shoutaiyan* (Dü) Leitbahn und die Punkte *jingmen* (Gb 25) von Leere *(xu)* Natur und die rückwärtige Diagnosezone der *Zutaiyin* (Mi) Leitbahn von kräftiger Fülle *(shi)* Natur (➤ Abb. III-16).

Der rechte seitliche Thorax erwies sich im Bereich der *Zushaoyang* (Gb) und der *Shoushaoyang* (3E) Leitbahn in praller Fülle *(shi)* Spannung.

Im rechten Bein verlief die *Zushaoyang* (Gb) Leitbahn fest und strangartig in Fülle *(shi)* unter besonderer Betonung des Gebietes zwischen dem *ying*-Quellpunkt *(yingxue)* und dem Anknüpfungspunkt *(luoxue)*. Dieses Gebiet beindruckte durch eine besonders harte Spannung; fast knochengleich.

Die Punkte *diwuhui* (Gb 42) und *xiaxi* (Gb 43) hingegen waren in Leere *(xu)*.

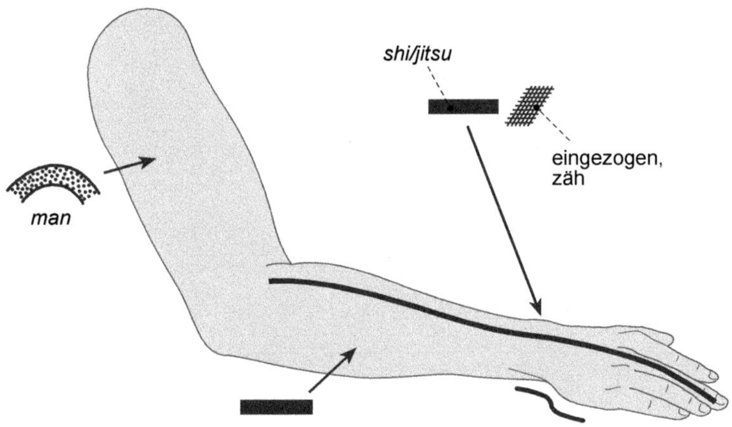

Abb. III-14 Energetisches Bild am Arm

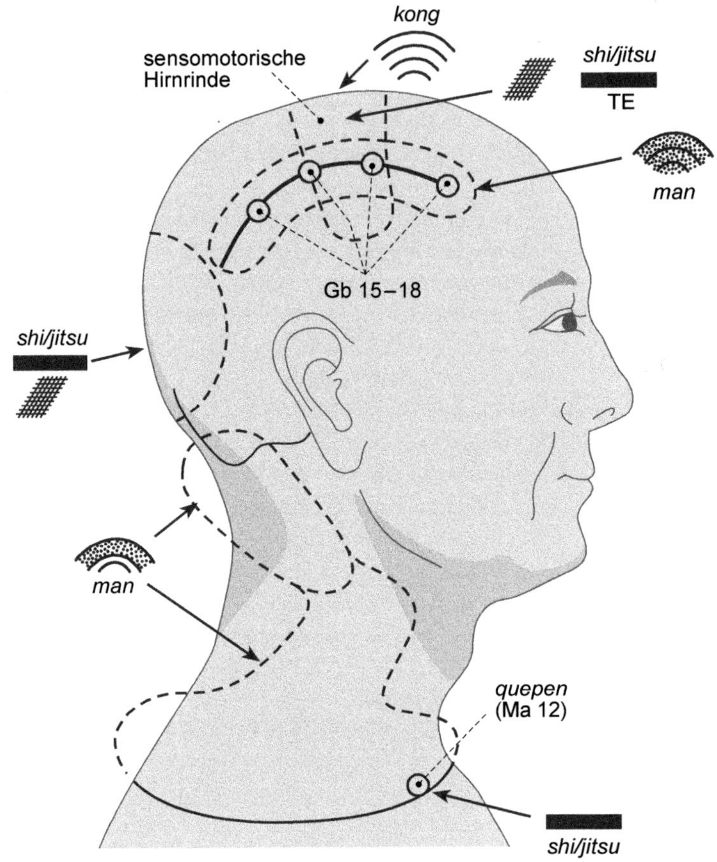

Abb. III-15 Energetisches Bild im Hals- und Kopfbereich

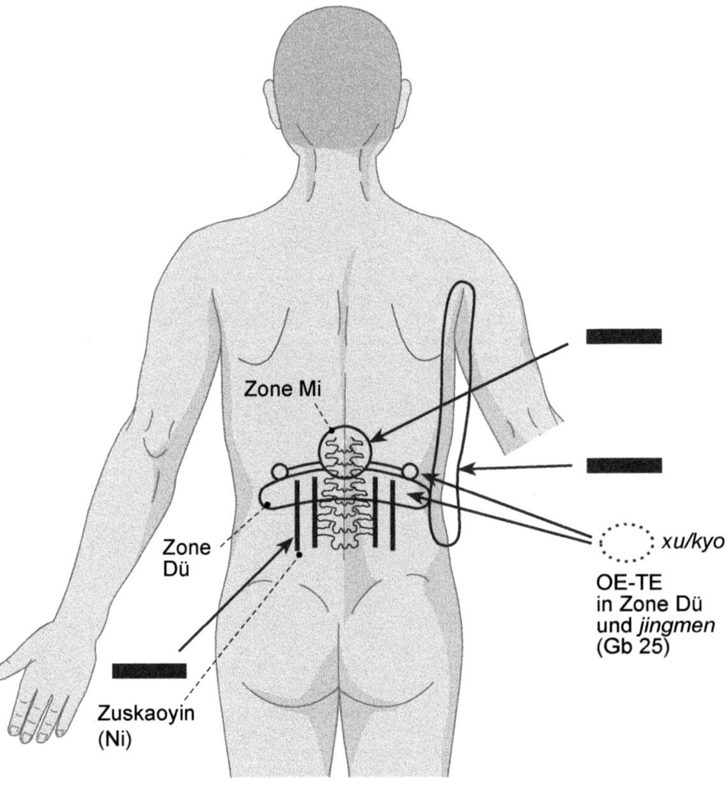

Abb. III-16 Energetisches Bild im LWK-Bereich

Die *Shouyangming* (Di) Leitbahn nach Masunaga war schon am Gesäß und so auch im gesamten rechten Bein nach distal hin zunehmend in Fülle *(shi)* und fest. Dabei war der Bereich um *yanglingquan* (Gb 34), um *yangjiao* (Gb 35) und um *jinmen* (Bl 63) in Leere *(xu)*, hingegen *shenmai* (Bl 62) als Fülle *(shi)*, sowie *jinggu* (Bl 64) und *shugu* (Bl 65) als prall und in Stärke *(man)* profiliert. Die Zehen des rechten Fußes und die Zehenbeeren wirkten prall und in Stärke *(man)* (➤ Abb. III-17).

Anschließend ergab die Behandlung in Rückenlage folgende weitere Tastbefunde:

Die Füße wirkten insgesamt als füllig und fest. Besonders die Bereiche um die Grundgelenke der Zehen im *yang* waren in die TE hin eingezogen und dort in Fülle *(shi)*.

Die Gelenke des Körpers befanden sich sämtlicherweise in einem Leere *(xu)* oder Schwäche *(kong)* Tonus, besonders an der HWS und an den Schulter- und Fußgelenken.

Im rechten Bein verlief die *Zujueyin* (Le) strangartig in Fülle *(shi)*, im Fuß sehr hart und entlang der Tibia steinhart und fest.

Auffallend prominierte die *Zutaiyin* (Mi) Leitbahn entlang der Tibia als Schwäche *(kong)*, um *diji* (Mi 8) herum als Leere *(xu)*, am Fuß voll und fest, außer im Bereich des Punktes *shangqiu* (Mi 5), der in Schwäche *(kong)* war.

Im linken Bein war die *Zujueyin* (Le) Leitbahn an der Tibia hart und fest in Fülle *(shi)* und im Oberschenkel in der OE und ME eher in Schwäche *(kong)*, in der TE eingezogen und zäh-fest, Fülle *(shi)*.

Die *Zushaoyang* (Gb) Leitbahn war im linken Bein ausnahmslos hart und in Fülle *(shi)* (➤ Abb. III-18).

Im rechten Oberschenkel verläuft die *Zuyangming* (Ma) Leitbahn in der OE in Schwäche *(kong)* und in der TE in Fülle *(shi)*, im linken Oberschenkel dagegen generell als fest und zäh, somit eher insgesamt in Fülle *(shi)*. Insbesondere war das Gebiet um *biguan* (Ma 31) eingezogen und extrem fest.

Der rechte Unterschenkel ist auf derselben Leitbahn als klare Fülle *(shi)* markiert und auf der linken Seite in der OE als Schwäche *(kong)* und in der TE sumpfig-fest.

An beiden Füßen ist die Bahn fest.

Der Raum um die Hüftgelenke und an den Leisten ist unter einer Stärke *(man)* Spannung. Das untere *hara* wirkt fest, klein und bewegungslos.

Das obere *hara* dehnt sich gebläht und in Stärke *(man)*; ebenso wirken auch die Rippenbögen und die Punkte *chengman* (Ma 20). Die Masunaga-Diagnosezone der *Shoushaoyin* (He) Leitbahn ist in Fülle *(shi)*.

Die *Renmai* (Ren) Leitbahn verläuft auf dem Thorax und wirkt dort besonders an *danzhong* (Ren 17) eingezogen, fest und in Fülle *(shi)*.

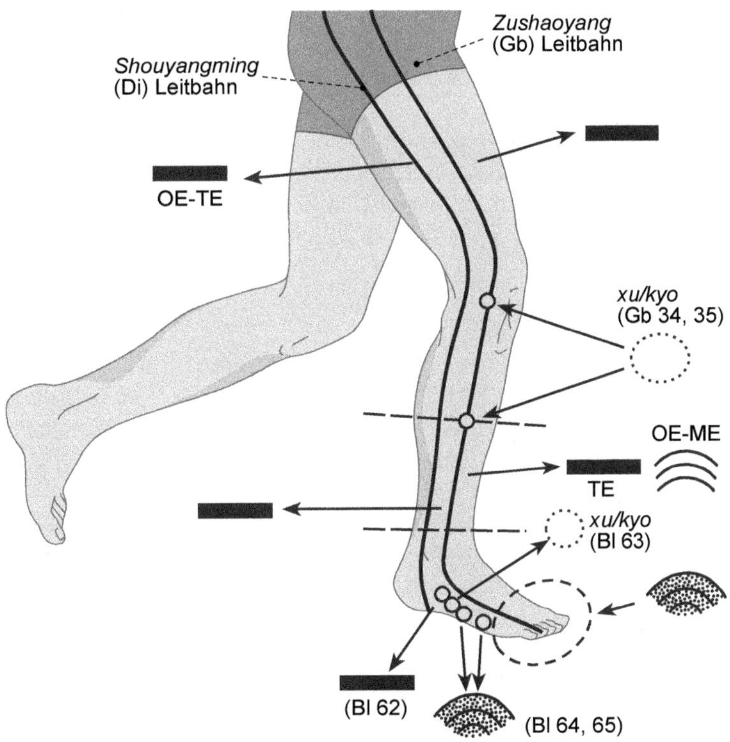

Abb. III-17 Energetisches Bild an der Außenseite des Beins

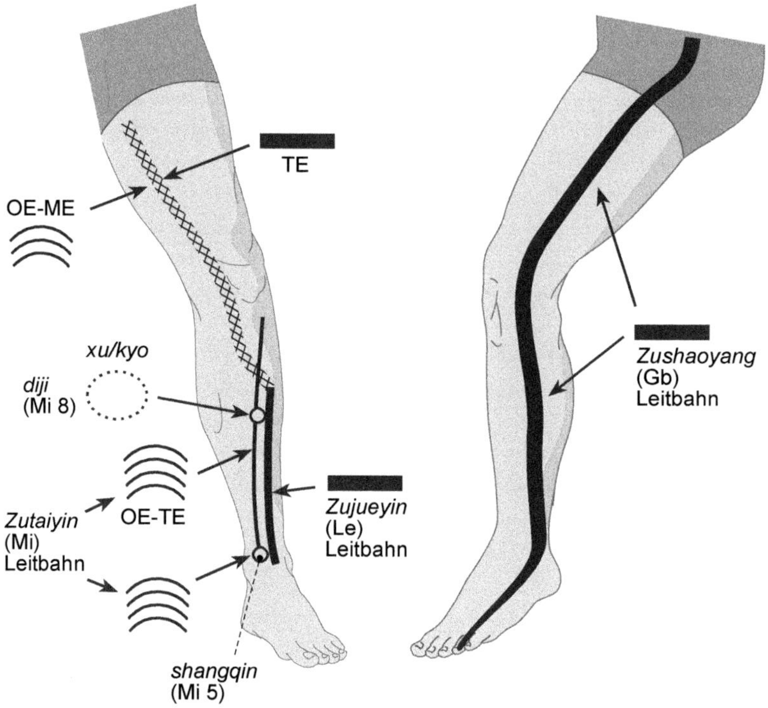

Abb. III-18 Energetisches Bild an der Innen- und Außenseite des Beins

Die *Shoushaoyin* (He) Leitbahn ist am linken Oberarm in Leere *(xu)* und am Unterarm gebläht und in Leere *(xu)*. Rechts ist diese Leitbahn zäh und fest, der kleine Finger wirkt besonders lang und dick. Links sind die Punkte von *lingdao* (He 4) bis *shenmen* (He 7) eingezogen und fest. Der kleine Finger wirkt hier insgesamt in Leere *(xu)* (➤ Abb. III-19).

Besonders prominent erschien im rechten Arm die *Shouyangming* (Di) Leitbahn durchgängig als betont hart und in Fülle *(shi)*. Die im oberen Thorax quer verlaufenden Äste der *Shoutaiyin* (Lu) Leitbahn wirkten an der OE schwach *(kong)*.

Das untere *hara* wirkt eingezogen und verfestigt, das obere gebläht und gespannt.

Die abschließende Bauchlage ergab die nachfolgenden Differenzierungen: Der Kopf wurde spontan linksseitig rotiert und aufgelegt. Am Thorax verlief die *Shoutaiyang* (Dü) Leitbahn rechtsseitig prall und Fülle *(shi)* und linksseitig eingezogen und in Fülle *(shi)*. Beide Äste mündeten dergestalt in der Masunaga-Diagnosezone, die rechtsseitig leer *(xu)* und linksseitig schwach *(kong)* war.

Dieselbe Diagnosezone war in ihrem mittigen Bereich deutlich prall und fest in Fülle *(shi)* und damit auch die dortige *Zutaiyang* (Bl) Leitbahn. Die sich darüber befindliche Diagnosezone der *Zutaiyin* (Mi) Leitbahn dominierte diese Stelle als konsistente, harte Fülle *(shi)*. Die entlang der Wirbelsäule verlaufende *Renmai* (Ren) Leitbahn besaß an den vorgenannten Stellen (BWK 10-12 und LWK 1-2) und um den LWK 5 einen stagnierenden Puls; ansonsten war der Puls auf dieser Leitbahn an der OE von schneller Natur. Die Punkte *qiangjian* (Du 18), *houding* (Du 19) und *baihui* (Du 20) waren sehr fest und voll *(shi)*.

Ansonsten erschien der gesamte rückwärtige Thorax an der OE wie gebläht und in Stärke *(man)*, aber sozusagen darunter spürbar schwach *(kong)*.

Um Wirbelsäule und Skapula herum, einschließlich *Naoshu* (Dü 10), waren sämtliche Äste und Zweige der Muskelleitbahnen *(jingjin)*, der *Zutaiyang* (Bl) Leitbahn prall und in Fülle *(shi)* sowie generell schmerzhaft.

Die *Shoutaiyang* (Dü) Leitbahn war am rechten Oberarm mitsamt dem Punkt *Xiaohai* (Dü 8) in Fülle *(shi)*. Linksseitig war derselbe Bereich der Leitbahn an der OE schwach *(kong)* und derselbe Punkt in Stärke *(man)* (➤ Abb. III-20).

Der gesamte Kreuzbeinbereich war an der OE deutlich in Schwäche *(kong)* und in der TE knochig, hart und fest. In beiden Gesäßhälften dominierte eine Schwäche *(kong)*, nur in der äußersten TE wirkte eine dünne, zähe und feste Spannung. Die linke Gesäßhälfte tendierte zur Leere *(xu)*.

Die *Shoushaoyin* (He) Leitbahn im Bein nach Masunaga war im linken Oberschenkel prall in Fülle *(shi)* und in beiden Unterbeinen in Schwäche *(kong)*. Linksseitig

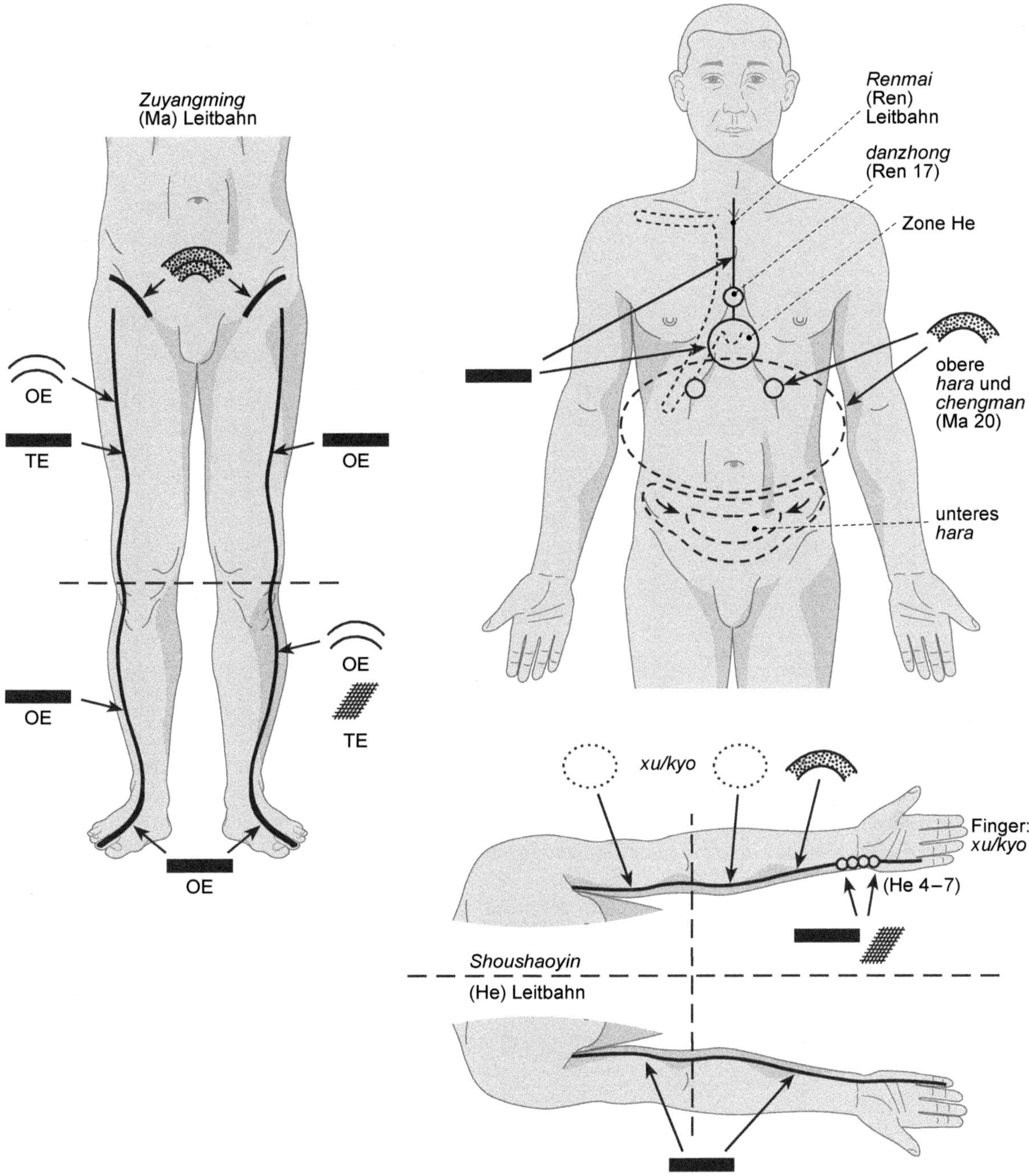

Abb. III-19 Energetisches Bild an der *Zuyangming* (Ma) Leitbahn, der *Shoushaoyin* (He) Leitbahn und der *Renmai* (Ren) Leitbahn

war der Sonderpunkt „wärmender Fluss nach unten" (unter Bl 56 gelegen, siehe II. Teil des Buches) bis in die TE in Schwäche *(kong)*.

Rechts fiel besonders ein Bereich von 4 *cun* Länge etwa 3 *cun* vor (proximal) *fuxi* (Bl 38) und *weiyang* (Bl 39) als besonders hart, in Fülle *(shi)* und sehr schmerzempfindlich auf.

Die Masunaga *Zushaoyin* (Ni) Leitbahn war im linken Oberschenkel in Fülle *(shi)* und rechtsseitig außer der oben erwähnten Punkte in Schwäche *(kong)*.

Die Waden wirkten insgesamt wie gebläht, d. h. in Stärke *(man)*. Die *Zushaoyin* (Ni) Leitbahn war in der rechten Wade an der OE in Schwäche *(kong)* und in der TE und ME fester. Diese Festigkeit zeigte sich besonders

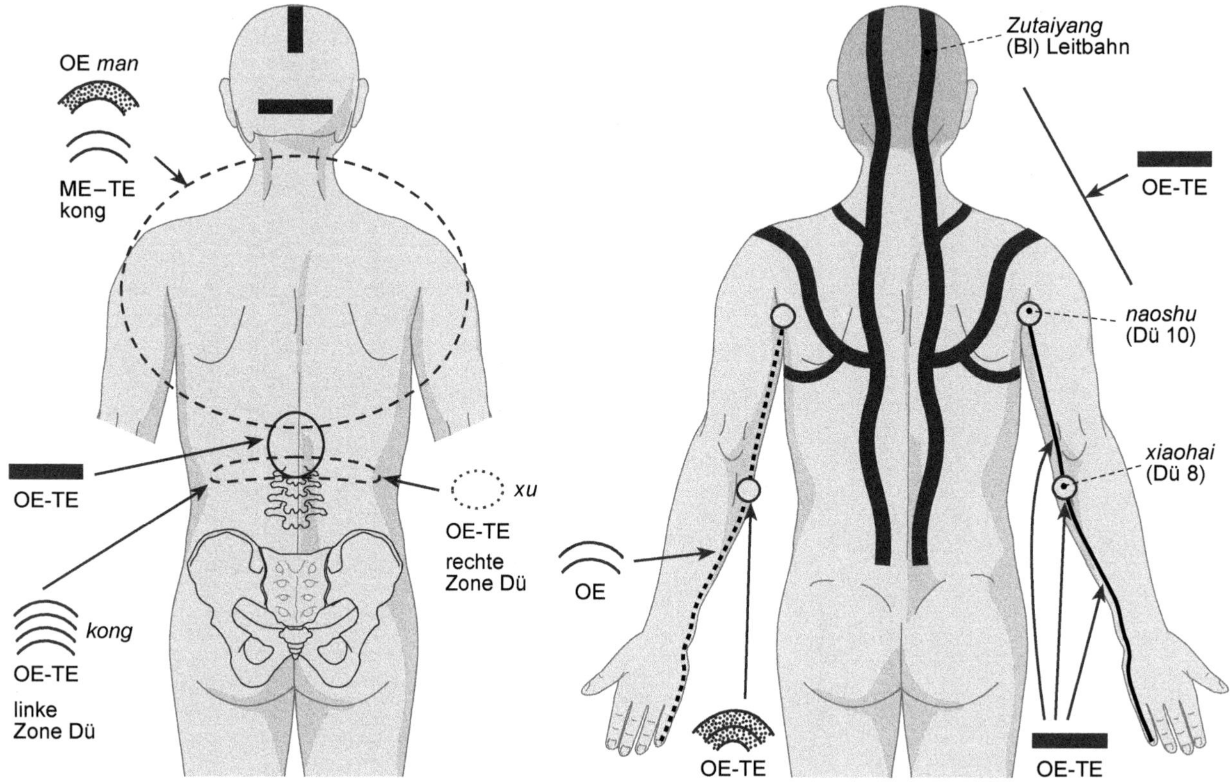

Abb. III-20 Energetisches Bild des rückwärtigen Thorax

an der inneren Ferse und um die Punkte *yongquan* (Ni 1) bis *rangu* (Ni 2) und um *fuliu* (Ni 7), *jiaoxin* (Ni 8) und *zhubin* (Ni 9). Links war nur die Ferse fester Natur und die übrige, selbige Leitbahn in der OE und ME in Schwäche *(kong)* (➤ Abb. III-21).

Diese Tastbefunde ergaben sich während der ersten Behandlung und können in einer ersten Befundsanalyse, welche während der Behandlung zu geschehen hat, wie folgt analysiert, interpretiert und geordnet werden.

III.1.2.6 Simultandiagnosen

Folgend generelle und gesamtkörperliche *qi*-Verteilungen und *qi*-Merkmale wurden vorgefunden:

Schwere, bis harte und feste Knochen; massive-kräftige und zähe Muskeln, vor allem in Gelenknähe; lockere und dezent instabile Gelenke und geblähtes-gequollenes, weiches Bindegewebe.

Besonders verhärtete Strukturen ergaben sich am Hinterkopf, an Teilen der Wirbelsäule, am Sakrum und an den Schienenbeinknochen, sowie an den Füßen.

Auffallende energetische Blähungen lagen an den Waden, am gesamten Thorax und hier besonders am oberen Thorax und am Schultergürtel sowie im rechten Oberarm vor.

Somit kann zunächst gefolgert werden, dass jene harten und festen Bereiche als Fülle *(shi)* Energetik eine regelmäßige Überbelastung reflektieren. Diese Belastung ergreift in besonderer Weise die Wandlungsphase TAI YIN (Wasser-Emblem), die *Zutaiyang* (Bl) und die *Zushaoyin* (Ni) Leitbahn.

Insofern sind an diesen Stellen eingangs stützende und haltende Techniken indiziert. Der Puls sollte in seiner Tendenz zur OE unterstützt und in seiner Frequenz angeregt oder sediert werden.

Die aufgeblähten Bereiche reflektieren generell eine oft extreme Anstrengung im *yin* und somit auch in der TE. Dazu ist meistenes die ME überlastet und die *yang*-Energetik zu wenig zentriert und strukturiert.

Hier sollten in chronologischer Folge die nachgenannten Techniken für die ME angewandt werden: sanftes bis kräftiges Halten und Verschieben, Durchwirken in allen Raumebenen und Richtungen, Dynamisieren und Persistieren.

Anschließend erfolgen Öffnungen der *yin*-Verfestigungen und Kräftigungen der *yang*-Strukturen.

In weiterer Folge wäre ein Durchwirken der überspannten und verhärteten Muskelbereiche angezeigt,

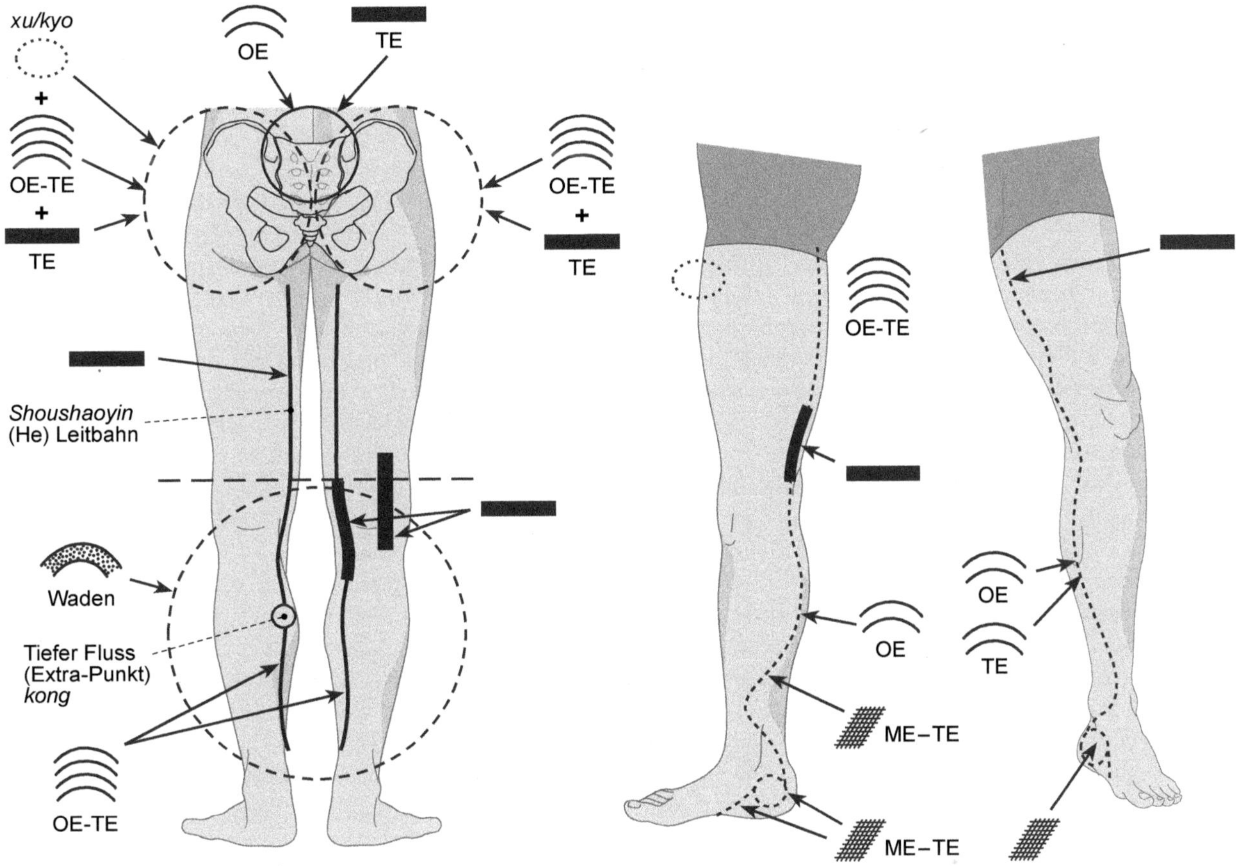

Abb. III-21 Energetisches Bild von Gesäß und rückwärtiger sowie innerer Beinpartie

mit anschließenden Gelenkbehandlungen zur Bewegung und Kräftigung.

Die Behandlungen sollten die Arbeit an den eher flexiblen Schwäche *(kong)*/Stärke *(man)* Bereichen zum Ausgangspunkt nehmen.

Um die gesamte Knochenstatik von ihrer Überbelastung zu befreien, sollten gezielt die Auftriebsbahnen *Yinqiaomai* und *Yangqiaomai* behandelt werden.

Die vorliegenden Überdehnungen und Kontraktionen von *qi* und Geweben können besonders positiv durch Behandlungen des *qi*-Flusses von zentral nach distal, von der TE zur OE und jeweils umgekehrt beeinflusst werden.

Die generelle, gesamtkörperliche Verteilungsthematik wird unterstützt durch eine allgemein flächig-fließende Behandlung der ganzen Körperoberfläche und somit der Abwehrenergie *(weiqi)*, der Muskel-Sehnen-Leitbahnen *(jingjin)* und der Netzleitbahnen *(luomai)*. Dazu können unter stabilen Voraussetzungen diverse *kenbiki*-Techniken eingesetzt werden.

In diesem Fall liegen die besonders belasteten Bereiche vor allem an der Körperrückseite, in den Bereichen der Wandlungsphase TAI YIN (Wasser-Emblem) und damit der *Zutaiyang* (Bl) und *Zushaoyin* (Ni) Leitbahn und der *Dumai* (Du) Leitbahn; dazu kommen noch beide Schienenbeinknochen und somit die *Zujueyin* (Le) Leitbahn. Entsprechend kann ausgleichend direkt an diesen Bahnen gearbeitet werden.

Die extremen Verhärtungsstellen an Hinterhaupt, Sakrum, Fersen und Schienenbeinknochen reflektieren eine große Dauerbelastung und Schwereeinwirkung aufrechter, haltender und kordinierender Bewegungsenergien.

Die energetischen Überblähungen verweisen vor allem auf psychisch induzierte Anpassungsprobleme und innere Aufspannungen. In diesem Falle sticht hier der Thoraxbereich, samt Schultergürtel hervor. Damit ist in spezieller Weise das rhythmische *qi*-System involviert und der Sinn für den Eigenrhythmus betroffen.

Dazu reflektieren die Waden die Problematik eines natürlicherweise nach unten absenkenden, sich entladenden und verwurzelnden *qi*; hier ist besonders auch die *Shoutaiyin* (Lu) Leitbahn im Bein mit betroffen.

An all diesen Stellen muss zunächst sehr vorsichtig gearbeitet werden, denn der Eigenrhythmus trägt in tiefer, gewohnter und vertrauter Weise das innere Wohlbefinden des Selbst und er kann bei unsachgemäßer Manipulation extreme Reaktionen des Unwillens und der Angst hervorrufen. Es gilt in diesem Zusammenhang ein adäquates Behandlungstempo zu finden.

Zu Beginn der Behandlung aber gilt es, jene Bereiche gezielt zu behandeln, die deutliche Lockerungen und Verfestigungen, sowie Schwäche *(kong)* und Stärke *(man)* Felder aufweisen.

Als Schwäche *(kong)* Bereiche sollen die Queräste der *Shoutaiyin* (Lu) Leitbahn am oberen Thorax, aber anteilig auch an den Armen und in der rückwärtigen Masunaga-Diagnosezone der Shoutaiyin (Lu) Leitbahn behandelt werden. Des Weiteren wird dieselbe Leitbahn in den Beinen, besonders in den unteren Beinen behandelt. In energetischer *yin-yang*-Entsprechung wird die Bahn der *Zutaiyin* (Mi) Leitbahn vor allem am linken Schienenbeinknochen mitbehandelt. Besondere Berücksichtigung erfährt hier der Punkt *shangqiu* (Mi 5) hinsichtlich seiner besonderen Beziehung zur Metallemblematik.

Beide Bahnen haben hier die Neigung, nicht genügend an die OE zu gelangen und sich eher in die ME und TE zu verziehen. Da die linke Unterbeinbahn besonders signifikant ist, steht diese Tatsache sicherlich in kompensatorischen Zusammenhang mit der rechten Knieproblematik.

Die Schwäche *(kong)* der Gesäßhälften kann auf eine überstarke Kontrolltätigkeit der *Zutaiyang* (Bl) Leitbahn und des Energiefeldes der *Shouyangming* (Di) Leitbahn hindeuten. Diese bewirkt ein Einhalten und Zurückhalten von inneren Impulsen. Diese Bereiche können hervorragend durch alle Leitbahnenstrecken, wie die *Zutaiyang* (Bl) Leitbahn und besonders auch die Muskel-Sehnen-Leitbahn *(jingjin)* der *Zushaoyang* (Gb) Leitbahn beeinflusst werden.

An dieser Stelle wird auch das die Schwäche *(kong)* im Sakrumbereich behandelt. Die Schwäche *(kong)* an der OE und die Festigkeit in der TE legen hier nahe, dass viel Energie im *yin*-Sinne aufgewandt wird. Dies kann einhergehen mit starken unbewussten Nerventätigkeiten und generell mit dem grundlegenden Halt, den das Becken der aufrechten Position geben muss. Jene Bereiche sind häufig außerordentlich beansprucht, wenn der Person ein entsprechender Halt nicht möglich ist oder akut in Frage gestellt wird.

Im linken Unterbein wird dann die Schwäche *(kong)* in der *Zushaoyin* (Ni) Leitbahn und rechts an der OE behandelt. Die ausgeprägte Schwäche *(kong)* der linken Seite lässt ebenfalls an eine kompensatorische Arbeit zur rechten Seite denken. Auch der rechte Ast dieser Masunaga-Leitbahn am Oberschenkel wirkt als energetische Stabilisierung aus der Tiefe auf das rechte Knie. Der Verlauf der verschiedenen energetischen Profile im linken und rechten Bein, im Ober- und Unterschenkel der *Zushaoyin* (Ni) Leitbahn verweist auf die typisch unterschiedliche Präsenz dieser Bahn im Sinne der Kompensation eines krankhaften Ortes und im Sinne eines Gesamtausgleichs. So findet man typischerweise die rechte Masunaga-Leitbahn *Zushaoyin* (Ni) am Oberschenkel in Schwäche *(kong)* und dazu die linke Seite in Fülle *(shi)*; wobei als besondere Spezifikation noch die Fülle *(shi)* auf dieser Leitbahn kurz vor und oberhalb des instabilen rechten Knie gehört.

Weiter ist typischerweise der rechte Unterschenkel derselben Leitbahn in ME und TE fester und stabiler Natur und links dazu an OE und ME, bis in die TE in Schwäche *(kong)*.

Auch die Festigkeit der Punkte *yongquan* (Ni 1) und *rangu* (Ni 2) reflektiert die Belastung der Energetik im Übergang der Wandlungsphase SHAO YANG (Holz-Emblem) zur Wandlungsphase TAI YANG (Feuer-Emblem), also von der Holz- zur Feueremblematik hinsichtlich der Dynamik der Muskeln und der Bewegung. Diese Punkte spiegeln generell insbesondere das *qi* der Holzemblematik. Hierzu gehören auch Spannungen der Leibesmitte und Unsicherheiten in der Kraft und Stabilität der unteren Extremitäten.

Die Punkte *fuliu* (Ni 7), *jiaoxin* (Ni 8) und *zhubin* (Ni 9) sind ebenfalls hinsichtlich der Thematik dieses Falles sinnvolle Behandlungsorte. So beeinflusst der Punkt *fuliu* (Ni 7) die Energetik des Metallemblems und die Knietemperatur und der Punkt *jiaoxin* (Ni 8) steht in einer besonderen Verbindung zur *Yinqiaomai* Leitbahn so der Punkt *zhubin* (Ni 9) in seiner ebensolchen Verbindung zur *Yinweimai* Leitbahn steht.

Zuletzt ist in diesem Zusammenhang die Schwäche *(kong)* der beiden *Shoushaoyin* (He) Leitbahnen in den Unterbeinen (Masunaga-Leitbahnen) zu erwähnen. Es ist sehr wirkungsvoll, diese Leitbahnen bis zu ihren End- und Alteritätspunkten an den Fersen zu behandeln. Ein großer Fluss der Gesamtleitbahn im gesamten Körper wirkt ausnahmlos sehr wohltuend, stabilisierend und harmonisierend auf den gesamten Organismus, was in diesem Fall, wie aus dem weiteren Behandlungsbericht deutlich werden wird, von besonderem Wert war.

Jener tiefe beruhigende Fluss wird betont unterstützt durch die Energetisierung der beiden Sonderpunkte

„wärmender Fluss nach unten" (gelegen unterhalb von Bl 56). Es ist dies eine wohlwirkende Einflussnahme auf das Geschehen des Eigenrhythmus.

Eine weitere typisch ausgleichende Topographie von Schwäche *(kong)* Bereichen ist in beiden Beinen entlang der *Zuyangming* (Ma) Leitbahn zu finden. Der rechte Oberschenkel ist in der OE in Schwäche *(kong)* und am linken Unterschenkel in der OE auch in Schwäche *(kong)*. Hinsichtlich der Knieproblematik wird die rechte Beinbahn durch diese Energetik am Oberschenkel eher aus der Tiefe zäh befestigt und am Unterschenkel prall stabilisiert, während im linken Bein der Oberschenkel kraftvoll und dynamisch agiert und das Unterbein diese Dynamik zäh trägt.

Der große unausgeglichende Stress in den Beinen und dem unteren *hara* findet seine Spiegelung auch in der Schwäche *(kong)* im Bereich der Sensomotorischen Rinde und dort insbesondere an den Reflektionszonen für die unteren Extremitäten. Eine Behandlung in diesen Bereichen geschieht auch an den Punkten *muchang* (Gb 16) und *zhengying* (Gb 17), auch hinsichtlich deren Verbindung zum *Yangweimai*.

Schließlich ist die notwendige Behandlung der Schwäche *(kong)* in der *Zujueyin* (Le) Leitbahn im linken Oberschenkel zu erwähnen. Diese Schwäche *(kong)* wirkt gleichfalls synergetisch zu den Energetiken derselben Leitbahn im linken und rechten Bein, im Ober- und Unterschenkel, sowie zu den Energetiken der gekoppelten *Zushaoyang* (Gb) Leitbahn in den Beinen. Die Schwäche der OE und ME korrespondiert hier mit der in der Tiefe zäh festhaltenden Energetik um das Gebiet des linken Hüftgelenks.

Linksseitig wird die Schwäche *(kong)* der Leitbahn *Shoutaiyang* (Dü) am ganzen Arm behandelt. Diese Energetik steht neben anderen Bedeutungen in Beziehung zu einer besonderen Empfindlichkeit und Sensibilität dieser oberen linken Körperseiteseite, worauf später noch eingegangen wird.

Schließlich werden die Gelenke in vielfacher Weise behandelt. Es wird deren Spielraum ausgelotet und die topographischen Orte des größten Spielraums mit gewisser Schwäche *(kong)* Symptomatik werden durch flächige und haltende Behandlungstechniken aufgeladen.

Generell stellt die behandelnde Zuwendung der Schwäche *(kong)* Bereiche einen ersten direkten und für den Patienten zuträglichen Zugang zu seinen schwachen Energiefeldern dar. Die Schwäche *(kong)* Problematik lässt als normale Schwachphase oder Rückzugsphase bei Behandlung oft eine schnelle und direkte energetische Reaktion zu. Der Therapeut merkt, wie sich das entsprechende Energiefeld füllt.

Der nun zu erfolgende synergetische Mitschritt der Behandlung beachtet neben der Schwäche *(kong)* Symptomatik auch die Stärke *(man)* Bereiche. Nachdem hinsichtlich der Schwäche *(kong)* eine gewisse Auffüllung durchgeführt wurde, wendet sich die Aufmerksamkeit nun der dosierten Entleerung der Stärke *(man)* Felder und damit einem typischen energetischen Ausgleich zu.

In Anbetracht der Stärke *(man)* Bereiche ist immer eine aktuelle psychische Anspannung mit zu beachten. Insgesamt wirken der gesamte Thoraxbereich und das obere *hara*, also der Mittlere Erwärmer, als Stärke *(man)*. Diese thorakale Anfüllung wirkt zunächst imponierend und stabil, bei genauerer Diagnose ergibt sich in Richtung ME und TE jedoch ein davon abweichendes Bild: Die ME wirkt wie ein hohler Raum, leer und ohne natürlichen Widerstand. In dieser gewissen Schwäche *(kong)* taucht dann in der TE die knochige Thoraxgestalt auf; diese wirkt als solche „klein" und etwas bedürftig und ähnelt in etwa der Statur eines 16-jährigen jungen Mannes. In dieser Hinsicht erscheint die Stärke *(man)* nicht etwa fest und solide, sondern eher weich und beeindruckbar. Die Stärke *(man)* hat hier einen auffüllenden Status, um die dem Alter und Habitus entsprechende Gestalt und die energetische Form des Fleisches *(rou)* zu repräsentieren. Diese Gestalt wirkt aber dem Volumen nach nicht stabil und ist durch eine übersteigerte Anfüllung des Energiefeldes geprägt.

Diese Anfüllung äußert sich oberflächlich zwar als eine entsprechende *yang*-Energetik, typische *yang*-Anteile sind jedoch unterrepräsentiert oder fehlend. Dem *yang* fehlt hier die natürliche Festigkeit und Spannkraft und eine stimmige *yin*-Untermischung. Von daher ist die *yang*-Struktur eher instabil und der Puls etwas zu leicht, dünn und zu schnell unterdrückbar.

Entgegen einer ersten, auf Inaugenscheinnahme basierenden, Vermutung eines kräftigen Oberkörpers, ist dieser dem inneren Bilde nach eher „klein" und bedürftig. Hierzu passt auch die deutlich echoartige und wie von einem übergroßen Resonanzkörper ausgehende Stimme des Patienten. Eine im Sinne des IdosShiatsu verlaufende Behandlung würde an dieser Stelle als weitere Diagnose zu ergründen versuchen, wie diese „Kleinheit" zu verstehen ist und welche kompensatorischen, energetischen Vorgänge, etwa die der kindlichen Imitation, zur Gestalt der Stärke *(man)* des Thorax und der Stimme geführt haben.

In diesem Gestaltzusammenhang des Oberkörpers stehen auch die Empfindlichkeit des Eigenrhythmus des Patienten gegenüber äußeren Eindrücken und das Herzklopfen in bestimmten Lebenssituationen oder während der Bauchlage bei den Behandlungen.

Von diagnostischem Interesse ist auch die deutliche Schwäche *(kong)* der ME. Diese Zwischenschicht wird insbesondere durch die energetischen Scharnierleitbahnen hervorgehoben. An dieser Stelle fallen zunächst die *Shoushaoyang* (3E) Leitbahn und die *Zushaoyang* (Gb) Leitbahn ins Auge. Hierüber wird noch weiter unten die Rede sein.

In der Nähe des Thorax setzen sich die Stärke *(man)* Bereiche fort, insbesondere ziehen sie über den rechten Oberarm und im Anschluss daran in die Bereiche um *wangu* (Gb 12), *fengchi* (BG 20), *linqi* (Gb 15), *muchang* (Gb 16), *zhengying* (Gb 17) und *chengling* (Gb 18). Von den Indikationen dieser Punkte sind in entsprechender Reihenfolge und bezüglich dieses Falles folgende von Interesse: Regulation des *qi* des Windes *(feng)* und des Funktionskreises Leber *(gan)*, Wind *(feng)* Regulation und Klärung der Sicht, tränende und feuchte Augen, Fenster des Auges, „Hauptlager des Heeres" und Stärkung der struktiven Kräfte *(yin)*.

Die deutlich stagnierte *yang*-Energetik am rechten Oberarm lässt auch an die oben erwähnte Gelenkchondromatose im rechten Ellenbogen denken.

Allein diese summarische Aufzählung der ausgewählten Punktequalifikationen lässt Zusammenhänge mit diesem Fall erkennen. Durch genaueres Betrachten wird auch sichtbar, wie die Augen eine gewisse dezente und gespannte Vorwölbung aufweisen. Dazu kommen der fast stechende Blick und eine tiefliegende Nackenspannung besonders am Os occipitale und um den processus spinosi des ersten und zweiten Halswirbels. Diese Augenspannung steht in Assoziation mit dem geblähten oberen *hara* und den von der Leber *(gan)* verursachten auffahrenden bis aggressiven Energien.

Der Blick stellt eine Mischung aus großer Sehnsucht und der Verkörperung von Aussagen wie: „das ist doch nicht zu fassen" und „was ist das denn" dar. Tatsächlich werden vom Patienten während der Behandlungen immer wieder ähnliche, spontanen Äußerungen gemacht.

Gleichzeitig lässt sich ein Zusammenhang mit gewisser Trauer und Tränen vermuten. Spätere Behandlungen bestätigten diese Vermutung; dies ist aber nicht mehr Bestandteil der hier dargestellten Problematik.

Das obere *hara* reflektiert die Energetik des Mittleren Erwärmers und die hier vorliegende Stärke *(man)* Symptomatik lässt Rückschlüsse auf eine extensive Grundtendenz bei gleichzeitig stagnativen und kontraktiven Tendenzen dieses Bereichs zu. Tatsächlich verfügt der Patient über einen ausgeprägten Appetit, bei gleichzeitig regelmäßig auftretenden Darmfloraproblemen.

Diagnostisch ergänzend zählt hier der Befund einer ausgeprägten Stärke *(man)* am linken *xiaohai* (Dü 8). Diese Punktenergetik steht im Zusammenhang mit der Wandlungsphase ZHI YIN (Erde-Emblem), dient als Ausgleichsreservoir der Leber *(gan)* Energetik und senkt das *yang* herab. Sämtliche dieser Funktionen sind in diesem Fall auffällig. Vorläufig kann an solcher Stelle, unter Berücksichtigung aller anderen diagnostischen Befunde, eine Imbalance in der Wandlungsphase ZHI YIN (Erde-Emblem) als gesichert gelten und in erweiterter Bedeutung dieser Phase eine signifikante Thematik der Verwurzelung, Zugehörigkeit und Heimat vermutet werden.

Auch diese Vermutung bestätigte sich in späteren Behandlungen: Der Patient wurde häufig und für längere Zeit zu den Großeltern gegeben. Diese Aufenthalte empfand er als keine glückliche Zeit.

Beide Beine können zunächst in der Gesamtgestalt und hier insbesondere die Waden als Stärke *(man)* Energetik qualifiziert werden. Die vom Fleisch *(rou)* geprägte Gestalt trägt auch hier eindeutig die Merkmale der schon oben beschriebenen *yang*-Energetik. Es zeigt sich eine gewisse Fülle *(shi)*, Trägkeit und Instabilität. Gleichzeitig kündigt sich auch in den Beinen, wie auch im unteren *hara* eine deutliche Fülle *(shi)* Thematik an.

Im unteren Bereich fallen noch kräftige Stärke *(man)* Bereiche um die rechten Punkte *shugu* (Bl 65), *tonggu* (Bl 66) und *zhiyin* (Bl 67) auf. Angesichts ihrer allgemeinen Punkteenergetik sind zu diesem Fall einige Indikationen davon besonders hervorzuheben: Stärkung des *qi* der Mitte, Verspannung der Nackenmuskulatur, „Gefühl eines Knotens im Kniegelenk", Stärkung des Leber *(gan) qi*, Beklemmungsgefühl in der Brust und Leibesmitte, Verdauungsstörungen, Wandlungsphasenpunkt des Shao Yang (Metall-Emblem), Völlegefühl in Brust und Flanken sowie Schwellungen des Knies.

Diese Befunde an den distalen Körperbereichen reflektieren noch einmal in hervorragender Weise die vorgenannten Imbalancen sowie die Störung im rechten Knie.

Damit ist eine die Stärke *(man)* all dieser Körperbereiche behandelnde Tätigkeit angezeigt und somit auch letztlich ein Ausgleich zwischen den Schwäche *(kong)* und Stärke *(man)* Bereichen, von welchem in dem Behandlungsablauf unten die Rede sein wird.

Zum Abschluss der diagnostischen Zusammenfassung und Überschau soll nun auf die verschiedenen Leere *(xu)* und Fülle *(shi)* Profile eingegangen werden.

Folgende deutliche Leere *(xu)* Bereiche ergeben sich:

- der Bereich sämtlicher Gelenke
- entlang der *Shoushaoyin* (He) Leitbahn im linken Arm, unter besonderer Betonung des gesamten kleinen Fingers
- die OE der nach Masunaga quer verlaufenden beiden Äste der *Shoutaiyin* (Lu) Leitbahn am oberen Thorax

- die nach Masunaga rechte, hintere Diagnosezone der *Shoutaiyang* (Dü) Leitbahn
- die gesamte linke Gesäßhälfte
- die Leitbahn *Zutaiyin* (Mi) im rechten Unterbein mit dem Punkt *diji* (Mi 8) und am rechten Fuß die Punkte *yanglingquan* (Gb 34), *yangjiao* (Gb 35), *diwuhui* (Gb 42), *xiaxi* (Gb 43) und *jinmen* (Bl 63).

Die Gelenkinstabilitäten lassen sich insbesondere unter den Gesichtspunkten der Energie der von den Hauptleitbahnen *(jing)* abzweigenden Leitbahnzweige *(jingbie)* und den distalen Netzbahnen *(luomai)* betrachten. Diese Bahnen stehen in enger Verbindung mit den Gelenken und versorgen die gelenknahen Bereiche. Besonders hervorzuheben ist die Energetik der Netzbahn der Milz *(pi zhi daluo)*: Eine dortige Symptomatik der Stärke *(man)* bedeutet häufig eine Schwäche der Gelenke. Dieser Befund ordnet sich in die oben genannten Probleme der Wandlungsphase ZHI YIN ein. In Bezug hierzu steht auch die Schwäche *(kong)* der *Zutaiyin* (Mi) Leitbahn am rechten Unterbein. Der *xi*-Punkt (Mi 8) ist ein typischer Stagnations- und Beschleunigungspunkt des *qi*; hier lässt sich die Nährenergie *(yingqi)* und das Blut *(xue)* behandeln. Da hier eine Leere *(xu)* Problematik vorliegt, kann dies als eine zusätzliche Bestätigung der diagnostischen Erstfolgerungen dienen, dass die Wandlungsphase ZHI YIN (Erde-Emblem) deutliche Anpassungsprobleme aufweist und diese seit längerem bestehen müssen, da eine Leere *(xu)* in der Regel eine dauerhafte Situation repräsentiert. Dazu stellt sich die Beobachtung, dass der Patient eine auffällige und übermäßige Bewegung des Denkens *(si)* aufweist. Er denkt gerne und klar, versucht alle Themen zu benennen und hat sich auch beruflich eine entsprechende Aufgabe gesucht.

Die Schwäche der energetischen Präsenz des linken Armes und des kleinen Fingers steht im Zusammenhang mit den schon genannten persönlichen Charakteristika einer starken emotionalen Empfindlichkeit und Sensibiliät, einer gewissen tief liegenden Zaghaftigkeit und den regelmäßigen Herzsymptomen. In Bezug dazu steht auch die Schwäche der Queräste der *Shoutaiyang* (Lu) Leitbahn. Diese Schwäche und Sensibilität zeigt sich vorläufig daran, dass diese Leitbahnen an den Stellen, wo sie an die obere Ebene (OE) treten und so nach außen wirken und kommunizieren eine Rückläufigkeit aufweisen.

Kontralateral zur genannten linkseitigen Feuer *(huo)* Energetik (Feuer-Emblematik) besteht in der hinteren, rechtsseitigen Masunaga-Zone der *Shoutaiyang* (Dü) Leitbahn eine Schwäche. Dieser Schwäche entspricht gewiss eine tiefe Verspannung, aber zuvorderst bewirkt diese Leere *(xu)* eine Schwäche im Übergang vom Rücken zum Becken und daraus resultierende Instabilitäten der Körperhaltung.

Entsprechend hierzu steht die Schwächung an der OE und ME der linken Gesäßhälfte und einer zu vermutenden tiefen Anspannung dort in der TE. Dieser Schwächung entspricht eine Unterpräsentierung der Muskel- und Sehnenleitbahnen *(jingjin)* der *Zushaoyang* (Gb) und des *Zutaiyang* (Bl) Leitbahnen. Ziel einer Behandlung muss damit die Stärkung der Muskel- und Sehnenleitbahnen *(jingjin)* an diesen Stellen sein. Vorläufig kann hier festgehalten werden, dass eher eine tiefe Anspannung an diesen Orten für Halt sorgt, als eine entwickelte dynamische *yang*-Aktivität.

Des Weiteren sind von Interesse die Punkte:

- *yanglingquan* (Gb 34); an dieser Stelle hinsichtlich seiner Bedeutung als Versammlungspunkt für das *qi* der Sehnen und Muskeln
- *yangjiao* (Gb 35); als *xi*-Spaltpunkt des *qi*, Verbindungspunkt zur *yangweimai* Leitbahn und zur Behandlung einer Lähmungsneigung des Knies
- *diwuhui* (Gb 42) als Versammlungsort der Wandlungsphase ZHI YIN (Erde-Emblem) und der dazu gehörenden Leitbahnen
- *jiaxi* (Gb 43) als Energetik der Stützung des mittigen *qi*
- *jinmen* (Bl 63) als *jing*-Brunnenpunkt der Antiken Leitbahn und Entsprechungspunkt der Wandlungsphase SHAO YANG (Holz-Emblem), als Punkt der „Schellungen in Fuß und Knie", des „Völlegefühls in Brust und Flanken" und der „Schwäche in den Füßen und Beinen"

Auch diese energetischen Qualifikationen lassen den unmittelbaren, konkreten Bezug zu diesem Fall in Erscheinung treten.

Entsprechend und synergetisch seien schließlich noch systematisch die aus der Behandlungsdiagnose sich ergegebenden Fülle *(shi)* Bereiche näher betrachtet: In Kopfnähe fiel insbesondere die nach Masunaga ringartig um den Hals verlaufende *Zuyangming* (Ma) Leitbahn mitsamt ihres Punktes *quepen* (Ma 12) als prominenter Fülle *(shi)* Bereich auf. Die Leitbahn kommuniziert dort stark mit dem Punkt *dazhui* (Du 14), der ein Treff- und Verbindungspunkt *(jiaohuixue)* mit allen *yang*-Energien darstellt. Im Verein mit der Wirkung des Punktes *Quepen* (Ma 12), der Wirkunk auf Verspannungen in Brust, Nacken, Schulter und in der Leibersmitte hat, kann gesagt werden, dass der Patient auf diesem Wege viel *qi* des *yang* bindet und einsetzt, um die entsprechenden Funktionen zu stützen.

Ferner muss beachtet werden, dass die Energetik dieses Körperbereiches viel mit der Stimme und der körperlichen Passagestelle von psychisch getragenen Energien von unten nach oben, von innen nach außen und umgekehrt zu tun hat. Insbesondere wird durch die Stimme eine Grenzscheide von bewussten und unbewussten sowie von geäußerten und zurückgehaltenen Emotionen und Gedanken markiert.

Die Fülle *(shi)* am Os occipitale und in der TE der Sensomotorischen Rinde reflektiert ebenso eine große Anstrengung des *yang*. Die Spannung am Hinterkopf steht hier in Verbindung mit der körperlichen und muskulären Bewegung und Koordination. Diese Hinterkopfspannung ist tastbar als eine harte, tendenziell eher eingezogene Festigkeit, ebenso wie dies an der sensomotorischen Rinde der Fall ist.

Der eingezogene, in die TE verlaufende Status des *qi* zeigt an, dass das *qi* von dort stark in andere Richtungen und Bereiche abgezogen und von diesen Stellen adsorbiert wird.

So ist der gesamte Oberkörper durch kräftige Fülle *(shi)* Synergien geprägt: Die rechtsseitige, thorakale *Zushaoyin* (Ni) Leitbahn, die am Thorax verlaufende *Renmai* (Ren) Leitbahn samt des Punktes *danzhong* (Ren 17) und die linke thorakale *Zuyangming* (Ma) Leitbahn sind in Fülle *(shi)*.

Dazu entsprechend besteht entlang der Halswirbelkörper (HWK) in der tiefen Ebene (TE) und entlang der Brustwirbelkörper (BWK) eins bis sieben eine Fülle *(shi)* in der *Zutaiyang* (Bl) Leitbahn, eine Fülle *(shi)* der Schulterblätterränder in Form der *Zushaoyang* (Gb) Leitbahn und eine sehr gespannte Fülle *(shi)* der *Shoutaiyang* (Dü) Leitbahn am gesamten Rücken.

Somit wirkt der gesamte Oberkörper wie aufgespannt zwischen den vorder- und rückseitigen konkaven und konvexen Spannungen. Dies entspricht der gewissen latenten Duckhaltung des Patienten.

Die Fülle *(shi)* dieser Leitbahnen lässt sich weiter ausdifferenzieren: Es wirkt in den Leitbahnen der Reihe nach als prall-angespannt, also in aktuell-potenzieller Natur, als zäh-fest, also in chronisch-statischer Natur, und als überaus hart-fest, also in akut-posturaler Natur.

Somit wirken das *Taiyang* und *Shaoyang* als die energetische Präsenz in ihren Leitbahnen (Bl, Dü, Gb, 3E) sowohl aktuell als auch chronisch angestrengt und verspannt.

Diese Anstrengungen werden noch übertroffen durch extreme Fülle *(shi)* Aufladungen entlang der Lendenwirbelsäule (LWS) in der *Zushaoyin* (Ni) Leitbahn und der darüber gelegenen Masunaga-Diagnosezone der *Zutaiyang* (Mi) Leitbahn. Unter anderem reflektieren diese Anstrengungen die enorm aufgewandte Kraft einer aufrechten Haltung aus dem Bereich des Promontoriums. Hieran sind in übertragender Weise auch ein starker Wille und eine konzentriert gelenkte Richtung der Kräfte abzulesen.

Diese enorme Spannung zeigt sich auch in der vorderen Masunaga-Diagnosezone der *Shoushaoyin* (He) Leitbahn, die hier in Fülle *(shi)* ist. Damit wird eine Anspannung im Einflussbereich des Solarplexus reflektiert und damit ein aktuelles und unmittelbares Wohl- oder Unwohlsein sowie die schon oben besprochene emotionale Sensibilität signalisiert.

Die Körperaußenseiten und -innenübergänge wirken dominant in Fülle *(shi)*: Im rechten Arm ist die *Shoushaoyin* (He) Leitbahn eingezogen-zäh in Fülle *(shi)* und die *Shouyangming* (Di) Leitbahn voll und hart-fest in Fülle *(shi)*. Besonders auf der rechten Oberkörperseite sind die *Shoushaoyang* (3E) und die *Zushaoyang* (Gb) Leitbahnen prall in Fülle *(shi)*. Die gesamte rechte Oberkörperseite wird somit von einer *yang*-Aktivität geführt, die am Thorax in ihrer prallen Form wie eine geschützte Aufladung, entlang des Armes wie dauerhaft überanstrengt wirkt, ohne entsprechende innere Auflockerungen.

Das Bild wird dergleichen am Unterkörper weiter geführt: im rechten Bein ist die *Zushaoyang* (Gb) Leitbahn am Oberschenkel und im Unterschenkel in der tiefen Ebene (TE) hart und in Fülle *(shi)*, hier besonders entlang der Verbindung zwischen *ying*-Quellpunkt *(yingxue)* und dem Anknüpfungspunkt *(luoxue)*. Im rechten Bein ist nach distal hin zunehmend die *Shouyangming* (Di) Leitbahn nach Masunaga extrem in Fülle *(shi)*. Rechts sind die Stellen um *fuxi* (Bl 38) und *weiyang* (Bl 39) hart-fest in Fülle *(shi)*. Im rechten Bein ist die *Zujueyin* (Le) Leitbahn zäh-strangartig und ab der Tibia prall-hart in Fülle *(shi)*, der Fußrücken und die Zehengrundgelenke sind prall-hart in Fülle *(shi)*. Dazu ist auch am rechten Unterbein, ab der Mitte nach distal zu, die *Zutaiyang* (Bl) Leitbahn hart und in Fülle *(shi)*. Dieses energetische Gesamtbild ergibt den Eindruck, dass die Energetik des rechten Beins von einem sehr kräftigen und eher festhaltenden *yang-qi* geprägt ist. Das Festhalten verstärkt sich insbesondere um die Gelenke herum in einem posturalen Sinne und im Sinne einer posturalen Spannung nach unten hin, dem Boden zu. Die typisch ausgleichende Dynamik der Wandlungsphase ZHI YIN (Erde-Emblem) wird deutlich sichtbar an der unterschiedlichen Profilierung von Leere *(xu)*/Schwäche *(kong)* und Fülle *(shi)*/Stärke *(man)* entlang der rechten, wie auch linken, *Zuyangming* (Ma) Leitbahn.

Von den Punkten *fuxi* (Bl 38) und *weiyang* (Bl 39) interessieren in diesem Zusammenhang der Reihe nach folgende Indikationen:

- Auflösen von Beinparesen und von Blockaden im unteren *hara* und damit im Unteren Erwärmer

- Kanalisation der Energetik der Wandlungsphase TAI YIN (Wasser-Emblem) und der *Zutaiyang* (Bl) Leitbahn.

Der letzte Punkt ist damit auch für die hier vorliegende Knieproblematik von besonderem Interesse, da von hier aus die verzweigten Leitbahnnetze von den Hauptleitbahnen ausgehen, ein direkter Bezug zur *Zushaoyang* (Ni) Leitbahn besteht und sich Probleme der Kniekehle häufig mit Störungen in der Wandlungsphase TAI YIN (Wasser-Emblem) samt den dazu gehörigen Leitbahnen manifestieren.

Linkseitig ist die *Zushaoyang* (Gb) Leitbahn am Bein durchgängig kräftig und hart in Fülle *(shi)*. Die *Zujueyin* (Le) Leitbahn ist am linken Oberschenkel eingezogen, zäh-fest, und an der Tibia hart in Fülle *(shi)*.

Also beide Leitbahnen der Wandlungsphase SHAO YANG (Holz-Emblem) sind an beiden Beinen spiegelbildlich in unterschiedlicher Profilierung zueinander ausgeprägt.

Beide Fußrücken sind fest und besonders an den Zehengrundgelenken hart und eingezogen in Fülle *(shi)*. Dazu sind auch beide Leistenregionen, als typische Profilierungen der Energetik der Wandlungsphase ZHI YIN (Erde-Emblem) in Fülle *(shi)*.

Die ringartig das untere Becken nach distal hin begleitende Fülle *(shi)* Kondition an Leisten und Gesäß steht in einem korrespondierenden Zusammenhang mit dem gespannten Halsring. Beide Bereiche sind Übergänge des Torsos von oben nach unten und umgekehrt.

Die Spannungen des unteren *hara* stehen in Verbindung zu den regelmäßigen Darmproblemen und im Weiteren auch in Verbindung mit dem geschlechtlichen Bereich. Wie sich erst in späteren Behandlungen herausstellte, musste der Patient als kleines Kind eine Operation an den Geschlechtsorganen erleben. Dieser notwendige Eingriff hatte samt der Begleitumstände, wie z. B. einer unzureichenden Besprechung der Thematik, einen ungünstigen Einfluss auf das Körpererleben des Patienten. Dieser sehr wichtige Aspekt steht zwar in keinem quasi kausalen Verhältnis zu der Knieproblematik, bildet jedoch einen wesentlichen Problemraum des Körpers ab, an dem dann ungünstige Einflüsse besonders stark wirken können.

Auffällig und über den gesamten Körper verteilt wirkt die Fülle *(shi)* der Muskeln und Sehnen. *(jinjing)* und der SHAO YANG-Energetik. Die Muskeln wirken überall recht kräftig und voluminös. Sie sind im großen und ganzen von einem erhöhten Tonus, Rigiditäten oder von einer gewissen Trägheit und Schwere gekennzeichnet.

Die korrespondierenden Profilierungen der Leere *(xu)* Felder und Fülle *(shi)* Felder zeigen sehr deutlich, wie die Energetik immer versucht, in einem Gesamtsinn ausgleichend regulierend zu wirken und wie diese Verteilungen sich in diesem besonderen Fall installiert haben.

Sämtliche vorgenannten diagnostischen Befunde werden während der Behandlung erhoben, soweit wie möglich schon in den Ablauf der Behandlung mit eingeführt und zu Zielvorgaben in den weiteren Behandlungen verwendet.

Diese Befunde führen zu gezielten Fragen. Der Reihe nach wurden Symptomatiken und Erlebnisse des Patienten entlang dessen problematischen Energiefeldern abgefragt. Daraus ergaben sich in Kürze folgende weitere Befunde: Eine linksseitige Lungenentzündung mit 6 Jahren, eine heftige Blasen- und Nierenentzündung mit acht Jahren, eine Hodenoperation im Alter von neun Jahren und im weiteren Alter immer wieder Bronchitiden und Blasenentzündungen.

Das Abfragen und Schildern der Probleme führte auch zu Stimmungsberichten aus jener Zeit: Signifikant war dabei wohl die Versorgung durch die Großeltern. Erst mit elf Jahren kam er zu seinen Eltern zurück, also sozusagen nach Hause. Auch eine von ihm immer wieder mal registrierte Höhenangst war noch von besonderer Bedeutung. Diese trat immer wieder unvermutet auf und das Leben des Patienten bestand auch in einem geschickten Vermeiden solcher Situationen. Dieses Vermeiden gelang so gut, dass die Angst im Erleben des Patienten in den Hintergrund trat.

Es kann jedoch kein Zweifel darüber bestehen, dass eine solchermaßen unbearbeitete und somit unverarbeitete Angst in Form von unbewusstem und situativem Erleben wie ein Urbild, welches in analogen Konstellationen blitzesgleich auftaucht, das Leben des Patienten begleitet hat. Es ist in diesem Zusammenhang auch keine Übertreibung zu sagen, dass jene eher unbewusst mitgeführte Höhenangst gleichsam als diskretes Urbild mit zu der körperlichen Unsicherheit und damit auch zu dem Skiunfall beigetragen hat. Natürlich gehören Unfälle zum Leben dazu und lassen sich gewiss nicht immer vereiteln, dennoch lohnt es sich Ausschau nach Dispositionen zu halten, durch die Unfälle wahrscheinlicher werden. In diesem Fall ist die Beteiligung einer zeitweilig und regelmäßig auftauchenden Unsicherheit der Körperbalance als Mitursache des Knieunfalls gewiss nicht von der Hand zu weisen.

Ein Einfließen, genaues Besprechen und energetisch konkretes Zuordnen solcher Thematiken in die Behandlungen lässt das Behandlungsgeschehen zum IdosShiatsu werden.

III.1.2.7 Konkreter Behandlungsverlauf

Nun soll die konkrete Behandlung weiter beschrieben werden.

Die genaue Behandlung enthält all diejenigen Techniken, die in den anderen Kapiteln vorgestellt werden und welche aufgrund der verschiedenen Diagnosen angezeigt sind.

Diese Techniken sollen hier in der weiteren Behandlungsbeschreibung nicht erläutert, sondern als mitlaufende Behandlungsschritte dazugedacht werden. An dieser Stelle sollen spezielle Behandlungsschritte thematisiert werden.

Den Ausgangspunkt der Behandlung bildet, wie oben schon erwähnt, die linke Seitenlage. Parallel zu der Erhebung der diagnostischen Befunde, besteht der andere wesentliche Teil der Behandlung in der simultanen Umsetzung dieser Befunde in konkret angewandte Behandlungschritte.

Dazu wird der Schultergürtel mit klarem Halt und dennoch sanft, entlang seiner maximalen inneren Grenzen, mehrfach in Vor- und Rückwärtsbewegungen rotiert (➢ Abb. III-22). Dann mulsiert die Mutterhand I (M I) die Punkte *dazhu* (Bl 11) flächig und spiralförmig im und gegen den Uhrzeigersinn, bis dort der typische Normalpuls (NP) erscheint, während die M II sowohl in haltender, als auch erkundender Weise die verschiedenen Stärke *(man)* Bereiche des rechten Oberkörpers, wie die OE und ME des Halses, den gesamte Thoraxraum, den Kopf und rechten Oberarm, recht zügig mit den entsprechenden Techniken behandelt. Die M II erwirkt auch den entsprechenden Normalpuls und beide Hände kommunizieren in pulsatorischer Hinsicht miteinander. In diesem Sinne werden aktuelle Ausgleichsbewegungen des *qi* bewirkt.

Weiter versucht die M II in dem Gesamtraum des Körpers, an dem sie arbeitet, die Verbindungen der Leitbahnen und Leitbahnpunkte als deren Flusseinheit der *qi*-Bewegungen zu erfassen und zu erzeugen. Da der Punkt *dazhu* (Bl 11) eine Verbindung sowohl zur entsprechenden Leitbahn sowie zu allen *yang*-Leitbahnen hat, kann die M II gezielt diese Leitbahnen am gesamten

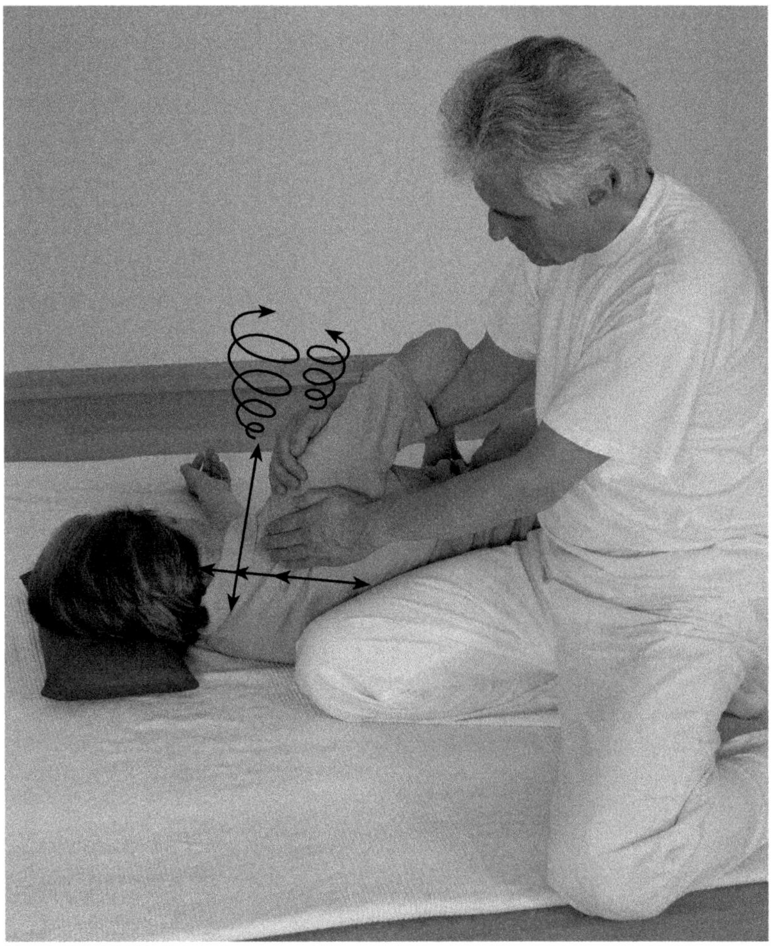

Abb. III-22 Behandlung der Schulter

rechten Oberkörper behandeln (➤ Abb. III-23, ➤ Abb. III-24 und ➤ Abb. III-25).

Ausgleichend wirkt auch der flächige Halt der M I am Hals in der OE und ME, bei gleichzeitig wechselndem Halt der M II an sämtlichen Stärke *(man)* Feldern des rechten Oberkörpers.

Die Arbeiten am rechten Oberkörper sollten recht zügig, jedoch mit dem notwendigen stützenden Halt gegeben werden, um Ruhe und Aufbau des *qi* erwirken zu können und den Fluss zwischen den Schwäche *(kong)* und Stärke *(man)* Feldern anzuregen. Sodann sollten das rechte Gesäß und Bein an den entsprechenden Stellen behandelt werden.

Dazu wird als erstes die Oberschenkelbehandlung an der *Zuyangming* (Ma) Leitbahn durchgeführt. Die M I hält den Bereich der Leiste und die Punkte *qichong* (Ma 30), *biguan* (Ma 31) und die M II fährt sanft zunächt im Uhrzeigersinn bis in die TE, sodann sehr langsam gegen den Uhrzeigersinn von der TE zur OE phasenweise den gesamten Oberschenkel die Leitbahn entlang. Beide Hände achten auf den Normalpuls.

Die M I sucht im Leistenbereich durch Querfriktionen und durch Austreichen dieses Bereichs entgegen dem Leitbahnfluss dort einen Normalpuls und Normaltonus des Gewebes hervorzurufen.

Dazu werden beide Punkte entsprechend ihres energetischen Zustands sediert und so auch energetisiert. Gleichzeitig zu diesen Manipulationen führt die M II ihre zuvor beschriebenen Techniken durch (➤ Abb. III-26).

Im Anschluss wird durch die M I die Kniekehle flächig gehalten. Die M II führt am Bereich der Stärke *(man)* der Waden diverse *kenbiki*-Techniken der flächigen Querfriktionen, des Ein- und Auswärtsspinnens des *qi*, der Spiralenbewegungen im und gegen den Uhrzeigersinn von der OE zur TE und umgekehrt und haltende, nach oben, an die OE saugende Techniken aus (siehe ➤ Kapitel II.2.5).

Während dieser Techniken der M II wechselt die M I (weiterhin in haltender Funktion) zum Bereich des Fußgelenks und der *Zutaiyang* (Bl) Leitbahn am Fuß.

Zum Abschluss werden am gesamten Fuß, insbesondere am Fußrücken und im Bereich der Zehengrundgelenke sanfte *kenbiki*-Verreibungstechniken angewandt sowie die einzelnen Zehengelenke mobilisiert.

Den Abschluss dieser linken Seitenlagenbehandlung bildet die Energetisierung des *yangweimai* („Haltenetz des *yang*") und des *yangqiaomai* („Emporziehende *yang*-Leitbahn"); hierdurch wird der *yang*-Fluss nach oben angeregt.

Dazu wird die M I um das Gebiet von *jinmen* (Bl 63) gelegt. Dieses ist der Ausgangspunkt der Leitbahn. Der Punkt unterstützt die Wirkung des *qi* des Funktionskreises Leber *(gan)*, wirkt gegen Schmerz im Kniegelenk und ist ein *xi*-Spaltpunkt der *Zutaiyang* (Bl) Leitbahn.

Während der Behandlung wird dieser Punkt systematisch mit behandelt.

Die M II behandelt die gesamte Leitbahn unter Berücksichtigung ihrer konkreten Profile und ihrer Funktionen (siehe ➤ Kapitel I.1.2). Denn durch die Einwirkung auf die gesamte Körperseite und die allgemeine Einwirkung auf das *yang-qi* und auf die Abwehrenergie *(weiqi)* eignet sich diese Leitbahn besonders für diesen Fall.

Die M II kann entlang der Leitbahn an all den beschriebenen und diagnostizierten Bereichen dieses Falles speziell arbeiten, die Kommunikation mit der M I herstellen und so den Normalpuls beeinflussen.

Zum Abschluss prüfen M I und M II den Gesamtfluss dieser Leitbahn, indem die M II den Anknüpfungspunkt *(luoxue)* der *Shoushaoyang* (3E) Leitbahn, *waiguan* (3E 5), hält und damit beide Hände an beiden Punkten den Normalpuls erwirken.

Der Punkt *waiguan* beseitigt *qi*-Blockaden in den Haupt- und Netzleitbahnen (*jingmai* und *luomai*).

Eine ähnliche Arbeitshaltung und Behandlungstechnik wird an der *Yangqiaomai* Leitbahn durchgeführt. Die M I liegt hier an dessen Ausgangspunkt *shenmai* (Bl 62) und nach erfolgter Behandlung der Leitbahn liegt die M II an deren Endpunkt *fengchi* (Gb 20) oder auch an dem Endbereich der *Zushaoyang* (Gb) Leitbahn nach Masunaga im Mittelfinger.

Der Punkt *fengchi* (Gb 20) wirkt in diesem Fall zur Lösung der Schulterverspannung und zur Zerstreuung von Wind *(feng)*, *shenmai* (Bl 62) unterstützt das *qi* des Funktionskreises Leber *(gan)*, das Kniegelenk und entkrampft Muskeln und Sehnen. Die Leitbahn selbst reguliert die aktiven *yang*-Energien und beseitigt Muskelverkrampfungen.

Wegen der Verbindung dieser Leitbahn mit der *Zuyangming* (Ma) Leitbahn kann hier gleichzeitig auch die Schwäche *(kong)* am rechten Oberschenkel und später am linken Unterschenkel mit behandelt werden (➤ Abb. III-27).

Die Behandlung wird nun in der Bauchlage weiter geführt.

Hier können verschiedenste Techniken angewandt werden. Hervorzuheben wären neben diversen *kenbiki*-Techniken auch die Behandlung der *Shoushaoyin* (He) Leitbahn nach Masunaga im Bein unter Berücksichtigung der Arbeit der M I am Rücken und der M II an der Leitbahn in den Beinen und an den beiden Punkten *taiyinguan* (Extra-Punkt) (siehe hierzu die entsprechende Technik in der nachfolgenden zweiten Fallgeschichte).

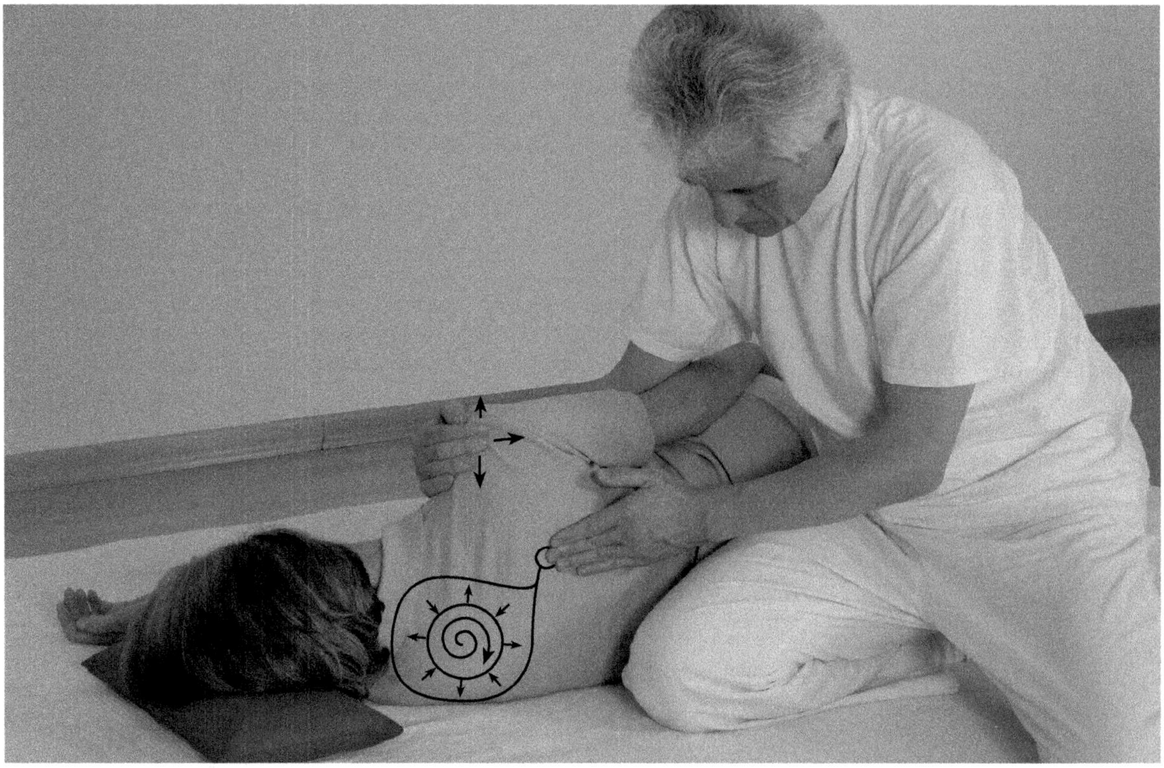

Abb. III-23 Behandlung der *yang*-Leitbahnen im Arm und allgemein die des Oberkörpers sowie von *dazhu* (Bl 11)

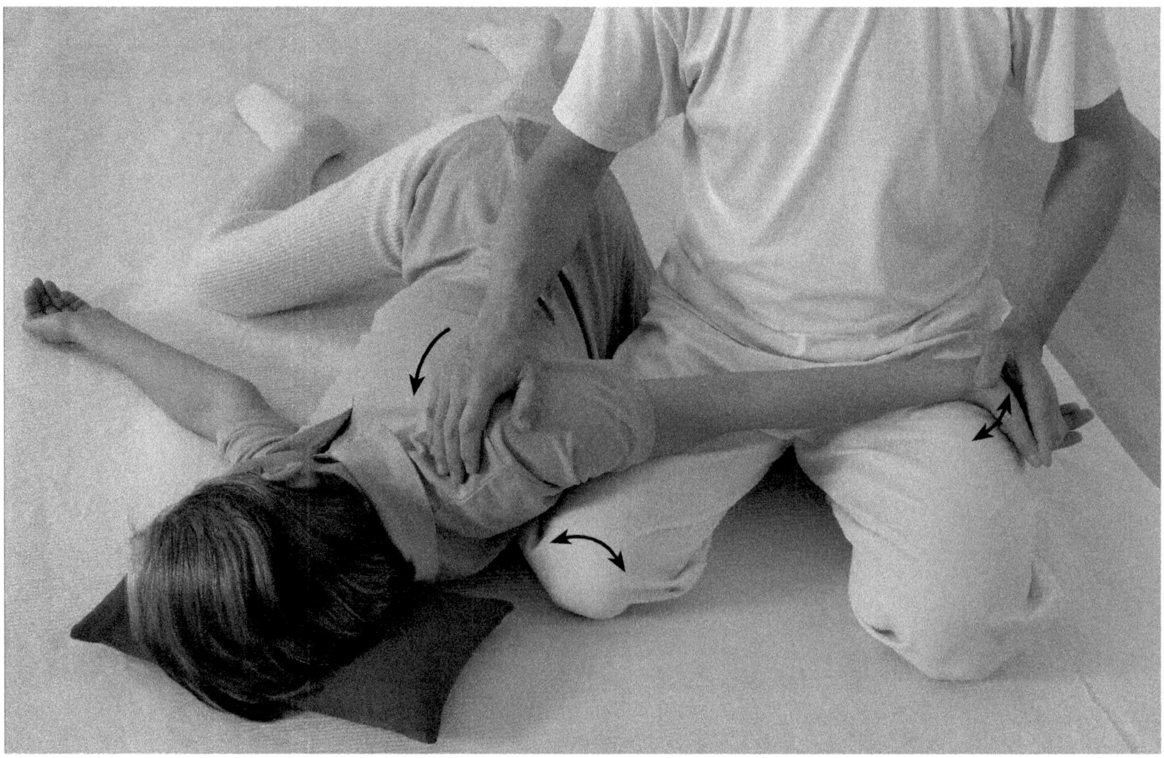

Abb. III-24 Behandlung der *Shoutaiyin* (Lu) Leitbahn

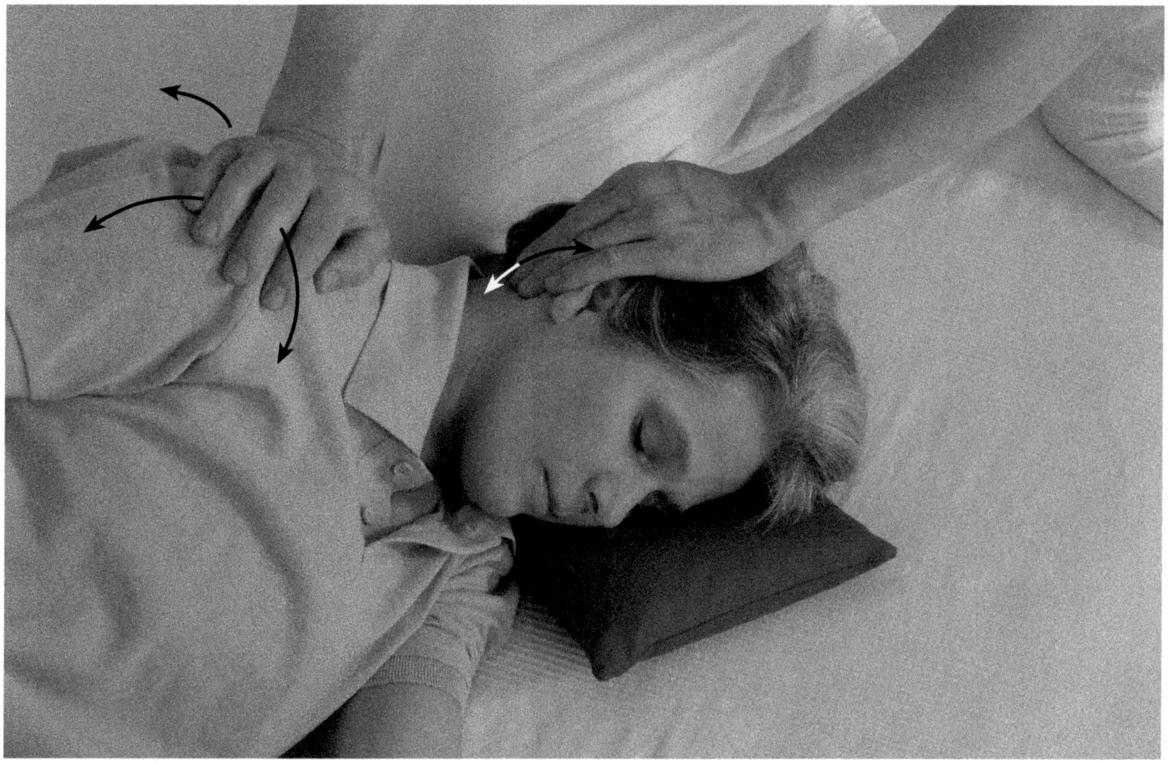

Abb. III-25 Behandlung der Punkte der *Zushaoyang* (Gb) Leitbahn (nach Masunaga) an Hals und Kopf

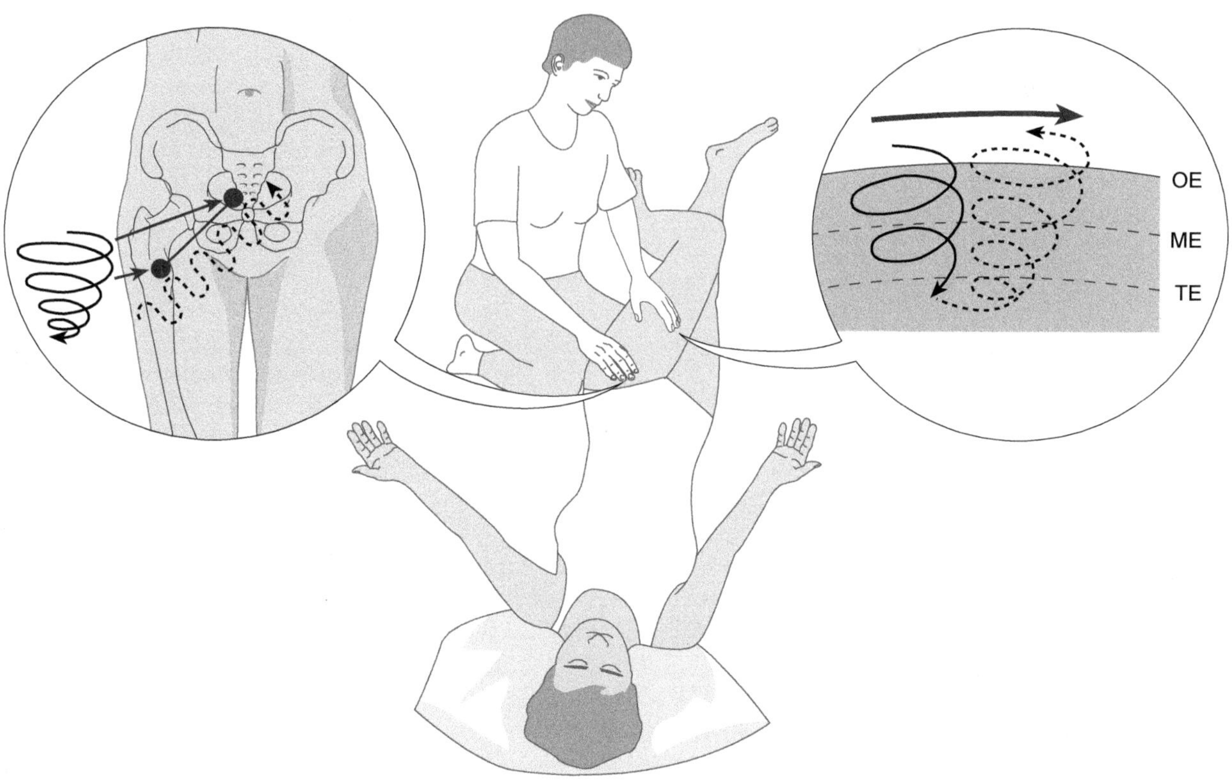

Abb. III-26 Behandlungsmöglichkeit der *Zuyangming* (Ma) Leitbahn

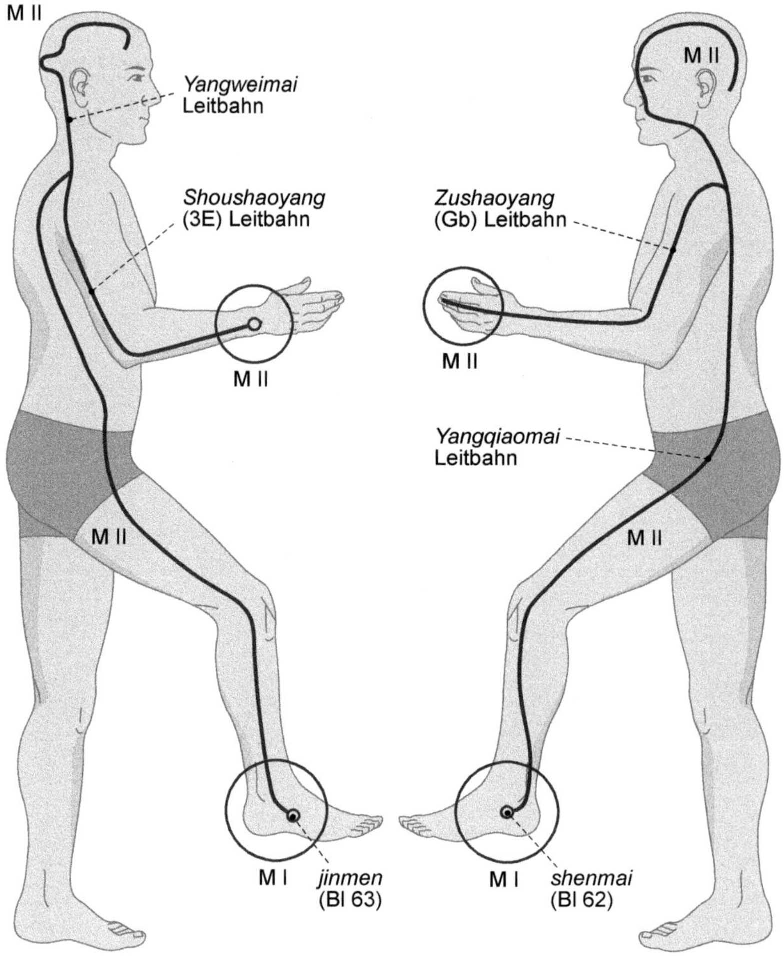

Abb. III-27 Über die Verbindung der *Yangqiaomai* Leitbahn mit der *Zuyangming* (Ma) Leitbahn kann auch das Bein mit behandelt werden.

Eine weitere spezielle Technik soll nun anlässlich dieses Falles ausgeführt werden. Sie kann als Arbeit des „Gleiches mit Gleichem verbinden" bezeichnet werden (➤ Abb. III-28).

Angesichts dieses Falles kann der rückwärtige Körper als eine entsprechende Unterteilung des Gesamten betrachtet werden. Werden so vornehmlich die OE und die ME betrachtet, ergibt sich das folgende Bild: Occiput und Fersen sind fest-hart; Nacken und Achillessehnengebiet sind weich-leer; oberer Rücken und Waden gebläht-schwach; unterer Rücken und Oberschenkel prallfest und mittig ist das Gesäß links schwach und rechts fester.

Zur Behandlung halten nun M I und M II je in einem der sich gleichenden Gebiete am Oberkörper und am Unterkörper einzelne Bereich darin fest, geben diesen Halt, oder durchwirken einzelne Bereiche synchron. Gleichzeitig wird der Normalpuls gefühlt. Die Abfolge der zu haltenden Bereiche ergibt sich aus der aktuellen diagnostischen Information und der Frage, wie die jeweiligen Bereiche in energetischer Hinsicht reagieren. Was muss also getan werden, um den Normalpuls zu erreichen? Manchmal müssen verschiedene Methoden versucht und deren Ergebniss analysiert werden, um den entsprechend wirkungsvollsten Weg zu erfassen und anzuwenden.

Nach dieser Behandlungstechnik werden unterschiedliche Bereiche mit ähnlichen Techniken behandelt.

Bei der Behandlung in Bauchlage können in diesem Fall auch hervorragend die aus den Kniekehlen entspringenden Leitbahnzweige *(jingbie)* (siehe ➤ Kapitel II.1.1), der *Zushaoyin* (Ni) und der *Zutaiyang* (Bl) Leitbahn energetisiert werden, da sich Imbalancen in der zu diesen Leitbahnen gehörenden Wandlungsphase TAI YIN (Wasser-Emblem) vorzugsweise in den Kniekehlen energetisch reflektieren.

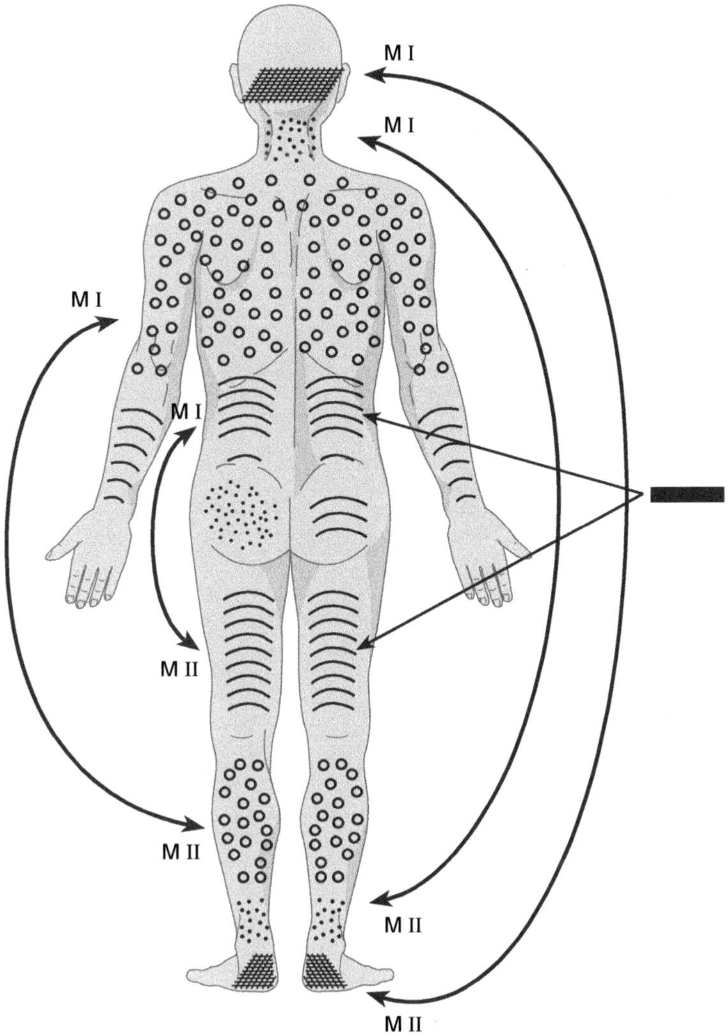

Abb. III-28 Technik des „Gleiches mit Gleichem verbinden"

Den Abschluss der Bauchlage kann die Behandlung der Idos-Leitbahn *(shentaiweiyinyangjing)* an der Körperrückseite bilden. Die entsprechenden Behandlungstechniken dazu, ergeben sich aus dem ➢ Kapitel II.2.5.

Bei der anschließenden Behandlung in rechter Seitenlage können ähnliche Techniken wie an der rechten Seite in linker Seitenlage angewandt werden. Insbesondere sollten dabei die *Zuyangming* (Ma) Leitbahn durch dessen Ausgleich von Ober- und Unterschenkel und die *Zushaoyang* (Gb) Leitbahn im linken Bein durch Sedierung behandelt werden. Da auf dieser Seite der linke Schädel ganz allgemein auch recht fest war, empfiehlt es sich, dessen Sedierung in die Behandlung der vorgenannten Leitbahnen mit einzubeziehen. Besonders effizient ist es dabei in diesem Fall, die Behandlung des linken Schädels durch die M I mit der Behandlung des linken Gesäßes mit der M II zu synchronisieren.

In dieser Seitenlage können natürlich auch alle anderen diagnostizierten Befunde und deren Bereiche behandelt werden.

Den Abschluss der gesamten Behandlung bildet die Rückenlage.

Zunächst wird das *hara* diagnostiziert und behandelt. Die verschiedenen Behandlungsmöglichkeiten dazu können dem ➢ Kapitel II.2.5 entnommen werden.

An dieser Stelle interessieren anlässlich dieses Falles folgende Techniken:

- ausgleichendes Arbeiten zwischen dem oberen und unteren *hara* (➢ Abb. III-29)
- ausgleichendes Arbeiten zwischen den Gesäßhälften und dem oberen und unteren *hara* (➢ Abb. III-30)
- ausgleichendes Arbeiten zwischen der rückwärtigen Masunaga-Diagnosezone der *Shoutaiyang* (Dü) Leitbahn und der vorderen Zone der *Shoushaoyin* (He)

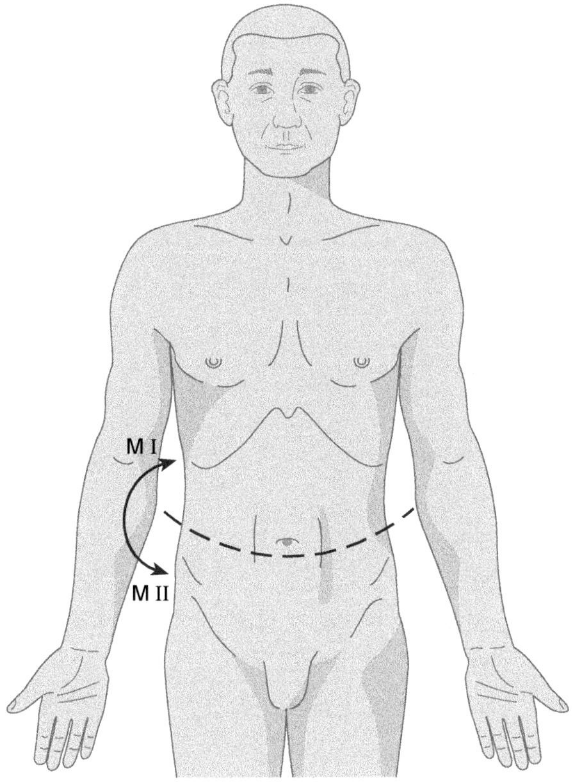

Abb. III-29 Ausgleichendes Arbeiten zwischen dem oberen und unteren *hara*

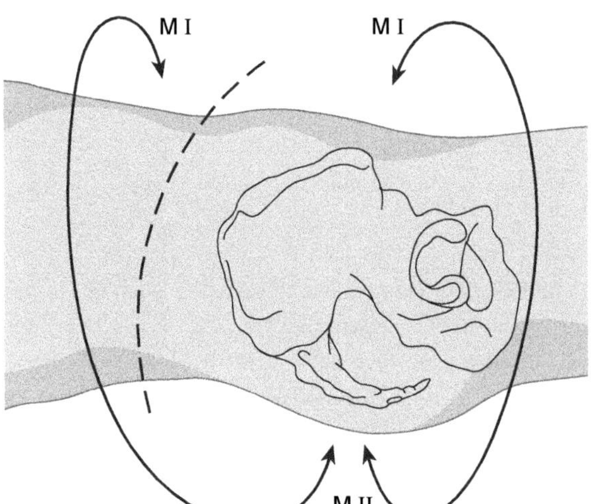

Abb. III-30 Ausgleichendes Arbeiten zwischen den Gesäßhälften und dem oberen und unteren *hara*

Leitbahn, dem unteren *hara* sowie den beiden Kniekehlen samt deren Punkte (➤ Abb. III-31)

Schließlich wird der linke Arm in die Dehn- und Behandlungsposition gelegt. Die M II tonisiert in stetigen, langsamen Schritten dort die *Shoushaoyin* (He) Leitbahn, während die M I die vordere Diagnosezone dieser Bahn nach Masunaga behandelt.

Am rechten Unterarm werden die *yang*-Bahnen, die eher fester Natur sind, sediert und die *yin*-Bahnen, die sich als *Shoushaoyin* (He) Leitbahn und *Shoutaiyin* (Lu) Leitbahn in Schwäche *(kong)* befinden, tonisiert.

Nun wird in beiden Beinen die *Zutaiyin* (Mi) Leitbahn behandelt und hier insbesondere die Leere *(xu)* der Bahn und der Punkte im rechten Unterschenkel. Diese Behandlung kann auch entlang der Leitbahn in den Oberkörper fortgesetzt werden.

Bei Behandlung dieser Leitbahn und auch der nachfolgenden Leitbahn können die Behandlungen der jeweiligen Kniepunkte und knienahen Punkte mit einfließen, wie z. B. *yinlingquan* (Mi 9), *xiguan* (Le 7) und *ququan* (Le 8).

Ein Gleiches geschieht mit der Behandlung der *Zujueyin* (Le) Leitbahn. Diese wird entsprechend ihrer spiegelbildlichen Asymmetrie von oben/unten und innen/außen hinsichtlich der Schwäche *(kong)*/Leere *(xu)* und Stärke *(man)*/Fülle *(shi)* Profilierungen behandelt (➤ Abb. III-32).

Anschließend wird auch hier das *qi* der Leitbahn bis in den Oberkörper, besonders auch in die Arme und in den Kopf, mit behandelt.

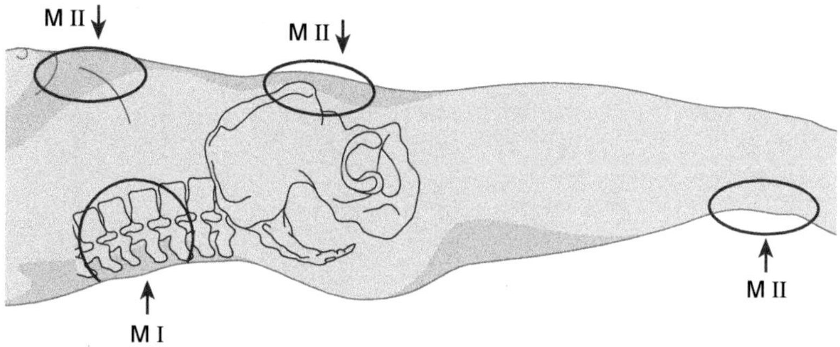

Abb. III-31 Ausgleichendes Arbeiten zwischen der rückwärtigen Masunaga-Diagnosezone der *Shoutaiyang* (Dü) Leitbahn und der vorderen Zone der *Shoushaoyin* (He) Leitbahn, dem unteren *hara* sowie den beiden Kniekehlen

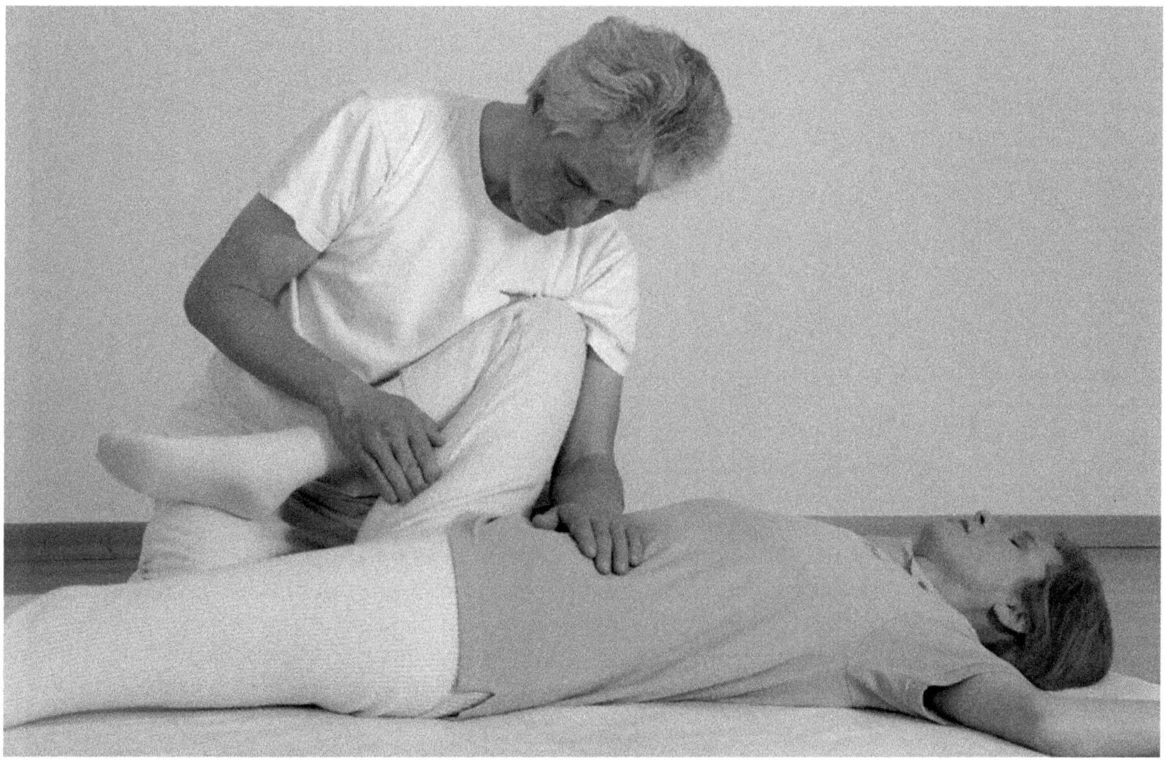

Abb. III-32a Behandlung der *Zujueyin* (Le) Leitbahn am angewinkeltem Bein

An dieser Stelle kann auch übergangslos der *Yinqiaomai* („Emporsteigende *yin*-Leitbahn") mit behandelt werden. Die diese Leitbahn betreffenden Indikationen sind auf diesen Fall bezogen eine ausgeglichenere Verteilung des *yin-qi* und ein Einwirken auf den urogenitalen Bereich. Damit bietet sich hier eine tiefe Behandlungsmöglichkeit am unteren *hara* und am Unterer Erwärmer und somit ein Behandeln der damit verbundenen Probleme des Patienten. Bei späteren Behandlungen eröffnete sich auch noch eine spezifische Problematik der Potenz, die durch die frühkindlichen Eingriffe verursacht wurde. Die M I liegt am Ausgangspunkt der Bahn, *rangu* (Ni 2) und die M II behandelt die Bahn nach den besprochenen Grundtechniken. Der Punkt *rangu* wirkt auch speziell auf das Knie (➤ Abb. III-33a).

Ein Rotieren aller Gelenke, mit absoluter Vorsicht an den Kniegelenken, und ein allgemeines *kenbiki* an allen Muskeln führt zum Abschluss der Behandlung.

Zuletzt wird der Hinterkopf lange, in Mittellage ausgependelt, gehalten (➤ Abb. III-33b).

Sämtliche vorgenannten Diagnosen und Behandlungen können während einer Behandlung vorgenommen werden. Neben der entsprechenden Erfahrung und der Beherrschung des diagnostischen Wissens ist dazu der

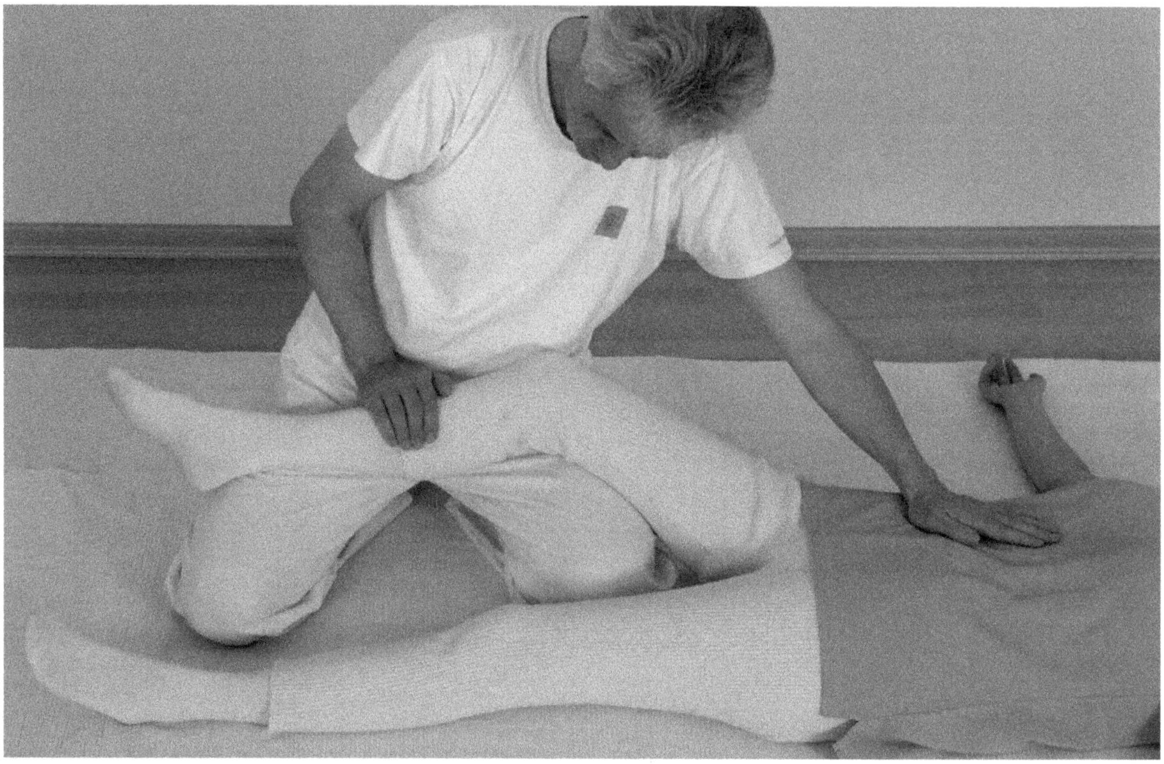

Abb. III-32b Behandlung der *Zujueyin* (Le) Leitbahn am ausgestrecktem Bein

unbedingte Sinn für das Tun im Nicht-Tun (jap.: *musa no sa*; zen-buddhistischer Terminus) notwendige Voraussetzung. Dieser Sinn hält die Behandlung trotz der Stärke der vorgenommenen Techniken und der Vielzahl der körperlichen Behandlungsorte im Zustand vollkommener Ruhe. Durch die Fähigkeit mit dem Echo des *qi* (jap.: *ki*) arbeiten zu können, kann im energetischen Sinne schnell und flüssig gearbeitet werden, ohne Unruhe zu verbreiten.

Zum Schluss dieser Fallgeschichte darf gesagt werden, dass der Patient inzwischen seit über sieben Jahren zur Behandlung kommt. Schon lange ist die damals akute Kniethematik kein Behandlungsanlass mehr. Der Patient kommt aus Interesse am Shiatsu. Es kann gesagt werden, dass sich die Knieproblematik stetig gebessert hat, sich immer noch etwas weiter bessert und das Knie mittlerweile sehr belastungsfähig und fast voll beugefähig ist. Dennoch bewahrt sich eine Grundsensibilität des Knies: Wenn das Knie Signale aussendet, bemerkt der Patient zumeist, dass er sich auch anderweitig übernommen hat. Eine entsprechend korrigierende Reaktion darauf, lässt auch die Kniesignale verschwinden.

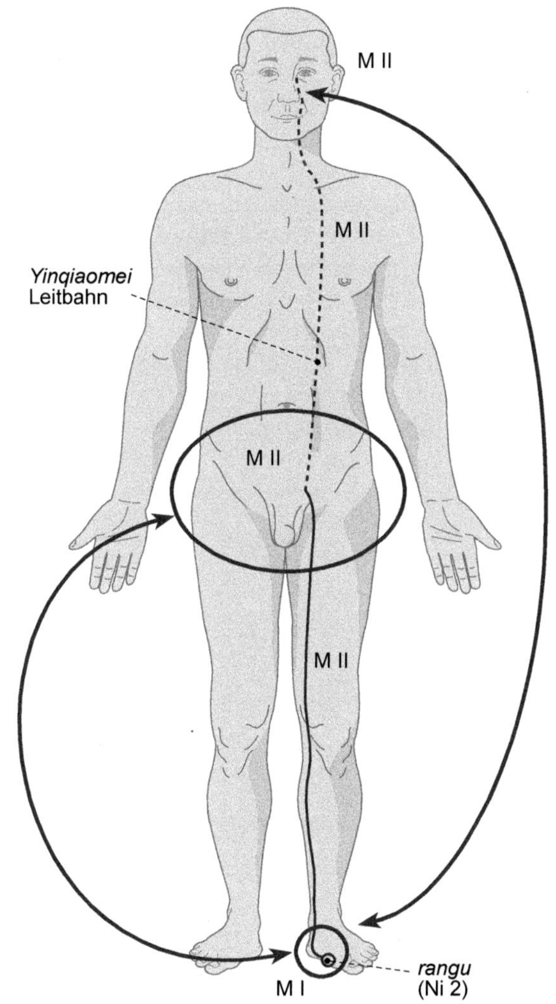

Abb. III-33a Behandlung der *Yinqiaomai* („Emporsteigende *yin*-Leitbahn")

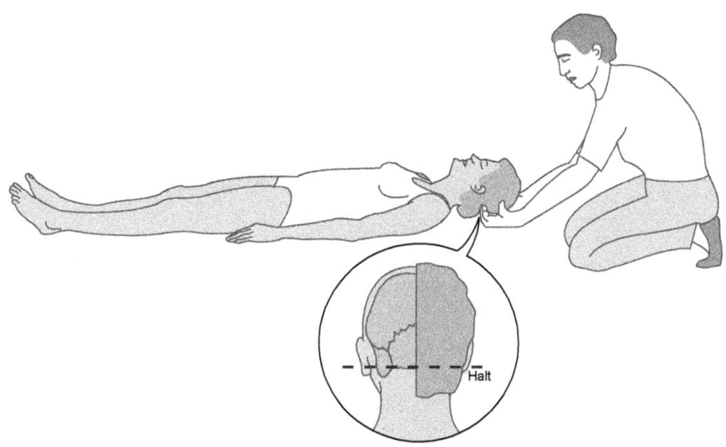

Abb. III-33b Zum Abschluss der Behandlung wird der Hinterkopf gehalten.

III.1.2.8 Auswertungen der Behandlungen

Die folgenden Diagnosebögen sollen das aus der Behandlung diagnostizierte Wissen stichwortartig und grafisch zusammenfassen und repräsentieren (➢ Abb. III-34).

Die systematische Ordnung der Befunde richtet sich nach dem Entsprechungssystem *(ganying)* der Chinesischen Medizin.

Durch dieses System erstellen sich die Ordnungen nach *yin* und *yang*, hier insbesondere nach *bi* und *li*, nach *xu* und *shi*, *wu xing*, *zangxiang*, *jingluomoxue* und nach *wu-yün liu-qi*.

Die allgemeinen Zuordnungssysteme werden mit den Befunden, wie sie sich aus der individuellen Fallstudie ergeben haben, versehen und organisch verbunden. Dieses wird optisch sichtbar durch die betonten Strich- und Richtungspfeile und ferner durch die stichwortartigen Charakterisierungen unter den einzelnen Rubriken dargestellt.

Es werden in diesem Fall jedoch nicht alle möglichen Zuordnungssysteme benutzt und auch nicht einzeln voll ausgeschöpft. Weitere Zuordnungssysteme und diagnostische Auswertungen werden anhand anderer Fallstudien weiter exemplifiziert.

Zum Schluss wird eine übersichtsartige, generelle Einschätzung des Falles und ein Ausblick auf die vorzunehmenden Behandlungen aufgeführt.

Patient, Name: …………..

Diagnosebogen
Gesamtgestalt nach dem Entsprechungssystem des *ganying*

		yin-yang		
Oben – Unten Untere *hara* etwas „klein" und fest, sumpfig. Thorax und Oberarme gebläht, Unterbeine und Unterarme fest, gespannt.	**Innen – Außen** Proximal zu gebläht, in der TE gespannt. Distal zu, prall und gespannt und hart. Medial zu, eingezogen, zäh, fest. Lateral zu, prall, gespannt und *shi*.	**Mitte** Insgesamt gebläht *(man)*. In der TE sehr angespannt. Untere *hara* sumpfig, etwas eingezogen, fest. Hinten sehr prall und gespannt.	**Vorne – Hinten** Thorax eingezogen fest, OE eher *kong*. Sonst eher gebläht. Hinterkörper im Hypochondrium und in den Beinen gebläht, sonst eingezogen, fest.	**Links – Rechts** Rechts insgesamt Tendenz zu mehr Einziehung. Häufung der Symptome. Links, Herzklopfen.
		wu xing		
SHAO YIN **(Metall-Emblem)** Thorax gebläht, in der TE eher „klein", fest. Starke Außenpräsenz, Grenzgefühl etwas zu niedrig. Blähung und nicht Niedersenkung (Lu-*qi*). Gewisse innere Stille, Stummheit.	**TAI YIN** **(Wasser-Emblem)** Eher unruhig, angestrengt, schwer. In der TE gewisse Einkapselung, Stille. Nachts immer mal wieder Unruhe.	**SHAO YANG** **(Holz-Emblem)** Homogene Muskeln und Kraft. Etwas angestrengte Kraft. Potentialität ausstrahlend, etwas steif und festhaltend.	**TAI YANG** **(Feuer-Emblem)** Gewisse Dynamik, Geschmeidigkeit. Beweglichkeit, Spontaneität. Wach, reaktiv. Etwas diskontinuierlich, abrupt.	**ZHI YIN** **(Erde-Emblem)** Unruhe, gewisse Rastlosigkeit. Schwere. Abrupte Profile. Gewisse Sehnsucht nach Ruhe, Mittigkeit und Harmonie.
		jingluomaixue		
***Shoutaiyin* (Lu)** Oberkörper: gebläht und *kong* bis *shi*. Unterkörper: an der OE gebläht, ME und TE sind fest und hart.	***Zushaoyin* (Ni)** Starker Wechsel zwischen *shi* und *xu* oder zwischen *man* und *kong*. Proximal *zu*, *hara*: sehr angestrengt, sehr unterschiedlich.	***Zujueyin* (Le)** Zäh, eingezogen, sehr fest, hart, teilweise sehr überanstrengt. In die TE eingezogen. Feste Muskeln.	***Shoushaoyin* (He)** Oft an der OE und in der ME: *kong*. Rechts etwas zäh. Teilweise sehr unterschiedliche Abschnitte.	***Zutaiyin* (Mi)** Insgesamt eher schwach. An der OE: häufig *kong*. Am Thorax etwas fest. Lockere Gelenke.
Shouyangming Proximal zu, im *hara* gebläht und gespannt: man. Distal zu: fest, gespannt, hart, oft *shi*.	***Shoutaiyang* (Bl)** Starker Wechsel wie oben. Sakrum und Occiput: *shi*. Sehr unterschiedlich profiliert.	***Zushaoyang* (Gb)** Äußerst gespannt, generell, außer am Kopf: dort sumpfig, weich und gebläht.	***Shoutaiyang* (Dü)** Immer angespannt, sowohl im *hara* als auch nach distal zu. Zäh, gespannt und fest.	***Zuyangming* (Ma)** Sehr unterschiedlich. *Shi* und *xu*. Angestrengt, müde.
		zangxiang Phasenenergetik Zeit		
Sonnenuntergang, Herbst Abends Wohlbefinden. Herbst ebenfalls, aber häufig Infekte.	**Mitternacht, Winter** Nächtliche Stille macht unruhig. Nächtliches Wachsein. Gerne in Winterurlaub.	**Sonnenaufgang, Frühling** Angenehm.	**Mittag, Sommer** Angenehm, liebt den Süden.	**Stunden, Tage und Zeiten des Übergangs** Oft Infekte, Anpassungsprobleme.
		Speicherung		
Speicher der *po* Sehr eigenbetont, selbstbewusst, etwas starr.	**Speicher des Willens, der Ausdauer** Kräftig und deutlich.	**Speicher des *xue*** Tendenz zur Überfülle und Unterfüllung. Sprunghaft, teilweise schlechte Verteilung. Kälte *(han)*.	**Speicher des *shen*** Wach. Denken in Relationen. Neugierde. Freude an geistiger Bewegung.	**Speicher des *ying*** Guter Appetit. Gute innere Ernährung trotz regelmäßiger Darmbeschwerden. Gewisser Mangel im *rou* (Fleisch), in Gestalt und Bindegewebe.

		Basale Funktion		
Grundlage des *qi* und von Aktivität Beruflich wird viel vorgegeben. Sonst sehr eigensinnig.	**Grundlage des *ying*** Starke Grundkraft, gute Konstitution.	**Energieaustausch (*ying,wei*)** Häufiger schlechte Steuerung.	**Kohärenz des Persönlichen** Insgesamt recht ausgeprägt.	**Erworbene Konstitution, Speicherung, Zuteilung** Im Grunde stabil. Teilweise schlechte Verteilung.
		Aktive Funktion		
Impuls für Geradläufigkeit (*zheng*) Gewisse Klarheit und Direktheit.	**Potenzial und Latenzen** Recht kräftig, aber auch oft zurückgehalten.	**Ausgleich von *xue*** Manchmal zu extreme Verteilung: warm/kalt.	**Koordination der Lebensäußerungen, der Pulse *(mai)*** Ambitionen, aber vorsichtig. Gute Puksreaktionen.	**Assimilation, Integration** Häufig Probleme, innere und äußere Einflüsse zu „verdauen".
		Hauptfunktion		
Eigenrhythmus, Eigenqualität Eigensinnig und eigenwillig. Gewisser Unwille gegenüber anderen eigenwilligen Menschen.	**Kraftpotenzierung, Gedächtnis** Reichlich vorhanden, aber zurück gehalten.	**Pläne, Entschlüsse, Phantasie** Gutes Potenzial. Ideen. Auch Träume. Zögerlich.	**Koordination, Kohäsion** Fähig, abwartend.	**Ausgleich; Alternation, Puffer** Etwas schwerfällig. Dünnhäutig. Beharrlich.
		Körpermerkmal		
Körperhaar Gut entfaltet.	**Haupthaar** Kräftig, weich, voll und glatt.	**Nägel** Etwas hell.	**Antlitz** Ernst, etwas gereizt, offen. Harmonisch, voll, „rund".	**Lippen** Voll, groß. Manchmal schmal, verkniffen. Früher hinter Bart „versteckt".
		Sinnesorgan		
Nase Stimme manchmal nasal.	**Ohren** Ausgeprägt. Neugierig, offen.	**Augen** Insistierend, direkt, offen, ernst, skeptisch, forschend.	**Zunge, Sprache** Flüssig, etwas polternd.	**Zunge, Geschmack** Genießt gerne. Kaum Süßigkeiten.
		Körperöffnung		
Nase Infekte. „Nase voll".	**Urethra, Anus** Tendenziell verspannt. Manchmal Unlust.	**Augen** Groß, herausgespannt.	**Mund** Manchmal etwas „schwer" und verschlossen. Kieferspannung.	**Mund** Sinnlich, voll. Öffnet sich gerne.
		Körperfunktion		
Haut, Körperhaar Gut entfaltet. Manchmal dünnhäutig. Etwas glatt.	**Knochen, Zähne, Nerven** Schwer. Etwas schwerfällig. Angespannt, reizbar.	**Muskeln, Sehnen** Kräftig, voll. Oft gespannt oder verspannt.	***Jingluomai*** Teilweise stark *shi* oder *xu* und oft unausgeglichen.	**Fleisch, *rou*** Gesamtgestalt wirkt homogen. Aber oft schwach, *kong*, oder gebläht, *man*.
		Geruch		
Rohes/r Fleisch/Fisch Manchmal leichtes Odeur. Auch diskret ranzig.	**Faulig, verwesend** Manchmal diskret ranzig.	**Urin, saurer Schweiß** –	**Verbrannt** Manchmal wirkt die Stimme so.	**Wohlgerüche** Sind ihm sehr angenehm.

Geschmack

Scharfes Gerne.	**Salzig** Gerne. Angenehm.	**Saures** Gerne.	**Bitter** Kein besonderes Verlangen. Beschreibt Umstände mit dieser Kategorie.	**Süßes** Selten. Wird nicht bevorzugt.

Farbe

Weiß Selten. Kleidung zum Shiatsu oder Sport.	**Schwarz** Häufige Kleidung. Haut besitzt diese Tönung.	**Grün, Blaugrün** Manchmal an den *jingluomai*.	**Rot** „Sieht" oft rot. Manchmal im Gesicht nach Behandlung.	**Gelb** Gewisser Grundton der Haut.

Stimme

Weinen Eher still, zurückgehalten. Gespannte Augen.	**Stöhnen** Bei Druck, auch während Behandlung häufiges Stöhnen. Auch bei drohenden Komplikationen.	**Rufen** Stimme und Sprechen wirken oft so.	**Lachen** Regelmäßig.	**Singen** Summt und pfeift häufig, eher leise, in sich; im Unterschied zur Stimme.

Emotion

Trauer, Sorge Unsicherheit. Teilweise sehr zurückgehalten. In der Tiefe Trauer oder Sorge.	**Furcht, Schrecken** In stiller Nacht. Auch beim in sich hineinhorchen, Körpersymptome.	**Erregung, Zorn** Weiß vor Wut manchmal nicht wohin. Reizbar. Aufbrausend. Ungeduldig. Zurückgehalten. Geladen.	**Lust, Angst** Lust durchaus suchend, aber auch gewisse Ängstlichkeit.	**Denken, Grübeln** Durchdenkt viele Aspekte. Denkt viel über geschichtliche und familiäre Vergangenheiten. Auch Grübeln, nachts.

Abb. III-34a Diagnosebogen

Patient, Name: …………..

Diagnosebogen Gesamtbild

Auswertung der

wu xing

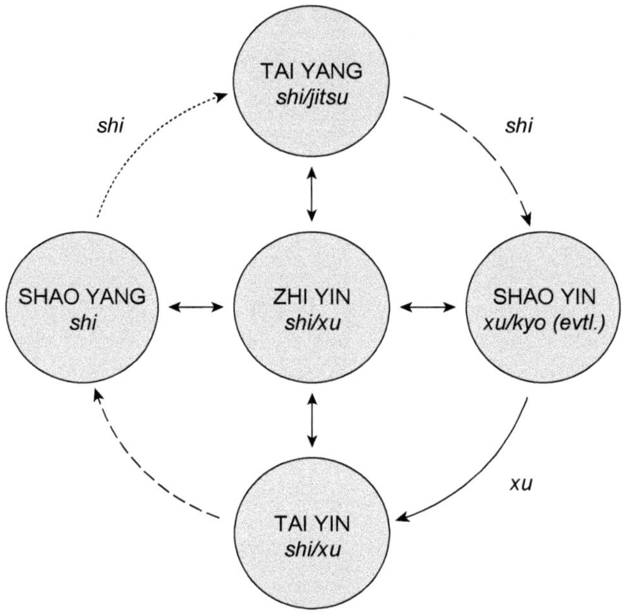

Abb. III-34b Diagnosebogen

Patient, Name: …………..

Diagnosebogen
Auswertung des *wu xing*

***Yin*:** Das *yin* wirkt in der Mitte und hinsichtlich seiner aktiven Entfaltung und seines struktiven Aufbaus deutlich eher schwach, oft *kong*, häufig *xu*.

***Yang*:** Das *yang* wirkt überall im Körper besonders in der ME und oft schon an der OE prall und verspannt, häufig *man*, häufig auch *shi*.

***ZHI YIN*:** Wirkt deutlich überfordert. Es ist als sensible Dimension in den Lebensäußerungen immer mit vorhanden, aber in der Fähigkeit, eine stabile Grundlage des Eigenen zu entwickeln, scheint es überfordert. So erscheint es mehr als Suche und von schwacher Natur. Dieser Energiebereich zeichnet sich durch starke *shi*/*xu*-Ambivalenzen aus.

***SHAO YANG*:** Hier wirkt in allen Ebenen ein starkes *man* und noch häufiger ein *shi*. Es wird viel Energie aufgebracht und entfaltet.

***TAI YANG*:** In die Entfaltung der Aktivität wird viel Energie absorbiert. Dabei wirkt diese Aktivität als leichtgängig, zu großen Anteilen jedoch wie erzwungen und angestrengt.

***SHAO YIN*:** Aufbau und Entfaltung finden in dieser Wandlungsphase nur unzureichend statt. Die Energetik ist hier in äußerer und innerer Hinsicht nicht ausreichend. Ein *xu* liegt häufig vor, ebenso *kong*-Dispositionen.

***TAI YIN*:** Hinsichtlich der Konstitution wirkt dieser Bereich solide und stabil, in der Lebensentfaltung aber unausgeglichen und ambivalent. Auch hier wirkt eine kräftige *kong*/*man*- und *shi*/*xu*-Ambivalenz.

Abb. III-34c Diagnosebogen

Patient, Name: ....

Diagnosebogen
nach *xiangshengxu* (Reihenfolge des Hervorbringens), *xiangkexu* (Reihenfolge des Bezwingens) und *xiangwuxu* (Reihenfolge der Überwältigung)

***xiangshengxu*:** *Qi*-Aufbau und Entfaltung im *yang* wirken deutlich angestrengt (*shi* und *man*); hier wird viel Energie gebunden, vernutzt und dominant eingesetzt.
Qi-Aufbau, Entfaltung und Speicherung im *yin* wirken deutlich abgeschwächt oder geschwächt, wechselhaft und überfordert.
Die ausgleichende und alternierende Kraft des ZHI YIN (Erde-Emblem) erscheint sehr heterogen und überfordert (häufig *man/kong/shi/xu*).

***xiangkexu*:** Das SHAO YANG (Holz-Emblem) wirkt als vom SHAO YIN (Metall-Emblem) nicht entsprechend gegengesteuert.
Ein Gleiches gilt in Bezug auf die Polarität zwischen dem TAI YIN (Wasser-Emblem) und TAI YANG (Feuer-Emblem).
Das TAI YANG (Feuer-Emblem) dominiert hier – in eben umgekehrter Energetik – das TAI YIN (Wasser-Emblem).

***xiangwuxu*:** Das TAI YANG (Feuer-Emblem) dominiert fälschlicherweise das TAI YIN (Wasser-Emblem), das TAI YIN (Wasser-Emblem), das ZHI YIN (Erde-Emblem) und das SHAO YANG (Holz-Emblem) wirkt deutlich belastend auf das SHAO YIN (Metall-Emblem).

Abb. III-34d Diagnosebogen

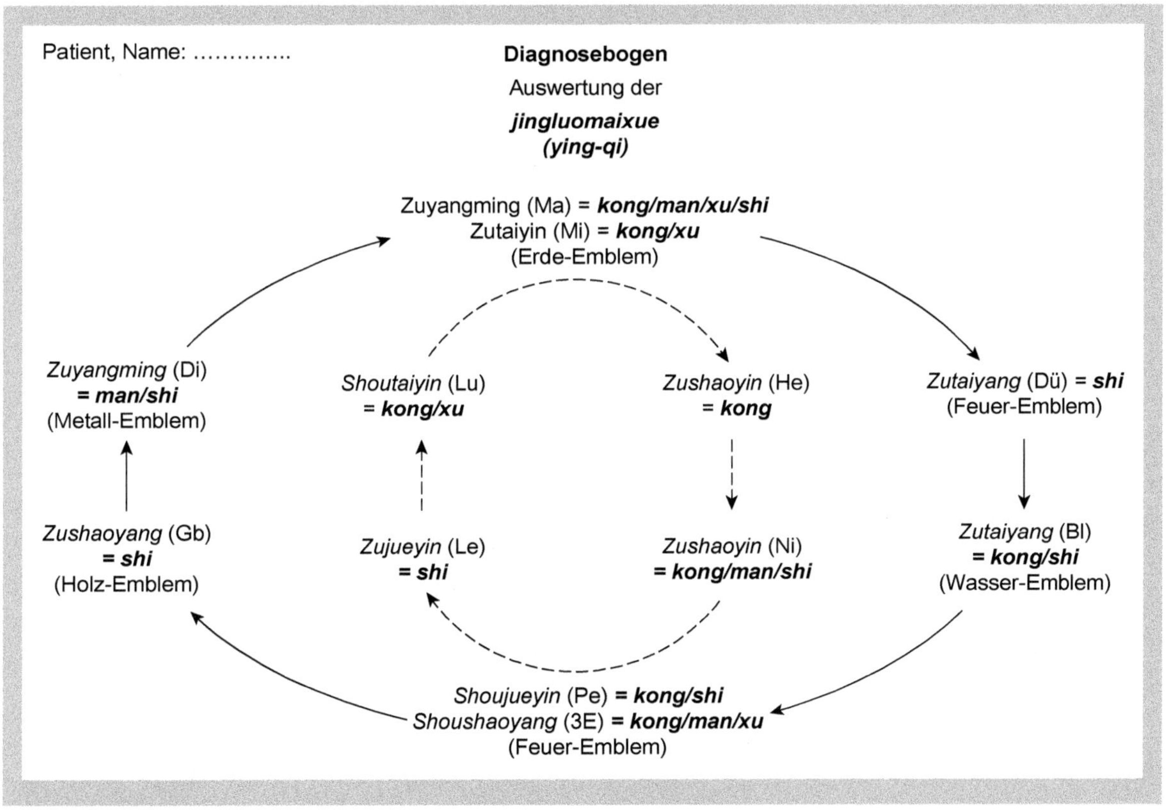

Abb. III-34e Diagnosebogen

Patient, Name: …………..

Diagnosebogen
Auswertung der jingluomaixue, yingqi, weiqi

Shoutaiyin (Lu):	Vorwiegend *kong* und *xu*.
Shouyangming (Di):	Überwiegend fest, *man* und *shi*.
Zuyangming (Ma):	Extremer Wechsel der Abschnitte nach *kong/man* und *xu/shi*.
Zutaiyin (Mi):	Insgesamt zumeist *kong* und recht häufig *xu*.
Shoushaoyin (He):	In der Tendenz eher *kong*, mit einzelnen zähen, prallen und harten Abschnitten.
Shoutaiyang (Dü):	Fast durchgehend fest, eingezogen, straff und prall *shi*.
Zutaiyang (Bl):	Extremer Wechsel von gespannten und leeren Bereichen; häufig *kong*, abschnittsweise *man* und *shi*.
Zushaoyin (Ni):	Ebensolcher Wechsel wie zuvor, mit *xu*-Anteilen.
Shoujueyin (Pe):	Fast überall eingezogen und angespannt, zwischen *man* und *shi*.
Shoushaoyang (3E):	Abschnittsweise, besonders Unterkörper, stark *kong*, im Hara *xu*, sonst abwechselnd gebläht und leer. Am Thorax fest.
Zushaoyang (Gb):	Fast kontinuierlich prall und *shi*, Unterbeine und Kopf *kong*.
Zujueyin (Le):	Ebenso fast ausschließlich prall, fest, *man* und *shi*.
Renmoyin (Ren):	Im *hara* unten sumpfig schwer, oben gebläht und gespannt; im Thorax hart und fest, *shi*.
Dumoyang (Du):	Insgesamt eher prall. Hart gespannt und *shi*; am Hals weicher.

Abb. III-34f Diagnosebogen

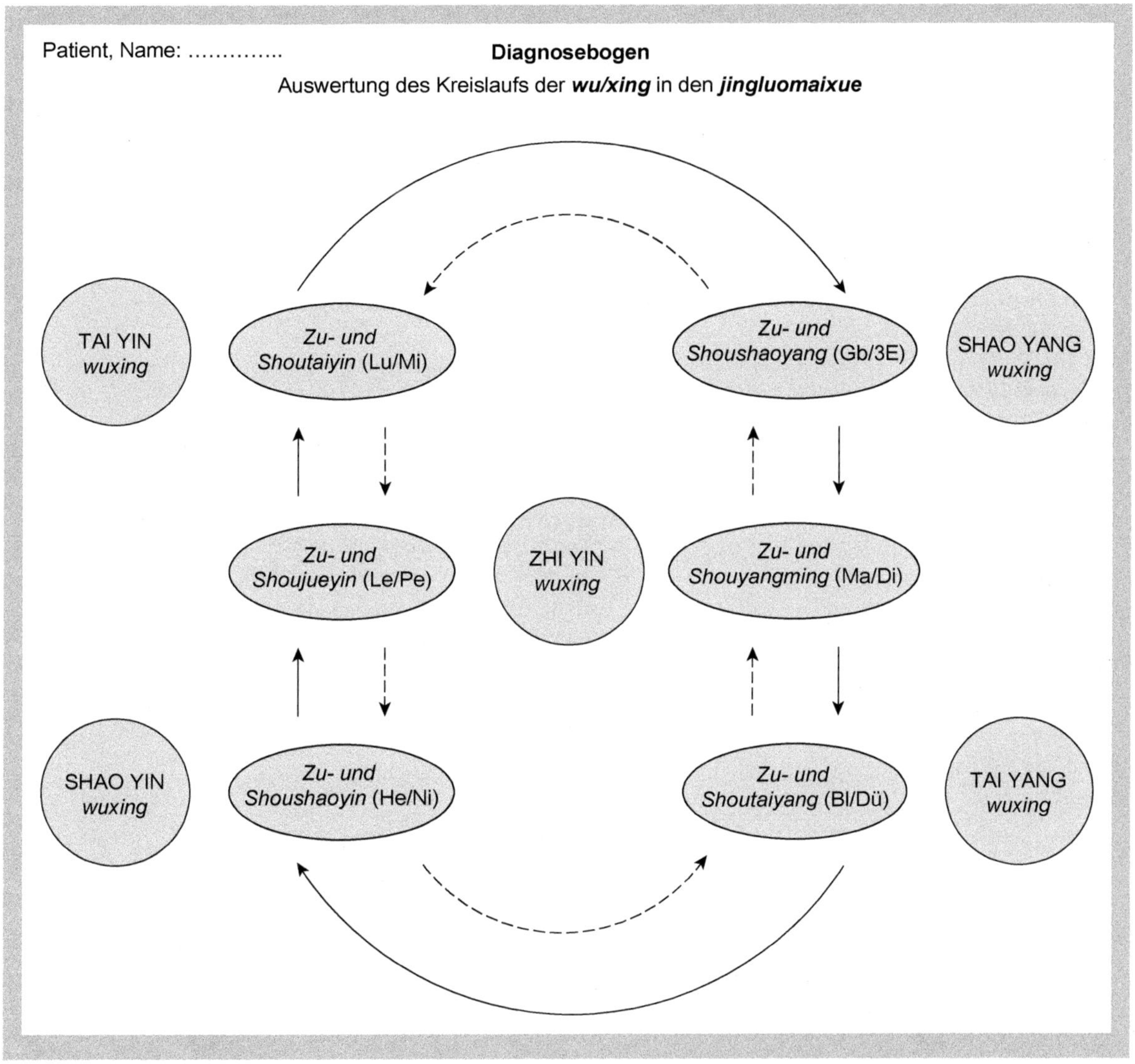

Abb. III-34g Diagnosebogen

Patient, Name: …………..

Diagnosebogen
Auswertung des Kreislaufs der *wu/xing in den jingluomaixue*

TAI YIN und *Zu- und Shoutaiyin*:	Gute Substanz. Aber alle Bereiche wirken überanstrengt und *kong/xu*.
SHAO YANG und *Zu- und Shoushaoyang*:	Extreme Anstrengung im Aufbau vom *yang* und im *shaoyang* deutliche Extreme von *shi, kong* und *xu*.
TAI YANG und *Zu- und Shoutaiyang*:	Starker Ausdruck und Kräfteverbrauch; im *taiyang* häufiges *shi*, mit extremen Schwankungen zwischen *kong* und *man*.
SHAO YIN und *Zu- und Shoushaoyin*:	Schwieriger Wechsel hin zum Aufbau vom *yin* und im *shaoyin*; starke Schwankungen zwischen *kong/man/xu/shi*.
ZHI YIN und *Zu- und Shoujueyin, Zu- und Shouyangming:*	Überbelastung und im *jueyin* deutliche Anstrengung bis Überanstrengung. Im *yangming* extreme Wechsel von *kong* und *shi*.
Durchlauf des *qi* dem Außen *(biao)* zu (im Uhrzeigersinn):	Generell starker Energieverbrauch zur Auf- und Entladung des *yang*; mangelnder *yin*-Aufbau und ungenügende Speicherung. Symptomenhäufung entlang des Qi-Kreislaufs nach dem Außen *(biao)* zu und insofern günstige Prognose.
Durchlauf des *qi* dem Innen *(li)* zu (gegen den Uhrzeigersinn):	Starke Ambivalenzen des *yang* werden in das *yin* transportiert. Im *yin* deutliche Mängel in den *jingluomaixue* und im *zangxiang*, dennoch wirkt das *yin* insgesamt stabil. Sichtbar kommt es hier entlang des *qi*-Tageszyklus, dem *qi*-Jahreszeitenzyklus, mithin auch entlang der *qi*-Phasenenergetik *(wu yün liu qi)* zu Stabilisierungen.

Abb. III-34h Diagnosebogen

Patient, Name: …………..

Diagnosebogen
Auswertung des *qi von Außen (biao) und Innen (li)*

	***Zu- und Shoutaiyang* (Bl/Dü)**	***Zu- und Shouyangming* (Ma/Di)**	***Zu- und Shoushaoyang* (Gb/3E)**	***Zu- und Shoutaiyin* (Lu/Mi)**	***Zu- und Shoujueyin* (Le/Pe)**	***Zu- und Shoushaoyin* (He/Ni)**
OE	**Bl** oft *man*: Oberschenkel und Oberarme. Häufig *kong*, bes. Waden und Hals. WS, Sakrum, Okziput: *shi*. **Dü:** unteres Bein und Oberarm: *kong*, sonst *shi*.	**Ma:** Gesicht etwas *kong*. Thorax: *Kong*. Leisten: *shi*. *Hara* und Masunaga-Zone: *kong*. Li. Oberschenkel: *shi*. Re. Oberschenkel: *shi* **Di:** zumeist schon *man* oder *shi*.	**Gb:** fast insgesamt: *shi*. Kopf: *man*. Untere Beine: *kong*. *Jingmen* (Gb 25): *kong*. **3E:** Thorax: *shi*. Kopf: *kong*. Oberarme und Beine: *kong*. Becken: *shi*. Unterarme: *shi*.	**Lu:** Thorax, Arme, Masunaga-Zone vorne, hinten: *kong* bis *xu*. Beine, Füße: *kong*. **Mi:** generell *kong* und *xu*.	**Le:** Arme, *hara* und li. Oberschenkel: eingezogen, *kong*. Thorax, Leiste, re. Oberschenkel, re. und li. Tibia: hart, *shi*. Füße: voll, fest, *man*. **Pe:** insgesamt eingezogen, *kong* außer Oberarme, Thorax, *hara*: fest, *shi*.	**He:** insgesamt eher *kong*. Masunaga-Zone vorne, hinten: *man* bis *shi*. Ferse: fest. **Ni:** Arme: eingezogen. Thorax: fest. WS und *hara*: eingezogen. LWS: prall, *man*, *shi*. Beine: eher *kong* bis *man*.
ME	**Bl** stark wechselnd zwischen *kong/man* und *xu/shi*. **Dü:** zumeist *shi*.	**Ma:** Hals: *man*. Li. Thorax: *shi* Li. *hara* und Masunaga-Zone: *kong*. Re. Oberschenkel: *kong*. Li. Oberschenkel: *shi*. Re. Unterschenkel: *shi*. Li. Unterschenkel: sumpfig. Füße: fest, *shi*. Leisten: *shi*. **Di:** zumeist *shi* Schultern: *kong*.	**Gb:** überall fest, *shi*; auch untere Beine und Kopf. *Jingmen*: *kong*. **3E:** Becken, fest, auch Unterarme und Hals. Thorax: fest, *man*.	**Lu:** unterer Thorax: fest. Unterarme: etwas fest. Oberschenkel: prall, *man*. Fersen: *shi*. **Mi:** insgesamt *kong* oder *xu*. Oberschenkel: etwas prall, *man*.	**Le:** Unterarme, Oberarme, Thorax, Hals, Ober-, Unterschenkel, Füße: fest, *shi*. Masunaga-Zone Rücken: *man*, *shi*. **Pe:** insgesamt gespannt, außer Fußteller.	**He:** re. Arm: zäh, fest: *shi*. Von *lingdao* (He 4) bis *shenmen* (He 7): hart, fest. Oberschenkel: prall. **Ni:** Thorax: fest. *Hara* : fest. Oberschenkel: fest. Ferse: fest. Masunaga-Ni-Oberschenkel: zäh, fest. LWS: *shi*.
TE	**Bl:** unteres Bein, untere Hälfte: *shi*. **Dü:** zumeist *shi*.	**Ma:** li. Thorax: *shi*. Rücken Masunaga-Zone: *shi*. Li. Oberschenkel, re. Unterschenkel, Füße, Leisten: *shi*.	**Di:** überall, außer Gesicht und Schulter, *shi*. **Gb:** fest, oft *shi*. **3E:** Hals, Kopf, Thorax, untere Beine, Füße: fest, *hara*: *kong*.	**Lu:** unterer Thorax: fest. Unterarme, Beine: fest, hart. **Mi:** Throax und *dabao* (Mi 21): fest. Oberschenkel: fester, straff. Unterschenkel: härter, fester.	**Le:** in der Regel: *shi*. Im *hara*: *man*, gespannt. Stirn: gespannt, eingezogen. **Pe:** in der Regel: angespannt.	**He:** Re. Arm: fest, *shi*. Sonst wie ME. Waden: fest. **Ni:** Wie ME. Waden: fest. Ferse: hart, fest.

Abb. III-34i Diagnosebogen

Patient, Name: …………..

Diagnosebogen
Auswertung des *zangxiang*

***Zangfu, Zutaiyin* (Mi) und *Zuyangming* (Ma):**	Häufiges Summen und Pfeifen. Legt sich gerne in Ruhelage hin. Zugehörigkeit und fester Platz im Leben konstante Themen; auch Nachdenken über familiäre Vergangenheit, Geschichte (Krieg, Nationalsozialismus). Beamter/Sicherheit. Ehrgeiz, aber abwartend. Denken ist regelmäßiges, gewolltes und geschätztes Medium. Allerdings immer wieder Grübeln, auch nachts. Volle Lippen, guter Appetit. Stabile erworbene Konstitution. Häufig Probleme, innere und äußere Einflüsse zu „verdauen". Manchmal schwerfällige, schlechte Verteilung. Keine Süßigkeiten. Gefallen an Wohlgerüchen. Übergangszeiten problematisch, Infekte, Übellaunigkeit. Gewisser gelber Hautton. „Fleisch" teilweise schwach, gebläht, unausgeglichen; dennoch homogene Gestalt. Lockere Gelenke, Spannung im Oberbauch. Probleme mit der Balance; Höhenangst. Große Stille ängstigt.
***Zangfu, Shoutaiyin* (Lu) *und Shouyangming* (Di):**	Sehr eigenbetont, eigenwillig, etwas starr und zu beharrlich. Teilweise schlechtes Grenz-, Distanzgefühl. Gewisse Klarheit und Direktheit. In sich hineinhorchen können. Gewisser Unwille anderen Menschen gegenüber. Dünnhäutigkeit. Unsicherheit, teilweise zurückgehalten. Gespannte, ernste Augen, Nachdenklichkeit. Still bis manchmal stumm. Sorge, versteckte Trauer. Herbst Anfälligkeit für Infekte, Darminfekte, „Nase voll". Manchmal nasale Stimme. Abends und auch ab Freizeit Wohlbehagen, Durchatmen. Manchmal ranziges Odeur. Isst gern auch würzig und scharf. Weiß ist besetzt mit Sport oder Shiatsu z.B.; freies Tun! Eigenrhythmus!
***Zangfu, Zushaoyin* (Ni) und *Zutaiyang* (Bl):**	Insgesamt herrscht eine gute, stabile Konstitution vor. Gute Grundkraft. Neugierig. Allerdings wirkt der gesamte Bereich deutlich angestrengt und so überfordert. Häufig wirkt das *qi* schwer, unruhig und gespannt. Dazu ist eine Tendenz zur Stille und Einkapselung vorhanden. Stille und Einkapselung führen zu Unruhe und sogar gewisser Angst. Grundambivalenzen sind im gesamten Feld zu bemerken. In sich hineinhorchen. Sorge. Wille und Ausdauer sind stark, jedoch gleich auch Abwarten und Ungeduld. Atmet in Kühle, nachts oder Winter gern durch. *Qi* wechselnd stumm, reizbar, schwerfällig, beweglich motiviert. Gewisser innerer Druck, Ungeduld und Stöhnen; auch während Behandlung. Teint teilweise ins schwärzliche. Bevorzugt schwarze Kleidung. Gerne salziges, deftiges Essen. Ranziges Odeur.
***Zangfu, Zujueyin* (Le) und *Zushaoyang* (Gb):**	Homogene Muskeln und Kraft. Potenzialität ausstrahlend. Gewisse Geschmeidigkeit. Aber auch etwas steif und festhaltend. Gewisse Fülle und Wucht. Viele Ideen. Sehnsüchte. Forschende, neugierige Augen. Deftiges Essen, Blutfülle. Teilweise schlechte Verteilung. Abwartend, zögerlich und zurückhaltend. Entnervt. Häufige Floskeln: „Weiß vor Wut nicht wohin." oder: „Da bin ich mal gespannt." oder: „Spannend!" Reizbar und geladen, stumm und schweigsam. Rufende Stimme, laut, sonor, wie Echo. Entscheidungen abwartend. Wechselnde Wärme und Kälte. Frühling, Aufbruchstimmung.
***Zangfu, Shoushaoyin* (He) und *Shoutaiyang* (Dü):**	Dynamik, Wachheit, reaktiv, aktiv, Spontanietät. Gewisse Abruptheit, Diskontinuität. Geistige Tätigkeit und Engagement. Ambitionen. Fähigkeiten, aber abwartend. Persönliche Kohärenz, manchmal jedoch stehen bleiben in Konsequenzen. Ernster Ausdruck, auch voll, häufig Lachen. Belebtes Gesicht, Röte, bei Freude. Suche nach lust- und sinnvollem Tun. Wechsel von beweglichem und geschlossenem Mund. Sprache, Denken flüssig, bei Problem eher Stummheit. Deutliche Pulsreaktionen. Deutlicher Wechsel zwischen Lust/Unlust.

Abb. III-34j Diagnosebogen

Diagnostisches Gesamtbild und therapeutische Ausrichtung

Aus den verschiedenen diagnostischen *qi*-Auswertungen ergibt sich ein persönliches *qi*-Gesamtbild. Auf Grund dieses Bildes folgt für die Behandlungen eine grundsätzliche Ausrichtung der Therapie als deren Großer Rahmen und Leitfaden der Behandlungen.

Auswertung und Große Therapieausrichtung können wie folgt gefasst werden: Der gesamte Körper wirkt zu stark aufgedehnt, mit zu wenig *rou* (Fleisch). Diese Aufdehnung steht wie unter Druck. Solcher Druck wird auch während der Behandlungen empfunden. Häufiger entfährt es dann dem Patienten: „Was ist das denn?"

Quer zum Oben-Unten *qi*-Fluss liegen verfestigte, verspannte *qi*-Ringe. Diese liegen am unteren Hals, am Diaphragma, um die Hüftgelenke und um die Füße unterhalb des Fußgelenks.

Immer ist eine stabile aktive Kraft präsent, eine gewisse Fülle vorhanden. Diese Fülle wirkt jedoch sehr ambivalent, mal sehr schwer, mal geschmeidig. Ebenso ambivalent oder heterogen sind die Kräfte des Körpers verteilt; es wechseln sich häufig schwache und kräftige Stellen ab. Ähnlich wechselt das Ausdrucksverhalten, mal laut und raumgreifend, dann zögerlich, abwartend, stumm. Sämtliche *jingluomoxue* folgen diesen Ambivalenzen und bilden ein teilweise sehr heterogenes Profil.

In den *wu xing* ist die Wechselrhythmik stark belastet: die Polarität Feuer-Emblem – Wasser-Emblem wirkt angestrengt, ebenso auch die Vermittlungenergetik, das Erde-Emblem.

qi-Aufbau und Entfaltung des Yang ist deutlich angestrengt, vernutzt viel Energie und wirkt als dominantes Profil. *qi*-Aufladung, Speicherung und Entfaltung im Yin wirken deutlich geschwächt, wechselhaft und überfordert. Entlang der Phasenenergetik *(wu yun liu qi)* häufen sich die Symptome in den Phasen der Übergänge.

Es wird in der aktiven und reaktiven Bewegung nach außen mehr *qi* gebunden und vernutzt, als für die Speicherung, Ladung und den Gebrauch des *qi* für innere Prozesse genutzt wird.

Die Behandlungen sollten so ausgelegt werden, dass die gesamte Energetik im Sinne einer größeren *yin*-Aufladung und -Speicherung beeinflusst wird.

Gleichzeitig sollte für eine spürbare Entlastung der *yang*-Bereiche gesorgt werden.

Entgegen erster Inaugenscheinnahme hinsichtlich der Kraft und körperlichen Stabilität des Patienten darf dieser nicht vorzugsweise kräftig, sondern zuerst nur sanft behandelt werden.

Es ist auf Grund der Kniegelenksprobleblematik strikt darauf zu achten, das die Behandlung, bezogen auf die Gesamtgestalt keine starken Dysbalancen, auch nicht im Sinne einer ausgewogeneren *qi*-Aufteilung, erzeugt. Die quasi normale Dysbalance des Patienten darf nur suksessiv verändert werden. Eine ausgeglichenere *qi*-Verteilung muss von der Gesamtenergie erst angenommen werden. Dann schließlich können die großen Dysbalancen durch mehr Homogenität ersetzt werden. In den Phasen der Übergänge hin zu mehr Homogenität erzeugen jedoch auch die Behandlungen Dysbalancen, mit denen der Körper erst lernen muss umzugehen.

Ziel sollte sein, den Eigenrhythmus, das Denken und die Entschlusskraft so zu behandeln, dass diese mehr für die innere Stabilität des Selbst benutzt, aufgebaut und entfaltet werden können.

Die Aktivität sollte unter dieser Prämisse gesteuert und frei (als Balance) aus dem Inneren fließen können, sodass auf dieser Basis alle anderen, notwendigen und von außen kommenden Belastungen und Forderungen gepuffert und mit entsprechender Entschiedenheit und Leichtigkeit beantwortet werden können.

Die konkreten Behandlungsschritte sind dem Behandlungsbericht zu entnehmen (siehe Anfang der 1. Fallgeschichte).

III.1.3 Fallgeschichte 2: Knieschmerzen eines Pensionärs, 70 Jahre

III.1.3.1 Anlass

Der Patient kommt seit vielen Jahren zum Shiatsu. In den letzten Jahren kommt er in mehr oder weniger regelmäßigen Abständen zu Behandlungen. Insbesondere, wenn eine akute Problematik vorliegt, wird eine regelmäßigere Terminierung angestrebt.

In dem hier dargestellten Fall lagen plötzlich einsetzende Kniebeschwerden links vor. Da der Patient regelmäßig und selbstständig Shiatsu-Übungen praktiziert, konnte er die Problematik selbst etwas lindern. Ebenso halfen ihm Übungen in einer Feldenkrais-Gruppe. Danach waren die Schmerzen deutlich gelindert und teilweise verschwunden. Dennoch war die Problematik, wie sich herausstellen sollte, nicht ganz beseitigt.

Der Patient lokalisierte die ziehenden Schmerzen im Bereich direkt unterhalb der Patella. Der Bereich war in etwa identisch mit der Fläche des vorderen Tibiakopfes und des Ligamentum patellae. Der Schmerz war mittlerer Art und durchaus auszuhalten, aber deutlich wahrnehmbar. Auf Nachfrage ergab sich, dass dieser Schmerz erstmalig und dann immer wieder insbesondere beim Heruntergehen einer Treppe auftrat.

Bei der Schilderung der Symptome zeigte der Patient eine deutlich spürbare Besorgnis. Er spielt regelmäßig Tennis und befürchtete hier sicher Probleme.

Vor der Behandlung standen sich Patient und Therapeut gegenüber und der Patient zeigte anhand von Bewegungen und Bewegungsansätzen bewusst und unbewusst, wie sich diese Problematik auf ihn auswirkte und sich zeigte. In diesem Fall ließ sich keine signifikante Einschränkung beobachten, jedoch eine klare, bewusste Behutsamkeit und Bedächtigkeit hinsichtlich des Knies.

III.1.3.2 Erste Gesprächsführung

Da der Schmerz zunächst einmal außerhalb der typischen Meniskusschmerzbereiche liegt, kann die Problematik auch in anderen Zusammenhängen gesucht werden. Eine allgemeine Regel besagt, dass Knieschmerzen, die beim Heruntergehen einer Treppe auftreten auch im Körper oft von oben nach unten „laufen", in diesem Zusammenhang also aus dem Bereich oberhalb des Knies kommen. Hier ziehe man vor allem die Bereiche des Hüftgelenks und des unteren Rückens in Betracht. Der ziehende Schmerz verweist auf eine muskulär-sehnige Problematik.

Dieses wurde dem Patienten erklärt und er wurde gefragt, ob die Feldenkrais-Übungen in diesem Zusammenhang auch stark auf den unteren Rücken gewirkt hatten. Dies konnte der Patient bestätigen und genau in diesem Zusammenhang fiel ihm ein, was er schon seit längerem beobachtet hatte: Wenn er in sein Auto einstieg, schon auf dem Sitz saß, dann sein linkes Bein anhob und in das Wageninnere zog, bemerkt er regelmäßig eine Art Schmerz im Bereich der vorderen crista iliaca anterior bis zur Leistenregion. Dieses Gebiet zeigte nur diskreten Schmerz, stärker war dieser um den linken trochanter major und im linken Gesäß.

Spontan führte der Patient diesen Vorgang durch das Hinsetzen auf einen Stuhl vor.

Die nun im Folgenden aufgeführten Behandlungsschritte und diagnostischen Erhebungen wurden während der Shiatsu-Behandlung durchgeführt und erfasst.

III.1.3.3 Behandlungsbeginn

Die Behandlung beginnt in Bauchlage. Diese wird spontan wie folgt eingenommen: Arme körperseitig nach unten, Kopf nach links rotiert und das linke Bein deutlich im Hüftgelenk außenrotiert.

Diese Haltung entspricht der typischen Körperbalance des Patienten. Die Schultern fallen vorzugsweise nach vorn bei innenrotierten Armen. Das linke Becken ist im Vergleich zum rechten stärker flektiert, unter Teilnahme einer Verspannung des Musculus piriformis und des Musculus rectus femoris und Musculus tensor fasciae latae.

Die zunächst aufgenommene Behandlung ist eine Allgemeine und dient ferner der Diagnose vorgenannter Beschwerden. Mutterhand I und II behandeln den gesamten hinteren Körper. Insbesondere wird die linke Seite ganzflächig erfasst. Rücken, Gesäß und Bein werden wechselweise sanft mulsiert, gehalten, komprimiert, teilweise auch pressiert, sowie geschoben und gezogen. Dabei wird das *qi*-Profil des Leibes zunächst großflächig erfasst.

Dabei ergibt sich folgendes Bild: Der gesamte linke Rücken ist in der Länge der Brustwirbelsäule (BWS) im Vergleich zum rechten Rücken an der OE stärker eingezogen und damit dort in Schwäche *(kong)*, der rechte obere Rücken wirkt als Fülle (*shi*, jap.: *jitsu*). Der Bereich der Lendenwirbelsäule (LWS) und die beiden hinteren Hypochondrien (die Masunaga Diagnosezone der *Shouyangming* (Di) Leitbahn) sind gebläht und in Fülle (*shi*, jap.: *jitsu*). Beidseitig besteht entlang der zwölften Rippe eine Leere (*xu*, jap.: *kyo*) Kondition. Das linke Gesäß ist deutlich in Schwäche *(kong)* und dies insbesondere handtellergroß um den Punkt *zhibian* (Bl 54) bis in die TE. Des Weiteren ist der Musculus piriformis links druckdolent.

Das Os Sakrum ist ebenso wie die LWS von knochig harter Profilierung. Es wirkt starr und deutlich in Fülle *(shi)*. Das dazugehörige Gewebe ist eingezogen und in Schwäche *(kong)*.

Die Leitbahn *Zushaoyin* (Ni) nach Masunaga im Bereich seitwärts der Lendenwirbelkörper (LWK) ist prall, gebläht und in Stärke *(man)* Kondition. Die hinteren, oberen Masunaga-Diagnosezonen dieser Leitbahn sind in Schwäche *(kong)*.

Vom hinteren linken Oberschenkel tritt besonders die *Zutaiyang* (Bl) Leitbahn als prall gefüllt hervor. Hier besteht eine Stärke *(man)* sowohl in der TE, wie auch der ME. An der OE ist die Leitbahn nicht so ausgeprägt. Die Kniekehle um den Punkt *weizhong* (Bl 40) ist prall und an der Oberfläche glatt, somit von einer Stärke *(man)* Kondition. Im Unterschenkel verläuft diese Leitbahn zunehmend in der TE und verbleibt zunächst an der OE, ab *fuyang* (Bl 59) in Richtung des Fußes dann aber auch in der ME deutlich in Schwäche *(kong)*. Am Fuß wirkt die Bahn zudem als sehr knochig.

Die Leitbahn *Shouyangming* (Di), in der Zuordnung nach Masunaga zu den Beinen, verläuft ab dem Trochanter major linksseitig zunächst 3 *cun* lang in Fülle (*shi*, jap.: *jitsu*). Diese Fülle *(shi)* ist prall und vital. Die Kraft und Flexibilität der Muskulatur und des Gewebes, mithin die energetische Präsenz der Säfte, wirken ungestört und stabil. Anschließend erscheint die Leitbahn bis in die tiefe Ebene (TE), mit Ausnahme des Kniebereichs, und bis einschließlich des Fußes in Schwäche *(kong)*. Nur in Höhe von *fuyang* (Bl 59) erhebt sich ein erbsengroßes Stärke *(man)* Areal. Dieses erscheint jedoch nur als ein solches in Relation zur leeren Leitbahn, unter normalen *qi*-Konditionen der Leitbahn wäre dieser Stärke *(man)* Bereich unauffällig.

Aus dem bisher Diagnostizierten ergibt sich das Bild in ➢ Abbildung III-35.

III.1.3.4 Erste diagnostische Summierung

Die eingezogene, feste und zähe Natur des linken Rückens weist generell auf eine dynamische Überbelastung hin. Dem *qi* der ME und der OE fehlt das regenerative Moment - die Aufquellung, Entlastung und Neuversorgung. Damit wirkt das *yang* dort an der OE als unterrepräsentiert. In der Regel müssen damit *yin*-Prozesse kompensatorisch vom Körper eingesetzt werden.

Der aufgeblähte untere Rücken, korrespondierend zur Länge der LWS, zeigt eine Anstrengung im *yang*-Bereich an, der eine *yin*-Entkopplung an dieser Stelle entspricht. Das *yang* ist als so Geblähtes von angestauter

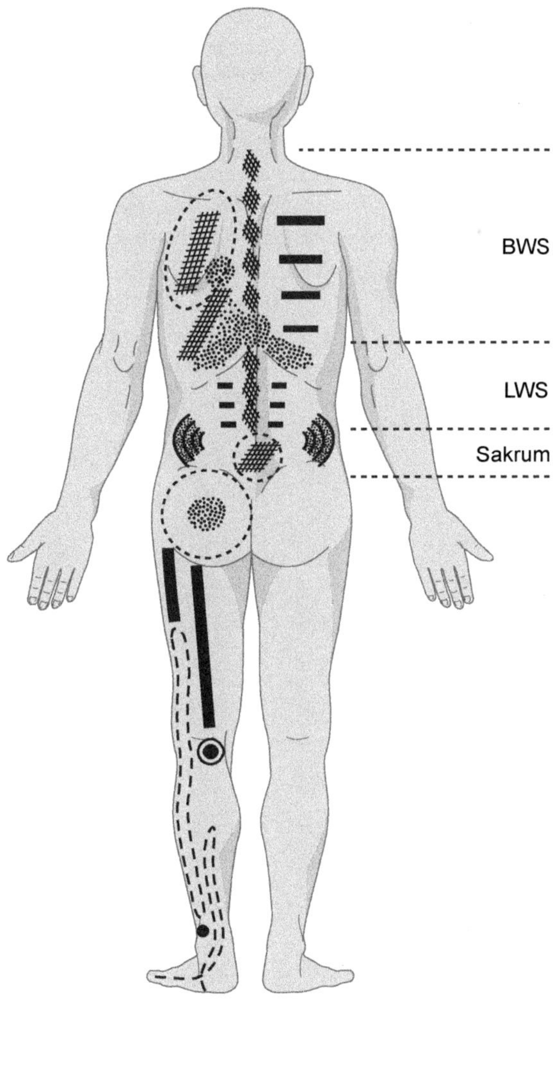

Abb. III-35 Energetisches Bild von Rücken und hinterem linken Bein (Definition der Orte s. Text)

und stagnierender Natur, es fehlt die befreiende, dispersierende *qi*-Bewegung. Das *yin* hat sich kontraktiv in die TE verzogen und es fehlt die verbindende Dynamik des Scharnier-*qi* , also das *qi* der Leitbahnen der Mittleren Ebene (ME) (siehe ➤ Kapitel II.2.4).

Infolge des typischen aufgebläht Seins liegt hier zumeist auch eine prägnante psychisch-energetische Konstellation und Problematik vor.

Dem fehlenden energetischen Scharnier entspricht die Leere (*xu*, jap.: *kyo*) entlang der zwölften Rippen und der Punkte *jingmen* (Gb 25).

Den extremen Spannungen in den genannten knochigen Anteilen entspricht das extrem wechselnde Gepräge der Leitbahnen *Zutaiyang* (Bl) und *Zushaoyin* (Ni).

Bezogen auf die linke hintere Seite kann zunächst summarisch gefolgert werden:

Es gibt eine sichtbare Aufdehnung der Körpermitte im Bereich des *hara* (hinten, zunächst). Entlang der genannten Knochen gibt es einen erhöhten energetischen und harten Tonus. Im Rücken, im Gesäß und in den Beinen herrscht an der OE und bis hinein in die ME und TE eine deutliche *qi*-Defizienz im *yang*. Das verbindende, scharnierwirkende *qi* wirkt deutlich schwach und es sind deutlich Extreme zwischen den Fülle *(shi)* Konditionen und Leere *(xu)* Konditionen zu konstatieren. Linker Torso, Gesäß und Bein erscheinen als schwach, die Mitte als aufgebläht. Der gesamte Oberkörper, samt Kopf, profiliert sich in Stärke *(man)*, außer die Wangen und der periorale Bereich, während vom Kleinen Becken aus distal das *qi* wie ein- und zurückgezogen wirkt.

III.1.3.5 Behandlungsvertiefung und qi-Diagnosen

Während dieser diagnostischen Wahrnehmungen wird die Behandlung unter Berücksichtigung dieser Diagnosen gezielt weitergeführt: Die Mutterhand I wird weich, voluminös und haltend auf den Leere *(xu)* Bereich (zwölfte Rippe) gelegt, während die Mutterhand II das linke Gesäß behandelt. M II hält ebenso wie M I großflächig den Gesäßraum und hier insbesondere den Punkt *zhibian* (Bl 54). Des Weiteren wird durch sanftes Mulsieren im Uhrzeigersinn dieser Raum belebt sowie durch sanfte, nach oben ziehende Pumpbewegungen, phasenweise und entsprechend einer *qi*-Reaktion gegen den Uhrzeigersinn, versucht, das *qi* in die ME und OE zu ziehen. Diese Ziehbewegungen sind kurzphasig (zunächst etwa fünf bis zehn Sekunden, dann bis zu einer Minute) und werden durch eine haltende Phase abgelöst und so unterbrochen. Dieser Vorgang kann solange erfolgen, bis einzuordnende *qi*-Reaktionen erfolgen oder gar ausbleiben. In diesem Sinne muss das *qi*-Geschehen der M I erfasst werden und somit die *qi*-Reaktionen der Orte, somit der Punkte und Bahnen, also der so genannte *qi*-Fluss, wahrgenommen und diagnostisch eingeordnet werden. Im Beispielsfalle reagiert das *qi* zunächst nur phasenweise und wirkt sehr schwach und zaghaft.

Nun wird ein *qi*-Ausgleich zwischen der geblähten Fülle *(shi)* des unteren Rückens und dem Gesäß angestrebt. Beide Bereiche werden still, sanft und unterschiedlich, entsprechend ihres *qi*-Profils, gehalten. In diesem Fall kommt es zu keiner wahrnehmbaren *qi*-Reaktion. Da es jedoch auch keine Anzeichen von typi-

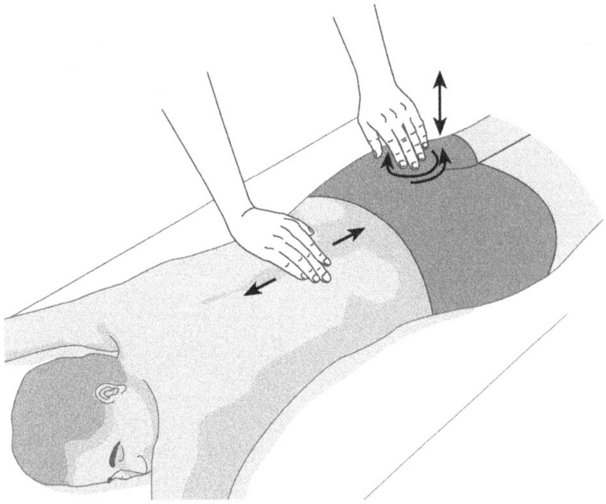

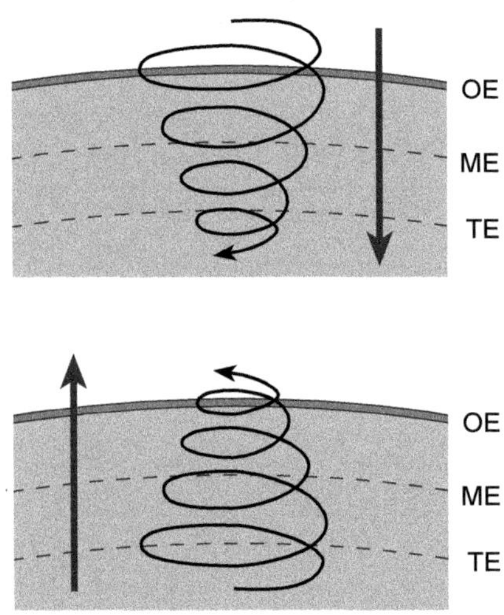

Abb. III-36 Durch sanftes Mulsieren im Uhrzeigersinn bzw. sanfte, nach oben ziehende Pumpbewegungen entgegen dem Uhrzeigersinn sollen das *qi* beleben und in die ME und OE ziehen.

schen *qi*-Stagnationen oder -irritationen gibt, kann geschlossen werden, dass eine ausgleichende *qi*-Wirkung stattfindet.

Nun muss der Zeitpunkt erfasst werden, an dem die Einwirkung auf diese Orte abgeschlossen und die Behandlung weitergeführt wird. Wenn es jedoch nur Stille und keine weiter wahrnehmbare *qi*-Reaktion gibt, dann muss diese Stille qualifiziert werden. Die Stille kann sich sehr unterschiedlich anfühlen. Wie schon an anderer Stelle ausgeführt, gibt es in solcher Stille das Moment, welches eine Art Erfüllungsmaß der Behandlung in der Stille signalisiert. Die Stille schwillt quasi an, entwickelt ein bestimmbares Volumen, erzeugt einen Druck und verlangt nach einer Verbindung mit anderen Körperbereichen, respektive *qi*-Reaktionen. Die Stille wird sonst zu umfassend, zu passiv und ereignislos.

Die M I verbleibt in der Fülle *(shi)* des unteren Rückens mit sanftem Halt. Die M II behandelt flächig, abwechselnd haltend und mulsierend den übrigen linken Rücken. Unter der M II wirkt der gesamte Rückenraum als besonders angestrengt, haltebedürftig und ein wenig wie schutzlos und wund. Gleichzeitig ist die Symptomatik eines stagnierenden *qi* zu verspüren. Das *qi* fließt nicht. Doch nachdem es zunächst wie nicht vorhanden ist, erscheint es plötzlich wie eine kontraktive, gespannte Ansammlung und verharrt in dieser Weise. In der M I sind so kräftig ziehende und stagnierende Impulse zu spüren, welche in gewisser Verstärkung sich wie Schmerzen anfühlen und bei weiter Ansammlung des *qi* zu größeren Schmerzen anzuschwellen drohen.

Es besteht also an dieser Stelle die Gefahr, dass die beiden unterschiedlich aufgeladenen und verspannten Bereiche (oberer und unterer Rücken) sich wechselseitig in ihrer Spannung verstärken. Damit ist der Moment gegeben, über eine veränderte Manipulation das *qi* zum Ausgleich anzuregen.

Infolgedessen wandert die MH II aus dem Fülle *(shi)* Bereich des unteren Rückens, behandelt das Gesäß und dann zunächst in relativ zügiger Weise das gesamte linke Bein bis zum Fußende. Das Wandern der Mutterhand II kann auch in einem raschen Entlanggleiten oder auch auratischen Erfassen geschehen.

Die Behandlung im Bein erfolgt entsprechend des diagnostizierten *qi*-Profils. Die schwachen Bereiche werden durch Halten, Mulsionen sowie durch zwischen M I und M II oszillierenden Waagebewegungen und Ausgleichspendelungen energetisch belebt und in einen Gesamtfluss des *qi* integriert (➤ Abb. III-37b).

Ist es gesamtflächig zu einer *qi*-Bewegung gekommen, fließt das *qi* ein Stück weit in Richtung seines Normaltonus, dann können zusätzliche Behandlungstechniken praktiziert werden.

So ergeben eine tiefe Palpation und eine typische Einfingerdruck (Zenpression; *yizhian*) am Punkt *zhibian* (Bl 54) und am Musculus piriformis eine große Empfindlichkeit und Druckdolenz. Zugleich stellt sich hier bei gezieltem, punktartigen Druck spontan der Orgasmusreflex, ausgelöst im unteren Becken, ein. An dieser Stelle sei, infolge bekannter Missverständnisse, noch einmal darauf hingewiesen, dass es sich bei dem von W. Reich entdeckten Orgasmusreflex um einen universalen Lebensreflex handelt, der sehr viele Empfindungsebenen einschließt. Im erwähnten Falle verläuft der Reflex ohne die genitalen und sexuell-emotionalen Gefühlsensationen körperlicher und psychischer Dimensionen. Gleichwohl zeigt die Reaktibilität und Irritabilität des Reflexes an dieser Stelle eine deutliche Involvierung desselben in dem körperlichen Verspannungsmuster.

Im erwähnten Gesäßpunkt zeigt sich in diesem Fall ein feiner, etwas dünner, und regelmäßiger Puls, der allerdings etwas verlangsamt wirkt.

Im Fortgang werden Schultern und Hals sanft massiert und gehalten. Schließlich soll durch Halt der M I am Os Sakrum und also der hinteren Masunaga-Diagnosezone der *Zutaiyang* (Bl) Leitbahn und durch eine typische Pulsbehandlung entlang der *Zutaiyang* (Bl) Leitbahn der Gesamtfluss angeregt werden.

Nun wird das Knie direkt behandelt. Nachdem der Punkt *weizhong* (Bl 40) im Rahmen der Leitbahnbehandlung mitbehandelt worden ist, sich aber sein *qi*-Status dabei nicht merklich verändert hat, erfolgen Rotationen des Kniegelenks mit Hilfe des Unterschenkels.

Es ergeben sich hierbei keine bekannten Zeichen einer Menisken- oder Bänderschädigung.

Es zeigt sich jedoch, dass die Knieflexion eingeschränkt ist. Bei etwa 115° kommt es zu deutlichen Verspannungsreaktionen in der vorderen Oberschenkelmuskulatur. Gleichfalls ist die Halbkreisbildung der Rotation nach außen und innen klar eingeschränkt und scharf begrenzt. Mithin sind die *Zujueyin* (Le)- und die *Zushaoyang* (Gb) Leitbahn in dieser Bewegung klar angespannt bis verspannt. Infolge der Vorbehandlung und den weiter durchgeführten Behandlungen der linken Seite, im obigen beschriebenen Sinne, lässt die Verspannung jedoch merklich, etwa um 30%, nach.

Im Anschluss daran wird die Kniekehle sanft gehalten und die festen Bereiche am linken Fersenbein und dem Beckenraum friktiert und mulsiert.

In der Bauchlage ist während der Behandlung deutlich zu beobachten, dass es dem Patienten infolge einer starken Verspannung der *Shoutaiyin* (Lu) Leitbahn sehr angenehm ist, die Arme entlang des Körpers beinwärts zu legen und so die Schultern nach unten und vorn fallen zu lassen. Das Becken liegt linksrotiert und auf der

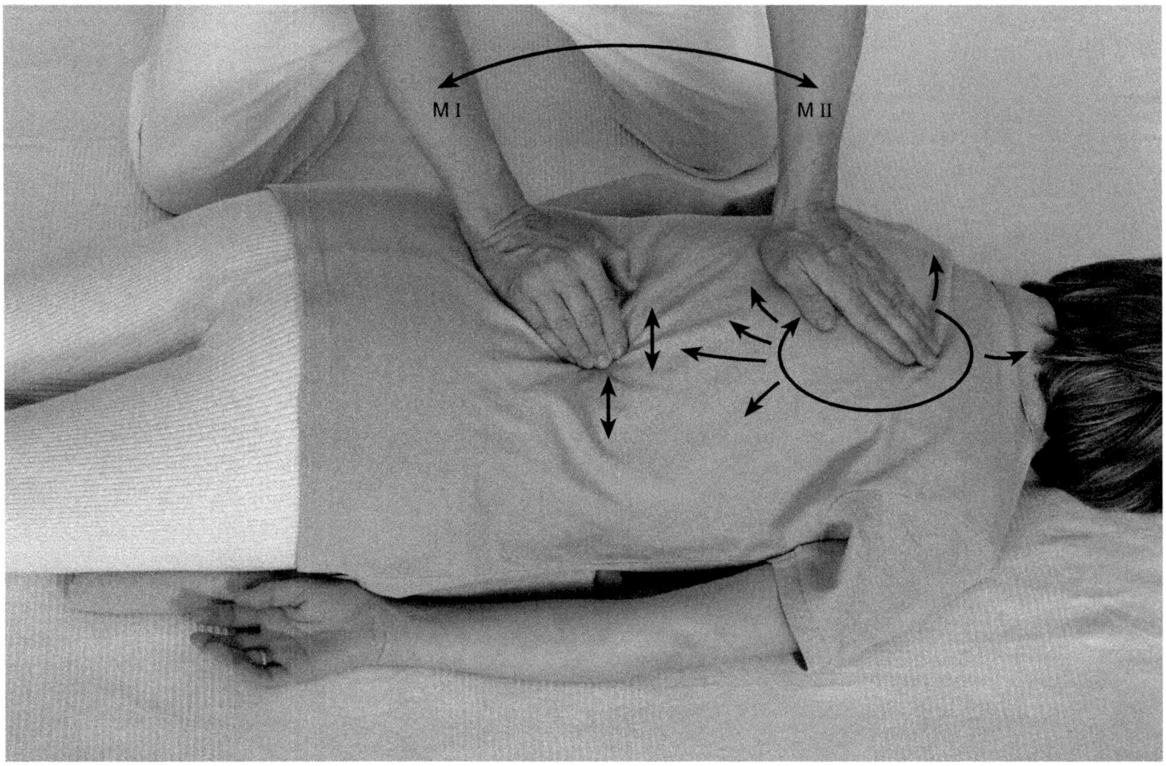

Abb. III-37a Behandlung des Rückens

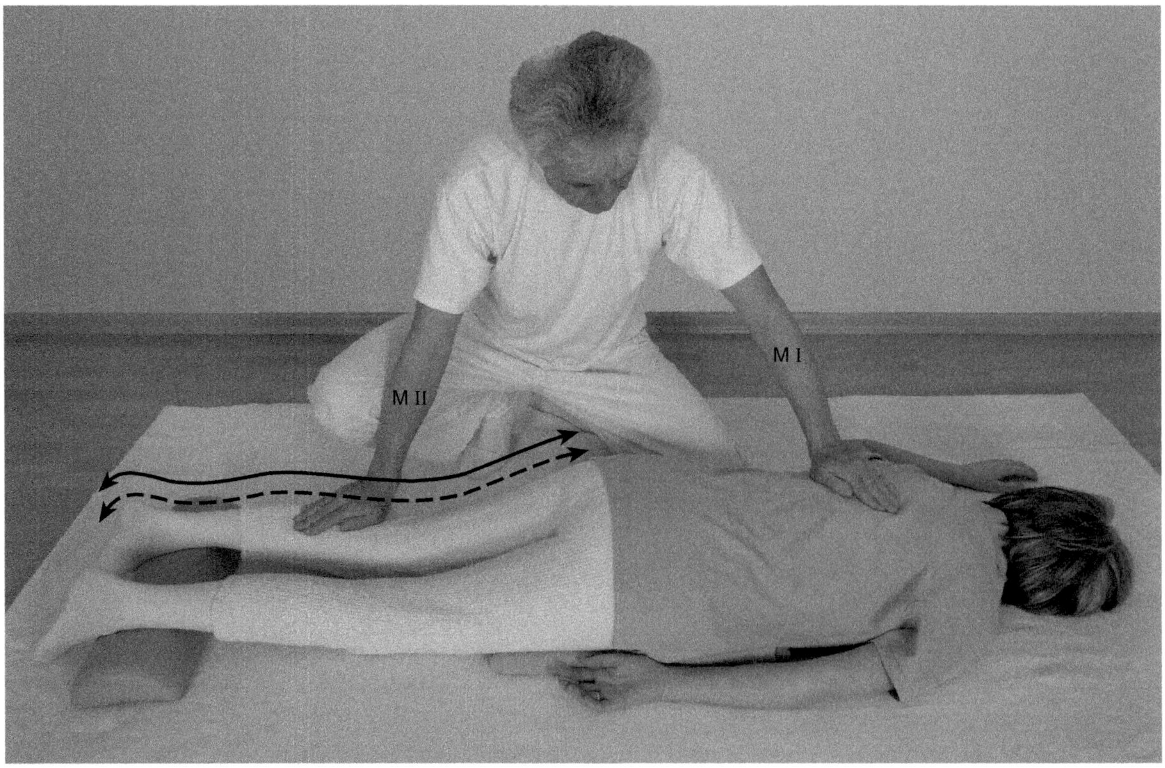

Abb. III-37b Behandlung des Beins

rechten Seite stark gekippt, mit entsprechender Außenrotation des linken und Innenrotation des rechten Beines.

III.1.3.6 Weitere Gezielte Gesprächsführung

Es wird die Frage gestellt, ob die genannten Probleme im Hüft- und Gesäßbereich einen Einfluss haben auf die Darmtätigkeit und Stuhlabsetzung.

Der Patient stellt fest, dass eine tägliche Darmentleerung schon eine lange Lebenszeit immer nur in mehreren Phasen geschieht; im Schnitt in dreimaligem Stuhlgang. Der Stuhl ist ansonsten unauffällig, nur dieser Rhythmus ist signifikant. Dazu passt in diesem Stadium der Behandlung die typisch sichtbare Problematik der Scharnierfunktion des *qi* und die damit unmittelbar zusammenhängende Qualität einer homogenen Verteilungsfähigkeit, sowie einer mangelnden Alterationskraft des *qi*.

Aus vorlaufenden Behandlungen ist dem Behandler eine offensichtliche und markante persönliche Typik des Patienten bekannt. Er hat die Neigung in einer einmal erreichten Dynamik oder Ruhe zu verharren und daraus einen andauernden Zustand zu machen. Eine mehr oder minder schnelle und flüssige Verwandlung und Veränderung im Lebensausdruck entspricht nicht seinem Naturell. In diesem Sinne strahlt er sowohl körperlich, als auch psychisch und geistig eine gewisse Verlangsamung aus. Diese Verlangsamung beeinflusst aber nur die Phase des Übergangs von einem zum anderen Lebensausdruck.

Es ist klar, dass gerade die Flexibilität der Muskeln und die Beweglichkeit der Gelenke geradezu ein hervorragendes Ausdrucksmittel dieser Thematik darstellen. Natürlich gilt dieses generell und so auch in diesem besonderen Fall und natürlich kann mit solchem Wissen nicht die Knieproblematik kausal erklärt werden. Dies soll auch gar nicht geschehen, sondern dies fügt sich nur mit in die genannten diagnostischen Parameter ein.

Hier entspricht der mangelnden Flexibilität der Muskeln tatsächlich eine mangelnde Flexibilität des Patienten auf anderen Ebenen seiner Gesamtlebendigkeit, d. h. ein Gesamtbild setzt sich sichtbar durch.

Im behandelten Fall wirkt sich diese Trägheit und Unbeweglichkeit konkret auf die Interessen des Patienten aus: Der Patient sucht gern regelmäßig Tennis zu spielen. Da es bei diesem Sport auch auf schnelle, abrupte und geschmeidige Richtungswechsel ankommt, welche bekanntermaßen Ellenbogen- und Kniegelenke beanspruchen, stellen die Verlangsamung und gewisse Starre ein direktes Problem dar.

An dieser Stelle sei hinzugefügt, dass diese Alterationstypik dem Patienten auf seiner geistigen Ebene und in dessen Sozialität immer wieder Probleme einbringt. Er wirkt dann als nicht ganz geistesgegenwärtig, leidet unter den daraus entstehenden Kommunikationsproblemen und seiner eher geringen thematischen Anpassungsfähigkeit.

Schließlich fällt dem Patienten ein, dass er seit einer gezielten Strahlenbehandlung an der Prostata immer mal wieder für einen oder zwei Tage einen im Durchmesser dünnen (ca. 1 cm) Stuhl hat. Dieser so genannte Bleistiftkot kann auf Stenosen zurückgeführt werden. Da es sich im vorliegenden Fall nicht um eine tumorrelevante Stenose handelt, kommt eine Stenosierung durch Darmspasmen in Frage.

III.1.3.7 Fortgang der Behandlung

Die weitere Behandlung wird in Rückenlage ausgeführt. Es wird das linke Kniegelenk weiter untersucht. Die geläufigen Bewegungstests, Rotationen, Dehnungen, Überprüfung des Schubladenphänomens, ergeben keinen Anhaltspunkt. Ebenso sind die bekannten Punkte des Kniegelenks, auch am Kniegelenkspalt, nicht weiter auffällig. Diese werden in jedem Fall mit behandelt; insbesondere auch *dubi* (Ma 35).

Auffällig ist aber das *hara*: Das obere *hara* ist gebläht und in Stärke *(man)*. Zur Mitte hin ist es entlang der Leitbahnen *Zushaoyin* (Ni) und *Zuyangming* (Ma) deutlich gespannt. In der Masunaga-Diagnosezone der *Shoujueyin* (Pe) Leitbahn besteht eine Fülle *(shi)* Kondition.

Besonders auffallend sind ferner die beiden Punkte *qichong* (Ma 30), mithin auch die vordere Masunaga-Diagnosezone der *Zutaiyang* (Bl) Leitbahn. Rechts ist der Punkt in der OE in Schwäche *(kong)*, dann in der ME und TE sumpfig-stabil. Links ist der Punkt groß (ca. 2 cm Durchmesser) und bis in die TE in Schwäche *(kong)*, mit deutlichen Leere (*xu*, jap.: *kyo*) Anteilen.

Um die Gestalt, die sich hologrammartig mit und zwischen den beiden Punkten ergibt, erfassen zu können, werden Mutterhand I und II auf diese gelegt. Jede Mutterhand wendet eine haltende Technik entsprechend dem Situs an. Die Mutterhand am linken Punkt liegt weich in der TE, am rechten Punkt weich in der OE und somit an der Grenze zu dem sumpfigen Bereich.

Nun oszillieren Mutterhand I und II an diesen Punkten und stellen untereinander eine Waage, mit dem *hara* als Mittelpunkt, her. Aus diesen Kontakt- und Ausgleichsbewegungen entstehen ein *qi*-Fluss und eine *qi*-Pulsreaktion. Erreichen diese eine stabile Intensität, dann entsteht zwischen den Mutterhänden die gestaltar-

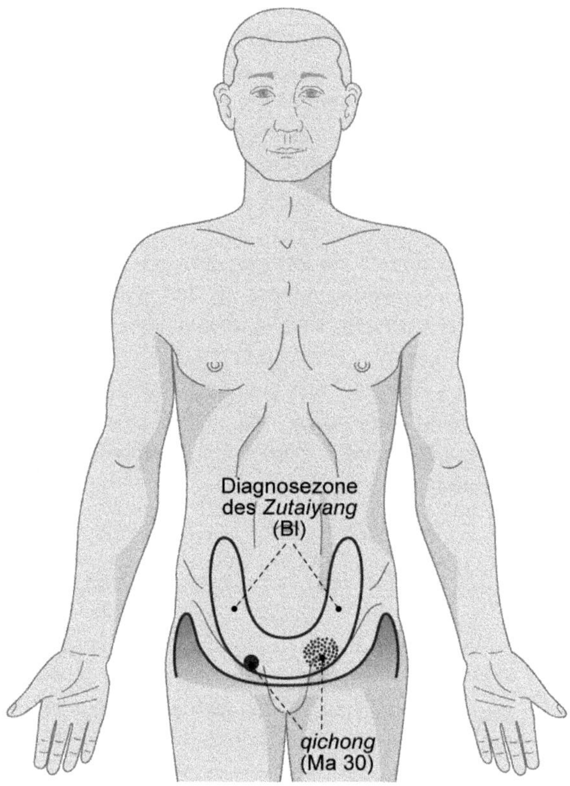

Abb. III-38 Energetisches Bild des unteren *hara*

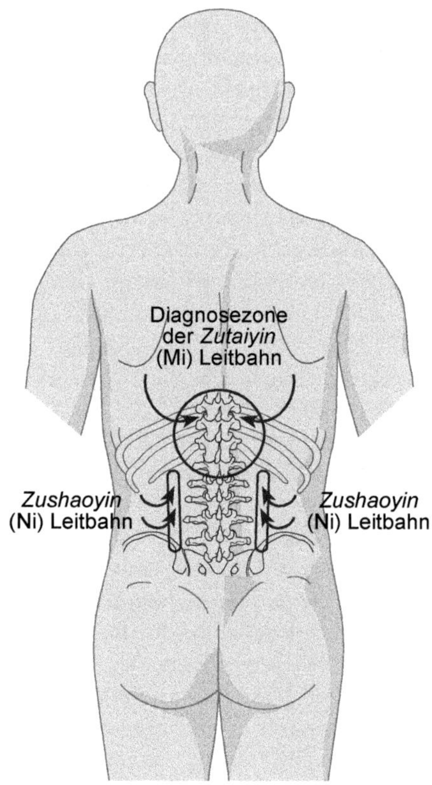

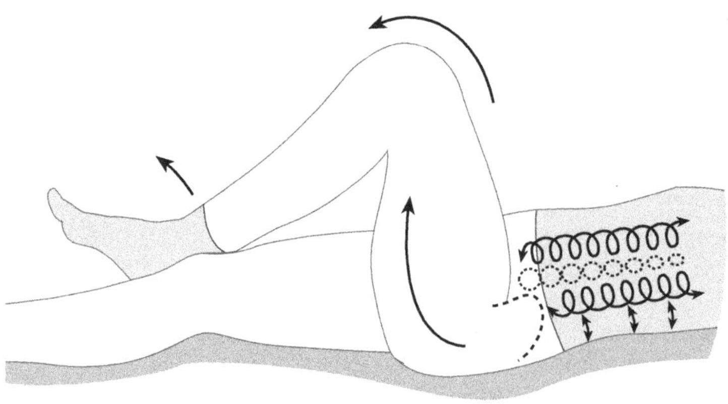

Abb. III-39 Arbeiten an der *Zushaoyin* (Ni) Leitbahn

tige Repräsentanz eines *qi*-Raumes. Dieser *qi*-Raum induziert dem geschulten Behandler eine spezifische *qi*-Gestalt, welche die repräsentative und typische Wesensfigur des entsprechenden körperlichen Ortes ist.

Der Gestaltraum ergibt in diesem Fall als Bild die energetische Form und Präsenz einer Entsprechung zur Körperlichkeit eines etwa elfjährigen Jungens und nicht eines 70-jährigen Mannes. Genauso wirkt auch die Gestalt des unteren Beckens. Die daraus sich ergebenden Implikationen sind ausführlich im Kapitel zum IdosShiatsu behandelt.

Durch die Behandlung dieser Punkte stellt sich dort, allerdings nur intermittierend und somit phasenweise, ein typischer Normalpuls der *Zuyangming* (Ma) Leitbahn ein. Infolge dieses Normalpulses kommt es einige Male zu sanften Orgasmusreflexen, welche aber eher vom oberen Thorax ausgehen.

Nun werden abwechselnd beide Beine in den Hüftgelenken rotiert. Dabei zeigt sich, dass das linke Bein stärker festgehalten und mitgeführt wird, als das rechte, wobei aber hinzukommt, dass das rechte Hüftgelenk mitunter etwas ungeführt und haltlos wirkt, was also eine mangelnde Vitalkraft und Stabilität anzeigt.

Schließlich wird zunächst das linke Bein in eine verstärkte Dehnung der *Zushaoyang* (Gb) Leitbahn gebracht. Dazu sind Hüft- und Kniegelenk etwa 45° gebeugt und das gesamte Bein wird über die Körpermitte hinaus nach rechts geführt. An der Dehnungsgrenze wird das Bein durch das Bein des Behandlers fixiert. Nun beginnen die Mutterhand I und II am linken Gesäß, um den Trochanter major, der *Zushaoyin* (Ni) Leitbahn nach Masunaga, mit *kenbiki*-Techniken entlang der LWK und an der hinteren Masunaga-Diagnosezone der Leitbahn *Zutaiyin* (Mi). Dazu zählen auch: leichte bis kräftige Pression und Pumpbewegungen, somit Bewegen der LWK, typisches Pressen und Schieben quer und entlang der Leitbahnen und des Gewebes, schließlich simultan dazu aus den Beinen des Behandlers heraus geführte, abwechselnd rhythmische Dehnungen und Lockerungen der *Zushaoyang* (Gb) Leitbahn im linken Bein (➢ Abb. III-39).

Das Gleiche wird mit dem rechten Bein durchgeführt. Während der Dehnungen zeigt sich, dass die jeweilige kontralaterale Seite in der Diagnosezone der *Zutaiyin* (Mi) Leitbahn durch eine deutliche Fülle *(shi)* geprägt ist. Die linke Seite ist hier massiv und an der Oberfläche gebläht in Fülle *(shi)*, die rechte Seite ist an der Oberfläche eher in Schwäche *(kong)*, aber ab der ME und in der TE sehr zäh, straff und fest, also in Fülle *(shi)*.

Es empfiehlt sich hier aus der Behandlung in den Beinen kurz in die Behandlung der Arme überzugehen. Dies kann auch mehrmals geschehen. Die Arme werden allgemein behandelt und speziell hinsichtlich der Metamer-Punkte (Punkte, die in einem Segment liegen; von Metamerie: segmentale Körpergliederung) zum Knie an Ellenbogen und Schulter. Dabei zeigt sich, dass besonders die *Shoutaiyang* (Dü) Leitbahn in deren Abschnitt auf Höhe des Schultergelenks und somit im Bereich des Musculus deltoideus ganz und gar in Leere (*xu*, jap.: *kyo)* ist. Dieser Abschnitt wirkt gleichfalls wie bei einem etwa elfjährigen Jungen.

Bei Schwäche des Kniegelenks auf der gleichen Seite sollte auch dieser Bereich gestärkt werden, unter Zuhilfenahme des Punktes *jianyu* (Di 15).

III.1.3.8 Bisherige diagnostische Schlussfolgerungen

Es bestätigen und ergänzen sich die zuvor gemachten Diagnosen. Das obere *hara* ist groß und aufgebläht, gleich wie der rückwärtige Teil. Ebenso wie an der Körperrückseite Sakrum und Gesäß in der OE und ME eher schwächer sind, so gestaltet sich dies auch im *hara*, also entsprechend im unteren *hara* in ähnlicher Weise so. Dabei verläuft die *Daimai* Leitbahn hier quasi wie eine Grenzlinie zwischen dem Ober- und Unterkörper. Wobei der *Daimai* selbst hinten entlang der beiden zwölften Rippen in Schwäche *(kong)* ist und an den Wirbelsäulenseiten und im Bereich der Leitbahnen *Zutaiyang* (Bl) und *Zushaoyin* (Ni) von Fülle *(shi)* Qualität ist und im Bereich des *hara* nur in der OE in Schwäche *(kong)*, ab der Me und der TE von sumpfig fester Qualität ist. Es empfiehlt sich hier, den Fluss des *Daimai* mit der Kopplung der Punkte *linqi* (Gb 41) zu regulieren.

Die Spannungen des vorderen *hara* in den Masunaga-Diagnosezonen der *Shoushaoyin* (He)- und der *Shoujueyin* (Pe) Leitbahn korrespondieren mit der Fülle *(shi)* in der hinteren Diagnosezone der *Zutaiyin* (Mi) Leitbahn. Damit ist auch mitgesagt, dass der Solarplexus in seiner Gesamtumgebung von großer Spannung und Weitung begleitet ist, wobei noch spezifiziert werden muss, dass die Weitung hinten an den Wirbelkörpern der Muskulatur entspricht und die Wirbelkörper selbst von einer Lordosespannung geprägt sind.

Solche Bilder extremer tiefeninnerer Konzentrationsspannungen bei begleitenden äußeren Aufdehnungsspannungen, unter unnatürlicher Dilatation der ME, sind zumeist Anzeichen einer psychogenen Problematik.

Die *Zushaoyang* (Gb) Leitbahn ist entsprechend dem linken Rücken fester Natur und sehr angestrengt. Der energetische Bereich oberhalb des Os pubis ist in der TE gespannt und korrespondiert mit dem in der TE sehr gespannten und festen Os Sakrum.

Da sich in exponierter Weise das *qi* der Mitte, also der gesamte Bauchraum plus seiner distalen Entsprechungen, vorn und hinten als betont belasteter und unausgeglichener Bereich hervorhebt, wird eine weitere Behandlung an den Leitbahnen *Zuyangming* (Ma) und *Zutaiyin* (Mi) geführt. Dies geschieht insbesondere angesichts der erwähnten Knieproblematik und der allgemeinen Korrespondenz dieser Leitbahnen in Bezug auf diese Thematik.

Zudem ergibt eine kurze Inspektion des Mundbereichs eine sichtbare und von der übrigen Umgebung abgehobene Weißfärbung bzw. Blässe desselben und damit den Hinweis auf eine *Zuyangming* (Ma)- und *Shouyangming* (Di) Leitbahn Symptomatik. Die Weiße signalisiert einen Rückzug von *shen* (Geist) mithin der Wandlungsphase oder Durchgangsprozessualität der Wandlungsphase TAI YANG (Feuer-Emblem). Mangelnde Erwärmung und Durchflutung der OE und ME, also Rückzug von roter Färbung, von Wärme und Blut *(xue)* entspricht hier einer aktuellen oder chronischen Ermüdung.

Von daher werden, auch im Sinne der Flussrichtung der Leitbahnen, die Knie und Beine behandelt.

III.1.3.9 Nächste Behandlungsschritte

Nach gründlicher Inspektion und Palpation des linken Knies ergibt sich hier, dass weder der Kniegelenksspalt, noch die Umgebung samt der entsprechenden Punkte auffällig sind. Ebenso herrscht eine normale Bewegungsfreiheit des Gelenks. Auch der Musculus gracilis ist unauffällig.

Die Mutterhand I liegt leicht auf der Masunaga-Diagnosezone der *Zuyangming* (Ma) Leitbahn im *hara* und erkundet im Lauf der Behandlung auch die zugehörige Leitbahn im linken und rechten *hara*, während die Mutterhand II die Leitbahn im linken Bein behandelt.

Die Diagnosezone ist von der OE bis in die ME in Schwäche *(kong)* und der Temperatur nach unauffällig. Was die Leitbahnen betrifft, ist der linke Punkt *qichong* (Ma 30) bis in die TE von einer Schwäche *(kong)* Konsistenz geprägt, die schon in einen Leere (*xu*, jap.: *kyo*) Zustand übergeht.

Mutterhand II findet im Punkt *biguan* (Ma 31) eine heftige Druckdolenz. Dies entspricht der Einwirkung des Punktes auf die dortige Muskulatur; Musculus tensor fasciae latae/sartorius/rectus femoris/vastus lateralis. Die Druckdolenz dieses Punktes weist auch auf die Qualitäten dieses Punktes hin - den Kniebezug dieses Punktes, samt der *qi*-Wandlungsphasenzuordnung (direkte Wirkung auf das TAI YIN; Wasser-Emblem) und seine Indikationen - nämlich die Schwäche der *Zushaoyin* (Ni) Leitbahn und Kälte *(han)* kompensierend.

Abfolgend ergibt sich am Ober- und Unterschenkel entlang der Leitbahn in der OE eine Schwäche *(kong)* in der *qi*-Präsenz und ein Rückzug von *qi* in die ME und TE. Die Haut ist straff und das Unterhautgewebe wie entleert; das zurückgezogene *qi* wirkt darunter muskulär-sehnig wie zäh und fest. Die beschriebenen Bereiche wirken kühl und bis hin zum Fuss zunehmend starr, hart und fest.

Die Leitbahn wird nun mit der Mutterhand II sehr langsam, abfolgend von oben (Leiste) nach unten zum Fuß hin behandelt. Mutterhand II appliziert so an den entsprechenden Stellen vornehmlich mit dem Daumen und/oder den übrigen Fingerbeeren einen die OE ausfüllenden sanften Druckkontakt. Es wird gewartet, bis eine *qi*-Reaktion erfolgt. Diese ist im besprochenen Fall dünner und schwacher Natur. Bei eintretender *qi*-Reaktion wird Kontakt zur ME und zur TE aufgenommen; auch hier solange, bis eine deutliche *qi*-Reaktion erfolgt. Durch die in den anderen Kapiteln beschriebenen Techniken wird versucht, auf allen drei Ebenen, und damit homogen, einen *qi*-Normalpuls zu evozieren. In diesem Fall kommt es zart zu diesem Normalpuls, aber ohne selbstständiges Weiterbestehen, d. h. nach Aufgabe der Manipulationen verschwindet der Puls. Synchron zu diesen Behandlungen kommt es im *hara* und der Diagnosezone zu diskreten *hara*-Geräuschen (HG), hier als klare Hohlorgangeräusche erkennbar. Diese HG und *qi*-Reaktionen (QR) geschehen während des Ausgleichs von *qi* als Flussreaktionen und infolge der Waagewirkung der *hara*-Behandlungstechnik.

Im Anschluss daran werden durch die *kenbiki*-Techniken des Mulsierens und Reibens ein Verbund aller drei Ebenen und eine gewisse Erwärmung erwirkt. Bleibt diese Erwärmung nicht selbstständig bestehen, sollte eine Decke als Schutz gegeben werden.

Die *Zutaiyin* (Mi) Leitbahn wirkt am Oberschenkel prall und fest, ab dem Knie bis zum Anfangspunkt *yinbai* (Mi 1) an OE und in der ME in Schwäche *(kong)*. Ein Puls ist im Oberschenkel an der OE und damit in Flussrichtung nicht zu verspüren, sondern kommuniziert in der TE. Ähnliches geschieht im Unterbein, wobei hier bei der *qi*-Reaktion ein dünner, schneller und dann intermittierender Puls zu spüren ist. Dieser Puls besitzt zudem bei seinem Aufkommen kurz einen Flutcharakter, d. h. er tritt plötzlich anstürmend und stark auf und verschwindet dann sogleich.

Auch diese Bahn wird mit den erwähnten Techniken balanciert.

Der klassische *Zushaoyin* (Ni) Leitbahn zieht am Oberschenkel strangartig aufwärts und ist in der TE in Fülle (*shi*, jap.: *jitsu*). OE und ME sind eher in Schwäche *(kong)*. Am Unterschenkel ist die Leitbahn ähnlicher Natur, nur wirkt hier auch die ME als prall und in Fülle (*shi*, jap.: *jitsu*). An der Ferse ist die Leitbahn innen eingezogen und extrem fest, also in Fülle *(shi)*, um sich dann im Übergang zu *rangu* (Ni 2) hin und insbesondere von dort zu *yongquan* (Ni 1) deutlich in Leere (*xu*, jap.: *kyo*) zu manifestieren (➤ Abb. III-40).

Ähnlich den *qi*-Bildern in der Extremität, wirken die Punkte *yingu* (Ni 10) und *yinlingquan* (Mi 9) wie verriegelnd und fest. Sie stabilisieren damit das *qi* am Knie unter Einbuße einer gewissen Stabilität und Kraft. Damit muss beachtet werden, dass bei normaler Leitbahnbehandlung diese Punkte ihrer aktuellen oder chronischen Natur nach in ihrem Status nicht zu sehr verändert werden dürfen.

Eine zu intensive Manipulation und Punktereaktion ruft die Gefahr einer zusätzlichen Destabilisierung hervor. Eine stärkere Einwirkung kann erst erfolgen, wenn das Leitbahngeschehen in seiner Gesamtheit und im Zusammenhang mit dem Gesamt-*qi* ausgeglichen werden kann.

Auf der Ebene der *qi*-Reaktion kann gesagt werden, dass bei beiden Leitbahnen im linken Bein in der TE ein feiner Puls zu verspüren ist; dass dieser Puls auf die Behandlung hin klar echosiert, aber in der TE und ME verbleibt. Tritt eine *qi*-Reaktion derart ein, dann erfolgt auch im *hara*, unter der Mutterhand I, eine Reaktion: Diese findet vernehmlich in den Masunaga-Diagnosezonen der *Zuyangming* (Ma) und der *Zushaoyin* (Ni) Leitbahn statt. Ferner sind die Reaktionen linksseitig betont und in den Punkten *yindu* (Ni 19) und *futonggu* (Ni 20) besonders lokalisiert.

Stellen sich so während der Behandlung linksseitig im *hara* und in dem Bein *qi*-Reaktionen ein, so kommt es regelmäßig zu kurzen *hara*-Geräuschen hohler Natur im Oberbauch und zu weiter qualifizierbaren *qi*-Reaktionen, nämlich einem zunehmend kräftigen Zittern und Vibrieren.

Dem Zittern entspricht eine gewisse Spannungsreduktion im Oberbauch und im Lendenwirbelbereich unter Mitnahme des Gesäßes und der Beine. In den Schwäche *(kong)* und Leere *(xu)* Bereichen entspricht dies dem Körpergefühl ‚gewissermaßen als körpergefühltes Echo des *qi*, einer gewissen Überanstrengung und Erschöpfung. In den Stärke *(man)* und Fülle *(shi)* Bereichen korrespondiert das Zittern mit einem Ablassen von Spannungen und emotional einer nervösen inneren Durchbewegung und zunehmenden Wachheit, Irritabilität.

Das Vibrieren zeigt ein eine gesteigerte Durchblutung an, sowie eine Entfaltung von Blut und Säften (*xue*, jap. *ketsu*), einer Belebung und Einregulation innerer Organe, sowie aufsteigende emotionale Regungen.

Dieses Echosieren von *qi* regte in diesem Fall das Sprechen des Patienten an. Dieses Sprechen und das daraus erfolgende Gespräch wirken gestaltbildend auf den Puls (P) und die *qi*-Reaktionen, d. h. Zittern, Vibrieren und Ruhe profilieren sich entlang den inneren Affektionen des Gesprächs. Ohne an dieser Stelle in die weitere Tiefe hinsichtlich des Gesprächs zu gehen, soll summarisch gesagt sein, dass dessen Thematik sich um eine gewisse generelle Müdigkeit, Verzagtheit des Patienten und um nicht geklärte wichtige Situationen handelte.

Im Unterschied zur linken Seite war die rechte Seite in ihren *qi*-Reaktionen deutlich stiller und verhaltener. Das rechte *hara* wirkte in Stärke *(man)* und insgesamt darin still. Diese Stille konnte qualifiziert werden als eine reaktible Stille, weder die Stärke *(man)*, noch die Stille wirkten verfestigt oder chronisch. Besonders profilierte sich rechts der Punkt *qichong* (Ma 30): Er wirkte an der OE in Schwäche *(kong)* und dann in der TE zu sumpfig und fest. Die Leitbahnen im rechten Bein wirken insgesamt eher in Richtung einer Stärke *(man)* und stabiler Natur. Insgesamt macht die beschriebene rechte Seite eher den Eindruck einer posituralen Dynamik, d. h. es wird hier eine gewisse Statik und ein Verweilen ange-

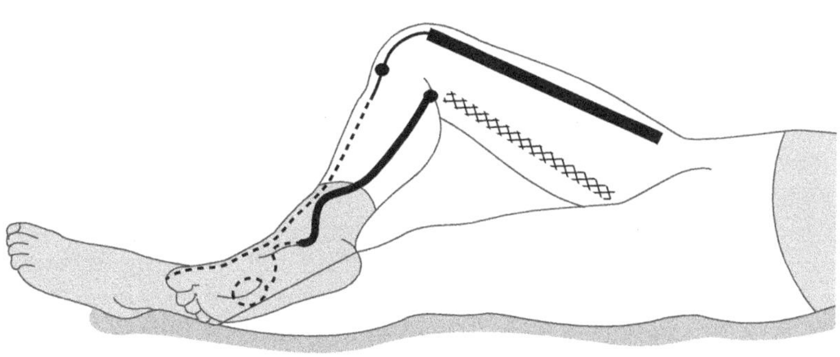

Abb. III-40 Energetisches Bild am rechten Bein (Orte siehe Text)

deutet. Während die Schwäche *(kong)* und leichte Leere *(xu)* linksseitig im Punkt *qichong* (Ma 30) dort eine Müdigkeit der aktiven Dynamik anzeigt.

Die *qi*-Reaktionen dieser Seite und damit auch der Puls künden sich fast wahrnehmbar schon an, gelangen aber nie an die wahrnehmbare Oberfläche und zeigten jedoch auch keinen stagnativen Charakter an.

III.1.3.10 Weitere diagnostische Implikationen

Die geschilderte rechte Seite wirkt haltend und auch anhaltend; entsprechend fließt das *qi* in den distalen Bereichen, besonders des Fußes, nur spärlich und es kommt auch zu keinen übergreifenden Flussreaktionen. Entsprechend wirkt auch der rechte Thorax materiell und energetisch aufgeladen. Auch auf Grund der Innenrotation des Beines und der Beckenkippung zieht gewissermaßen der Patient hier sein *qi* nach zentripetal. Insbesondere das *qi* der *Zujueyin* (Le) Leitbahn wird so zu einem verstärkten Fluss in Richtung des Zentrums und kopfwärts zu angehalten. Der Patient erwähnt auf Hinfrage eine gewisse Benommenheit, sowie leichte Formen von Schwindel beim Aufrichten, besonders kurz nach dem Erwachen oder Aufstehen. Dem entsprechen beim Patienten eine gewisse Fülle und Schwere des Kopfes, sowie eine gleichmäßige Rötung, unter Ausnahme des perioralen Bereichs, von Hals und Kopf. Eine gleiche Entsprechung liegt auf emotional-geistiger Ebene vor. Eine gewisse innere Ansammlung ist zu verspüren, ein Anhalten, verzögertes Reagieren bei starker Tendenz der Stimme zur leisem Klang und Heiserkeit. Das *qi* bricht sich hier nicht eruptiv und heftig die Bahn nach oben und außen, sondern wird festgehalten. Die Stimme wirkt dann wie versiegend, die Kehle wie zugeschnürt, unter Drohung einer spastischen Stenosierung (wie beim Patienten während anderer Behandlungen beobachtet)und Affektion der Arteria carotis communis mitsamt einer Wirkung auf die Karotisgabel, also auch des Punktes *renying* (Ma 9).

Die Reaktionen der linken Seite indizieren sämtlich eine gewisse Leere (*xu*, jap.: *kyo*) Symptomatik: *qi*-Rückzug und -entweichungen, in die Tiefe ziehende Schmerzen, Festigkeit und Überanstrengung anzeigendes Gewebe, eine gewisse Müdigkeit, während der Behandlung Schläfrigkeit oder Verlangen „wegzusacken". Der deutlich zentripetale Zug des *qi* in Beinen, *hara* und Rücken indiziert eine äußere aktuelle Müdigkeit. Dem entsprechen auch seine kleinen, verengten und zurückliegenden Augen.

Die geblähten Bereiche im *yang* verweisen auf eine mangelnde Dynamik, mithin auf mangelnde innere Hitze (*re*, so genannte innere „Hitze", welche zwar auch diese Temperaturqualität mit beinhalten kann, im Weiteren aber für die Aktivität als solche steht). In diesem Sinne wirkt auch die Wandlungsphasenqualität des TAI YANG (Feuer-Emblem) wie zurückgenommen und schwach. Die betonte Kontraktivität, Zentripetalität und Zähigkeit dieser Bereiche verweisen auf ein überstarkes strukturelles *(yin)* Moment hin. Gemeinsam wirken hier Verlangsamung und Kälte *(han)* (so genannte „Kälte" als inneres Temperament und als Wandlungsphasenqualifikation des TAI YIN – Wasser-Emblem) im *qi*.

Bei erfolgendem *qi*-Fluss wird dem Patienten eine Kühle bewusst und ein Verlangen nach Bedeckung geweckt. Die Kühle fühlt sich im näheren auratischen Bereich links mitunter wie ein kühler Luftstrom an. Es ist dies ein Moment, wo sich die Entsprechungen der Kälte *(han)* als Wandlungsphasenqualität mit derjenigen der inneren Wesenscharakteristik *(xing)* als Kälte *(han)* (und damit der Verlangsamung) und mit der bioklimatischen Energetik *(liuyin)* der Kälte *(han)* zusammentreffen und so in eins wirken können. Es ist dies der Moment, wo die äußeren Exzesse Einfluss auf das innere *qi*-Milieu gewinnen können.

Hier muss der Shiatsu-Therapeut sofort reagieren, den Körper schützen und wärmende Techniken benutzen. Er muss ferner den Patienten zu geeigneter Zeit über diese Gefahr in Kenntnis setzen. Es geht hier um die Gefahr einer sich durch Überlagerung verstärkenden Kälte *(han)* Energetik. Konkret bedeutet dies: Zunächst eine Wachheit des Patienten gegenüber den klimatischen Situationen zu schaffen. Kühles und Kaltes wirken direkt auf dessen eigene „Kühle". Tatsächlich zieht der Patient im allgemeinen die Kühle und die Berge den warmen Regionen vor. Diese Kühle führt ihn in richtiger Dosierung zur Verlangsamung seiner Aktivitäten. Wenn aber diese Kühle zu heftig ist oder der Patient zu abrupt in Aktivität (z. B. Sport) übergehen möchte, ist Vorsicht geboten! Der Körper braucht hier eine besondere Anlaufzeit, die dem Charakter des Patienten entspricht, sonst drohen Infekte oder Läsionen!

Ein Gleiches gilt, wenn das Wandlungsphasen-*qi* der Wandlungsphase TAI YANG (Wasser-Emblem) beim Patienten gestört ist. Dies kann eventuell zur Winterzeit sein oder in der Tagesenergetik zur gegenüberliegenden Zeit, der Mittagszeit, stattfinden. Es kann auch, ganz allgemein, das mit dieser Energetik besonders assoziierte Lebensgeschehen betroffen sein.

Als Drittes ist daran zu denken, dass die innere Kälte *(han)* besonders belastet ist: Sei es durch besondere Belastungen der entsprechenden Leitbahnen *(jingluo)*, durch die Emotionen der Furcht und des Schrecks oder weiterer Parameter.

Im konkreten Fall ist an der überstarken Verspannung der Leitbahnen des Paares *Zutaiyang* (Bl) und *Zushaoyin* (Ni) und der Masunaga-Diagnosezone der ersteren am Kreuzbein, eine deutliche Zögerlichkeit bis Furchtsamkeit und eine gewisse innere Schwere nicht zu übersehen.

Die erfolgten Gespräche weisen auf eine generelle starke Erregungsfähigkeit, bei gleichzeitiger Unfähigkeit zu Ruhe und Entspannung zu finden.

III.1.3.11 Abschließende Behandlungsschritte

Nach Durchwärmung und Flussanregungen in den Beinen und Ausgleichbewegungen im *hara* werden nun alle Gelenke ab der Hüftgelenke bis zu und einschließlich der Füße weich und organisch rotiert. Der Rotationskreis verläuft nur an der Grenzlinie der Beweglichkeit des Patienten und wird im Laufe der Behandlung bei entsprechender Möglichkeit sanft und quasi von innen etwas geweitet. Diese Arbeit wird immer von der Mutterhand II geführt und von der Mutterhand I im *hara* gegengelagert.

Es zeigt sich in diesem Fall, dass das linke Hüftgelenk vom Patienten eher festgehalten wird und insgesamt zäh wirkt. Das rechte Hüftgelenk wird auch festgehalten, kann jedoch schneller locker gelassen werden, wobei das locker gelassene Hüftgelenk hier dann eher den Tatbestand einer gewissen Instabilität, Haltlosigkeit und mangelnden inneren Vitalkraft signalisiert.

Schließlich wird eine die Körpermitte überkreuzende Dehnung der *Zushaoyang* (Gb) Leitbahn durchgeführt. Diese wirkt an Gesäß und Oberschenkel fest und in Fülle *(shi)*, an den Unterschenkeln jedoch in Leere *(xu)*. Hinsichtlich der Knieprobleme und der Sehnenproblematik

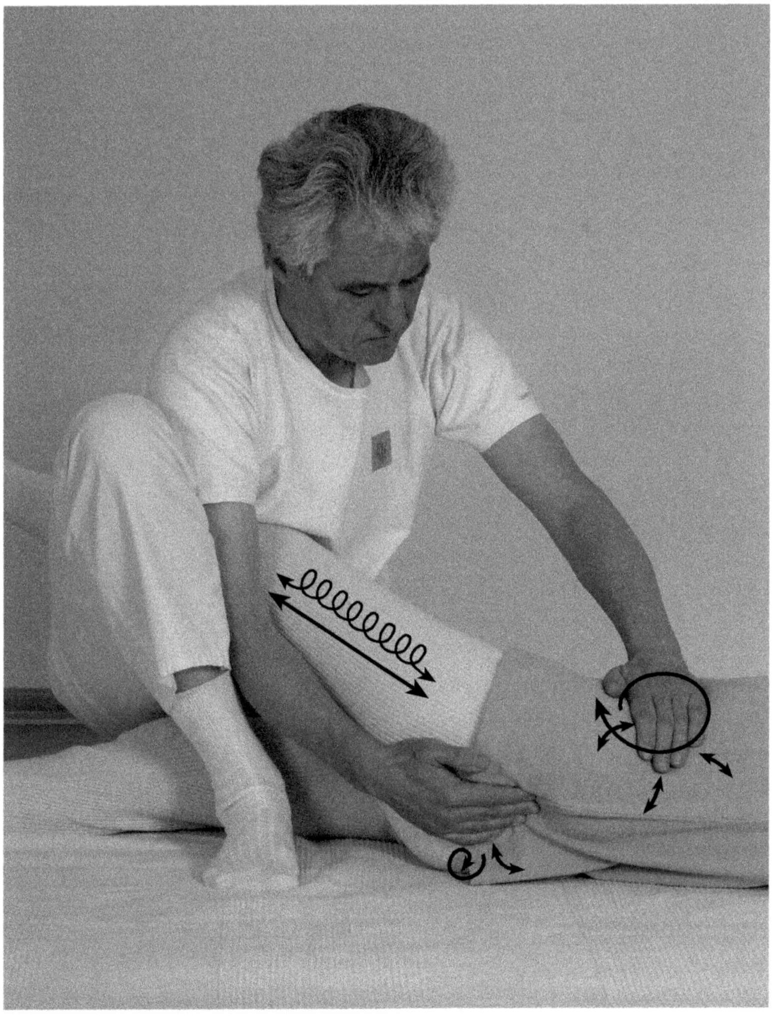

Abb. III-41a Dehnung der *Zushaoyang* (Gb) Leitbahn, Behandlung der Lendenwirbelsäule durch Hochheben und wechselseitiges wippartiges Pressieren

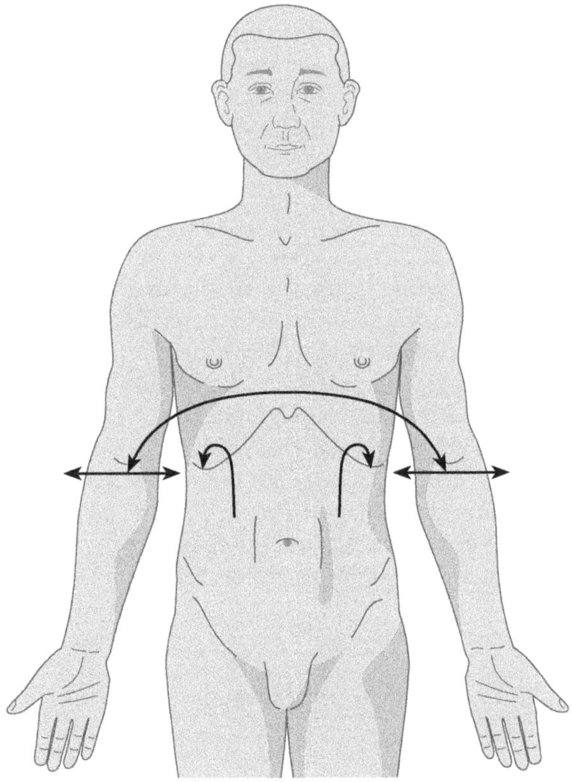

b

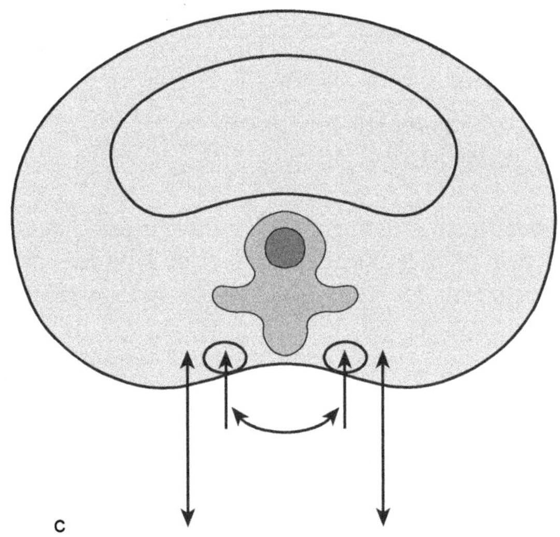

c

Abb. III-41b Behandlung der Rippenbögen durch gleichzeitiges und/oder wechselseitiges Pressieren und Wippen

werden die Punkte *xiyangguan* (Gb 33) und *yanglingquan* (Gb 34) mit behandelt.

Das linke Bein wird in Hüft- und Kniegelenk gebeugt, so stark, dass sich der linke Fuß etwa auf Höhe des rechten Knies befindet. Die Leitbahn wird nun aus dem Gesäß heraus und über den seitlichen Oberschenkel so weit wie möglich, also bis zur natürlichen, individuellen Grenze nach rechtsseitig gedehnt. Zumeist überschneidet damit das Bein die Mittellinie des Körpers nach rechts hin. An der Dehnungsgrenze wird das Bein nun durch das linke Bein des Behandlers fixiert und die Mutterhand I stabilisiert das *hara* samt Becken. Sie führt weiche *ampuku*-Techniken durch, während die Mutterhand II die Leitbahn am Oberschenkel sediert. Intervallartig wird dieses unterbrochen durch Techniken des *qi*-Ausgleichs zwischen den beiden Mutterhänden.

Das Bein bleibt fixiert und eine abwechselnde Weiterdehnung und Entdehnung wird durchgeführt, anschließend werden Mutterhand I und II zur *Zushaoyin* (Ni) Leitbahn entlang der Lendenwirbelkörper und der paravertebralen Muskulatur geführt. Dabei wird auch die Masunaga-Diagnosezone der *Zutaiyin* (Mi) Leitbahn hinten an den Brustwirbelkörpern 9 bis 12 mit behandelt.

Die Behandlung beginnt mit *kenbiki*-Techniken an diesen Stellen: Die beschriebenen Gebiete werden durch Kreisen, Reiben, Ziehen und Schieben allgemein durchwirkt. Zwischendurch fühlen die Fingerbeeren den *qi*-Puls.

Sodann werden an beiden Händen die Fingerbeeren eng zusammen gehalten und so paravertebral links und rechts von oben (BWK 9-12 und LWK 1-5 und Sakrum) jeweils parallel fest angelegt und sanft in die TE gedrückt (da der Patient auf dem Rücken liegt, kommt diese Technik einem Anheben gleich). Dieser Vorgang wird mehrere Male, bis das Sakrum erreicht ist, durchgeführt und anschließend in gleicher Weise von unten nach oben geführt. Dieser Behandlung entspricht eine leichte Anteversion und Retroversion (Vorbeugung und Rückbeugung) der Wirbelgelenke, wobei durch die vorsichtige, oben beschriebene, Dehnungs- und Entdehnungsbewegung eines entsprechenden Beines auch eine Rotation der Wirbelkörpergelenke bewirkt wird (➤ Abb. III-42).

Dieser Behandlungsschritt kann einmalig oder mehrmalig unterbrochen werden durch eine *ampuku*-Behandlung des *hara*. Die *ampuku*-Behandlung kann auch eine stellenweise und großflächig durchgeführte Kom-

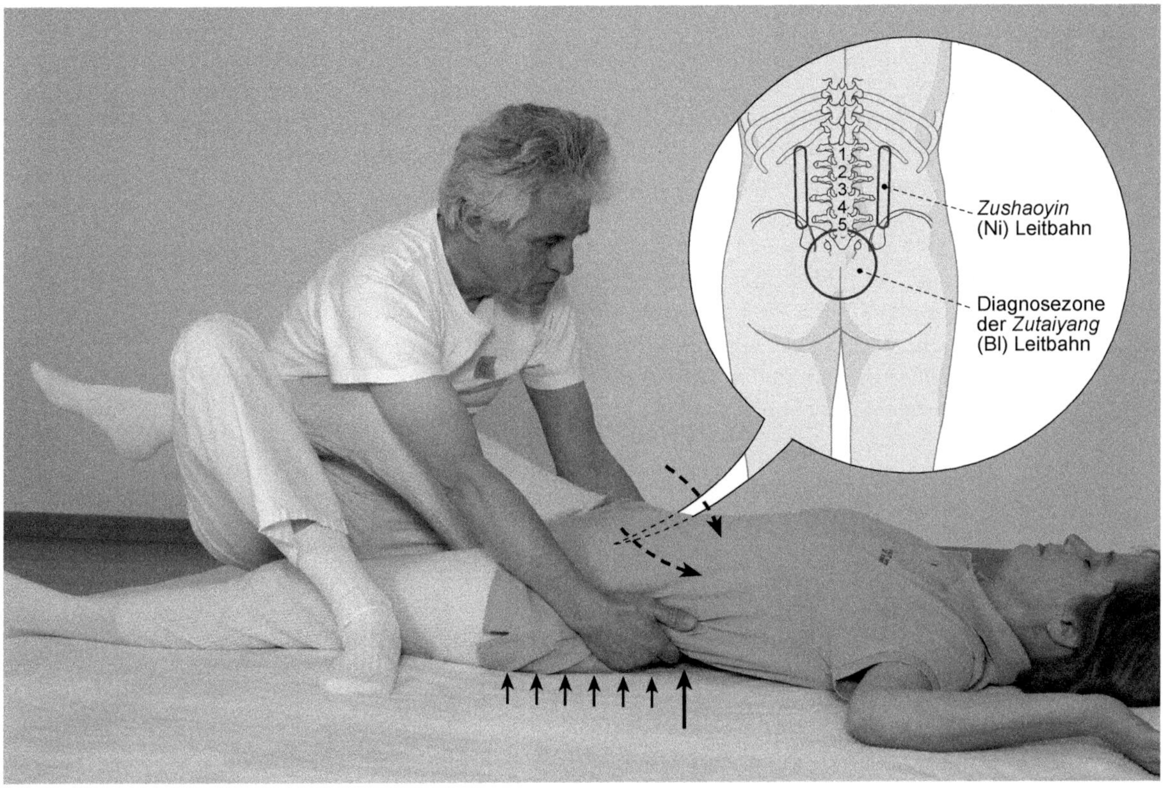

Abb. III-42 Behandlung entlang der *Zushaoyin* (Ni) Leitbahn

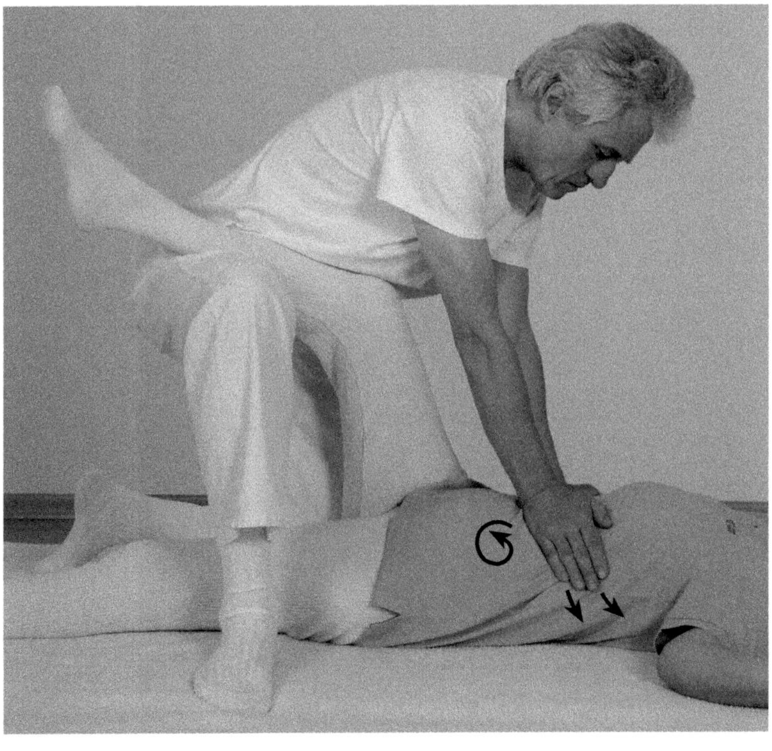

Abb. III-43 *ampuku*-Behandlung des *hara*

pression des *hara* und der Rippenbögen umfassen, dabei werden die inneren Organe und die Wirbelsäule von vorne und innen behandelt. Dazu gehört auch, bei entspannter Dehnposition des Beines, ein seitliches Verschaukeln des Thorax (➤ Abb. III-43).

In diagnostischer Hinsicht weist in diesem Falle die kontralaterale Seite zum linken Bein hin (also die rechte *Zushaoyin* [Ni] Leitbahn im LWS-Bereich) eine massive Fülle (*shi*, jap.: *jitsu*) auf. Bei entsprechender Dehnung des rechten Beines linkswärts, weist die kontralaterale, also linke Seite an gleicher Stelle an der OE eine Schwäche *(kong)* auf, ist ab der ME dann und in der TE zäh und fest, aber eher von einer Stärke *(man)* Kondition.

Bei Dehnung des rechten Beines werden die gleichen Techniken im unteren Rücken und im *hara* angewandt.

Abschließend hierzu werden die Beine ihrer Länge nach sukzessive gestreckt und so die gesamte Wirbelsäule gedehnt und dekomprimiert.

Ein allgemeines Ausstreichen, unter Beachtung des *qi*-Pulses, der *Zutaiyin* (Mi)- und der *Zuyangming* (Ma) Leitbahn vom Gesicht in die Arme bilden den Abschluss der Behandlung in Rückenlage.

Da der Thorax, hier insbesondere der Ring des Diaphragmas, sehr fest, mithin schon von Fülle *(shi)*-Natur ist, wird die Behandlung in nochmaliger Bauchlage abgeschlossen.

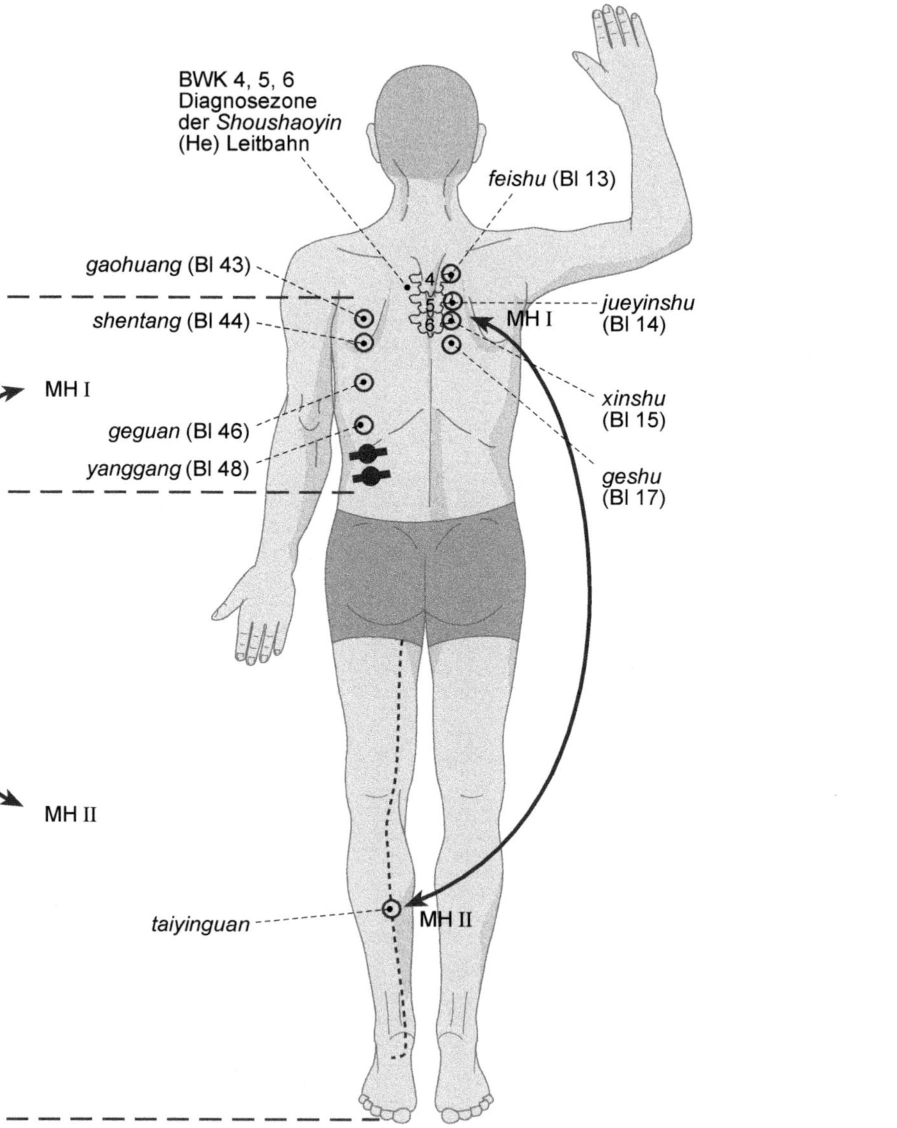

Abb. III-44 Die Mutterhand I (MH I) hält die Diagnosezone der *Shoushaoyin* (He) Leitbahn, die Mutterhand II (MH II) hält und mulsiert den Sonderpunkt *taiyinguan*.

Hierbei wird die Mutterhand großflächig in die Masunaga-Diagnosezone der *Shoushaoyin* (He) Leitbahn am Rücken gelegt und die Mutterhand II behandelt die beiden Leitbahnen im Bein, die nach Masunaga der *Shoushaoyin* (He) Leitbahn zugeordnet sind.

Die Punkte *feishu* (Bl 13), *jueyinshu* (Bl 14) werden zu Anregung des Flusses von *yin* und *yang*, von oben nach unten und umgekehrt, mit behandelt; der Punkt *xinshu* (Bl 15) zur Harmonisierung von Blut, Flüssigkeit (*xue*, jap.: *ketsu*) und *qi* (jap.: *ki*); der Punkt *geshu* (Bl 17) als Grenzpunkt zwischen dem Oben und dem Unten und somit ein wichtiger Reflektionspunkt des Kontaktes zwischen Rücken und Beinen; der Punkt *gaohuang* (Bl 43) als Wirkpunkt auf das Innere und die Mitte, sowie als Stützpunkt der *Zutaiyin* (Mi) Leitbahn; der Punkt *shentang* (Bl 44) zur Harmonisierung von *shen* (Geist).

Außerhalb der genannten Diagnosezone sollen noch die Punkte *geguan* (Bl 46) in seiner Schleusenfunktion zwischen Oben und Unten und *yanggang* (Bl 48) in seiner Wirkung auf alle *yang*-Leitbahnen mit behandelt werden.

Zum Schluss hält die Mutterhand I die Diagnosezone der *Shoushaoyin* (He) Leitbahn, während die Mutterhand II bis zur *qi*-Reaktion den Sonderpunkt *taiyinguan* („Wärmender Fluss nach unten") auf der *Shoushaoyin* (He) Leitbahn nach Masunaga hält und mulsiert. Dieser Punkt liegt auf dieser Leitbahn der Höhe nach mittig zwischen den Punkten *chenjin* (Bl 56) und *chengshan* (Bl 57).

III.1.3.12 Schlussbetrachtungen

Nach der Behandlung, auch nachdem der Patient sich umgezogen hat, ist das Gesicht deutlich belebt, voller *shen* (Geist) und unter rötlicher Betonung der beiden Punkte *quanjiao* (Dü 18). Die Augen sind nun geöffneter, weich und gut befeuchtet. Dennoch wirken sie im Vergleich zum Gesicht, wie die eines etwa elf- bis zwölfjährigen Jungens, wobei in ihnen natürlich auch deutlich das Alter und die Erfahrung dieses Menschen sichtbar sind.

Die erwähnten Punkte sind auch Reflexzonen der Beinenergetik. Sie wirken sonst, samt den Wangen, etwas gräulich und in der Tendenz eher eingezogen. Die rote Färbung reflektiert deutlich auch die stärkere Belebung des unteren Bauches und der Beine.

Gleichfalls deutet der Patient durch leichte, federnde Bewegungen in Beinen und Füßen an, dass er dort eine gewisse Belebung verspürt und der Schmerz am Knie weder beim Aufstehen, noch beim Umkleiden aufgetreten ist.

Betrachtet man das *qi* bezüglich dessen Körperstofflichkeit, so kann Folgendes gesagt werden: Die allgemeine Durchwärmung und Belebung, der feuchte Schimmer der Augen, eine gewisse größere Geschmeidigkeit der Muskeln weisen auf eine Vitalisierung und Durchbewegung von Körpersäften und von Blut *(xue)* hin. Dazu zählen auch eine gewisse aufgeräumte Stimmung und die Freude an kleinen Späßen im Gespräch.

Gleichfalls ist die Kälte *(han)* besser verteilt und energetisch durchmischt. Die leicht federnden Bewegungen drücken auch jene typische Flussbewegung des *qi* der Wandlungsphase TAI YIN (Wasser-Emblem) aus, welches in Bezug zum flüssigen und festen Nervensystem steht und insbesondere die hintere Körpermuskulatur, somit die *Zutaiyang* (Bl) Leitbahn und die *Zushaoyin* (Ni) Leitbahnen umfasst.

Die gute Durchfeuchtung und Belebung der Wandlungsphase TAI YIN (Wasser-Emblem) nährt die Wandlungsphase des SHAO YANG (Holz-Emblem) und damit die paarigen Leitbahnen *Zujueyin* (Le) und *Zushaoyang* (Gb). Deren Wirkung als Regulatoren der Muskeln und Sehnen und somit auch der Leitbahnen der Muskel-Sehnen-Leitbahnen *(jingjin)* wird somit unterstützt.

Dies wäre für weitere Behandlungen im Auge zu behalten und somit eine regelmäßige, durchaus auch flächige Behandlung, der Muskel-Sehnen-Leitbahnen *(jingjin)* mit durchzuführen.

Bei diesem Patienten bedeutet dies konkret: Auflockerung der massiven Gewebebereiche und Belebung der schwachen Bereiche, somit wird hier eine andere Balance zwischen dem festen, aufgefüllten Oberkörper und dem zähen, eingezogenen Unterkörper geschaffen. Gleichfalls wird die eher statische rechte Seite dynamisiert und die linke belastete, ermüdete Seite regeneriert.

In diesem Sinne kann auch davon gesprochen werden, dass das *yang* in Fluss gebracht, dispersiert und das *yin* zur Öffnung angeregt wird und zur Dekomprimierung gelangt. So gelangen Stärke *(man)* und Schwäche *(kong)*, Blähung und Kompression in Bewegung und Austausch, so kommt das *qi*-Scharnier in Aktivität.

Dem entspricht ein deutlicheres Pulsgeschehen in und außerhalb der Leitbahnen. Die *qi*-Bewegung zur oberen Ebene (OE) fließt kräftiger und diese Bereiche laden sich auf, während gleichzeitig auch die *qi*-Bewegung an der OE in Fluss gelangt und so entspannend wirkt.

Generell kann vom Pulsbild des Patienten gesagt werden, dass der *qi*-Fluss an der OE tendenziell versiegender Natur ist und sich in die TE verzieht. Der intermittierende Puls, der grundsätzlich schwankt zwischen zögerlichem und anflutendem Puls, zeigt eine Problematik der Durchmischung aller Ebenen des *qi*.

Im beschriebenen Fall führt diese Durchmischungsproblematik zu einem *qi*-Bild, welches sich vorzugsweise nach dem Innen und in die Tiefe zieht, in der Körpermitte zur starken Ansammlung gerät und tendenziell von dort nach oben zu, zum Kopf zieht. Es besitzt nach unten zu eine einziehende, nach oben zu eine aufsteigende, geblähte Charakteristik.

Wie in der Gesprächsführung zu beachten ist, hat dieses Bild auch im Wesen des Patienten eine Entsprechung. Er wirkt ruhig bis still, eher zögerlich, spricht leise, behutsam, die Worte wohl abwägend und viele Zusammenhänge bedenkend. Gleichzeitig wirkt darin eine gewisse Beharrlichkeit und wenn er seinen Gedankengang noch nicht zu Ende gebracht hat, so weiß er dies ebenso beharrlich kund zu tun. Allem wohnt auch eine gewisse Hartnäckigkeit inne, welche im durchaus sehr festen Nacken eine weitere Entsprechung hat. Mühe bereitet ihm der spontane Wechsel von Themen oder vom Gestus und Temperament eines Gesprächs. Diese Mühe bezieht sich nicht auf das Verstehen, sondern auf die Gesprächsdynamik.

Es ist also wichtig, diesem Patienten viel Zeit im Gespräch zu lassen. Gestellte Fragen sollten durchaus auch etwas länger unbeantwortet bleiben können oder auch scheinbar umschweifig beantwortet werden. Um den Zugang zu den eigenen *qi*-Bildern, die auch tendenziell in die Tiefe führen, für den Patienten zu erleichtern, sollten Fragen zu den Körpergefühlen oder auch psychischen Themen sehr konkret und in einer klar nachvollziehbaren Sprache und Bildhaftigkeit gestellt werden.

In diesem Fall antwortet der Patient immer sehr genau und bemüht, allerdings oft auch ohne vertieftes Körpergefühl zu offenbaren. Das Bewusstsein ist vornehmlich damit beschäftigt die Geschehnisse und Fragen in bekannten Mustern zu beantworten. Dennoch kommt es zum spontanen Erkennen von Zusammenhängen und dem Verorten eines Ereignisses aus der Vergangenheit, in der gegenwärtigen Körpererfahrung; wie z. B. die Tatsache der vergessenen und übersehenen Hüftproblematik.

Die große Ansammlung von *qi* im Bereich des Sonnengeflechts im *hara*, also vorn und hinten, zeigt dort eine enorme Aufmerksamkeit, Haltetätigkeit und Energetik an. Diese gesamte Zone ist gespannt und gebläht zugleich und damit in starker psychischer Spannung. Der Diaphragma-Ring wirkt wie eine massive transversale Spannung auf den Fluss des vertikalen qi.

Es kann kein Zweifel bestehen, dass hier *qi*-Sensationen ihrer Vertikalität nach gebremst, gestaut und überreguliert werden, somit deren Spontanität nach Möglichkeit dauerhaft gezähmt werden soll.

Solche Haltung ist äußerst energieintensiv und geht auf Kosten einer gewissen Flexibilität. Wenn dem Patienten durch Gespräche und Körpergefühle ein Stück Vertrauen entstehen kann, hier die eigenen Kräfte ein wenig anders zu unterstützen, so ist dies bereits ein großer Behandlungserfolg. Vor allem aber ist diese energetische Behandlung, die weiter geht, als sie für die vorgelegene Knieproblematik von Nöten wäre, schon Arbeit an der Prophylaxe. Denn aufgrund der beschriebenen Körpersymptome ist zu erwarten, dass es zukünftig durchaus zu stärkeren Schädigungen der Knie kommen könnte; hier wäre z. B. an einen Sportunfall zu denken.

Das „kleine" und „jungenhafte" untere Becken zeigt an, wie lange schon und unter welchen Anstrengungen hier Halt erzeugt wird. Dieser Halt wird vornehmlich durch ein Einziehen und Zusammenziehen des *qi* hergestellt.

Aus den genannten *qi*-Konstitutionen ist ersichtlich, dass auch die *qi*-Seen nicht direkt und flüssig miteinander kommunizieren können. Dem entspricht, dass zwar am gesamten Körper der Orgasmusreflex beliebig auslösbar ist, aber die Durchbewegung des Reflexes als unwillkürliche Gesamtbewegung nicht stattfindet. Im Oberbauch ist der Reflex am stärksten, im Thorax wirkt er schon abgeschwächt, im Unterbauch schwach und damit in der Reaktion in den Beinen als eher mechanisch und zum Kopf hin als eher starr.

Es versteht sich, dass eine Shiatsu-Behandlung, die auf die letztgenannten Aspekte des IdosShiatsu keine Rücksicht nimmt, dennoch die Knieproblematik häufig in ähnlicher energetischer Weise behandelt. Die beschriebenen energetischen Schlussfolgerungen veranlassen aber ein Verstehen und Gespräche, durch die sämtliche Persönlichkeitsebenen möglichst konkret und individuell verständig in den Behandlungsprozess einbezogen werden können. Dadurch gelangen zusätzlich zur körperlichen Symptomatik die genauso vielschichtig mit verursachenden Lebenshaltungen und psychischen Dimensionen ins Bild.

Der Patient berichtete bei seinem nächsten Shiatsu-Termin, vier Wochen später, dass die Knieproblematik zwischenzeitlich nicht mehr aufgetreten war. Dafür hatte er aber eine deutliche Sensibilität gegenüber der Problematik des linken Hüftgelenkbereichs gewonnen. Er bemerkte hier nun viel häufiger diskrete Körperhinweise, so dass die nächsten Shiatsu-Behandlungen hier ihren natürlichen Fortgang nehmen konnten. Zudem ist ihm sehr bewusst, dass er seinem Körper eine besondere Zeit des „Warm-Werdens" geben muss, wenn er von diesem Leistung abverlangt.

Über diese eng an den Körpersymptomen ausgerichtete Behandlung hinaus, könnte in diesem Fall auch die als Gestalt eines „elfjährigen Jungens" beschriebene

Energetik ein weiterführendes Motiv der Behandlung darstellen.

Sollte der Patient daran Interesse zeigen, so muss dies klar und deutlich besprochen werden, damit ein dafür notwendiger Behandlungsrahmen zwischen Patient und Therapeut erstellt werden kann. Dieser angewandte Behandlungsrahmen würde ausloten, inwieweit typische Verhaltensweisen und Körpergefühle, die deutlich die Dynamik jener jungen Lebensphase widerspiegeln und somit die Gegenwart und Zukunft mit bestimmen, verstehbar, veränderbar und entwicklungsfähig sind.

Leitgebend in einer solchen Behandlung sind die in dem Buch aufgezeigten Behandlungsschritte des Idos-Shiatsu.

III.1.3.13 Diagnostisches Gesamtbild und therapeutische Ausrichtung

Aus den verschiedenen diagnostischen *qi*-Auswertungen ergibt sich ein persönliches *qi*-Gesamtbild. Dieses Bild liefert die Grundlage für den großer Rahmen der Behandlungen und den Leitfaden für die grundsätzliche Ausrichtung der Therapie.

Auswertung und große Therapieausrichtung können wie folgt gefasst werden: Der gesamte Körper wirkt zu stark aufgedehnt, mit zu wenig Fleisch *(rou)*. Diese Aufdehnung steht unter Druck und wird auch während der Behandlungen empfunden. Häufiger entfährt es dann dem Patienten: „Was ist das denn?"

Quer zum Oben-Unten *qi*-Fluss liegen verfestigte, verspannte *qi*-Ringe. Diese liegen am unteren Hals, am Diaphragma, um die Hüftgelenke und um die Füße unterhalb des Fußgelenks.

Immer ist eine stabile aktive Kraft präsent, eine gewisse Stärke *(man)* vorhanden. Diese Stärke *(man)* wirkt jedoch sehr ambivalent, mal sehr schwer, mal geschmeidig.

KAPITEL

III.2 Untere Rückenschmerzen (Lumbago, partielle Dislokationen des Ileosakralgelenks)

III.2.1 Allgemeine Betrachtungen

Untere Rückenprobleme und -schmerzen können vielfältige Ursachen und Erscheinungsformen aufweisen. Häufig liegt auch kein direkt nachweisbarer Befund vor. Als systematisierbare nachweisbare Befunde kommen vor: akuter oder chronischer *Lumbago*, Störungen an den posterioren Gelenken der Lendenwirbelsäule, Dislokationen des Ileosakralgelenks, Schädigungen der Bandscheiben, entzündliche oder degenerative Erkrankungen der Wirbelsäule, Neuropathien, Tumore, Erkrankungen oder Störungen der inneren Organe, menstruelle Beschwerden oder auch Myome, muskuläre Insuffizienzen oder Traumen sowie Hüft- oder Kniegelenkserkrankungen.

Generell ist auch immer eine etwaige Fragilität (Osteoporose, Osteochondrose) zu bedenken.

Hier ist sind genaue Voruntersuchungen notwendig. Es sollten die Form der Wirbelsäule (Kyphose, Skoliose, Lordose) und deren Neigungs- und Rotationsspielraum (Schober-Zeichen) sowie deren Schmerzempfindlichkeit (Perkussionen) untersucht werden. An der Crista iliaca wird der Höhenstand des Beckens betracht, ebenso wird die Länge der Beine verglichen.

Ferner sollten Wärme- und Kälte-Felder gesucht und in Augenschein genommen werden.

Die Wirbelsäule und deren Umgebung werden nach Myogelosen und Muskelhartspann palpiert.

Schmerzen oder ein Verdacht auf Probleme am Ileosakralgelenk können durch den Mennell-Handgriff überprüft werden. Dies entspricht auch einer geläufigen Shiatsu-Technik, nach der ebenfalls diese Gelenke überprüft und die entsprechenden Leitbahnen (*Zuyangming* [Ma], *Zutaiyin* [Mi]) gedehnt werden (➤ Abb. III-45).

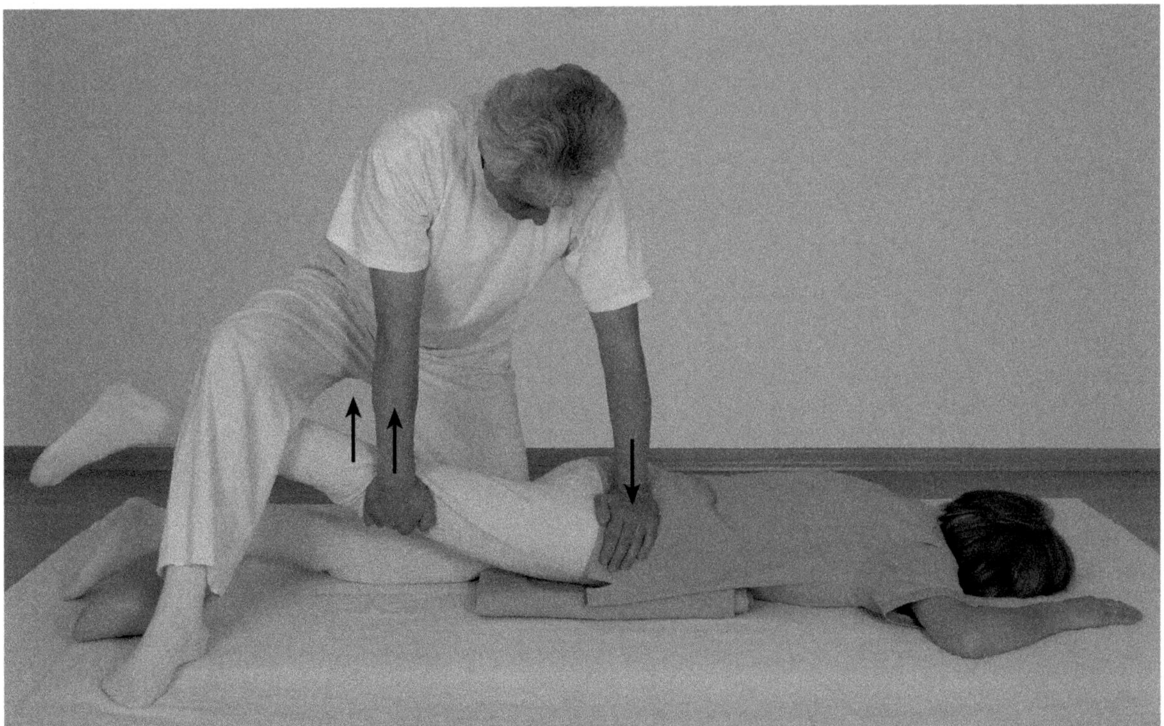

Abb. III-45 Überprüfung der Gelenke und Dehnung von *Zuyangming* (Ma) und *Zutaiyin* (Mi) Leitbahn

Bei resistenten Störungen unklarer Genese muss auch eine Überweisung zu einer gynäkologischen und rektalen Abklärung stattfinden.

Einen besonderen Fall stellen auch sexuell bedingte Störungen dar. Diese sind häufig nur bei einem gewissen Vertrauen, in der Gezielten Gesprächsführung oder im Rahmen einer psychotherapeutischen Begleitung thematisierbar.

Alle Problematiken des unteren Rückens sind von Störungen der Leitbahnen *Zutaiyang* (Bl), *Zushaoyin* (Ni), *Zushaoyang* (Gb) und der *Zujueyin* (Le) Leitbahn entweder verursacht oder mitbegleitet.

Somit sind bei Störungen der angesprochenen Art diese Leitbahnen samt ihrer Punkte genau zu untersuchen. Dabei ist vor allem auch der weitverzweigte Verlauf der verschiedenen Leitbahnsysteme zu beachten (siehe ➢ Kapitel II.1.1.6). Denn erst, wenn genau das individuell konkrete *qi*-Profil erfasst wird, kann neben den allgemein erkannten Abweichungen der besondere Fall der Abweichung erfasst werden und damit auch der besondere und konkrete Weg der individuellen Therapie beschritten werden.

Dieser individuelle Therapieweg entlang eines individuellen *qi*-Profils ist von keiner allgemeinen Form her zu antizipieren, sondern nur in der wirklichen Behandlungssituation zu erfassen.

Durch die Beteiligung der oben genannten Leitbahnen an den hier aufgeführten Problemen kommt auch immer die Betrachtung der Wandlungsphasen TAI YIN (Wasser-Emblem) und SHAO YANG (Holz-Emblem) ins Blickfeld. Denn Probleme des unteren Rückens beinhalten immer Schwierigkeiten des Knochenapparates, Nervensystems und des dort mächtigen Muskelsystems.

Dabei sollten insbesondere die Beziehungen der Wandlungsphasen ins Auge genommen werden. Ist die Phase SHAO YANG (Holz-Emblem) schwach (Insuffizienz der

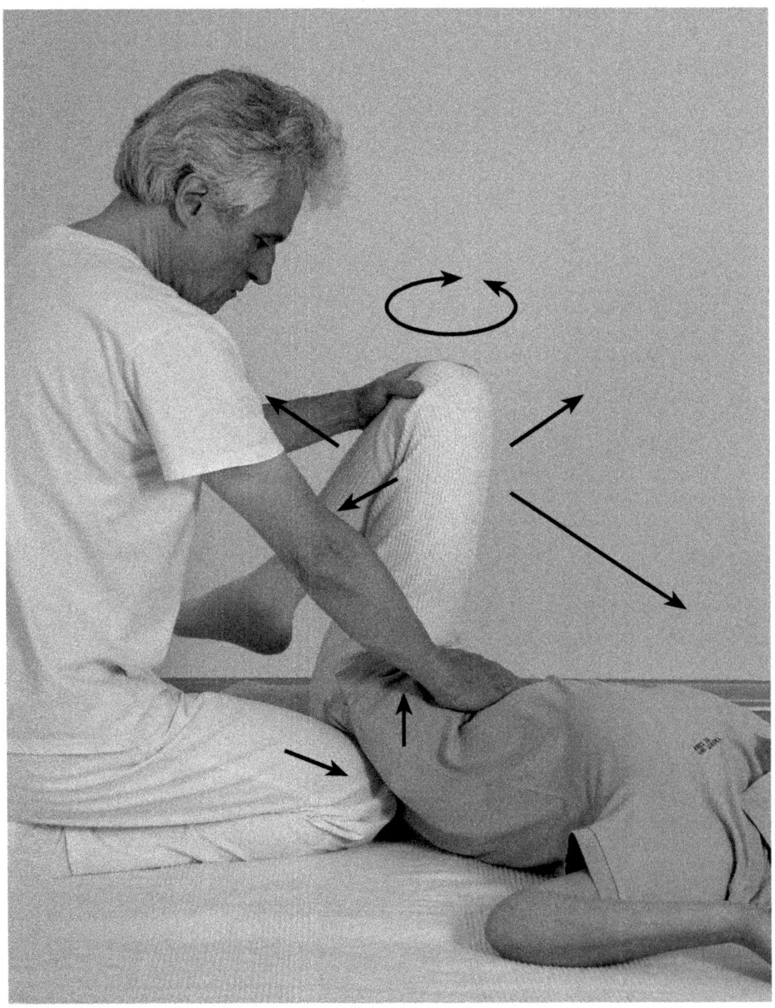

Abb. III-46 Behandlungstechnik von Hüft- und Kniegelenk

Muskeln), dann wird sie überlagert (*ke*-Zyklus) durch die Phase des Metall-Emblems SHAO YIN (große Anstrengung des rhythmischen Systems) und wird von der Phase des Erde-Emblems ZHI YIN (Abnormalitäten des Bindegewebes) überwältigt (*wu*-Zyklus). Zugleich wird die Hervorbringungsreihenfolge (*sheng*-Zyklus): Holz-Emblem SHAO YANG „erzeugt" Wasser-Emblem TAI YIN, gestört. Die Folge dessen können unphysiologische Belastungen des Knochen- und Nervensystems sein.

Ist im Unterschied dazu die Wandlungsphase SHAO YANG (Holz-Emblem) zu stark (Rigidität, Spastizität der Muskeln), dann überlagert diese Phase ZHI YIN (Erde-Emblem) (Bindegewebsmängel) oder überwältigt das SHAO YIN (Metall-Emblem) (Atemprobleme). Zugleich wird die Wandlungsphase TAI YIN (Wasser-Emblem) ungenügend versorgt (Knocheninstabilität).

Diese verallgemeinerbaren energetischen Relationen müssen in ihrer wirklichen Ausprägung bei dem entsprechenden Patienten beobachtet werden: Welche typische Konstitution besitzt der Patient? Wie gebraucht er sein *qi*? Welche sozialen oder psychischen Ansprüche wirken auf die Person ein und wirken in der Person? Welchen klimatischen Verhältnissen ist der Patient ausgesetzt.

Zumeist werden Störungen der besprochenen Art durch aktuelle, oft abrupte, Bewegungsverläufe oder Körperbelastungen erzeugt. Hernach wäre zu fragen, ob exogener Wind *(feng)* oder exogene Kälte *(han)* Bereiche geschädigt oder belastet haben. Neben der klimatischen Seite solcher Energien können jedoch auch deren soziale oder innerpsychischen Auswirkungen zu Störungen führen.

Häufig dringen die klimatischen Energien der Kälte und des Windes schnell in den Körper ein. Oft erzeugen allerdings auch innere Kälte (Bewegungsarmut, psychische Zentralisation und Rückzug des *qi* in die Tiefe) oder innerer Wind (übertriebene Hektik, abnorme Belastungsbereitschaften) eine analoge Störung. Innerer und äußerer Wind führen zu den bekannten Stresssymptomen, welche häufig Ursache von Rückenproblemen sind. Dieser Wind führt auch zu spastischen Muskelprofilen, welche in ihrer Spannungsweitergabe eine äußerst belastende Auswirkung auf Sehnen und Knochen samt deren gelenkigen Verbindungen haben.

Sind alle diagnostischen Schritte durchgeführt worden, so können folgende Behandlungstechniken in die individuellen Behandlungsmuster einfließen.

III.2.1.1 Allgemeine Behandlungsmuster

Es können verschiedene Dehnungen, Rotationen und Streckungen der Hüft- und Kniegelenke sowie der gesamten Beine können durchgeführt werden (siehe auch Abb. III-106).

Bei entsprechender Beweglichkeit, Beschwerdefreiheit oder Schmerztoleranz sind weitere Techniken sinnvoll.

Der Patient liegt in Rückenlage, der Therapeut hält das Knie des Patienten und flektiert das Hüftgelenk. Zugleich schiebt er sein Knie unter das jeweilige Gesäß des Patienten und auf den Punkt *huantiao* (Gb 30). Dann wird die Hüfte verschiedengradig flektiert und jeweil dazu werden mehrere Innen- und Außenrotationen durchgeführt (➤ Abb. III-46).

Im Anschluss wird der jeweilige Fuß auf den Boden gesetzt und das Bein in der Hüfte etwa 45 Grad nach außen rotiert. In dieser Postion wird das Bein mehrfach in eine Dehnung der Addukturen (*Zujueyin* [Le] Leitbahn) und des Musculus tensor fasciae latae/musculus vastus lateralis (*Zushaoyang* [Gb] Leitbahn) geführt. Anschließend wird das Bein in geradgestreckter Haltung gezogen (➤ Abb. III-47).

Weiter bietet sich folgende Behandlung an, durch welche insbesondere auch der Leistenbereich (*Zuyangming* [Ma] Leitbahn und *Zutaiyin* [Mi] Leitbahn) behandelt wird.

Der Patient liegt in Rückenlage und der Therapeut sitzt im *zeiza* (japanische Sitzhaltung, bei der man kniend auf den Fersen sitzt) so zwischen den Beinen des Patienten, dass die beiden Knie des Therapeuten unter den beiden Gesäßhälften des Patienten je auf den Punkten *zhibian* (Bl 54), *huiyang* (Bl 35) und *chengfu* (Bl 36) stützend positioniert werden. Sodann werden beide Beine in der Hüfte verschiedengradig flektiert, jeweils rotiert und lateral gedehnt (➤ Abb. III-48a-c).

Schließlich wird jeweils ein Bein in hüftflektierter Haltung belassen und das andere Bein gestreckt. Nach den beiden einzelnen Beinen werden dann beide Beine zugleich gestreckt (➤ Abb. III-48d, e).

In der Hüfte bleiben dann beide Beine gestreckt und im Kniegelenk zu 90 Grad flektiert. Die Füße stehen auf dem Boden. Sodann führt der Therapeut seine beiden Arme von der Außenseite der Knie unter den Oberschenkeln des Patienten zueinander und schließt die Hände zusammen. Der Therapeut lehnt sich im Oberkörper nach hinten, fixiert seine Arme und dehnt so durch Zug auf die Waden des Patienten beide Oberschenkel. Abwechselnd können beide Beine gleichzeitig und abwechselnd gedehnt werden. Gleichzeitig geben beide Knie des Therapeuten am Sitzbeinhöcker (am Tuber ischiadicum und am Ramus ossis ischii) dieser Zugwirkung ein Widerlager und halten das Becken in fester Position (➤ Abb. III-48a-e).

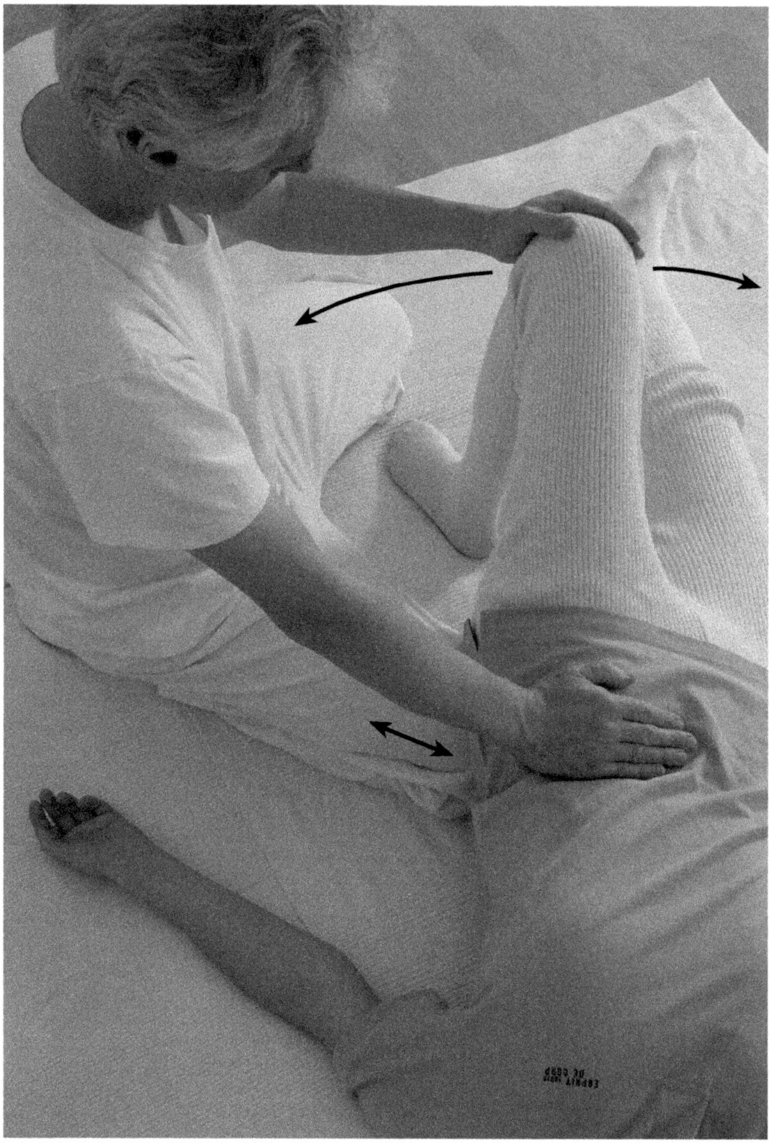

Abb. III-47 Weitere Behandlungstechnik von Hüft- und Kniegelenk

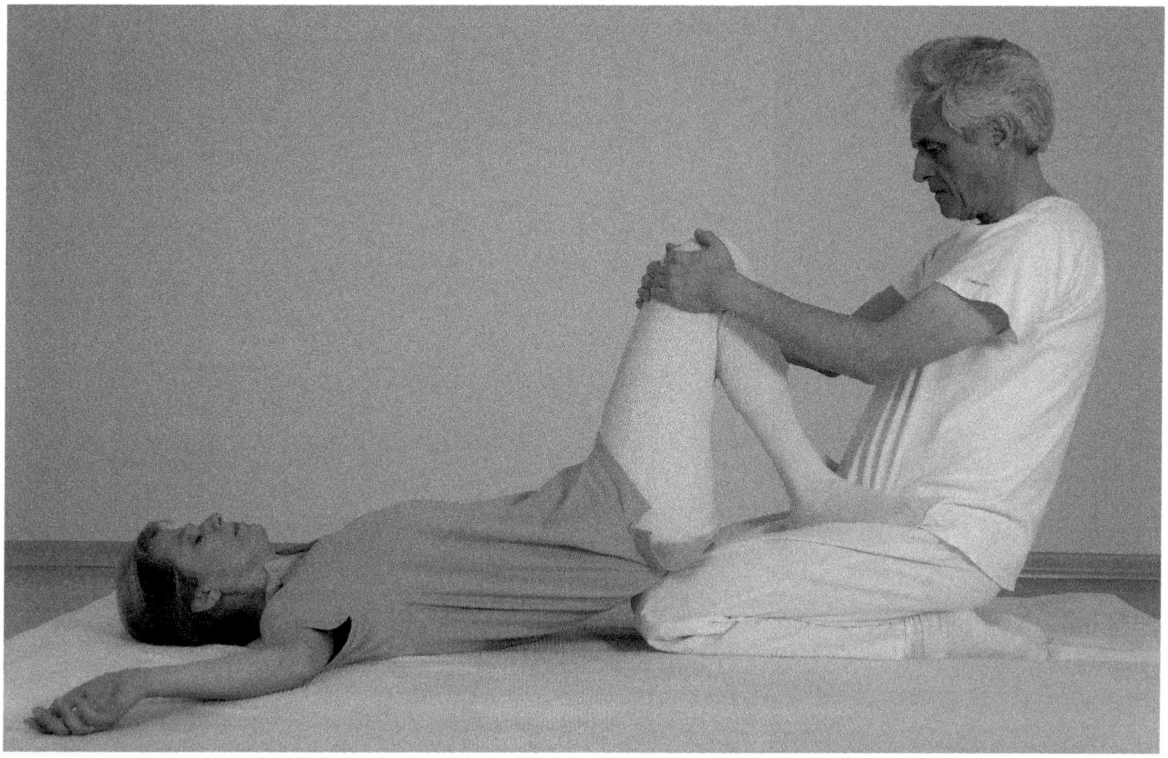

Abb. III-48a Behandlungstechnik für den Leistenbereich

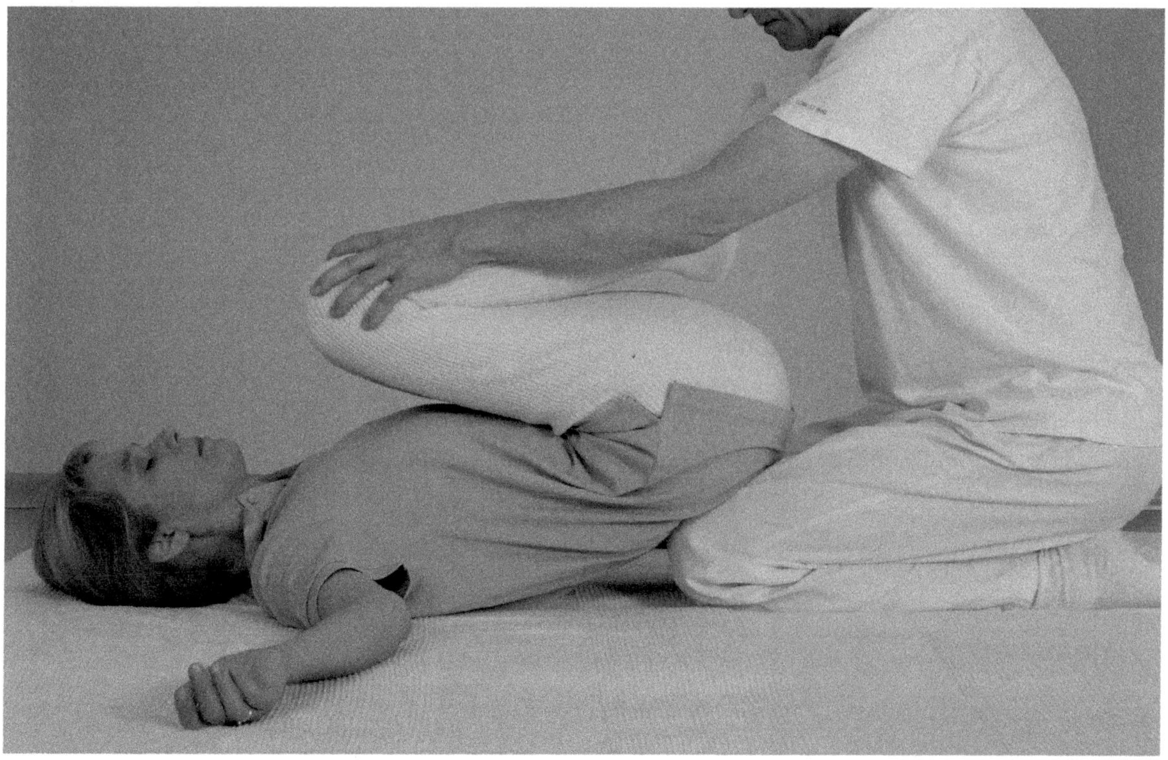

Abb. III-48b Weitere Behandlungstechnik für den Leistenbereich

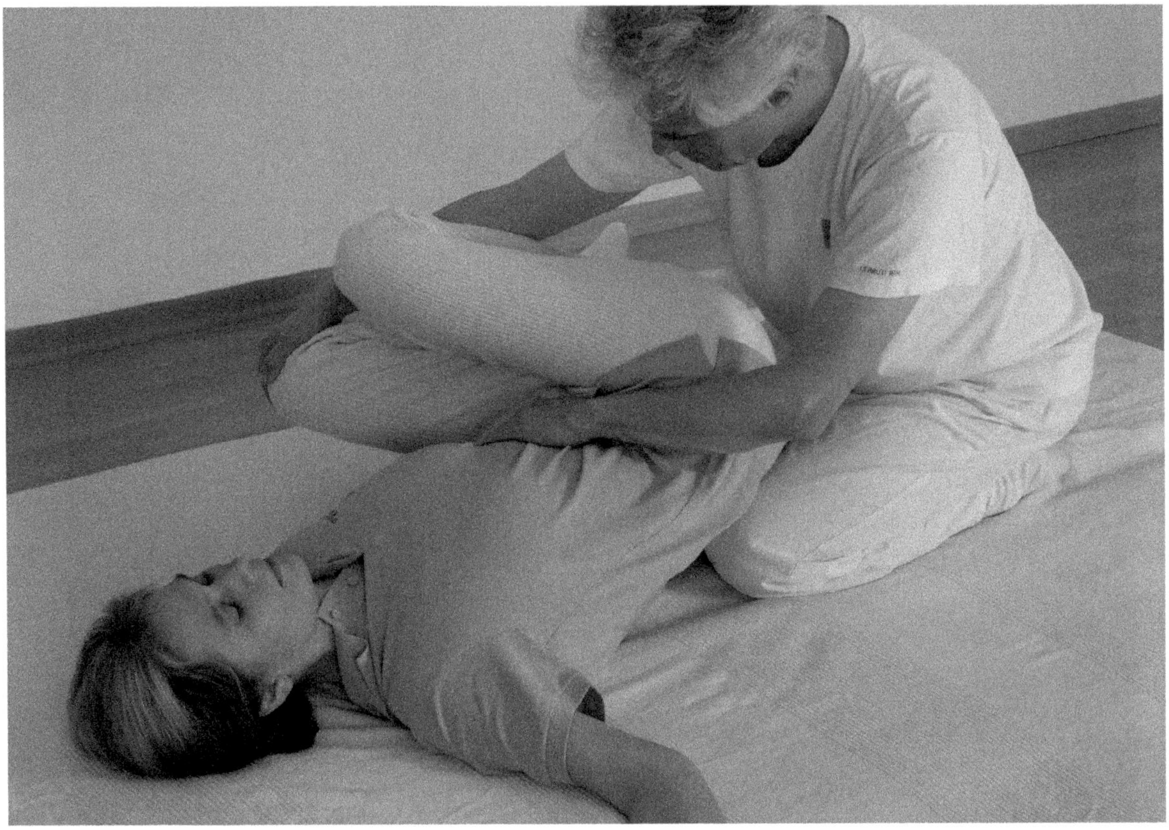

Abb. III-48c Weitere Behandlungstechnik für den Leistenbereich

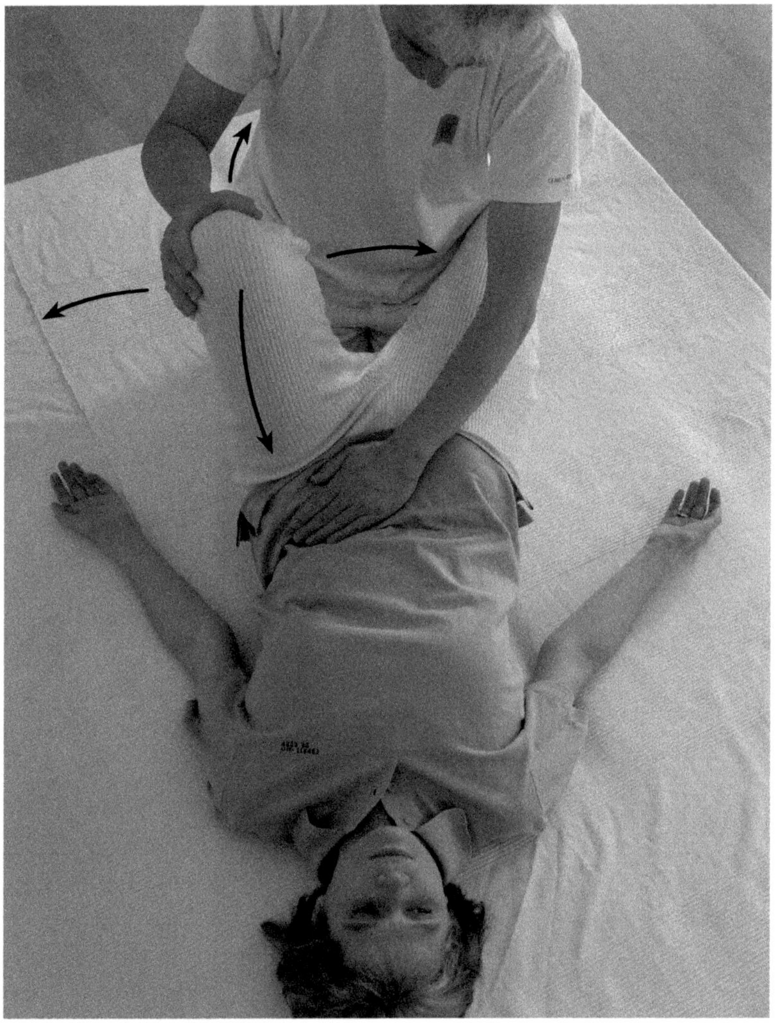

Abb. III-48d Weitere Behandlungstechnik für den Leistenbereich

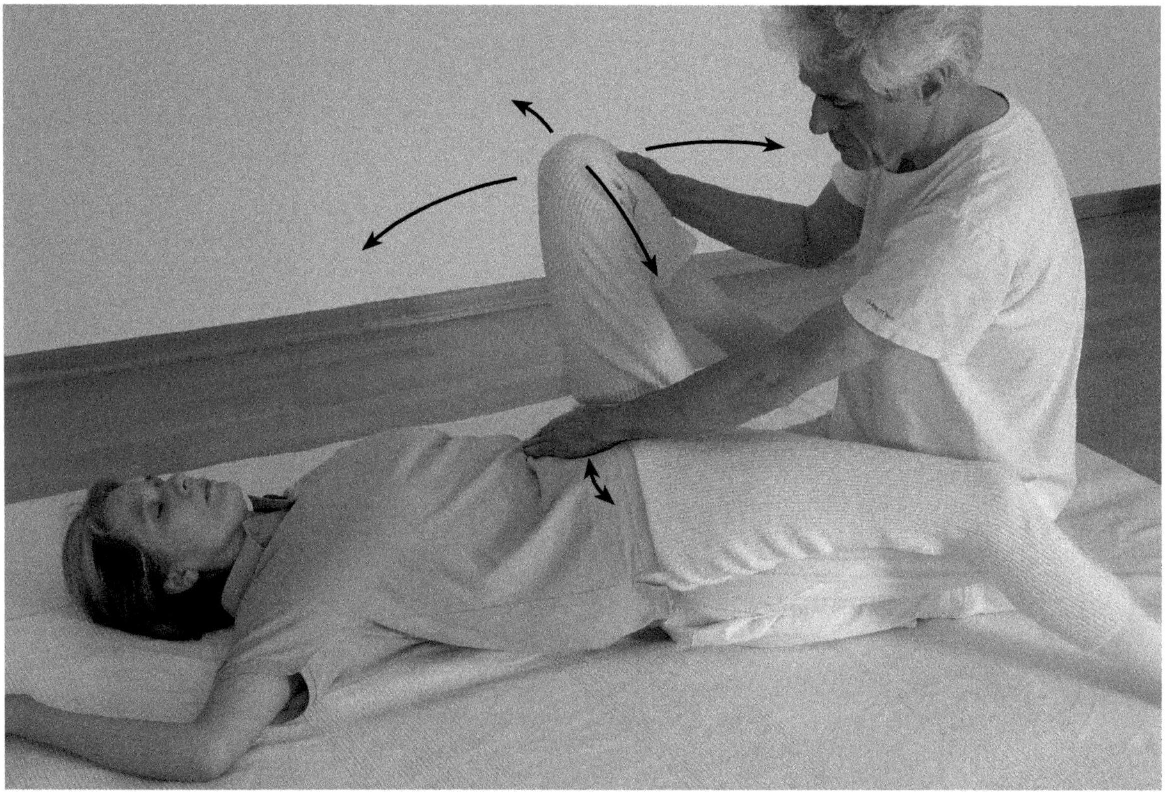

Abb. III-48e Weitere Behandlungstechnik für den Leistenbereich

Abschließend soll noch eine allgemeine Technik, die auf das Ileosakralgelenk wirkt, gezeigt werden. Der Patient liegt dazu in Rückenlage und das Hüftgelenk wird flektiert. Der jeweilige Flektionswinkel wird stabil in Position gehalten und dann wird eine Innenrotation des Hüftgelenks derart durchgeführt, dass es zu einer Dehnung von Leitbahnen an der Außen- und Hinterseite des Oberschenkels kommt. Mit anderen Worten, die Hüftflektion darf jeweils nur bis zu jenem Winkel durchgeführt werden, an dem dann bei einer Innenrotation die jeweils gewünschte Leitbahn gedehnt wird.

Die erwünschten Leitbahnen sind hierbei *Zutaiyang* (Bl), *Shoutaiyin* (Lu; im Bein), *Zushaoyin* (Ni; nach Masunaga, sonst äußerer Ast der *Zutaiyang* (Bl) Leitbahn), die Idos-Leitbahn *(shentaiweiyinyangjing)*, *Shouyangming* (Di; im Bein) und die *Zushaoyang* (Gb) Leitbahn.

Ist die jeweils entsprechende Leitbahn in maximale Dehnposition gebracht, so fixiert die Mutterhand I (MH I) die Spannung durch Halt an der Knieaußen und -vorderseite.

Die MH II fährt nun so weit unter das seitengleiche Gesäß, bis die vier Fingerbeeren stabil den Rand des Beckenknochens (Spina iliaca posterior superior und in Höhe des Ligamentum sacroiliacum dorsale) entlang des Sakrums greifen können und diesen, gleichzeitig mit der Dehnung des Oberschenkels, nach dorsal-lateral ziehen können (➤ Abb. III-49a).

Dieser Vorgang kann mehrfach durchgeführt werden. Zwischen jeder Dehnung und Zugwirkung am Beckenknochen wird die Dehnung jeweils entspannt und zurückgenommen.

Anschließend wird der Oberschenkel in Mittellage und , bei flektierter Hüfte, in leichte Außenrotation gebracht. Die MH II drückt die vier Fingerbeeren auf das Sakrum gegen den Bereich der Foramen sacralia pelvina, mit den Punkten Bl 27 bis Bl 34 können (➤ Abb. III-49b).

Generell sind bei Problemen des unteren Rückens die Behandlung der Masunaga-Diagnosezonen der *Zushaoyin* (Ni) Leitbahn und der *Zutaiyang* (Bl) Leitbahn sowie die Behandlung dieser Leitbahnen in Gesäß und Oberschenkeln sehr effizient. Hervorzuheben ist die gleichzeitige Behandlung der hinteren Diagnosezonen und der Oberschenkelleitbahn der *Zushaoyin* (Ni) Leitbahn nach Masunaga (➤ Abb. III-50).

Die genannten Techniken können prinzipiell in jede Behandlung mit einfließen. Bei der angesprochenen Problematik des unteren Rückens sollten sie jedoch erst durchgeführt werden, wenn die zuvor diagnostizierten Leitbahnen behandelt und zum inneren Ausgleich angeregt worden sind

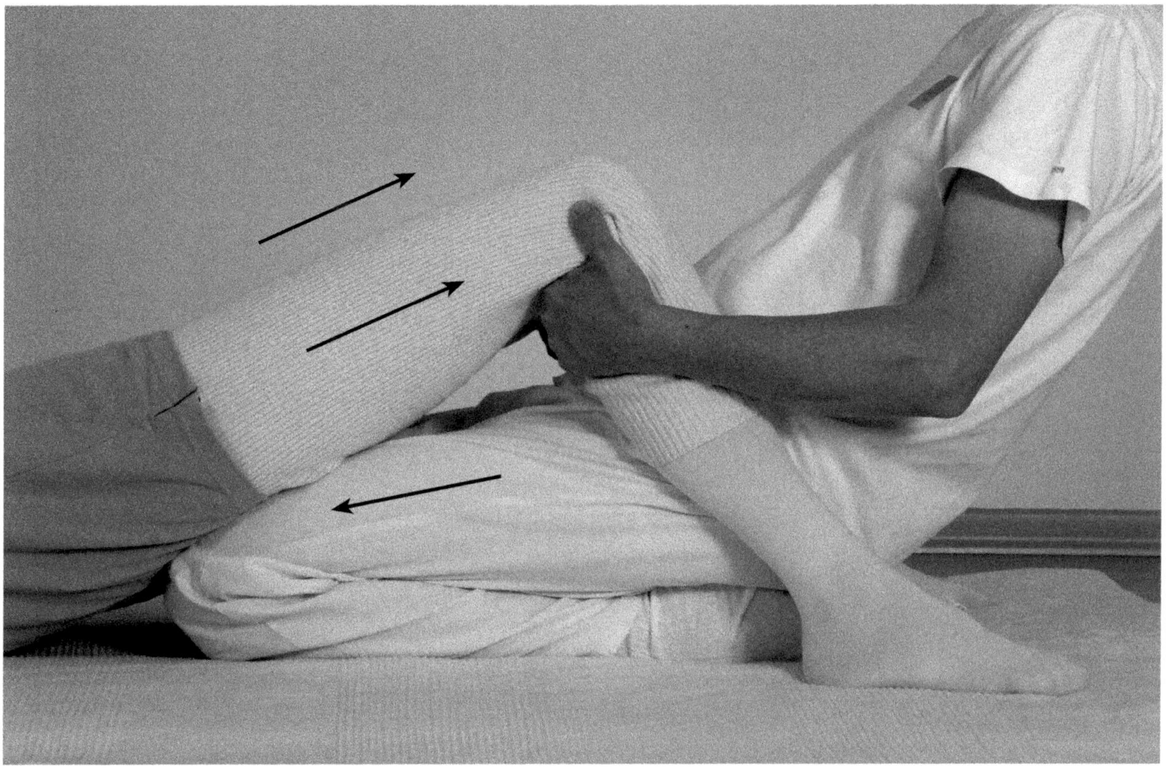

Abb. III-49a Behandlungstechnik für das Iliosakralgelenk

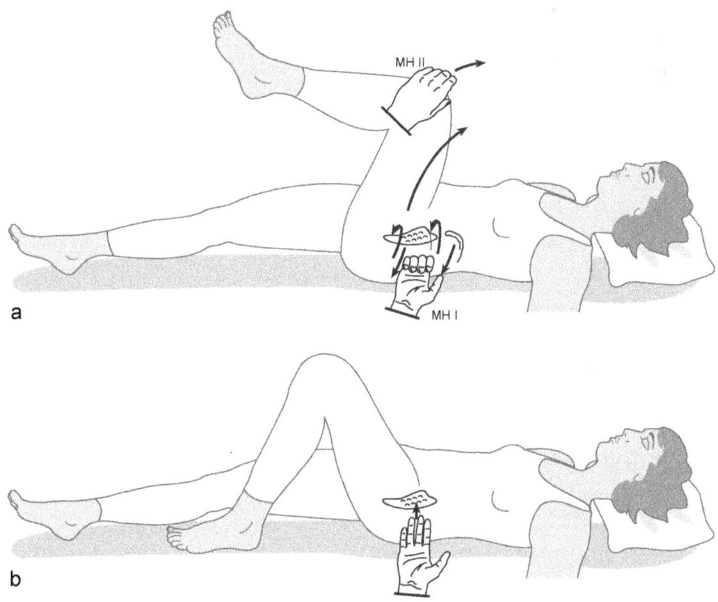

Abb. III-49b Weitere Behandlungstechnik für das Iliosakralgelenk

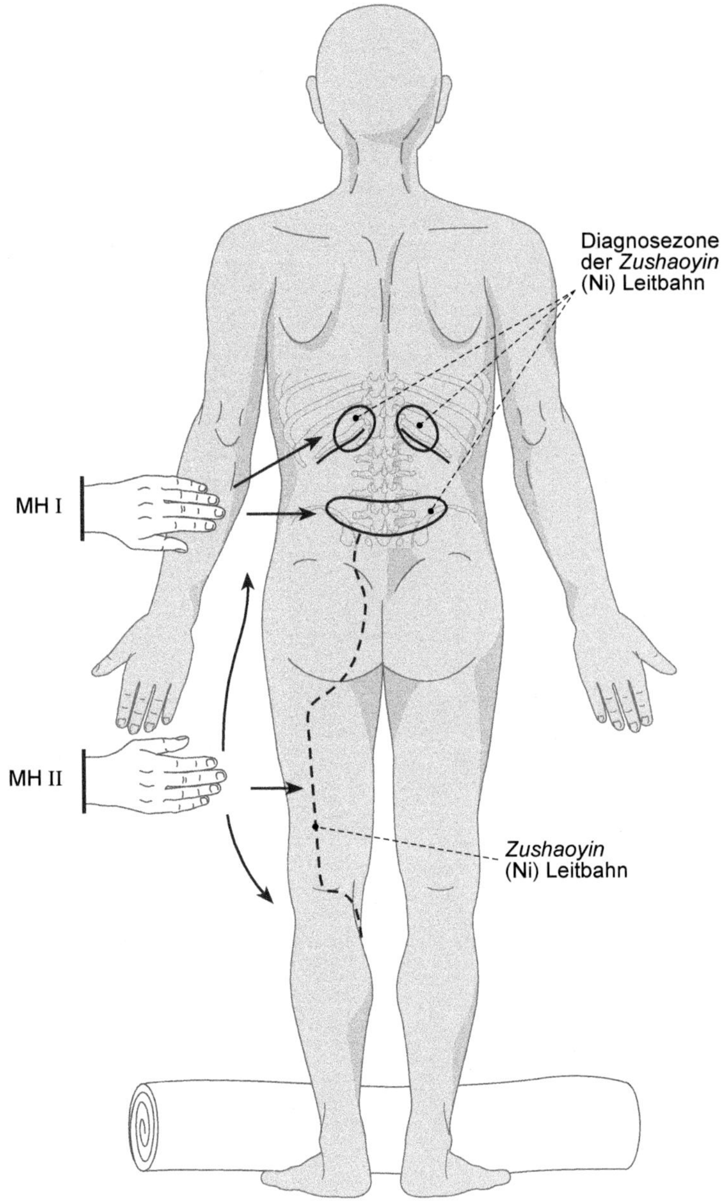

Abb. III-50 Gleichzeitige Behandlung der hinteren Diagnosezonen und der Oberschenkelleitbahn der *Zushaoyin* (Ni) Leitbahn nach Masunaga

III.2.2 Fallgeschichte: unterer Rückenschmerz einer Architektin, 50 Jahre

III.2.2.1 Diagnostische Befunde

Eine Patientin, die schon lange Shiatsu-Behandlungen zur Prophylaxe nahm, kam eines Tages mit einer bestimmten Problematik zur Behandlung: Seit vier Tagen bemerkte sie einen konstanten, ziehenden Schmerz am Sakrum, an beiden Ileosakralgelenken und im gesamten unteren Rücken. Dies erinnerte sie an Probleme, die sie einmal als Lumbago und mit dem Ischiasnerv hatte.

Der Schmerz war im Hintergrund immer leicht spürbar. Während der Ruhe und auch in normaler Bewegung war er kaum vorhanden, aber besonders bei den Übergängen von körperlicher Ruhe zur Bewegung und umgekehrt vermehrt zu spüren.

Sie konnte sich dies nicht erklären. Da sie sehr körperbewusst war, und auch auf Kleinigkeiten achtete, erinnerte sie sich genau, dass nichts Besonderes vorgefallen war.

Die üblichen Beweglichkeits- und Belastungstests ergaben keinen weiteren Befund.

III.2.2.2 Beginn der Behandlung

Die Patientin liegt zu Beginn in Bauchlage. Bei der Diagnose ergibt sich das von ihr gewohnte *qi*-Profil. Nichts Ungewöhnliches läßt sich feststellen, außer einer Ausnahme: Die Punkte *pangguangshu* (Bl 28) und *cijiao* (Bl 32) sind zur übrigen Energetik deutlich abweichend. Desgleichen agiert deren eigenspezifische Dynamik und Pulsation außerhalb des Normalbereichs.

Die beiden Punkte wirken beiderseits stark eingezogen und in die Tiefe gespannt, so dass obere Ebene (OE) und mittlere Ebene (ME) als in Schwäche *(kong)* und die tiefe Ebene (TE) als in Fülle *(shi)* qualifiziert sind.

Der Puls ist an dieser Stelle deutlich verschluckt und es herrscht eine gespannte Stille vor.

Hinsichtlich des Bereichs des Punktes *pangguangshu* (Bl 28) interessiert hier dessen spezifische Qualifikation: Kräftigung des *qi* der *Zutaiyang* (Bl) Leitbahn und Stärkung der Rückenbeweglichkeit.

Sämtliche diesem Punkt zugeordneten Befunde und Indikationen scheiden differenzialdiagnostisch aus, außer denen des ortsspezifischen Rückenschmerzes und einer während der Behandlung wahrnehmbaren, diskreten Problematik in den Beinen.

Auch beim Punkt *cijiao* (Bl 32) scheiden alle dem Punkt zugeordneten, spezifischen Charakteristika aus; ebenfalls außer denen der Rücken- und Beinproblematik.

Es werden nun beide Punkte und deren Relationen zum Unterkörper und zu den Beinen gleichzeitig sowohl diagnostiziert, wie auch behandelt.

III.2.2.3 Technik der Behandlung

Dies geschieht, indem die Mutterhand I (MH I) den Bereich der Punkte wie folgt behandelt:

Zur Diagnose bewegt sich die Hand dort weich durch alle drei Ebenen (OE, ME, TE). Sie erspürt den Puls und die *qi*-Reaktion in diesen Ebenen. Gleichzeitig werden die Schwäche *(kong)* Bereiche durch sanfte Mulsion im Uhrzeigersinn energetisiert, die tiefe Fülle *(shi)* Ebene wird ebenso sanft gegen den Uhrzeigersinn etwas aufgeweicht.

Eine daran anschließende und immer wieder unterbrochene, weiche Pumpbewegung durch alle drei Ebenen sucht die Pulsreaktionen an deren qualifizierten Ort, wie auch in deren typischen Kinetik von oben nach unten und umgekehrt und von innen nach außen zu erfassen.

Die MH II hält abweschselnd den Bereich des Oberschenkels, der Kniekehle und den des unteren Rückens.

III.2.2.4 Weiterführende Diagnose

Als Resultat ist festzuhalten, dass diese Orte *qi*-belebt sind, aber von dem normalen *qi*-Puls und *qi*-Tonus abgewichen wird: Das *qi* wirkt zumeist wie verschluckt, verzieht sich in die TE. Wenn es in der ME und OE kurz auftaucht, wirkt es wie nicht richtig verankert, etwas zu fein und unruhig, etwas zu schnell und insgesamt aufgeregt und unruhig.

Die Mutterhand I führt diese Behandlung weiter fort, während die Mutterhand II (MH II) die Behandlung in das rechte Bein beginnt.

III.2.2.5 Technik an der Idos-Leitbahn

Hier wird zunächst die gesamte Idos-Leitbahn diagnostisch behandelt. Entlang dieser Leitbahn ist die OE in Schwäche *(kong)* und ab der ME ist die Leitbahn straffer Natur, von harter Konsistenz und der Puls liegt in der TE und zieht dorthin.

Das rechte Bein wirkte starr und konzentrisch nach dem Inneren zu angespannt. Die gesamte Idos-Leitbahn war zäh, eingezogen und gespannt. Im Bein herrschte eine deutliche Tendenz zur Streckung (➤ Abb. III-52).

Damit herrschten in der Idos-Leitbahn und im gesamten Bein eine deutlich wahrnehmbare Spannung, Festigkeit und Stille vor. Das Idos ist damit posturaler Natur.

Das linke Bein, welches anschließend mit seiner seitensymmetrischen Idos-Leitbahn behandelt wird, erscheint als das direkte Gegenbild dazu:

Im gesamten linken Gesäßbereich wirkt eine massiv profilierte Stärke *(man)*. Das Idos (Bild) dieser Stärke *(man)* ergibt die vierfache Masse zum Normalstatus. Gleichfalls wirken das gesamte linke Bein und die Idos-Leitbahn signifikant abweichend vom *qi*-Normalprofil:

Entlang der Leitbahn ist das *qi* umfassend in Schwäche *(kong)*. Der Puls wirkt schon an der OE, er ist leicht, von großer Flinkheit, aufgeregt und in diverse Richtungen schnell durchlaufend. Dabei ergibt sich das Bild einer gewissen Ratlosigkeit und Suche.

Ab dem Bereich der Verbindung zwischen dem *ying*-Quellpunkt *(yingxue)* und dem Anknüpfungspunkt *(luoxue)* verliert sich die Konstanz des auratischen *qi* fast vollständig. Es ist dies der Bereich, an dem sich die un-

2

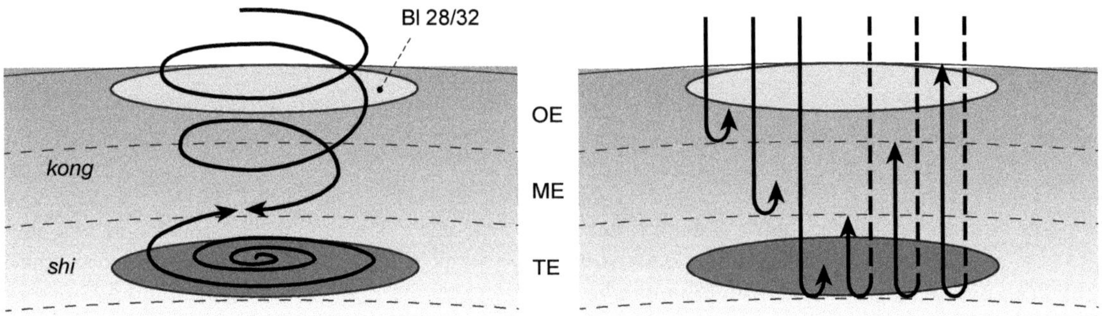

Abb. III-51 Aufspüren und Bearbeiten von Schwäche *(kong)* und Fülle *(shi)* Bereichen

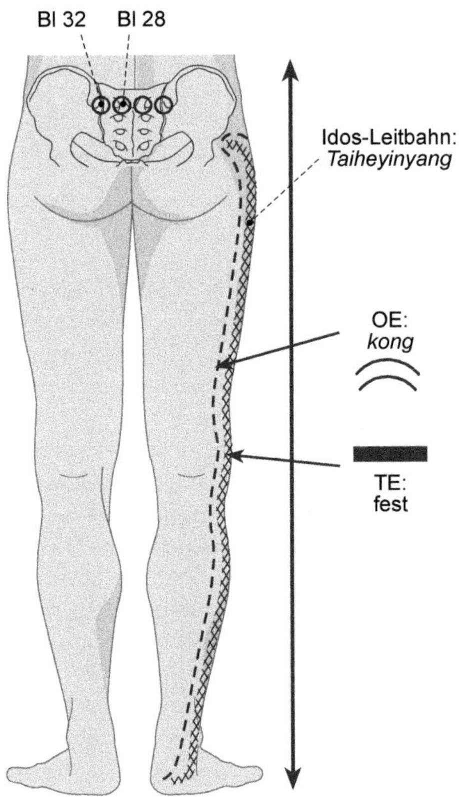

Abb. III-52 Energetisches Bild des rechten Beins

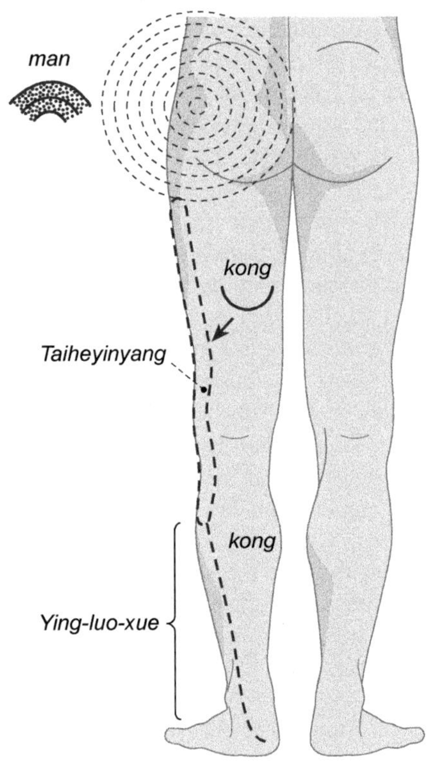

Abb. III-53 Energetisches Bild des linken Beins

mittelbare Verwurzelung des Körpers in Bezug zu dessen Untergrund entscheidet (➢ Abb. III-53).

Die *qi*-Kinetik des gesamten Beins ergibt folgendes Bild: Das Bein oszilliert unruhig um seine Ruhe- und Bewegungsvertikale. Es schalten sich fortwährende Untersekundenphänomene entlang der Muskel-, Sehnen- und Gelenkfunktionen ein, dies sind typische und feinste Bewegungsschemata der Beinfunktionen. Dabei findet das Bein keine Ruhe und keinen Halt: Zwischen Ober- und Unterkörper herrscht Diskontinuität (➢ Abb. III-54).

Bei alledem wirkt der Oberkörper etwas gespannt und die Hände sind leicht zu Fäusten geballt.

Die entsprechende Behandlungsdiagnostik führt im Rahmen des IdosShiatsu zur Gezielten Gesprächsführung. Deren Fragen berühren ein wesenhaft zusammengeschlossenes Idos-Bild und damit direkt die konkret persönliche Assoziationsfähigkeit des Erlebenden und Erlebten, wenn dieses Bild erfragt wird.

Die deutliche linksseitige Instabilität sowie die Rigidität im rechten Bein und das entsprechende Idos veranlassten zu einer gezielten Frage. Da bekannt war, dass die Patientin Tage zuvor von einer Radtour zurückgekehrt war, wurde sie befragt, ob sie mit dem Rad in Bedrängnis gekommen war, einen leichten Schreck erlitten oder etwa das Gleichgewicht verloren hatte oder irgendwo abgerutscht war.

Dieses alles verneint sie. Aber sogleich nickte sie mit dem Kopf und antwortete, dass sie nun wisse, woher der Schmerz komme. Am Tag bevor sie den Schmerz bekam war sie am späten Nachmittag beim Spazieren gehen plötzlich und heftig mit dem rechten Fuß auf einem Blatt ausgerutscht. Diesen kurzen Zwischenfall hatte sie vollkommen vergessen. Erst infolge der Gezielten Gesprächsführung kam die Rückerinnerung.

Es ist hier die Stelle noch einmal zu betonen, dass allein der durch eine konkrete Erinnerung hergestellte Zusammenhang zwischen einer Körperproblematik und der verursachenden Situation dazu führt, dass es zu einer deutlichenden Verminderung des inneren Stresses in Bezug zu der Körperproblematik kommt. Der Patient versteht den Zusammenhang und beruhigt sich.

Solche heftigen Schreck- und Schocksituationen formen das *qi*-Profil in typischer und signifikanter Weise. Entsprechend der Stärke einer solchen Attacke verbleibt

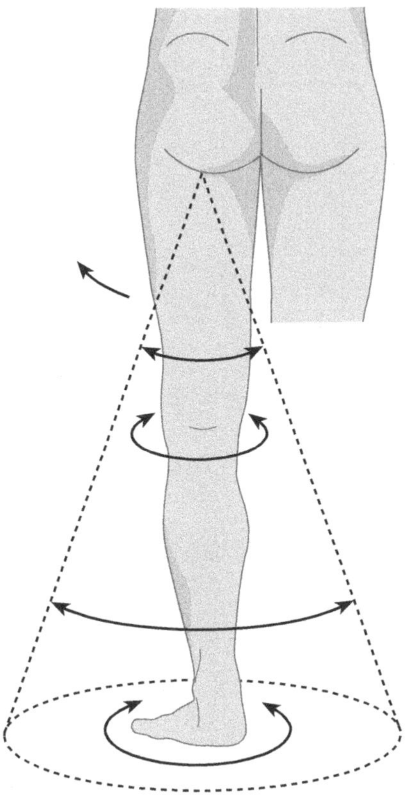

Abb. III-54 *qi*-Kinetik des linken Beins

das *qi*-Profil prinzipiell, wenn auch in stetiger Angleichung an die Normalform, in einer Reaktionsenergetik.

Jede Reaktionsenergetik gestaltet ein konkretes Idos-Bild.

Die Reaktionsenergetik verbleibt eine genau errechenbare Zeit in ihrer Grundform und schließlich gleicht sich dieses *qi*-Profil dem Normalstatus an.

Die Dauer ergibt sich aus dem Verhältnis der normalen *qi*-Umläufe zu den Abweichungen von den Umläufen, d. h. Ort und Grundenergetik erfordern bei ihrer Störung zur Restrukturierung genau die gleiche Zeit, welche die Normalenergetik benötigt, um die normale Stärke *(man)* und Schwäche *(kong)* als typisches energetisches Wechselspiel autopoietisch zu durchlaufen, mit dem Ergebnis normaler *qi*-Physiologie.

Mit anderen Worten, durch die Deformation muss der normale *qi*-Umlauf seine festgelegte Umlaufzeit, entsprechend der erforderlichen zusätzlichen Aufgabe, mehrfach durchlaufen, bevor die Deformation aufgehoben werden kann. Anschließend reicht auch in diesem Bereich ein Umlauf (24 h), um die Normalenergetik zu regulieren. Somit braucht man nur die typische Umlaufzeit spezifisch und nach dem Befund zielgenau zu addieren, um den Zeitpunkt der normalen Restituierung feststellen zu können.

In Kenntnis der normalen *qi*-Durchläufe kann die Zeit der Normalisierung und gesunden Wiederherstellung fast auf Tag und Stunde genau berechnet und vorausgesagt werden. Damit hat der Patient einen konkreten Leitfaden, seinen Organismus mit der entsprechenden Geduld sinnvoll zu unterstützen.

In diesem Falle, da beide Beine in ihrer gesamten Länge betroffen waren, musste zur Restituierung des normalen *qi*-Profils etwa ein monatlicher Umlauf angenommen werden (beide Beine „füllen" und „leeren" sich, etwas asymetrisch, innerhalb eines Monats; parallel zum Beispiel zum Menstruationszyklus). Eine genauere Zeitangabe war nach dem Ablauf der Behandlung möglich.

Es wurde die gesamte Idos-Leitbahn an Körpervorder- und Rückseite behandelt.

III.2.2.6 Behandlung der Idos-Leitbahn an der Körperrückseite

Die Leitbahn wurde zunächst im unteren, leeren Drittel (Schwäche *[kong]* Bereich) des linken Beins nach den bekannten Kriterien der Behandlung tonisiert. Die M II arbeitete in diesem Bereich der Verbindung zwischen *ying*-Quellpunkt *(yingxue)* und Anknüpfungspunkt *(luoxue)* und die MH I verteilte in den Stärke *(man)* Bereichen durch Querfriktionen, Mulsionen und Richtungsimpulsen in die Leitbahn. Gleichzeitig bearbeitete die MH I immer wieder die genannten Punkte. Zum Abschluss dieser Beinarbeit hielt die MH I die beiden Punkte linksseitig und die MH II den Bereich der Verbindung zwischen *ying*-Quellpunkt *(yingxue)* und Anknüpfungspunkt *(luoxue)* bis zum Eintreffen des Normalpulses (➢ Abb. III-55).

Ein Gleiches wurde am rechten Bein durchgeführt. Hier hielt aber die MH I vor allem die Punktbereiche, während die MH II die gesamte Leitbahn behandelte. Deren festen Bereiche in ME und TE wurden durch sanfte bis kräftige Mulsionen in und gegen den Uhrzeigersinn aufgeweicht und durch Pumbewegungen an die OE geleitet. Abschließend wurde wie bei der Behandlung des linken Beins der Normalpuls abgewartet (➢ Abb. III-56).

Im Anschluss wurde nun der Oberkörper behandelt: Hier wurde die Idos-Leitbahn recht zügig bearbeitet. Generell war eine Technik indiziert, welche die TE aufweichte und den Fluss an die OE anregte (➢ Abb. III-57).

Zum Abschluss der Behandlung wurde die Idos-Leitbahn an der Körpervorderseite durchgehend behandelt. Am Oberkörper wurde deren Aufquellung sediert und in die TE gelenkt und am Unterkörper wurde unterschiedlich in beide Beine hinein gearbeitet.

Im rechten Bein war es das Ziel, die Streckspannung zu vermindern. Dies geschah zuerst durch mehrfaches Aufwärtsarbeiten und anschließendes Abwärtsleiten des *qi* (➢ Abb. III-58).

Im linken Bein hielt die MH I die oberen zwei Drittel des Beines durch einen flächigen Handdruck, welcher sanft und dennoch die Leitbahn kräftig stützend mehrfach von unten nach oben fuhr, während die MH II das untere Drittel durch Pumpbewegungen in die TE und an die OE auffüllte (➢ Abb. III-59).

Das Ende der Behandlung bildete ein ausgleichendes allgemeines *ampuku* im *hara.*

Da alle Leitbahnen recht schnell eine *qi*-Reaktion zeigten und insbesondere der entleerte Bereich des unteren Drittels (Bereich zwischen *ying*-Quellpunkt und Anknüpfungspunkt) des linken Beines energetisch reagierte, konnte gesagt werden, dass die Hauptsymptome bei Füllung dieses unteren Drittels verschwinden würden. Die Normalzeit zur Füllung dieses Bereichs beträgt etwa sieben Tage. Dann mussten aber noch drei Wochen der oben genannten einmonatigen Restitutionszeit mit dazu gerechnet werden, um sagen zu können, dass der Körper

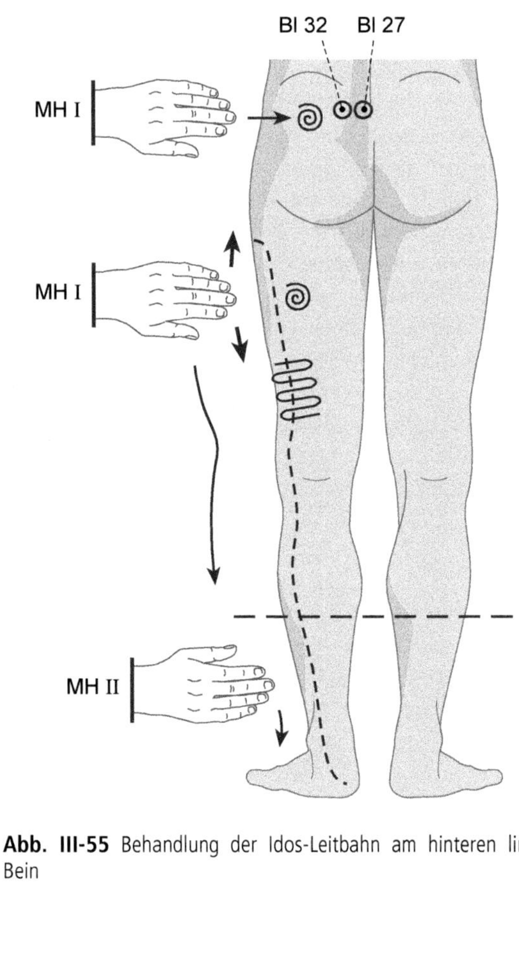

Abb. III-55 Behandlung der Idos-Leitbahn am hinteren linken Bein

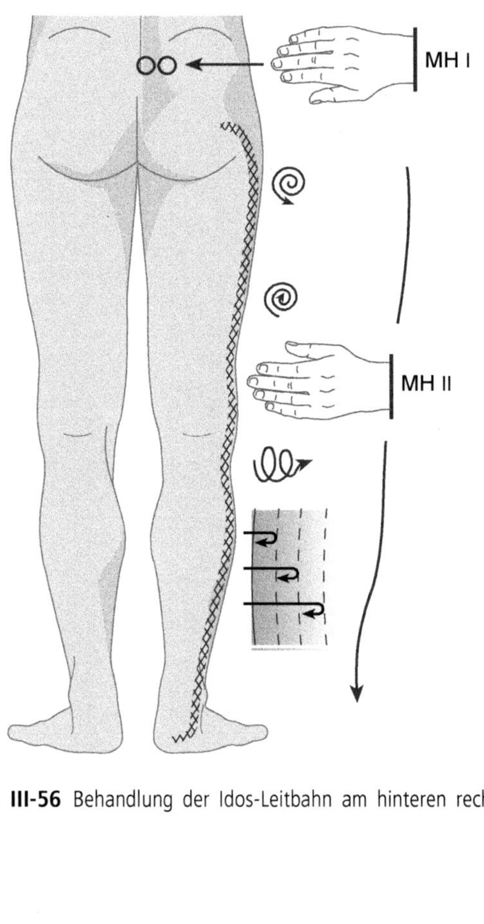

Abb. III-56 Behandlung der Idos-Leitbahn am hinteren rechten Bein

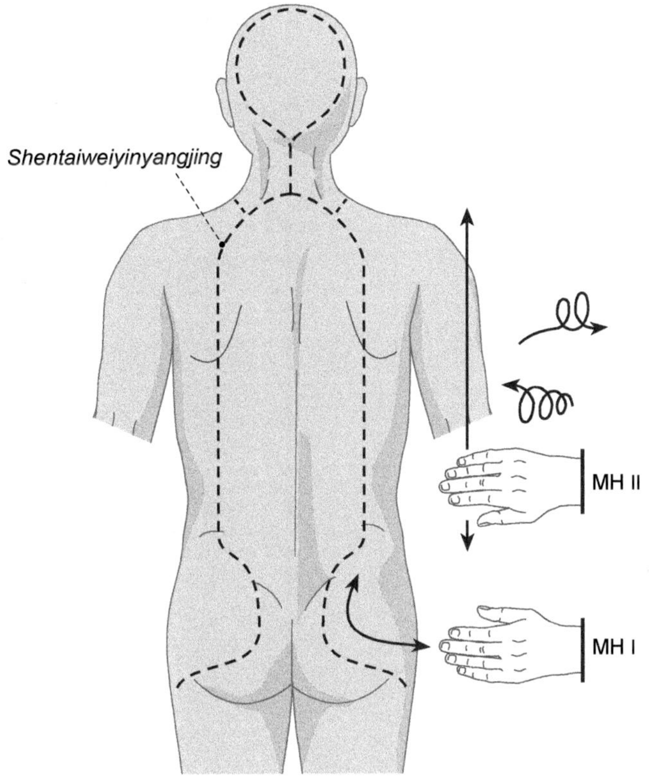

Abb. III-57 Behandlung der Idos-Leitbahn am hinteren Oberkörper

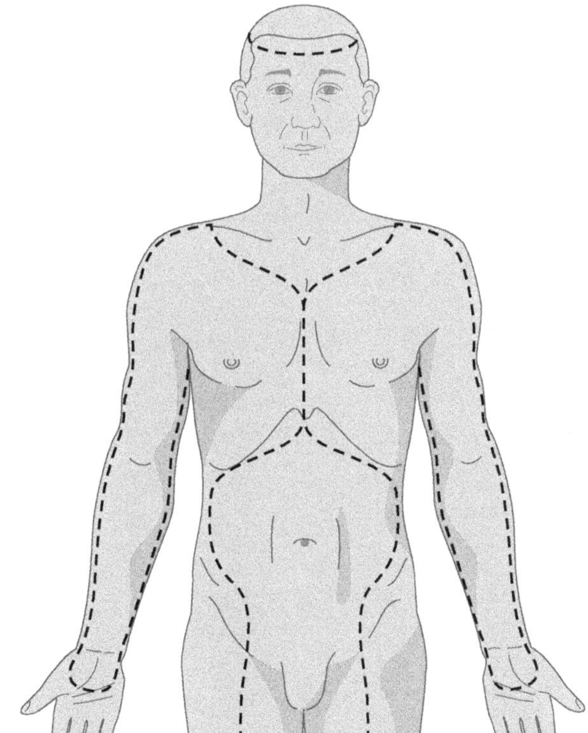

Abb. III-58 Behandlung der Idos-Leitbahn an der Körpervorderseite

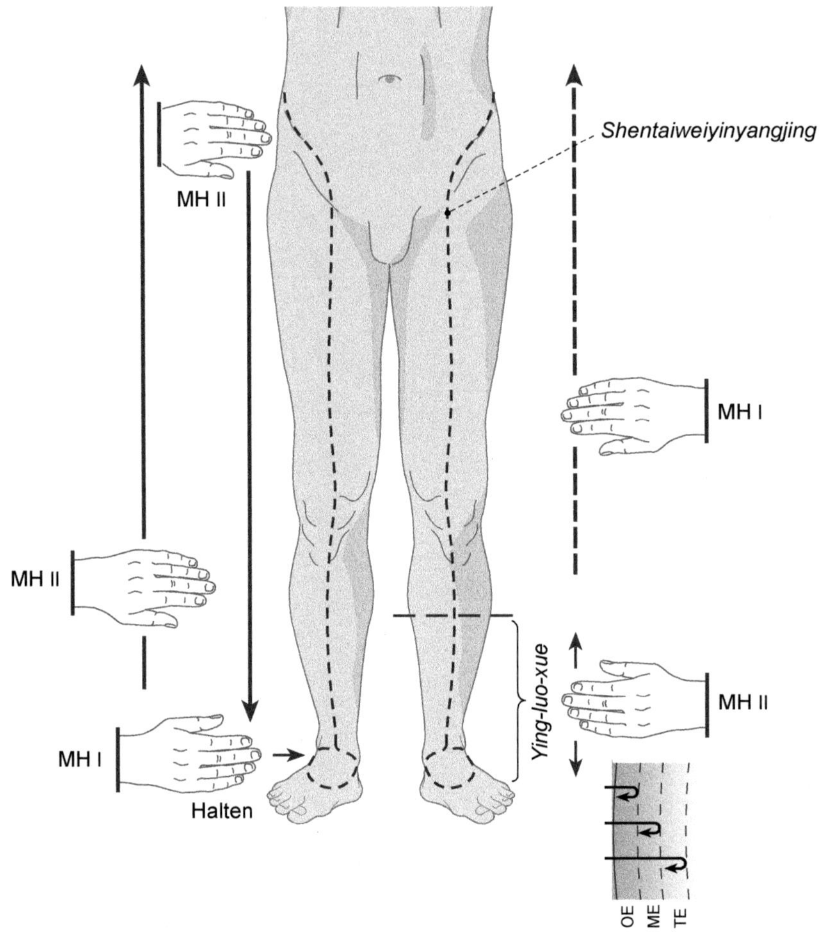

Abb. III-59 Behandlung der Idos-Leitbahn an der Vorderseite der Beine

seinen Schreck (kleinen Schock) energetisch vollständig überwunden hat.

Mit diesen Hinweisen wurde die Patientin aus der Behandlung entlassen

KAPITEL

III.3 Kopfschmerzen

III.3.1 Allgemeine Betrachtungen

Kopfschmerzen sind leider ein häufig vorkommendes, weit verbreitetes und komplexes Erkrankungsbild. Dabei ist der Kopfschmerz das erlebte Erscheinungsbild. Sein Erscheinungsprofil ist ein Hinweis auf damit zusammenhängende und häufig weitestgehend im Dunkeln liegende Ursachen.

Differenzialdiagnostisch sollen an dieser Stelle alle Kopfschmerzformen ausscheiden, die durch klare Symptome auf eine schwerere Erkrankung hinweisen. Hierbei kommt es zu neurologischen Zeichen und Ausfällen, Erbrechen, Fieber, Hypertonie oder starken Nackenschmerz, wie bei der Meningitis.

Es darf als gesichert gelten, dass folgend aufgelistete Faktoren zumindest mitverursachend, wenn nicht im Einzelfall gar ursächlich für viele Kopfschmerzen sind. Das genaue Erfragen bezüglich dieser Punkte sollte daher bei jeder Shiatsu-Anamnese selbstverständlich sein:

- Nahrungsmittel wie Käse, Schokolade, Koffein, Zitrusfrüchte, Alkohol, Nitrite
- zu wenig oder unregelmäßiger Schlaf
- Stress
- Analgetikakonsum
- Narkotikakonsum

Zu dem Faktor Stress sind auch dessen endogene Erscheinungsformen zu rechnen: Wie stark lässt jemand Stress in sich hinein, wie viel Stress wird durch übertriebenen und unrealistischen Ehrgeiz selbst erzeugt?

Heftig können hierbei auch vererbte und/oder erzeugte Anspruchsprofile familiärer oder sozialer Genese wirken.

Sehr häufig sind sich die Patienten dieser exogenen und endogenen Belastungen nicht umfassend bewusst oder sie haben Kenntnis davon und erfassen dennoch nicht deren gelebte Bedeutung.

Die häufigen und unterschiedliche klinischen Präsentationen des Kopfschmerzgeschehens beinhalten auch verschiedene verursachende Prozesse:

- Es gibt Migräne mit oder ohne Aurea. Hier tritt der Kopfschmerz anfallsweise, periodisch und einseitig auf. Der Schmerz ist pulsierender Natur. Es können Photophobie, Übelkeit, Erbrechen und ein Flimmerskotom auftreten.
- Spannungskopfschmerz kann unilateral (einseitig) und bilateral auftreten. Zumeist sind die Muskeln des Schulter-Arm-Bereichs involviert und druckempfindlich. Die Schmerzen können sich bewegungsabhängig verändern.
- Cluster-Kopfschmerz tritt anfallsartig, oft einseitig, als starker bis sehr starker Kopfschmerz auf. Es kommt zur Pupillenverengung, einer Konjunktivitis und einer verstopften oder laufenden Nase.
- Beim zervikogenen Kopfschmerz ist der Schmerz unilateral oder bei Bilateralität mit einer dominanten Seite. Es besteht eine eingeschränkte Beweglichkeit der Halswirbelsäule. Ausgelöst wird der Schmerz durch eine bestimmte Bewegung oder gehaltene Position des Kopfes, auch im Schlaf.
- Beim vertebralen Kopfschmerz bestehen Spannungen in Hals, Nacken und Hinterkopf. Es wird eine Schonhaltung eingenommen. Hier ist wahrscheinlich die Arteria vertebralis mit beteiligt.

Nach dem Modell eines Kopfschmerzkontinuums wird angenommen, dass alle Kopfschmerztypen trotz sehr unterschiedlicher Ätiologie und Pathogenese auch gemeinsame Wurzeln haben. Besonders der Bereich, wo die Nervenwurzeln der ersten beiden Halswirbelkörper mit den nozizeptiven Bahnen des Nervus trigeminus zusammentreffen (trigeminozervikaler Kern) wird als ein Mittelpunkt dieses gemeinsamen Geschehens angesehen.

Dieser trigeminozervikale Kern reagiert auf erweiterte oder entzündliche *Gefäße* (trigeminale Reize), auf somatische Reize (Muskeln, Bänder, Gelenke) oder auf die Wirkung des serotonergen Systems (schmerzregulierende Transmitter).

- Eine weitere Kopfschmerzform tritt bilateral-okzipital beim Orgasmus auf oder steigert sich bei sexueller Erregung.

Gleich, ob es sich im Rahmen der westlichen, medizinischen Normenkonventionen um extrakraniale (Gefäße, Muskelspasmen), um intrakraniale (Reizung intrakranialer oder zervikaler Nerven, Zug und Verschiebung von Venen oder Arterien samt deren Dilatation, Reiz der Meningen) oder um direkt psychogene (Angst oder Depressionen, vaskulär-spastische) Kopfschmerzen handelt, immer steht der Shiatsu-Therapeut vor der Aufgabe mit seinen Normenkonventionen das Schmerzgeschehen so verstehbar und nachvollziehbar zu machen, dass aus solcher Erkenntnis direkte praktische Behandlungsschritte mit direkter positiver Rückmeldung der Patienten erwachsen können.

In dieser Hinsicht sind neben den oben aufgeführten differenzialdiagnostischen Überlegungen die Normenkonventionen der chinesischen Medizin und des Shiatsu unerlässlich.

III.3.1.1 Krankheitsmodell des Kopfschmerzes als qi-Geschehen

Der Kopf entspricht in seiner dem Außen zugewandten Schicht einem Versammlungsort aller *yang*-Leitbahnen und dem Innen zugewandt dem aller *yin*-Leitbahnen. Somit ist er auch ein Pol der alterierenden *yin-yang*-Energetik.

Mithin zeigen und verbinden sich dort auch sichtbar endogene und exogene Impulse.

In Bezug zum Leitbahnsystem und dessen sorgfältiger Palpation und Inaugenscheinnahme lassen sich folgende Kopfschmerzformen abgrenzen:

- Schläfenkopfschmerz weist auf die *Zushaoyang* (Gb) Leitbahn und die *Shoushaoyang* (3E) Leitbahn hin.
- Kopfschmerzen in Nacken, Okziput und Rücken weisen auf die *Zutaiyang (Bl)* Leitbahn und die *Shoutaiyang* (Dü) Leitbahn hin.
- Ein vom Scheitel auf die Schläfen austrahlender Kopfschmerz mit Magensymptomen wie Aufstoßen oder Übelkeit weist auf die *Zujueyin* (Le) Leitbahn und die *Shoujueyin* (Pe) Leitbahn hin.
- Kopfschmerzen, welche auf den ganzen Körper, die Glieder und das Abdomen, ausstrahlen weisen auf die *Zutaiyin* (Mi) Leitbahn und die *Shoutaiyin* (Lu) Leitbahn hin.
- Ein Kopfschmerz, der sich eher im Innern des Kopfes abspielt und auf die Zähne wirkt, deutet auf die Leitbahnen *Zushaoyin* (Ni) und *Shoushaoyin* (He) hin.
- Die *Zuyangming* (Ma) Leitbahn und die *Shouyangming* (Di) Leitbahn ist bei Stirn- und Supraorbitalkopfschmerz involviert.

Sämtliche Leitbahnen sind samt ihrer Punkte sowohl am Kopf als auch am gesamten Körper zu diagnostizieren. Denn jeder Kopfschmerz ist eingebettet in eine Gesamtverschiebung der Geradläufigkeit *(zheng)* des *qi*. Insbesondere sind das Abdomen, das *hara*, und die distalen Bereiche der Extremitäten involviert.

Weiter sind die transversalen *qi*-Segmente genau zu betrachten. Hier ist die Diagnose der *daimai* Leitbahn (Gürtelgefäß) und der Netzleitbahnen *(luomai)* wichtig, wie auch die reflexiven Zentralkreuzungen des gesamtkörperlichen Lebensreflexes und Orgasmusreflexes. Diese Kreuzungen stimmen in gewissen Sinne auch mit den Chakren überein.

Die *qi*-Diagnose ist nach den bekannten Leitkriterien zu ordnen und in Bezug zu den weiteren energetischen Systemen (Funktionskreise/innere Organe *zangxiang*, Fünf Wandlungsphasen *wuxing*, Phasenenergetik *wuyün liuqi*) zu stellen.

Da Kopfschmerzen besonders durch das exogene *qi* von Wind, Kälte, Hitze, Feuchtigkeit und Trockenheit sowie deren Kombination impulsiert werden, ist der Phasenenergetik *(wuyün liuqi)* besondere Aufmerksamkeit zu widmen. Analog zur meterologischen Medizin wird hier festgehalten, zu welcher Tageszeit, bei welcher Wetter- und Klimaexposition und zu welcher Jahreszeit die Störungen auftreten.

Hierzu ist es sinnvoll, dass der Patient ein medizinisches Tagebuch (Kopfschmerzbuch) führt. Hieraus kann der Shiatsu-Therapeut regelmäßige Zuordnungen ersehen, die er in einen Zusammenhang mit den energetischen Entsprechungen setzen kann.

Sehr häufig vergessen Patienten klimatische Einflüsse, denen sie ausgesetzt waren oder haben diese einfach nicht bemerkt. Während der Behandlung kann aber durch das Körperbewusstsein und die Gezielte Gesprächsführung eine versunkene Erinnerung oder auch ein Momentbewusstsein präsent werden. So manches Mal wird dann ersichtlich, dass der Patient schlicht alle Regeln normalen Schutzes seines Körpers missachtet hat: Unbewusst wird sich der Kälte, dem Wind oder dem Zug und der Sonne im Übermaß ausgesetzt. Die dann nachfolgenden Symptome werden nicht in einen Zusammenhang mit den genannten Expositionen gebracht.

Wind führt generell zur Spastizität des *qi*, Kälte zu dessen Verlangsamung und Hitze zur übersteigerten Aktivität. Feuchtigkeit induziert Anpassungsprobleme und Trockenheit bewirkt eine Schwäche des *qi*.

Diese klimatischen Auswirkungen des äußeren *qi* müssen auch in ihrer inneren Entsprechung gesehen werden. Welche endogenen, psychisch-geistigen Dynamiken entwickelt der Patient in welchem Maß? Erzeugt er zu viel Wind, Bewegung, Stress und Dynamik? Wirkt er rastlos und übersteigert oder im Gegenteil verlangsamt und müde, erkaltet? Wie geschmeidig und elastisch wirkt das Lebensgefüge des Patienten und wie ist es um seine substanzielle Basis bestellt? Nach welchem Maß treten diese Dynamiken innerpsychisch auf, wie wirken sie zusammen und wie verwandeln sie ihre Qualitäten harmonisch ineinander?

Durch die Beantwortung dieser Fragen kommt der Shiatsu-Therapeut den energetischen Konstellationen des Patienten näher.

Dennoch bleiben viele Fragen offen, so z. B. jene, warum es Menschen gibt, die bei stärkstem Stress keine Symptome bekommen oder warum ein und derselbe Mensch auf den gleichen Stress sehr unterschiedlich reagieren kann. Selbst wenn man alle Möglichkeiten wechselnder Dispositionen ausschaltet (z. B. unterschiedliche Schlafgewohnheiten oder unterschiedliche innerpsychische bis hormonelle Intervalle) und eine eher gleiche Ausgangssituation annimmt, bleiben diese Fragen offen.

Es scheint ein feines inneres Maß zu geben, welches, wenn es intakt ist, die unterschiedlichsten Belastungen so aussteuern kann, dass keine Schädigungen entstehen. Dieses Maß erinnert an einen gewissen Sinn für die dem jeweiligen Individuum eigene Geradläufigkeit *(zheng)* seines Lebens-*qi*.

So kann der größte Stress vom Individuum dann schadlos gelebt werden, wenn dieser Stress in innerer Synchronisation mit der generellen Dynamik des *qi* steht. Dennoch gibt es auch hier Grenzen der Synchronisationsfähigkeit.

Patienten, die sich geschmeidig und in einem gewissen Sinne ergeben dem Stress anschmiegen oder die mit dessen Frequenz übereinschwingen, kommen erstaunlich lange ohne negative Folgen aus. Voraussetzung ist hier allerdings, dass auch der Stress selbst seine Intervalle hat und in unterschiedlichen Dynamiken und Frequenzen schwingt. Das Modell solcher synchronen Resonanz tritt in den energetischen Systemen der TCM in allgemeiner Form auf den Plan: Wenn das eigene *qi* sich in der Weise der unterschiedlichen externen energetischen Zyklen bewegen kann, dann gibt es eine Übereinstimmung von allgemeinem und individuellem *qi*-Zyklus.

In diesem Sinne muss der Patient sein eigenes Leben so einrichten, dass diese Zyklen und Rhythmen in seinem eigenen Leben selbst sinnvoll integriert und synchronisiert werden. Kurz, der lebendige Patient verkörpert in sich selbst das Wandlungsphasensystem *(wuxing)* im Sinne lebensbewahrender Werte.

III.3.1.2 qi-Kopfschmerztypen und Behandlungausrichtung

Die Energie des *qi* als Wind spielt bei der Affektion des Körper-*qi* eine besondere Rolle. Die Beweglichkeit des Windes und dessen sinnliche Nähe zum Begriff des *qi* macht diesen zu einem hervorragenden Medium der *qi*-Zirkulation, einer Zirkulation sowohl positiver wie negativer Auswirkungen auf den Organismus.

Verbunden mit dem *qi* der Kälte führt der Wind zu Kopfschmerzen an Hals und Rücken. Der Patient ist zugempfindlich, fröstelt und sucht sich durch Wärme zu schützen. In der Behandlung sollten heftige Techniken vermieden werden. Es sollte sanft und energieschonend gearbeitet werden. Das *qi* darf nicht in die Tiefe geleitet werden.

Verbindet sich der Wind mit der Hitze dann fühlt sich der Schädel eingezwängt an oder droht gar zu bersten. Es kann Zugempfindlichkeit bestehen, der Mund wird trocken sein und das Gesicht ist oft gerötet.

Hier sind dispersierende Techniken ebenso angebracht wie auch eine generelle Beruhigung. Ein Beruhigen, Stabilisieren und Ausleiten an den Extremitäten ist sinnvoll.

Bei Problemen durch die energetische Kombination von Feuchtigkeit und Hitze besitzt der Kopf eine Schwere mit Spannungsgefühl und der Magen ist durch unpässliche Sensationen präsent.

Eine energetisierende und zugleich beruhigende Behandlung des *hara* und eine Behandlung der distalen Ausgangspunkte der Auftriebsbahnen (*Yinqiaomai* und *Yangqiaomai*) an den Füßen kann hier hilfreich sein.

Ist die Trockenheit Auslöser des Kopfschmerzes, so ist es ratsam durch langsame und in die Tiefe wirkende Arbeit den Gesamtorganismus zu stabilisieren und anschließend zart zu dynamisieren.

Es kann bei diesem Symptom des Kopfschmerzes zumeist davon ausgegangen werden, dass der Patient sich in der einen oder anderen Form in seinen natürlichen Maßen und Energien verausgabt, überanstrengt oder gewissermaßen „verrannt" hat.

In allen Behandlungsfällen werden die Leitbahnen durchlässig gemacht, wird durch Arbeit am *hara* das Blut *(xue)* energetisiert und es wird die gesamtkörperliche Verbindung der Seiten und des Oben und Unten angeregt.

Der Patient sollte jederzeit durch Wärme und Decken geschützt werden. Im Falle akuter Kopfschmerzen muss der Therapeut behutsam und konsequent arbeiten. Er darf sich nicht durch die Äußerungen des Patienten zum Kopfschmerz, auf dessen verstärktes Schmerzempfinden oder durch ein Anwachsen des Schmerzes aus seinem Konzept bringen lassen. Der Weg, welcher zur Linderung führt, ergibt sich selten aufgrund direkt gegenwärtiger Reaktionen und Befindlichkeiten. Es versteht sich dabei von selbst, dass Äußerungen des Patienten ernst genommen werden und darauf eingegangen wird.

Diese stabile innere Haltung des Therapeuten ist besonders wichtig bei Kopfschmerzen, welche wie der Cluster-Kopfschmerz sehr heftig und wie bei manifester Migräne sehr hartnäckig und langwierig sein können.

In der diesen Ausführungen folgenden Fallgeschichte tauchen die multiplen Anlagen und möglichen Ursachen und Behandlungsrichtungen zum Kopfschmerz breit gestreut auf. Insofern kann die Darstellung dieses Falles, samt seiner Behandlungsschritte durchaus insgesamt oder partiell auf andere Kopfschmerzbilder übertragen werden.

Bezüglich der Behandlung von Migräne-Patienten muss gesagt werden, dass es sich hier immer zu einem hohen Anteil um psychogene Störungen handelt. Besonders wenn der Leidensdruck sehr groß ist, kaum Linderung über längere Zeit verspürt wird, der Patient kaum Abstand zum Schmerz, aber auch nicht zu den Strukturen seiner eigenen Persönlichkeit gewinnen kann, dann müssen Patient und Shiatsu-Therapeut sehr viel Geduld aufbringen oder es muss begleitend eine medikamentöse oder psychotherapeutische Behandlung stattfinden.

Kopfschmerzen mit psychischer Genese bedürfen der langwierigen Behandlung aller Leitbahnen und insbesondere der *Zujueyin* (Le) Leitbahn und der *Zushaoyin* (Ni) Leitbahn. Diese Leitbahnen verfügen über eine enorme Dynamik struktureller und aktueller Energien. Sie müssen kenntnisreich und vorsichtig in die Behandlung einbezogen werden, da sich hier schnell akute Problemkonstellationen ergeben können. Das *qi*-Erleben kann abrupt von tiefer Lustlosigkeit und Müdigkeit zu heftiger Bedrängnis und Abwehr und umgekehrt auf- und abfahren.

Sehr häufig sind Kopfschmerzprozesse in einem näheren oder weiteren Sinne mit der Sexualität der Person verknüpft. Die sexuelle Dynamik verfügt über ein ausgeprägtes Verwandeln aktiver und passiver, lust- und schmerznaher *qi*-Entfaltungen. Empfangen und Geben wechseln unaufhörlich. Ein tatsächlich kontinuierlicher, rhythmischer Ausdrucksfluss des Orgasmusreflexes in dessen gesamtlebendiger Dimension ist geradezu das typische Modell eines Wandlungsphasengeschehens mit Ladung, Spannung, Entladung und Entspannung. Jedes einseitige Anhalten, Fixieren oder Perpetuieren dieser Wandlungsdynamik erzeugt Schmerz und Unlust.

Eine Arbeit an dieser Problematik des Kopfschmerzgeschehens setzt allerdings eine hohe Qualifikation des Therapeuten voraus und sollte sicherlich in der Regel psychotherapeutisch begleitet werden (siehe auch ➢ Kapitel II.3.1 „Über das Verhältnis von Patient und Therapeut“).

III.3.1.3 Wichtige Behandlungspunkte bei Kopfschmerzen

Folgende Punkte, welche allesamt als Leitbahnen zwischen dem Außen und Innen des Körpers anzusehen sind, sollten immer mit behandelt werden:

- *baihui* (Du 20)
- *fengchi* (Gb 20)
- *waiguan* (3E)
- *zulinqi* (Gb 41)
- *hegu* (Di 4)
- *houxi* (Dü 3)
- *yangbai* (Gb 14)
- *baihui* (Du 20)
- *xiaxi* (Gb 43)
- *fengfu* (Du 16)
- *touwei* (Ma 8)
- *tianshu* (Ma 25)
- *zhiyin* (Bl 67)
- *neiting* (Ma 44)
- *taichong* (Le 3)
- *zusanli* (Ma 36)
- *xingjian* (Le 2)
- *fengmen* (Bl 12)
- *feishu* (Bl 13)
- *shenshu* (Bl 23)

Im Weiteren sollen nun einige Techniken zur Kopfschmerzbehandlung gezeigt werden.

III.3.1.4 Techniken

Nachdem in den Beinen gearbeitet worden ist und auch im unteren Drittel der Beine die Netzleitbahnen *(luomai)* behandelt wurden, können folgende Techniken zur allgemeinen Lockerung und zum Durchgängigmachen des *qi* im TAI YIN (Wasser-Emblem) (Kniekehlen) und im ZHI YIN (Erde-Emblem) (Leisten) angewandt werden.

Der Shiatsu-Praktiker sitzt im *zeiza* (japanische Sitzhaltung, bei der man kniend auf den Fersen sitzt) und hat die Füße des Patienten stabil in seinem Schoß. Nun werden beide Mutterhände flächig mit den Fingerbeeren je in die rechte und linke Kniekehle gedrückt, während der Bauch beide Füße in eine maximale Plantarflexion drückt. Beide Hände führen nun in der Kniekehle mulsierende und ziehende Techniken verschiedener Stärke, auch an den Punkten der Kniekehle, durch (➢ Abb. III-60).

Dann greift der Behandler nacheinander je ein Bein: Er hält dieses mit einer Hand proximal vom Fußgelenk fest und trahiert so das hochgestellte, gestreckte Bein.

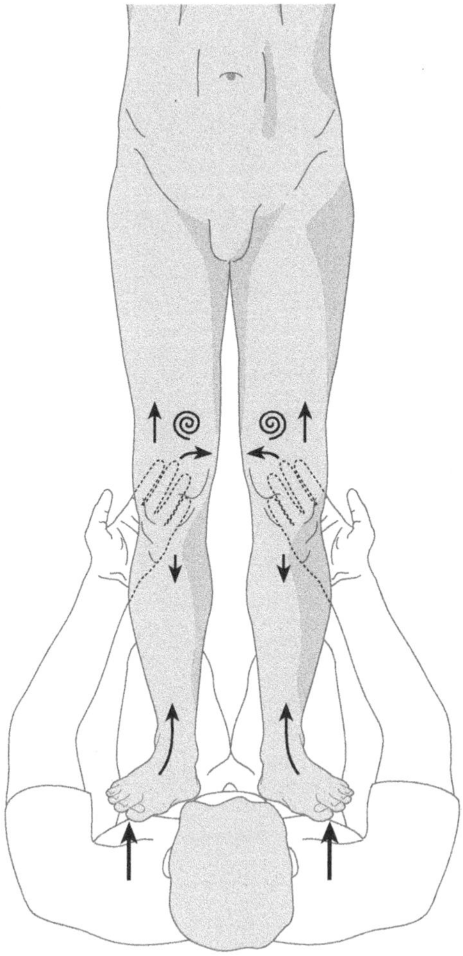

Abb. III-60 Technik zur allgemeinen Lockerung und zum Durchgängigmachen des *qi* im TAI YIN (Wasser-Emblem) (Kniekehlen)

Gleichzeitig fixiert er mit einer Fußsohle das andere Bein am Oberschenkel in Leistennähe. Sodann werden erst abwechselnd und dann simultan das Hüft- und Fußgelenk in beiden Richtungen gekreist (➤ Abb. III-61).

Der Patient liegt in Rückenlage und der Shiatsu-Praktiker legt dessen Kopf auf seinen Oberschenkel. Durch das Heranrücken oder das Zurückrücken der Oberschenkel verändert sich die Flexion in der Halswirbelsäule (HWS) des Patienten. Dasselbe geschieht auch, wenn der Kopf zusätzlich auf ein Kissen gelegt wird. Nun kann in verschiedenen Graden der Flexion am Nacken gearbeitet werden (➤ Abb. III-62).

Schließlich verbleibt die HWS in einer maximalen Flexion. Eine Rotation des Kopfes nach links und rechts kann die Beweglichkeit oder eventuelle Blockierung des ersten und zweiten Halswirbelkörpers überprüfen. Da Shiatsu immer Einheit von Behandlung und Diagnose ist, kann dies völlig organisch in der Behandlung erfolgen.

Sodann werden beide Arme in die Nullstellung des Schultergelenks hochgezogen. Schließlich werden so auf jeder Seite die Schultern und Arme mit *kenbiki*-Techniken behandelt. Diese Techniken werden weiter durchgeführt, während die Arme weiter hochgelegt, abduziert werden und in unterschiedliche Positionen der Innen- und Außenrotation des Schultergelenks gebracht werden (➤ Abb. III-62).

Synchron zu den Lage- und Spannungsveränderungen in den Armen kann auch der Grad der Flexion der HWS verändert werden

Nun werden die Arme seitlich heruntergelegt, der Kopf wird auf ein Kissen am Boden herunter gelassen. Der Shiatsu-Therapeut prüft die verschiedenen Bewegungsausrichtungen des Kopfes (Rotation, Lateralflexion und Extension/Flexion der HWS). Anschließend wird das Gesicht ausgestrichen.

III.3.2 Fallgeschichte: Kopfschmerz einer Ärztin, 48 Jahre

III.3.2.1 Erstinformationen und Inaugenscheinnahme

Die Patientin kommt in die Praxis mit dem Wunsch einer Therapie ihrer jahrelangen Kopfschmerzen. Die Patientin hat mehrere verschiedene Therapien versucht, entsprechende ärztliche Untersuchungen und diagnostische Abklärungen sind durchgeführt worden. Ein gewünschter Erfolg hatte sich bisher nicht eingestellt, wohl aber Linderungen. In einer Rehabilitationsklinik hatte sie einige Shiatsu-Behandlungen erhalten, die ihr gut getan hatten. Danach hatte sie sich mehrfach melancholisch gefühlt. Nicht bekommen sind ihr Akupunktur und strenges Yoga.

Seit fünf Jahren ist sie in psychotherapeutischer Behandlung und seit einem Jahr werden Antidepressiva appliziert.

Es handelt sich um einen Okzipitalkopfschmerz mit deutlicher Schmerzausstrahlung in den Schulterbereich. Diese Symptomatik hatte vor etwa zehn Jahren plötzlich eingesetzt. Hinzugekommen ist dann eine Protrusion in der Halswirbelsäule zur rechten Seite zwischen dem sechsten und siebten Halswirbel (C 6/C 7), hervorgerufen durch eine Manipulationstechnik ein Jahr zuvor.

Der Kopfschmerz stellt sich morgens ein und verschwindet schließlich im Laufe des Tages. In anderen Fällen verbleibt er über den gesamten Tag bis zum Schlaf

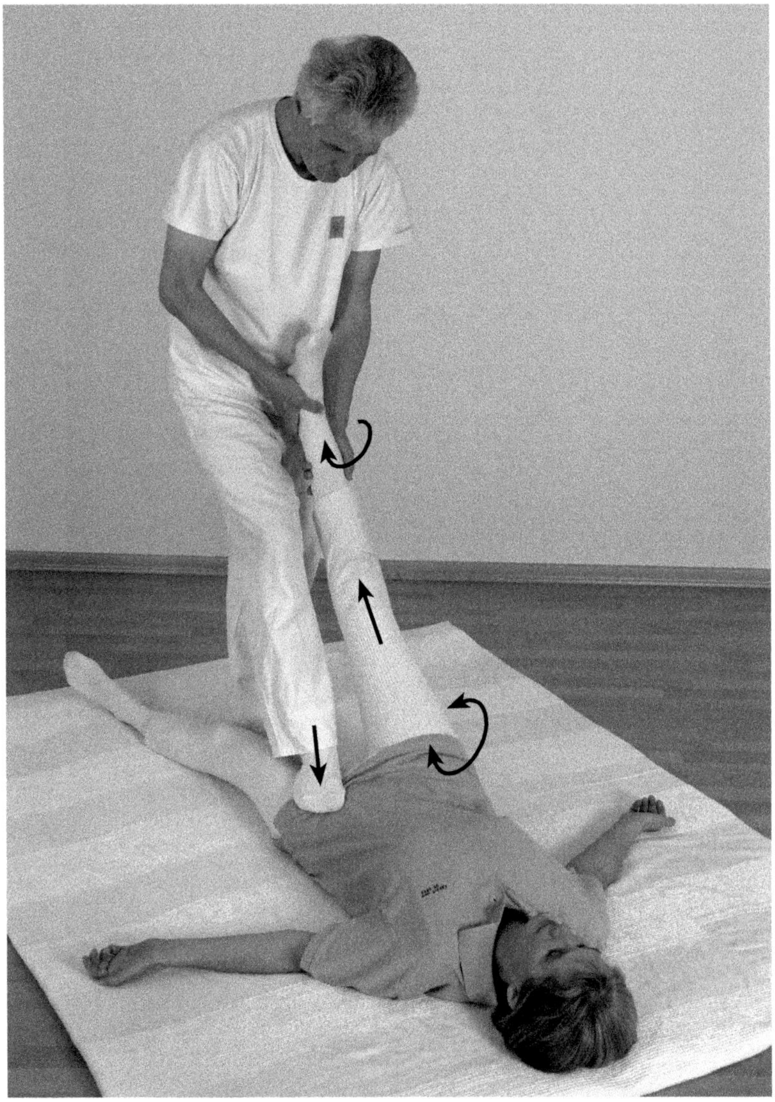

Abb. III-61 Technik zur allgemeinen Lockerung und zum Durchgängigmachen des *qi* im ZHI YIN (Erde-Emblem) (Leisten)

stets im Hintergrund, ist aber am nächsten Tag zumeist verklungen.

Allerdings stellt sich der Kopfschmerz recht häufig ein, so dass ein echter Leidensdruck entstanden ist.

Die Patientin ist auch wetterfühlig. Normalerweise nehmen die Kopfschmerzen und ein gewisses Körperunbehagen bei warmem oder heißem Wetter zu.

Teilweise sorgt der Kopfschmerz auch für ein Spannungsgefühl im Gesicht.

Die Kopfschmerzen stellen eine deutliche Beeinträchtigung ihrer beruflichen Leistungsfähigkeit dar und wirken stimmungsverdunkelnd. Insbesondere hat sich über die Jahre eine negative Schmerzgewöhnung eingestellt. Der Schmerz wird schon als zum Leben zugehörig gezählt und scheint auch eine seltsame Bestätigung negativer Erfahrungen und Erlebnisse zu sein. Obwohl die Patientin in dieser Hinsicht eher pessimistische Neigungen hat, wird sie doch von einem gesunden Optimismus und Tatendrang getragen.

Die lange Dauer der Störung, die Protrusion und das Hinzukommen von Schulterschmerzen sprechen zunächst für eine vertebragene Störung und einen zervikogenen Kopfschmerz. Tatsächlich ergibt die Inspektion eine sichtbare, dennoch diskrete Schiefstellung des Kopfes nach rechts und eine leichte, laterale Abweichung der Mandibula nach rechts. Dabei ergibt sich eine Rotationsneigung des Kopfes nach links. Die Seitenrotation des Kopfes ist eingeschränkt (bei etwa 75 Grad) und bei der Rotation zur linken Seite ergibt sich ein harter Stopp. Auffallend ist bei einer Rechtsrotation des Kopfes ein Ziehen in der rechten Leiste.

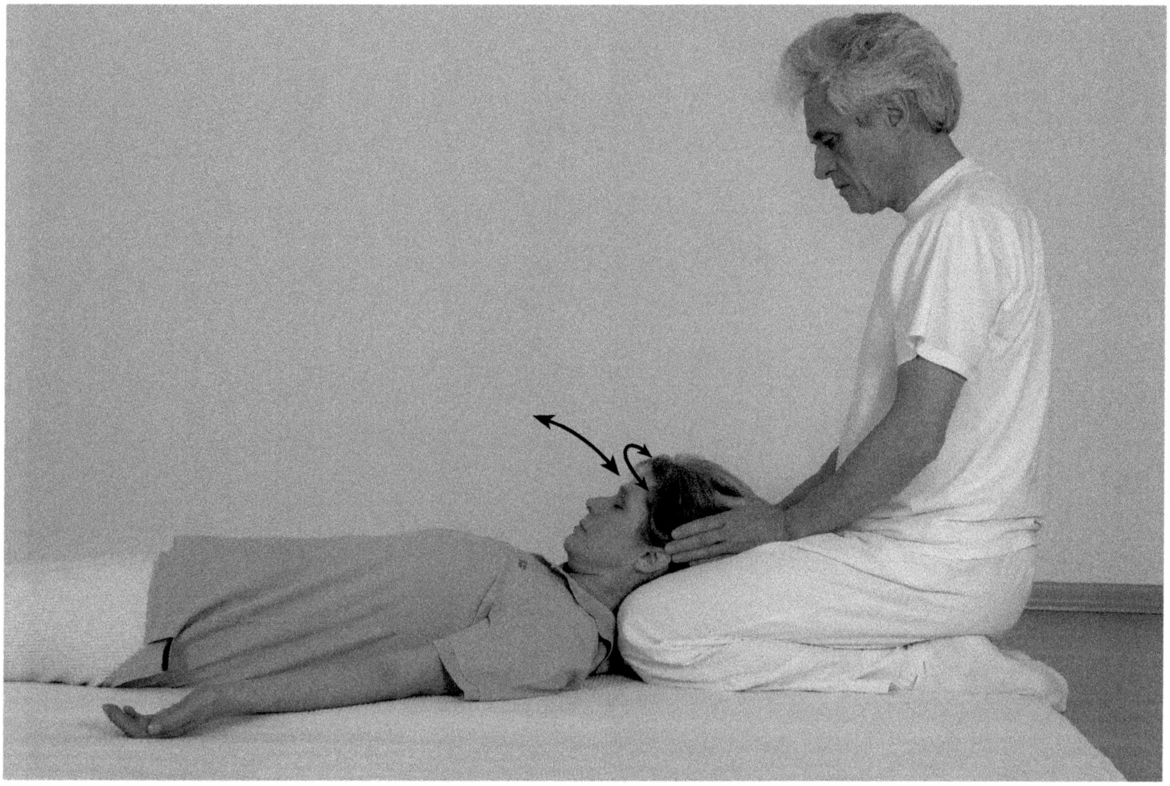

Abb. III-62 Technik zur allgemeinen Lockerung und zum Durchgängigmachen des *qi*

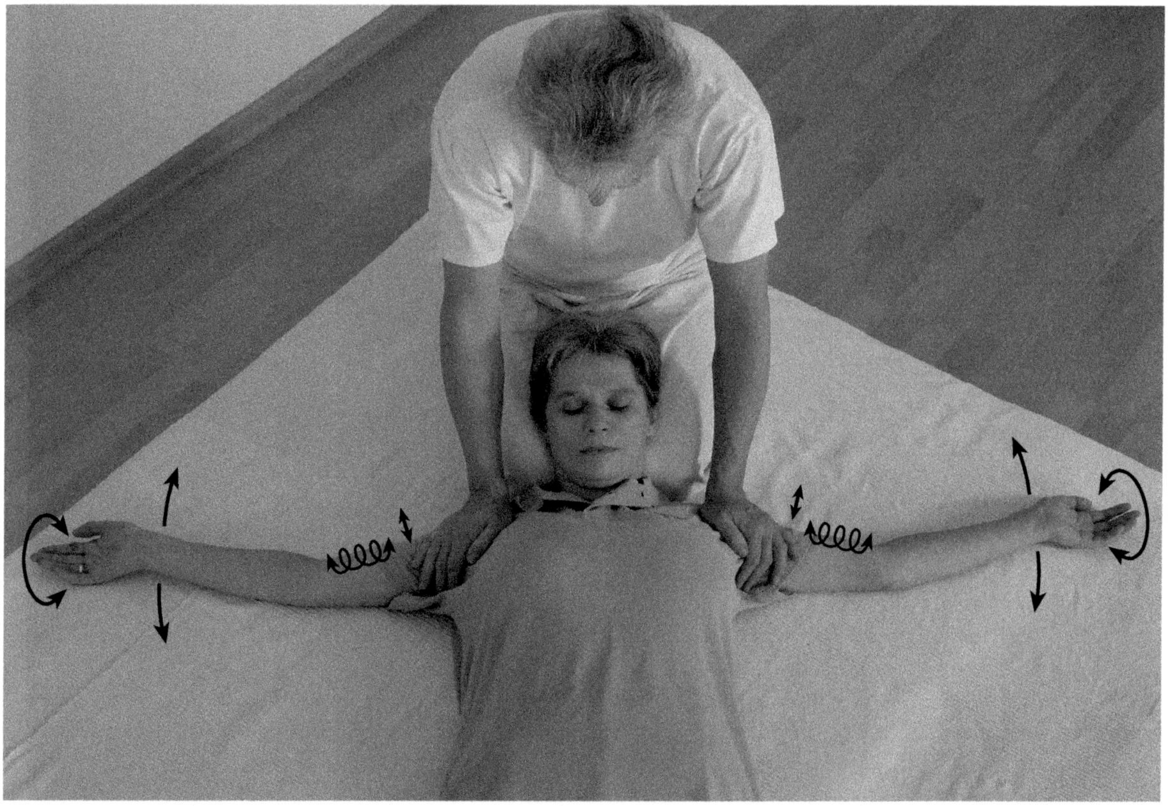

Abb. III-63 Behandlung von Schultern und Armen mit *kenbiki*-Techniken

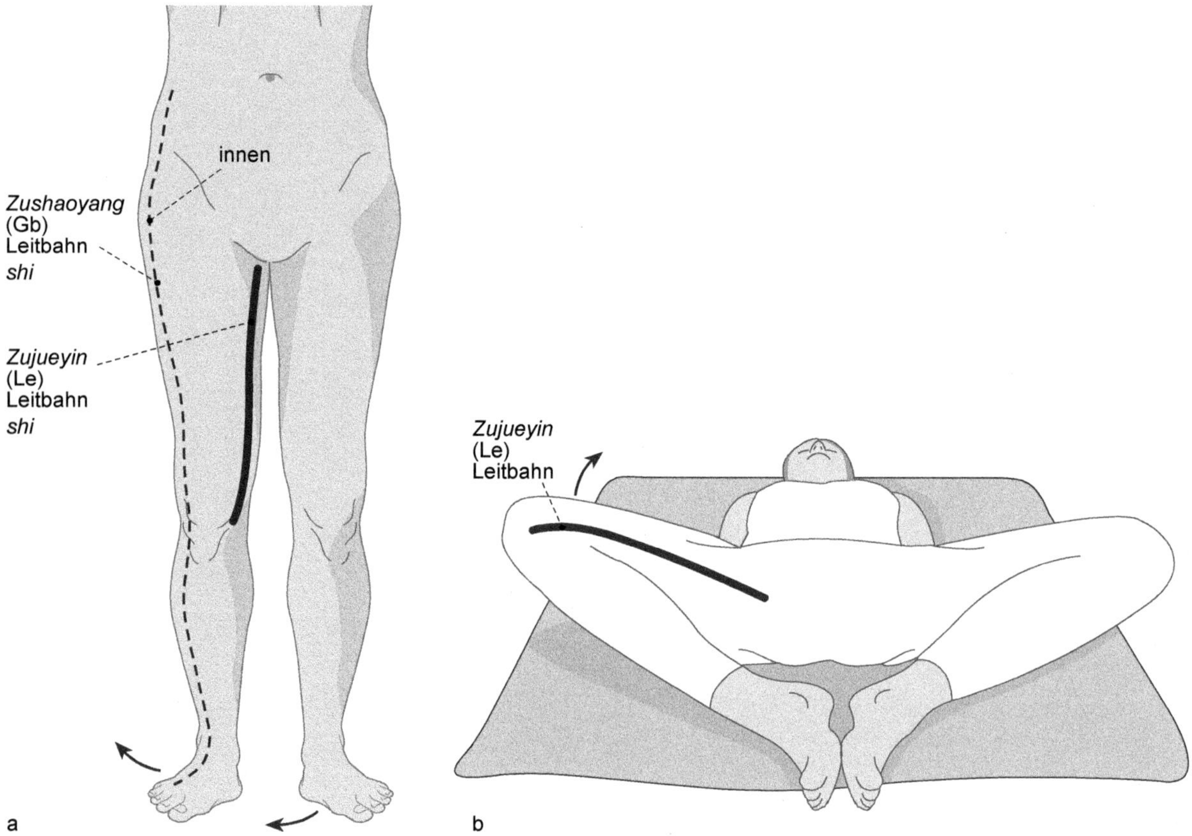

Abb. III-64 Unterschiedliche Beinstellung und -belastung im Stehen und in Rückenlage

In der Regel kann bei solchem zerviko-kranialen Syndrom von einer Blockierung bei C 0/C 1 (Atlantookzipitalgelenke) oder C 1/C 2 (Atlas/Axis) ausgegangen werden. Gleichfalls lassen sich Störungen entlang des zerviko-thorakalen, des thorako-lumbalen Bereichs, der Beckenregion, sowie des Os coccygis feststellen.

Die Patientin steht der Längsachse nach verdreht und mit deutlich unterschiedlicher Beinstellung und Beinbelastung (➢ Abb. III-64a).

Bei der Behandlung wird in Rückenlage eine Außenrotation des rechten Beines und eine Innenrotation des linken Beines sichtbar. Werden beide Knie um 45 Grad flektiert, die Hüften außenrotiert und die Fußsohlen gegeneinander gestellt, verbleibt das rechte Bein etwa 3 *cun* „höher" stehend als das linke Bein (also in Innenrotationsspannung). An der rechten Außenseite des Beines ist die *Zushaoyang* (Gb) Leitbahn straff eingezogen und in Fülle *(shi)*; während synergetisch dazu die *Zujueyin* (Le) Leitbahn im rechten Oberschenkel prall-in Fülle *(shi)* ist (➢ Abb. III-64b).

In Streckposition ist das linke Bein etwa 1,5 *cun* „kürzer" als das rechte (➢ Abb. III-65a). In Bauchlage steht das linke Becken etwas „höher" und befindet sich zur rechten Beckenseite in Flexionsspannung. Insbesondere ist hier die *Zuyangming* (Ma) Leitbahn im linken Oberschenkel sehr angespannt (➢ Abb. III-65b).

Gleichfalls ist eine Tendenz zum Rundrücken zu beobachten sowie eine Lordose der Halswirbelsäule (HWS) mit der Neigung zu einem „zerknautschten" Gesichtseindruck. Dieses ist sicher auch die Folge der häufigen Einstrahlung des Kopfschmerzes in den Gesichtsbereich. Besonders die Diagnosezone der *Shoujueyin* (Pe) Leitbahn ist im Rücken in Fülle *(shi)*.

Nach erster Palpation ergibt sich deutlich spürbar ein Hypertonus des oberen Anteils des M. trapezius, des M. levator scapulae, des M. pectoralis und des Mm. recti capitis. Die unteren Fixatoren des Schultergürtels sind eher abgeschwächt. Insbesondere sind rechtsseitig die Punkte *quyuan* (Dü 13), *jianwaishu* (Dü 14) und *jianzhongshu* (Dü 15) in Fülle *(shi)*.

Ansonsten ist der Körper der Patientin gut durchtrainiert, von mittlerer Statur und regelmäßig proportioniert. Sie hat im Jugendalter mehr als zehn Jahre lang Leistungssport als Turmspringerin praktiziert und dann aber relativ abrupt diese sportliche Aktivität abgebrochen. Die Patientin ist im medizinischen Beruf selbst-

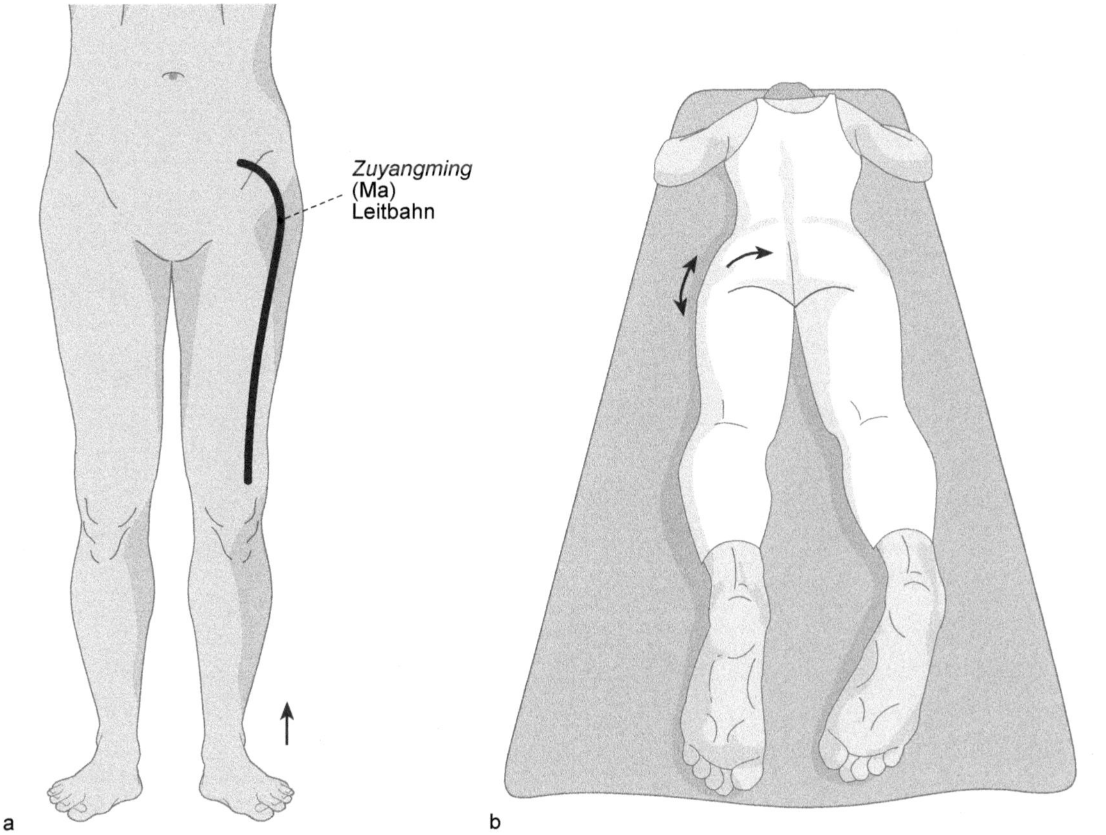

Abb. III-65 Längen- bzw. Höhendifferenz von Beinen und Beckenseiten

ständig tätig, sehr wach und bewegt sich viel. Sie verfügt gleichfalls über vielfältige Interessen. Zu dieser Zeit lebte sie mit ihrer zehnjährigen Tochter zusammen.

III.3.2.2 Ersteindrücke im Sinne der Shiatsu-Beobachtung sind folgender Natur

Die Patientin kommt regelmäßig und pünktlich zu den Behandlungen. Kurz vor der Praxistür verlangsamt sie ihr mittleres Gehtempo, bleibt einen Moment stehen und gibt mit leicht gebeugten Oberkörper und freundlichem Gesicht die Hand.

Sie ist recht schnell zur Behandlung umgezogen und erwartet den Therapeuten dann stehend. Sie wartet so ab, welcher Schritt nun folgen wird. Während der ersten Worte trinkt sie dann aus einer Wasserflasche, die stets bereitsteht.

Interessant ist, dass die auf dem Bügel hängende Jacke typischerweise an der linken Schulter herunterhängt und dabei fast von der Bügelkante rutscht, während die rechte Schulterseite hochsteht und sich an dieser Bügelseite quasi aufstaut (➤ Abb. III-66). Diese typischen Kleiderpositionen sind zumeist nicht zufälliger Natur und diagnostisch zu beachten.

Yin und *yang* sind bezogen auf das Oben und Unten des Gesamtkörpers sichtbar unterschiedlich präsent. Der *yin*-Bereich, also der gesamte untere Körper, wirkt stabil und im fleischig-energetischen Anteil *(jirou)* der *Zutaiyin* (Mi) Leitbahn und dem zugehörigen Funktionskreis sowie in dessen äußerlich sichtbaren Ausdruck seiner Vollkommenheit *(chong)* wohl ausgewogen.

Der *yang*-Bereich hingegen wirkt energetisch schwächer und in sich selbst heterogen. Insbesondere ist der Bereich um die vorderen Schultern im medio-clavikulären Bereich und um den Punkt *jianjing* (Gb 21) wie eingefallen und schwach ausgebildet.

Der Kopf wirkt so, als ob er sich klein machen möchte.

Das Gesicht ist ausgewogen, manchmal wie „zerknautscht“ und zerknirscht, die Augen sind leicht tief liegend, wach und im Kontakt direkt. Der Mund wird von einer sichtbaren Spannung umspielt. Die Wangen sind leicht eingefallen. Der Teint ist eher dunkel, mit gelbem und schwarzem Schimmer.

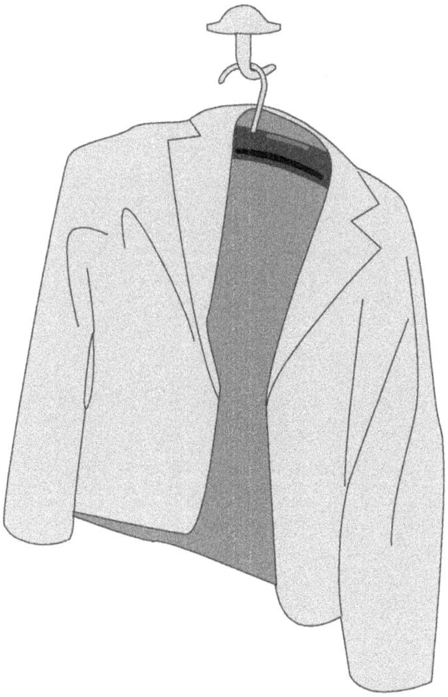

Abb. III-66 Eine typische Kleiderposition muss diagnostisch beachtet werden.

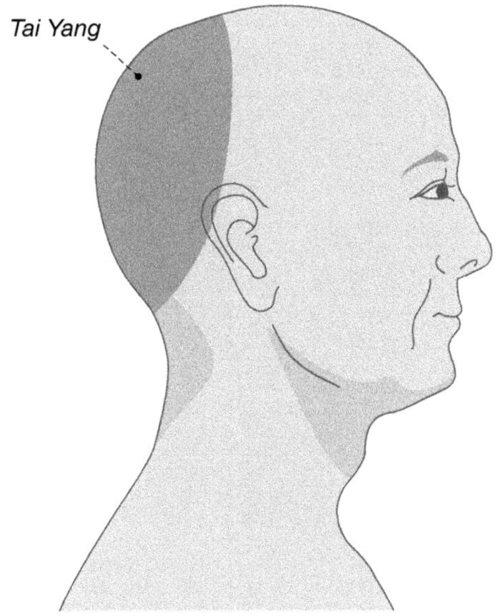

Abb. III-67 Das Kopfschmerzgebiet als diagnostisches Feld des Tai Yang

Das Anamnese-Gespräch bereitet ihr keine Mühe, sie kann präzise den Gang ihrer Symptome benennen. Gleichfalls ist sie an der Behandlung sehr interessiert. Sie möchte von den Absichten der Behandlung hören und berichtet auch in der Folge der Behandlungen von ihren Eindrücken und stellt weiter gehende Verständnisfragen. Ihre Stimme wirkt immer ein wenig nasal, eher dunkel und ruhig. Sie strahlt auch eine gewisse Skepsis und Distanz aus, wobei beides ausgewogen wird durch die Kontaktfreudigkeit.

III.3.2.3 Diagnose und Behandlung

Im Laufe mehrerer Behandlungen entsteht ein deutliches energetisches Gesamtbild. Es bestätigt sich die erwähnte Oben-Unten-Relation:

Die Vorne-Hinten-Relation zeigt generell vorne im *yin* eine eher schwächere und hinten im *yang* eine kräftigere Energetik, d. h. die Vorderseite des Körpers wirkt im Gesamtgewebe eher weich, die Körperrückseite straff, fest und häufiger hart. Das Kopfschmerzgebiet als diagnostisches Feld des Tai Yang (➢ Abb. III-67) wirkt an der Oberfläche, im Gewebe und den Knochen straff und fest.

Am Okziput besteht eine Fülle *(shi)*, gleichfalls im oberen Rücken. Das Gebiet zwischen den Schulterblättern ist in Schwäche *(kong)* und die oberen Schultern sowie der vordere, obere Thorax ist in Leere *(xu)* (➢ Abb. III-68).

Der Gesichtsbereich, als Kopfzone der Yang Ming Bereich, wechselt je nach Befindlichkeit von vollem Gewebe und aufgehellter Stimmung zu deutlich eingefallenem Gewebe, Bedrücktheit und konzentrierter Nachdenklichkeit. Dieser Zug des Nachdenkens und Grübelns *(si)* ist ein regelmäßiger Zug. Gleichfalls regelmäßig zu sehen sind Züge des Zorns, der Erregung *(nu)* und der Trauer *(bei)*.

Im Verlauf der *Zutaiyang* (Bl) Leitbahn ergibt sich folgender chronischer Zustand:

An den Oberschenkeln und den Kniekehlen gibt es eine deutliche Fülle *(shi)* unter Einschluss des Punktes *weizhong* (Bl 40). Diese Fülle *(shi)* ist linksseitig stark aufgebläht, in der Tiefe (TE) eher hohl, und rechtsseitig erst ab der mittleren Ebene (ME) strangartig fest, mit deutlichem Fortgang in die Tiefe.

Beide Unterbeine sind an der Oberfläche (obere Ebene, OE) und ME bis zur TE in Schwäche *(kong)*. Besonders die Punkte *fuyang* (Bl 59) und *kunlun* (Bl 60) sind in Fülle *(shi)* und sehr hart. Auffallend ist dies am rechten Fuß besonders zwischen den Punkten *jinmen* (Bl 63) und *zhiyin* (Bl 67), in diesem Bereich ist in der Regel zunächst kein Puls zu fühlen. Der Bereich des Kreuzbeins ist in Fülle *(shi)* und zwar an der OE eingezogen und ab der ME hart und fest (➢ Abb. III-69).

Der Lendenwirbelsäulenbereich ist linksseitig prall in Fülle *(shi)* und rechts sumpfig fest, an der OE weich und instabil.

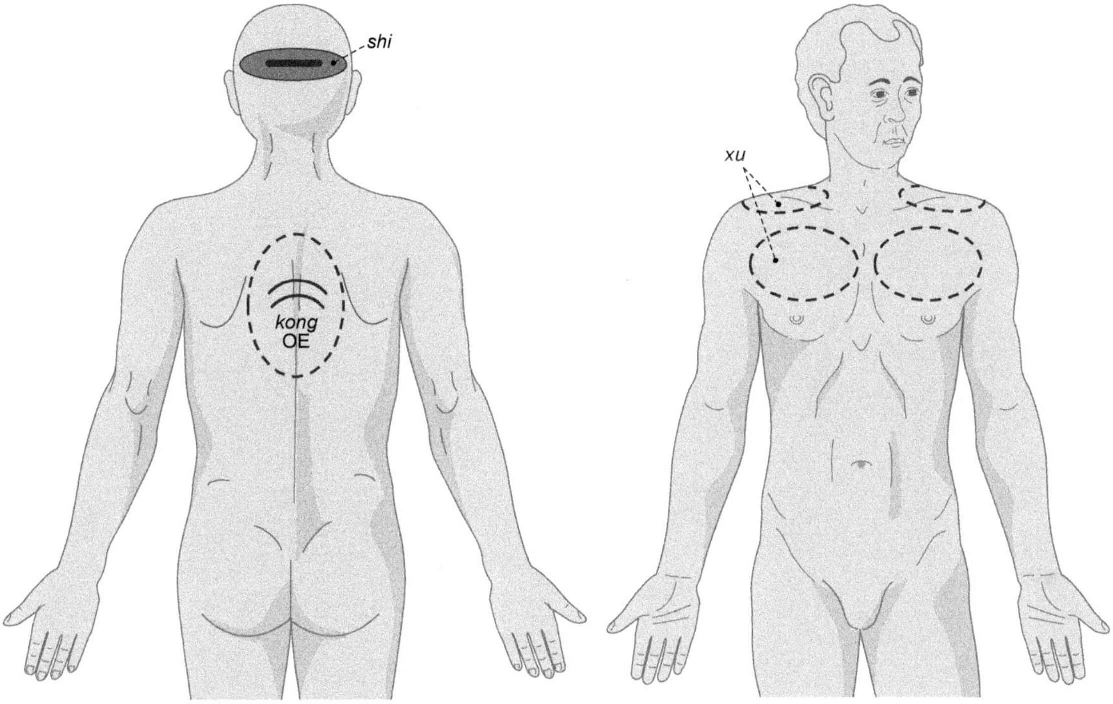

Abb. III-68 Energetik an Okziput, oberem Rücken und vorderem oberen Thorax

Beidseitig der Brustwirbelsäule besteht ein Schwächebereich *(kong)*, mit Ausnahme der Diagnosezone der *Zutaiyin* (Mi) Leitbahn nach Masunaga. Dort besteht, besonders linksseitig, eine Fülle *(shi)*. Entlang des ersten Brustwirbelkörpers und des 7. Halswirbelkörpers mit den Punkten *dazhui* (Du 14) und *taodao* (Du 13), besteht an diesen Stellen gleichfalls eine Fülle *(shi)*. Die Leitbahn *Zutaiyang* (Bl) ist im Halswirbelsäulenbereich an der OE und auf der ME in Schwäche *(kong)* und im gesamten Schädelbereich fest.

An der Brustwirbelsäule sind die *huatuojiaji*-Punkte beidseitig in Schwäche *(kong)* (➤ Abb. III-70).

Entlang der *Shoutaiyang* (Dü) Leitbahn ist der seitliche Hals, die Strecke von *tianzong* (Dü 11) bis *tianchuang* (Dü 16) in der TE beidseitig in Fülle *(shi)*. An beiden Armen besteht eine Schwäche *(kong)*. In den Beinen ist diese Leitbahn sumpfig fest und an den Fersen in Fülle *(shi)* und von harter Struktur.

Das Gebiet um *jianzhen* (Dü 9) und *naoshu* (Dü 10) erscheint als Leere *(xu)*.

Auffallend ist der *Daimai* (Gürtelgefäß). Im Hypochondrium ist er eingezogen, somit an der OE und auf der ME in Leere *(xu)* und in der TE zäh, fest und in Fülle *(shi)*. Am unteren Rücken ist er prall und in Fülle *(shi)* und vorne an der OE in Schwäche *(kong)*, eingezogen und ab der ME bis in die TE hart und in Fülle *(shi)*.

Das *hara* ist in der unteren Hälfte eingezogen, damit an der OE in Schwäche *(kong)* und dann hart und in Fülle *(shi)*. In der oberen Hälfte ist es generell in Schwäche *(kong)*, etwas gebläht und unter den Rippenbögen in Leere *(xu)*. Ein extremer Unterschied besteht zwischen der hinteren Diagnosezone der *Shoutaiyin* (Lu) Leitbahn nach Masunaga, die in Leere *(xu)* und derjenigen der *Zutaiyin* (Mi) Leitbahn, die hart und in Fülle *(shi)* ist (➤ Abb. III-71).

Die *Shoutaiyin* (Lu) Leitbahn ist in den Armen durchgängig beidseitig in Leere *(xu)*, unter besonderer Betonung der Punkte *yunmen* (Lu 2) und *tianfu* (Lu 3). Die Netzleitbahnen *(luomai)* sind gleichfalls eingezogen und in Leere *(xu)*. Der Punkt *kongzui* (Lu 6) ist rechts sehr zäh-fest in Fülle *(shi)* und links prall in Fülle *(shi)*. Die Handgelenke sind beidseitig ebenfalls fest (➤ Abb. III-72)

Die *Shouyangming* (Di) Leitbahn ist an den Oberarmen, im Gesäß und an den Unterschenkeln durchweg hart und in Fülle *(shi)*, an Unterarmen und Unterschenkeln deutlich in Schwäche *(kong)*, dabei an den Unterschenkeln gebläht. Die Diagnosezone der *Shouyangming* (Di) Leitbahn nach Masunaga im Rücken ist in Leere *(xu)*. Die Zone der *Shoushaoyin* (He) Leitbahn ist in Fülle *(shi)*, nach oben kaum und nach unten leicht verschieblich (➤ Abb. III-73).

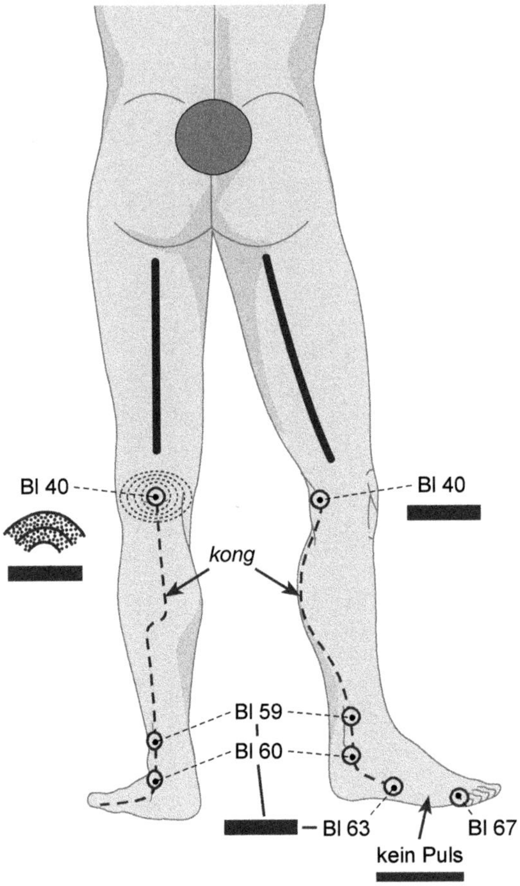

Abb. III-69 Energetik an den hinteren Beinen und am Kreuzbein

Auffallend ist noch der Verlauf der *Zuyangming* (Ma) Leitbahn. Diese ist im Gesicht und Hals in Schwäche *(kong)*, ansonsten am Thorax eingezogen, zäh und in Fülle *(shi)*, im Oberbauch in Leere *(xu)*, im Unterbauch fest und in Stärke *(man)*, an den Oberschenkeln profiliert, strangartig hart und an den Knien in Schwäche *(kong)* sowie an den Unterbeinen etwas eingezogen, dick, sumpfig und in Fülle *(shi)*. Besonders der Fußrücken und damit die Muskelleitbahn *(jingjin)* der *Zuyangming* (Ma) Leitbahn ist sehr fest.

Sehr fest ist der „Halsring" der *Zuyangming* (Ma) Leitbahn (Verlauf nach Masunaga).

Dazu ist die *Zutaiyin* (Mi) Leitbahn in der linken Leiste und am gesamten linken Bein gebläht-in-Stärke *(man)* und im Fuß eingezogen-hart sowie im rechten Bein in Schwäche *(kong)* und hier besonders die Punkte *taibai* (Mi 3), *gongsun* (Mi 4) und *shangqiu* (Mi 5). Im *hara* ist diese Diagnosezone hart, gespannt und fest.

So ist im Bauchraum in der TE, das Gebiet des Organs Pankreas, sehr hart und fest.

Auffallend ist in diesem Zusammenhang, dass die Venen und Venenklappen an den Oberarmen häufig und insbesondere bei warmem oder heißem Wetter deutlich hervortreten und wie gestaut wirken.

Im Halsbereich entwickelten sich über Jahre in der Nähe von *renying* (Ma 9) und *shuitu* (Ma 10) zwei verdickte Lymphknoten mit harmloser Genese, zuerst rechtsseitig und Jahre später linksseitig.

Diese Auffälligkeiten stachen zunächst am deutlichsten hervor. Während der Behandlung ergänzte sich das *qi*-Bild.

Während der Armrotationen sind die Schultergelenke frei, aber die Schulterblätter werden dabei fixiert und festgehalten. Gleichfalls stellen sich regelmäßig *hara*-Geräusche und unterschiedliche Pulsreaktionen ein.

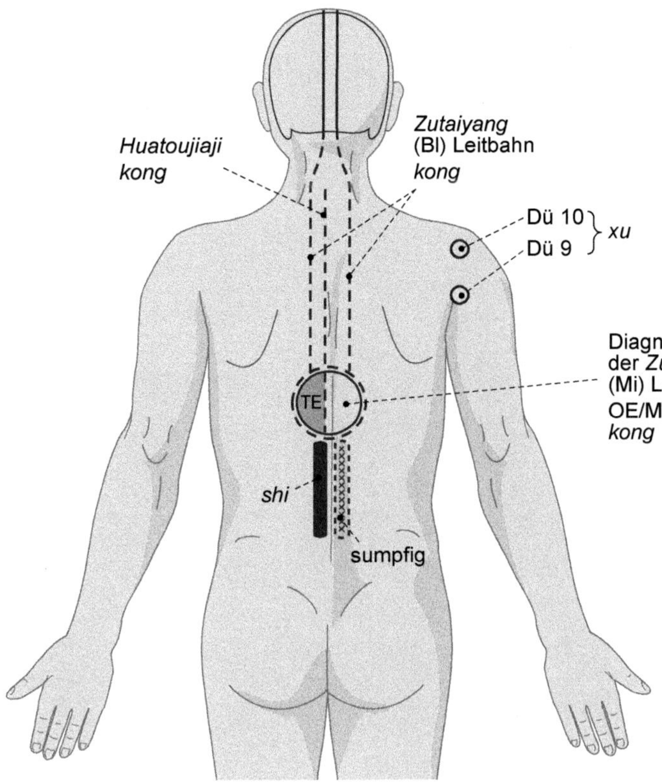

Abb. III-70 Energetik des Rückenbereichs

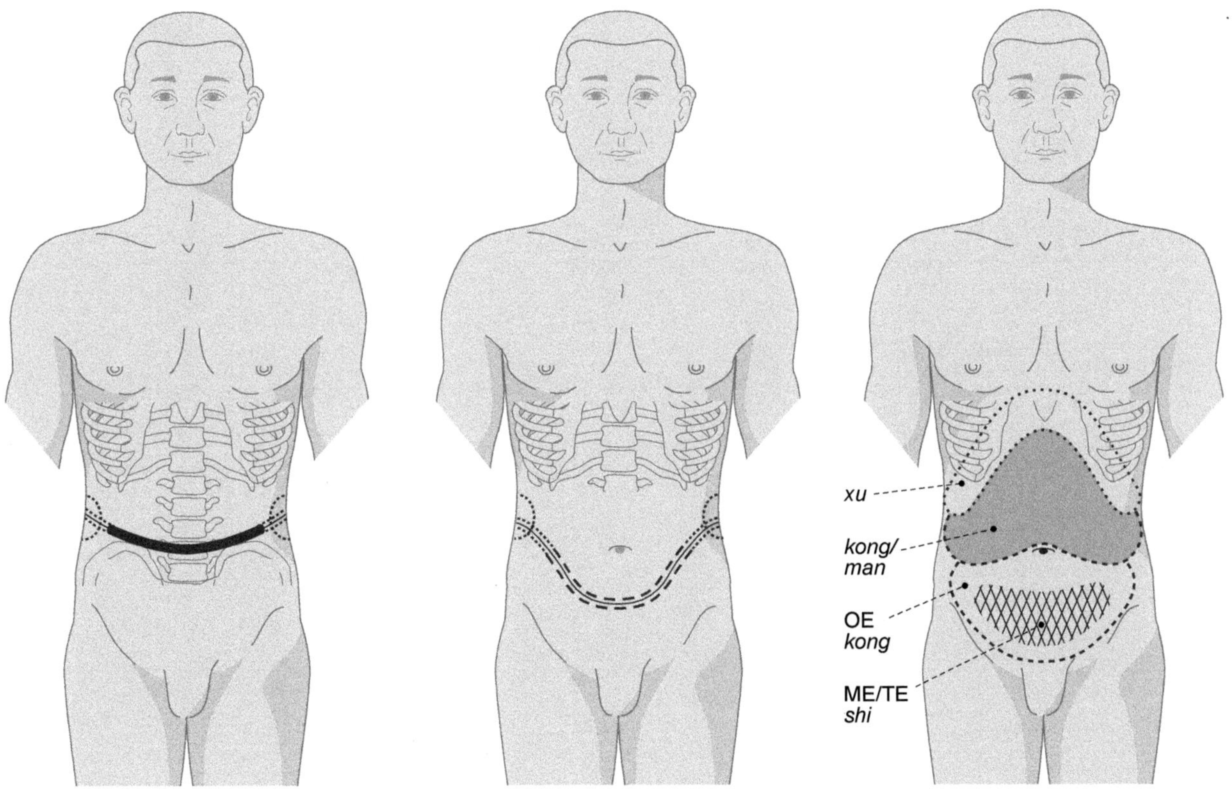

Abb. III-71 Energetik des *hara*

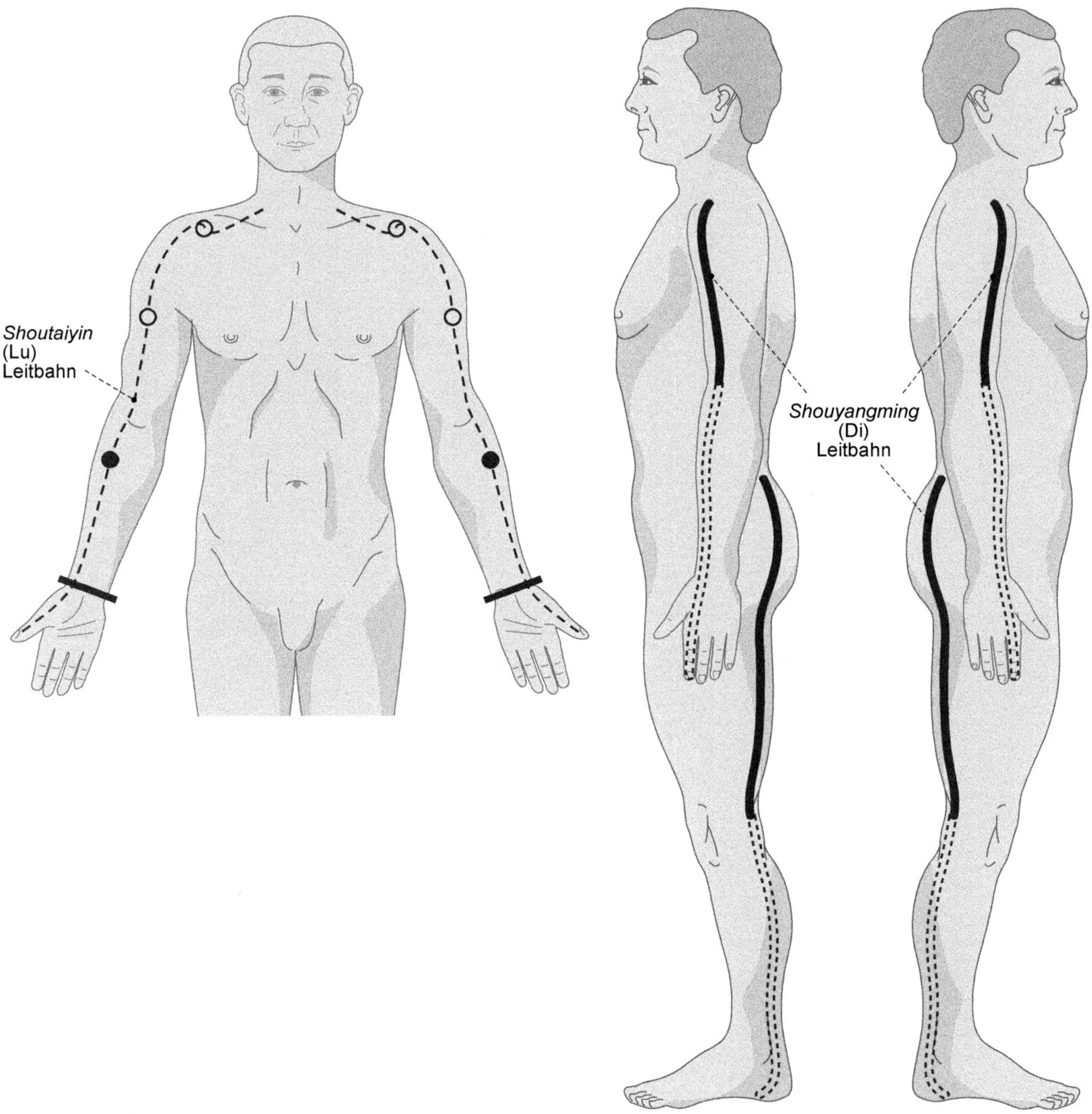

Abb. III-72 Energetik der Arme (Orte siehe Text)

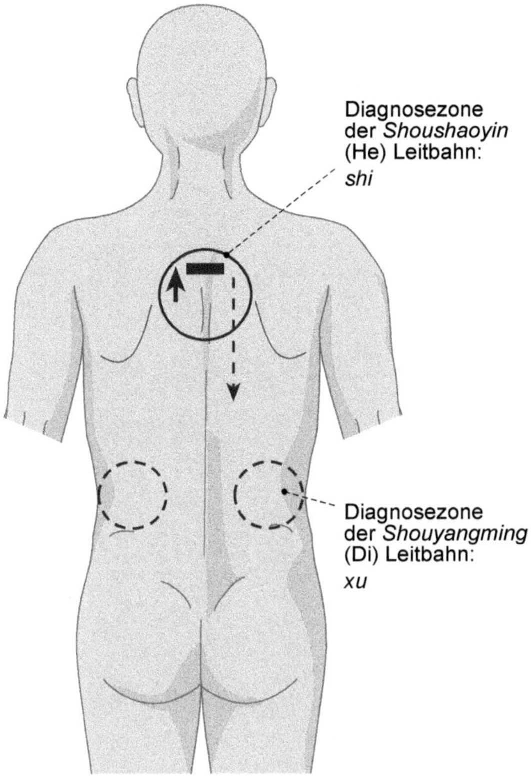

Abb. III-73 Energetik der Diagnosezone der *Shouyangming* (Di) Leitbahn und der *Shoushaoyin* (He) Leitbahn

III.3.2.4 Pulsbilder

Folgende Pulse dominieren: Im *hara* dominierte ein kräftiger und starker Bauchpuls, welcher einen leicht schlagenden Charakter hatte; häufig strömt ein ruhiger bis kräftiger Puls. In den schwächeren Bereichen kommt es bei erfolgter *qi*-Reaktion regelmäßig zu einem flinken, schnellen und etwas unruhigem, aufgeregten Puls.

Auffallend sind der linke und rechte Puls am Situs von *lieque* (Lu 7). Auf der rechten Seite ist der Puls an der OE in Schwäche *(kong)*. Wenn jedoch eine *qi*-Reaktion erfolgt, setzen spontan und regelmäßig *hara*-Geräusche ein und der Puls wird schnell. Dazu kommen unwillkürliche kleinste zuckende Bewegungen, tendenziell am gesamten Körper.

Linksseitig ist der Punkt in der OE und ME in Schwäche *(kong)*, in der TE aber kräftig.

Zudem wird der Puls bei zunehmend frei fließendem *qi* oder auch im Gefolge psychisch bedeutsamer Gespräche unruhig, flackrig oder nervös.

III.3.2.5 qi-Reaktionen

Bei *qi*-Reaktionen kommt es gesamtkörperlich und im Innern zu einem Zittern und Vibrieren. Außerdem erfolgen gesamtkörperliche Zuckungen, welche in entgegengesetzter Richtung zu den in Fluss gekommenen *qi*-Bewegungen diese synergetisch begleiten.

Nach erfolgten *qi*-Reaktionen stellen sich in Regel *hara*-Geräusche ein. Diese sind überwiegend kräftiger und hohler Natur.

Nicht selten werden die Empfindungen und Gefühle der Wut und Trauer verstärkt.

III.3.2.6 Die Idos-Leitbahn

Die gesamte Idos-Leitbahn wirkt im vorderen Oberkörper generell etwas gebläht und sonst fest, am Unterkörper eher hart und fest. Am hinteren Oberkörper ist die Bahn an der OE eingezogen, in der TE hart und am Unterkörper an OE und oft auch in der ME in Schwäche *(kong)* und eingezogen. Die Bahn ist um die Knie fest und an den distalen Dritteln der Extremitäten fest und hart.

Besonders auffällig ist eine deutliche Leere *(xu)* dieser Bahn entlang der Rippenbögen. In deren Zentrum, der Diagnosezone der *Shoushaoyin* (He) Leitbahn, dominiert auch eine starke Leere *(xu)*. Darüber hinaus ist auch der Bereich der elften und zwölften Rippe beidseitig am Rücken in Leere *(xu)*, sodass mit den leeren Seiten des Hypochondriums hier ein deutlicher Leere *(xu)* Ring herrscht.

In den Füßen wirkt die Bahn wie die einer kleineren, jüngeren Person. Ähnlich „klein" wirkt das Gebiet um *baihui* (Du 20).

Der linke seitliche Schädel ist an der OE in Schwäche *(kong)*, kräftig eingezogen und wirkt muldig profiliert, während die rechte Schädelseite glatt, gespannt und hart wirkt.

Der rechte Arm erscheint in sich als sehr fest, auf dessen *yin*-Seite jedoch an der OE in Schwäche *(kong)*. Die *yin*-Seite des linken Arm ist hingegen gebläht in Stärke *(man)* und auf der *yang*-Seite eingezogen und so an der OE in Schwäche *(kong)* (➤ Abb. III-74). Hier ist wieder deutlich zu sehen, wie die innere Symmetrie sucht, beide Körperseiten synergetisch auszugleichen und es dennoch bei einer resistenten *qi*-Dysbalance zu einer Asymmetrie der Körperseiten (der Arme) kommt.

Die Idos-Gestaltbilder dieser Idos-Leitbahn präsentieren sich im hinteren Bereich der rechten Schulter als Gestalt eines sechs- bis elfjährigen Kindes.

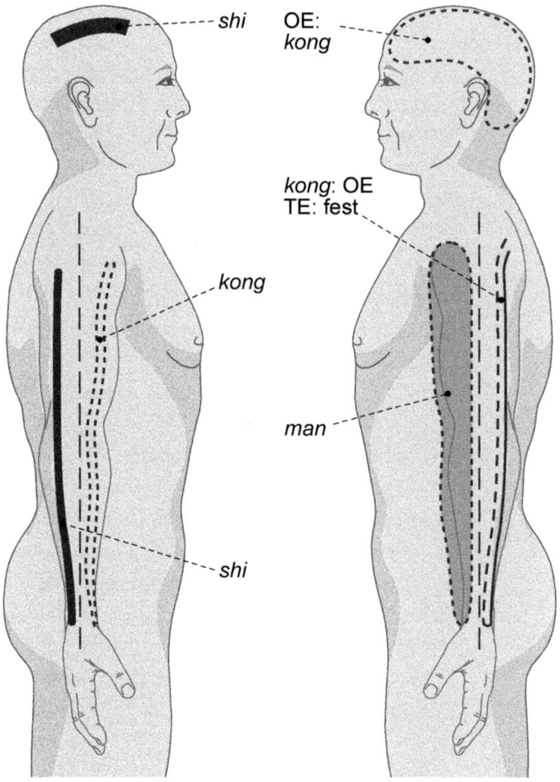

Abb. III-74 Energetische Asymmetrie der Körperseiten

III.3.2.7 Gezielte Gesprächsführung

Die Gespräche wurden regelmäßig während der Behandlungen geführt und entsprachen einem deutlichen Bedürfnis danach. Neben Verständnisfragen zum Shiatsu widmeten sich die Gespräche den Entsprechungen von körperlichen und seelisch-geistigen Symptomen. Durch gezielte Fragen entlang den energetisch benannten Leitbahnmustern wurden viele Informationen von der Patientin geäußert und vor allem in einen Zusammenhang mit ihrer leiblichen Befindlichkeit gestellt.

Die Geburt der Patientin war sehr problematisch. Da die Nabelschnur sich bedrohlich um den Hals gelegt hatte, musste sie reanimiert werden und war damit gleich über 24 Stunden lang von der Mutter getrennt. In diesem Zusammenhang ist auch auf den sehr gespannten Ring der *Zuyangming* (Ma) Leitbahn (nach Masunaga) um den Halsansatz zu verweisen.

Die Folge war, dass sie an der Mutterbrust keinen Saugreflex entwickelte, die Mutter eine langwierige Mastitis bekam und sie so, nachdem sich der Saugreflex wieder einstellte, die Milch von der Brust einer anderen Frau bekam.

Während der Shiatsu-Arbeit an der Wandlungsphase SHAO YANG (Holz-Emblem) stellt sich eine gewisse Traurigkeit ein, welches sie verwunderte. Außerdem empfandt die Patientin im Oberbauch häufig das Gefühl einer tiefen Schwäche *(kong)* und fühlte sich, auch auf den ganzen Körper übertragen, tief im Inneren schutzlos.

III.3.2.8 Diagnostische Schlussfolgerungen

Die *qi*-Synthese lässt aus all den genannten Informationen und Symptomen folgende abschließende Beurteilung zu. Wie aus den nachfolgend aufgezeigten Behandlungsschritten ersichtlich, war für den Kopfschmerz keine primär zervikogene Ursache zu erkennen. Bewegungstests (siehe ➤ Kapitel III.3.1 Allgemeine Betrachtungen) konnten hier keine Regelmäßigkeit erkennen lassen. Wohl aber kann gesagt werden, dass die Gesamtstellung des Skelettapparates als mit verursachend angesehen werden konnte.

Aufgrund der Entsprechung des Knochen- und Nervengewebes zur Wandlungsphase TAI YIN (Wasser-Emblem) kommen jedoch in diesem Fall weitere Befunde hinzu. Zum einen muss die Form des Kopfschmerzes als Reaktion der *Zutaiyang* (Bl) Leitbahn im Nacken und Okzitipalraum sowie als dessen Einstrahlung bis zum Kanthus und den Punkt *jingming* (Bl 1) gesehen werden. Von *jingming* (Bl 1) aus ist gleichfalls das Einstrahlen des Schmerzes in das Gesicht erklärbar, hier besonders durch dessen Verbindungen zu den Leitbahnen *Shouyangming* (Di) und *Zuyangming* (Ma).

Weiter sticht diese Wandlungsphase durch die deutliche knöchernde Spannung im Körper hervor. Auch ist der Teint zu nennen, welcher immer wieder ins schwärzliche spielt. Generell ein Zeichen für Schmerz und Stagnation von *qi*.

Die so auch häufig sichtbaren Ringe um die Augen sind ebenso Wirkungen in der *Zutaiyang* (Bl) Leitbahn.

Während der Behandlung kommt auch eine signifikante Fülle *(shi)* beider Handgelenke zu diesem *qi*-Feld hinzu. Zu nennen ist weiter die knöcherne Fußspannung und der abwesende Puls am Fuß in dieser Leitbahn.

Die Kniekehlen als Sammlungsorte der Wandlungsphase TAI YIN (Wasser-Emblem) wirken ebenso stark in Anspruch genommen. Dazu sind auch die Diagnosezonen und Leitbahnbereiche der *Zushaoyin* (Ni) Leitbahn regelmäßig gespannt oder verspannt.

Die Patientin erscheint als äußerst willensstark und geistig wach. Allerdings wirkt sie oft so, als ob sie sich in ihren Tätigkeiten überfordert hat und sich so vor Stress schließlich kaum mehr schützen kann.

Der kräftige Bauchpuls ist auch im Zusammenhang mit Spannungen in der *Zushaoyin* (Ni) Leitbahn zu betrachten. Dazu fügt sich die Wahrnehmung des Pulses an den Punkten links und rechts des Punktes *lieque* (Lu 7): Der Puls zieht an diesen Punkten tendenziell in die Tiefe. Auf der rechten Seite wirkt der Puls sehr erregbar, reaktibel und es stellen sich dort sofort Reaktionen der inneren Organe ein.

Linksseitig wirkt der Puls grundsätzlich kräftig und ziehend in der Tiefe.

Distal gelangt der Puls aber typischerweise linksseitig an die Oberfläche und wirkt dort am Fuß spürbar deutlich, während rechts der Puls am Fuß verschwunden und still ist. Bezeichnender Weise fließt der Puls an den beiden genannten Orten erst dann, wenn die MH I am rechten Fuß, wo also der Puls stumm ist, kräftigen und stabilen Druck und Halt gibt und die MH II am linken Fuß, wo ein etwas zu kräftiger Puls wirkt, nur äußerst sanften Halt gibt. Erst wenn beide Hände ihren unterschiedlichen und doch zur Einheit gewordenen Druck applizieren, fließt der Normalpuls beidseitig und es kommt überall zu *qi*-Reaktionen und zu *hara*-Geräuschen.

Weitere Entsprechungen der Wandlungsphase TAI YIN (Wasser-Emblem) sind in diesem Fall die deutliche Abneigung gegen und Befundverschlechterung bei Wärme und besonders bei Hitze. Damit ist wahrscheinlich, dass die innere Kapazität dieser Wandlungsphase kühlende Prozesse zu steuern, so sehr in Anspruch genommen ist, dass eine zusätzliche Belastung in dieser Hinsicht infolge äußerer Hitze kaum kompensierbar erscheint.

Weiter zeigen sich als Reaktionen häufiger gewissermaßen elektromagnetische Entladungen und unwillkürliche Körperbewegungen.

Die Emotionen der Furcht und des Schrecks spielen durch den Geburtsvorgang sicher schon am Anfang dieses Lebens eine große Rolle, sie haben aber auch eine regelmäßige, alltägliche Wirkung im Leben der Patientin, insofern sich diese gegenüber äußeren Einwirkungen oder Anforderungen eher als schutzlos empfindet.

Letztlich wirkt die stets mitgeführte Wasserflasche wie ein Symbol und Selbstmedikation der Patientin.

Da der Kopfschmerz bei Druck auf muskulärem Gewebe erscheint, und auch ansonsten der muskuläre Organismus als recht gespannt, verspannt und empfindlich bis rigide erscheint, ist anzunehmen, dass die Kopfschmerzgenese mit der Wandlungsphase SHAO YANG (Holz-Emblem) ursächlich in Zusammenhang steht.

Weitere Gründe für das deutliche Involviertsein dieser Phase ist deren ungenügende Nährung gemäß der Hervorbringungsreihenfolge (*sheng*-Zyklus) durch die Wandlungsphase TAI YIN (Wasser-Emblem). Daraus resultieren spastische Profile bis deutliche Verhärtungen.

Auch die Leitbahnen der Wandlungsphase SHAO YANG (Holz-Emblem) sind regelmäßig überdurchschnittlich angespannt.

Beim Kreisen der Kniegelenke werden diese, seitlich und mittig zu, starr festgehalten.

Ebenso steht der Kopfschmerzbeginn in Zusammenhang mit der morgendlichen Tagesphase der Wandlungsphase SHAO YANG (Holz-Emblem).

Hervorzuheben ist weiterhin die latent immer vorhandene Wut und Ungeduld der Patientin sowie plötzliche nervliche Überlastungsreaktionen. Außerdem bewegen sich ihre sonst geschmeidigen Gedankengänge in Sach- und Gefühlsthemen, welche mit Entscheidungsprozessen zu tun haben auffallend rigide, schematisch oder zaghaft.

Dazu kommen die verspannten Schultern, hier besonders die aufgeladene rechte Schulter, sowie deren kräftige Reaktibilität bei psychischen Spannungen.

Das untere *hara* ist eingezogen und ebenso angespannt wie die dort verlaufende *Zujueyin* (Le) Leitbahn.

Durch die Gezielte Gesprächsführung kommt eine Thematik in den Blick, welche für die Patientin lebenslang gilt: Das Grundgefühl von beiden Elternteilen regelmäßig sowohl bedrängt, als auch übergangen worden zu sein, ohne sich adäquat dagegen gewehrt haben zu können und dies aus sehr tiefgreifenden Gründen, welche an dieser Stelle nicht vertiefter thematisiert werden sollen. Diese Konfliktthematik zeigt sich in aktuellen Freundschaften oder in der Beziehung zu Männern.

Erwähnenswert ist, dass die Patientin vom sechsten bis zehnten Lebensjahr (siehe oben) sehr unter der Enge der Wohnung gelitten hat. Da ihre Mutter regelmäßig unter Kopfschmerzen (!) litt, musste sie sich mit ihrem Vater häufig ein Zimmer teilen. Dies war ihr entschieden zu nah.

Zwar zeigte sich die Wandlungsphase SHAO YANG (Holz-Emblem) heftig geladen und verspannt, dennoch befand sie sich gemeinsam mit den anderen Wandlungsphasen tendenziell in einem Schwäche *(kong)* Zustand bzw. einem Leere *(xu)* Zustand. Von daher bekamen ihr weder Akupunktur noch strenges Yoga sonderlich gut.

Die Wandlungsphase SHAO YANG (Holz-Emblem) wirkt derart, dass begründet geschlossen werden kann, dass diese Phase die Wandlungsphase ZHI YIN (Erde-Emblem) erheblich geschwächt hat. Dazu kommt der Befund, dass die Problematik des Kopfschmerzes häufig während der doppelstündigen Tages- und Durchlaufzeit des Umlaufs der Nährenergie *(yingqi)* der *Zuyangming* (Ma) Leitbahn und der *Zutaiyin* (Mi) Leitbahn begann und sich stark äußerte.

In diesem Sinne wirken die Leitbahnen dieser Phase sehr unausgeglichen. Der körperliche, aber auch der psychische Bereich der Mitte erscheint sehr unausgeglichen. Die Patientin klagt häufig über eine Schwäche *(kong)* im Oberbauch, über das Gefühl den Mittel- und Maßpunkt verloren zu haben, leidet regelmäßig an Appetitlosigkeit und nimmt dann stetig an Gewicht ab. Im Rücken hat sie dann immer wieder das Gefühl dort durchzubrechen.

Gleichfalls reagiert die Diagnosezone der *Zuyangming* (Ma) Leitbahn auf psychosoziale Situationen recht heftig und wirkt leer oder aufgebläht. Übelkeit stellt sich auch recht schnell bei Körperdrehungen oder z. B. beim Serpentinen fahren ein.

Bedeutsam sind auch die während der Behandlungen oft krachenden Hohlgeräusche aus dem Bauchraum.

Ebenso ist das gesamtkörperliche Bindegewebe höchst heterogen profiliert. Besonders im linken Wangenbereich war die *Zuyangming* (Ma) Leitbahn extrem in Leere *(xu)*. Dazu kann gesagt werden, dass die Patientin ihr Leben lang auf der intensiven Suche nach ihr geeigneter auch psychisch-seelischer „Nahrung" gewesen ist.

Die Patientin neigt zur starken Denktätigkeit, welche aber auch häufig eher in zwanghaftes und kreisendes Grübeln *(si)* übergeht. Dazu wirkte auch der häufig deutlich ins gelblich spielende Teint.

Sehr eindrucksvoll ist die Tatsache, dass die Patientin, wenn sie mit ihrer Tochter zu Gast in einer befreundeten Familie im Ausland ist, sich in dieser Familie so sorgenfrei und geborgen fühlt, dass sie regelmäßigen Appetit hat, an Gewicht zunimmt und dass ihre Beschwerden fast vollständig verklingen. Hier wird deutlich das harmonisierende *qi* der Wandlungsphase ZHI YIN (Erde-Emblem) aktiviert.

Infolge der Behandlungen konnte sie auch unmittelbar wahrnehmen, wie sie in einer Konfliktsituation erhebliche Sensationen im Gebiet des Solarplexus bekam, die Mitte verlor, sich ein feines Vibrieren durch den Körper zog und die Muskeln sich wie in einer „Auflösungstendenz" befanden. Es folgte ein direktes Gefühl der Überforderung und der Panik.

Im Laufe der Behandlung zeigte sich auch, wie tief sich diese energetischen Ungleichgewichte in das System der Wandlungsphase SHAO YIN (Metall-Emblem) und der Wandlungsphase TAI YANG (Feuer-Emblem) eingegraben hatten.

Von der Wandlungsphase SHAO YIN (Metall-Emblem) soll erwähnt sein, dass die Patientin neben dem auffälligen Leitbahnprofil auch ein deutliches Körpergefühl für ihren Thorax und ihre Trauer bekam. Sie fühlte ihren Thorax wie ein in „Eisenringen gespanntes Fass".

Bezüglich der Wandlungsphase TAI YANG (Feuer-Emblem) ist deutlich, dass sich neben der sehr leeren und in die TE zurückgezogenen Diagnosezone der *Shoushaoyin* (He) Leitbahn, im *hara* die untere Bauchspannung in der Tiefe sich beidseitig in die Beine und die dortige *Shoutaiyang* (Dü) Leitbahn im Bein (nach Masunaga) fortpflanzte. Links im Bein war die Bahn in Schwäche *(kong)* besonders auch an der Ferse. Rechts war die Bahn ebenso in Schwäche *(kong)* und an der Ferse in der TE hart. Zu erwähnen ist in diesem Zusammenhang, dass diese Leitbahn immer sehr geduldig bis distal behandelt werden muss. Häufig zeigen sich in ihr kaum *qi*-Reaktionen, wird aber deren letzter Bereich an der Ferse behandelt, stellen sich meist abrupt deutliche *qi*-Reaktionen und *hara*-Geräusche ein.

Die entlang dieser Diagnosen geführten und gestellten Fragen ergaben zusammengefasst, dass die Patientin in ihren ersten Lebensjahren, bis in ihre Jugendzeit und letztlich ihr gesamtes Leben lang ein ausgesprochen zwiespältiges Verhältnis zu ihren Eltern hatte.

Dass die beschriebene Kopfschmerzproblematik nicht in eine schwere und langandauernde Migräne übertrat, kann durch folgende Überlegungen begründet sein. Die Patientin war trotz ihres großen körperlichen und psychischen Leidensdrucks eigentlich immer recht nah in Kontakt mit ihrer lebensbiografisch bedingten Lebenswirklichkeit. Sie litt an den Symptomen, seelischen Verletzungen und Problemen, aber sie suchte nicht primär diese zu verdrängen.

Sie hatte klare Lebensideale und Ziele, die nicht unrealistisch aufgeladen waren und sie hatte eine intiutive Erkenntnis davon, dass sie irgendwie ungewollt die Gesamtproblematik mit verstärkte oder stützte. Mit anderen Worten, sie bezog sich selbst in ihre Thematik mit ein.

Die energetischen Störungen führten hier zu klaren und entsprechenden Befindlichkeiten sowie einer Suche, welche eine Selbstberührung und Weiterbewegung möglich machte.

Denn es gilt ein, auch schon andernorts erwähntes, energetisches Grundgesetz: Ist das energetisch lebendige Lebewesen einmal von Problemen affiziert, so durchdringen diese alle Ebenen dieses Lebewesens, durchdringen dessen Seele, Psyche, Geist und Körper. Infolgedessen gilt: So lange die Grundstörung anhält, geschieht es, dass Verbesserungen im Organismus, im Körper häufig zu Verschlechterungen in Psyche und Geist führen und umgekehrt. Hat sich also die körperliche Problematik entspannt, tritt die Verspannung in Psyche und Geist auf. Entspannen sich diese, treten die Probleme am Körper auf. Derart kann es häufig sozusagen hin und her gehen, ohne das eine Lösung in Sicht scheint, und es muss vom Patienten eine große Geduld und Selbsteinsicht erwartet werden.

Aber gerade diese Geduld und Selbsteinsicht kann bewirken, dass eine Problematik wie die des Kopfschmerzes nicht tiefer in das lebendige Vegetativum eindringt und so zu dem oft äußerst schwierigen und gegen Behandlungen resistenten Krankheitsbild der Migräne führt.

III.3.2.9 Weitere diagnostische Leitlinien und Behandlungsbeispiele

Im Weiteren sollen nun noch exemplarische Überlegungen und praktische Behandlungsschritte dargestellt werden.

Der Prolaps in der Halswirbelsäule (HWS) stellt als solcher ein Trauma dar. Die Diagnose ergibt aber, dass dieses Trauma Bestandteil mehrerer Traumen ist. Neben den körperlichen kommen hier auch seelische und geistige Traumen zum Tragen. Zunächst das erwähnte Trauma der Geburt, dann die erörterten heftigen Probleme der kindlichen und jugendlichen Erziehungssituation.

Ein besonders manifester Ausdruck dieser beschwerlichen innerlichen Prozesse ist in unmittelbarer Nähe der Hals-, HWS-Problematik zu sehen:

Direkt im Gesicht und besonders am unteren Kiefer und am oberen Thorax schwebt eine signifikante *qi*-Spannung.

Der obere Thorax wirkt am Rücken flach und muskulär eher leer *(xu)*, mit einer gewissen Rigidität in der Tiefe (TE).

Vorn wirkt er knöchern, hart und in Fülle *(shi)*, sowie gebläht und in Stärke *(man)*, also in Einatmungsposition fixiert.

Es fehlen sowohl vorne, als auch hinten das Fleisch *(jirou)*, also die energetische Entsprechung der Wandlungsphase ZHI YIN (Erde-Emblem).

Seitlich wirkt dieser Bereich wie von vorn und hinten gestaucht, daher mit profilierter Seitenkante entlang der *Shouyangming* (Di) Leitbahn (nach Masunaga am seitlichen Thorax) mit dazu sehr empfindlichen Punkten wie *yuanye* (Gb 22), *zhejin* (Gb 23) oder *dabao* (Mi 21).

Der Gesamtraum des oberen Thorax erscheint im *yang* wie ungeschützt und in Leere *(xu)*, sowie im *yin* sehr hart, also Fülle *(shi)* und sehr empfindlich.

Der Bereich der Mitte zwischen *yin* und *yang* ist tendenziell überlastet und wirkt entweder nur sehr schwach oder sehr rigide.

Diesen energetischen Symptomen fügen sich weitere hinzu: Da im Thorax die rhythmischen Prozesse eine große Rolle spielen, wird das Gebiet des oberen Dreifachen Erwärmers affiziert, sowie alle rhythmischen Entsprechungen auf seelisch-geistiger Ebene.

Ein fließendes Ausatmen ist kaum möglich: Das hervor und emporfahrende *qi* wird hier regelmäßig gestaut.

Auf geistig-seelischer Ebene entspricht dies bei der Patientin einer großen, angestrengten Geduld und einem regelmäßig heftigem Aufbrausen. Sie denkt und fühlt vorzugsweise in Extremen.

Gleichwohl wirken, wie in der tiefen Ebene (TE) fühlbar verborgen, eine große Nachdenklichkeit, ein Zaudern, eine Trauer und starke Skepsis. Diese Aspekte und Charakteristika können aber ebenso schnell und leicht einem freien Lachen und spürbarer, freudiger Lebendigkeit Platz machen.

Für den konkreten Gang der ersten Behandlungen ergeben sich damit aus der Gesamtdiagnose gewisse Leitwerte. Diese bestimmen den Zugang und Fortgang der Behandlungen.

Natürlich muss ein Behandlungsgang nicht kopieartig dem nun beschriebenen, faktischen Verlauf folgen. Es gibt viele Eintrittsorte und damit Wege, wie auch viele mögliche Abfolgen der Behandlung. Aber immer wird der Behandlungsgang begleitend gesteuert durch eindeutig identifizierbare energetische Grundstrukturen.

Wegen der genannten Traumen empfiehlt es sich, zunächst nicht an diesen entsprechend kritischen topografischen Bereichen wie Hals, Kinn und oberer Thorax zu arbeiten und in deren Nähe besondere Achtsamkeit und Vorsicht walten zu lassen!

Diese Orte müssen zwar in die Behandlung einbezogen werden, aber vorerst eher beiläufig, wie von selbst. Zunächst muss der kritische Alterierungsmoment des *qi* in diesem auffälligen, sensiblen diagnostischen Gebiet erfasst werden.

Denn dieses kritische Gebiet kann nur nach seinen, durch die Traumen sehr spezifizierten Steuerungsmaßen das *qi* regulieren. Jede Manipulation am *qi* fordert Reaktionen dieser Steuerung heraus. Zwar kann keine Behandlung ohne eine Arbeit an solch kritischen Zonen auskommen, aber die Reaktion eines kritischen *qi*-Raumes stellt eine Bewältigungsaufgabe für den Organismus dar und damit muss dieser durch die Behandlung gleichzeitig in die Lage versetzt werden, diese Herausforderung positiv für sich umsetzen und bewältigen zu können.

Deutliche und intensive Behandlungssequenzen sollten sich damit zunächst einmal anderen Orten des Organismus widmen.

Diese Orte können schon die nächste Umgebung des kritischen Gebietes ausmachen: Hier etwa die Oberarme und Oberschenkel, also das Gebiet distal der thoraxnahen energetischen Großkreuzungen, wie Arm- und Hüftgelenke.

Diagnostisch ergeben sich hier bei der Patientin deutliche Hinweise:

So sind der rechte Oberarm und das rechte Gesäß mit Oberschenkel entlang der Leitbahn *Shouyangming* (Di) extrem in Fülle *(shi)*. In den Behandlungen wurde der gesamte Arm während der Entspannung oftmals äußerst schwer.

Da diese Leitbahn Ausdruck des rhythmischen *qi*-Geschehens ist und ihr die Kraft zu eigen ist, stagniertes *qi* aufzulösen, kann sie bei der Behandlung von Kopfschmerz vorzüglich eingesetzt werden.

Eine gewisse Dispersion dieser Fülle *(shi)* ist indiziert. Bevor jedoch nun die entsprechenden Techniken zum Einsatz kommen, ist zu bedenken, was eine Dispersion und Sedation dort bewirken werden.

Es wird entlang dieser Leitbahnabschnitte der Normalfluss angeregt und damit gleichzeitig das Gesamt-*qi* mitaffiziert. Dies geschieht zunächst vorzugsweise im Gebiet der gesamten Leitbahn, hier also auch in Richtung des Zentrums und somit der Körpermitte, in Richtung der linken Körperseite und in Richtung distal, also zu den Unterarmen und Händen hin, sowie zu den Unterbeinen und Füßen.

Die Behandlung muss also dafür Sorge tragen, dass sie den involvierten Gesamtfluss der Leitbahn, hier den der *Shouyangming* (Di) Leitbahn, während der Behandlung auch tatsächlich zur Geltung bringt.

Um nun diesen Gesamtfluss in dem entsprechenden Fall in der Leitbahn adäquat behandeln zu können, sollen die folgenden Behandlungsschritte demonstriert werden.

Im vorliegenden Fall einer extremen Fülle *(shi)* beginne man entgegen der Flussrichtung auf der *Shouyangming* (Di) Leitbahn mit sanftem Halten und sanfter Pression (➤ Abb. III-75).

Diese Technik wird aufrechterhalten und fortgeführt durch eine energetische Verfeinerung, indem die Fülle *(shi)* Kondition in der Bahn entsprechend ihres Charakters zur Veränderung angeregt wird.

Die Pression wird so weit verstärkt, bis der *qi*-Puls verschwindet und/oder eine absolut unelastische Resistenz verspürt wird. Der kräftigen Verspannung wird al-

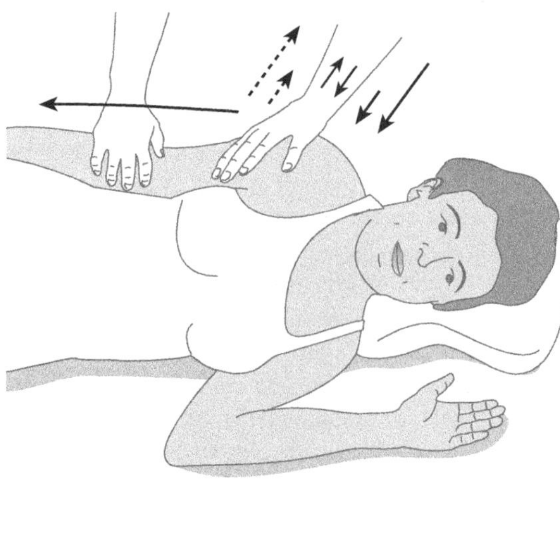

Abb. III-75 Sanftes Halten und Pression entgegen der Flussrichtung auf der *Shouyangming* (Di) Leitbahn

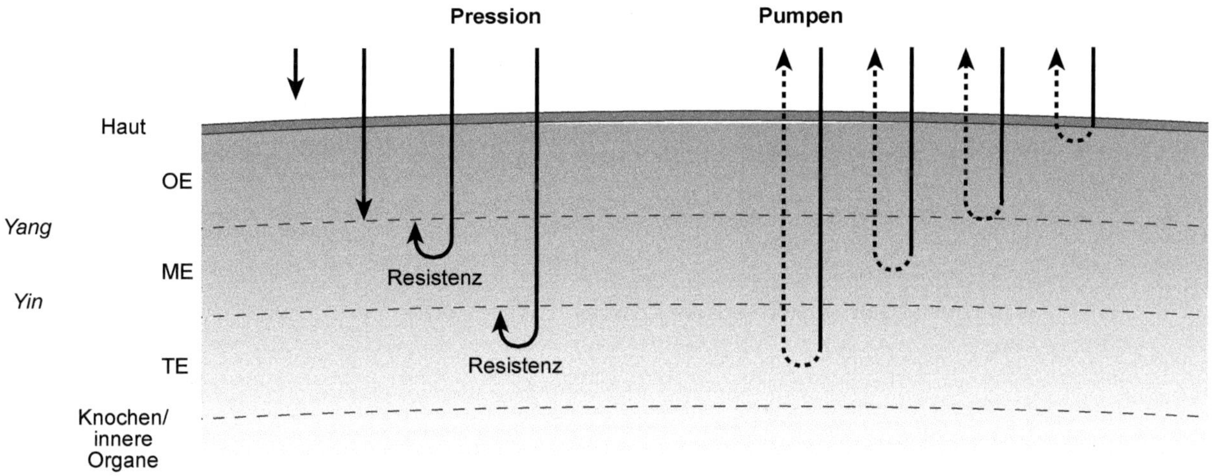

Abb. III-76 Das *qi*-Pumpen bewirkt einen kontinuierlicheren Fluss des *qi* vom *yang* zum *yin* und umgekehrt, also aus der TE zur OE und umgekehrt.

so zunächst mit einer quasi reziproken Gegenspannung geantwortet.

Dann aber wird die Pression kontinuierlich gemildert und weich, so dass der *qi*-Puls immer stärker reagiert, lebendig wird und sich seiner Normalform annähert.

Dieses *qi*-Pumpen, also das Hochziehen des *qi* an die OE, kann mehrfach durchgeführt werden und bewirkt einen kontinuierlicheren Fluss des *qi* vom *yang* zum *yin* und umgekehrt, also aus der TE zur OE und umgekehrt (➤ Abb. III-76).

Die Pression wird mit einer Hand durchgeführt. Die andere Hand, die Mutterhand, fühlt, beobachtet und diagnostiziert die Wirkung der Pression auf den *qi*-Fluss. Sie erspürt dazu das Gebiet um das Schulter- und um das Ellenbogengelenk sowie die direkt anschließenden Bereiche und das *hara*. Dort untersucht sie insbesondere die Diagnosezonen der *Shouyangming* (Di) Leitbahn, die

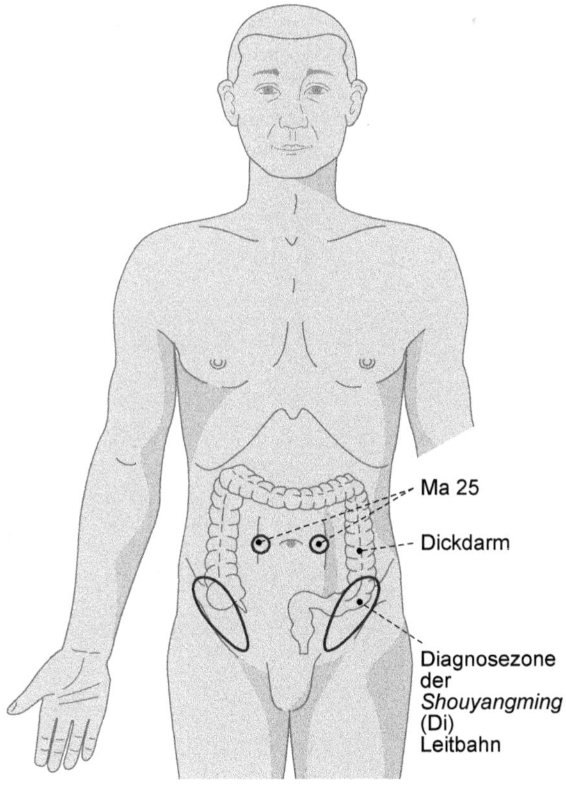

Abb. III-77 Diagnoseorte zur Wirkung der Pression auf den *qi*-Fluss

zugeordneten *mu*-Alarmpunkte *tianshu* (Ma 25) und entlang des anatomischen Verlauf des Organs Dickdarm und des Rektums (➤ Abb. III-77).

Erstes Ziel ist es dabei im gesamten Leitbahngebiet den Normalpuls der *Shouyangming* (Di) Leitbahn zu erfühlen und zu erzeugen.

Des Weiteren ist auf den Links-Rechts-Fluss des *qi* zu achten.

Über den Punkt *dazhui* (Du 14), welches ein *jiaohui*-Punkt (Kreuzungspunkt) des Dumai (Du) ist, kann der Kontakt zwischen den beiden Körperseiten, zur *Shouyangming* (Di) Leitbahn sowie zu allen *yang*-Leitbahnen des Körpers hergestellt werden.

Hierzu behandelt eine Hand den Verlauf der Leitbahn an der Schulter unter besonderer Berücksichtigung und Energetisierung des Punktes *dazhui* (Du 14) (➤ Abb. III-78). Die zweite Hand überprüft im Bereich der behandelten Leitbahn am Oberarm deren energetische Korrespondenz zur Tätigkeit der ersten Hand. Auch hier sind der energetische Fluss und der Normalpuls Indikationen der Leitbahnreaktion und Impulse, die Behandlung in weitere Richtungen fortzuführen.

Um den Gesamtfluss weitergehend anzuregen, wird nun die Arbeit am rechten Gesäß und Oberschenkel entlang der *Shouyangming* (Di) Leitbahn weiter fortgeführt.

In dieser Weise werden so alle oben genannten signifikanten Bahnen und Bereiche in einer Gesamtbehandlung zusammengeführt. Diese Gesamtbehandlung muss an dieser Stelle nicht weiter verfolgt werden, da jeder Shiatsu-Praktiker sich eine solche Behandlung infolge der genannten *qi*-Profile und Behandlungschemata des

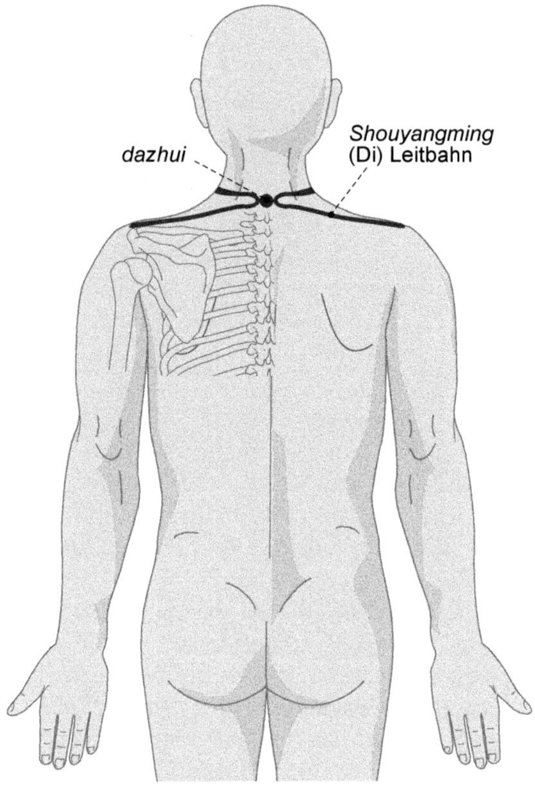

Abb. III-78 Eine Hand behandelt den Verlauf der *Shouyangming* (Di) Leitbahn an der Schulter unter besonderer Berücksichtigung und Energetisierung des Punktes *dazhui*.

Buches selbst kreativ zusammenstellen kann. An dieser Stelle sollen noch folgende Anregungen erfolgen:

III.3.2.10 Praktische Techniken

An der Diagnosezone der *Shoushaoyin* (He) Leitbahn im *hara* konnte wie folgt gezielt behandelt werden. Die Zone selbst erschien als Leere *(xu)*, doch bei genauerer Feindiagnose der Zone selbst, konnte hier weiter differenziert werden. So wirkte diese Leere *(xu)* nach links weiter und dort erschien in den Zonen der *Zuyangming* (Ma) Leitbahn eine Schwäche *(kong)* und der *Zushaoyang* (Gb) Leitbahn eine Stärke *(man)*. Gleichzeitig war die durch diese Zonen verlaufende *Zushaoyin* (Ni) Leitbahn dort ähnlich energetisch nach Schwäche *(kong)* und Stärke *(man)* profiliert.

In dieser Weise wird an jeder Lokalität an den Wandlungsphasen gearbeit: hier an den Beziehungen der Wandlungsphasen TAI YANG (Feuer-Emblem; dessen *hara*-Diagnosezone der *Shoushaoyin* [He] Leitbahn), TAI YIN (Wasser-Emblem; als *Zushaoyin* [Ni] Leitbahn), SHAO YANG (Holz-Emblem; dessen Diagnosezone der *Zushaoyang* [Gb] Leitbahn) und der Wandlungsphase ZHI YIN (Erde-Emblem; dessen Diagnosezone der *Zuyangming* [Ma] Leitbahn) (➤ Abb. III-79).

Nun wurde die Behandlung mit den beiden Mutterhänden so geführt, dass die Grenzstelle zwischen der Schwäche *(kong)* und der Stärke *(man)* der beteiligten Leitbahnen lokalisiert werden konnte. Kurz, es wurde die *ashi*-Leitbahn (*ashi-jingluo*; spontane, individuelle, einmalige und temporäre Leitbahn) lokalisiert und behandelt (➤ Abb. III-80).

Die treffende Behandlung dieser Leitbahn führt in dem beteiligten Gebiet und in den beteiligten Leitbahnen und Punkte zu einem deutlichen Ausgleich.

Im Anschluss daran kann der untere, schwache Thoraxring flächig durch die sich gegenüberliegenden Mutterhänden gehalten und durch leichte Pumpbewegungen zwischen den Händen behandelt werden (➤ Abb. III-81).

Während der Arbeit an zentralen Körperbereichen ist diese Arbeit immer wieder zu ergänzen mit Behandlungen an den Extremitäten und distalen Bereichen. Dies gilt insbesondere auch bei der Kopfschmerzsymptomatik. Etwas vom Kopf entfernt durchgeführte Behandlungen wirken entlastend auf das Kopfgebiet.

In diesem Fall gehört hierzu auch die Arbeit an den Handgelenken. Zunächst hält der Shiatsu-Praktiker stabil, aber locker das Handgelenk des Patienten so, dass er beidseitig auf der *yang*-Seite seine Daumen und auf der *yin*-Seite primär seine Zeigefinger- und Mittelfingerbeeren auflegt. Die Daumen liegen distal vom Handgelenk auf dem Handrücken und die anderen Finger proximal vom Handgelenk nahe dem Speichenknochen und der

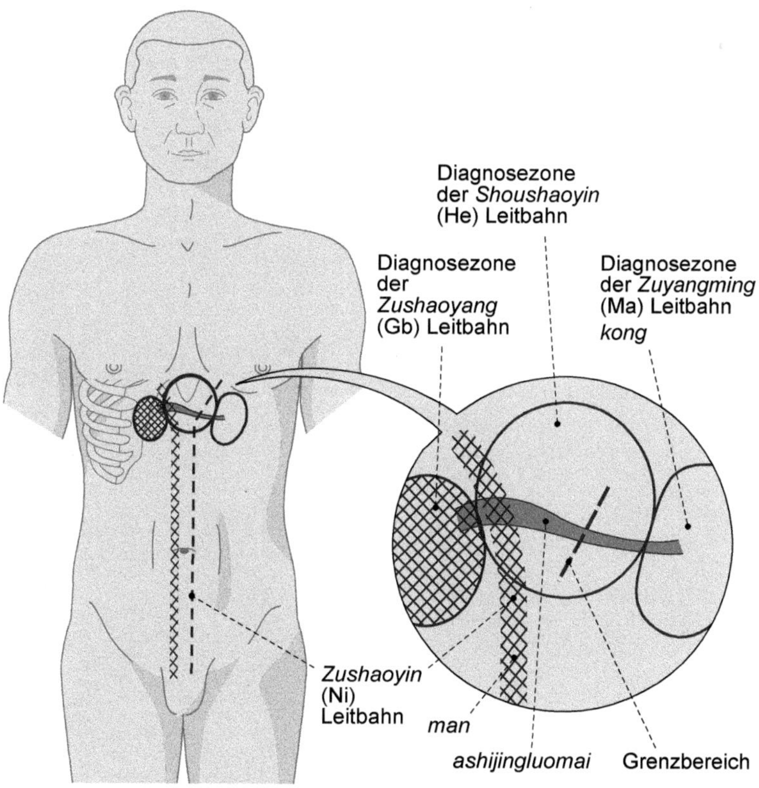

Abb. III-79 Die Arbeit an den Wandlungsphasen erfolgt über die entsprechenden Zonen

3

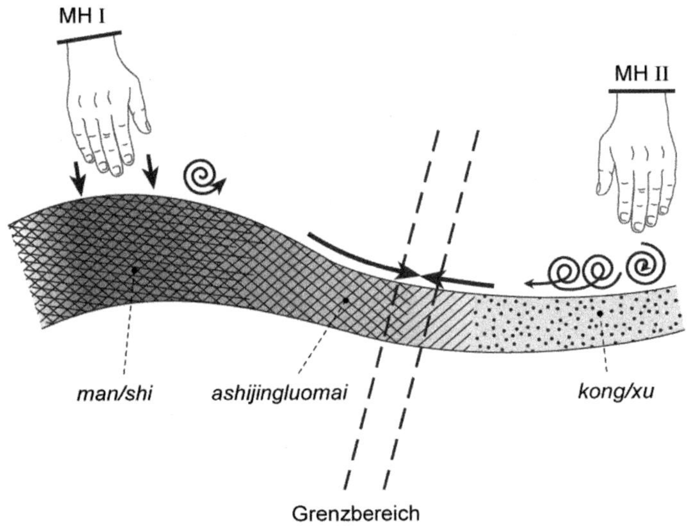

Abb. III-80 Behandlung an der *ashi*-Leitbahn (*ashijingluomai*)

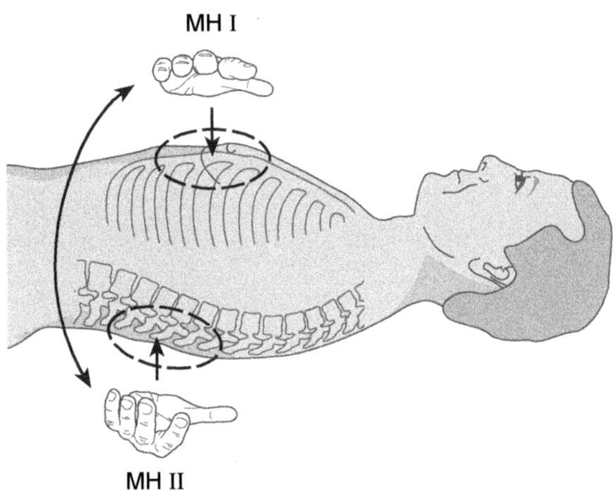

Abb. III-81 Halten und Behandeln des unteren Thoraxrings

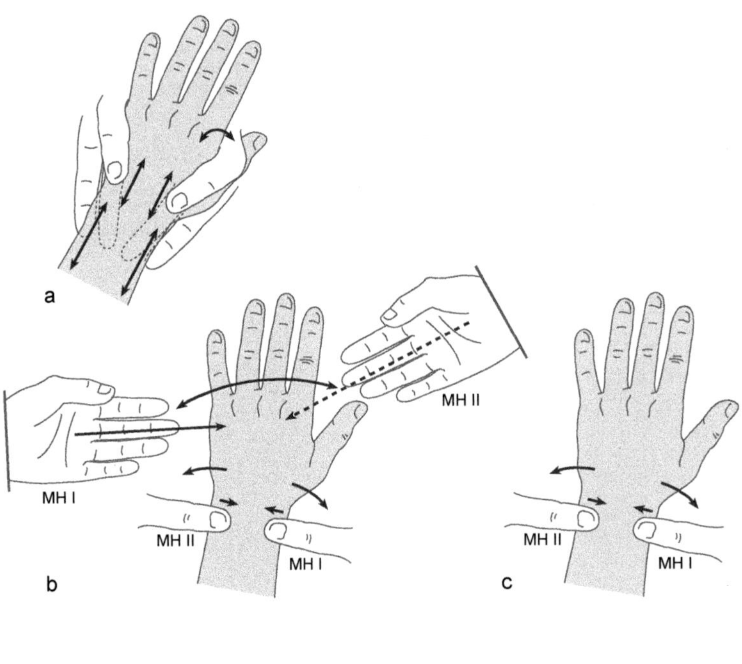

Abb. III-82 Arbeit an den Handgelenken

Ulna. Nun verschieben sich Daumen und Finger unter sanft und fließend gehaltenem Druck so gegeneinander, dass die Daumen proximal und die Finger distal vom Gelenk zu liegen kommen. So geht es flüssig mehre Male und die Hand des Patienten führt passiv eine wippende Mitbewegung aus (➢ Abb. III-82a).

Anschließend wird das Gelenk abwechselnd in eine Adduktion und Abduktion geführt. Dabei führt die eine Mutterhand das Gelenkspiel über die gehaltene Hand des Patienten, während die andere Mutterhand durch den Daumen mit stabilem Druck in das Bindegewebe, dieses mehrfach schiebend von der jeweiligen Außenkante des Gelenks bis zur Mitte desselben massiert (➢ Abb. III-82b, c).

Anschließend kann das Gelenk trahiert werden und durch sanften Kniedruck, während die Mutterhände Hand und Unterarm fixieren, pressiert werden.

KAPITEL

III.4 qi-Disparitäten

III.4.1 Allgemeine Betrachtungen

Es gibt eine Unzahl von wahrnehmbaren Sensationen, die entlang dessen verlaufen, was als Funktionskreis *(zangxiang)* bezeichnet wird und welche diesen Funktionskreisen zugeordnet werden. Diese Sensationen besitzen, als Symptome geordnet, eine gewisse Identität mit bekannten Krankheitssymptomen. Diese Identität kann so stark sein, dass jene Sensationen fälschlicherweise als Krankheitszeichen angesehen und verstanden werden.

Tatsächlich beziehen sich diese Phänomene auf dasjenige Gebiet lebendiger Prozesse, in welchem auch häufig die Wurzeln von psychosomatischen Erkrankungen und funktionellen Beschwerden vermutet werden. In diesem Bereich findet der Vorlauf von Erkrankungen statt, dessen Resultate dann den von der westlichen Medizin in der Regel diagnostzierbaren Beginn einer Erkrankung darstellen. Der Beginn solcher Erkrankungen liegt zumeist jedoch vor solcher Diagnostizierbarkeit. In der Energetischen Medizin können viele Symptome und Zuordnungen erfasst werden, die diesen Vorlauf von Erkrankungen betreffen.

Allerdings muss voraus geschickt werden, dass bezüglich solcher Symtome von einer multiplen Entwicklungsdynamik gesprochen werden muss, sodass in den meisten Fällen keine strenge und notwendige Präjudiz derselben hinsichtlich einer zu erwartenden Krankheitsentwicklung besteht. Damit eignet sich das Erkennen solcher Symptome in erster Linie zur Prophylaxe und dient damit einer Unterscheidungsfähigkeit von krankheits- oder gesundheitsfördernden Lebensphänomenen. Mit anderen Worten, jedes Besprechen dieser Sensationen und Symptome mit den Patienten bedarf einer sorgfältigen Abklärung des Kommunikationsrahmens. Es wird dabei zwar über Fakten und nicht bloße Vermutungen gesprochen, aber die Fakten sind selbst in faktischer Bewegung und damit hinsichtlich ihrer Tendenz und Resultante offene Fakten - Geschehnisse des Lebendigen selbst.

Symptome aller Art, die sich in dieser typischen Weise in den Funktionskreisen *(zangxiang)* am Körper zeigen, können zunächst in identischer Erscheinungsform sowohl ein Krankheitsgeschehen oder den Beginn einer krankhaften Entgleisung, d. h. Schrägläufigkeit *(xie)*, als auch eine völlig normale *qi*-Reaktion bedeuten. Um über solche Grenzfragen eine Entscheidung treffen zu können, muss *qi*-Differentialdiagnostik betrieben werden. Solche Diagnostik lässt die Qualität der *qi*-Symptome erhellen.

Ein erstes grundlegendes Unterscheidungsmerkmal besteht darin, ob Körpersensationen und -symptome die Tendenz einer festen Etablierung, Wandlungsunfähigkeit oder die Tendenz eines Vorübergehens, einer Wandlungsfähigkeit repräsentieren.

Ein Hinweis von Wandlungsfähigkeit kann das Merkmal der Flüchtigkeit von *qi*-Symptomen sein. Eine solche Verflüchtigungstendenz, die deutlich nicht reproduzierender Natur ist, signalisiert generell, dass das *qi* sich lebendig und beständig verwandelt *(hua)*. Dabei können die Symptome durchaus auch kurzfristig deutlich und je nach Sensibilität von recht heftiger Natur sein.

Besteht diese Verwandlungsgeschmeidigkeit nicht, persistiert das *qi* in einer beharrlichen Gestalt, gleich ob in kontinuierlicher oder periodischer Weise, so ist dies ein Zeichen für eine Problematik, durch die eine Lösung und Wandlung des *qi* in Frage gestellt ist. Wenn diese *qi*-Gestalt dazu als Eigenwirkung beginnt das übrige *qi*-Geschehen einseitig zu beeinflussen oder zu dominieren, dann entfaltet sich ein neuer, eigenwilliger *qi*-Prozess, der quer zur körpertypischen Dynamik verlaufen kann und der im Extremfall zuerst zur Behinderung und dann zur Auflösung der primären *qi*-Gesamtgestalt, also zum Tode, führt. Problematisch ist es also, wenn das *qi* irregulär zu den bekannten Rhythmen der Geradläufigkeit agiert.

In den meisten Fällen ereignen sich die *qi*-Symptome in der Art des beschriebenen Verflüchtigungsgeschehens und sind somit von normaler und gesunder Natur.

Die Qualität solcher Symptome und Sensationen soll im Folgenden systematisiert und erläutert werden.

Zunächst ist zu beachten, dass die Grenzlinie, an der Symptome auf eine Gefahr, eine Erkrankung oder auf Normalität hindeuten, nicht entlang der vom Subjekt spontan gezogenen Befindlichkeitslinie verläuft, sondern an einer Linie der Reagibilität und Wandlungsfähigkeit verläuft. Im japanischen Shiatsu wird *menken*, die Reaktion, als das Wichtigste betrachtet und nicht, ob eine Reaktion von der betroffenen Person als positiv oder negativ erlebt wird. Natürlich soll damit dem persönlichen Erleben keine Abwertung oder Minderstellung zuteil werden, sondern nur miteinbezogen werden, wie sehr sich subjektive Reaktionen innerhalb von Wertungen ergeben und dass dieselben durch weitere Wertungen und diagnostische Feststellungen ergänzt werden müssen.

Betrachtet man nun Symptome der Leitbahnen *(jingluo)*, so ist zu beachten, dass alle Punkte und Leitbahnen einen typischen Eigenschmerz besitzen und aufweisen müssen. Dieser Schmerz ist jeweils als Vergleichsschmerz in der Dynamik der Punkte *(xue)* und der Leitbahnen *(jingluo)* zu erfassen. Auf Druck, also auf eine Durchwanderung der Ebenen OE, ME und TE hin, schmerzt der jeweilige Punkt in der ihm eigenen und typischen Weise. Dieses Schmerzgefühl liegt zwischen Schmerz und Lust, zwischen Weh und Wohl und kann so als Wohlweh bezeichnet werden.

An den Leitbahnen kommt eine gewisse Schmerzschärfe hinzu. Der Leitbahnschmerz liegt in der Regel im *yang* schon an der oberen Ebene (OE), im *yin* ab der mittleren Ebene (ME) und ergibt sich insbesondere als Vergleichsschmerz zur Umgebung und zu anderen Leitbahnen.

Der Eigenschmerz signalisiert eine normale Sensibilität und Wachheit des betroffenen Energiefeldes und ist praktisch immer vorhanden. Eine, auch nur kurzzeitige, Erhöhung des normalen Schmerztonus bedeutet in praktischer Einheit sicher zweierlei: Den inneren Anstoß einer Selbstregulation und die innere Konzentrierung einer solchen Regulation. Die Selbstregulation ist die Eigenschaft der Autopoiesis des Organismus. Sie ist quasi eine Shiatsu-Selbstbehandlung des Körpers.

Zumeist spielen sich diese reaktiven Schmerzmuster, Wohlwehimpulse, unterhalb der für den Menschen bewussten Wahrnehmung ab. Dies ist natürliche eine sinnvolle Reizentlastung des Wachbewusstseins, denn eine simultane Wahrnehmung aller körpereigener Sensationen würde das Wachbewusstsein unmittelbar in den quälenden Zustand der Reizüberflutung versetzen, einen Zustand den chronisch Erkrankte, lebensgefährlich Verletzte oder auch unter Drogeneinfluss Stehende allzu gut kennen. Wird diese Schmerzsensibilität jedoch moderat infolge einer Behandlung erzeugt, dann stellt sich, manchmal nach anfänglich leichtem Schreck, das angenehme Gefühl des Wohlwehseins ein.

Während einer Behandlung kann das so geschulte Körpergefühl die in der Regel nicht wahrgenommenen oder unbeachteten Sensationen aufmerksamer und deutlicher erfassen. Es zieht plötzlich selbsttätig und ohne direkte Berührung, oft nur für Sekundenbruchteile, an dieser oder jener Stelle oder es zwackt und reißt an den Stellen oder diese wirken wie elektrisiert usw. Eine Bewusstheit ist hier zumeist nicht notwendig. Erst eine größere Gefahr, eine signifikante Krise, auch die des kleinsten Ortes, lässt die Phänomene deutlich anschwellen, sodass Bewusstheit affiziert wird und so ein Handlungsgeschehen der betroffenen Person zusätzlich einsetzen kann. Dieses Szenario hat große Ähnlichkeit mit der Dynamik von Traum- und Wachbewusstsein. Impulse eines Traumerlebens, welche das Traumbewusstsein überfordern, initiieren und fördern das Erscheinen des Wachbewusstseins. Diese Zuhilfenahme des Wachbewusstseins wird vom Körper eher selten eingefordert, das Meiste läuft diskret, nicht bewusst ab. Die Regel ist die wohlwehsensible Autoregulation des Lebens.

Zwischen den kaum wahrnehmbaren, energetischen Bahn- und Punktewirkungen bis hin zu den deutlichen Schmerz- und Unwohlsignalen liegt eine gewisse Spannbreite, ein Referenzbereich des Signalgeschehens.

Dieser Referenzbereich zeigt die Ausgestaltung, Kraft oder auch Schmälerung und Defizienz eines normalen *qi*-Geschehens anhand vieler Sensationen, Zeichen und Symptome an. Es ist dies ein besonderes Erscheinungsfeld der Funktionskreise *(zangxiang)* und soll hier auch als *qi*-Alteration bezeichnet werden.

Die Sensationen und Körpergefühle reichen als Wahrnehmungen von diskreten Erahnungen bis hin zu heftigen Empfindungen. Diese Erfahrungen können diffuse, kurzphasige Körpereindrücke aller Art sein, wie ein wellenartiges Gefühl, Zuckungen, Befindlichkeiten, Gefühlsverdrehungen, ein Kribbeln oder Stiche und Dysbalancen, jedoch auch deutlicher Druck, ein Ziehen, Reißen, Stechen, Brennen, Parästhesien und ähnliches.

Es können auch mehr oder minder große Körperbereiche betroffen sein: punktartige Lokalitäten von nadelspitzer Größe bis zu größerem Umfang, oder Gelenkbereiche, Muskelketten und ganze Körperabschnitte oder gar der gesamte Leib. Gleichfalls können kürzeste bis längere Zeitintervalle auftreten.

Typische Körperempfindungen können verändert wirken: starke Wärme- oder Kältesensationen, Schwindel, Übelkeit, Pulsationen, Nervenzuckungen, Kraftlosigkeit und andere mehr.

Auch psychisch-geistige Phänomene gehören dazu: scheinbar grundlose, starke Gefühle, Unbehagen, Irritationen, Gedanken- und Gedächtnisschwäche usw.

All diese genannten Phänomene werden in der Regel nicht wahrgenommen und ereignen sich dennoch regelmäßig und jederzeit bei jedem Individuum in wechselhafter Stärke. In Shiatsu-Behandlungen können sie jedoch häufig spontan und deutlich wahrgenommen werden. Im Laufe der Körperbewusstheit ist es auch möglich, diese Wahrnehmung intentional herzustellen und zu verfolgen. Wird solche Wahrnehmung durch eine Gezielte Gesprächsführung thematisiert und so vom Patienten deutlich erfasst, dann fällt in diesen Zusämmenhängen regelmäßig und vorzüglich ein Wort: „komisch"! Der Patient antwortet somit in einer Weise, die ihn das Erstaunen und die Verschiebung der Eigenwahrnehmung ausdrücken lässt.

Die genannten Phänomene lassen sich häufig auch einordnen in die Charakteristik der im Chinesischen so genannten wandernden *bi*-Blockaden (*xingbi*; „umlaufender Schmerz" oder „umlaufende Symptome"). Gleich dem „sich fortbewegen", den Umläufen *(yun)* in der Phasenenergetik und den „Durchgängen" *(xing)* in den Wandlungsphasen *(wuxing)* wandern *qi*-Symptome durch den Körper – Umlaufsymptome. Dies bedeutet, weder nach Zeit noch Ort kann diese Eigenlebendigkeit systematisiert und sozusagen standfest gemacht werden. Erst indem oder nachdem sie geschehen sind, können sie a posteriori in Zusammenhang mit den systematisierbaren energetischen Umläufen gebracht werden, denn offensichtlich hat noch keine Etablierung und Verfestigung stattgefunden. Die Phänomene können nicht vorhergesehen oder festgehalten werden.

Ein so verstandenes Umlaufphänomen *(xing/yun/xingbi)* ist während der Shiatsu-Behandlungen nicht selten. Der Patient versteht jedoch die Verflüchtigungstendenz dieser Symptome und somit deren innerregulativen Sinn recht schnell, verliert die Angst davor und öffnet sich sogar der Wahrnehmung dieser Symptome im Sinne einer stärkeren Eigenwahrnehmung und im Sinne einer Bestandsaufnahme der energetischen Eigenbalance. Eine deutliche Blockade (*bi*-Symptom und *xingbi*) etabliert sich im Gegensatz dazu schon deutlich als beharrliches Symptom der Wandlungsphasenenergetik: Ein Patient mag wegen einer Störung zur Behandlung gekommen sein und diese hat im günstigsten Fall zur Beseitigung der Störung geführt, aber der Patient wird nun von einer neuen Problematik verfolgt. Dies geschieht nicht eben selten, wenn auch wohl nie in der dramatischen Form, in der ein mir bekannter Heilpraktiker in weiser Erkenntnis therapeutischer Unwägbarkeiten diese Problematik in folgende Worte kleidete: „Der Patient ist vom Kopfweh geheilt, hat dafür aber Magenkneifen und Bauchschmerzen!" Solcher Humor speist sich aus der alltäglichen Praxis, weist auf die Komplexität lebendiger Zusammenhänge hin und führt zu realistischer Selbsteinschätzung.

Um die *qi*-Disparitäten weiter differentialdiagnostisch einordnen zu können, werden folgende Ordnungen angeboten.

III.4.1.1 Die zeitlichen Erscheinungsprofile

Die Symptome oder einfach nur Phänomene können entlang der typischen Zeitprofile energetischer Umläufe stattfinden (siehe ➤ Kapitel II.2.4) und dabei auch noch einen nicht reduzierbaren individuellen Charakter besitzen. Diese Umläufe sind dynamischer und wechselseitiger Natur. Treten Symptome im Zusammenspiel mit diesen qualifizierten Ordnungen auf, dann bedeutet dies durchaus eine Affektion von spontanem Symptom und zugeordnetem, reproduktivem Energieprozess. Folgt nun die Symptomatik dieser Ordnung, so kann dies ein Zeichen davon sein, dass sie die umfassenden Umläufe beeinflusst und somit zu deren Unordnung beiträgt oder ganz im Gegenteil im Laufe der Umläufe abgeschwächt und zum Verschwinden gebracht wird. Im ersten Falle besteht eine Tendenz zur Verfestigung und Etablierung solcher Symptome, im zweiten Falle besteht die erwähnte Verflüchtigungstendenz. Im gleichen Sinne kann sich solches auch innerhalb einer einzelnen energetischen Phase abspielen.

Je nach zeitlicher Dauer und Ablauf einer entsprechenden Symptomatik erweist sich, auch im Zusammenspiel mit den normalen und typischen zeitlichen Umlaufmustern, die Virulenz derselben.

So kann ein Symptom als Sekunden- oder Stundenphänomen eines beliebigen Abschnitts, z. B. des zirkadianen Umlaufs der Nährenergie *(yingqi)* auftreten. Der *ying*-Umlauf entspricht dem Durchlauf nach den Doppelstunden in 24 Stunden. Da diese Energetik durch den 24-stündigen Tagesrhythmus geprägt wird, lassen sich Schädigungen oder normale Reaktionen innerhalb eines relativ kurzen Beobachtungszeitraums verifizieren: So kann z. B. ein Magenkneifen kurzzeitig oder länger an einer oder mehreren Stellen des Tagesumlaufs auftreten. Betrifft dieses Geschehnis nur einen einzigen Tag und taucht nicht weiter auf, so hat das *qi* hier im Rahmen des Durchlauf der Nährenergie *(yingqi)* eine erfolgreiche Eigenregulation durchgeführt. Interessant wäre es, genau zu bestimmen, wann in solchem Durchlauf ein Symptom auftritt und wieder verschwindet. Die Phase des Auftauchens des Symptoms, der Verlauf seiner Verflüchtigung und der Moment seines Verschwindens steht immer im Zusammenhang mit der energetischen Bedeutung des Symptoms. So kann dieses Magenkneifen direkt in der Phase der *Zuyangming* (Ma) Leitbahn (also etwa zwischen sieben und neun Uhr auftreten). In der Regel kann aus dem Kneifen geschlossen werden, dass die Energetik des Organs zu ungunsten der Gesamtenergetik und den dem Organ bzw. der Leitbahn zugeordneten Energiefunktionen abläuft. Zur weiteren Differenzierung müsste eruiert werden, ob in einer dem Organ zugeordneten Energiefunktion eine überproportionale Energieabsorption stattfindet und somit das Organ in die Unterfunktion gerät. Dies könnte durch mangelnde Erholung während des Schlafs, durch Überforderung des Organs infolge unregelmäßiger Nahrungsaufnahme (z. B. Wechsel von längeren mahlzeitfreien Zeiten zu übermäßiger Füllung des Magens usw.) oder durch eine Erschöpfung in den dem Organ zugeordneten Muskel- und Sehnenleitbahnen *(jingjin)* verursacht und bedingt sein.

All diese Optionen müssen durch die Shiatsu-Diagnose und durch die Gezielte Gesprächsführung mit ihrer entsprechende Fragetechnik abgeklärt werden.

So könnte das kneifende Gefühl auch an anderen Phasen stattfinden: z. B. um die Mittagszeit herum, also in der Phase des Höhepunkts der Nährenergie *(yingqi)* der *Shoushaoyin* (He) Leitbahn. Auch hier könnte als verursachendes Prinzip eine Störung der entsprechenden Leitbahnenergetik und deren Umwandlung vorliegen. In diesem Zusammenhang müssten gezielt Über- oder Unterforderungen, also Fülle *(shi)*/Leere *(xu)* oder Schwäche *(kong)*/Stärke *(man)*, dieses Energiefeldes festgestellt werden. Aus den Ergebnissen ergeben sich konkrete Schwächen und Einwirkungen der genannten Energiefelder aufeinander: So kann die Energetik der *Shoushaoyin* (He) Leitbahn bekanntermaßen im Sinne einer chronischen, geistigen und konzentrativen Überbelastung zu der benannten Reaktion im Organ Magen führen.

Ist man hier zu konkreten Ergebnissen der energetischen Zustände und deren Wechselwirkungen im tatsächlichen Alltagsgeschehen des Patienten gekommen, so sollten auch noch, in diesem genannten Beispiel also vom Standpunkt der Energetik der Nährenergie *(yingqi)*, die Einwirkungen der anderen energetischen Umläufe, bezogen auf den Tagesumlauf, untersucht und festgehalten werden. An welchen dem Tagesverlauf entsprechenden Phasenabschnitten der Fünf Wandlungsphasen *(wuxing)* und der Phasenenergetik *(wuyun liuqi)* taucht die Problematik auf? Im genannten Beispiel der Morgenzeit steht die Problematik also in Entsprechung mit der Wandlungsphase SHAO YANG (Holz-Emblem) und der Jahresenergetik des Frühlings. Auch hier ist sorgfältig zu diagnostizieren, wie die Befindlichkeit des Patienten hinsichtlich dieser Energien gestaltet ist.

Ein Weiteres wäre in diesem Zusammenhang die psychisch-geistige-Energetik in der Ausprägung von Psyche und Charakter zu untersuchen. In dieser Hinsicht wird die Gezielte Fragetechnik des IdosShiatsu angewandt.

Entsprechend des Auftretens von Symptomen innerhalb der Tagesenergetik können auch Regelmäßigkeiten in der Äußerung von Symptomen in Bezug zum Umlauf eines Monats auftreten.

In diesem Zusammenhang träte dann die Energetik der *Renmai* Leitbahn und der *Dumai* Leitbahn besonders in den Vordergrund.

Markante zeitliche Ordnungswerte sind hier hinsichtlich des Auftretens oder Verschwindens von Symptomen drei-, fünf-, sieben- oder 14-tägige Rhythmen. Besonders der Menstruationszyklus stellt ein häufiges Beobachtungsgeschehen dar. Aber auch alle anderen energetischen Symptome ordnen sich diesen Zeitintervallen zu. Im erwähnten Beispiel eines Magenkneifens wären folgende Überlegungen denkbar und sinnvoll: Das Magenkneifen dauert ca. drei Tage oder entspricht ungefähr einem der anderen aufgezählten Intervalle oder es verschwindet innerhalb einer der genannten Intervalle. In solchen Fällen liegen andere Indikationen als diejenigen der Energetik der Nährenergie *(yingqi)* vor.

Mögliche Entsprechungen des Magenkneifens könnten hinsichtlich des Monatsrhythmus' mehr oder minder starke Affektionen des *Renmai* sein. Affektionen des *Dumai* können eine Schwäche des *yang*, des *Renmai* eine Schwäche des *yin* andeuten. Hier muss konkret an den Leitbahnen ein Zusammenhang mit dem Magenkneifen untersucht werden. Hervorragend eignen sich hierzu die Einflusspunkte des Rückens *(beishuxue)* und die Sammlungspunkte der Bauchseite *(fumuxue)*. Aber auch die energetischen Zustände oder *qi*-Echos auf den beiden Leitbahnen oder deren Punkte und Abschnitte mit Bezug zum Organ Magen geben weitere Hinweise.

Auf die zeitliche Ebene bezogen bedeutet ein Verschwinden der Symptomatik nach drei bis fünf Tagen eine normale und leichte Affektion des *qi* dieser Leitbahnen. Eine Verbindung der Symptomatik mit der *Renmai* Leitbahn bedeutet gegenüber der des *Dumai* eine mehr in Tiefe, ins *yin*, reichende Irritation. Erreicht die Störung längere zeitliche Intervalle, so kann gesagt werden, dass sie schon stärker als gewünscht die Autopoiesis und innere Reproduktion des *qi* erreicht hat. In diesem Falle muss besonders sorgfältig das Ausbleiben oder das Wiederauftauchen der Symptomatik in anderen Monaten beobachtet werden. Sollte dieselbe in weiteren Monaten auftreten, so hat sich die Störung erheblich etabliert und könnte in einen noch tiefer gelegenen Energierhythmus des Organismus einsickern. In solchem Falle wäre die Energetik der Fünf Wandlungsphasen *(wuxing)* und der Phasenenergetik *(wuyun liuqi)* beeinflusst.

Zu untersuchen wäre mithin, wie die jahreszeitlich bezogenen Umläufe der vorgenannten beiden Energetiken diese zum Beispiel genommene Symptomatik des Magenkneifens zum einen innerhalb eines Tages und zum anderen innerhalb eines oder mehrerer Jahre abbilden.

So ist es auch in der gegenwärtigen medizinischen Erfahrung und Forschung bekannt, dass Affektionen des

Organs Magen (wie sich häufende Magenunpässlichkeiten aller Art; wie die Problematik der bakteriellen Infektion des Magens; wie die Symptomatik der Ulkus-Geschüre usw.) auffällige Höhepunkte an den jahreszeitlichen Übergängen von Frühling zu Sommer und Herbst zum Winter aufweist. Sollten sich diese Bezüge in einer individuellen Diagnose bestätigen, so muss der zeitliche Behandlungsrahmen jenen energetischen Umläufen angepasst werden.

In Bezug auf den Tagesablauf eines so betroffenen Patienten sollte vom Shiatsu-Therapeuten eine Strategie unter Beachtung der systematisierten Ordnung der Fünf Wandlungsphasen *(wuxing)* und der Phasenenergetik *(wuyun liuqi)* für die Therapie erwogen werden. Tritt also z. B. das Magenkneifen morgends auf, etwa im Zeitraum zwischen sechs und acht Uhr, so wäre dies im Rahmen der Fünf Wandlungsphasen *(wuxing)* eine Symptomatik der Wandlungsphase SHAO YANG (Holz-Emblem) und im Weiteren auch der Phase der Wandlungsphase ZHI YIN (Erde-Emblem). Im Rahmen der Phasenenergetik *(wuyun liuqi)* wäre die Phase der frühlingshaften Konstellationen und Umläufe betroffen. Insofern sollten also alle Energien, welche diesen Phasen direkt zugeordnet sind, behandelt werden. Ferner muss eruiert werden, wie das Ungleichgewicht dieser Phasen mit anderen Phasen zusammenhängt und durch andere Phasen mit verursacht wird. Abhängig von konkreten Untersuchungsergebnissen zu den vorgenannten Fragen sollten dann auch die Behandlungszeiten gesetzt werden.

Wenn das morgendliche Magenkneifen auffällig mit der Problematik oder Schwäche des Abend-*qi* (Wandlungsphase SHAO YIN; Metall-Emblem; Jahresumlauf: Herbst) assoziiert ist, so könnten Behandlungen besonders in diese Energiephasen gelegt werden.

Diese strategischen Überlegungen treffen auch bezüglich des Jahresumlaufs der Energien zu: Ein Auftreten der Problematik im Bereich der Wandlungsphase SHAO YANG (Holz-Emblem), also im Frühling, und eine Assoziation der Problematik mit Ungleichgewichten der Wandlungsphase SHAO YIN (Metall-Emblem), also im Herbst, legt zum einen eine sorgfältige Behandlung in diesen Jahreszeiten nahe sowie eine strategische Behandlung in denjenigen Phasen und Jahreszeiten, welche im großen Energieumlauf für die Stabilität, Ernährung oder Schwächung der genannten Phasen verantwortlich sind. In diesem genannten Falle wären das in Bezug auf den Frühling die Jahreszeit Winter (Wandlungsphase TAI YIN [Wasser-Emblem]) und die Verbindungsjahreszeiten aller Jahreszeiten, also die der Wandlungsphase ZHI YIN (Erde-Emblem), und in Bezug auf den Herbst die Jahreszeit Sommer (Wandlungsphase TAI YANG [Feuer-Emblem]).

Entsprechend sollten die Behandlungen in diesen Jahreszeiten (also Winter und Sommer) intensiviert werden. Bestimmen energetische Ungleichgewichte deutlich das jahreszeitlich umlaufende *qi* und besteht die Problematik eventuell schon über Jahre, dann empfiehlt es sich, den Erwartungsrahmen und den Behandlungsimpuls jahresmäßig anzulegen. Dies bedeutet bezogen auf die Frühlingsproblematik: Die in einem kommenden neuen Jahr zu erwartende Problematik im Frühling solchen Jahres wird bewusst (Gezielte Gesprächsführung!) schon in dem davor liegenden Jahr aktiv behandelt. Dies geschieht, indem Energiephasen, die die geschwächte Phase unterstützen, selbst durch die Behandlung im Vorhinein unterstützt werden. Im Falle der Frühlingsaffektion könnte die Behandlung mit Beginn des Herbstes des davor liegenden Jahres intensiviert werden. Die jeweiligen Strategien sind in Abhängigkeit von den bekannten basalen Energieläufen und den individuell spezifischen Konstellationen des Patienten zu entwickeln.

Bei diesen Behandlungen ist auf die Topografie des gesamten Körpers bezogen insbesondere auch die Projektion (die der Fünf Wandlungsphasen *(wuxing)* und der Phasenenergetik *(wuyun liuqi)* im Sinne einer jeweiligen Dominanz derselben auf bestimmte Körperbereiche) auf die vier Körperbereiche zu beachten (siehe ➤ Kapitel II.1.1). Entsprechend können also besondere Probleme in einem Bereich der Körpergeviere vorliegen. Die Symptomatik des Magenkneifens läge in dieser energetisch-topografischen Hinsicht im Übergangsbereich vom Frühling (linkes unteres Körpergeviert) zum Sommer (linkes oberes Körpergeviert). Im übertragenden Sinne wäre diesbezüglich besonders die Frage zu beantworten, wie der Patient den Transfer der sich entwickelnden *qi*-Kraft der Wandlungsphase SHAO YANG (Holz-Emblem) zur vollen Entfaltung der Wandlungsphase TAI YANG (Feuer-Emblem) körperlich anwendet und vernutzt. Im Falle der Magensymptomatik wäre körperlich zu eruieren, ob die linke Körpermitte und damit auch alle Aspekte der Wandlungsphase ZHI YIN (Erde-Emblem) täglich entsprechend gefördert werden: Wird also die linke Körpermitte durch die morgendliche Nahrungsaufnahme beruhigt, gestärkt und aktuell stabilisiert? Wird diese linke Körpermitte durch abendliches Entspannen und Entlasten, plus entsprechenden Schlaf, nachhaltig und zeitschonend aufgeladen?

Solche Fragen müssen geklärt werden. Obwohl diese Fragen sehr einfach wirken, haben sie es sozusagen „in sich", denn häufig berühren sie tiefe Alltagsgewohnheiten des Patienten und diese sind schwer zu verändern. Zumindest sollte sich der Patient darüber im Klaren werden, dass er, wenn er hier keine Veränderung erbringen kann, seine Erwartungen an den Erfolg von Shiatsubehandlungen entsprechend gedrosselt werden muss.

Das Auftreten und Verschwinden einer Symptomatik im Zusammenhang mit den genannten Zeitprofilen zeigt den *qi*-Einfluss einer Störung an und konkretisiert den zeitlichen Erwartungshorizont, innerhalb dessen die Symptomatik, bei vorausgesetzter Selbstregulationsfähigkeit des Organismus, verklingen müsste.

Treten solche Symptome infolge einer Shiatsu-Behandlung erst nach drei, fünf, sieben oder 14 Tagen auf, dann kann daraus Folgendes geschlossen werden: Es existiert im Organismus schon die Prädisposition einer Energetik, welche zu genau dieser Symptomatik führt. Die Behandlung hat dann nur das entsprechende Energieprofil in die Wahrnehmung des Körpers gehoben. Damit wäre eine Shiatsu-Behandlung insofern Prophylaxe, als dass Prozesse wahrgenommen werden können, die normalerweise noch nicht wahrgenommen werden und erst im Laufe einer gewissen Latenzzeit an die Oberfläche gelangen würden. Weiter kann geschlossen werden, dass sich hier im Organismus schon real ein Szenario zu einer Symptomatik entwickelt, dessen Resultat jedoch erst später reale Symptomatik wird.

In diesem Falle ist mit den Behandlungen, nach Diagnose, im obig genannten Sinne zu verfahren. Grundsätzlich kommen als Auslöser und Profilierungen solcher energetischen Problematiken alle schon oben genannten Möglichkeiten sowie auch generell die bekannten Entgleisungen des *qi*-Prozesses in Betracht.

Da die Symptome jedoch erst nach einer Behandlung auftreten, manchmal zeitlich sehr verzögert, ist es von größter Wichtigkeit, jeden Behandlungsgang genau dokumentiert zu haben.

Erst dadurch ist es möglich, die auftretenden Symptomatiken in den genauen Zusammenhang mit der erfolgten Behandlung zu stellen! Die Behandlung selbst wird so zum diagnostischen Schlüssel. Es muss genau zurückverfolgt werden können, welcher konkrete örtliche und zeitliche Zusammenhang der Behandlung mit der sich ergebenden Symptomatik stattgefunden hat.

Der größte bedeutsame Zeitrahmen ist für ein Individuum dessen eingebettet sein in die familiäre und in die allgemein menschliche Vererbung. In dieser Hinsicht ist auch die Konstitution und Vernutzung des Potenz- und Essenz-*qi (jingqi)* und des Ursprungs-*qi (yuanqi)* von Bedeutung. So ist es die Regel, dass individuelle energetische Charakteristika und Dysbalancen über Generationen hin vererbt werden. Wer einmal mehrere Generationen einer Familie behandelt hat, der weiß, wie stark sich energetische Muster fortlaufend weiter profilieren und erhalten, sich sozusagen energetisch vererben. Um hier zur sinnvollen Einschätzung eines Individuums kommen zu können, müsste der Shiatsu-Therapeut eigentlich mehrere Vergleichsindividuen der selben sozialen oder familiären Nähe, d. h. der Verwandschaft, behandelt haben. In diesem Zusammenhang wäre auch ein geschützter und vom Patienten autorisierter interdisziplinärer und zwischenkollegialer Austausch von Nutzen. So könnte der Shiatsu-Therapeut Informationen durch die dem Patienten privat und professionell nahe stehende Menschen erhalten.

III.4.1.2 Die örtlichen Erscheinungsprofile

Symptome können örtlich-stationär und örtlich-mobil auftreten. Als Ort soll hier ein dreidimensionaler Bereich des Körpers gelten, gleich welcher Größe. Ein solcher Ort muss diagnostiziert werden. Er kann dann in einer schon durch das vorhandene Wissen qualifizierten Weise beschrieben werden (bekannte Topografien der Punkte oder der Organe usw.) oder er kann auch als originär individuell *(ashi)* und damit einzigartig qualifiziert werden.

So können bei einem konkreten Individuum auch Körperbereiche zusammengeschlossen und wie ein gemeinsamer Ort wirken, die in allgemeiner Klassifikation westlicher Medizin verschiedene Orte darstellen würden. Wie bekannt ist, werden solch verschiedene Körperorte durch die energetischen Zusammenschlüsse gewissermaßen zu einen Ort: So kann z. B. ein Augenschmerz mit einem Fersenschmerz eine energetische Örtlichkeit bilden. Beide Orte liegen nach der bekannten Physiologie, körperlich gesehen, weit voneinander entfernt, bilden jedoch durch die Wirkweise der *Zutaiyang* (Bl) Leitbahn und deren energetische Verkettungen ein Geschehen.

Weitere ungewöhnliche, temporäre Zusammenschlüsse gewöhnlich verschiedener Orte zu einem Ort sind in den klassifizierten Systemen der medizinischen Segmenttheorie, in der Systematik fusionierender Hautpunkte nach Calligari oder auch der Bedeutung fusionierender Segmente nach Reich zu finden. Der Shiatsu-Therapeut muss immer dessen gewahr sein, dass er in der individuellen Behandlung die Originalität einer Systematik findet, welche ihre Gültigkeit nur in dem unvergleichlichen einzigen Fall hat. Da in solchem Fall dasjenige, was Norm sein soll, durch keinen Vergleich analoger Systeme identifiziert werden kann, muss das Normverständnis sich auf das einmalige Gesamtgefüge eines energetischen Individuums beziehen. Ein wichtiger Orientierungsbegriff stellt hier derjenige des *zhengqi* dar, die Fähigkeit des *qi*, die Funktionen des Körpers aufrecht zu erhalten und zu harmonisieren (*zheng*: Geradläufigkeit).

Eine stationäre Symptomatik ist weiter aufgliederbar in die möglichst exakten Örtlichkeiten im Ort. Denn auch im Ort, welcher topografisch zunächst sehr präzise beschrieben werden kann: ein bestimmter Akupunkturpunkt, ein Nervengewebe, ein Blutgefäß usw., herrschen zumeist solche Vielheiten von quasi Unterorten, dass hier in mikroskopischer Hinsicht genauso viel Abstand vorhanden sein kann, wie zwischen den entfernteren Körperbereichen; z. B. zwischen Kopf und Fuß.

Eine Behandlungstechnik muss diese energetischen Tatsachen unbedingt kennen und verstehen, da sonst eine exakte *qi*-Berührung im Punkt nicht möglich ist! (Siehe ➤ Kapitel 4)

So kann der Schultergelenkbereich z. B. der Ort von Symptomen und Beschwerden sein. Es muss dann weiter ausdifferenziert werden, um welchen Ort im Ort es sich hierbei genau handelt. Hier besitzen alle therapeutischen Systeme ihr spezifisches Differenzierungswissen, das Shiatsu muss die energetischen Orte herausdifferenzieren.

Ist der Gelenkbereich der Symptomträger, so ist in klassischer Weise immer auch die Wandlungsphase ZHI YIN (Erde-Emblem) mit beteiligt. In klassischer Weise wäre weiter zu eruieren, ob Bänder, Knochen, Gefäße, Muskeln oder deren Verkettungen ursachenbildend wirken, in diesem Falle kämen dann die zugehörigen energetischen Felder in mitwirkenden Betracht (so wie die Wandlungsphasen TAI YIN [Wasser-Emblem], SHAO YANG [Holz-Emblem] usw.).

Von weiter besonderem Interesse sind im Ort die Ortsverbindungen: Welche Stellen korrespondieren mit welchen Stellen!? Signifikant kann es in solchen Fällen sein, bei welcher Armpostion, also auch Gelenkstellung und Muskel-Sehnen-Bänder-Exponierung es zur Problematik kommt. Die Postion des Armes korreliert zudem mit psychisch-geistigen Gestalt- und Bedeutungsimpulsen. Diese energetischen Bedeutungen können weiter in ihrer energetische Präsenz, Schwäche oder Wucht, durch die Pulsdiagnose konkretisiert werden: An welcher Stelle wirkt bei welcher Armstellung welcher normale oder abweichende Puls (siehe ➤ Kapitel II.2.4). Diese genannte Möglichkeiten werden im vorliegenden Buch anhand der einzelnen Fallstudien exemplifiziert.

Bei jeder Untersuchung muss ein genaues energetisches Profil von Symptomen erstellt und dieses in Bezug zu den energetischen Mustern und klassischen Systemen gestellt werden.

Das örtliche Springen macht einen großen Anteil von Symptomatiken aus. Nicht selten tritt eine Problematik an einem Ort auf, verschwindet dort plötzlich wieder und ein anderes Symptom taucht am gleichen oder auch am anderen Ort auf oder das gleiche Symptom taucht am anderen Ort auf. So können Symptome kommen und gehen, Ortssprünge machen. Dieses Phänomen ereignet sich auch recht häufig während oder nach Shiatsu-Behandlungen. Diese Art umlaufender (*yun;* umlaufendes *qi*) Phänomenalität und Symptomatik zeigt deutlich die Ganzheitlichkeit des Organismus und dass eine eventuell vorhandene Problematik sich nicht so sehr auf eine eingrenzbare Störung rekurrieren lässt, sondern sich als klassische Schrägläufigkeit *(xie)* innerhalb der Energetik fortpflanzt und so den gesamten Organismus durchwirkt, also dergestalt funktionelle Störung sein kann. Ein Gleiches gilt auch hinsichtlich der temporären Sprunghaftigkeiten und Beharrlichkeiten.

In jeden Fall muss die Shiatsu-Diagnose diese Ortsmuster festhalten und häufig entgegen den gewöhnlichen körperlichen Zuordnungsprinzipien als ein energetisches Ortsgeschehen festhalten können. Wie der Philosoph Schelling sehr richtig sagt: *„Dort wo die Sonne ist, wirkt sie, aber auch dort, wo die Sonne wirkt, da ist sie auch.“*

Mit anderen Worten: Lokalität, Form und Wirkung der Sonne ergeben deren Gesamtgestalt, diese ist nicht identisch mit der Gestalt, die gewöhnlich mit der Masse identifiziert wird. Diese Gesamtgestalt muss jedoch mit anderen Augen gesehen werden. Ein Gleiches gilt für die energetische Sicht der energetischen Gestalt.

III.4.1.3 Die qualitative Abstufung der Symptome

Der Grad, in dem Symptome auftreten und auch verschwinden, sagt etwas über die Virulenz derselben aus und bezeichnet auch die eventuelle Stärke der Störung oder Stabilität des *qi*-Geschehens. Grundsätzlich kann zunächst die Gradation in Korrespondenz mit den *qi*-Umläufen und *qi*-Pulsen, samt den klassischen energetischen Parametern (*yin*, *yang*, Struktur *[li]*, Fülle *[shi]*, Leere *[xu]* usw.) festgestellt werden.

Die Gradation selbst muss in Abhängigkeit von dem normalen Lauf des *qi* und des Pulses betrachtet werden. Insofern kann das konkrete Wissen der Normalumläufe und Pulsreaktionen (siehe ➤ Kapitel II.2.4) in der Regel schon erste Klarheit bringen. Zudem stehen Ausprägungen und Wirkungen der Gradation oft in Zusammenhang mit den erfolgten Behandlungen und Behandlungschritten. Dieses wird in den einzelnen Fallgeschichten immer wieder ausführlich betrachtet. Generell kann an dieser Stelle gesagt werden, dass Gradationen zu den Behandlungen dazu gehören. Sie dürfen jedoch in ihrem Ausmaß nicht die Assimilationsfähigkeit des Organis-

4

mus übersteigen. So kann es während und nach einer Behandlung zu einer Steigerung der Symptome kommen. Diese Steigerung muss innerhalb der konkret diagnostizierten Energetik Sinn machen, sie muss innerhalb berechenbarer Zeitlichkeiten der Umläufe verschwinden, der Patient muss durch sein Verständnis diese Gradationen mittragen können und diese dürfen, wie gesagt, in keinem Fall die konkrete Assimilationskraft überfordern.

Im Sinne einer Prophylaxe ist es sehr sinnvoll, das bewusste *qi*-Gefühl zu steigern, sodass Symptome, die sonst unterhalb der Wahrnehmungsschwelle liegen, deutlich erfasst werden können. Diese Deutlichkeit kann mitunter in Shiatsu-Behandlungen recht stark werden. Dieses stellt dann manchmal für den Patienten eine psychische Barriere dar. Er kann subjektiv das Gefühl haben, dass er während oder nach der Behandlung mehr Symptome und Probleme hat als zuvor. Zudem ist eine Behandlung sehr häufig durch die Vorstellung und den Wunsch besetzt, dass dieselbe eher sehr angenehm und die Zeit danach voller Wohlbefinden sein soll. Es kann dann sehr schwer ertragen werden, dass sowohl die Behandlung als auch die Nachzeit subjektiv eher unangenehm wirken können. In diesen Bereich wirkt auch das kulturell geprägte Schmerzempfinden mit hinein, das sehr verschieden ausgeprägt sein kann.

Der Shiatsu-Therapeut muss also seine Behandlung selbst in einer Gradation durchführen, nach der am spürbaren „Ende" Sinn und Wohlbehagen stehen.

Generell führen Shiatsu-Behandlungen, entsprechende Übungen sowie gezielte Gespräche zu dieser erhöhten Wachheit und Toleranz gegenüber Körpersensationen. In der Regel ist der Wert solcher gesteigerter Selbstwahrnehmung durch den zum negativen Schlagwort gewordenen Begriff der Hypochondrie negativ besetzt und getrübt. In der Tat herrscht bei den Patienten hinsichtlich solcher Selbstwahrnehmung und deren Äußerung eine große Unsicherheit und sogar Scham. Begleitet werden manche Äußerungen in diesem Zusammenhang mit den Worten: „Es ist wohl nur eingebildet...", „Ich bin mir nicht sicher...", „Ich kann es gar nicht ausdrücken...", „Es ist zu albern und komisch...", "Es ist wohl nicht der Rede wert..." usw. Immerhin ist so die Thematik schon im Bewusstsein, zumeist verbleibt sie aber im Unbewussten oder im Traumbewussten.

Damit werden jedoch der Diagnostik unendlich viele Informationen und Hinweise vorenthalten.

Es ist zu wünschen, und dies muss durch das Shiatsu gezielt gefördert werden, dass die Patienten ermutigt werden, die Selbstwahrnehmung, Körperfantasie und die Sprachkreativität zu üben, auszudrücken und verstärken zu können.

Dazu ist oft ein anderes Fühlen, Denken und Sprechen notwendig. Ähnlich der Anstrengung, Trauminhalte in der normativen Sprache darstellen zu können und hierdurch über die Poesie einen kreativen Zugang zu ermöglichen, muss dies auch hinsichtlich der bewussten Selbstwahrnehmung geschehen.

Hilfreich ist in diesem Zusammenhang auch der bewusste Umgang mit der Sprache. Die Worte „Hypochondrium" und „Hypochondrie" gehen auf das griechische Stammwort chondros zurück. Dieses bedeutet Krümchen, Korn, Brustknorpel und Knorpel. Hypo-chondros stand dann für die Organe des Unterleibs. Das Stammwort gehört zur indogermanischen Sippe von „Grund". Dieses Wort schillert historisch in den Bedeutungen von etwas Zerriebenem, von Sand oder Erde bis zu „Innerstes", „Wesen" und „Unterlage", „Ursache" und „Berechtigung". Auch in Bezug dazu steht das Wort „Abgrund": in der Bedeutung von „abwärts gehender Erdboden".

Die heutige Bedeutung von Hypochondrie besetzt diesen Bedeutungsreichtum zu eng und zu ein-deutig. Sie steht für die vorzugsweise männlich übertriebene Selbstwahrnehmung, so wie die Hysterie für dieselbe weibliche steht. Löst man diese enge Bedeutung wieder in den historischen Wortreichtum auf, dann lassen sich für das Selbstbewusstsein des Patienten neue Perspektiven von alters her gewinnen: Es ist gut, hypochondrisch zu sein! Dies kann auch bedeuten, mit den Organen des Bauches in Kontakt zu sein und deren sekündliche Gratwanderung zwischen sicherem Lebensgang und Sturz in den Abgrund zu begleiten.

Die Gezielte Gesprächsführung kann über das Sprachbewusstsein wichtige Hinweise zur *qi*-Energetik erhalten. Ein bewusstes Erfassen spontaner oder bewusst gesteuerter Sprache samt deren Bildern und unbewussten Mitgehalten führt auf die Spur des unmittelbaren Selbstverhaltens der Körperlichkeit selbst. Typische Sprachfloskeln, Wörter oder Satzbaumuster, welche der Patient benutzt, haben ihre Entsprechung im unmittelbaren Erleben.

III.4.1.4 Zur Behandlung funktioneller Beschwerden und qi-Disparitäten

Die differentialdiagnostisch ausgemachten *qi*-Disparitäten und Dysbalancen geben infolge ihrer Position und Intensität im regulären *qi*-Geschehen, samt den Befindlichkeitsäußerungen des Patienten, schon selbst Hinweise zu einen einzuschlagenden Behandlungsweg.

Durch die Gezielte Gesprächsführung können z. B. Schulterschmerzen diagnostisch in Bezug zu ausgemachten Lebenssituationen und deren Belastungen gesetzt werden. In solchem Falle ist dann der große Behandlungsrahmen vorgegeben: Die Schulter muss, samt ihrer energetischen Implikationen, einerseits ganzheitlich behandelt werden, und andrerseits muss der Patient in die Lage versetzt werden, den Impuls der Behandlungen in sein Leben hineinzutragen. Mit anderen Worten, der Patient muss die entsprechenden Lebensituationen verändern oder beeinflussen. Diese letztgenannten Veränderungsimpulse sind direkte Behandlungsimpulse des Patienten an sich selbst und so an seiner Schulter.

Nur die Einheit solchen Lebensausdrucks und solcher Lebensformung kann dann praktische Prophylaxe werden. Im Großen und Ganzen kann dies auf zwei Wegen erfolgen. Entweder kann der Patient „sein Schulterverhalten" mitsamt der Umgebungs- und Lebenssituation verändern oder es bleibt ihm bei gleichen Lebens- und Berufsumständen nur die Möglichkeit, durch Selbstveränderung zum anderen Gebrauch seines Körpers, seines Lebens und seiner Schulter zu gelangen. Beide Möglichkeiten bilden nur die Extrempunkte eines Spektrums ab, welches als solches immer in gemischter Einheit vorliegt und in welcher Mischung dann der eine oder andere Anteil dieser Extreme überwiegt und sich somit daraus der einzuschlagende Weg ergibt.

Es steht außer Frage, dass für die Patienten oft beide Wege, Situationsveränderung und Selbstveränderung, nur sehr mühselig herzustellen sind. Ein Erkennen solcher Lage ist dennoch von großer Wichtigkeit, hängt davon doch die realistische Einwirkmöglichkeit der Shiatsu-Therapie ab. Es ist jedoch nicht primär die sofortige Veränderung von Lebens- und Verhaltensrealitäten wichtig, sondern die Erkenntnis von Zusammenhängen, ein Aushalten dieser Erkenntnis und somit eine unmittelbare Selbstberührung in eigener Realität. Dieses therapiebegleitete aushaltende Selbsterkennen schafft zumeist sofortige Erleichterung, bringt eine Distanz in die Nähe unangenehmer Berührungswahrheiten mit sich und schafft eine erfrischend neue Ausgangslage.

In jedem Fall ist bei vorkommenden Sensationen, Selbstwahrnehmungen und Quasi-Befunden eine umfassende Diagnose durch Befragung, Inaugenscheinnahme und durch Behandlung zu erstellen. Die erfassten diagnostischen Parameter werden systematisiert und im Sinne der Gezielten Fragetechnik und den Figuren des IdosShiatsu zueinander geordnet.

Alle genannten Erfassungsmethoden und etwaige Erkenntnisse sollten offen mit dem Patienten besprochen und anschließend muss ein gemeinsamer Behandlungsrahmen erstellt werden.

Typische Symptome funktioneller Störungen gruppieren sich häufig im Bereich der Körpergelenke, inklusive der Knochennahtstellen der Schädelknochen. In den hier gemeinten Fällen ist in diesen Bereichen der Ort oder die Funktion eingeschränkt und mit Unbehagen gekoppelt, dennoch lassen sich keine „festen", diagnostisch positiven Befunde ermitteln. Die Störungen werden in den Schilderungen der Patienten etwa so wiedergegeben: diffuses Drücken oder Ziehen an den Gelenken und in deren Umgebung; punktuelle oder streifenförmige Schmerzstellen aller Schmerzstufen. Diese Missempfindungen können gekoppelt sein mit entsprechend psychischen Befindlichkeiten wie: große innere Erschöpfung und Müdigkeit, Antriebslosigkeit, Trauer, tief gelegender Wut, Anspannung oder rastloser Unruhe.

Ähnliche Sensationen sind an allen Punkten *(xue)* möglich. In den Leitbahnen *(jingluo)* und an deren Endpunkten, Alterations- und Verbindungsstellen, oft an den distalen Extremitäten sowie im Kopfbereich, kann es zu typischen Sensationen und Schmerzen kommen. Diese Schmerzen können insbesondere bei ganz bestimmten Bewegungen oder auch nur punktförmigen Bewegungsabschnitten auftreten und sonst vollkommen abwesend sein. Alle diese gemeinten Symptomatiken spielen sich eher in der oberen Ebene (OE) oder der mittleren Ebene (ME) ab. In der Regel handelt es sich hierbei um Irritationen des *yang-qi.*

Gleichfalls beeinhalten diese bahn- und flächenartig verteilten Sensationen eine Affektion der Muskeln-Sehnen-Leitbahnen, also der *jingjin.* Besonders während einer Behandlung tauchen innerhalb der Muskeln und Sehnen verschiedenste Bereiche präzise als Schmerz- oder Problembereiche auf. Diese Schmerzen und dieses Unbehagen trifft den Patienten oft sehr unvermittelt, er hat an dieser oder jener Stelle nicht damit gerechnet. Das Schmerzempfinden kann sich in einer mehr oder weniger großen Zone oder auch nur punktförmig in Nadelspitzengröße abspielen. Es kann sich trotz zartester Berührung plötzlich zu enormer Stärke und Intensität steigern, sodass der Patient dies nicht aushalten kann und mag. Genau an dieser Stelle verbinden sich das Missempfinden und der Schmerz mit psychischen Reaktionsmustern: der Patient kann sehr ungehalten werden und es können verschiedenste Emotionen freigesetzt werden. Solche Dynamik führt bei weiterem Durchlaufen zu charakterlichen Reaktionen wie mehr oder minder ängstliches Abwarten oder Fragen bis hin zu heftiger, auch empörter Gegenwehr und Abwehr. Zumeist ist diese Phase auch mit inneren Bildern, Gedanken und Erinnerungen gekoppelt. Die Gezielte Gesprächsführung kann in solchen Momenten die Brücke eines inneren Verständnisses für den Patienten herstellen. Auf diese Weise ist ihm ein Mitarbeiten an solchen problematischen Stellen in innerer Sinnhaftigkeit möglich.

Die verschiedenen emotionalen und charakterlichen Reaktionen müssen erfasst und in ihren Entsprechungen erkannt werden. So besteht die Möglichkeit, dass der Patient nicht nur seinen Körper auf eine ihm sonst nicht wahrgenommene Weise spürt, sondern dass er auch sinnhafte Zusammenschlüsse zwischen körperlichen Empfindungen und den dazu gehörenden charakterlichen, emotionalen, psychischen und situativen Kopplungen erleben kann.

Auf diese Weise sammelt der Patient neue Erfahrungen und Erkenntnisse über sich selbst.

Gleichfalls können solche Zusammenschlüsse der Erlebnisebenen die häufig überlagerten und verschobenen inneren Reaktionsmuster in ihrer historischen und situativen Ursprünglichkeit wiedererkennen oder überhaupt zum ersten Mal erkennen lassen.

Es kann des Weiteren auch sein, dass die punktartigen, flächigen und raumgreifenden Schmerzen oder Missempfindungen sich eher unter der OE, ab der ME und besonders in der tiefen Ebene (TE) abspielen. Ein besonderes Charakteristikum besteht in solchen Fällen darin, dass diese Sensationen sich zwar klar lokalisierbar an einem Ort ereignen können, aber dennoch recht intensiv und auch diffus in die Umgebung und dabei besonders in die Umgebung der Tiefe ausstrahlen. Der Patient hat das untrügliche Gefühl, dass der Schmerz in seine persönliche, lebendige Intimität hineintritt. Dieses Gefühl wirkt immer sehr unangenehm und mehr oder minder bedrohlich, es reflektiert die Zone innerer Unversehrtheit. Hierbei ist es so, als ob es keine Pufferung mehr zwischen der Substanz des Organismus und diesen Schmerzen, Schmerzorten gibt.

Diese Sensationen sind in der Regel Symptome des *yin-qi*.

In solchen Fällen muss untersucht werden, ob es sich bei der verstärkten Sensibilität des *yin* um eine echte Schwäche desselben und so auch um eine Schwäche und Mangelverteilung des *yang* handelt oder ob der Organismus grundsätzlich und insbesondere an der problematischen Stelle über eine Regenerationsfähigkeit und über die Kraft einer Verteilungskorrektur verfügt. Sollte letzteres der Fall sein, reagiert der Organismus häufig schon im Rahmen der Behandlung oder in überschaubaren Zeiträumen im Sinne einer Korrektur. Bleiben jedoch Reaktionen solcher Art aus oder wirken langfristig nicht erreichbar, liegt eine ernsthaftere und tiefere Störung vor.

In solchen Fällen muss sehr behutsam behandelt werden und der Zeitrahmen der generellen Behandlungsdauer sollte entsprechend realistisch abgesteckt werden. Er kann Monate oder gar Jahre in Anspruch nehmen, es kann sogar sein, dass das zu erwartende Leben, die Lebenszeit, nicht ausreichen wird, um eine entsprechende Störung wieder zum Verklingen bringen zu können. Bleibt jedoch eine solche Störung auf der Ebene der hier gemeinten funktionellen Störungen, dann können eine veränderte innere Einstellung und ein adäquates Verhalten die jeweilige Person auch mit einer starken konstitutionellen Problematik und Schwächung bis ins hohe Alter führen.

In dieses Feld der *yin*-Symptome fallen auch sämtliche inneren Organsensationen; wenngleich abgestuft nach der dominierenden Energetik hinsichtlich des *yin* und des *yang*. Der Magen ist beispielsweise eine häufig genannte und beteiligte Organzone. Oft ist dabei auch das Gebiet des Solarplexus mitbeteiligt. Weitere Organsensationen sind die der Darmempfindungen, die zumeist als Bauchschmerzen und Bauchunwohlsein wahrgenommen werden. Regelmäßig erlebt und benannt werden auch Herzsensationen, vor allem im Sinne einer topografischen Zuordnung, und bekannt sind auch die, oft plötzlich einsetzenden, Atemprobleme oder thorakal erzeugten Atembewegungsschmerzen. Auch das Diaphragma sorgt gleichfalls zu leichten bis heftigen Missempfindungen. Durch dessen Druckkraft auf Bauch- und Thoraxhöhle kann es zu diffusen bis erheblichen Sensationen kommen. Leber und Gallenblase bringen ebenso, meist drückende, zum Teil weit in den Körper hineinziehende, Sensationen hervor. Das Pankreas stellt samt der Milz einen soliden Stabilisator des Oberbauchs dar. Energetische Fehlladungen können hier ein flaues Gefühl, eine auf den Appetit drückende Spannung oder eine im Rücken, besonders am Übergang von Brustwirbelsäule zur Lendenwirbelsäule, auftretende Verspannung oder Instabiliät erzeugen. Letzteres und Probleme des unteren Rückens gelten auch bei Organirritationen der Nieren. Zuletzt sei der Problemring des untersten Rückens und des kleinen Beckens, samt der Hüftgelenke, genannt. Blase, Uterus und die Genitalorgane können zu großem Unbehagen, oft gekoppelt mit Ängsten und starken unbewussten Anteilen, führen.

Bei all diesen Störempfindungen sind jedoch nicht im strengen Sinne die Einzelorgane samt deren Funktionen erkrankt oder gestört, sondern die Organe bilden eine Dysbalance im Rahmen ihrer energetisch zugeordneten Kopplungen ab. Die Organfunktion ist in der energetischen Medizin immer auch die Funktionen ihres zugeordneten *qi*-Geschehens.

Vertraut sind dem Shiatsu-Patienten auch die diversen Temperatursymptomatiken. Der Körper als Ganzes, größere Körperbereiche oder mehr oder minder kleine Orte können plötzlich als enorm warm, heiß oder kühl bis eiskalt wahrgenommen werden. Zwischen diesen Extremen sind alle Abstufungen, auch im schnellen Wechsel, möglich. Einhergehen können damit warme und kalte Schweiße. Es ist den Patienten zumeist vertraut, dass einzelne Orte regelrecht vor Hitze heiß und unerträglich brennen können oder dass sie sich bei normaler Körpertemperatur dennoch eiskalt fühlen.

Diagnostisch werden solche Empfindungen und Zustände durch Tast- und Sichtbefunde verifiziert. Kalte, kühle, warme und heiße Hautstellen können deutlich gefühlt und auch optisch wahrgenommen werden, Schwitzen und Schweißmuster ebenfalls.

Generell handelt es sich in diesen Fällen um Verteilungsprofile des Blutes und der Körperflüssigkeiten (*xue*, jap. *ketsu*). Diese Verteilungsordnung wird in Bezug zu den energetischen Topografien und Umläufen gebracht (siehe ➤ Kapitel II.2.4).

Im Weiteren sind folgende Phänomene zu beachten: innere Pulsationen, Vibrationen, inneres Zittern, quasi elektrische und elektromagnetische Entladungen und Spannungen, Kribbeln oder Taubheit entlang der Punkte und Bahnen oder unabhängig von ihnen, Zuckungen und unwillkürliche, klein- sowie großkörperliche Bewegungen, Mikrozittern und der den Gesamtkörper in vielfacher Weise durchlaufende Orgasmusreflex (in der Regel ohne dessen direkt sexuelle oder genitale Aktion).

Pulsationen und Vibrationen sind in der Regel aufgeladene, gestaute oder mächtig eingespeicherte *qi*-Anteile. Dieses *qi* ist raumgreifender Natur, bemächtigt sich der pulsatorischen und rhythmischen Prozesse und „kennt" keine Wege und Aktionsmuster sinnvoller Eigenentladungen, sei es als Aktionen oder Verpuffungen, sei es als Einfügungen in die innere Verwandlungsdynamik regulären *qi*. In der Regel sind hier vitale Eigenkräfte gebunden. In diesem Sinne wäre zu untersuchen, wo der Patient an Leib und Seele sozusagen gebunden oder gehemmt wird. Bedeutende Auskunft geben in diesem Zusammenhang in unmittelbarer Nachbarschaft liegende Brems- oder Blockadeorte des rhythmischen *qi*.

Sind diese Stauungen und Pulsationen eher im oberen, thorakalen Bereich lokalisiert, so kann generell davon ausgegangen werden, dass die Erlebnis- und die Gefühlsrezeptivität, samt ihren qualitativen Ausdrucksmöglichkeiten behindert sind.

Trifft die Lokalisation eher auf die Bauchhöhle zu, dann ist die lebendige Kraft in ihrer ungehemmten Eigendynamik zu eingebunden und gebremst. Diese Hemmungen liegen oft sehr tief in der Körperlichkeit und Psyche verborgen.

Verlaufen diese Phänomene in den Extremitäten, so deutet dies in der Regel auf Überspannungen hin. Der Organismus ist zu eng eingebunden in bestimmte Arbeitsmuster.

Wenn an diesen verschiedenen Bereichen erfolgreich gearbeitet wird, dann erweist sich der zu gehende Weg zur Lösung von Verspannungen gleichzeitig auch als Erkenntnisweg vorliegender Problematiken körperlicher oder psychischer Natur.

Inneres Zittern kann der erste Schritt zur Auflösung und Dispersion von Aufladungen und Stauungen sein, kann aber auch ein Zeichen von Schwäche und Überforderung des *qi* darstellen. Im ersteren Fall besitzt dieses Zittern Kraft, klare Tendenzen und Volumen, im zweiten Fall wirkt es dünn, schwach und aufgeregt, ohne Volumen und mit versiegender Tendenz. Sorgfältig müssen die verschiedenen Orte dieser Symptomatik und auch die Entsprechungbereiche in der Diagnose festgehalten werden. Identifizierte Orte können bezüglich ihrer Bedeutung für Körper und Seele abgefragt werden und durch die Gezielte Gesprächsführung ergeben sich durchaus wertvolle Hinweise von Patientenseite her.

Quasi elektrische Phänomene reflektieren nervöse und übernervöse *qi*-Qualitäten. Sie können allerdings auch Zeichen einer mächtigen, augenblicklichen *qi*-Bahnung sein. Erstere Möglichkeit wird von der zweiten geschieden, indem sich Übernervosität und gesteigerte Reaktibilität in der Regel erhalten, neu aufladen und so fortpflanzen, während die *qi*-Bahnung die Fähigkeit besitzt, zur Ruhe und zur zeitweilig umfassenden Entladung zu gelangen.

In den genannten Fällen sind immer mehr oder minder akute geistige Symptomatiken vorhanden. Der Geist ist in irgendeiner Weise als *qi*-Geschehen überdurchschnittlich belastet. Das Gleiche gilt auch, wenn diese elektrischen Phänomene als elektromagnetische Entladungen verlaufen. In diesen Fällen sind die Organe oder große nervale Knotengebilde, vor allem im Bauchraum und am Kopfbereich beteiligt. Es kann gesagt werden, dass solche Aufladungen signalisieren, dass geistige Anstrengungen sehr starke energetische Organzufuhren benötigen oder die Organe als Bedeutungsträger psychisch-geistiger Prozesse involviert sind.

Das Kribbeln (häufig nur negativ als parästhetische Missempfindungen benannt, aber auch als *de qi*-Gefühl bekannt) indiziert eine allgemeine Belebung oder Stauung der ME im Sinne von deren Scharnierfunktion zwischen der OE und TE und auch im Sinne der Energetik zwischen zentral und distal, zwischen *hara* und Organismusgrenzen. Dieses Kribbeln ist zumeist auch allgemein mit Sensationen der OE und Haut gekoppelt und in diesem Zusammenhang ein Phänomen des *wei qi*.

Taubheitsgefühle können in diesem Zusammenhang Zeichen erhöhter Wahrnehmung einer Unterladung entsprechender Gebiete sein. Sie können auch eine Fülle *(shi)* von *yin* und eine Schwäche im *yang* widerspiegeln. Ebenso ist es möglich, dass das wechselseitige Durchdringen der unterschiedlichen energetischen Ebenen nur ungenügend geschieht. Liegt eine solche entsprechende Energetik vor, dann ist deren Verwandlung oder Verklingen während einer Behandlung oder infolge von Behandlungen ein sicheres Zeichen temporärer und damit also funktionaler Dysbalancen und *qi*-Disparitäten von leichterer oder mittelschwerer Problematik.

Zuckungen und unwillkürliche Bewegungen von Körperbereichen oder die des gesamten Körpers zeigen an, dass aufgeladene oder eingestaute *qi*-Energien sich insbesondere über die Muskel- und Sehnenleitbahnen *(jingjin)* und Bewegungsmöglichkeiten des Körpers in dessen Umgebungsraum hinein ausdrücken. Die ausgedrückten und eingegrenzten Muster solch unwillkürlicher Bewegungen geben sehr genau das Gewohnheitsbild von Körpermobilität und Körperstruktur sowie den jeweiligen Habitus wieder. Häufig können hieran die regelmäßig eingenommenen Alltagsmuster abgelesen werden. Zu diesen Bewegungen unwillkürlicher Art gehört auch der gesamte Ausdrucksbereich des Orgasmusreflexes. Weiter sind Zuckungen solcherart immer mit nerval-energetischen Reaktionsmustern assoziiert. Die Entladungsgestaltungen sind Ausdruck innerer, seelisch-körperlich-charakterlicher Lebenshaltungen. Die Gestaltmuster und Orte solcher Entladungen verweisen auf die entsprechenden Bedeutungsebenen.

Unwillkürliche Zuckungen lassen sich einerseits denjenigen Körperbereichen zuordnen, welche verspannungsdicht sind und hier eine Entladung erfahren und lassen sich andrerseits Mangelbereichen zuordnen, in die sich die Entladungen hineingestalten oder anders gesagt, die Mangelbereiche senden gewissermaßen Anforderungen von Bewegungsimpulsen aus, die dann von den energetischen Ausgleichsbewegungen initiiert, erfüllt und ausgestaltet werden. Das *qi* verlässt dabei Körperbereiche der Stärke *(man)* und füllt Bereiche der Schwäche *(kong)* auf. Weiter unten (Fallgeschichten) werden hierzu Beispiele gegeben.

Das Mikrozittern drückt ähnliches aus. Zudem steht es in engem Zusammenhang mit fortlaufenden emotionalen Vorgängen. Aus den Profilen des Mikrozitterns sind basale emotionale Prozesse deutlich abzulesen.

Emotionaler Natur sind recht häufig auch deutliche körperliche Druck- oder Mangelgefühle an leiblicher Kraft und an körperlichem Volumen, welche den Körper als gesamten betreffen. In diesen Fällen bestehen Diskongruenzen zwischen den leiblich-seelisch-geistigen Kopplungs- und Lenkungsbewegungen. Das Gesamterleben kann sich als so sehr bedrängt empfinden, dass daraus für den Patienten keine sinnvolle und praktisch agile Bewegung entspringen mag, oder es besteht eine Unfähigung, die Kräfte des Leibes wesensmäßg und lenkend von innen zu ergreifen.

Elektromagnetische *qi*-Bewegungen und -Wirkungen sind häufig nur sehr punktuell und kurzphasig, können aber auch langwellig und großflächig verlaufen. Es sind Zeichen kräftiger Aufladungen und Einspeicherungen und somit vorrangig *yin*-Symptome, welche den gesamten Leib von innen durchwirken und auslenken. In der Regel liegen hier oft vorbewusste und unbewusste Themenbildungen zu Grunde. Die Topografie solcher Bewegungen und die Gezielte Gesprächsführung lassen den Sinn dieser *qi*-Prozesse verstehen und in die bewussten Ebenen weiterleiten.

Der bisher gemachte summarische Überblick ließe sich weiter ergänzen, denn ständig ergeben sich aus jeder Behandlung eine Anzahl neuer Phänomene. Das Gesagte mag aber an dieser Stelle ausreichen, um den Sinn für die Wahrnehmung solcher Vorgänge zu schärfen. Entscheidend ist immer, diese Phänomene in die energetischen Entsprechungsmuster einordnen zu können.

Wie ein solches praktisch aussehen kann, soll nun anhand zweier Fallstudien belegt werden.

III.4.2 Fallgeschichte 1: Verkehrsunfall einer Hausfrau, 45 Jahre

Diese Patientin war, allerdings nicht kontinuierlich, schon seit Jahren zu Behandlungen gekommen.

Diesmal wollte sie Shiatsu-Behandlungen nehmen, weil sie verschiedene leichtere bis mittelstark störende schmerzähnliche Empfindungen hatte. Diese Sensationen waren über den ganzen Körper verteilt und tauchten ohne feste Regeln an verschiedenen Stellen auf und verschwanden ebenso wieder. Sie waren mal stärkerer mal schwächerer Natur und folgten auch keinem festen Zeitmuster, manchmal waren es nur Sekundenphänome, manchmal konnte sie einige Tage lang diese Symptome spüren. Insgesamt fühlte sie sich durch diese Empfindungen recht irritiert, manchmal auch geängstigt und in jedem Fall erzeugten diese ein Unbehagen.

Die Nachfrage nach ungewöhnlichen körperlichen Belastungen ergab, dass die Patientin rund vier Wochen zuvor mit dem Motorroller infolge eines Verkehrsunfalls gestürzt war. Sie war mit einem Auto zusammengestoßen. Das Fahrzeug hatte sie nicht direkt berührt. Sie stürzte zuerst auf die rechte Körperseite. Wie sie sich erinnerte, war sie dort hauptsächlich mit dem rechten Gesäß und dann mit der äußeren Seite des rechten Beins, unter besonderer Betonung des Fibulaköpfchens, auf den Boden geprallt. Anschließend stieß sie noch mit der linken Schulter und der linken Kopfseite, mit Helm, gegen einen Schaltkasten. Der Aufprall war von mittlerer Stärke gewesen, wurde von ihr jedoch auch in der Erinnerung noch als recht heftig empfunden.

Direkt anschließend war sie in einem Krankenhaus gründlich diagnostiziert worden, es lagen nachweislich keine bestimmbaren Schädigungen vor. Auch ihr Gesamtbefinden schien nicht weiter beeinträchtigt zu sein. Nach Tagen jedoch setzten die o. g. Körpersymptome ein. Während der täglichen Aktivitäten traten diese in den Hintergrund, um in ruhigeren Momenten spürbar zu werden.

Die Körpersymptome äußerten sich zuerst über Tage hinweg in Form von reißenden Muskel-Sehnen-Schmerzen, verklangen jedoch im Laufe der Zeit.

Am Abend des Unfalltages hatte sie heftigen Schüttelfrost gehabt und ihr gesamter Körper zitterte. Dies ist generell als ein deutliches Zeichnen dafür zu werten, dass eine starke Umverteilung der Energie stattfindet und der Organismus heilende Impulse in Gang setzt. Zudem verpufft dabei intervallartig die extrem angestaute psychische Energie.

III.4.2.1 Behandlungsbeginn

Die Inaugenscheinnahme des Gesichts ergab deutlich eingesunkene Augenorbita und dort eine starke Einfärbung, bräunlich-schwärzlicher Natur, der gesamten dort verlaufenden Gefäße der Muskel- und Sehnenleitbahnen *(jingjin)* der *Zutaiyang* (Bl) Leitbahn. Dies bedeutet in der Regel eine schmerznahe Stresssituation der entsprechenden Leitbahn. Das gesamte Gesicht wirkte knochig, ein weiterer Bezug zur genannten Leitbahn und der Wandlungsphase des TAI YIN (Wasser-Emblem). Ein weiterer diagnostischer Bezug wäre in allgemeiner Hinsicht ein Wind *(feng)* Befund der Wandlungsphase SHAO YANG (Holz-Emblem) und dessen Leitbahnen, wie auch der Gewebe von Muskeln und Sehnen. Dieser allgemeine Bezug hatte in diesem Fall auch eine besondere Bedeutung hinsichtlich der äußersten Strapazierung von Muskeln und Sehnen durch den Unfallhergang.

Die Jochbeinpunkte *quanliao* (Dü 18) schimmerten dagegen kontrastartig aus der TE etwas rötlich, ein Zeichen für die lebafte Anstrengung besonders auch der unteren Extremitäten und der Blut- und Wärmezirkulation.

Ansonsten schimmerte die Gesichtshaut eher fahl und spielte ins gelbliche hinein.

Schon auf Grund dieser Anzeichen wirkte die Patientin immer noch wie unter einem gewissen Schock stehend und innerlich gestresst.

Ich bat die Patientin, sich auf eine Körperseite ihrer Wahl zu legen und sie legte sich spontan auf die linke Seite. Die Wahl einer Lage hat immer etwas mit der energetischen Befindlichkeit zu tun, in diesem Fall auch mit der energetischen Gestalt (Idos), die sich aus dem Unfall ergeben hatte, wie weiter unten noch ersichtlich sein wird.

Generell kann gesagt werden, dass meist diejenige Seite bodenseitig aufliegt, welche durch diesen Auflagendruck eine Art Stabilisierung, Halt, Schutz und damit auch energetische Unterstützung erfährt, häufig ist diese Seite in Schwäche *(kong)* oder Leere *(xu)*. Die Seite, welche eher in Stärke *(man)* oder Fülle *(shi)* ist, erzeugt bei Auflagendruck, insbesondere in Thoraxnähe, ein eher unangenehmes Gefühl.

Das während der Behandlung diagnostizierte und im Folgenden geschilderte *qi*-Profil zeigte einerseits deutliche Spuren der durch den Unfall erzeugten Deformationen und zeigte andererseits schon die Gegenregulation und Normalisierung der *qi*-Gestalt.

Der rechte Arm erschien auf seiner *yang*-Seite auffallend starr und fest, wobei der Oberarm zusätzlich insgesamt wie aufgebläht und damit als sehr „dick" erschien, somit von einer Stärke *(man)* Kondition geprägt war. Es war kein normaler, spürbarer *qi*-Puls ertastbar und die Hand wirkte energetisch, aber auch von der Körpertemperatur her, kalt.

Die *Shoutaiyin* (Lu) Leitbahn erschien im gesamten Arm als deutlich in Schwäche *(kong)* bis Leere *(xu)*, unter besonderer Betonung der Punkte *shaoshang* (Lu 11) und *lieque* (Lu 7).

Die rechte Schulter wirkte in ihrem gesamten Bereich, also vorn, oben und hinten, sehr leer *(xu)*, ebenso die gesamte Diagnosezone der *Shoutaiyin* (Lu) Leitbahn am Rücken.

An Leere *(xu)* Konditionen noch besonders hervorgehoben werden, können die Punkte *jianjing* (Gb 21), *tianliao* (3E 15), *jianwaishu* (Dü 14), *jianzhongshu* (Dü 15) und der Verlauf der *Zuyangming* (Ma) Leitbahn am rechten Hals.

Die *Zushaoyang* (Gb) Leitbahn war um die rechte Skapula herum deutlich in Fülle *(shi)*.

Der Hals erschien rechtsseitig insgesamt als leer *(xu)* und sumpfig, betont waren in dieser Hinsicht noch die Punkte *tianshu* (Bl 10), *fengchi* (Gb 20), *naokong* (Gb 19), *wangu* (Gb 12) und *yifeng* (3E 17).

Die *Shoushaoyang* (3E) Leitbahn war um das Ohr herum von rötlicher Färbung, fester Konsistenz und dick, in Stärke *(man)*, unter besonderer Betonung des Punktes *jimai* (3E 18). Auf der rechten Schädelseite wirkten die *Zushaoyang* (Gb) Leitbahn und dessen gesamte Muskel- und Sehnenleitbahn *(jingjin)* am Kopf leer *(xu)*, und die *Shoushaoyang* (3E) Leitbahn war wie eingezogen, sumpfig und still.

Die Muskel- und Sehnenleitbahn *(jingjin)* der *Zutaiyang* (Bl) Leitbahn waren wie ein Ring zwischen dem hinteren und oberen Schädel dick und somit in Stärke *(man)*. Dieser Ring mündete in das Gebiet von *baihui* (Du 20), welches vollkommen fest und in Fülle *(shi)* war.

Der *Zutaiyang* (Bl) war an Kopf und Rücken rechtsseitig eher in Schwäche *(kong)*.

Insgesamt agierte an der rechten, oberen Körperhälfte kein erreichbarer, normaler Puls. Nur infolge der Behandlung der *Zushaoyang* (Gb) Leitbahn im rechten Arm erschien dort plötzlich ein heftiger und anwallender Puls.

Das gesamte rechte Gesäß und die Region um *huantiao* (Gb 30) war *shi*, prall und warm. Der weitere Verlauf der zum Punkt gehörenden Leitbahn (Gb) wirkte eingezogen, an der OE in Leere *(xu)* und in der TE zäh und in Fülle *(shi)*. Die Punkte *yangjiao* (Gb 35), *waiqiu* (Gb 36), *guangming* (Gb 37) waren stark in Leere *(xu)*, wohingegen *yangfu* (Gb 38) und *qiaoyin* (Gb 44) prall in Fülle *(shi)* waren und *qiuxu* (Gb 40), *xiaxi* (Gb 43) fest in Fülle *(shi)* waren und *diwuhui* (Gb 42) äußerst fest in Fülle *shi* war.

Die *Zushaoyin* (Ni) Leitbahn war um *yongquan* (Ni 1) in Leere *(xu)*, dann ein eher fester Strang in der TE und an der OE in Schwäche *(kong)*.

Die rechte Taille erschien in Schwäche *(kong)* und die rechte Thoraxseite besonders um die Leitbahnen *Shoushaoyang* (3E) und *Zushaoyang* (Gb) als profiliert fest und in Fülle *(shi)* (➤ Abb. III-83).

Schon das Gesamtprofil der rechten Seite ergab den Leitbahnen nach eine signifikante und typische Veränderung gegenüber dem Normalprofil der Patientin. So war im direkten Vergleich die Leitbahn *Zushaoyang* (Gb) auf der rechten Seite während der Behandlungen direkt vor dem Unfall durchweg schon an der OE von Fülle *(shi)* Kondition gewesen.

Teilweise war nun noch sehr deutlich wahrnehmbar, wie stark sich diese Leitbahn, und auch andere Leitbahnen, durch das Unfallgeschehen im direkten Aufprallgebiet in die Tiefe Ebene (TE) verzogen hatte. In dem Aufprallgebiet der rechten Gesäßhälfte war dagegen schon ein reaktiver Prozess im Gange: Besonders die dort deutliche Stärke *(man)* Kondition bei extremer Festigkeit bis in die TE zeugten davon.

Die starke Festigkeit entspricht derjenigen von in die TE zurückweichenden *qi*-Prozessen (Schutz- und Rückzugsspannung). Die Kondition von Stärke *(man)* und Quellung entspricht einem sichtbaren Schutzvorgang nach außen zu sowie einer verstärkten Ver- und Entsorgung des Bereichs (Gesäß).

Jeder mag selbst anhand der Qualifikationen der genannten Punkte (*xue*, jap.: *tsubo*) deren in diesem Falle beschriebenen Zustände analysieren und erfassen, dies am besten mit Hilfe einschlägig bekannter und im Anhang genannter Bücher der Akupunkturwirkungen.

Im Folgenden sollen einige Punkte *(xue)* Beziehungen dieses Falles in ausgewählter und somit exemplarischer Weise kurz betrachtet werden.

III.4.2.2 Die Beziehungen der Punkte (xue) untereinander

Die Leitbahnen des *yang* unterlagen in diesem Fall generell einer akuten und extremen Anspannung. Sie reagierten generell und besonders in den Aufprallgebieten mit einer ausgeprägten zentripetalen Ausrichtungstendenz d. h., sie zogen sich in die TE zurück. Infolge dessen war der Punkte *baihui* (Du 20) von starker, praller Fülle *(shi)* Kondition. Hervorzuheben ist in diesem Zusammenhang die regulierende Einwirkung dieses Punktes auf alle *yang*-Leitbahnen, auf Schwächezustände in der *Shoushaoyin* (He) Leitbahn und bei Schockzuständen.

Die enorme Aufspannung des Punktes *qiaoyin* (Gb 44) zeigt den gleichen Zusammenhang. Diese Aufspannung steht in funktionaler Beziehung zu einer Leitbahn, die entweder in Schwäche *(kong)* oder in Leere *(xu)* ist und deren *qi* vorrangig in der TE und zentral *(hara)* operiert. Die Stärke *(man)* dieses Punktes zeigt an, dass die zugehörige Leitbahn potenziell gefüllt werden kann und dass der Kontakt zum *yin*-Potential besteht. Es ist unter solchen Konditionen eine Frage der Zeit, wann auch die gesamte Leitbahn bis an die OE gefüllt sein wird.

Hervorzuheben ist in diesem Fall auch die auffallende Stärke *(man)* des Punktes *yanfu* (Gb 38). Dessen Aktivität signalisiert eine verstärkte Funktion als Stütze des *yang*, als der Wandlungsphase TAI YANG (Feuer-Emblem) und ist so der Durchwärmung zugerichtet, als Punkt bei unbestimmten Schmerzen und bei Flexus mit Kälte an Händen und Füßen.

Wenn die genannten, und so auch alle entsprechenden Punkte, trotz einer Schwäche *(kong)* der zugehörigen Leitbahn an OE und in der ME oder sogar in der TE eine Stärke *(man)* aufweisen, so kann dies ein deutliches Zeichen sein, dass die Leitbahn ein verstärktes Fließen nach außen hin benötigt, daher von selbst mit vermehrtem Energiezufluss versorgt wird und die Auffüllung der

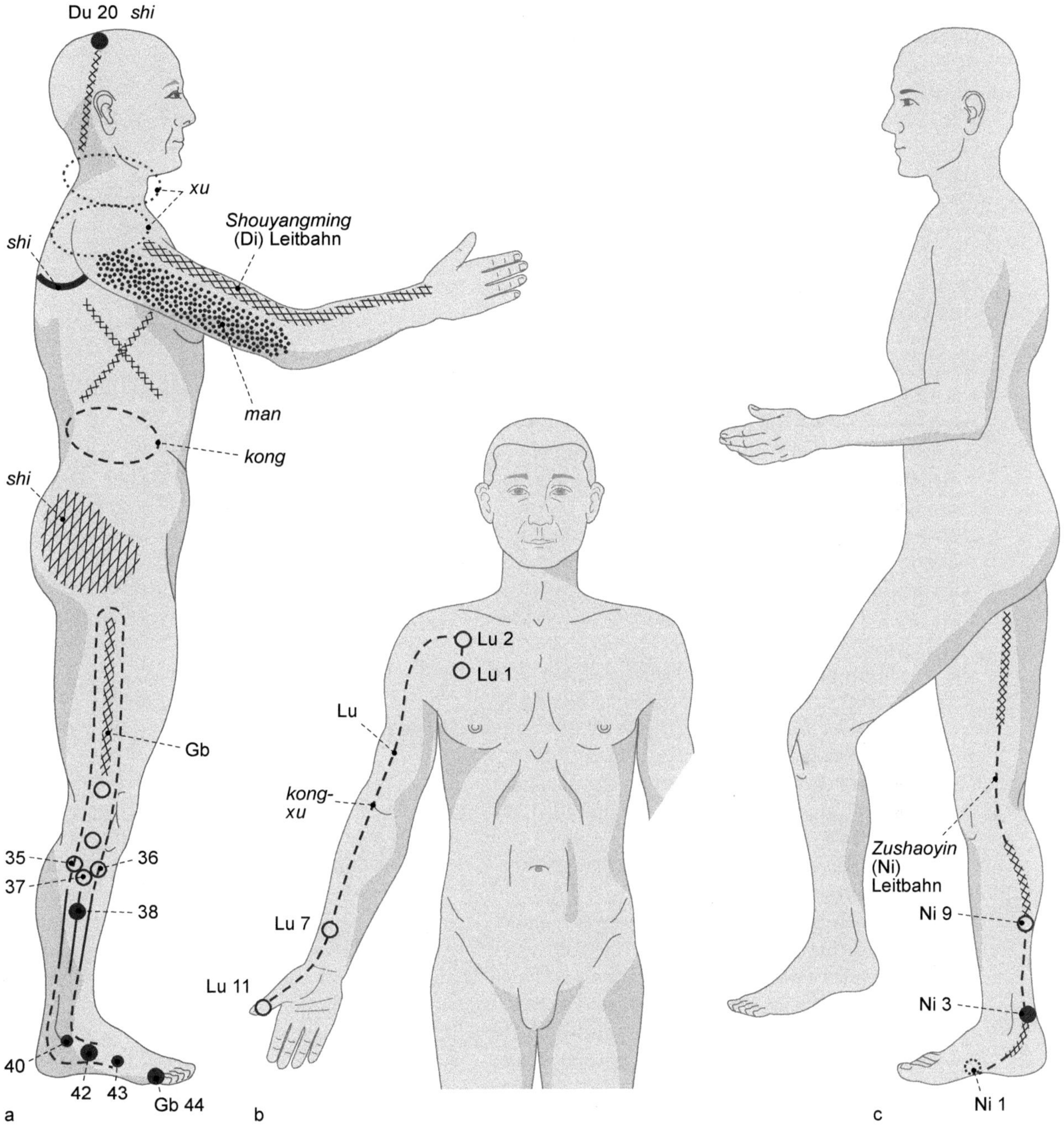

Abb. III-83 Energetisches Bild von rechter Körperseite, rechtem Arm und Bein

Leitbahn durch den Körper nachfolgen wird. Diese generelle Aussage muss jedoch durch genaue Befunde der Leitbahnen und Punkte konkretisiert werden. Es kommt dabei darauf an, ob die entsprechenden *yin-* und *yang-*Energien tatsächlich vorhanden sind. Je nach Aussage des Befunds und entsprechend der Qualifikation eines energetischen Profils kann eine solche Punktefülle durchaus auch eine fortschreitende Schwäche *(kong)* anzeigen. Solche Schwäche *(kong)* wird aber in der Gesamtdiagnostik in der Regel deutlich feststellbar sein.

In diesem Beispielsfalle war der rechte Punkt *yongquan* (Ni 1) in Leere (*xu*, jap.: *kyo*) und im Bein war fast die gesammte zugehörige Leitbahn an der OE und in der ME ebenfalls leer *(xu)*. Aufgrund des Bezugs des Punktes zur Wandlungsphase SHAO YANG (Holz-Emblem) und der Flussrichtung der Bahn nach eher in die TE und zentripetal zu, kann gesagt werden, dass eine Auffüllung der OE erst nach allgemeiner Besserung der Gesamtenergetik zu erwarten ist. Unter günstigen Bedingungen dauert die Auffüllung eines Beines etwa vierzehn Tage.

Im Weiteren sollen noch in kurzer Weise die anderen Gestaltbilder des Körpers aufgezeigt werden, um zu sehen wie der Unfall sich in der Gesamtstatik der Energetik widergespiegelt hat.

III.4.2.3 Typische Gestaltbilder (Idos) des Unfalls am Körper

An der rechten Seite waren noch mehrere Stellen zu sehen, an denen der Rückzug des *qi* in die TE deutlich zu erkennen war: Kopf- und Halsseite, Hypochondrium, das seitliche Bein und der Bereich der rechten Hand.

Der Oberarm und die rechte Gesäßhälfte wirkten dagegen deutlich gebläht und in Stärke *(man)*. Die stark geblähte und eher weiche Stärke *(man)* des Oberarms war einerseits Resultat einer extremen Strömungsrichtung des rechten *qi* nach innen und andererseits ein energetisch Halt gebender Ausgleich zum übrigen Körper, da dieser Bereich vom Sturz nicht direkt betroffen war. Zugleich war die Stärke *(man)* Kondition dort schon Ausdruck einer deutlichen Strömung des *yang* an die OE. Die an der OE und noch bis in die TE zurückliegenden und eingesunkenen Bereiche sind Stellen, an denen das innere Leben extrem bedroht werden kann und an denen das gespeicherte *qi* zur Verfügung und zur Verteilung ansteht.

Entsprechend synergetisch müssen die anderen Körperbereiche gesehen werden.

Die Körpervorderseite zeigte im *hara*-Bereich an der OE und zumeist bis in die ME einen energetischen Rückzug, eine Schwäche *(kong)*. Das untere *hara* war, unter Betonung der Masunaga-Diagnosezonen der Eierstöcke (jap.: *tamago su*), der *Zutaiyang* (Bl) Leitbahn, der *Shouyangming* (Di) Leitbahn und der Punkte *qugu* (Ren 2), *zhongji* (Ren 3) der *Renmai* Leitbahn (Ren) direkt in Leere (*xu*, jap.: *kyo*).

Im oberen *hara* war die Zone der *Zujueyin* (Le) Leitbahn in Schwäche *(kong)* und eine Zone der Mitte, die der *Zushaoyin* (Ni) Leitbahn, wies ab der ME eine kräftige Fülle *(shi)* Spannung auf (➤ Abb. III-84).

Auch in diesem Bereich war die Tendenz des *qi* nach innen zu klar zu ersehen, mit der sichtbaren Ansammlung des *qi* der *Zushaoyin* (Ni) Leitbahn in dem der Diagnosezone entsprechenden inneren Bereich.

Entsprechend ihrer Funktionen und ihrer energetischen Gestalt zeigten die beiden Punkte, dass das mit ihnen verbundene *qi* in seiner Betonung nach innen und

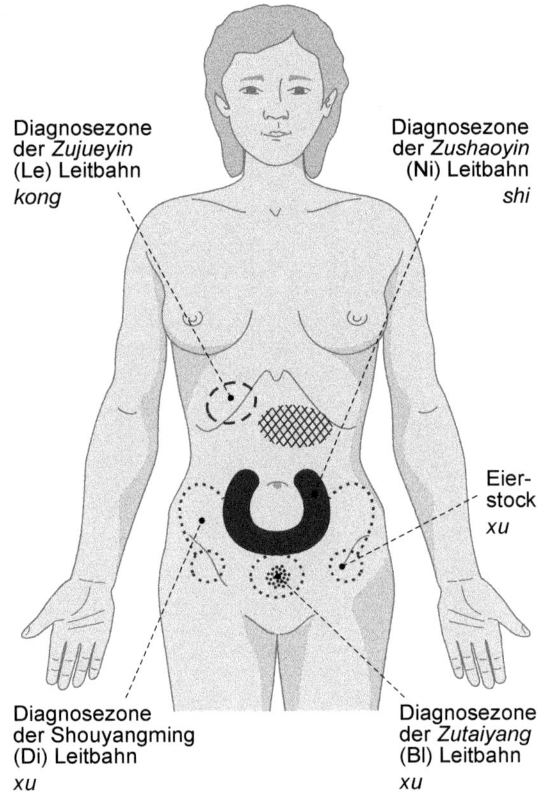

Abb. III-84 Energetisches Bild des *hara*

in die TE arbeitete. Dies bewirkt eine Einflussnahme auf die *yin*-Leitbahnen, die Blut- und Säfteregulation, letzteres unter Mitwirkung der *Zutaiyang* (Bl) Leitbahn, und die Regulation des *qi* der *Zujueyin* (Le) Leitbahn.

Das rechte obere Bein war in den Leitbahnen *Zuyangming* (Ma) und *Zutaiyin* (Mi) ausgesprochen in Stärke *(man)* mit gewissen Fülle *(shi)* Spannungen, dieses sicher als Ausgleich und zur Stabilisierung der entleerten rechten seitlichen Beinseite.

Am Unterbein waren beide Bahnen und auch die Leitbahn *Zujueyin* (Le) eher in Schwäche *(kong)* und zur Stabilisierung der unteren Beinkraft war entsprechend zu den genannten Seitenpunkten der *Zushaoyang* (Gb) Leitbahn der Punkt *sanyinjiao* (Mi 6) extrem gespannt und von Fülle *(shi)* Natur. Entsprechend den Qualifikationen dieses Punktes verweist diese Anspannung auf den kräftigen regulatorischen Bedarf der Stabilisierung und des Säfteumlaufs.

Im linken Bein waren die beiden Leitbahnen *Zuyangming* (Ma) und *Zutaiyin (Mi)* tendenziell eher in Schwäche *(kong)*, mit Ausnahme von Haltepunkten wie dem *sanyinjiao* (Mi 6), den Punkten *xuehai* (Mi 10) und *jimen* (Mi 11), welche nebem dem Halten auch die Säfteregulation unterstützen.

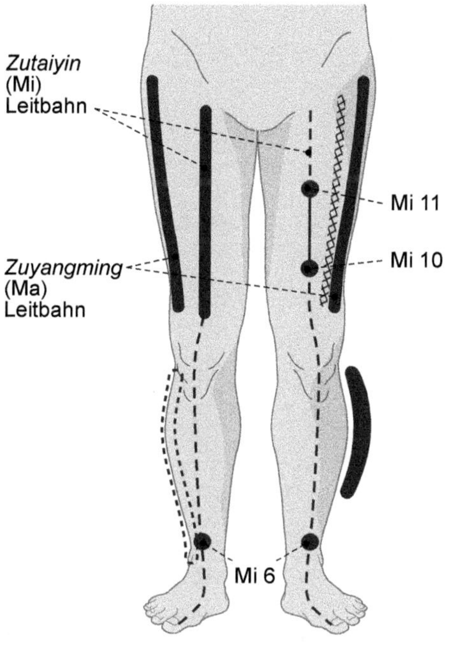

Abb. III-85 Energetisches Bild der *Zuyangming* (Ma) Leitbahn und der *Zutaiyim* (Mi) Leitbahn

Die Leitbahn *Zuyangming* (Ma) war synergetisch zum rechten unteren Bein im linken prall in Fülle *(shi)* und im Oberschenkel ab der ME dezent in Stärke *(man)*, dieses synergetisch zum linken Gesäß, welches stark in Schwäche *(kong)* war (➤ Abb. III-85).

An der linken Körperseite fiel vor allem Folgendes auf: Kopf- und Halsseite, linke obere Schulterregion, das Gebiet der beiden freien Rippen und die gesamte *Zushaoyang* (Gb) Leitbahn im Bein waren allesamt prall und straff in Stärke *(man)* mit Fülle *(shi)* Charakter.

Typischerweise waren auf dieser Seite die Punkte *yangfu* (Gb 38) in Schwäche *(kong)*, als Indikator einer starken Flussrichtung aus der TE an die OE der Leitbahn, und der Punkt *xuanzhong* (Gb 39) prall in Fülle *(shi)*, als Indikator einer noch generellen Strömungstendenz des *yang* nach innen und einer Kraft, die Wind *(feng)* Schrägläufigkeiten auflösen kann

Im linken Bein war die Leitbahn *Zushaoyin* (Ni) mit dem Punkt *yongquan* (Ni 1) in Schwäche *(kong)*.

Synergetisch zum rechten Ohr war die *Shoushaoyang* (3E) Leitbahn hinter dem linken Ohr schwach *(kong)*.

Ganz besonders auffällig erschien der gesamte linke Arm: Dieser war extrem schwach *(kong)*, mit deutlicher Leere *(xu)* Tendenz, eher kalt und schlaff sowie ohne

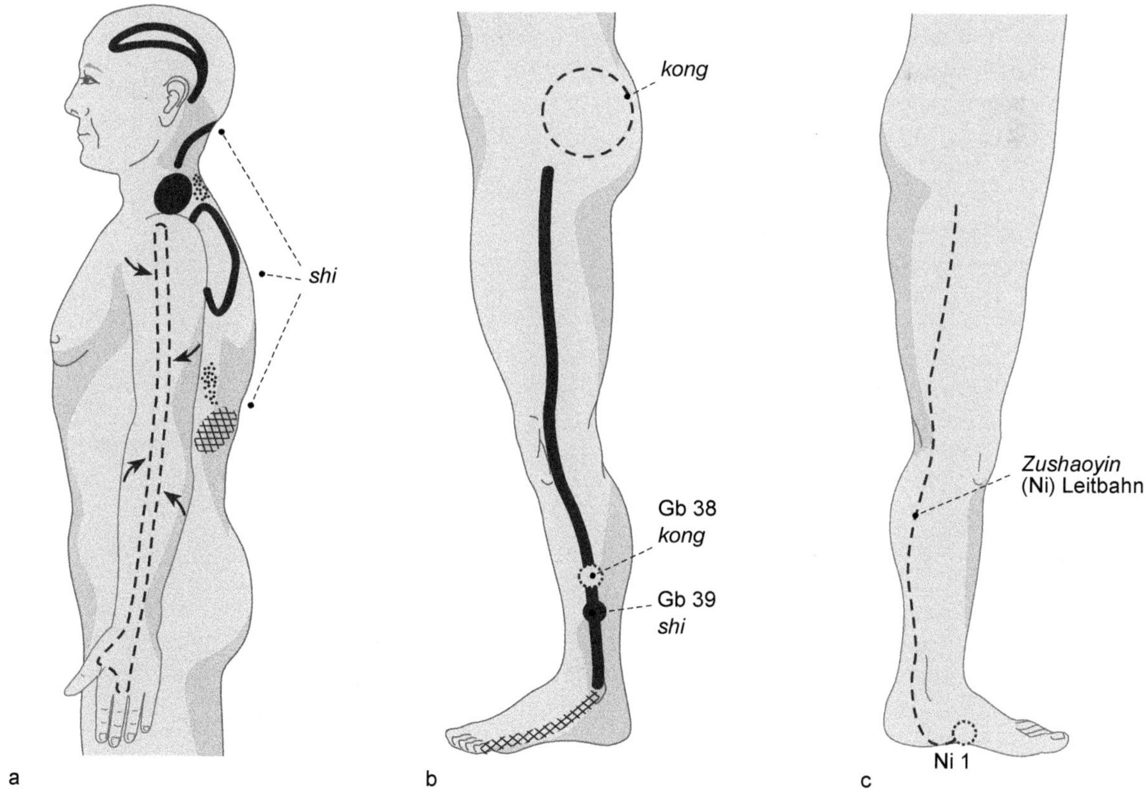

Abb. III-86 Energetisches Bild der linken Körperseite

merkbaren Puls. Die gesamten Verfestigungen zeigten deutlich ein Spannungsnetz entgegen der Sturzrichtung und schließlich ein dramatisches Zurückweichen des *qi* im linken Gesäß und Arm. Dieses Zurückweichen zeigte noch keinerlei Tendenz zur Rückbewegung und Normalisierung. In der Regel muss in einem solchen Fall mindestens zwei Wochen gewartet werden, um eine eventuelle Tendenz erkennen zu können (➤ Abb. III-86).

Die Körperrückseite zeigte generell eine Tendenz des *qi* von der OE weg und zur ME hin. Die Masunagazone der *Shoutaiyin* (Lu) Leitbahn war am Rücken in Schwäche *(kong)* und die *Zushaoyin* (Ni) Leitbahn nach Masunaga entlang der linken LWS war ebenfalls in Schwäche *(kong)*.

Teilweise schon an der OE profilierten sich die *Zushaoyang* (Gb) Leitbahn um die Schulterblätter herum und die *Zutaiyang* (Bl) Leitbahn an der gesamten Körperrückseite ab der ME als Fülle *(shi)* (➤ Abb. III-87).

Generell zeigte der Rücklauf des *qi* in diesen Bereichen noch die Schockwirkung des Unfalls sowie die aus der TE und ME kommenden Spannungs- und Haltetendenzen. Dazu signalisierten die Augenringe prägnant diese Stresssituation.

Insgesamt kann noch einmal gesagt werden, dass in diesem Fall eine erhebliche, akute Wind *(feng)* Symptomatik vorlag. Die Funktionskreise der Vermittlung, der Sehnen, Muskeln und Säfte, der Bewegung und nicht zuletzt der schützenden Energien der Wut und der Aggressionen waren insbesondere herausgefordert.

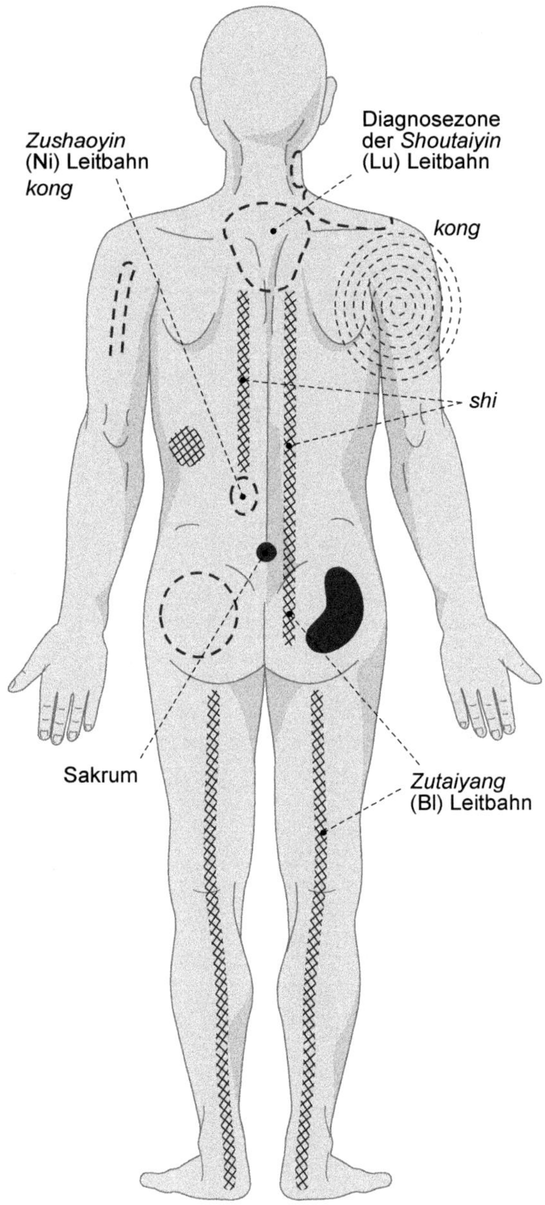

Abb. III-87 Energetisches Bild der Körperrückseite

III.4.2.4 Diagnostische Leitbestimmungen

Bevor eine gezielte Behandlung durchgeführt wird, muss in diesem Fall folgende konkrete Leitprämisse die Behandlung strukturieren: Sämtlich aufgezeigte *qi*-Profile unterstehen einem Gesamtsinn - dem des Unfallgeschehens, der Schutz- und Regenerationsprozesse.

Infolge des Unfalls stellt der Körper eine akute Heterogenität in der *qi*-Verteilung her. Diese Asymmetrien entsprechen sich jedoch synergetisch über den gesamten Körper verteilt. Entsprechend asymmetrisch wird der Prozess der Normalisierung ausgerichtet sein.

Kurz gesagt: Entsprechend der Heftigkeit der Deformation braucht der Körper Zeit, um diese Deformationen in normale Formationen zurückführen zu können. Diese Zeit muss der Energie gegeben werden und die bestehenden Asymmetrien müssen ebenso lange so belassen bleiben und dürfen nicht manipuliert werden!

Eine Behandlung unterstützt nur, in den bekannten Maßen einer Shiatsu-Behandlung, die uhrwerkgleiche *qi*-Normalisierung.

So wird in der Regel eher sanft gearbeitet. Kein neuer Körperschock soll angeregt werden. Jeder Behandlungsschritt, jedes Tun soll seinem Sinn nach zum Gesamtsinn hin orientiert sein. Ein Punkt, ein Bereich und eine Leitbahn werden nur insoweit behandelt, wie deren Funktion autark und synergetisch gehalten werden kann.

Zu keiner Zeit wird die Behandlung nach bestimmten Normmaßen hin ausgerichtet, da die Norm in diesem Fall die Ausnahme darstellt!

Jeder örtliche und zeitliche Zustand des *qi* ist als Ausdruck des reagierenden Gesamtgefüges zu verstehen. Mit anderen Worten: Eine gewisse Schrägläufigkeit *(xie)* ist eine Zeit lang das Normale!

Das Beachten solcher Normalität gelingt, wenn neben der Erfassung von den akuten *qi*-Profilen auch eine Technik des Shiatsu durchgeführt wird, die sich strikt an die Regeln der Behandlungskunst orientiert: Zuwendung den schwachen Bereichen, Stabilisierung und Unterstützung; kein Zeitdruck; Lockerung und Entspannung der festen Bereiche; Verbinden der Bereiche; keine Über- oder Untermanipulation; Behandlung des gesamten Körpers wie auch der Seele und den aktuellen Stellenwert einer Behandlung in einer Behandlungskette beachten!

III.4.2.5 Der erste Behandlungsverlauf

Nachdem die Patientin sich auf die linke Seite gelegt hatte, begann die Behandlung. Die linke Seite wurde als Stabilisierung und Schutz der extrem entleerten linken Ge-

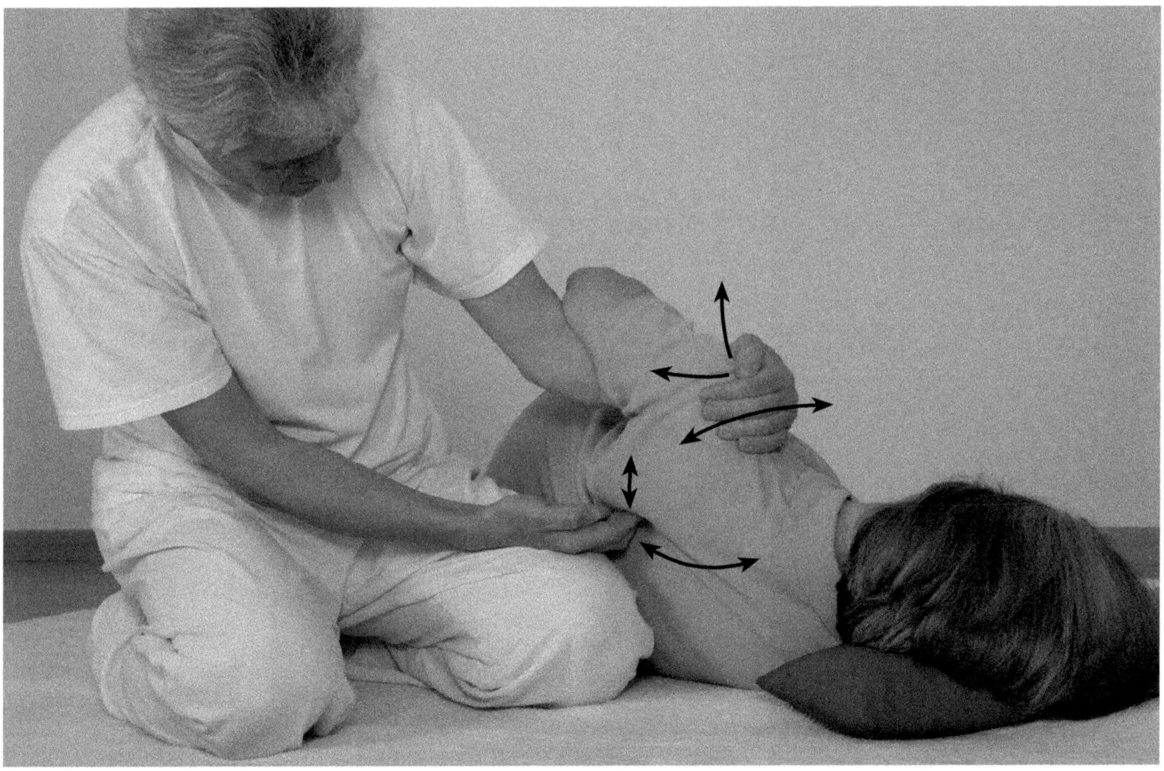

Abb. III-88 Sanft haltende und mulsierende Versorgung von rechter Schulter und Arm

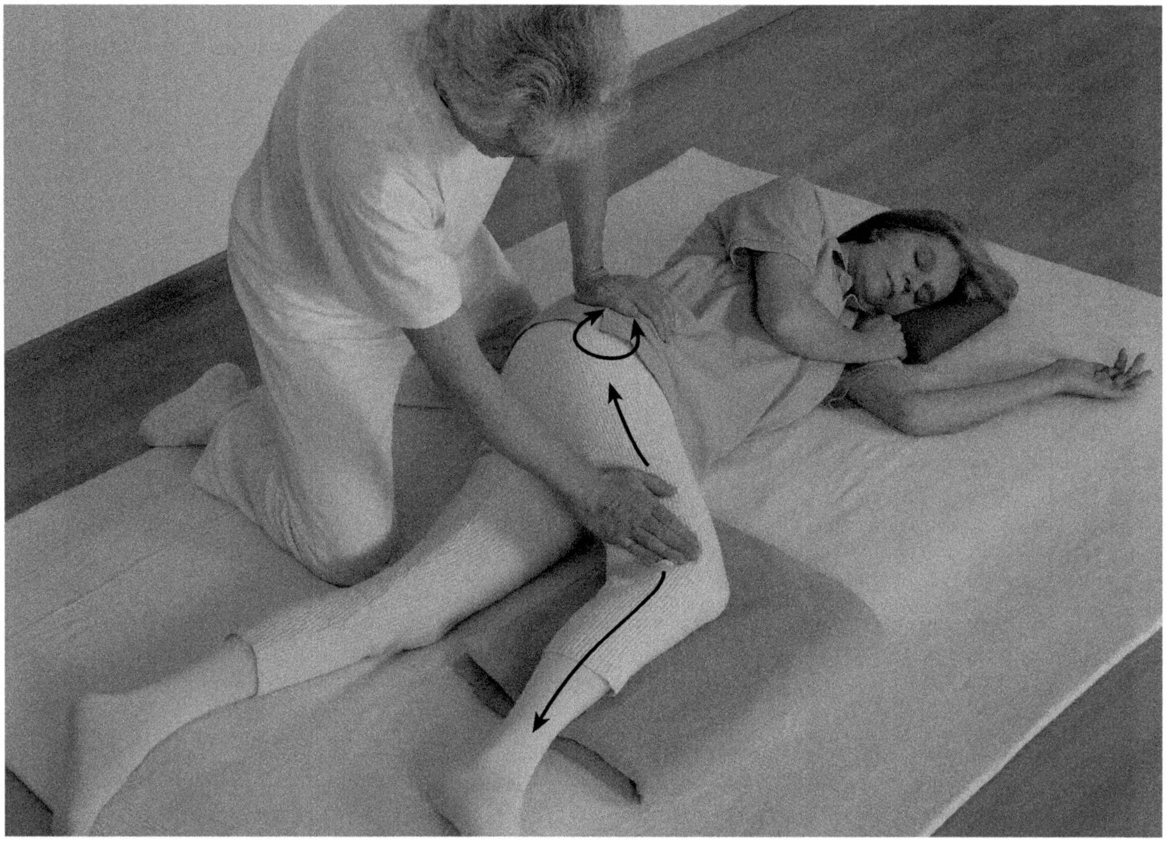

Abb. III-89a MH I liegt beobachtend auf dem rechten Gesäß, währen die MH II flächig die Beinseite hinunter behandelt.

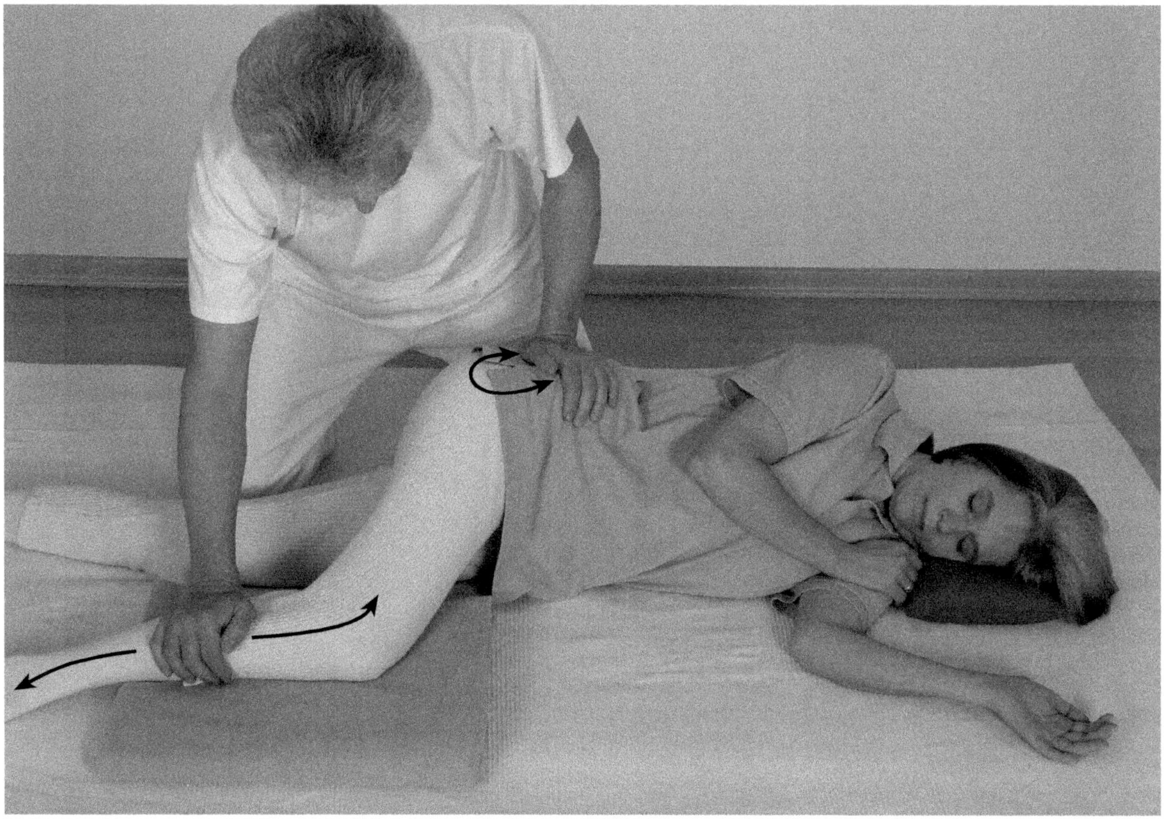

Abb. III-89b Frontalansicht.

säßhälfte und Beckenschaufel sowie auch des linken Arms gewählt.

Zunächst wurde die Schulter, samt dem rechten Arm, mit der MH I stabilisiert und die MH II versorgte sanft haltend und mulsierend die gesamten Schwäche *(kong)* Bereiche und Leere (*xu*, jap.: *kyo*) Bereiche des Oberkörpers (➤ Abb. III-88).

In erster Linie werden haltend die Bereiche des seitlichen Kopfes, Halses, Hypochondriums, der oberen Schulter, der Hand und der dortigen Leitbahnen *(jingluo)* Kopplungen sowie die Masunaga-Diagnosezonen der *Shoutaiyin* (Lu) Leitbahn am Rücken und die *Zujueyin* (Le) Leitbahn im *hara* behandelt.

Anschließend werden weitere differenzierte Manipulationen in diesen Bereichen durchgeführt.

Am Kopf: sanftes Mulsieren entgegen dem Uhrzeigersinn mit Sog zur OE an den leeren und sumpfig wirkenden Leitbahnen.

An Hals und Hypochondrium: grundsätzlich Halten, unter zarten Druckbewegungen in die ME und TE. Bei aufgeregtem Puls sofortiger Stopp und Rückführung der Mutterhände (MH) in normale Pulsschichten.

An den Leitbahnen *(jingluo)* des Armes stilles Verbinden der gekoppelten Leitbahnen durch die entsprechenden Netzleitbahnen *(luomai)* und Punkte des Ursprungs-*qi (yuanxue)*.

In den beiden Diagnosezonen werden haltende und wechselnd mit und gegen den Uhrzeigersinn durchgeführte Mulsionen unter Beachtung des Pulsreaktion (siehe ➤ Kapitel II.2.5) durchgeführt.

Nach diesen einführenden Berührungen wird die MH I am unteren Rücken und am Sakrum platziert und die MH II fährt mehrfach den mittleren Rücken hinauf. Anschließend fährt die MH II von den Füßen aufwärts die Beine hinauf.

Nach diesen Behandlungen liegt die MH I auf dem rechten Gesäß auf und beobachtet, ob die dortige Aufspannung dispersionsfähig ist, während zugleich die MH II flächig die Beinseite hinunter behandelt. An den markanten Punkten kann unter Zuhilfenahme der bekannten Techniken gezielt gearbeitet werden (➤ Abb. III-89).

Sollten sich normale *qi*-Reaktionen und Pulse einstellen, so kann die MH I, fast schwebend, auf die Augenorbita gelegt werden und die MH II an der gesamten rechten Seite nacheinander den Flusskontakt herstellen.

Dieser Vorgang ist psychisch sehr heikel und es kann sein, dass Reaktionen und Emotionen des Schocks aufsteigen. Der Shiatsu-Therapeut muss hier das entsprechende Maß gemäß seiner Vertrautheit mit dem Patienten, der Stärke des Schocks, dem Grad der Besprechbarkeit und nicht zuletzt seiner Erfahrung finden.

In beschriebenen Falle blieben die Pulse zumeist erst einmal aus; mit einer Ausnahme: Bei Behandlung der *Zushaoyang* (Gb) Leitbahn im rechten Arm tauchte abrupt und intermittierend ein heftiger und wallender Puls auf. Dieses Pulsbild ist einerseits das typische Charakteristikum dieser Leitbahn, andrerseits auch Zeichen mächtig aufgestauter Energien und Impulse. Hier muss immer dafür gesorgt werden, dass die pulsierende Kraft dieser Leitbahn durch die Behandlung sinnvoll in die Bahnung der Leitbahnen eingesteuert werden kann.

Das Gesäß der rechten Seite wirkte unter der Behandlung in seiner Stärke *(man)* an der OE dort dennoch eher in Schwäche *(kong)* und deutlich strahlte aus der TE eine massive Fülle *(shi)*. Der gesamte Raum erschien als warm bis überwärmt; in diesem Fall ein klares Zeichen regenierender Körperaktivität des *yang*.

Nun sollte sich die Patientin auf den Rücken legen. So konnte der an der OE schwache Bereich gewärmt und flächig gestützt werden.

Am *hara* wurde der untere Bereich mit sanftem *ampuku* behandelt; dabei war spürbar, dass die Masunagazone der *Zutaiyang* (Bl) Leitbahn dort schon im Begriff war aufzuquellen.

Der mittlere Bereich erschien ab der ME als zäh und gespannt. Hier waren sanfte Techniken des *ampuku* mit Richtung OE angezeigt.

Der pralle Bereich der *Zushaoyin* (Ni) Leitbahn wurde nur sanft gehalten, unter Sogbewegungen an die OE. Ebenso wurden die Bereiche der Eierstöcke und der Punkte der *Renmai* Leitbahn (Ren) behandelt (➤ Abb. III-90).

Danach begab sich die Patientin in die rechte Seitenlage. Dort wurden wieder Schulter und Arm stabil gehalten und am Arm wurden flächig an der OE entlang sämtliche Leitbahnen von distal her behandelt. Während dieser Behandlung wurde darauf geachtet, dass der Arm eine energetische Erwärmung erfuhr. Eine signifikante Pulsreaktion war zu jenem Zeitpunkt dort noch nicht feststellbar.

Als zweites hielten und mulsierten die MH I und II wechselnd das linke Gesäß. Zum Abschluss wurde hier versucht, durch Sogbewegungen an die OE den Normalpuls für Momente in allen drei Schichten zu evozieren. An dieser Stelle konnte auch der Punkt *huantiao* (Gb 30) mit behandelt und so dessen freimachende Kraft für die unteren Extremitäten genutzt werden.

Zum Abschluss der Behandlung an der linken Seite hielt die MH I einen der Schwäche bzw. Leere (*kong* bzw. *xu*) Bereiche (Gesäß und Punkte am Bein) und die MH II einen der Stärke und Fülle *(man, shi)* Bereiche am unteren Rücken und linken Bein zum typischen Ausgleich

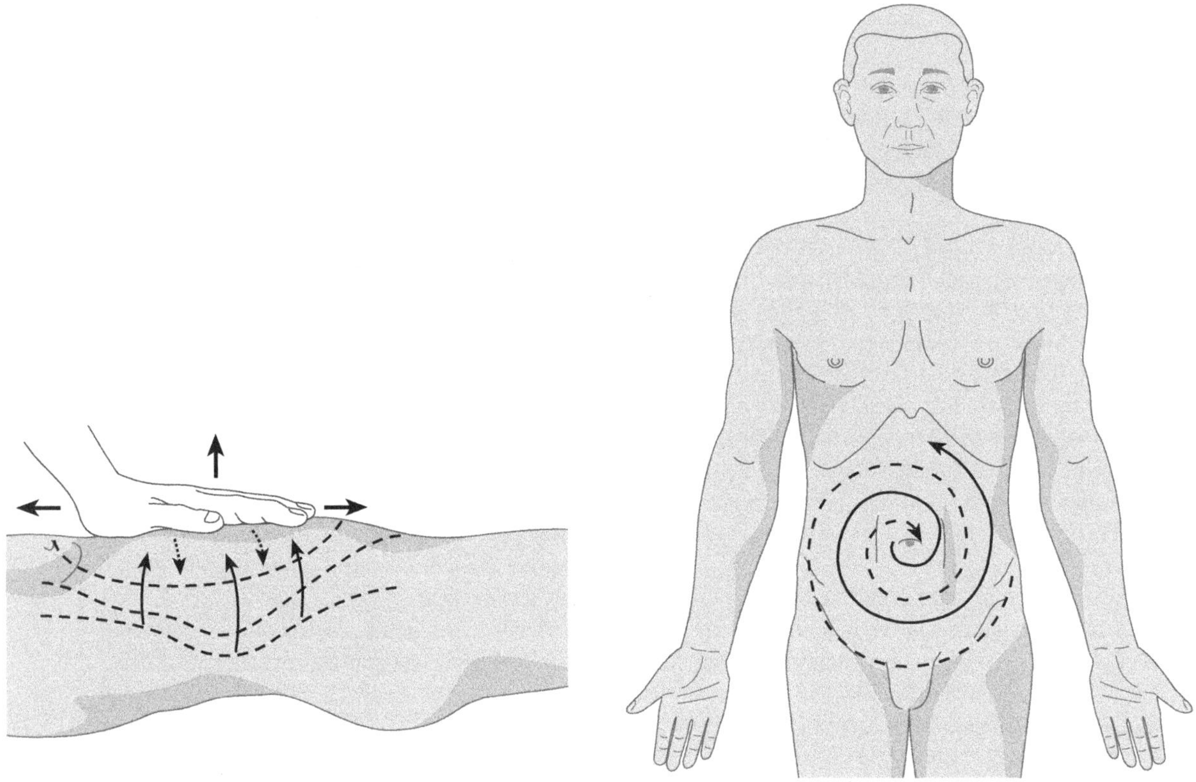

Abb. III-90 Behandlung des *hara*

der energetischen Bereiche durch das Zwei-Hand-Shiatsu (➤ Abb. III-91).

Ein gleiches wurde am Oberkörper durchgeführt: sanftes Kreisen der festen Schulterregion und durch MH I und II ein Verbinden von Kopf- und Thoraxregion mit dem linken Arm; anschließend ein schwebendes Halten auf der Augenorbita und entlang der gesamten linken Seite.

Den Abschluss der Behandlung bildete die Bauchlage. Die gesamte Rückseite des Körpers wird so mit einer flächenartigen Behandlung generell gestützt und stabilisiert. Das Sakrum wirkte besonders fest und klein, somit sehr konzentrisch angespannt. Nach langem Halten der MH I dort und den verbindenden Bewegungen der MH II mit der übrigen Körperrückseite, konnte dort auch ein sanftes Mulsieren entgegen dem Uhrzeigersinn appliziert werden.

Insbesondere am linken Fibulaköpfchen war ein aufgeregter und schneller Puls zu spüren. In diesem Fall ist dies ein typisches Zeichen der angestrengten, kompensatorischen Haltetätigkeit des linken Unterbeins. Fast sämtliche Muskelbäuche wiesen eine gewisse Wärmeausstrahlung aus und auch das Gesicht bekam zum Ende der Behandlung hin zunehmend eine rötliche Färbung.

III.4.2.6 Die Gezielte Gesprächsführung

Im Verlaufe der gesamten Behandlung durchlebte die Patientin viele Emotionen. Diese verliefen eher still und immer wieder war ein scharfes Luftziehen, Luftholen und ein Atemverhalten zu vernehmen.

Der Patientin wurde im Lauf der Behandlung in verständlicher Weise das energetische Profil ihres Körpers geschildert. Da die Patientin mit den Behandlungen vertraut war, konnte hier ein gewisses Tempo geführt werden.

Immer wieder durchspielte sie in Erinnerungen den Unfallhergang, mal unter Betonung des einen, mal des anderen Aspekts. In allem war deutlich herauszuhören, wie sich die Fantasie auch denjenigen Bildern und Möglichkeiten annäherte, die das enthielten, was auch sonst noch hätte geschehen können! In diesem Sinne arrangierte sich die Patientin mit dem Ausgang des Unfalls, wie er sich bei ihr ergeben hatte.

Allerdings merkte die Patientin typischerweise kritisch sich selbst gegenüber an, dass sie dieses ja nun schon häufig erzählt habe und sich immer wieder wiederhole. Dies Idee fixe ist ein bekanntes Phänomen, mit dem sich der Shiatsu-Therapeut häufig auseinandersetzen muss. Sind die direkt sichtbaren Unfallfolgen zeit-

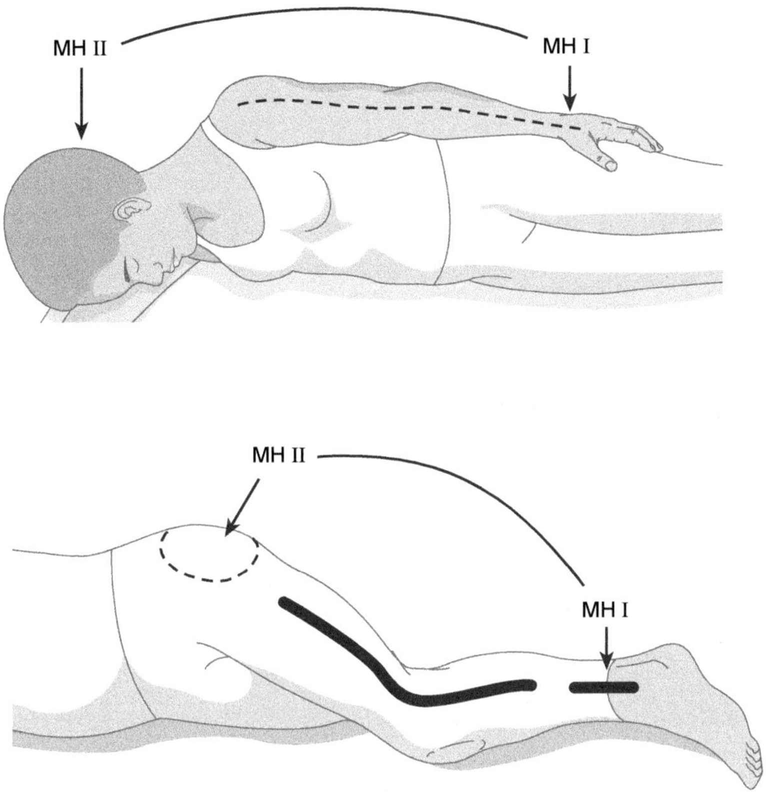

Abb. III-91 Ausgleich der Schwäche bzw. Leere (*kong* bzw. *xu*) Bereiche und *shi/jitsu* Bereiche

lich weit zurückliegend und schon verklungen, dann besteht der Reflex, dass nun sozusagen wieder alles in bester Ordnung sei.

Dass jedoch noch Wochen später und hier, bei der Schwere des geschilderten Unfalls, die sichtbaren Folgen der energetischen Deformierung sogar noch bis zu fünf oder sechs Monate später deutlich zu diagnostizieren und zu sehen sind, vermag sich der Patient kaum vorzustellen. Ebensowenig ist daher das Verständnis vorhanden, dass sich Seele, Psyche und Geist noch mindestens ebenso lange akut mit dem Vorgang befassen müssen, ehe derselbe lebenslang gespeichert wird und in den Hintergrund tritt.

Da dieser geschilderte Unfall eher harmloser Natur war, lässt sich erahnen, um wieviel schwerer und langwieriger die Folgen bei heftigeren Unfällen sind. In jedem Fall aber bedeutet ein nicht Bearbeiten solcher Schocks eine lebenslange Verkapselung dieses energetischen Aufruhrs und von daher eine lebenslange unerkannte und störende Wirkung auf die Gesamtintegrität des Körpers.

Solche Störfelder, die mitunter schwer zu diagnostizieren sind, weil die Anlässe weit in der Zeit zurückliegen, kommen nicht selten vor, da in der Regel eine gewissenhafte Auseinandersetzung nicht stattfindet.

Es muss so immer wieder das Verständnis beim Patienten dafür geweckt und bestärkt werden, wie heilsam das beständige Wiederholen wirkt. Kleinkinder wissen dies noch und tun dies ungehemmt. Die Wiederholungen lassen das Geschehen unmerklich und fein nuanciert in seiner gesamten Gestalt und Größe und sozusagen von allen Seiten hervortreten. Nur dadurch wird überhaupt die existenzielle Wucht und Bedeutung des Geschehnisses erfasst und wirklich durchlebt. Der Unfall selbst war dafür zeitlich viel zu kurz, in diesem wurde alles gleichzeitig erlebt und so ein der Wahrnehmung gegenüber gestauchter und überkompakter Vorgang zusammengebildet.

Abschließend wurde die Patientin dazu ermutigt, in den folgenden Tagen das Ereignis noch weiter zu besprechen, sanfte Shiatsu-Dehnübungen mit den entsprechenden Gefühlswahrnehmungen durchzuführen und geduldig sowie behutsam den Rückgang der Unfallfolgen zu erwarten.

III.4.2.7 Allgemeine Bestimmungen

Ein Unfall der besprochenen Art, wobei der Körper eine plötzliche Begrenzung äußerer Art wie einen Aufprall er-

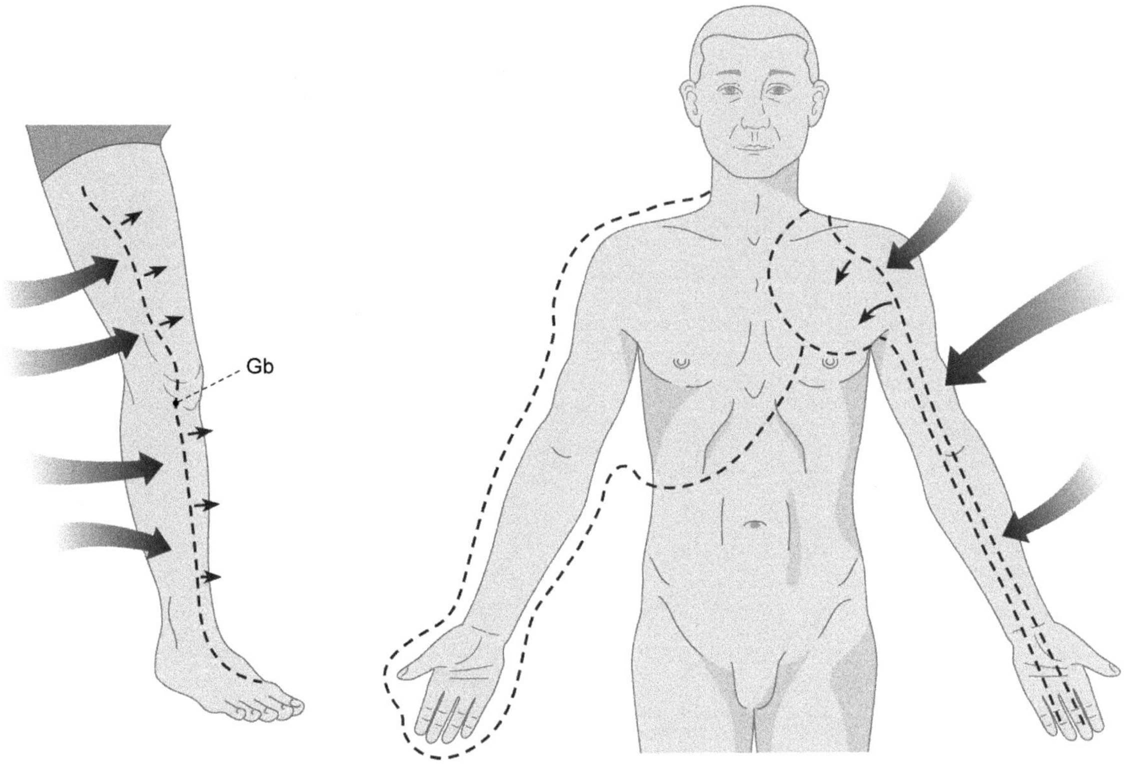

Abb. III-92 Reaktionen auf deformierende Kräfte

lebt, damit zugleich aus seiner Mitte gerät und abrupt das Gleichgewicht verliert, wirkt immer in entsprechender Weise auf die *qi*-Zirkulation und auf die *qi*-Gestalt ein.

Wenn diese Entsprechungen erfasst werden sollen, dann muss das Gestaltbild des Unfalls und damit dessen Entsprechung im normalen Gestaltbild des lebendigen Organismus erfasst werden.

Bildartig kann dies so vorgestellt werden: Die Kräftewirkungen der in den Unfall verwickelten Körper prägen sich in besonderer Weise auf die *qi*-Gestalt ein. In diesem Falle erfuhr der Körper die Ruckbewegung eines Zusammenstoßes, das plötzliche Verschieben seines Gleichgewichts, einen erzwungenen Bewegungsablauf samt einer entsprechend heftigen Meidbewegung, eine Schutzspannung sowie einen unsanften Zusammenprall mit einer äußeren Grenze, dem Boden. Selbst wenn der Körper keine äußerlich sichtbaren Spielräume mehr hat, also kaum sichtbare Bewegungen ausführen kann, so bewegt sich dennoch die *qi*-Gestalt in recht heftiger Weise und Form!

Daneben werden auch die psychischen und geistigen Sinne und Gestaltungsmuster intensiv durchwirkt und geformt. Der Schock schont zunächst vor dem heftigen Erleben, welches dann schließlich sukzessive in mehr oder minder großer Stärke ausbricht. Der Geist durchspielt in atemberaubener Geschwindigkeit Alternativszenarien und das erlebte Szenario. Kurz, die gesamte Lebendigkeit intensiviert ihr Eigenerleben, und dies besonders unter der Wahrnehmung eigener Versehrt- und Unversehrtheit.

Die energetischen Körpergestaltungen unternehmen quasi als *qi*-Gesamtgestalt eigene, simultan zum sichtbaren Körper mitlaufende Bewegungen. Diese energetischen Gestalten sind Mit-Gestalten zur äußerlich leicht wahrnehmbaren Körpergestalt. Diese energetischen Mit-Gestalten, bestehend aus den verschiedenen *qi*-Umläufen, teilen mit dem sichtbaren Leib dessen raum-zeitliches Muster und besitzen insofern dem Leib ähnliche Grenzungen und Profile. Sie bilden jedoch auch originäre und somit spezifische Gestaltprofile.

So kann der Körper-Leib auch als eine Gestalt in Form der Leitbahnen, der Abwehrenergie *(weiqi)*, der *qi-Seen*, der Aura, der Punkte usw. gesehen werden. So, wie der sinnliche Körper-Leib in seinem Aufbau, Wachstum und seinen realen Raumbewegungen um seine unsichtbare Mitte und seinen Schwerpunkt oszilliert, so oszillieren diese *qi*-Gestalten um den Körper-Leib und um ihre unsichtbare Mitte und ihren Schwerpunkt. Es mag keine fernab liegende Vermutung sein, dass jene Mitten und Schwerpunkte eine Entsprechung in dem haben, was in der modernen Astrophysik die so genannten schwarzen Löcher sind.

Damit bilden die *qi*-Gestalten je eine ihrer Norm entsprechende Eigengestalt. Diese Eigengestalten (Idos) können erfasst, diagnostiziert und behandelt werden. An dieser Stelle sei als Vorgriff hinzu gefügt, dass der Wert oder Unwert solcher hier genannten praktischen Postulate exakt und signifikant auf der konkreten Körper-Leib-Ebene falsifiziert oder verifiziert werden kann; auch unter begleitender Diagnostik nach den Leitkriterien westlicher Schulmedizin.

Ein Unfall, wie der genannte, führt immer zu einer mehr oder weniger starken Deformation der *qi*-Gestalten! Der Unfall bildet sich an der *qi*-Gestalt ab! Selbst wenn am sinnlich sichtbaren Körper keine Merkmale von Deformationen oder Schädigungen nachzuweisen sind, so gilt ein solches nicht automatisch für die *qi*-Gestalten. Diese können sogar, entgegen allem Augenschein, erheblich deformiert und betroffen sein.

Entsprechend den einwirkenden, die Deformation prägenden Kräften, den Meidbewegungen der *qi*-Gestalt sowie deren Umverteilungen - innerhalb ihrer normalen Orthostatik bildet sich die Normalität der *qi*-Gestalt als reagierende Anti-Deformation heraus. Von dieser verschobenen Orthostatik, die so lange bestehen bleibt, bis deren notwendiges Ausgleichen der Verletzung ausgeglichen ist, kann per Shiatsu-Diagnostik ein quasi energetisches Hologramm gebildet werden.

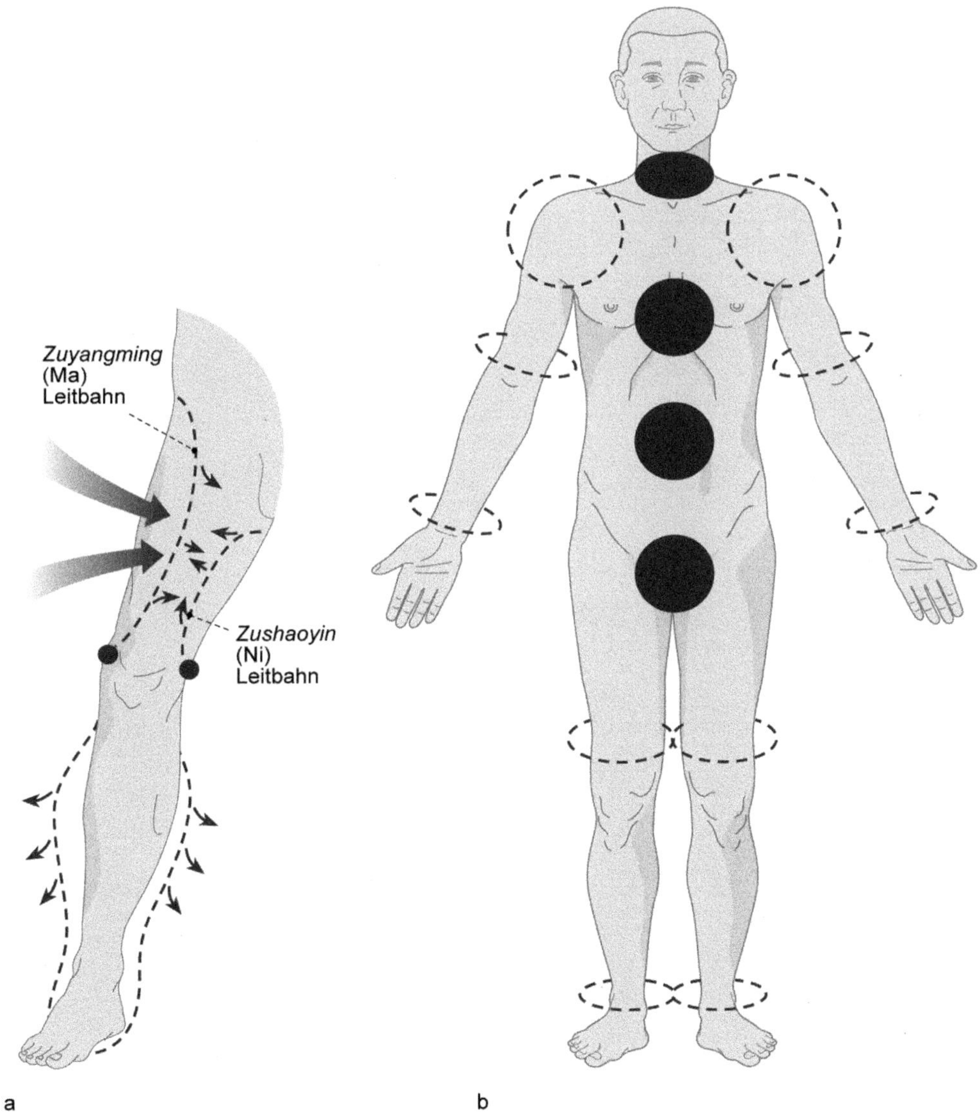

Abb. III-93 Ausgleich von Deformationskräften innerhalb einer Leitbahn und ihre bevorzugten Drehorte

III.4.2.8 Das Idos-Hologramm deformierter qi-Gestalten

Allgemein kann gesagt werden, dass das gesamte *qi*-Volumen sich von der Grenzlinie des Organismus, die den ersten und stärksten Kontakt zu den äußeren deformierenden Kräften hat, tendenziell zurückzieht und in jenem Bereich, der die Grenze des Rückzugs bildet, eine Art energetisches Polster herstellt. Das *qi* entzieht sich so der direktesten Kraft und Wucht eines deformierenden *qi*. Am gesamten Grenzbereich dieses Rückzugsgebiets baut sich das *qi* dann deutlich verstärkt auf, um in dieser Art den deformierenden Kräften die Schutzkräfte des Organismus direkt entgegenzustellen.

Weiter strömen die *qi*-Energien generell körpermittig, der Tiefe (TE) und der kontralateralen Seite nach zu.

Somit findet sich an den Körperbereichen, die grenznah zu den deformierenden Kräften liegen, eine Schwäche *(kong)*, bei chronischer Vertiefung entsprechend eine Leere *(xu)*, und an den Körperbereichen, welche die Ausweich- und Meidbewegungen repräsentieren, eine Scharniersituation des *qi* sowie an den übrigen Körperstellen eine Schutzenergetik mit einer Fülle *(shi)* Disposition oder einer Stärke *(man)* Disposition (➤ Abb. III-92).

Zu dieser großflächigen und voluminösen *qi*-Bewegung gestalten sich die normalen innerenergetischen Zirkulationen und Regularien. Die Leitbahnen, die Punkte, die Abwehrenergie *(weiqi)*, die *qi*-Seen und das auratische *qi* ordnen sich entlang und reaktibel diesen Großbewegungen, entsprechend ihrer eigenen Gestaltkräfte, unter und zu.

So bilden die Leitbahnen in ihrer Energetik entsprechende Schwäche bzw. Leere *(kong, xu)* Muster und Stärke bzw. Fülle *(man, shi)* Muster ab.

In longitudionaler Hinsicht bewirken Schwäche- und Leere-Muster in einer Leitbahn gleichzeitig Stärke- und Fülle-Muster in derselben Leitbahn. Die Ausprägung dieser synergetischen Muster richtet sich nach dem Ort und der Kraft einer deformierenden Verschiebung und richtet sich nach den notwendigen inneren Regularien einer normalen Leitbahn-Orthostatik. Wie groß auch immer eine Deformationskraft auf eine Leitbahn sein mag, die Leitbahn reguliert in sich diese Verschiebungen aus (➤ Abb. III-93a). Sie vollzieht dies besonders sichtbar entlang ihrer normalen energetischen Profile. Dazu gehören Verschiebungen in den drei Schichten von OE, ME und TE, Verschiebungen innerhalb der Gesamtlänge der Leitbahn, Verschiebungen an den Drehorten, nämlich den spezifischen Punkten der Leitbahn.

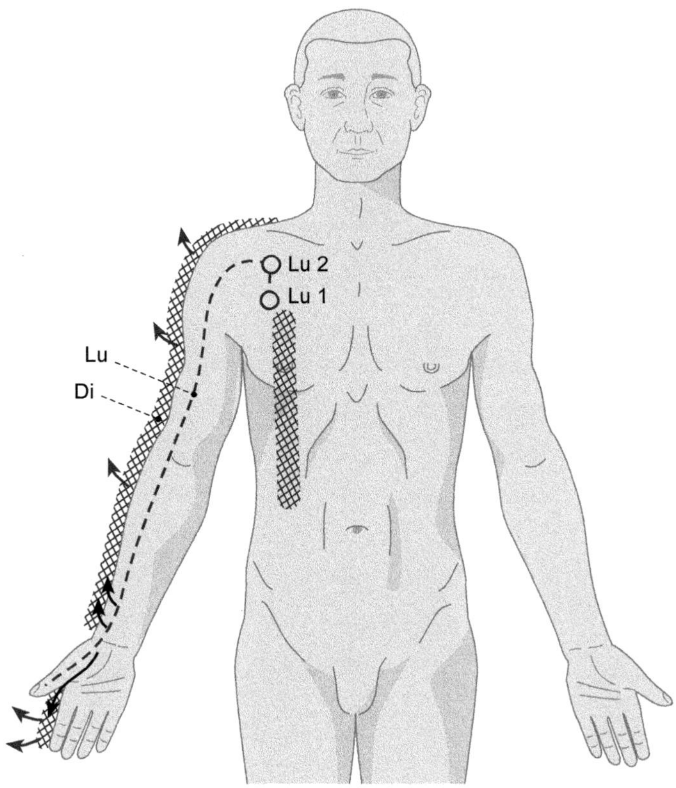

Abb. III-94 Verschiebung der Kompensation zum synergistischen Partner

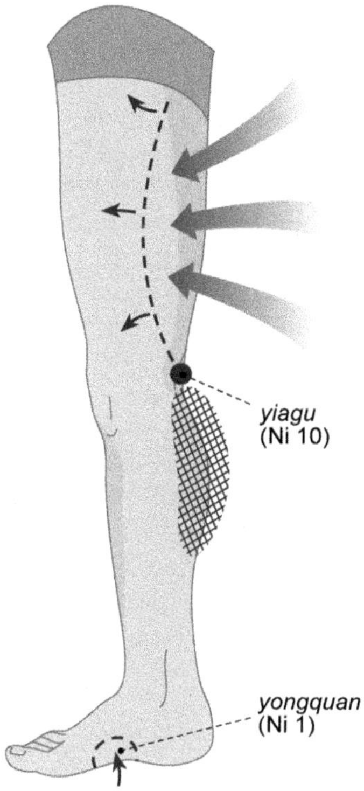

Abb. III-95 Punkte regulieren die kritischen Grenzbereiche und das direkte Aufeinanderstoßen und Beieinanderliegen von Schwäche bzw. Leere *(kong, xu)* Feldern und Stärke bzw. Fülle *(man, shi)* Feldern.

Bei letzterer Verschiebung sind besonders die Punkte an den großen Körpergelenken und Körperkreuzungen involviert, wie an den Schulter-, Hüft- sowie Arm- und Beingelenken und die Punkte an den energetischen Kreuzungen wie Hals- und Lendenwirbelsäule, Kopf-, Brust- und *hara*-Bereich (➤ Abb. III-93b).

Übersteigt die Einwirkung der Deformation die Widerlagerung einer Leitbahn, dann wirkt die energetische Verschiebung und Kompensationsbewegung in transversaler Richtung und unterhalb der Leitbahnbahnen auf die synergetischen Partner hin, auf die *yin/yang*-, Innen/Außen- oder Oben/Unten- Kopplungen. Ist also z. B. besonders die *Shoutaiyin* (Lu) Leitbahn affektiert und überbelastet, so finden entsprechende Verschiebungen auf die ihr zugeordneten Leitbahnen wie die *Shouyangming* (Di) oder die *Zutaiyin* (Mi) Leitbahn statt. Diese Verschiebungen äußern sich häufig sichtbar und signifikant an den Netzleitbahnen *(luomai)* und den Verknüpfungen der Punkte des Ursprungs-*qi (yuanxue)* mit den Anknüpfungspunkten *(luoxue)*, also an den distalen Bereichen der Extremitäten (➤ Abb. III-94).

Das gleiche energetische Prinzip gilt für alle Punkte (*xue*, jap.: *tsubo*), wobei die Punkte noch in besonderer Hinsicht an der Leitbahnverschiebung beteiligt sind: Die Punkte *(xue)* markieren Scharnier- und Grenzfunktionen der Leitbahnverschiebungen. Sie arrangieren in besonderer Hinsicht eine Oben/Unten- und Innen/Außen-Kompensation. Dazu regulieren die Punkte insbesondere die kritischen Grenzbereiche und das direkte Aufeinanderstoßen und Beieinanderliegen von Schwäche bzw. Leere *(kong, xu)* Feldern und Stärke bzw. Fülle *(man, shi)* Feldern. Sie wirken gleich großen Puffern und Schleusen an solchen Spannungsorten (➤ Abb. III-95).

Insbesondere die Abwehrenergie *(weiqi)* weist die Gestaltbildung der oben besprochenen Großverschiebungen auf. Es verteilt sich entsprechend dieser Gesamtgestalt und seinen eigenen *qi*-Aufgaben.

III.4.3 Fallgeschichte 2: Gelenkbeschwerden einer Lehrerin, 47 Jahre

In diesem Fall soll das Geschehen quasi vom Ende her betrachtet werden. Die Patientin kam schon seit sieben Jahren in regelmäßigen Abständen zu Shiatsu-Behandlungen. Der Grund zu den Erstbehandlungen lag in einer Reihe von körperlichen Problematiken, von denen eine Problematik diejenige mehr oder minder heftiger Gelenkbeschwerden war.

Diese Problematik bestand nun schon seit vielen Jahren nicht mehr. Was jedoch blieb, war eine gewisse Empfindlichkeit und Sensibilität an den Gelenken und dies besonders im Bereich der Schulter- und Hüftgelenke.

Diese Gelenke wiesen jedoch keine auffälligen medizinischen Befunde auf. Die Patientin arbeitete regelmäßig, versorgte allein erziehend ihre Tochter und trieb regelmäßig, nicht übertrieben, Sport.

Zudem verfügte sie über eine große gedankliche Reife und Nachdenklichkeit. Die Auseinandersetzung mit ihrem Körper hatte bei ihr ein deutliches Körperbewusstsein entstehen lassen.

Dennoch wurde sie beim Auftauchen der hier zu besprechenden Problematik unruhig und erheblich verunsichert, zuweilen wirkte sie ein wenig depressiv und besorgt.

So kam sie zur Behandlung, weil die Beschwerden seit Tagen aufgetreten waren und nicht mehr verklangen.

III.4.3.1 Das Schmerz- und Beschwerdebild

Die Beschwerden entfalteten ihre größte Kraft im Bereich des linken Hüftgelenks und des rechten Schultergelenks. Sonst war häufig der umgekehrte Fall aufgetreten: Beschwerden im rechten Hüftgelenk und im linken Schultergelenk.

Die Beschwerden wurden schmerzartig und als Ziehen beschrieben. Sie schränkten die Dynamik der Bewegungen ein, teilweise so stark, dass die Patientin auf ihren ihr wichtigen Sport verzichten musste.

Aus dem linken Hüftgelenk strahlten diese Beschwerden in alle Richtungen aus: in das Gesäß, zum Oberkörper, aber vor allem entlang der vorderen Oberschenkel. Dazu stellten sich leichte Missempfindungen im linken Knie ein und die Fußgelenke erschienen ihr beidseitig als instabil.

Das rechte Schultergelenk war in seiner gesamten Beweglichkeit eingeschränkt. Die Spannungen dort pflanzten sich zum Thorax, zum Hals und bis zum Kopf hin fort. Auch war die Kraft im rechten Arm sowie die Belastbarkeit der Gelenke dort eingeschränkt.

Auf gezielte Nachfrage hin, wurde auch schnell ersichtlich, dass die Patientin zum einen besorgt war, ob sie ihre Leistungsfähigkeit gegenüber der Arbeit und Familie aufrecht erhalten könne und zum anderen war das Unbehagen auch in ihrem Gesamtverhalten zu sehen. Sie wirkte etwas angehalten und trotz der Ruhe und leichten Niedergeschlagenheit etwas ungeduldig und rumorend.

Bei der Inaugenscheinnahme des Gesichts fiel dort eine allgemeine Aufgedunsenheit und eine Aufquellung, d. h. Flüssigkeitsansammlung an den Augenlidern auf.

Sie konnte sich an keine ungewohnten Belastungen oder bestimmte, ungünstige körperliche Bewegungen erinnern.

III.4.3.2 Diagnose und Behandlungsverlauf

Die Behandlung begann in linker Seitenlage. Da die Patientin selbst diese Lage gewählt hatte, konnte die Auflage der linken Hüfte keine Probleme bereiten.

Die rechte Schulter wirkte als Schultergürtel insgesamt kompakt fest, angespannt und recht unbeweglich. Dagegen erschien der rechte Hals eher in Leere (*xu*, jap.: *kyo*). Deutlich hob sich im Schulter- und Halsbereich und im rechten Arm die *Shoutaiyang* (Dü) Leitbahn ab. Am Hals war sie eher leer *(xu)*, dies auch besonders noch im Punkt *bingfeng* (Dü 12). An der Skapula und so auch am Rücken bis zu ihrer Masunaga-Diagnosezone war die Leitbahn gespannt und fest, wenn auch von gewisser Geschmeidigkeit und Weichheit. Im Arm waren die Punkte *jianzhen* (Dü 9), *houxi* (Dü 3) und *wangu* (Dü 4), samt der zwischen beiden Punkten liegenden Leitbahn, deutlich in Schwäche *(kong)*.

Das Gebiet der Netzleitbahnen *(luomai)* mit den Anknüpfungspunkten *(luoxue)* und den Punkten des Ursprungs-*qi (yuanxue)* war stark eingezogen, also an OE und ME von Schwäche *(kong)* Charakter, und dabei von kräftiger Festigkeit. Hier wirkte das *qi* stagnierend und es war kein OE-Puls feststellbar.

Alle übrigen Bereiche der Leitbahn waren im Arm in Stärke *(man)*.

Die Masunaga-Diagnosezone der *Shoutaiyang* (Dü) Leitbahn hob sich am rechten Rücken deutlich als Stärke *(man)* hervor, auch hier besaß das *qi* den gleichen stagnativen Charakter (➢ Abb. III-96).

Das beschriebene Profil des *qi* ließ samt der diagnostischen *qi*-Befunde und der Austrahlung der Patientin zunächst folgende Überlegungen zu: Sämtliche Befunde sprachen für eine eingeschränkte Funktion des rechten Schultergelenks, welche durch eine allgemeine Verspannung des gesamten Schultergürtels bedingt war. Ein durchgeführter Test der Bewegungsgrenzen des Schultergelenks selbst ergab jedoch in diesem keine Einschränkungen.

Der rechte Schulterbereich steht samt dem rechten Thorax energetisch in einer Beziehung zu dem eher konstitutionellen und dauerhaften Habitus der Person. Zudem wirken auf dieses Körpergeviert in betonter Weise die *qi*-Kräfte der Wandlungsphase SHAO YANG (Holz-Emblematik mit den Leitbahnen *Zujueyin* (Le) und *Zushaoyang* (Gb)). SHAO YANG (Holz-Emblem) bedeutet, dass die *yang*-Energien kontinuierlich neu gebildet, geladen und damit jederzeit den freien, direkten Fluss zur ihrer höchsten Entfaltung, dem TAI YANG (Feuer-Emblem), nehmen können.

Als psychisches Bild bedeutet dies: Eine Person verfügt konstitutionell über eine Kräftedynamik, welche (durch die Umwandlungsfähigkeit von Anlagen und Strukturen des *yin* in das *yang*) in diesem *yang* sowohl reich eingespeichert ist, als auch von diesem aufgeladenen *yang* jederzeit frei und spontan in die stärkste Entfaltung des *yang* gelangen kann. Diese freie Disponibilität ist zumeist nur bei Kindern oder Tieren oder sehr freien Naturen zu beobachten.

Durch frühere Behandlungen war bekannt, dass die Patientin ihre Gefühle und Reaktionen eher in sich zurücknahm, als diesen ihren freien Lauf nach außen zu lassen, wie dies einer vollen Entfaltung des Funktionskreises Leber und der entsprechenden Leitbahn *Zujueyin* (Le) entspräche.

Die auffallende Festigkeit der rechten Oberhälfte kann häufig einhergehen mit einer Dysfunktion der aufwärts-

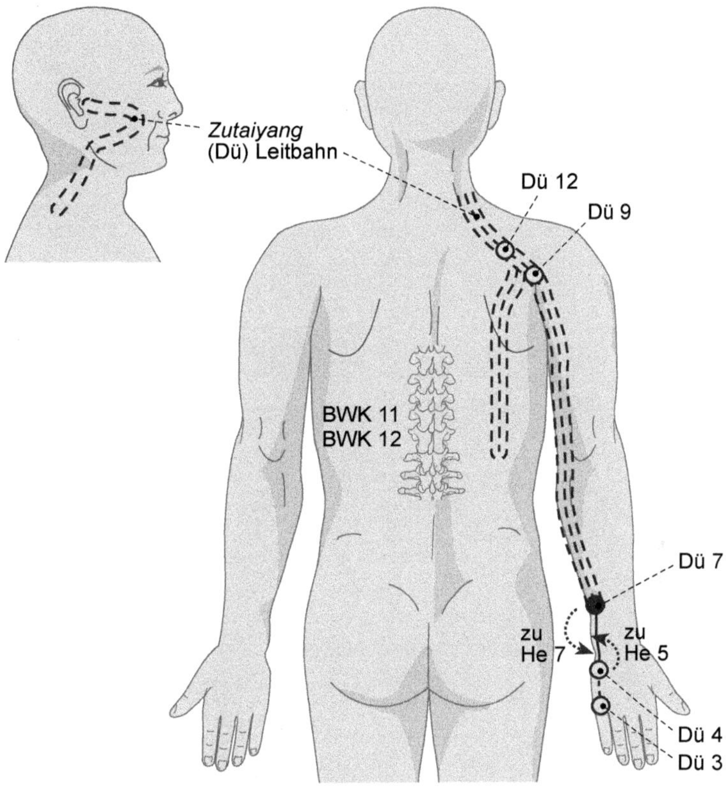

Abb. III-96 Energetisches Bild von rechter Kopf- und Halsseite, rechtem Thorax und Arm

strebenden Kraft der Wandlungsphase SHAO YANG (Holz-Emblem) und der Säfteverteilung.

Die besonders auffallend profilierte Leitbahn *Shoutaiyang* (Dü) ließ noch weitere Folgerungen zu: Die Leitbahn war am Oberkörper in weiten Bereichen aufgebläht in Stärke *(man)*, dies insbesonders an der Skapula. Eine Aufquellung dieser Art legt immer eine psychische Anspannung nahe (siehe ➤ Kapitel II.3.2 „IdosShiatsu"). Eine Quellung an der Skapula ist auch erfüllt von der Bedeutung der Energetik der Skapula: kraftvolles, bewegungsintensives Handeln (Arme und Hände) in den freien Raum; eine gewisse Art des Fliegens und freien Atmens.

Im Weiteren sind auch die signifikanten Punkt-Profile dargestellt.

Bifeng (Dü 12): Dies ist ein spezieller Punkt bei Schulterbeschwerden. Durch diesen Punkt können Wind *(feng)* Schrägläufigkeiten *(xie)* positiv beeinflusst werden und dieser Punkt verbindet die Leitbahn mit den Leitbahnen *Zuyangming* (Ma), *Shouyangming* (Di), *Shoushaoyin* (He), *Shoushaoyang* (3E) und *Zushaoyang* (Gb). Insofern kann hier hervorragend an einer Dynamik des *yang* gearbeitet werden. Dieses kann so geschehen, dass der Punkt zum Ausgangs- und Rücklaufpunkt eines Behandlungsschritts gemacht wird. Dazu liegt die MH I auf diesem Punkt, durchaus als ganze Hand oder auch nur mit einer Fingerbeere, und die MH II arbeitet nacheinander in die genannten Leitbahnen hinein (➤ Abb. III-97).

Der Punkt *jianzhen* (Dü 9) bedeutet „Geradheit der Schulter", er öffnet die Netzbahnen (siehe ➤ Kapitel II.1.1) und zerstreut Wind *(feng)* Schrägläufigkeiten. Der Punkt ist gleichfalls bei Schwellungen der Wange indiziert.

Houxi (Dü 3), der „hintere Wasserlauf", ist in diesem Fall als besonderer Punkt der Wandlungsphase SHAO YANG (Holz-Emblem) von Interesse. Der Punkt wirkt entkrampfend, hilft das Bewusstsein zu klären und macht die Leitbahnen frei.

Wangu (Dü 4) steht hier in seiner Qualifikation als Verbindungspunkt zur Wandlungsphase der Wandlungsphase TAI YANG (Feuer-Emblem) und als Zerstreuer von Hitze *(re)* und Wind *(feng)* Schrägläufigkeiten. In der Wirkung des Punktes auf Verengungen im Hals kann in diesem Fall auch zurückgegriffen werden.

Sämtliche dieser Punkte waren von Schwäche *(kong)* Gestalt und die übrige Leitbahn war von gequollener Stärke *(man)* Natur, mit Ausnahme des Verlaufs zwischen den Handpunkten, dem Hals und dem Gesicht.

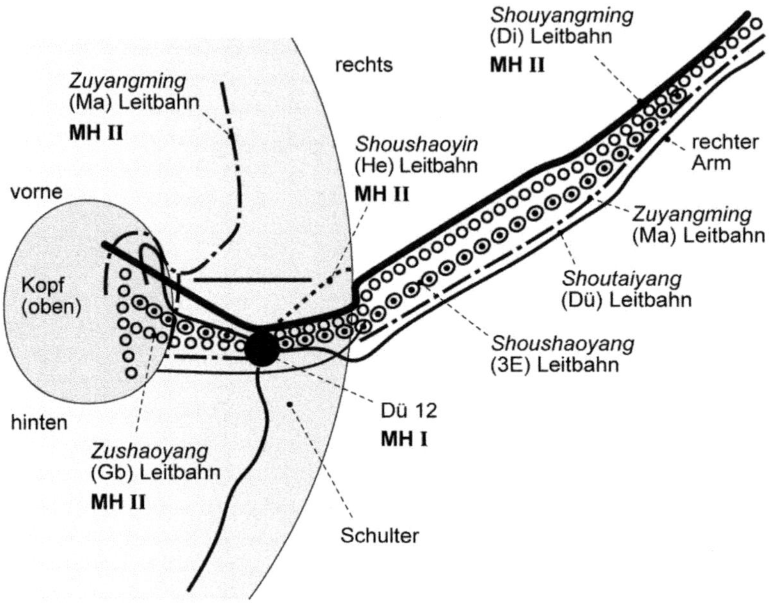

Abb. III-97 Über *bifeng* (Dü 12) kann an einer Dynamik des *yang* gearbeitet werden

Die Schwäche *(kong)* der Punkte und der entsprechenden Leitbahnabschnitte zeigt eine Verlaufstendenz zur TE, zum *yin*, an. Hier wird der Kontakt zum Innen und zur *yin*-Leitbahn *Shoushaoyin* (He) hergestellt. Die Aufquellungen zeigen eine Verlangsamung der *yang*-Bewegungen und eine Entkopplung zwischen den *yin*- und *yang*-Schichten an.

Diese Heterogenität und Entkopplung wird durch die Befunde der Inaugenscheinnahme unterstützt: Aufgequollenes Gesicht, entlang der Leitbahn und an der Skapula, Schwäche und Leere *(kong, xu)* Bereiche im Hals und an den Punkten, dazu Einschränkung der Bewegungsfähigkeit in der Schulter neben der vollen Bewegungsfreiheit des Gelenks.

Die Behandlung der *Shoutaiyang* (Dü) Leitbahn bestand weiter darin, den Fluss der Bahn hinsichtlich einer Kopplung der tiefen und oberen Schichten anzuregen. Dies kann durch die Behandlung der Netzleitbahnen *(luomai)* und der Leitbahnzweige *(jingbie)* versucht werden:

Der Punkt *jianzhen* (Dü 9) steht in Verbindung zu den Leitbahnzweigen *(jingbie)*. Damit kann durch Behandlung dieses Punktes und der entsprechenden Leitbahnzweige *(jingbie)* der *Shoutaiyang* (Dü) Leitbahn eine topografische Erweiterung der Behandlung im Sinne dieser Leitbahn stattfinden und eine besondere Verbindung zwischen dem *qi* der TE und der OE hergestellt werden. Zudem wirkt die Behandlung der Leitbahnzweige *(jingbie)* insbesondere auf das Kopfgebiet ein.

Die Patientin lag dazu in linker Seitenlage. Die MH I behandelte nach den bekannten Kriterien des Pulsshiatsu den oben genannten Punkt und die MH II fuhr die gesamte Netzleitbahn *(luomai)*, ebenfalls nach den bekannten Behandlungsmustern, entlang (➢ Abb. III-98). Auf diese Weise wird versucht, den Normalpuls in dieser Leitbahn herzustellen. Gelingt dies, verändert sich direkt wahrnehmbar der Tonus des Gewebes und die Hauptleitbahn *(jing)* wirkt in sich homogener.

Anschließend behandeln beide Mutterhände die Leitbahnen *(jingluo)* samt der entsprechenden Anknüpfungspunkte *(luoxue)* und der Punkte des Ursprungs-*qi* *(yuanxue)* (➢ Abb. III-99). Eine erfolgreiche Behandlung dieser Bahnen und der entsprechenden Punkte lässt noch während der Behandlung das Gebiet spürbar verändert erscheinen; in diesem Fall wurde die große Festigkeit des Bereichs etwas aufgelockert und das *qi* floss auch an der OE freier und deutlicher.

Die Behandlung des rechten oberen Körpergevierts darf nicht zu lange dauern, sondern in der Gesamtbehandlung zunächst etwa zehn Minuten betragen – bei gleichzeitiger Diagnose und Behandlung.

Direkt im Anschluss wurde die rechte Körperunterseite behandelt.

Rechtes Gesäß und rechter Oberschenkel waren stark gespannt, damit prall-in-Stärke *(man)*. Hier erschien besonders der *Shouyangming* (Di; nach Masunaga) an der OE eingezogen und etwas in Schwäche *(kong)* und ab der ME und in der TE prall und in Stärke *(man)*. Am

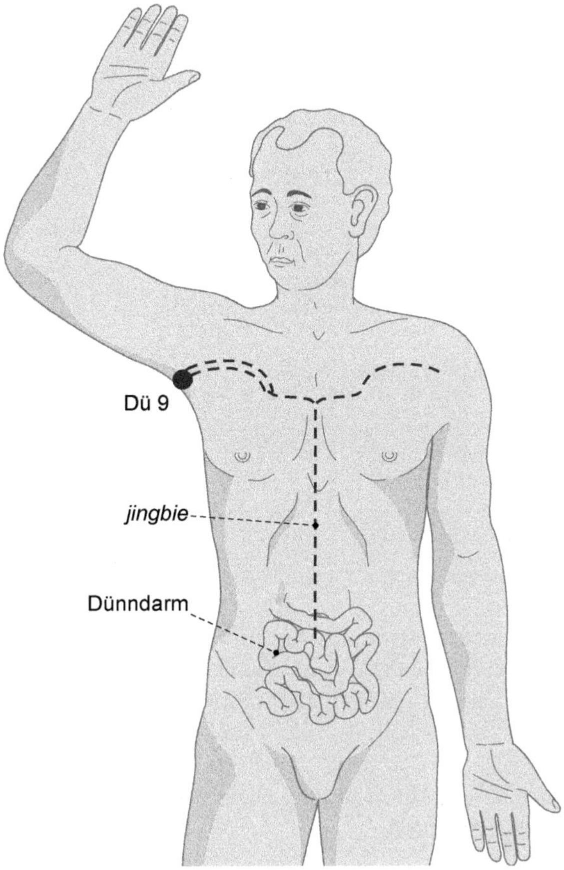

Abb. III-98 Behandlung der Leitbahnzweige *(jingbie)* über den Punkt *jianzhen* (Dü 9)

Unterbein und im Fuß war die Leitbahn in der OE und ME schwach *(kong)*.

Die Punkte *dachangshu* (Bl 25) und *guanyuanshu* (Bl 26) bildeten rechtsseitig ein Stärke *(man)* Profil. Hier wurde die MH I haltend aufgelegt, während die MH II die gesamte Bahn im Bein behandelte. An den entsprechenden Punkten und leeren oder vollen Bereichen wurden diese mit den dafür vorgesehenen Methoden behandelt (siehe ➤ Kapitel II.2.5).

Als besonders wirksam erwies sich auch die Behandlung der drei im IdosShiatsu genutzten Extra-Punkte: Zusammenschluss von oben und unten (direkt hinter dem Fibulaköpfen, nach dorsal zu); dann der Punkt der Beschleunigung des *Shouyangming-qi* (direkt gedrückt gegen den Malleolus externus von dorsal her; ein *cun* oberhalb des Punktes *kunlun* [Bl 60]) und schließlich der Punkt Abfluss des *yang* (direkt auf gleicher Höhe mit *kunlun*; gleich gedrückt gegen den Malleolus externus). Alle drei Punkte sind äußerst wirksame Einflusspunkte auf den Verlauf der genannten Leitbahn (➤ Abb. III-100).

Während dieser Behandlung kam es zu einem deutlichen Fluss in der Leitbahn und im Bereich der MH I zu

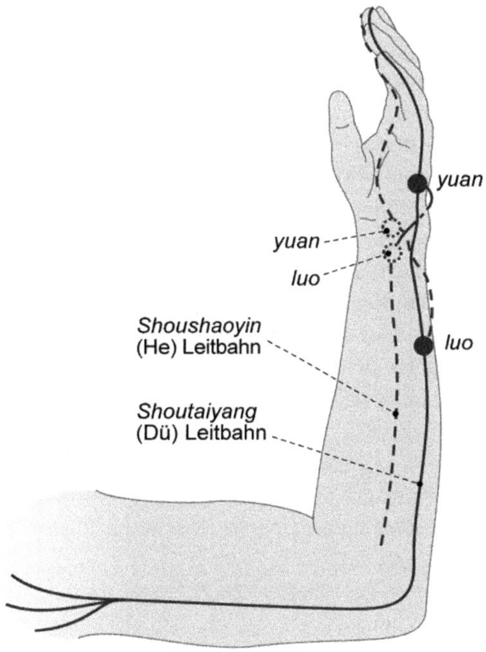

Abb. III-99 Behandlung der Leitbahnen *(jingluo)* samt der entsprechenden Anknüpfungspunkte *(luoxue)* und der Punkte des Ursprungs-*qi* *(yuanxue)*

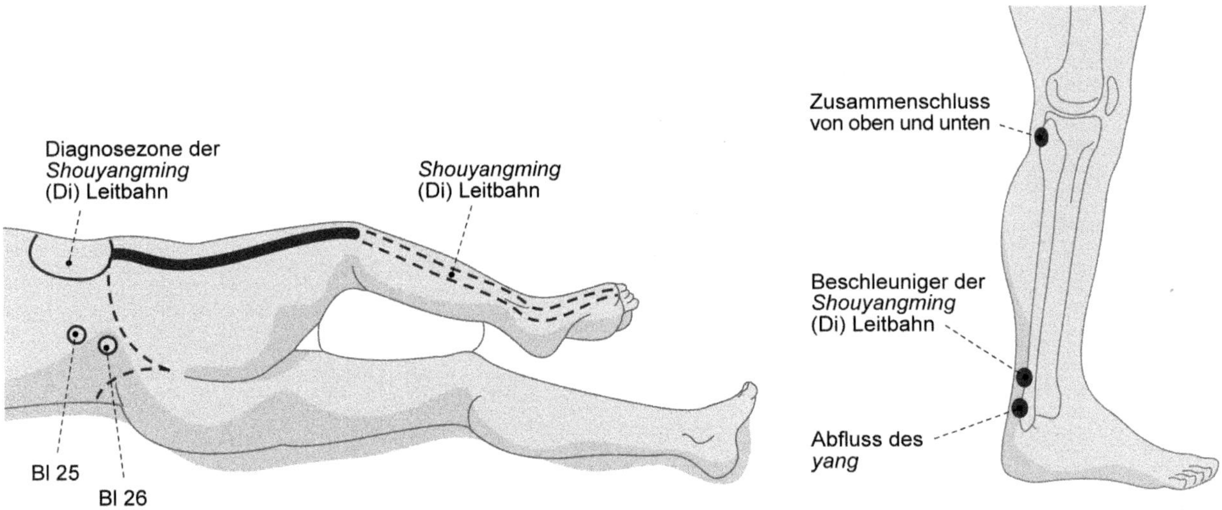

Abb. III-100 Die drei Extra-Punkte zur Beeinflussung der *Shouyangming* (Di) Leitbahn

ziehenden *qi*-Reaktionen. Dieses Ziehen wirkte in die MH I und zur tiefen Ebene (TE) hin. Es bedeutet, dass das *qi* einen mächtigen Sog zur Zentralisation, nach dem Innen zu, hat und die Gequollenheit der Punkte sowie die Spannung der Leitbahn an Gesäß und Oberschenkel zeigen an, dass nach dem Außen zu eine gewisse Stagnation und „Polsterung" vorliegt.

Die beiden Punkte der Leitbahn *Zutaiyang* (Bl) wirken zusammen mit dem *qi* der Gedärme, stehen mithin für die Behandlung von Bauchproblemen samt der Kräftigung der Lenden und Knie. Sie wirken darüber hinaus auf die *Zuyangming* (Ma) Leitbahn und absenkend auf das *qi*.

Diese absenkende Wirkung, erzielt unter Mitwirkung der drei genannten Extra-Punkte, wirkte auf den Stau um Schulter- und Hüftgelenke auflösend und verflüssigend.

Da sich dann das Ziehen nicht weiter verflüchtige und in der Leitbahn sich eine gewisse Reaktion abgespielt hatte, wurde die Behandlung nun in Rückenlage weitergeführt.

Das untere *hara* war deutlich eingezogen, also an der OE zunächst in Schwäche *(kong)*, dann aber im direkten Kontaktin Position der ME straff und fest; insbesondere die Masunaga-Diagnosezone der *Shoutaiyang* (Dü) Leitbahn war derart stark profiliert.

Das obere *hara* hingegen erschien aufgequollen und in Stärke *(man)*.

Auch hier war die energetische Asymmetrie deutlich zu sehen.

Als erstes wurde die MH I auf die rechte Masunagazone der *Shoutaiyang* (Dü) Leitbahn gelegt und zwischenzeitlich auch immer wieder auf die linke Zone. Die MH II behandelte die entsprechende Leitbahn im rechten Bein. Diese war hauptsächlich in einem Schwäche *(kong)* Zustand, an den Anknüpfungspunkten *(luoxue)* jedoch voller und fester und dies besonders auch an der Ferse.

Wie so häufig ergab sich eine deutliche *qi*-Reaktion erst nach Behandlung der gesamten Bahn und an deren Ende an der Ferse. Hierbei waren klare *hara*-Geräusche zu vernehmen. Diese Geräusche waren knarrender Natur, zeugten von großer Festigkeit und einer nur zögerlichen Entspannungsfähigkeit.

Insgesamt wirkte die Behandlung auf der rechten Seite so, dass diese Seite deutlich energetisch durchströmt wurde, eine *qi*-Kommunikation von oben bis unten einsetzte und der Gewebetonus elastischer erschien.

Nun wurde die Behandlung an der linken Seite weitergeführt.

Schon während der Behandlung an der rechten Seite äußerte die Patientin häufiger ein Stöhnen und ungläubiges, stoßweises Lachen. Beide Reaktionen stellten sich bei der Behandlung von schmerzhaften und empfindlichen Bereichen ein. Gleichzeitig war eine gewisse Erleichterung der Stimmung und Ausstrahlung der Patientin zu verspüren.

Am linken Arm nun erschien die *Shoutaiyin* (Lu) Leitbahn als besonders auffällig: Die gesamte Leitbahn war durchgängig von Schwäche *(kong)* Charakter, nur an Ellenbogen- und Handgelenk wirkten starke Spannungen.

Der Fluss erschien als in die tiefe Ebene (TE) verlagert, bei gleichzeitig kräftiger Aufladung an den Gelenken, welche flussbehindernd wirkte (➢ Abb. III-101).

Das gesamte obere linke Körpergeviert war in diesem Sinne profiliert. In der TE angespannt, an der OE eher eingezogen und in Schwäche *(kong)*, unter ringartigen

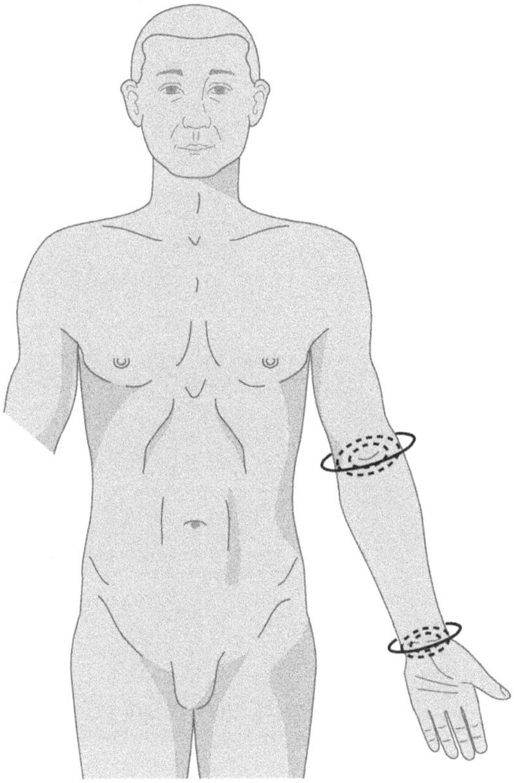

Abb. III-101 Flussbehindernde Aufladung an den Gelenken

Verspannungen. Der Bereich wirkte daher zugleich als doppeltes energetisches Profil: angespannt bis verspannt und geladen und gleichzeitig zurückgezogen, empfindlich und fragil. Im gewissen Sinne erschien dieser Körperraum als „klein".

Im Sinne der Gezielte Gesprächsführung war nicht zu übersehen, dass im linken Körperbereich eine empfindliche, innere Spannung und rechtsseitig eine kräftig angehaltene Aufladung (Fülle *[shi]* Tendenz) herrschte. Auf Nachfrage hin ergab sich, dass die Patientin Tage zuvor gleich mehrmals an ihrer Arbeitsstelle und auch mit ihrer Tochter in heftige Dispute und Konflikte geraten war. Diese Konflikte wurden in ihr durch eine gewisse ambivalente Polarität und Angst bestimmt. Sie ärgerte sich, war voller Wut und war besorgt, dass sie bei freier Reaktion eventuell in Schuldgefühle ihrer Tochter gegenüber verfallen würde und an ihrer Arbeitsstelle Sanktionen befürchten müsste.

Entsprechend dieser Ambivalenz und Unentschiedenheit bei gleichzeitigem aktiven Durchhalten, also normalem Alltag, war ihr linkes, unteres Körpergeviert entsprechend profiliert. Das linke Fußgelenk war insgesamt und an den Punkten des Ursprungs-*qi (yuanxue)* und den *jing*-Brunnenpunkten *(jingxue)* tendenziell in Schwäche *(kong)*. Die Leitbahnen des Beines und somit das gesamte Bein wirkten homogen straff, etwas eingezogen an der oberen Ebene (OE), und extrem hart-gespannt, also in Fülle *(shi)* Kondition. Das starke „Hinunterfließen" in die TE dieser Punkte korrespondiert hier mit der Verfestigung des Beines, mithin dem erhöhten *qi*-Bedarf der Leitbahn selbst bis hin zu deren Oberen Ebene (OE). Ein solcher Befund indiziert immer eine deutlich akute Überlastung der entsprechenden Leitbahnen und Körperfunktionen und führt automatisch zu einer Erschöpfung der Wandlungsphase ZHI YIN (Erde-Emblem, Wandlungsphase der Mitte) samt deren säfteregulierender Funktion.

Der Bereich der Leitbahnen *(jing)* und der Verbindung zwischen Anknüpfungspunkt *(luoxue)* und Punkt des Ursprungs-*qi (xuanxue)* wirkte eher dick und fest und signalisierte in diesem Zusammenhang eine kräftig posturale Anstrengung.

Die Behandlung der unteren linken Seite wurde vorzugsweise so geführt, dass der *qi*-Fluss in den Leitbahnen und an den genannten Punkten zur Oberfläche hin hervorgeleitet werden konnte.

Nach den entsprechenden *qi*-Reaktionen schloss sich dann am gesamten Bein ein mittelkräftiges *kenbiki* an (➤ Abb. III-102).

Nach Abschluss dieser Behandlung wurde der Patientin dringend anempfohlen entsprechende Shiatsu-Übungen durchzuführen und über die vorliegenden problematischen Themen noch häufig an geeigneter Stelle zu sprechen.

4

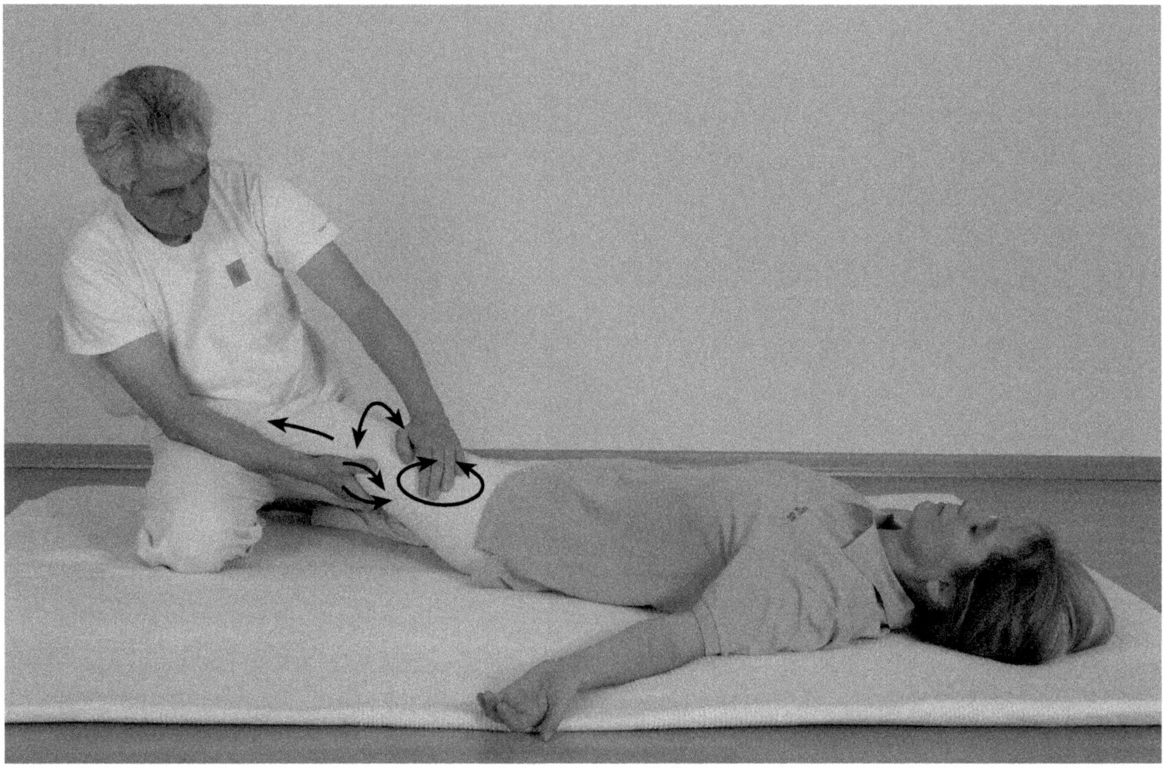

Abb. III-102 Mittelkräftiges *kenbiki* am gesamten Bein

KAPITEL

III.5 Erkältungskrankheiten und Infekte

III.5.1 Allgemeine Betrachtungen

III.5.1.1 Begrifflichkeiten

Zunächst und hauptsächlich soll der Blick auf diejenigen Erkältungskrankheiten gelegt werden, von denen die grippalen Infekte deutlich abgegrenzt werden müssen.

Ein Erkältungsgeschehen ist durchaus wörtlich zu verstehen: Im energetischen Sinne ist die Kälte im Organismus unverhältnismäßig dominant oder gar schwach (im Sinne von Verlangsamungen) geworden.

Kälte *(han)* bedeutet die externe, bioklimatische Kälte. Diese kann als übermäßige äußere Kraft Eingang in den gesunden Körper nehmen oder durch eine bereits vorliegende Schwäche des Körpers Eingang finden.

Der Körper kann jedoch auch akut oder chronisch ein Zuviel an „Kälte" intern produzieren und somit ungünstigen äußeren Kräften den Zugang erleichtern oder in sich selbst eine solche ungünstige Kälte-Energetik produzieren.

Eine exakte Differenzierung dieser Vorgänge erscheint somit als höchst sinnvoll und praktikabel.

Klassisch wird die Polarität von Kälte *(han)* und Hitze *(re)* innerhalb des Organismus mittelst der Acht Leitkriterien (*bagang*; siehe ➤ Kapitel II.2.1) beschrieben und kann so als Verschiebung der individuellen und allgemeinen Grundnorm der Energetik, als Schrägläufigkeit *(xie)* qualifiziert werden.

Weicht die körpereigene Energetik von ihrer individuellen oder allgemeinen Grundnorm ab, dann herrschen körperintern unverhältnismäßige Prozesse der Kälte *(han)* oder der Hitze *(re)*. Vorrangig bedeutet dies eine körpereigene Beschleunigung (Hitze, *re*) oder eine Verlangsamung (Kälte, *han*) der Körperaktivität *(yang)*. Damit bezieht sich dieses Leitkriterium klassisch vorzugsweise auf das *yang*.

Der Vorgang kann auch auf das körperliche *yin* bezogen werden, jedoch ist die Wirkung der Polarität des Kälte *(han)* und Hitze *(re)* auf das *yin* entgegengesetzt zu derjenigen auf das *yang*: Im *yang* verlangsamt die Kälte dasselbe, aber im *yin* beschleunigt sie dieses und die Hitze wirkt im *yin* nicht wie im *yang* beschleunigend, sondern verlangsamend.

Weiterhin wird klassisch das Einwirken äußerer Energien (bioklimatisches *qi*, Umwelt) im Übermaß (Exzess; *liuyin*, Phasenenergetik), von externer Kälte *(han)* und Hitze *(re)* als pathogen angesehen.

Diese äußeren Kräfte wirken so entsprechend auf das gesamte Geschehen der Fünf Wandlungsphasen. Bezüglich des hier zu besprechenden Krankheitsbildes wirken sie insbesondere auf das *qi* des Winters, der Nacht, des Wassers, auf die Leitbahnen *Zushaoyin* (Ni) und *Zutaiyang* (Bl).

Analog hierzu und in Erweiterung des klassischen Konzepts kann der körperinterne Prozess von Hitze und Kälte auch als ein bioklimatisches Innen betrachtet werden, indem der Energetik von äußerer Hitze und Kälte entsprechende Dynamiken im Körperinneren gleichgesetzt werden.

Zumeist werden Erkältungen durch ein Übermaß an äußerer Kälte oder Hitze sowie ein Ungleichgewicht innerer Kälte oder Hitze begünstigt oder erzeugt.

Hinsichtlich der Differenzialdiagnose und in Bezug zum IdosShiatsu tritt noch ein drittes zu beachtendes Moment hinzu: Erkältungen können auch primär durch ein intern erzeugtes Unmaß im Verhältnis der äußeren Kälte zur inneren Kälte oder der äußeren Hitze zur inneren Hitze erzeugt werden. Hier tritt eine besondere Dimension in den Vordergrung: die der Dynamik seelisch-geistiger und psychisch-charakterlicher Prozesse.

In sprachlicher Abgrenzung zu den beiden vorgenannten Gründen einer Erkrankung kann diese dritte Komponente durch den Terminus des *lin* repräsentiert werden; dieser bezeichnet im Chinesischen auch die Kälte, zudem aber auch die Affekte und Empfindungen der Furcht und Angst. Für die Hitze kann in diesem Sinne der Terminus *huo* gelten, bei dem analoge Konnotationen bezüglich von Affekten, wie Zorn, Ärger und Verdruss, mitschwingen. Auf jeden Fall muss diese „dritte Komponente" abgeklärt und herausdifferenziert werden.

III.5.1.2 Klassische Erklärungsschemata dieses Krankheitsgeschehens

Die klassische Vorstellung einer Synergetik von *yin* und *yang* geht von folgender Dynamik aus:

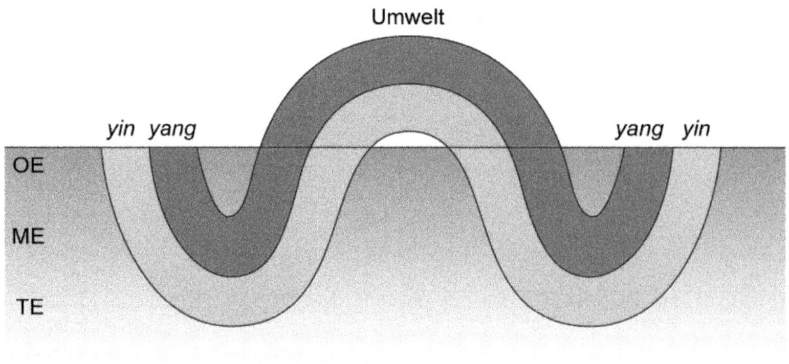

Abb. III-103 *yin* und *yang* im dynamischen Gleichgewicht

1. *yin* und *yang* agieren in einem dynamischen Gleichgewicht (➢ Abb. III-103).
2. *yin* und *yang* geraten ins Ungleichgewicht.

- Ungleichgewicht primär durch äußere Faktoren (➢ Abb. III-104):

In diesem Fall wirkt ein äußeres *yin-* oder *yang-qi* übermäßig auf den Organismus ein. Die Stärke dieser Einwirkung ist abhängig von der Natur des äußeren *qi*, der Schwäche des inneren *qi* oder kann in einer Kombination beider Momente liegen.

Wirkt derart ein äußeres *yang* im Übermaß, dann wird das körpereigene *yin* geschwächt und das innere (körpereigene) *yang* überstark; diesem Vorgang entspricht das Fülle-Hitze-Syndrom *(shi re zheng)*. Die Schwäche des yin kann auch infolge einer Affinität und Verbindung von äußerem und innerem *yang* erfolgen.

Wirkt ein äußeres *yin* im Übermaß, so schwächt dieses das Körper-*yang* und überstärkt das entsprechende *yin*. Dies wird als Fülle-Kälte-Syndrom *(shi han zheng)* bezeichnet. Das Übermaß des körpereigenen *yin* kann ebenso durch die Verbindung mit dem äußeren *yin* entstehen.

- Ungleichgewicht durch primär innere Faktoren (➢ Abb. III-105):

Das körpereigene *yin* ist geschwächt und verstärkt auf diese Weise die *yang*-Symptome des nun relativ stärkeren körpereigenen *yang*. Dies ist das Leere-Hitze-Syndrom *(xu re zheng)*. Oder das körpereigene *yang* ist geschwächt und bedingt so ein Übergewicht des *yin*. Dies wird als Leere-Kälte-Syndrom *(xu han zheng)* bezeichnet. Diese Schwächungen können als Folge eines äußeren pathogenen Faktors auftreten, der sich innen etabliert hat, oder in Folge innerer *qi*-Dynamiken.

Zu Abbildung III-104 kann weiter gesagt werden, dass starke Einflüsse der Umwelt und deren Energien auf den Organismus einströmen und dessen *yin* und *yang* ins Ungleichgewicht bringen: Äußeres *qi* attackiert als übermächtiges *yang* das körperliche *yin* und verstärkt somit ungünstig das körperinnere *yang* oder ein äußeres *qi* attackiert als übermächtiges *yin* das Körper-*yang* und lädt das Körper-*yin* zu stark auf.

Im Fall der Abbildung III-105 wirkt vor allem ein körperinterner Prozess, nach dem ein geschwächtes Körper-*yin* ein überstarkes Körper-*yang* oder ein schwaches Körper-*yang* ein zu starkes Körper-*yin* zur Folge hat.

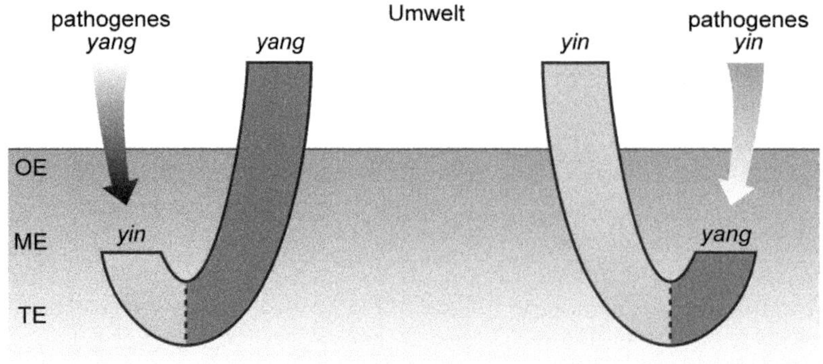

Abb. III-104 Ungleichgewicht von *yin* und *yang* durch äußere Faktoren

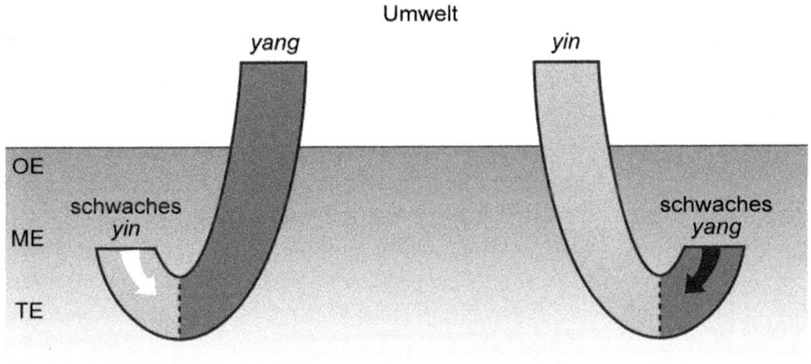

Abb. III-105 Ungleichgewicht von *yin* und *yang* durch innere Faktoren

Schließlich ist zu bedenken, dass es in der Praxis häufig zu Vermischungen und Überlagerungen körperinterner oder -externer Faktoren kommt.

Infolge der geschilderten Dynamiken werden z. B. bei einer Erkältung zwei Differenzierungen festgestellt: Das Wind-Kälte-Syndrom und das Wind-Hitze-Syndrom. Die Ätiologie und Pathogenesis solcher Affektionen wird wie folgt gesehen: Infolge ihrer übermäßigen Stärke finden bioklimatische Energien (vor allem die der Kälte, der Hitze und des Windes) Zugang zum Körperinnern; die Energetik des Windes dient hierbei als vorzugsweises Medium. Ein geschwächter Körper beschleunigt und verstärkt diesen Vorgang. Durch das Medium des Windes wird die Kälte *(han)* oder Hitze *(re)* in den Körper getrieben.

Hat die pathogene Energetik Zugang zum Körper gefunden, so wirkt sie wie folgt auf dessen *qi*: Haut und Lunge werden in ihrer dispersiven und austauschenden Funktion gehemmt und gestört, die aufsteigende Hitze verstärkt diese Imbalance. Zudem kann die pathogene Hitze direkt die inneren Schleimhäute befallen und deren Funktionen stören.

Je nach Körperkondition tauchen die zwei Differenzierungen auf: Ein schwaches Körper-*yang* ruft meistens ein Wind-Kälte-Syndrom hervor und ein schwaches Körper-*yin* ein Wind-Hitze Syndrom.

Der Wind-Kälte-Prozess geht einher mit: Kältezittern, Kopf- und Gliederschmerzen, Fieber, Nasenverstopfung und -laufen, Halsschmerzen, Husten, wässrigem Auswurf, heiserer Stimme, Schweißlosigkeit, einer weißliche Zunge und oberflächlichen sowie angespannten Pulse.

Die Wind-Hitze-Prozesse zeigen folgende Bestimmungen: Fieber und Schweiß, Husten mit dickem, gelbem Schleim, Windempfindlichkeit, Kopfspannungen, Durst, Hals- und Rachenschwellungen, trockener Stuhl, roter Zungenkörper, gelber und trockener Belag, die Pulse sind oberflächlicher und beschleunigter Natur.

Die Hitze findet insbesondere Zugang an den Körperöffnungen (Mund, Nase, Lufthöhlen, Lunge) und den Schleimhäuten.

Im Weiteren können die benannten Einflüsse den Körper in vielfältiger Weise befallen und diverse Symptome und lokale Einschränkungen hervorrufen. Durch Einsickern des pathogenen *qi* in das Innere des Körpers und dessen Tiefe kann es eine Erkältung des Muskelsystem und der bindegewebigen Anteile geben (Rückenschmerzen!) oder es kann der Bauchraum befallen sein und hier insbesondere den lymphatischen Abwehrring des Dickdarmanhangs und generell des Darmes aktivieren. Ein heftiger Befall dieser Bereiche und die Inanspruchnahme des Nervensystems stellt schon einen Übertritt zu dem Formenkreis der Grippalen Infekte (auch eventuell der Vogelgrippe) dar.

III.5.1.3 Klassische Therapiemaßnahmen

Die pathogene äußere Kälte *(han)* wird durch dispersierende Techniken am Körper-*yang* und die Öffnung der äußeren *yang*-Schichten zerstreut und ausgeleitet. Das Körper-*yin* wird durch stärkende, haltende Techniken unterstützt und aufgebaut.

Besonders geeignete Punkte, samt ihrer Leitbahnen, sind *fengfu* (Du 16; Wind: *feng*), *fengmen* (Bl 12; die *Zutaiyang* (Bl) Leitbahn wirkt an der gesamten Körperoberfläche), *lieque* (Lu 7; dies ist der Punkt der Netzleitbahn: *luomai*), *fengchi* (Gb 20; Wirkpunkt der „Scharnierleitbahn" *Shoushaoyang* [3E]) und des *Yangweimai* samt dessen Abwehrfunktion und als Entsprechungspunkt zum Punkt *lieque* (Lu 7) der Punkt *hegu* (Di 4) (Verbindung von Anknüpfungspunkt *(luoxue)* und Punkt des Ursprungs-*qi (yuanxue)*.

Scharnierleitbahn (oder auch Zwischenleitbahn) sind Leitbahnen, die eine energetische Vermittlungsfunktion ausführen wie z. B. die *Zushaoyin* (Gb) Leitbahn: als Wandlungsphase SHAO YANG (Holz-Emblem) steht sie zwischen den Phasen TAI YANG (Feuer-Emblem) und TAI YIN (Wasser-Emblem) und als *yang*-Leitbahn steht sie zwischen den Leitbahnen *Taiyang* (Bl, Dü) und *Yangming* (Ma, Di).

Die pathogene *Hitze* wird durch Techniken wie die der Beruhigung im *yang* und der sanften Belebung des *yin* behandelt.

Als besondere Punkte, und damit auch Leitbahnen, sind zu behandeln: *dazhui* (Du 14; Treffpunkt aller *yang*-Leitbahnen), entsprechend zum Punkt *hegu* (Di 4) auch der Punkt *quchi* (Di 11; als *he*-Meerpunkt). Die Punkte *yuji* (Lu 10; *ying*-Quellpunkt) und *shaoshang* (Lu 11; *jing*-Brunnenpunkt) können Lunge und Kehle entlasten.

Vorbeugend und entlastend empfiehlt sich generell der Punkt *Zusanli* (Ma 36).

Zu diesen genannten Therapien der äußeren pathogenen Energien zählt schließlich auch das Erfassen der inneren Kälte- und Hitze-Befunde (siehe ➤ Kapitel II.2.1). Entsprechend einer unnatürlichen Verlangsamung oder Beschleunigung des *qi* muss dann mit den entsprechenden Techniken an den diagnostizierten *qi*-Feldern und Leitbahnen gearbeitet werden. Das Erkennen solcher Ungleichgewichte gehört zu den üblichen Techniken einer energetischen Diagnose nach den bekannten energetischen Leitkriterien.

Die interne Ungleichgewichtung von „Kälte" und „Hitze" kann somit auch anhand ihrer vielfältigen Erscheinungsformen, analog denen der äußeren Hitze und Kälte, in den Qualifikationen der inneren Wandlungsphasen- und Phasen-Energetik betrachtet werden.

Weiter unten soll ins Auge gefasst werden, wie der Organismus als seelisch-geistiges und psychisch-charakterliches Geschehen endogen solche Ungleichgewichte (Befunde der Kälte, Hitze und des Windes) praktisch als Selbst-Affektionen erzeugt. Gleichzeitig spielen diese Muster der Selbstaffektion eine wichtige Rolle hinsichtlich der Schwächung des Organismus und dessen Anfälligkeit gegenüber den pathogenen Energien.

III.5.1.4 Erstsymptome und Prophylaxe bei Erkältungen

Geht man von dem nach seiner individuellen und allgemeinen Norm gesunden Körper aus, dann können bestimmte, häufig minimalste, Abweichungen von dieser Norm ein beginnendes Erkältungsgeschehen anzeigen.

Die Abweichungen sind anhand vieler Kleinstsymptome festzustellen; vorausgesetzt, es ist eine entsprechend geschulte Wahrnehmung vorhanden und die gegenwärtige Aufmerksamkeit ist offen für diese Wahrnehmungen, denn allzu oft überspielt die Alltagsaktivität jene Kleinstsymptome.

Ein großes Anzeichensystem ist der Wärme- und Kälteorganismus selbst. Wärme und Kälte des eigenen Körpers werden in der Regel als recht vertraute Phänome relativ deutlich wahrgenommen. Aber auch hier gibt es unter den Menschen große, bisweilen sehr große Abweichungen. Nicht selten kann man Menschen beobachten, welche trotz extremer Wetterbedingungen geradezu die entgegengesetzte Kleidung tragen: luftig und locker bei Kälte und Nässe oder dick verpackt trotz mildem Wetter und Wärme.

Diese Unverhältnismäßigkeiten sind so regelmäßig festzustellen, dass sie als diagnostisches Moment nicht vernachlässigt werden dürfen. Manchmal mag es reichen, die Patienten im Wettersinne kleidungsbewusster zu machen, um deren Infektionshäufigkeit zu senken.

Sodann kann das Bewusstsein auf die natürliche Kleidung des Menschen gelenkt werden: die Haut und deren Sinn gegenüber Kälte und Hitze.

Jeder Shiatsu-Praktiker kennt die Temperatur-Topografie des Körpers. Brust- und Bauchraum reflektieren auf der Haut unterschiedliche Temperaturfelder. Der Bereich der Masunaga-Diagnosezone der *Zushaoyin* (Ni) Leitbahn, teilweise am inneren Rand der *Zutaiyang* (Bl)- und der *Shoutaiyin* (Lu) Leitbahn im *hara* gelegen, ist relativ kühler als das übrige *hara* und insbesondere kühler als die Zone der Leitbahnen *Zujueyin* (Le), *Shoushaoyin* (He) oder *Shouyangming* (Di).

Am Rücken ist die Zone der *Zutaiyang* (Bl) Leitbahn mitsamt der Gesäßhälften, der *Shoutaiyin* (Lu) Leitbahn und die der *Shouyangming* (Di) Leitbahn etwas kühler als die übrigen Gebiete und insbesondere als die der Leitbahnen *Zushaoyin* (Ni) und *Zutaiyin* (Mi) (➤ Abb. III-106).

Ein Gleiches gilt für den Kopf und die oberen und unteren Extremitäten. Am Kopf erscheinen der obere seitliche und der gesamte hintere Schädel relativ kühl im Verhältnis zur Stirn. Der hintere Nacken erscheint etwas wärmer als der vordere Hals und der periorale Bezirk wirkt samt der Nase etwas kühler als Kiefer- und Wangenbezirke. (➤ Abb. III-107).

An den Extremitäten verteilt sich die Temperatur entlang der bekannten Wärmeschalen des Körpers. In den Bereichen der Leitbahnen der Netzleitbahnen *(luomai)* ist es etwas kühler, ebenso an den *yang*-Seiten der Ellenbogen- und Kniegelenke, deren *yin*-Seiten gewärmt erscheinen. Die *Shoushaoyin* (He) Leitbahnen sind an den oberen und unteren Extremitäten wärmer als die Umgebung, ebenso die Fuß- und Handinnenseite gegenüber den Außenseiten (➤ Abb. III-108).

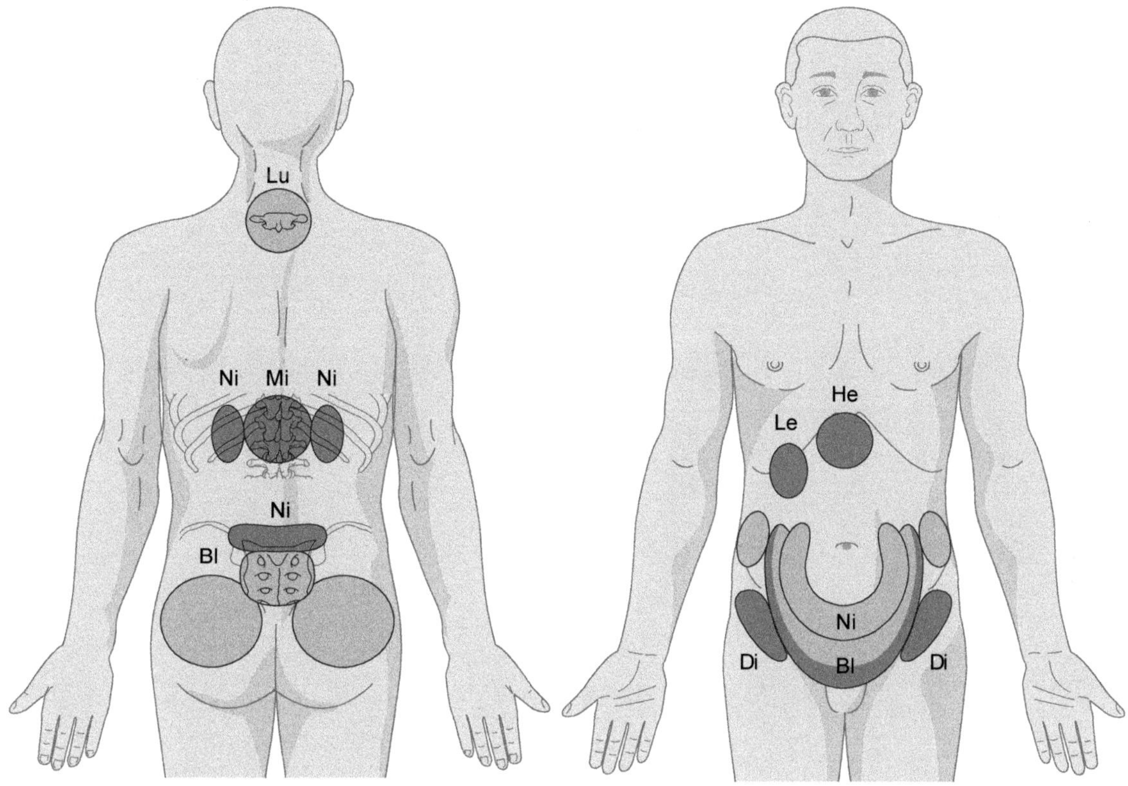

Abb. III-106 Temperaturtopografie von Rücken und *hara*

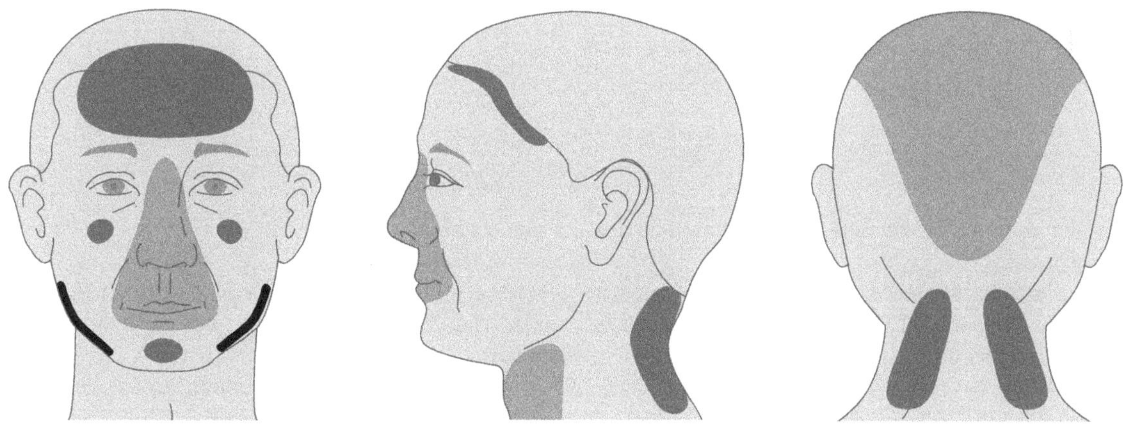

Abb. III-107 Temperaturtopografie des Kopfes

Diese Temperaturverteilungen verändern sich je nach Aktivität und Ruhe des Körpers und nach den Einflüssen der bioklimatischen Energie. Im gewissen Sinne sind also Anweichungen von der Grundnorm normal und notwendig.

Der aktuelle Temperaturstatus muss in jeder Diagnose in Relation zu den Aktivitäten des Organismus und den Einflüssen der Umwelt gesehen werden.

Erstsymptome einer beginnenden Erkältung oder einer Erkältungsgefahr können diskrete, aber der geschulten Wahrnehmung deutlich spürbare Abweichungen sein, die sich nicht durch das Aktivitätsprofil des Kör-

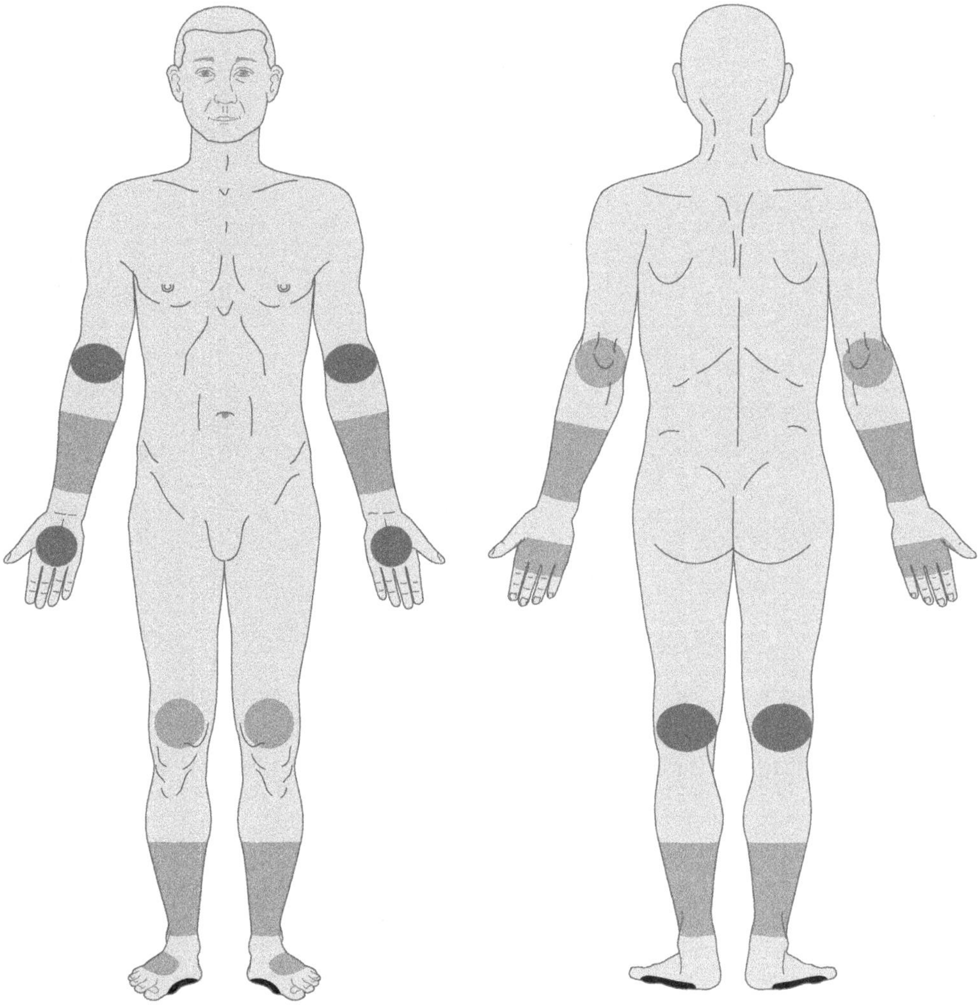

Abb. III-108 Temperaturtopografie von Armen und Beinen

pers oder das Einflusspotential des bioklimatischen *qi* erklären lassen.

Hierzu gehören klare Abkühlungen oder Überhitzungen an den Händen und Füßen sowie bis zu den Netzleitbahnen *(luojing)*.

Bei Abkühlungen kann eine adäquate Reaktion darin bestehen sich auszuruhen, wärmer zu kleiden oder aufwärmende Nahrung und Flüssigkeit zu sich zu nehmen.

Es kann auch sein, dass eine psychisch induzierte Zentralisation vorliegt, dann muss sich die psychische Energie erhohlen oder sich etwaige Stressinhalte bewusst machen und suchen, sich dieser mehr oder minder zu entledigen.

Aufwärmungen können durch Lüftungen der Kleidung oder Veränderungen der jeweiligen Umgebung reduziert werden. Sie können durch Reduktion der Aktivität abgewandelt und durch gezielte Erfrischungen umgewandelt werden.

Je nach Diagnose kann so ein Shiatsu der Wärmung oder der Kühlung appliziert werden (siehe weiter unten).

Weiter lassen sich Erstsymptome entlang der gesamten Körperleitbahnen *Shouyangming* (Di; in Armen und Beinen), *Shoushaoyang* (3E; in Armen und Beinen) und *Zuyangming* (Ma; in Armen und Beinen) erfassen.

Entlang dieser Bahnen ist eine gewisse Unterkühlung und/oder ein kühler Luftzug zu verspüren. An den Beinen ist dies ein deutliches Signal dafür, die gesamten Aktivitäten bewusst zu überprüfen, eventuell zu reduzieren oder so umzugestalten, dass diese mehr der eigenen Lebenspflege als der Veräußerung tätiger Aktivität dienen sollten. Es ist dies ferner ein Signal, dass die Kälte *(han)* oder die Hitze *(re)* Zugriff in das untere Körperinnere erhalten kann. An den Armen bedeutet dies ein Gleiches für den oberen Körper und dessen Inneres.

Werden diese Erstsymptome wahrgenommen und erfolgt eine deutliche Reaktion, besteht eine große Chance, dass der pathogene Einfluss aufgehalten und abgewendet werden kann.

Erstsymptome sind weiter an den Organen und Organbereichen wahrzunehmen. So können Spannungen in Nase, Kehle und Lunge, Juckreize und energetische Verblockungen oder Schwächegefühle ebensolche Anzeichen sein.

Im Bauchraum kann es zu Phänomenen der Unpässlichkeit vieler Art kommen. Diese sind allesamt zunächst nicht nachwirkend, sondern verklingen schnell. So kann die Blase für Momente diffus drücken und spannen oder der Urinabgang merkwürdig verlangsamt oder quasi schmerzhaft sein, ohne dass die Qualität dieser Symptome je diejenige typischer Erkrankungen (Zystitis) erreicht.

Oftmals können auch Symptome fliehender Natur entlang der typisch individuellen und persönlichen „Schwachpunkte" oder sensiblen Bereiche auftauchen. Derart kann ein Nasengang sich an einer bestimmten Stelle „melden" oder so auch eine bestimmte Spannung in der Kehle, im Bauch.

Werden die genannten Bereiche und Symptome nachhaltiger und zeitlich fixierter, dann ist anzunehmen, dass die allerfrühesten Erstsymptome auf dem Weg sind, sich zu verstärken, zu etablieren und somit den Beginn des tatsächlich beginnenden Infekts anzeigen.

Eine allgemeine Hautsensibilität, besonders entlang der genannten Bahnen und generalisiert auf die gesamte Hautoberfläche, zeigt, dass nun die Abwehrenergie *(wei-qi)* stark involviert worden ist. Vertieft sich dieser Eindruck und treten deutlich gefühlte Körper- und Leistungsschwäche hinzu sowie ein natürliches Bedürfnis nach Rückzug und Ruhe, dann kann angenommen werden, dass der Infekt auf dem Wege zur Mittleren Ebene ist. Reagiert schließlich der Bauch-, Körperhöhlen- und Lungenraum, dann ergreift das Geschehen die Tiefe und innere Schicht.

Gewisse Empfindungen im und am Knochensystem zeigen ebenso Erstsymptome an: ein Ziehen und Drücken in und an den Knochen, dazu kann einen gewisse Schwere oder ein Gefühl der Zerbrechlichkeit kommen; bestimmte Bereiche wirken „weich" oder instabil; es kann auch ein Gefühl einer gewissen Entzündlichkeit durch die Knochen wandern. Bekannt sind auch die Sensationen von einzelnen oder mehreren Nadelstichen gegen den Knochen oder gegen das Periost (die Knochenhaut).

Die genannten Empfindungen sind allesamt sehr dezent, obwohl sie punktuell und quasi untersekündlich sehr heftig wirken können. Sie sind fliehender und temporaler Natur. Der ungeschulten Wahrnehmung entgehen sie zumeist und sind von den gleichen Erscheinungen als Indikatoren einer ernsthaften Erkrankung deutlich an Dauer, Intensität und Pertinenz abgehoben.

Während und nach einer Shiatsu-Behandlung ist in diesen Fällen die genaue Reaktion des Patienten in Betracht zu ziehen und durch die Gezielte Gesprächsführung zu vertiefen. Sollte sich zeigen, dass sich alle vorgenannten Symptome, Empfindungen und Wahrnehmungen verstärken, dann ist dringend Ruhe für den Patienten geboten. Sind sie verschwunden, so sind sie leichterer Art. Der Patient sollte sich jedoch mindestens sieben Tage lang so verhalten, als ob ein Infekt im Anzug ist! Nur so lässt sich sinnvoll Prophylaxe betreiben und eine Verstärkung der Symptome zum Syndrom verhindern.

Sehr häufig stellen sich die Lebens- und Berufsverhältnisse dem entgegen. Vor allem vermögen die meisten Menschen nicht, ihre Aktivitäten analog zu einem Krankheitsgeschehen einzuschränken und einzustellen, wenn die Anzeichen solchen Geschehens sich außerhalb der gängigen und anerkannten Merkmale bewegen. Erst, wenn man „richtig" Fieber hat, krank wirkt, darf man auch pausieren und selbst dann erlaubt dies häufig die wirtschaftliche Situation nicht. Daran kann nur der Patient etwas ändern, nicht der Shiatsu-Therapeut. Der Shiatsu-Praktiker hat die Pflicht, den Patienten über diese Zusammenhänge zu informieren.

Weitere Erstsymptome sind deutliche Veränderungen der Trink- und Nahrungsbedürfnisse sowie der Ausscheidungsfunktionen.

In der Vorphase einer drohenden Infektion, in welcher der geschult Wahrnehmende die hier besprochenen Anzeichen erfassen kann, ist bei einer Hitze-Affektion reichlich Durst vorhanden und auch der Appetit ist noch normal ausgebildet. Die Urinausscheidung ist zwar reduziert, aber noch gut und regelmäßig vorhanden.

Bei einer Kälte-Affektion kann in diesem Frühstadium der Durst normal und der Appetit, durchaus auch kräftig, gesteigert sein. Urin wird reichlich ausgeschieden und der Stuhl ist normal.

In diesen Fällen sollen die Ess- und Trinkbedürfnisse unbedingt unterstützt werden und das Ausscheidungsbedürfnis beachtet werden. Die Nahrung sollte natürlich leicht bekömmlich sein und keine Belastung für den Organismus darstellen.

In diesem Frühstadium kann die, auch erhöhte, Zufuhr von Getränken und Nahrung die akuten Energien so stärken, dass der Körper zur Infektabwehr nicht auf Reserveprozesse zurückgreifen muss.

III.5.1.5 Allgemeine Behandlungsschemata bei Erkältungen

Allgemein kann gesagt werden, dass die Behandlungen bei Erkältungsverdacht in ihrem Verlauf von den Pulsreaktionen abhängig gemacht werden sollten. Sobald eine Pulsreaktion erfolgt oder eindeutig nicht eintritt, sollte der entsprechende Situs nicht weiter behandelt, sondern verlassen werden, sodass die Behandlung zwar durchaus auch an den entsprechenden Stellen vertieft erfolgen kann, die Folge der Behandlung entlang den Pulsreaktionen oder Nichtreaktionen insgesamt jedoch zügig verläuft. Generell geht es hier darum, dass die Behandlung zügig durchgeführt wird. Nach erfolgter Pulsreaktion wird ebenso der weitere Körper behandelt wie auch bei sich nicht einstellender Reaktion. Diese Reaktionen erfolgen später „wie von selbst" und sollten nicht unnötig provoziert werden.

Der Organismus sollte in seinen Selbstheilungstendenzen nur unterstützt und ein wenig entlastet werden. Mit anderen Worten, eine Shiatsu-Behandlung bei Erkältung bringt weder die Symptome, die mit dem normalen Heilungsprozess einer Erkältung einhergehen, zum verschwinden, noch verkürzt sie deren Dauer.

Hat sich ein Erkältungsgeschehen etabliert, so vergehen ca. drei Tage, an denen der Infekt registriert wird, dann erfolgen etwa sieben Tage, an denen sich die Symptome verstärken und zum Ende dieser Tage leichte Verbesserungen zeigen. In den nachfolgenden drei Tagen herrscht dann meist eine Tendenz der Verbesserung vor, denen sich schließlich noch etwa sieben Tage mehr oder weniger deutlich gespürter Rekonvaleszenz anschließen. Insgesamt dauert also ein normaler Infekt, ohne das Vorfeld mit seinen Erstsymptomen energetischer Art, etwa drei Wochen. Zugerechnet können noch zwei Wochen werden, von denen die erste Woche den Übertritt von der normalen in die erkrankte Körperaktivität und die zweite Woche den umgekehrten Weg darstellt.

Die Behandlung berücksichtigt die genannten Punkte und behandelt diese nach den benannten Maßen des Shiatsu (siehe ➤ Kapitel II.1.1 und weitere Fallgeschichten).

Generell können zunächst die verschiedenen Wärme-/Kältefelder des Körpers behandelt werden. Wärmebereiche werden sanft dispulsiert, eventuell auch in Richtung der synergetischen Felder der Kühle. Dies geschieht mit kreisenden Bewegungen gegen den Uhrzeigersinn, mit Auseinanderziehen, Streckungen und Weitungen. Schließlich können dazu auch die in der Regel

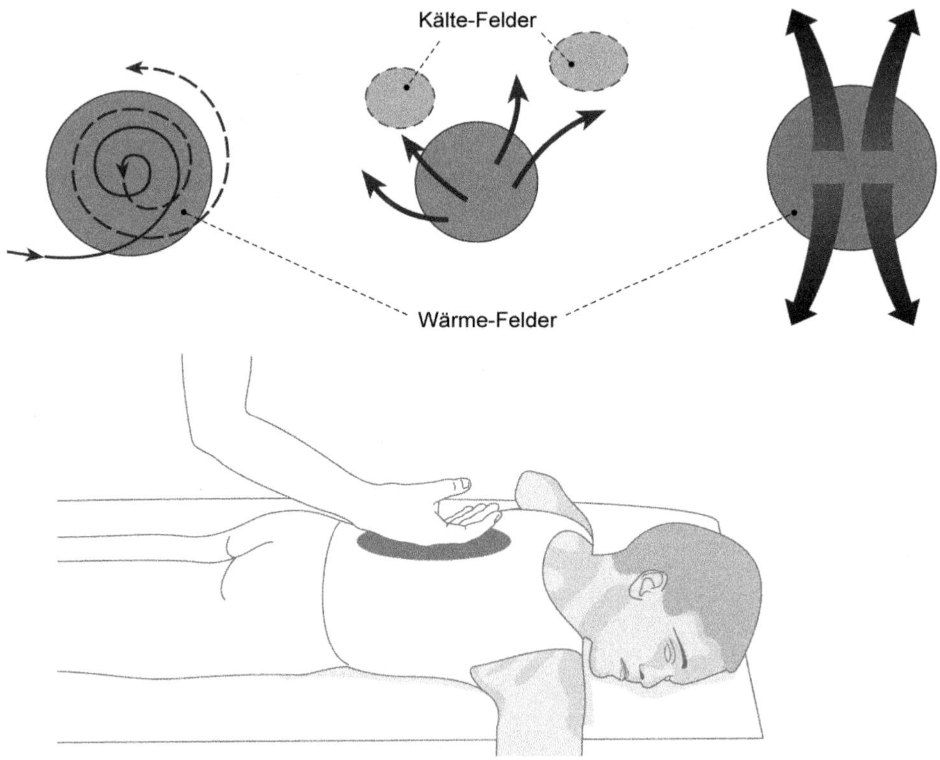

Abb. III-109 Behandlung eines Wärmefeldes

kühleren Außenseiten der Hände benutzt werden (➤ Abb. III-109).

Kältefelder werden mehr oder minder lange mit flächigem Kontakt gehalten und durch sanftes flächiges Einwärtskreisen und anschließenden sogartigem Hochziehen des *qi* behandelt. Auf die Vermeidung einer Übermanipulation ist zu achten (➤ Abb. III-110).

Im Anschluss können dann energetisch und synergetisch zueinander geordnete Bahnen und Felder von der MH I und der M II je als ein Wärme- und ein Kältebereich miteinander verbunden und ausgeglichen werden. So ist z. B. der Diagnosebereich der *Shouyangming* (Di) Leitbahn im *hara* warm und am Rücken kühler, der Diagnosebereich der *Zushaoyin* (Ni) Leitbahn am Rücken wärmer als im *hara* usw. (siehe oben). In diesem Sinne können Wärme- und Kältefelder ausgeglichen werden ohne deren normale Asymmetrie zu zerstören, denn diese ist zur Gesundung notwendig.

Sodann kann die allgemeine Zirkulation, Öffnung und Belüftung erfolgen. Dazu werden die Felder und Bahnen vom Zentrum und vom Innen zur Oberfläche und den distalen Enden zu behandelt (➤ Abb. III-111).

Während dieser Behandlung ist besonders darauf zu achten, dass das *qi* nicht dazu angeregt wird, in äußere Aktivitäten umzuschlagen, sondern in seiner Richtung körperwärts orientiert bleibt. Dies kann durch Techniken unterstützt werden, die an der Oberfläche und an den untersten Extremitäten nur sehr leicht den Fluss anregen und nach jedem Behandlungssegment und zum Schluss der Behandlung dem Zentrum zuarbeiten. Zudem darf die Intensität und Stärke der Behandlung nicht eine Körperanstrengung provozieren, die den Körper in Schwächung überfordern würde.

Während der Behandlung sollte der Körper mit Decken geschützt werden, dies gilt auch in Fällen der äußeren Hitze. Denn dieser äußeren Wärme steht immer eine energetische Schicht der relativen Kühle gegenüber und zwischen diesen energetischen Temperaturpolaritäten pendelt häufig schwankend das *qi* der Mittleren Ebene.

Der Puls dieser überwärmten Bereiche ist häufig beschleunigt, etwas fein und in der Tendenz von dispersiver Natur. Gleichfalls ist eine „umherirrende" Qualität sowie eine Unruhe zu ertasten. Es gilt, mit den entsprechenden Techniken der Sedierung, der Tonisierung und des Haltens diese Bereiche zu beruhigen und zu stabilisieren.

Die kühlen Felder weisen oft einen verzögerten, stillen oder stummen Puls auf, dieser kann bisweilen intervallartig einschießen und auftauchen, dann aber ebenso schnell wieder verschwunden sein.

Während der Behandlung und zum Abschluss kann immer wieder sanft an Händen und Füßen gearbeitet werden, kann der Nacken und hintere Schädel sanft mulsiert, geknetet und gehalten werden und beide Mutterhände können die Bereiche der großen Gelenke und die Sinnesorgane flächig bedecken und halten.

III.5.1.6 Grippale Infekte

Grundsätzlich kann im Falle grippaler Infekte ähnlich verfahren werden. Nur muss die Behandlung hier noch behutsamer zu Werke gehen und strikt darauf achten, dass der Körper nicht überfordert wird.

Besonders wichtig ist dabei die Pulsdiagnose: Sind die dem *yang* entsprechenden Pulse abwesend, sehr schnell,

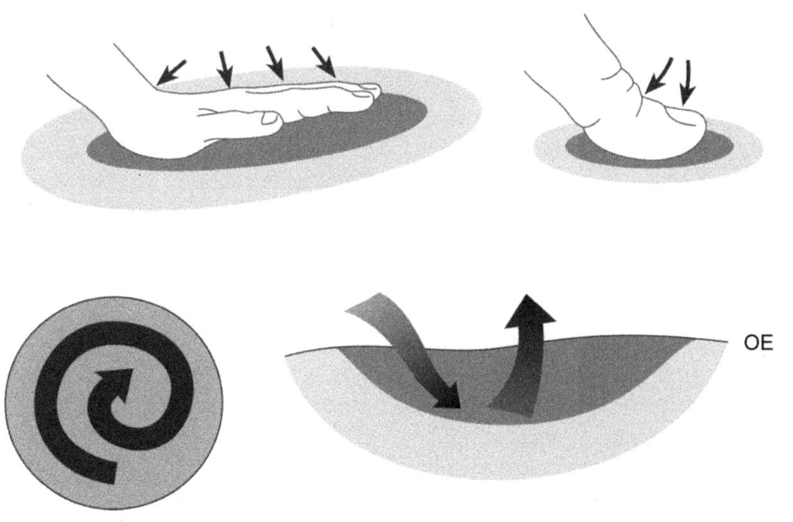

Abb. III-110 Behandlung eines Kältefeldes

5

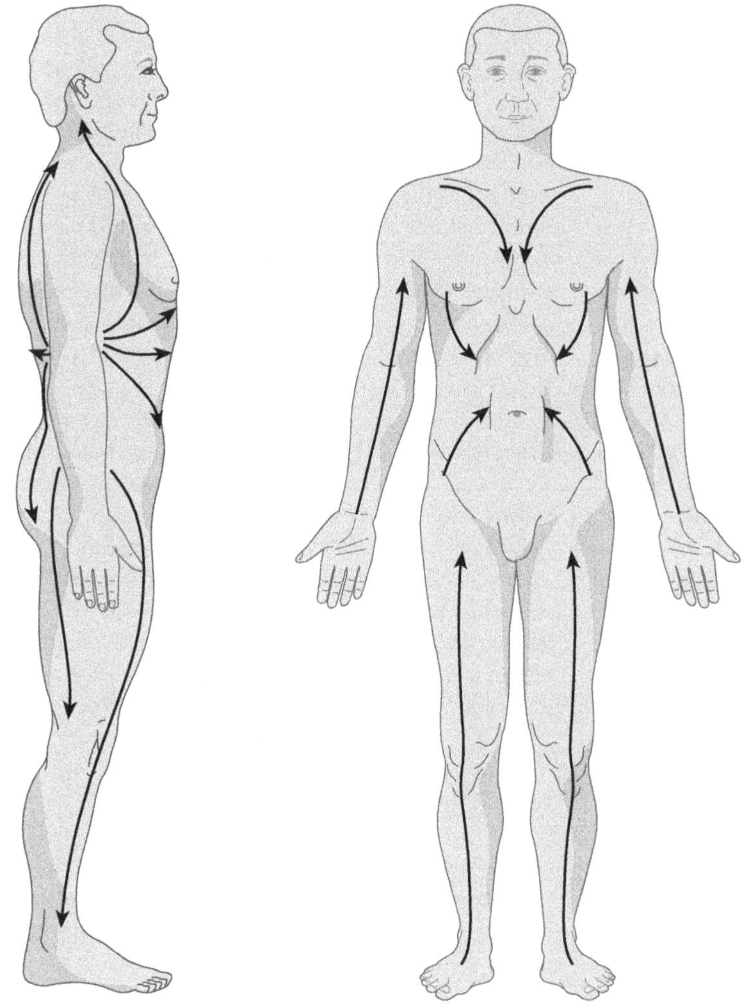

Abb. III-111 Behandlung zur allgemeinen Zirkulation, Öffnung und Belüftung

angestrengt oder dünn, dann bedeutet dies eine große Anstrengung oder gar ein Versiegen dieser Energetik.

Bleiben die *yin*-Pulse vollständig aus, so hat sich deren *qi* nicht nur in die TE zurückgezogen, sondern ist eventuell Ausdruck einer ernsten Schwäche und Konstitution. Sind die *yin*-Pulse dagegen sehr angespannt, aber fein und dünn und sehr schnell, dann deutet dies auf eine Erschöpfung oder gar ein kontinuierliches Versiegen dieses *qi* hin.

In diesen Fällen muss die Behandlung sehr geistesgegenwärtig sein: Die berührende Manipulation darf nur versuchen zu erfassen, ob der Puls in der Lage ist, auch kurzfristig, auf Impulse zu reagieren und anderen Pulsbildern gegenüber noch verwandlungsfähig zu sein.

Generell empfiehlt sich ein Halten durch die Mutterhände an den distalen Körperbereichen und ein äußerst sanftes, langsames und dennoch aktives Ausstreichen der *yin*-seitigen Unterarme entlang der *Shoujueyin* (Pe) Leitbahn (auch im Bein). Das Austreichen hat sich an dem diagnostizierten Fluss zu orientieren, um dort mit den entsprechenden Techniken auf die das Entstehen eines Normalpulses hinzuarbeiten. Dabei muss beachtet werden, dass der Normalpuls deutlich vom akuten Krankheitsgeschehen geprägt wird.

Da diese Patienten unbedingt das Bett hüten und zu Hause bleiben müssen, kann Shiatsu hier nur zu Hause gegeben werden.

Insgesamt kann die Shiatsu-Behandlung, zusammen mit anderen therapeutischen Maßnahmen, zu einer Linderung der Beschwerden und zu einer Erleichterung des Abwehrprozesses mit verhelfen.

In allen Fällen (Erkältung und grippaler Infekt) sollte nach einer Behandlung viel ruhige Nachzeit gegeben werden und möglich sein.

III.5.1.7 Endogene Erkältungsursachen (Selbst-Affektionen)

Ein Erkältungsgeschehen verläuft immer in ähnlichen Bahnungen. Erregerattacken und Abwehrvorgänge verlaufen insofern nach recht klaren Prozessschemata. In vielen Fällen ist der Infekt auch begründbar; sei es, dass eine hohe Erregerexposition vorlag oder sei es, dass der Organismus offensichtlich geschwächt war.

Schwieriger wird das Erkennen und Begründen eines Infekts, wenn dieser im Bereich des Vorfeldes, also vor jeder klassischen Symptomatik, erfasst und eingeordnet werden soll. Hierzu muss eine verstärkte energetische Wahrnehmung vorhanden sein.

Gleichfalls unerklärbar wird der Infekt, wenn das Gesamtbefinden des Patienten gut ist und dieser sich auch subjektiv stabil fühlt.

Aus diesen Gründen werden Prozesse des Vorfeldes erst gar nicht wahrgenommen und ein Infekt als eine äußerst rätselhafte und ärgerliche Attacke empfunden. Eine solche verärgerte und leidliche Einstellung erschwert dann zusätzlich den Krankheitsverlauf.

Sehr häufig bildet sich im energetischen *qi*-Geschehen des Organismus eine Prädisposition zur Erregerempfänglichkeit heraus, welche vom Patienten an sich selbst überhaupt nicht wahrgenommen wird. Diese Prädisposition kann akuter und so eher zufälliger Natur sein oder als sich wiederholendes akutes Geschehen ein Hinweis auf eine chronisch erzeugte Prädisposition sein.

Solch ein energetisches Prädisponieren verläuft in den zur Normalität gewordenen Bahnen einer psychisch-energetischen Persönlichkeit. Diese Bahnen können als typisch übersteigerte oder untersteuerte Ausgestaltungen der klassischen energetischen Muster (Fünf Wandlungsphasen, Phasenenergetik, Leitbahnen usw.) sein. Im Sinne einer Kälte-Affektion könnte hier als Beispiel eine chronische Überforderung der Wandlungsphase TAI YIN (Wasser-Emblem) samt ihren Leitbahnen *Zushaoyin* (Ni) oder *Zutaiyang* (Bl) sein.

Eine entsprechende Diagnose würde in diesem Fall entlang jener Energetik eine chronische Imbalance feststellen können. Es könnte sein, dass die Person ständig über ihre essentiellen Kräfte geht und sich nervlich starken Dauerbelastungen aussetzt. Insofern wäre die Kälte-Balance des Organismus selbst nicht im Gleichgewicht und könnte durch starke Kälte-Affektionen des bioklimatischen *qi* erheblich weiter gestört werden. Dies würde zu Einflüssen auf das gesamte Körper-*qi* führen.

Um diesen Vorgang im Sinne einer Selbst-Affektion verstehen zu können, muss die typisch individuelle Profilierung der seelisch-geistigen und psychisch-charakterlichen Energien erfasst werden.

Dieses ist neben der Diagnose nur mittelst der Gezielten Gesprächsführung möglich: Warum und wie verbraucht ein Mensch seine Lebensenergien?

Jedem Menschen ist natürlich klar, dass ein übermäßiges Vernutzen und schwaches Ausgestalten seiner Lebensenergien negative Folgen haben kann. Dass aber bestimmte Verhaltensmuster genau zu dieser Vernutzung führen, ist den wenigsten Menschen bewusst, da solche Verhaltensmuster oft vollkommen mit der persönlichen Identität verschmolzen sind.

Im erwähnten Beispiel einer überdurchschnittlichen Vernutzung der Wandlungsphase TAI YIN (Wasser-Emblem) ist es szenarisch denkbar, dass die Person als „gelebte Kälte", (als Dynamik des *lin*, siehe oben) ihren übermäßigen Verbrauch dieses *qi* aufgrund tief gelegener Emotionen und der damit energetisch assoziierten Furcht und Angst hervorbringt. Jene Emotionen bergen somit einen energetisch unvorteilhaften Anteil und es wäre wünschenwert herauszufinden, warum eine Person in diesem Sinne verfahren muss. Zumeist ist solche Furcht und Angst eine in der persönlichen Biografie erworbene Art und Weise mit realen Drucksituationen, angsterzeugenden Faktoren oder Erwartungen umzugehen. In vielen Fällen wird es von der Person, dem Patienten nicht gewünscht, dass in diese Richtung nachgeforscht wird. Dies ist absolut zu respektieren, denn der Patient bestimmt den Behandlungsrahmen. Dennoch stehen, insbesondere bei chronischen Fällen und einem gewissen Leidensdruck, diese Fragen im Raum, denn die Shiatsu-Behandlungen rufen häufig psychische Empfindungen und Erlebnisse hervor.

Ähnliche Bezuge können sich in anderer Weise im Sinne der „gelebten Hitze" (*huo*, siehe oben) ergeben; hier treten die Emotionen des Zorns, Ärgers und des Verdrusses in den Vordergrund.

In der Regel tritt bei den Patienten ein Verständnis dieser Zusammenhänge und eine Bereitschaft sich dieser Selbstwirklichkeit gegenüber gefühlsmäßig zu öffnen erst nach vielen Behandlungen und einer gewissen Vertrautheit auf.

Auf jeden Fall kann gesagt werden, dass eine Aufgeschlossenheit und Öffnung diesen persönlichen Energien gegenüber, zu einer verstärkten Einflussnahme auf die Stabilität des Organismus führt. Dieses muss nicht bedeuten, dass man nicht mehr erkrankt, sondern dass eventuell die Rate und Schwere der Erkrankungen gemildert wird. Selbst wenn es zu einer Erkrankung kommt, so wird diese häufig besser ertragen und somit sinnvoller begleitet.

III.5.2 Fallgeschichte: Erkältungskrankheiten einer Architektin, 56 Jahre

Die Patientin kam zu einer ihrer routinemäßigen Behandlungen, ohne spezifischen Anlass. Sie berichtete, dass sie sich wohl fühle, außer einer gewissen leichten Spannung in der Stirnhöhle, welche seit ein paar Tagen vorhanden war.

Da sie in diesem Bereich jedoch generell sehr sensibel war und die winterliche Jahreszeit mit ihren starken Schwankungen von feucht-kaltem, trockenem und sehr kaltem Wetter und intervallartigen, plötzlichen Mildwetterperioden den Körpern generell zusetzte, schenkte sie diesem Symptom weiter keine große Beachtung.

Bei Inaugenscheinnahme des Gesichts fiel allerdings auf, dass seine Färbung auffallend ins blass-gräuliche spielte. Die Wangen bildeten entlang der *Zuyangming* (Ma) Leitbahn eine deutliche Weiße und senkrecht mittig zu wirkte das Gesicht an Stirn und Nase leicht errötet.

Daraufhin angesprochen, fiel ihr ein, dass sie zwei Tage zuvor so etwas wie einen leichten Schweißausbruch registriert hatte. Dies war für die Patientin ein ihr bekanntes Symptom, welches zumeist eine Problematik wie die einer Erkältung oder auch, in der Vergangenheit zurückliegende, Probleme mit ihrer Gallenblase anzeigte.

Insgesamt aber fühlte sich die Patientin ausgeglichen, kräftig und unternehmungslustig.

Die Behandlung begann mit der Rückenlage.

III.5.2.1 Hara-Diagnose und erste Behandlungsschritte

Zunächst war das gesamte *hara* auffallend eingezogen und an der OE in Schwäche *(kong)*. Besonders das obere *hara* hob sich so hervor und dort noch einmal die Masunaga-Diagnosezone der *Shoushaoyin* (He) Leitbahn. Diese Zone war an der oberen Ebene (OE) und zur Hälfte in der mittleren Ebene (ME) in Schwäche *(kong)* und dann sehr abrupt straff und gespannt fest.

Als Zweites fielen jeweils die beiden Punkte *wailing* (Ma 26) und *zhongzhu* (Ni 15) rechts und links auf. Die Punkte bildeten an der OE und bis in die ME hinein einen großen Schwäche *(kong)* Trichter mit schon deutlichem Leere *(xu)* Charakter. Ab der tiefen Ebene (TE) waren auch diese Bereiche plötzlich hart und fest.

Beide Punktpaare wirken bei Bauchprobleme ausgleichend, besonders in Bezug auf eine fehlerhafte Kälte-Wärme-Energetik. Außerdem besteht über diese Punkte eine enge Beziehung zur Leitbahn des *Chongmai*.

Auf meine Frage hin, ob es innerhalb der letzten drei bis vier Tagen im Darm einen Infekt gegeben und ob sie eventuell Unregelmäßigkeiten verspürt habe, antwortete die Patientin, dass sie vor drei Tagen seltsamerweise den ganzen Tag über mittelstarken Durchfall gehabt hätte. Die Schwäche *(kong)* und Leere *(xu)* wirkte an diesen Punkten sehr akut und die Tiefe entsprach einem solchen Zeitverlauf.

Es wurde nun ein sehr sanftes *ampuku*, besonders auch in Querbewegungen, appliziert. Dabei zeigte sich, dass die beiden Leitbahnen *Zushaoyang* (Ni) und *Zuyangming* (Ma) im mittleren und unteren *hara* recht straff gespannt waren (➤ Abb. III-112).

Die Patientin erinnerte sich nun, dass sie den gesamten Tag vor dem Durchfall unpässlich gewesen sei. Diese Angaben und die Diagnose sprachen dafür, dass es einen akuten Infekt im Körper gab, der eventuell vor Tagen seinen Anfang genommen hatte und nun vielleicht auf den oberen Körperbereich übergegriffen hatte.

Hinsichtlich dieser Vermutung war gründsätzlich ein leichtes, haltendes und ruhiges, jedoch zügig ausgleichendes Shiatsu angezeigt.

III.5.2.2 Gesamtkörperbehandlung und Diagnose

Nach der *hara*-Behandlung wurde nun der gesamte Körper in zügiger Weise behandelt.

Da der Infekt wohl seinen Ausgang im Bauchraum genommen hatte, sodann und mittlerweile deutlich sichtbare Symptome am Oberkörper aufwies, wurde nun der obere Korper behandelt und diagnostiziert.

Auffallend war an beiden Armen besonders die *Shouyangming* (Di) Leitbahn. Die linke und die rechte Leitbahn waren in ihrem *qi*-Profil sehr asymmetrisch. Am linken Arm, samt dem vorderen und oberen Schulterbereich, war die Leitbahn an der OE bis in die ME hinein sichtbar von Schwäche *(kong)* Natur. Besonders der Punkt *shangyang* (Di 1) war schon in Leere *(xu)* Kondition und der Punkt *hegu* (Di 4) war aufgequollen in Stärke *(man)*.

Die Leitbahn am rechten Arm dagegen war insgesamt eher aufgequollen, voller und ein wenig gespannt (➤ Abb. III-113).

Die Unausgeglichenheit dieser Bahnen bestätigte die Befunde aufgrund der Punkte im Bauchraum, der Inaugenscheinnahme des Gesichts (blasser Verlauf der Bahn an den Wangen und rötliche Nase) und der Durchfallsymptomatik. Die klare Asymmetrie der Bahnen und deren deutliches Profil zeigten einen akuten Vorgang an.

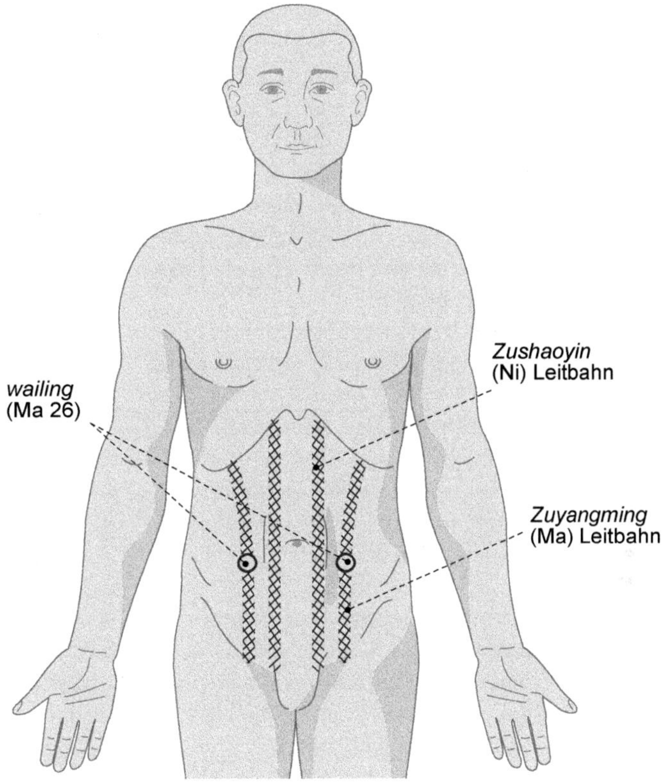

Abb. III-112 Straff gespannte *Zushaoyang* (Ni) und *Zuyangming* (Ma) Leitbahn im mittleren und unteren *hara*

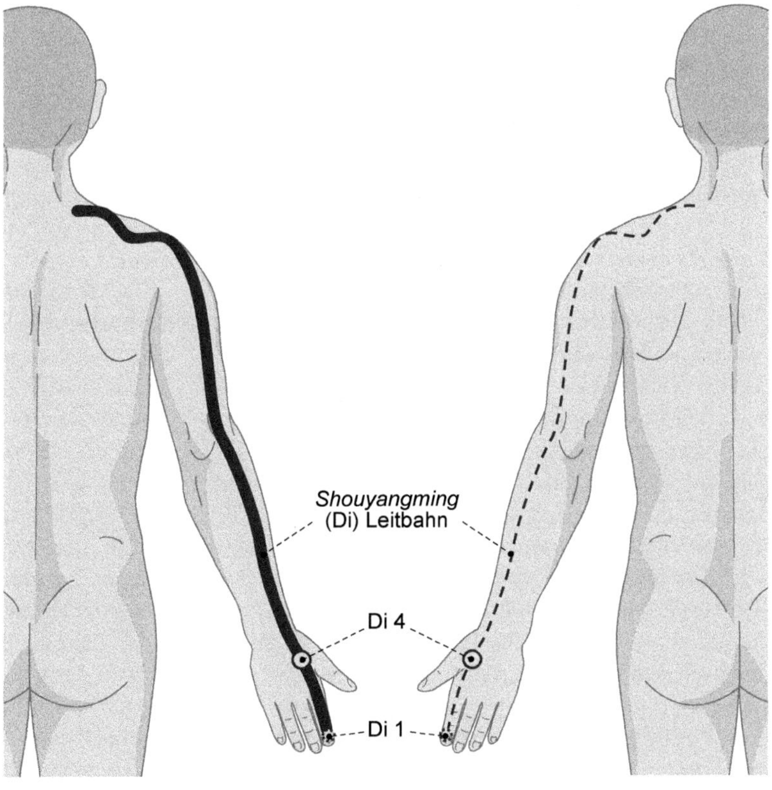

Abb. III-113 Energetisches Bild der *Shouyangming* (Di) Leitbahn an den beiden Armen

Allgemein waren dabei die Inanspruchnahme dieser Leitbahnen zu bedenken: zur allgemeinen, zirkulatorischen und rhythmischen Durchbewegung des *qi*, samt der Auflösung von Blockaden und energetischen Ansammlungen; bei Kollern im Bauch und Durchfällen; Schwäche der Mitte; Fieber und fieberähnlichen Prozessen und bei kalten Gliedmaßen; bei energetischen Vorgängen der Wandlungsphase der Wandlungsphase SHAO YIN (Metall-Emblem) und deren Involviertsein bei bioklimatischen Affektionen.

Der Punkt *shangyang* (Di 1) zeigte als Moment des „äußersten *yang*" und seiner besonderen Entsprechung zur Wandlungsphase SHAO YIN (Metall-Emblem), dass diese gesamte Energetik eine enorme zentripetale Tendenz aufwies; insbesonders, da auch die gesamte Leitbahn sich in diesem Schwäche *(kong)* Status befand. Hier stand zu vermuten, dass die energetische Versorgung des thorakalen Innern und der Kopfhöhlen höchste Priorität besaß.

Die Aufquellung des Punktes *hegu* (Di 4) bewirkte in diesem Fall die Annahme, dass die Energetik in ihrer Substantialität extrem polar reagierte, welches hier am Punkt des Ursprungs-*qi (yuanxue)* der Leitbahn sichtbar wurde: Schutz und Gedunsenheit an der OE, Einzug und Straffung in der TE. Zudem indiziert dieser Punkt das beginnende Stadium von inneren Kälte-Affektionen.

Dieses zuletzt beschriebene, energetische Funktionsbild wurde bestätigt durch eine analoge Profilierung am gesamten rechten Arm. Die rechte Seite steht in besonderer Beziehung zur rechten Seite des Organs Dickdarm: Dort befinden sich am unteren Bereich des aufsteigenden Dickdarm die so genannten „Mandeln oder Tonsillen des Bauches", also ein Zentrum des lymphatischen Abwehrgeschehens. Im linken Körperbereich der oberen Leitbahn war zudem die Folge des durchfallartigen Geschehens im Dickdarm (Organ) zu erkennen.

Beide Bahnen wurden nach den bekannten und angemessenen Shiatsu-Techniken (gemäß Schwäche bzw. Leere und Stärke bzw. Fülle) behandelt. Besonders empfahl es sich hier, die beiden seitlichen Leitbahnen über die Körpermitte hin miteinander energetisch zu verbinden und zu behandeln. Dieses geschieht vorzugsweise über den Punkt *dazhui* (Du 14) und der *Shouyangming* (Di) Leitbahn nach Masunaga (siehe ➤ Kapitel II.1.1).

Im Verlauf dieses Behandlungsabschnitts entstand im Oberkörper ein Kälteempfinden bei der Patientin und die Hände wurden kühl. Die Energie zog sich in die TE und nach dem Innen zu zurück und zirkulierte dort verstärkt.

Eine warme Decke verschafft hier schnellen Schutz und Hilfe.

Den gesamten Behandlungsverlauf über waren kräftige *hara*-Geräusche zu vernehmen. Diese klangen etwas kollernd, klar abgegegrenzt und manchmal leicht wässrig. Ein deutliches Zeichen, dass der Darm in akuten Zusatzspannungen energetisch arbeitete.

Die Behandlung wurde nun in Bauchlage weiter geführt.

III.5.2.3 Behandlung und Diagnose in Bauchlage

Auf der Körperrückseite fielen im *hara*-Raum die beiden Punkte *shenshu* (Bl 23) auf. Beide Punkte waren in Schwäche *(kong)*, besonders rechtsseitig. Dazu war der gesamte rechte Rücken an der OE schwach *(kong)* und wirkte wie eingezogen (➤ Abb. III-114).

Der Schwäche *(kong)* Charakter dieser Bereiche signalisierte noch einmal, dass es sich wohl um eine akute Entleerung des *qi* in diesen Bereichen, also um eine akute Affektion des Körpers handelte und nicht etwa um eine etablierte Leere *(xu)* Kondition. Man beachte ferner die typische Synergetik: Der linke Arm wirkte samt Schulter entleert, der linke Rücken eher gefüllt oder normal gefüllt und der rechte Arm war mit der Schulter aufgefüllt sowie der rechte Rücken an der OE entleert.

Im Weiteren waren das rechte Gesäß und der rechte Oberschenkel mit der dort verlaufenden *Shouyangming* (Di) Leitbahn voll und recht fest. Auch die *Zushaoyin* (Ni) Leitbahn nach Masunaga war dort im Verlauf eher fest und gespannt. Die Kniekehle wirkte ein wenig gespannt und am gesamten Unterbein war dieselbe Leitbahn deutlich von Schwäche *(kong)* Charakter.

In einem gewissen Sinne wurde so der Eindruck der rechten Körperoberhälfte weitergeführt (➤ Abb. III-115).

Die Stärke *(man)* der Energie in diesem rechten unteren Körpergeviert zeigte an, dass das *qi* hier eine massive Stabilität erzeugt und gleichzeitig von solider, kräftiger Natur ist. In diesem Sinne kann gesagt werden, dass die Reserven des *qi* einen stabilen Eindruck machten. Die gewisse Entleerung des unteren Beines ist hier der notwendigen Tendenz des *qi* zur Körpermitte hin und dem Körperinneren zu geschuldet und wird noch wichtig sein hinsichtlich der therapeutischen Ratschläge des Shiatsu-Therapeuten im Umgang mit dieser Erkrankung (siehe weiter unten).

Das linke Gesäß war von Schwäche *(kong)* Natur und so auch das gesamte linke Bein entlang der *Shouyangming* (Di) Leitbahn nach Masunaga. Der Bereich der Kniekehle war als einzige Ausnahme etwas in Stärke *(man)*, gespannt und fest.

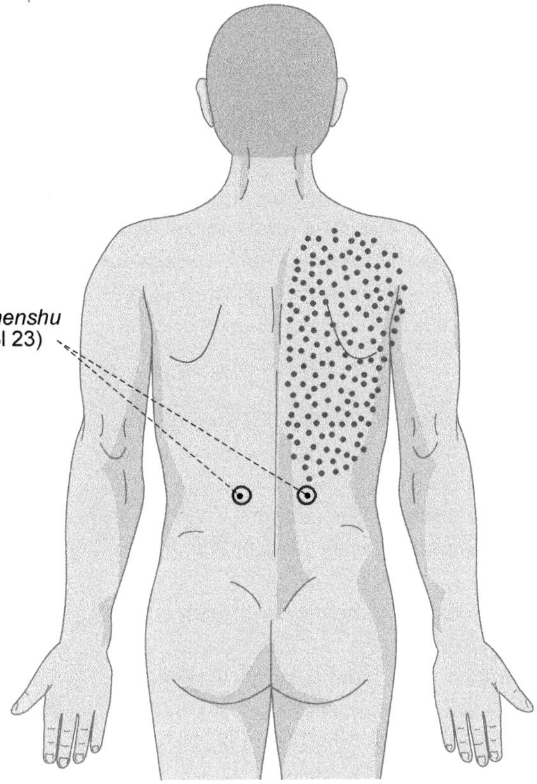

Abb. III-114 Energetisches Bild der Körperrückseite

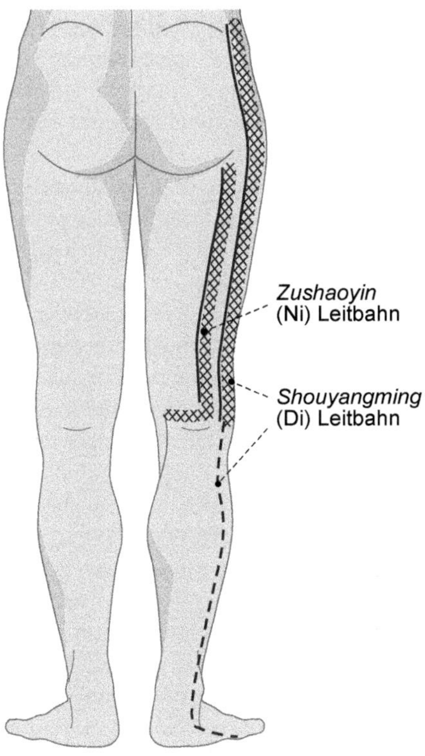

Abb. III-115 Energetisches Bild von rechtem Gesäß und Bein

Damit entsprach dieser Charakter einer deutlichen Gesamtentleerung entlang der genannten Leitbahn dem linken oberen Körpergeviert.

Die Entleerung des *qi* an der linken Körperseite zeigt an, das das *qi* eine klare zentripetale Tendenz aufweist, dass somit die akute und gegenwärtige, aktive Energie nur reduziert zur Verfügung steht und dass das *qi* der Mitte schwerpunktmäßig für innere Aktivitäten benötigt wird. Die Festigkeit des linken Knies ist einmal statischen Erfordernissen geschuldet und zum anderen eine deutliche Verriegelung des *qi*-Flusses zwischen den distalen und proximalen Richtungen. Durch die energetische Stärke *(man)* an dieser Stelle zeigt die Verriegelung, dass das *qi* generell kräftiger Natur ist.

Da die betroffene Leitbahn *Shouyangming* (Di) am gesamten linken Bein und Arm an der OE und bis in die ME entleert erschien, muss die störende Affektion etwa vor vier Wochen Eingang in das energetische System gefunden haben (siehe weiter unten).

Auf gezielte Rückfrage (Gezielte Gesprächsführung) hin, erinnerte sich nun die Patientin, dass es ihr schon in der Zeit vor Weihnachten, das lag zum besprochenden Behandlungstag 21 Tage zurück, irgendwie seltsam und unpässlich ergangen war. Sie konnte sich nun auch an entsprechende Einzelheiten erinnern. Dazu ist bekannt, dass es bei Erkältungserkrankungen bis zu den ersten, spürbaren Symptomen einen Vorlauf der Erkrankung von etwa drei bis sechs Tagen gibt. Entsprechend entleert war die Leitbahn.

Das Involviertsein der Punkte *shenshu* (Bl 23) und der Leitbahn *Zushaoyin* (Ni) nach Masunaga zeigt an, dass hier die Körpermitte stabilisiert werden muss und der Wasserhaushalt beeinflusst ist (Abwehrsekrete, „wässrige" Dickdarmfunktion, Lebenswärme, Stabilisierung der Lenden, fahles Gesicht, Schwäche der unteren Gliedmaßen, Diarrhoe und Kollern der Eingeweide).

III.5.2.4 Abschließende Behandlung in Rückenlage

Es wurde jetzt noch einmal der gesamte Körper wärmend (haltend und sanft reibend) von Kopf bis Fuß behandelt.

Es kam immer wieder zu *hara*-Geräuschen, welche aber nun ruhiger wirkten.

An der gesamten Körperoberfläche wechselten warme und kühle Stellen in typischer Weise einander ab (➤ Kapitel III.5.1 Allgemeine Betrachtungen). Insbesondere war der obere Thoraxraum kühl.

Am linken Bein war das Gebiet zwischen den ying-Quellpunkten und den Anknüpfungspunkten *(luoxue)* wie auch die Verbindung der gekoppelten Leitbahnen zwischen den Punkten des Ursprungs-*qi (yuanxue)* und den Anknüpfungspunkten *(luoxue)* von Stärke *(man)* Natur, straff, fest und somit arbeitete dort eine sichtbar profilierte *yin*-Energie von posturalem (haltendem) Charakter.

Synergetisch dazu war das gleiche Gebiet rechts an der OE in Schwäche *(kong)* und weiter der TE zu fest und eingezogen.

Dies traf auch seitenentsprechend auf die beiden Punkte *sanyinjiao* (Mi 6) zu. Diese Punkte sind indiziert bei Affektionen des *yin* und des Bauches (Dynamisierung des Säfteumlaufs, Schwäche der Mitte, Kollern im Unterleib, Diarrhoe, blasses Aussehen, kalte Gliedmaßen und Niesen).

Die MH I arbeitete ausgleichend an diesen beiden Bereichen, während die MH II dazu das *hara* und weiter nach aufwärts zu den Thorax behandelte.

Zum Abschluss der Behandlung spürte die Patientin eine gewisse Kühle am gesamten Körper. Das gesamte Gesicht wirkte nun blass und die *Zuyangming* (Ma) Leitbahn hob sich dort noch weißlich ab.

III.5.2.5 Diagnostische Zusammenfassung und therapeutische Empfehlungen

Sämtliche gemachten Befunde können wie folgt zusammengefasst werden: Es bestand eine klare verstärkte Inanspruchnahme des *qi* der *Shouyangming* (Di) Leitbahn und deren Wandlungsphase SHAO YIN (Metall-Emblem).

Aufgrung der typischen Entleerung der Leitbahn muss ein Infekt ca. vier Wochen zuvor Eingang in den Unterleib gefunden haben.

Dieser Infekt hat die allgemeine Befindlichkeit gestört, zu Unpässlichkeiten und zur Diarrhoe geführt.

In der gesamten Zeit bis zur besprochenen Behandlung konnte der Infekt vom Körper nicht bewältigt werden. Er schickte sich nun an, die oberen Körperbereiche zu ergreifen. Sichtbare Zeichen waren hier die obere Thoraxkühle, die Gesichtsblässe und Röte der Gesichtsmitte, der Nase sowie die von der Patientin erwähnten Schweißausbrüche.

Auch die verschiedenen Wärme- und Kältezonen sowie die allgemeine Kühle und entsprechende Empfindlichkeit zeigten, dass der akute Prozess der Affektion anhielt. Das allgemein stabile Körpergefühl der Patientin zeigte einerseits an, dass der Infekt nur eher oberflächich bis mittig im Körper Raum ergriffen hatte und zeigte andererseits, mit der Dauer des Infekts, dass die Patientin sich nicht genug schohnte und ausruhte und somit durch ihre Aktivität auch Stabilität vortäuschte; oder anders gesagt: noch spürte die Patientin ihre Schwäche nicht, da diese hinter der Aktivität verborgen lag.

Energetisch war deutlich eine gesamtkörperliche Asymmetrie und typische Synergie zu konstatieren. Die Affektion des Unterleibs hatte die typischen, besprochenen *qi*-Profile am Unterkörper und in den Beinen erzeugt und war zudem in die der *Shouyangming* (Di) Leitbahn zugeordnete *yin*-Leitbahn *Shoutaiyin* (Lu) eingedrungen (blasse Wangen, kühler Thorax, allgemeine Rhythmusstörungen, Erkältungssymptome im Bereich der oberen Schleimhäute und der Lungeneingänge).

Des Weiteren hatte die Symptomatik die der *Shouyangming* (Di) Leitbahn zugeordnete *Zuyangming* (Ma) Leitbahn im Sinne der Oben-Unten-Kopplung ergriffen: Sowohl der Unter- wie nun auch der Oberkörper waren in diesen Prozess einbezogen. Die Schwäche des linken körperlichen Körpergevierts und damit auch die des Beines mit der *Zuyangming* (Ma) Leitbahn zeigte deutlich eine Überforderung des entsprechenden *qi* an.

Insofern war im Sinne des Schichtenverlaufs der energetischen Leitbahnen, hinsichtlich des Bezugs zum Inneren und Äußeren, deutlich zu sehen, dass der Infekt in die tiefste Schicht des *yangs* der Leitbahnen eingesickert war (*Yangming*-Schicht; Leitbahnen *Zuyangming* [Ma] und *Shouyangming* [Di]). Es hatte eine Weiterverbreitung in die äußere Schicht des *yin* stattgefunden (*Taiyin*-Schicht; Leitbahnen *Zutaiyin* [Mi] und *Shoutaiyin* [Lu]) und infolge des Involviertseins der Wandlungsphase TAI YIN (Wasser-Emblem) war anzunehmen, dass der Infekt durch eine Affektion dieser Wandlungsphase in ihrer höchsten und äußersten Leitbahn-Exposition, der *Zutaiyang* (Bl) Leitbahn, Zugang zu dem Körper gefunden hatte. Denkbar wäre hier eine Form der Blasenentzündung, welche auf den Unterleib übergegriffen hatte und am Erfolgsorgan Blase noch bewältigt worden war.

Ferner war eine deutliche Synergie und Asymmetrie der Körperhälften und darüber hinaus auch noch nach dem oben und unten im gegenüberliegenden Sinn zu beobachten: Die linke Seite, als dem *yang* entsprechend, wirkte energetisch an der OE und so in Richtung äußerer Aktivität eher schwach und in Schwäche *(kong)*. Die rechte Seite, dem *yin* entsprechend, hielt eine posturale Stabilität aufrecht und zeigte ein deutliches *qi*-Profil: nach dem Außen zu aufgequollen, im Sinne der *yang*-Dynamik verlangsamt und im Sinne der Abwehrenergie *(weiqi)* von starker Natur. Die rechte Seite wirkte auch nach dem Innen zu eingezogen, fest und somit dem Essenz-*qi* oder Potenzial *(jingqi)* zu von konzentrierter und versorgender Natur. Im Sinne der Seiten- und Schichtendynamik waren mithin die Scharnierleitbahnen oder Zwischenleitbahnen gefordert: die Wandlungsphase ZHI YIN (Erde-Emblem) der Mitte und die Leitbahnen *Shoushaoyang* (3E) und *Zushaoyang* (Gb) sowie die Leitbahnen *Shoujueyin* (Pe) und des *Zujueyin* (Le). Diese Leitbahnen waren eindeutig prädestiniert für die weiteren Behandlungen.

In diesem Fall zeigte sich von der Dauer der Profile und der Symptome her, dass der Infekt nicht schwererer Natur war, es zeigte sich jedoch auch, dass der Körper nicht so recht mit dem Infekt zurecht kam.

Besonders die Entkopplung und Dehnung gewisser Zusammenläufe des *qi* sowie die sehr heterogenen, asymmetrischen und synergetischen *qi*-Profile legten diese Vermutung nahe.

Aus den vorgenannten Gründen wurde der Patientin geraten, die bekannten Verhaltenweisen und Anwendungen gemäß einer mittelstarken Erkältungserkrankung durchzuführen.

Es wurde ihr ferner erklärt, dass aufgrund der Resistenz der Infektion, der Tendenz zur Vertiefung der energetischen Störung und der Entleerung des *qi* an der oberen Ebene (OE), im *yang* und nach distal zu, es dringend angeraten sei, sich unverzüglich zu schonen, alle Aktivitäten deutlich zu vermindern und dies mindestens volle zwei Wochen lang, mit einer anschließenden Rehabilitationszeit von weiteren zwei Wochen.

Da die Symptomatik im Winter aufgetreten war, sich in dieser Zeit vertiefte und verlängerte, kann mit einem strategischen Blick ebenfalls gefolgert werden, dass in der jahreszeitlich energetischen Folge (Frühling und bioklimatische Wandlungsphase SHAO YANG (Holz-Emblem)) weitere Schonung, Aufladung und Speicherung des *qi* angezeigt ist, will man nicht eine Verschleppung der Erkrankung in die bioklimatische Wandlungsphase TAI YANG (Feuer-Emblem; Sommer) riskieren.

Stetige Beachtung muss ferner in jedem Fall die Pflege der Wandlungsphase ZHI YIN (Erde-Emblem) auch in bioklimatischer Hinsicht (Zeit zwischen den Jahreszeiten und dem Spätsommer) zukommen.

Die Patientin erschien nach dieser Behandlung einen Monat später wieder zu einer Behandlung. Sie konnte berichten, dass sie die Erkältungssymptome eine Woche lang noch recht deutlich und danach auch noch eine Woche über nur sehr schwach gespürt hatte. Während der gesamten Zeit hatte sie auch auf Schonung ihrer Kräfte geachtet.

KAPITEL

III.6 Menstruelle Beschwerden

III.6.1 Allgemeine Betrachtungen

Im ➤ Kapitel 5 sind unter dem Abschnitt zur Gestaltbildung eines konkreten Idos schon grundlegende energetische Profile im Zusammenhang mit der Menstruation besprochen worden. An dieser Stelle sollen diese Darstellungen mit der nun folgenden Fallgeschichten ergänzt werden.

Das menstruelle Geschehen stellt eine deutlich wahrnehmbare Periodizität entlang der Leitbahnen *(jingluo)* und Punkte *(xue)* dar. Diese sind entsprechend der menstruellen Phase eindeutig und regelmäßig profiliert.

Somit können Beschwerden und Probleme des menstruellen Geschehens anhand der Diagnostizierung, und schließlich mittelst der entsprechenden Behandlung, erkannt und beeinflusst werden.

An dem Profil der verschiedenen Leitbahnen und Punkte kann tagesgenau der jeweilige Stand des Menstruationszyklus erfasst werden.

Im Folgenden wird die Energetik des Menstruationszyklus nach den Phasen der Desquamation, Proliferation, Sekretion und wieder Desquamation betrachtet.

III.6.1.1 Desquamationsphase

In der Desquamationsphase wird das aufgebaute Endometrium abgestoßen und ausgeschieden, dies dauert in der Regel ein bis fünf Tage.

Die Regelblutung stellt zugleich den Normal- und Sonderfall dar: Das Abstoßen von Blut und Gewebe ist die notwendige Voraussetzung weiterer, gesunder Lebenstätigkeit des Organismus. Zugleich ist das Blut als Lebenssaft und Lebenssymbol geradezu dazu prädestiniert, im Körper zu verbleiben. Jeder Austritt von Blut aus dem Körper versetzt den Menschen in gespannte, alarmierende Stimmung. Diese Balance von Lebens- und von Todesstimmung bestimmt im tiefsten Sinne dieses energetische Geschehen.

Besonders in den dramatischen Momenten der Schwangerschaft oder der Geburt wird die Bedeutung solcher Dynamik deutlich sichtbar.

Das *qi*-Geschehen der Regelblutung ist von dieser Grundspannung geprägt:

- Die Energetik der Leitbahnen *Zujueyin* (Le), *Zutaiyin* (Mi) und auch der *Shoutaiyang* (Dü) Leitbahn hält und speichert das Blut *(xue)* im Körper.
- Zugleich lässt die *Shoujueyin* (Pe) Leitbahn das Blut im Körper und auch im Grenzbereich des Uterusgewebes zirkulieren. Die Steuerfähigeit dieser Leitbahn bedingt, dass durch die Konstriktion der Spiralarterien Blut austreten kann. Dieses Blut nimmt dazu kleine Stroma- und Drüsenstückchen mit. Der Blutverlust während der Menstruation beträgt im Durchschnitt 50–60 ml. Das Endometrium ist am Ende der Regelblutung auf $\frac{1}{5}$ bis $\frac{1}{10}$ seiner ursprünglichen Dicke reduziert.

Die Wirkung der Wandlungsphase TAI YIN (Wasser-Emblem) tritt in diese Phase durch ein Zurückpendeln der hormonellen Steuerung hervor.

Da die Phase der Regelblutung stark geprägt ist von einer Energetik des Innen/Außen, einerseits die Festhalten von Körpersubstanz und andrerseits vom Abstoßen derselben, kommt der Funktion der Wandlungsphase SHAO YIN (Metall-Emblem) eine besondere Bedeutung zu. Die Membranen und Grenzbereichwirkung dieses qi-Feldes sorgen dafür, dass es im Körper zur substanziellen Trennung kommen kann und dass hinsichtlich der anschließenden Proliferationsphase das Grenzgebiet und die Schleimhäute eine erneute Proliferation durchlaufen können. So wird die Tätigkeit der Wandlungsphase TAI YIN (Wasser-Emblem) vorbereitet.

Wird beachtet, dass die Wandlungsphase SHAO YIN (Metall-Emblem) mit ihren Leitbahnen auch Ausdruck der Innerlichkeit, der Trauer, Melancholie und des Eigenrhythmus' ist, dann wird ersichtlich, wie bedeutsam und normal die Stimmungen und Gefühle der Empfindsamkeit, Wechselhaftigkeit, Nachdenklichkeit oder der Verinnerlichung während dieser Zeit sind. Diese Lebensstimmungen müssen gelebt und ausgedrückt werden, um die Tätigkeit des *qi* sinnvoll zu unterstützen.

Die verschiedenen Störungen der Menstruation lassen die Bedeutung dieser energetischen Felder und deren Behandlung verstehen.

Amenorrhoe

Der Blut-Prozess *(xue)* kann durch eine Schwäche oder Leere *(kong, xu)* im Bereich der *Zujueyin* (Le) Leitbahn und der *Zushaoyin* (Ni) Leitbahn bestimmt sein. Damit ist auch die fortzuführende Wandlungsphasensequenz (Sequenz I) von der Wandlungsphase TAI YIN (Wasser-Emblem) zur Wandlungsphase SHAO YANG (Holz-Emblem) gestört und geschwächt. Zumeist liegt die eine oder andere Form von Erschöpfung und Ermüdung vor. Diese können auch psychischer Natur sein. In solchen Fällen ist häufig auch die *Shoutaiyang* (Dü) Leitbahn involviert.

Es empfiehlt sich in diesen Fällen die Behandlung der Leitbahnen und Diagnosezonen nach Masunaga.

Es kann auch sein, dass es im *hara* allgemein zu Stärke *(man)* Symptomen gekommen ist. In diesen Fällen spielt nicht körperliche oder seelische Erschöpfung eine Rolle, sondern eine somatische oder psychische Aufladung, Spannung oder Blockade.

Hier kann die Arbeit an den oberen Leitbahnen *Shoutaiyang* (Dü), *Shoushaoyin* (He) oder der Leitbahn *Zujueyin* (Le; nach Masunaga) im Oberkörper hilfreich sein.

Oligomenorrhoe

Die Tätigkeit der Wandlungsphase TAI YIN (Wasser-Emblem) bewirkt eine generell verlängerte Phase zwischen den Blutungen. Zu denken wäre auch daran, wie die einzelnen Hormongruppen aufeinander wirken. So wirken Hormone der Nebenniere (Adrenalin) auch auf die geschlechtsspezifischen Hormone und auf den Uterus.

Hier wäre bei den Behandlungen vor allem zu differenzieren zwischen der Arbeit an der klassischen *Zushaoyin* (Ni) Leitbahn und der Arbeit an den Leitbahnverläufen nach Masunaga.

Die Bahnen nach Masunaga in Oberarm und Oberschenkel helfen, das *qi* von der nach außen gerichteten Aktivität ins Innere zu lenken und die Diagnosezonen wirken tief stabilisierend auf das entsprechende zentrale *qi*. Gleiches gilt auch für den Abschnitt des klassischen Verlaufs im Oberschenkel.

Die Arbeit dieser Art an der Wandlungsphase TAI YIN (Wasser-Emblem) hilft mit, dass sich die Balance des *qi* zwischen inneren und äußeren Tätigkeiten einstellt.

6

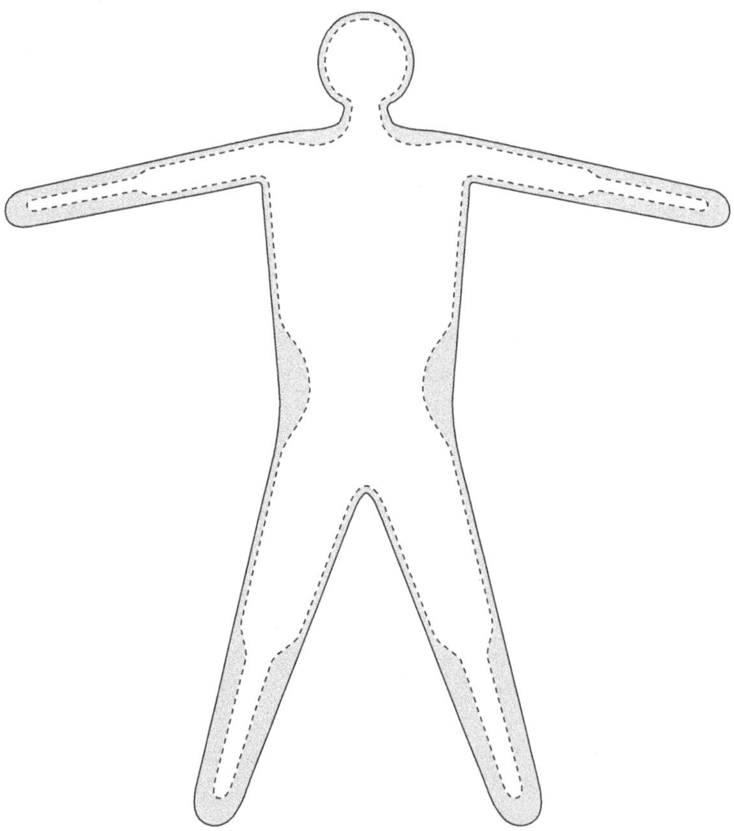

Abb. III-116 Rückzug der Abwehrenergie *(weiqi)* in die ME bzw. TE

Menorrhagie

Blockaden von *qi* und Blut *(xue)* im *hara* können ebenso zu verstärkter Blutung führen wie die energetische Schwäche der involvierten Organkreisläufe. In jedem Fall ist die regulierende Funktion gestört und damit sind zur Behandlung die entsprechenden Leitbahnen angezeigt. An erster Stelle ist die Leitbahn *Zutaiyin* (Mi) Leitbahn zu nennen.

Deren *qi*-Fluss in den Oberkörper (Masunaga), in die Arme und zum Kopf sollte behandelt werden, unter besonderer Berücksichtigung des Punktes *dabao* (Mi 21).

Gleiches gilt auch bezüglich der Metrorrhagie: Dazu muss an Symptome großer innerer Hitze *(re)* gedacht werden, besonders in den Leitbahnen *Zushaoyin* (Ni) und *Chongmai* (Breite Trossstraße). Eine Behandlung dieser Bahnen ist obligatorisch.

Dysmenorrhoe

Schmerzen, Allgemeinbeschwerden und Rückenschmerzen treten vor, während und nach dem Regelbeginn auf. Diese Störungen können durch unterschiedliche Faktoren bedingt sein: durch Blockaden und Stasen des Blutes *(xue)* oder des *qi*, durch Kälte *(han)* im Organismus aber auch durch innere Hitze *(re)* erzeugte Spastizität. Eine sorgfältige Diagnose muss die jeweiligen Faktoren ein- und abgrenzen.

In der Zyklusphase der Desquamation ist zunächst zu beachten, dass der Gewebeturgor am gesamten Körper niedriger ist. Die Abwehrenergie *(weiqi)* der Oberflächen Ebene (OE) zieht sich generell zur Mittleren Ebene (ME) zurück. In den Bereichen der Extremitäten zieht es sich weit in die Tiefe der ME und bis sogar in die Tiefe Ebene (TE) zurück (➤ Abb. III-116).

Gleichzeitig gibt es Bereiche, an denen sich das *qi* anhäuft und jene sich entleerenden Orte quasi verriegelt. Es sind dies in mittlerer Stärke der Thorax, die Oberarme und Oberschenkel und in stärkerer Weise die Brustwirbel eins bis drei, also die hintere Masunaga-Diagnosezone des *qi* der Lunge, und auch die Schultergelenke, die Hüftgelenke und in starker Weise die Ellenbogengelenke und die Kniegelenke zurück (➤ Abb. III-117).

Schließlich gibt es Bereiche, an denen das *qi* stark in die TE zurückgezogen ist:

- es geschieht dies im unteren *hara*, unterhalb des Punktes *qihai* (Ren 6) bis *qugu* (Ren 2)
- ebenso an den vorderen Masunaga-Diagnosezonen der *Zushaoyin* (Ni) Leitbahn und der *Zutaiyang* (Bl) Leitbahn

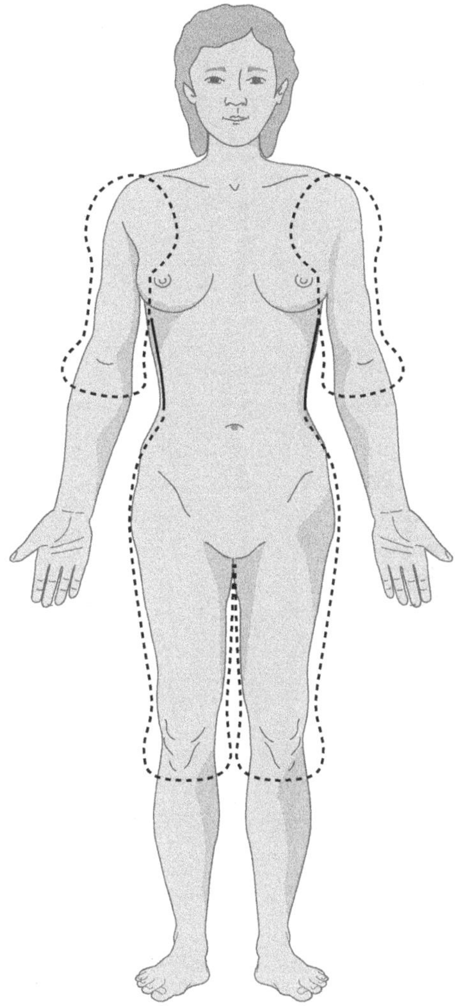

Abb. III-117 Orte der *qi*-Anhäufung

- weiter ist das Gebiet der oberen hinteren Masunaga-Diagnosezone der *Zushaoyin* (Ni) Leitbahn und die Bereiche um die Punkte *fuliu* (Ni 7), *jiaoxin* (Ni 8) und um *sanyinjiao* (Mi 6) von solcher Gestalt

Entsprechend ist auch generell das Einflussgebiet der Verbindung zwischen *ying*-Quellpunkt und Anknüpfungspunkt *(luoxue)* an den Unterarmen ähnlich profiliert. Auch die beidseitigen Äste der *Zutaiyang* (Bl) Leitbahn entlang der Wirbelsäule tendieren zur Schwäche *(kong)* an der OE. Zuletzt muss das gleichfalls in die TE versunkene Gebiet der Hals-Leitbahnen erwähnt werden (➤ Abb. III-118).

Weiter in Betracht kommen Orte, an denen die Konsistenz des *qi* einen deutlich festen und sumpfigen Charakter hat: Es ist dies die hintere untere Masunaga-Diagnosezone der *Zushaoyin* (Ni) Leitbahn und das Gebiet des Punktes *zhubin* (Ni 9).

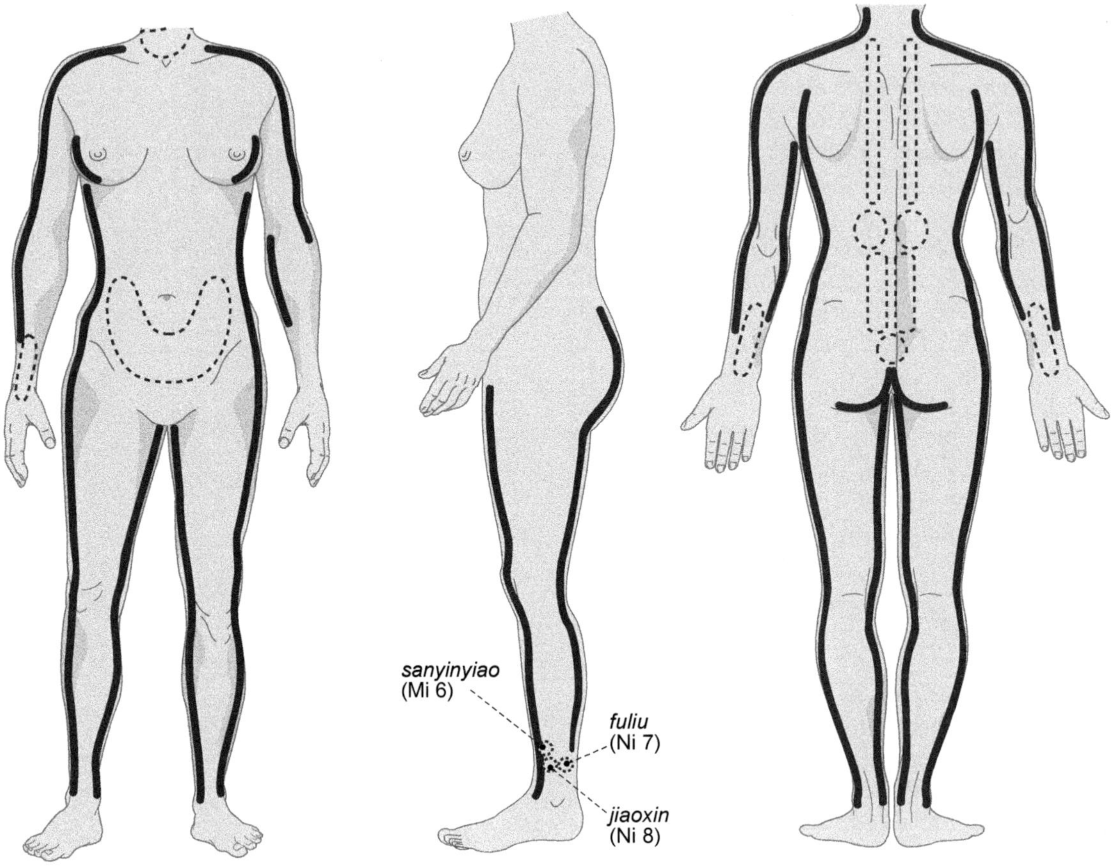

Abb. III-118 Bereiche von stark zurückgezogenem *qi*

Die Bereiche des hinteren Oberschenkels und insbesondere des Rückens fallen durch große Zähigkeit auf; häufig erst in der TE oder tiefer in der ME. Eine ebensolche Zähigkeit strahlt generell die *Zushaoyin* (Ni) Leitbahn aus. Die *Zutaiyin* (Mi) Leitbahn und die *Zujueyin* (Le) Leitbahn wirken in der OE und ME deutlich entleert *(kong)* (➤ Abb. III-119).

Eine genaue Inspektion der Leitbahnen *(jingluo)* und der Punkte *(xue)* ergibt ebenso verallgemeinerbare Profile.

Die *Zuyangming* (Ma) Leitbahn wirkt an der OE schwach *(kong)* und ab der ME hart und unelastisch. Ein in etwa gleiches Profil ergibt die *Shouyangming* (Di) Leitbahn. Diese ist jedoch häufig bis zur ME entleert und in Schwäche *(kong)*.

Die *Shoushaoyang* (3E) Leitbahn ist ihrem Gesamtkörperverlauf, teilweise oft bis in die TE, in Schwäche *(kong)*.

Ebenso profiliert ist die *Shoutaiyin* (Lu) Leitbahn am gesamten Körper (➤ Abb. III-120).

Die beiden Leitbahnen *Shoujueyin* (Pe) und *Zushaoyang* (Gb) bewahren eine gewisse Stärke *(man)*, wirken in dieser Stärke *(man)* aber eher straff und fest.

Die *Shoushaoyin* (He) Leitbahn ist zumeist in die ME und TE verzogen, dies besonders an den Oberarmen und Oberschenkeln. Sie kann je nach Zustand des Patienten an den Unterarmen gebläht oder in Stärke *(man)* sein.

Noch besonders hervorzuheben sind der *Renmai* (Ren) und das Gesicht:

Die *Renmai* (Ren) Leitbahn ist im unteren *hara* sehr stark bis in die TE zurückgezogen, im Oberbauch in der OE und meist auch in der ME in Schwäche *(kong)*, dann jedoch auch zäh. Darüber hinaus ist die Leitbahn bis zum Gesicht eingezogen.

Das Gesicht ist blass, spielt ins weißliche, die oberen und seitlichen Wangen tönen in gelblicher Weise und um die Augen sind die Orbita mehr oder minder abgedunkelt.

Sämtliche Radialispunkte liegen einen Situs tiefer Richtung TE.

Die Punkte *(xue)* des unteren *hara* sind nur in der absoluten Tiefe zu finden und dort von zäher Konsistenz.

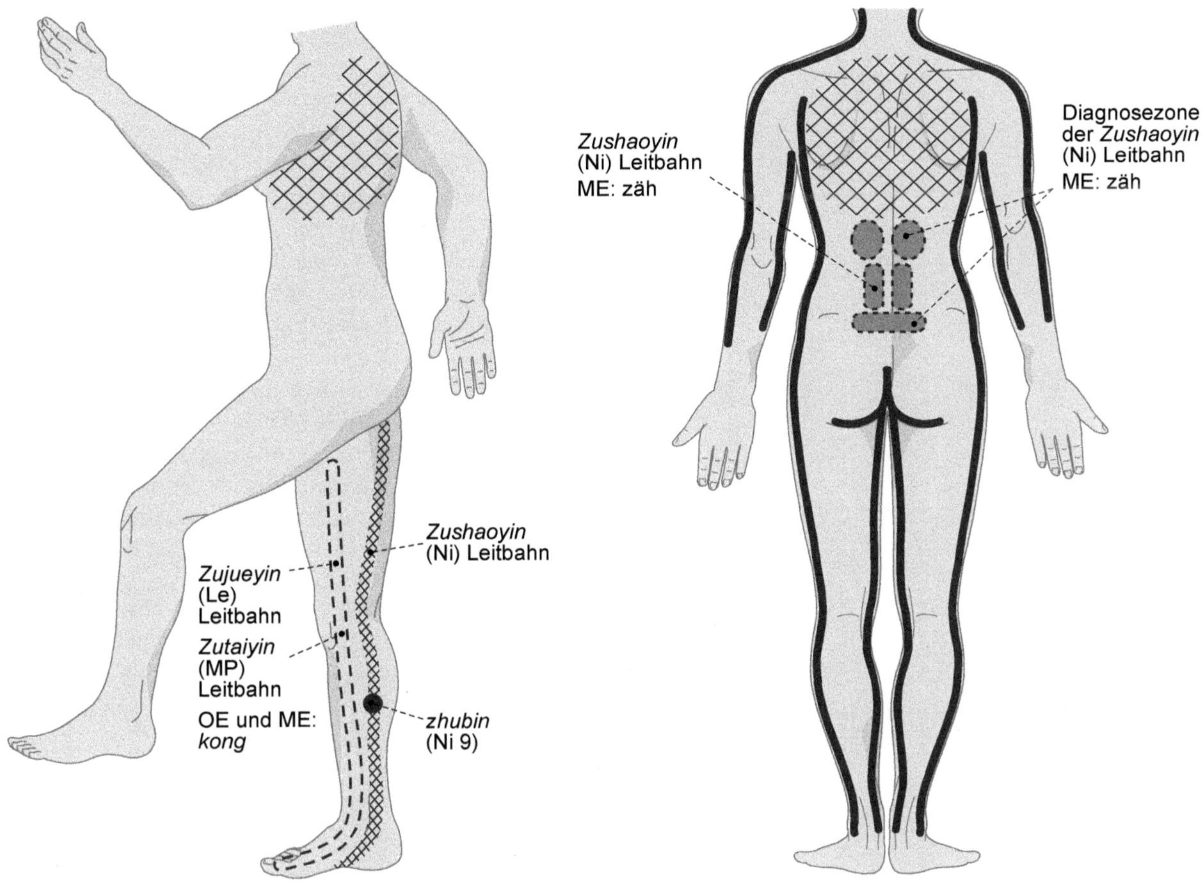

Abb. III-119 Orte von qi mit zäher Konsistenz

Auch andere Punkte sind bis in die TE zurückgezogen: so *zhongfu* (Lu 1), *hegu* (Di 4), *qichong* (Ma 30), *xuehai* (Mi 10), *jiquan* (He 1) *taixi* (Ni 3), *pangguangshu* (Bl 28), *yaoyangguan* (Du 3) und viele weitere Punkte.

Generell kann gesagt werden, dass der zurückgezogene Situs dieser Punkte eine verstärkte energetische Leistung dieser Punkte, gemäß deren Indikationen, in Richtung der Tiefe, dem Zentrum und allgemein in Richtung auf die Funktionen des *yin-qi* anzeigt.

Es wäre kontraindiziert, die therapeutische Absicht zu haben, diese Punkte zur Füllung anzuregen (➤ Abb. III-121).

Andere Punkte sind in der OE und teilweise ME stark entleert und dann von einer soliden, gewissermaßen rundartig eingekapselten Konsistenz (➤ Abb. III-122). In dieser Weise prominiert z. B. der Punkt *jianjing* (Gb 21) oder der Punkt *shenshu* (Bl 23).

Diese Punkte signalisieren trotz der Entleerungstendenz die Stabilität und Stärke der inneren, zentralen Energien im *hara*. Eine derartig zurückgezogene Füllung reflektiert eine stabile, zentrale Energie.

Die *he*-Meerpunkte („Vereinigungspunkte") an den Ellenbogen- und Kniegelenken sind im *yin* prall gespannt und von äußerst zäher Konsistenz. Dies kann an den Punkten *shaohai* (He 3), *weizhong* (Bl 40) oder *yingu* (Ni 10) gesehen werden. Diese Punkte wirken wie Pufferungsbehälter und Verriegelungspunkte inmitten der Leitbahn zwischen deren entleerten und gefüllten Abschnitt.

Es wäre auch hier kontraindiziert, zu versuchen, das Wesen dieser Punkte manipulativ zu verändern.

Denn alle Punkte, Felder und Leitbahnen nehmen entsprechend den Profilen der Menstruationsabschnitte phasige und mithin temporäre Profile an, welche ihrer zeitbedingten, zyklischen Funktion entsprechen. Entlang des Menstruationszyklus wandeln sich die Punkte selbsttätig. Sämtliche unnatürlichen Manipulationen sind zu unterlassen.

Ein besonderes Augenmerk kann noch auf die Unterbeine und -arme gelegt werden. Diese distalen Bereiche sind in der Desquamationsphase in ihrer Tendenz insgesamt entleert, also in Schwäche *(kong)*. Insbesondere ist dies in den Verbindungsbahnen, den Netzleitbahnen *(luomai)*, zu sehen.

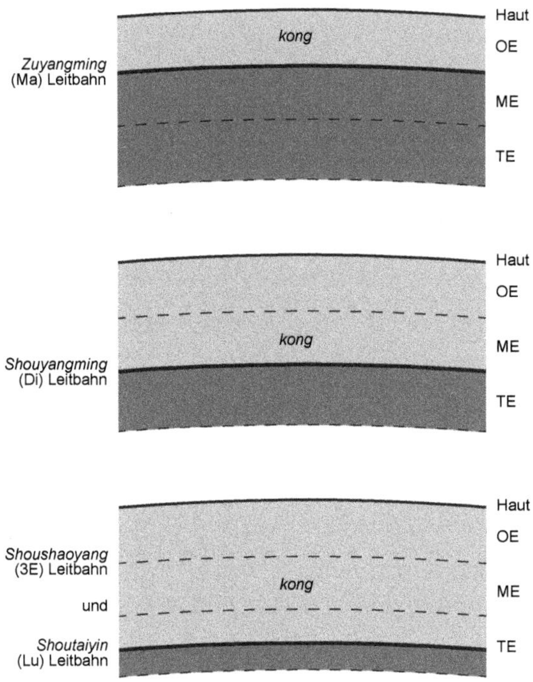

Abb. III-120 *Qi*-Profile von *Zuyangming* (Ma), *Shouyangming* (Di) und *Shoushaoyang* (3E)/ *Shoutaiyin* (Lu) Leitbahn

Diese Entleerung korreliert mit einer energetischen Zentralisation des Organismus in dieser Menstruationsphase (➤ Abb. III-123).

Die Entleerung, die natürliche Schwäche *(kong)*, bezieht sich auf das Gebiet, welches den Positionen und dem Einfluss Antiken Punkte (*wushuxue*; „fünf Zuleitungspunkte") unterliegt. Die Antiken Punkte (*wushuxue*) beginnen an der Spitze der Extremitäten (Fingerbeere, Zehenbeere) mit dem *jing*-Brunnenpunkt und enden am Ellenbogen oder Knie mit dem *he*-Meerpunkt (auch „Vereinigungspunkt"). Die Leitbahn wird in diesem Bereich auch als Antike Leitbahn bezeichnet. In diesen Leitbahnen fließt das *qi* stets von distal nach zentral zu.

Die entleerten Leitbahnabschnitte der distalen Extremitäten füllen und entleeren sich synchron zum Menstruationszyklus!

Vom Beginn des letzten Tages der Regelblutung dauert es etwa sieben Tage, bis die distalen Leitbahnen normal aufgefüllt sind. Anschließend füllt sich auch in etwa sieben Tagen der obere Anteil der Extremitäten (Oberschenkel, Oberarm), sodass die Extremitäten nach 14

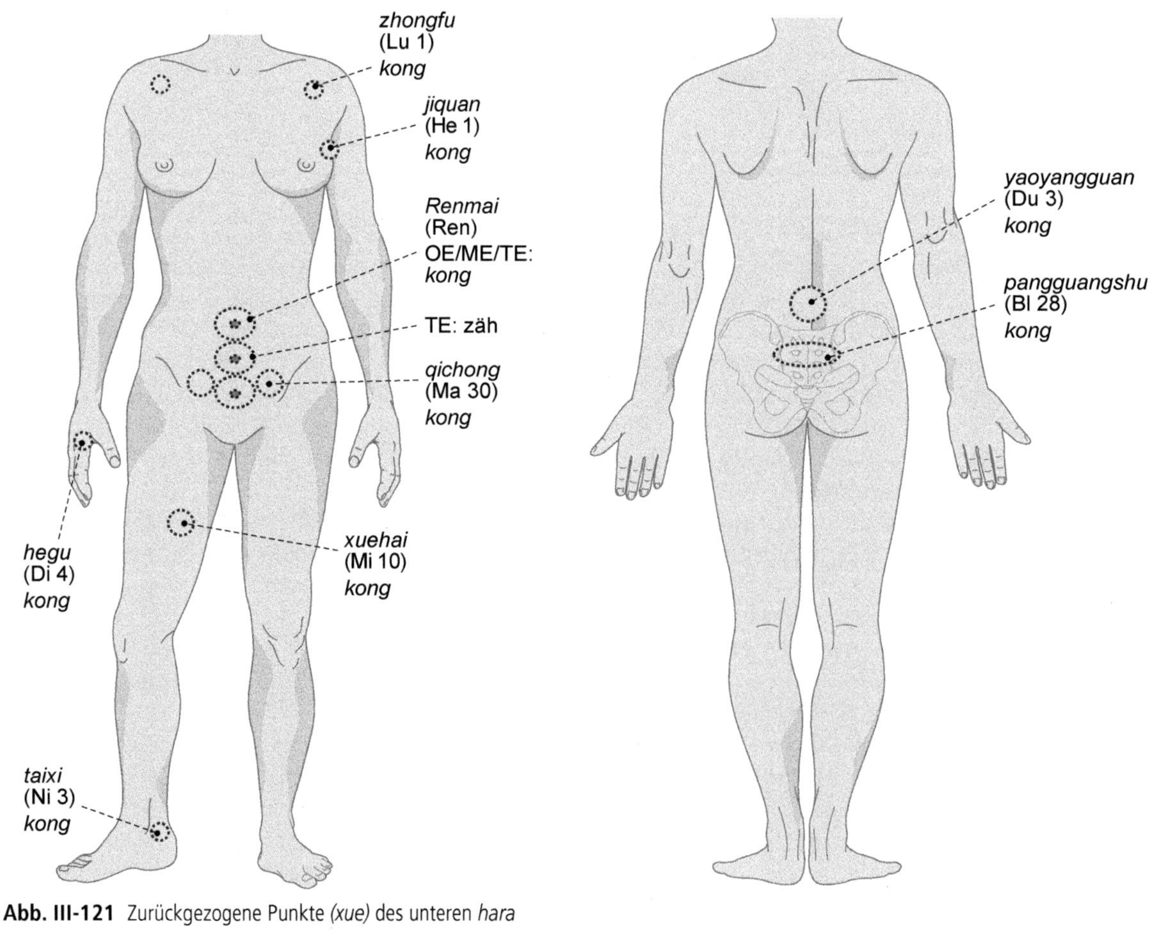

Abb. III-121 Zurückgezogene Punkte *(xue)* des unteren *hara*

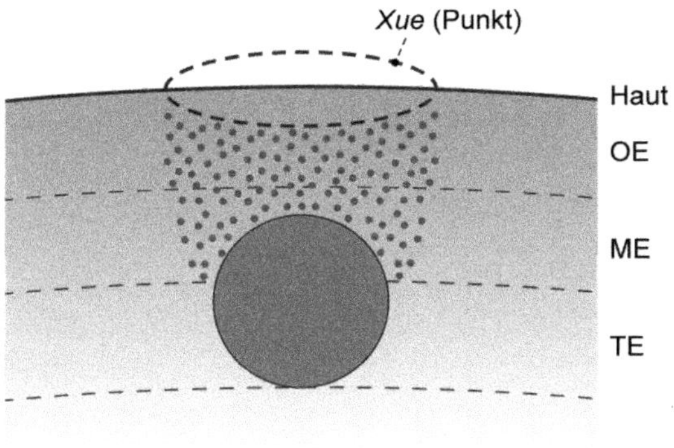

Abb. III-122 Stark entleerter Punkt *(xue)*

Tagen normal gefüllt sind, um von da an an den weiteren abfolgenden 14 Tagen eine gewisse pralle Stärke *(man)* aufzuweisen (➤ Abb. III-124).

Dieser Rhythmus von Entleerung und Füllung ist so grundlegend, dass solche zeitlichen Füllungen und Leerungen auch bei allen anderen körperlichen Zuständen anzutreffen ist.

Wenn infolge einer gewissen Erkrankung, eines Infekts oder einer Übermüdung eine Entleerung stattgefunden hat, dann kann an der Zeit der Füllung abgelesen werden, ob der Körper sich selbst reguliert oder nicht.

Ein Gleiches trifft zu, wenn der Körper sich im Status einer Fülle *(shi)* befindet. Diese muss in etwa innerhalb der genannten Zeitabläufe auf natürliche Weise einer Entleerung und Normalfüllung weichen. Geschieht dies nicht, liegt ein Abweichen vom Prozess der Gradläufigkeit *(zheng)* vor.

Auch andere Punkte in den distalen Bereichen zeigen regelmäßige Profilierungen. Bei teilweiser und insbe-

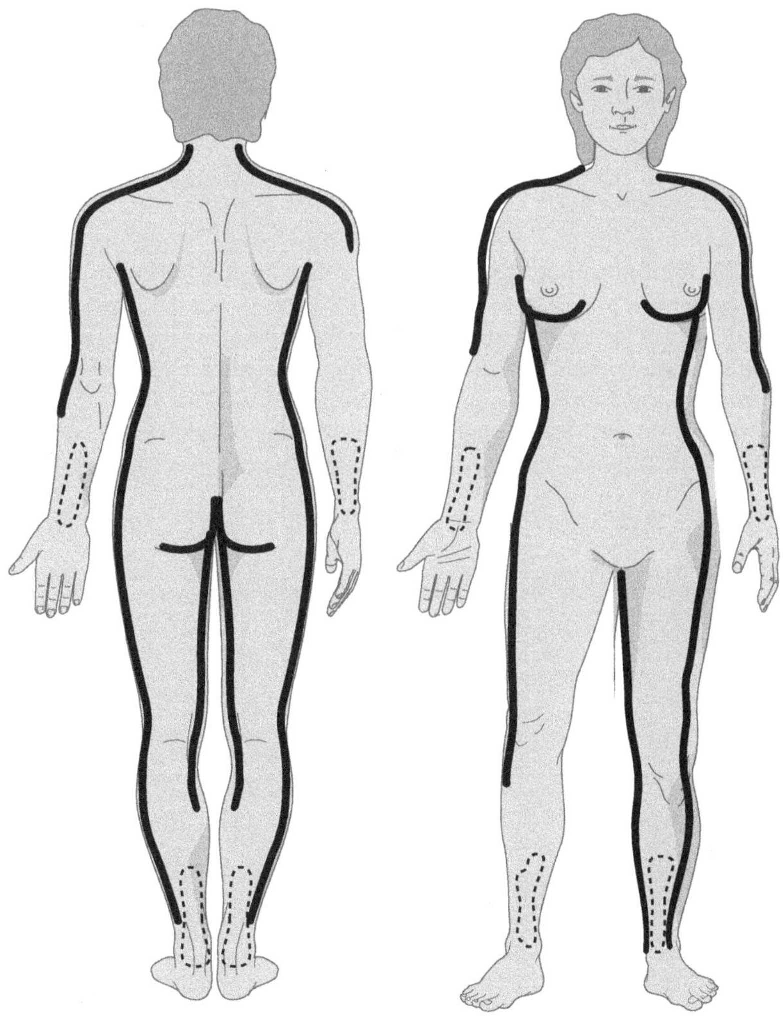

Abb. III-123 Entleerte Bereiche an Unterarmen und -beinen

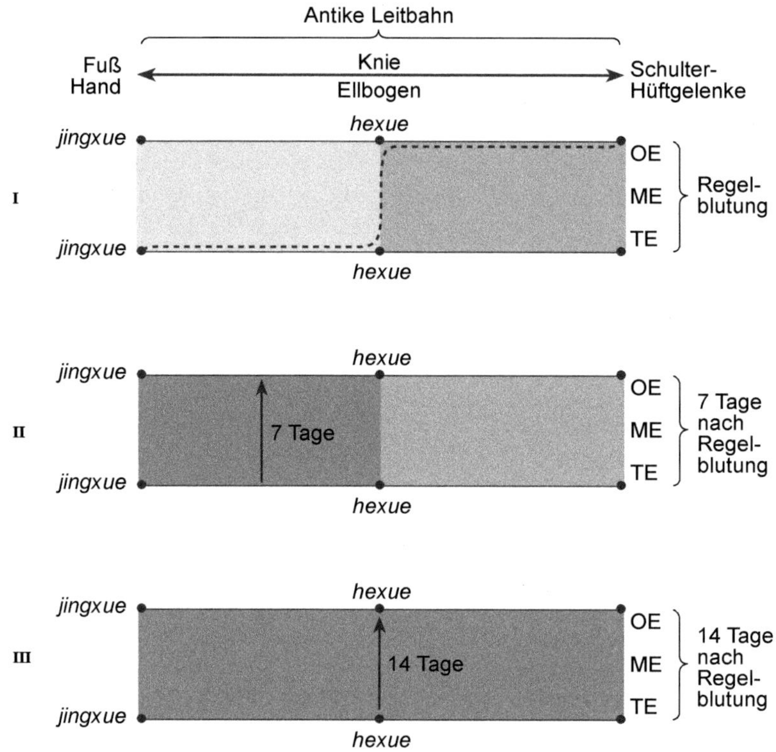

Abb. III-124 Auffüllungsstatus in Abhängigkeit von dem Zeitpunkt im Zyklus

sonders Gesamtleere einer Leitbahn ist der *xi*-Spaltpunkt zumeist prall gefüllt und umgekehrt.

Der pralle *xi*-Spaltpunkt spiegelt seiner Bedeutung nach auch bei Entleerung die aktuelle Spannung und Aktionsbereitschaft der Bahn (➤ Abb. III-125).

Auch der *jing*-Brunnenpunkt ist gefüllt, meistens prall und weich, und umgekehrt, d. h. bei voller Leitbahn entleert. Auch dies ist ein Indiz der Verbindungsintaktheit der Bahnen bei Schwäche *(kong)*.

Der Punkt des Ursprungs-*qi (yuanxue)* ist wie der *ying*-Quellpunkt umgekehrt disponiert: Bei leerer Leitbahn ist auch der entsprechende Punkt leer und bei voller Bahn voll. Diese beiden Punkttypen gehen synchron mit der Erscheinungsweise des Gesamtflusses mit (➤ Abb. III-126).

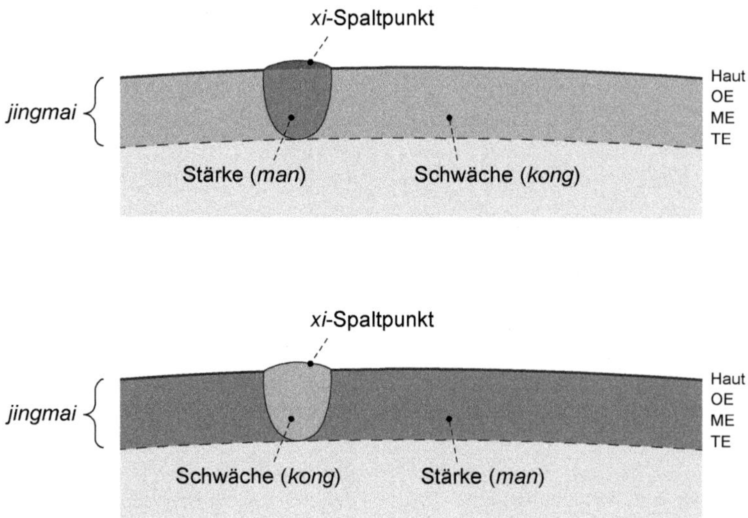

Abb. III-125 Aktuelle Spannung und Aktionsbereitschaft der Bahn im Spiegel des *xi*-Spaltpunktes

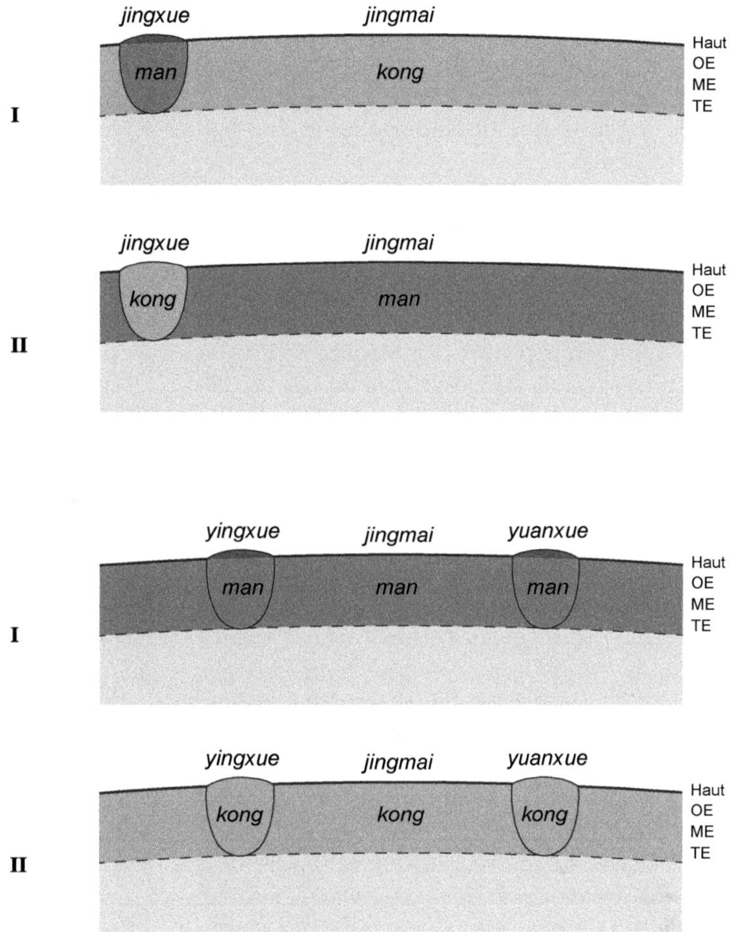

Abb. III-126 Aktuelle Spannung und Aktionsbereitschaft der Bahn im Spiegel von dem *jing*-Brunnenpunkt *(jingxue)* und dem Punkt des Ursprungs-*qi (yuanxue)*, sowie dem *ying*-Quellpunkt *(yingxue)*

Jede Shiatsu-Behandlung hat den grundlegenden Sinn, diese jeweiligen Zustände des *qi*-Profils zu unterstützen. Nur klar diagnostizierbare Abweichungen von diesen wechselweisen Profilen in den normalen Leitbahn- und Punktekonstellationen sollten eingehender und korrigierend behandelt werden.

Bei den normal unterschiedlichen Profilen ist eine bewahrende Technik angezeigt.

Psychisch-geistige Entsprechungen der energetischen Profile

Die oben beschriebenen *qi*-Profile spiegeln sich in den Befindlichkeiten und Stimmungen des entsprechenden Menschen wieder. Einer energetisch distalen Schwäche *(kong)* und Zentralisationstendenz entspricht der psychische Charakter eines Sich-zurück-Ziehens.

Dabei müssen und sollten die Körperkräfte geschont werden. Die Tage der Regel sind gekennzeichnet durch den energetischen Prozess, welcher einerseits das Lebens-*qi* absolut stabil am Körper gebunden festhält und andererseits aufgebaute Lebensstrukturen nach außen abführt. Diese extreme Scharniertätigkeit fordert viel *qi* und somit sollte nicht zuviel *qi* in übermäßig viele oder auch anstrengende Aktivitäten fließen. Von der Psyche und dem Geist sollte der beschriebene basale Prozess und die Scharniersituation unterstützt werden.

Dazu gehört, dass eine gewisse deppressive Verstimmung zugelassen werden kann, dass ausreichend Schutz- und Erholung geboten werden kann und dass Aktivitäten jederzeit an die Befindlichkeit anpasst werden können.

Ein sprunghafter Wechsel der Stimmungen ist in dieser Phase energieentsprechend und es ist gut, wenn die Umgebung dieses versteht und mittragen kann.

Die entleerten Extremitäten signalisieren gegenüber dem Normalstatus eine deutlich früher einsetzende Müdigkeit oder Erschöpfung. Diesen Impulsen sollte rechtzeitig nachgegangen werden. Zudem können auch geistige Berührungen mit Themen stattfinden, welche der Phase entsprechen: den Wert der innerlichen und schützenswerten Kräfte verspüren und so auch die Trauer über der Abbau der zuvor aufgebauten Lebendigkeiten (Uterusproliferation und Sekretion) verstehen; kurz, eine gewisse Rückzugstendenz ist in dieser Phase normal und notwendig.

In der Gezielten Gesprächsführung kann ein energetisches Verständnis solcher Prozesse und Einstellungen gewonnen werden. Es ist nicht selten, dass Frauen die Regeltage als eher störend empfinden oder deren Implikationen so weit wie möglich beiseite stellen möchten. Zu großen Teilen ist dieses Verhalten kulturbedingt erzeugt und es gilt, dieses kulturbedingt zu verändern.

Diese Tatsachen gelten auch für Männer. Auch diese unterliegen dem zyklischen Geschehen und werden allmonatlich in ähnliche, basale grundenergetische Zyklen und Stimmungen geführt.

III.6.1.2 Proliferationsphase

In dieser Phase reift aus den Follikeln der Tertiärfollikel. Dieser wandert durch die Eileiter zum Uterus. Bevor der Follikelsprung, die Ovulation, in den Uterus geschieht, wird die Schleimhaut der Gebährmutter (Endometrium) proliferiert. Das Endometrium wächst in starkem Maße bis zum Zeitpunkt der Ovulation, dann vermindert während der Sekretionsphase bis zur erneuten Desquamationsphase.

Der Reifung, Ovulation und Proliferation entsprechen also eine anwachsende, verstärkte Gewebsbildung und Durchblutung (letztere wird während der Schwangerschaft exorbitant) sowie eine spezifische hormonelle Produktion. Im Eierstock (Ovarium) werden die Hormone Östrogen und Progesteron gebildet. Östrogen wird während der Schwangerschaft auch von der Plazenta erzeugt. Progesteron besitzt eine schwangerschaftserhaltene Wirkung. Es proliferiert die Schleimhaut, ermöglicht die Einnistung des Eies und wirkt mit dem Östrogen an der Zusammensetzung des Schleimpfropfes des Gebährmutterhalskanals mit. Progesteron wird vom Gelbkörper (Corpus luteum), bei Schwangerschaft auch in der Plazenta und zu geringen Anteilen in der Nebenniere, gebildet.

Diese Hormonproduktion im *hara* wird begleitet durch die synergetische Hormonproduktion des Hypophysenvorderlappens (HVL) und des Hypothalamus. Der HVL wirkt durch seine Hormone FSH (follikelstimulierendes Hormon) und LH (luteinisierendes Hormon) auf die Hormonproduktion im *hara* ein. Im Hypothalamus wird durch Releasing-Hormone die Freisetzung der Hormone oder die Unterbindung des hormonellen Regelkreises initiiert. Insgesamt stellt das Wechselwirkgeflecht der Hormone einen Regelkreis dar.

Der Proliferationsphase entspricht zunächst eine niedrige Basaltemperatur und dann ab der Ovulation eine erhöhte Basaltemperatur (0,4 bis 0,6 Grad). Diese bleibt während der Sekretionsphase erhalten.

Aus dem Gesagten ist ersichtlich, dass der energetische Regelkreis der *Zushaoyin* (Ni) Leitbahn und damit die Wandlungsphase TAI YIN (Wasser-Emblem) das lebendige Geschehen des Uterus stark begleitet. Dem Uterus entspricht zudem der so genannter Para-Funktionskreis des Uterus *(nüzibao)*.

Dazu gezählt wird eine Leitbahn des Uterus: *baomai*. Wie aus der Vorsilbe „Para-" ersichtlich, werden diese Leitbahn und der Funktionskreis als *qi*-Geschehen betrachtet, welches entlang der Uterusenergetik und darüber hinausgehend verläuft, jedoch in keine eigenständige Leitbahn mündet. Die Para-Leitbahn des Uterus *(baomai)* besitzt enge Verbindungen zur *Shoushaoyin* (He) Leitbahn. Darüberhinaus verläuft letztere Bahn, die *Shoushaoyin* (He) Leitbahn innen mittig und senkrecht durch das *hara* zum Uterus.

Aus dem Uterus entspringen die beiden Leitbahnen *Renmai* (Ren) und *Chongmai* (Breite Trossstraße). Einen besonderen Bezug zum Uterus besitzen auch die Leitbahnen *Zutaiyin* (Mi) und *Zujueyin* (Le). Zur Einwirkung auf den Uterus eignen sich die genannten Leitbahnen hervorragend zur Behandlung.

In der Proliferationsphase lässt sich folgendes *qi*-Profil beobachten:

- Langsam füllen sich die zuvor erwähnten entleerten Bereiche auf und die eher festen und sumpfigen Orte erhalten einen weicheren und dynamischeren Charakter. Der Gewebeturgor der gesamten Körperoberfläche wird stärker (➤ Abb. III-127).

In dieser Zyklusphase entfaltet sich nun stetig und kräftig die Wandlungsphase SHAO YANG (Holz-Emblem) und die Wandlungsphase TAI YANG (Feuer-Emblem). Die sich mehrende Kraft des Organismus ist ebenso deutlich zu diagnostizieren wie die verstärkte Gesamtzirkulation.

Das Binde- und Muskelgewebe wird plastischer und im Turgor kräftiger.

Auch die Verteilung von Blut *(xue)* dem Außen zu ist, auch in Form von Körperwärme, während der Behandlung zu bemerken.

Die Wandlungsphase TAI YANG (Feuer-Emblem) mitsamt ihrer Leitbahnen und Punkte füllt sich stetig an und wirkt in der Mitte des Zyklus voll und prall.

Diese klar gespannte Auffüllung des *qi* im gesamten Körper erfährt zum Zeitpunkt der Ovulation ein deutli-

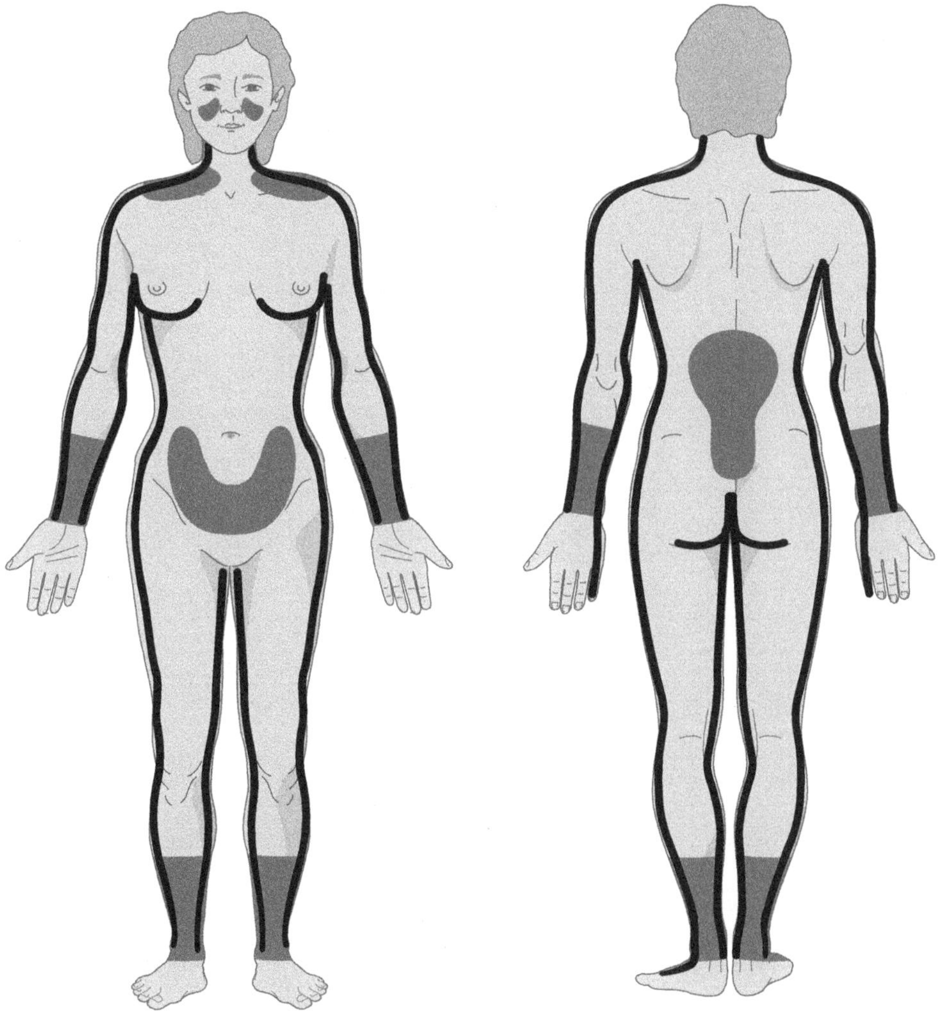

Abb. III-127 *qi*-Profil in der Proliferationsphase

ches Profil: Überall, besonders im *hara* und in den Diagnosezonen der Eierstöcke, ist eine krätige Spannung zu fühlen. Diese Spannung wirkt wie ein prall gefüllter, straffer und dennoch weich-elastischer Ballon, welcher sich noch etwas weiten will und wird (➤ Abb. III-128).

Der Zeitpunkt der Ovulation ist diagnostisch genau zu erfassen. Die Wandlungsphase TAI YANG (Feuer-Emblem) nimmt ihre ausgestalteten Formen an. Die Ovulation stellt als eindrucksvolles Bewegungsgeschehen die Wandlungsphasen dar; deutlich kann der Übergang von einer Phase zur nächsten wahrgenommen werden.

Zumeist ist die innere Stimmung und Gefühlslage durch ein Anwachsen der Tätigkeitsfreude und die Öffnung nach außen zu gekennzeichnet. Je nach Temperament sind die typischen Entsprechungen der jeweiligen Wandlungsphasen zu erkennen. Der Wille, Antrieb und ein gewisser Schwung erscheinen in ihrer basalen Charakteristik.

An dieser Stelle sei hinzu gefügt, dass die jeweils benannten emotionalen Zuordnungen selbstverständlich auch in anderen Zyklusphasen erscheinen und dort zum Tragen kommen. Obendrein ist der Mensch ein Wesen, welches seine Potenziale sinnorientiert und sozialbedingt steuern und einsetzen kann.

Diese kultur- und charakterbedingten Steuerungen und Verhaltensweisen kombinieren und vermischen sich mit den basalen biologischen Grundrhythmen.

Wenn an dieser Stelle von den den einzelnen Phasen zugeordneten Gemüts- und Geistesverfassungen gesprochen wird, so geschieht dies hinsichtlich ihrer basalen Wirksamkeiten und Rhythmen sowie entsprechend den Zirkulationen der Fünf Wandlungsphasen *(wuxing)* und der Funktionskreise *(zangxiang)*.

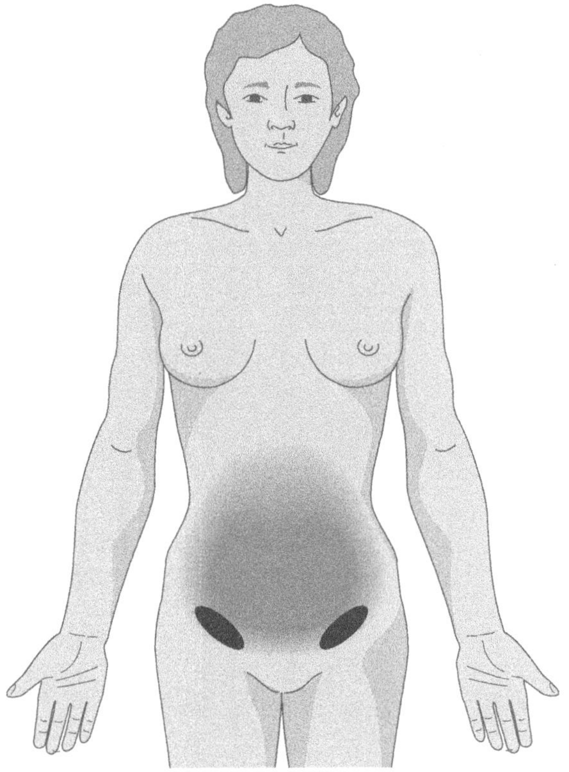

Abb. III-128 *qi*-Profil zum Zeitpunkt der Ovulation

III.6.1.3 Sekretionsphase

Das Sekretionsstadium beträgt bei Schwangerschaft neun Monate und wenn keine Befruchtung und Nidation stattgefunden hat 14 Tage. Die Produktion des Gelbkörpers (Corpus luteum) bestimmt unter anderem diese Phase mit – bei Befruchtung bis zum vierten Schwangerschaftsmonat. Dazu kommt die Aktivität des hormonellen Regelkreises und der kräftige Aufbau von Drüsengewebe.

Insgesamt wächst das Endometrium voluminös heran und die Durchblutung steigt, sichtbar anhand des geschlängelten Systems der Spiralarterien, an. Die Körpertemperatur bleibt erhöht.

Diese sich überall anzeigenden Momente innerer Prosperität ergreifen den gesamten Organismus. Insbesondere jedoch prägt das Profil der Wandlungsphase ZHI YIN (Erde-Emblem) diese zweite Hälfte der Menstruation.

Die Wandlungsphase ZHI YIN (Erde-Emblem) wirkt in ihrer Dominanz bezüglich Wachstum und Ernährung sowie der Verbindungsfunktion zu den anderen Funktionskreisen. In dieser Phase ist die Energie der Befeuchtung, der Bildung von Flüssigkeiten sowie der Entfaltung des Fleisches von zentraler Wichtigkeit. Als Funktion der Speicherung, der Zuteilung und als Sitz der Nährenergie *(yingqi)* tritt das Erd-Emblem weiter hervor. Besonders die Verfügung über die aktuelle Nährenergie *(yingqi)* involviert den Funktionskreis (Milz und Magen) der Wandlungsphase ZHI YIN (Erde-Emblem) samt seiner Leitbahnen in den Prozess der akuten Durchwärmung des Organismus.

Sämtliche vorgenannten Qualitäten und Funktionen der Wandlungsphase ZHI YIN (Erde-Emblem) zeigen deutlich dessen zentralen Stellenwert hinsichtlich dieser Menstruationsphase und insbesondere hinsichtlich deren Übergangs zur Phase der Schwangerschaft.

Weiter ist die mächtige Wirkung der Wandlungsphase TAI YANG (Feuer-Emblem) hinsichtlich der Durchblutung und dazu die kräftige Präsenz der Wandlungsphase SHAO YANG (Holz-Emblem) hinsichtlich der muskulären Flexibilität zu beachten.

Während der Sekretionsphase sind sämtliche vorgenannten Leitbahnen und Diagnosezonen deutlich angefüllt, der Gewebeturgor ist erhöht, die Leitbahnen sind allesamt entsprechend ihrer Norm deutlich profiliert und der Puls wirkt in dieser Zeit weich und dennoch kräftig, mächtig und dennoch nicht übertretend, agil und dennoch ruhig, nachgiebig und doch deutlich gerichtet.

Diese Wirkungen verstärken sich noch in der Schwangerschaft.

Während der Schwangerschaft profilieren sich sichtbar zunehmend das *hara* und das *qi* der Mitte heraus. Grundsätzlich bleiben alle Bereiche und Leitbahnen in einem gefüllten Status, sie können jedoch sehr schnell auf tägliche und aktuelle Belastungen und Befindlichkeiten reagieren.

Im *hara*, in den Diagnosezonen und auch in den Leitbahnen lässt sich während der Zeit der Schwangerschaft die Stäbilität und die Regenerationsbedürftigkeit des *qi* deutlich erkennen. Im *hara* entwickeln sich klar umrissene Stärke- und Fülle-Felder *(man, shi)* oder Schwäche- und Leere-Felder *(kong, xu)*, die schnell auf Behandlungen oder Situationsveränderungen des Patienten reagieren und diese anzeigen. Insofern stellt eine Diagnose in der Schwangerschaft eine deutliche und zuverlässige Bestandsaufnahme der jeweiligen körperlichen Energetik dar.

In den fortgeschrittenen Stadien der Schwangerschaft kann durch das *hara* die außerordentliche Energetik und Kraft des Uterus gespürt werden. Der gesamte Bauchbereich repräsentiert deutlich jene Kraft des Uterus, welche auch bei dessen Normalgröße potenziell dort vorliegt.

III.6.2 Fallgeschichte: Menstruelle Beschwerden einer Lehrerin, 40 Jahre

III.6.2.1 Zur Erstbehandlung und Erläuterungen

Das folgende Beispiel wird deshalb vorgestellt, weil an ihm eine für diese Art von Beschwerden typische Verschachtelung von Problemen demonstriert werden kann.

Die Patientin kam zur Shiatsu-Behandlung aufgrund diverser Verspannungen am gesamten Körper. Insbesondere zeigten sie sich an der Schulter, im Rücken und an den Hüften. Sie erhoffte sich Linderung und muskuläre Entspannung.

In der Folge der Behandlungen zeigte sich mehr und mehr, dass die zuvor geschilderten Probleme nur Teil eines großen Themenkomplexes waren. Es zeigte sich, dass die Patientin in einem außerordentlichen Maße für Infektionen der oberen Atemwege und auch des Darms anfällig war (Bezug zum Formenkreis der Erkältungserkrankungen). Es zeigte sich ferner, dass die Probleme deutlich mit lebenslangen menstruellen Beschwerden gekoppelt waren.

Diese Zusammenhänge wurden jedoch von der Patientin nicht als solche erlebt. Die menstruellen Beschwerden waren ihr schon so vertraut geworden, dass diese sozusagen in ihr tägliches Leben integriert worden waren. Ebenso hatte sie die Erkältungen und grippalen Infekte mit einer gewissen stoischen Gleichmut akzeptiert.

Da sie sehr körperbewusst war und Sport trieb, waren ihr die erwähnten Verspannungen ein stets gegenwärtiges Hindernis und somit sehr präsent in ihrem Bewusstsein. Sie wurden damit der aktuelle Anlass, Behandlungen aufzunehmen.

Aus diesem Entschluss wurden jahrelange regelmäßige Shiatsu-Behandlungen. In dieser Zeit konnte an all den vorgenannten Problemen und Symptomatiken gearbeitet werden. Da die Patientin sich entsprechend intensiv mit den Behandlungen auseinandersetzte und sich dem Shiatsu gegenüber interessiert öffnen konnte, tauchten im Laufe der Behandlungen immer stärker lebens- und biografiebedingte, und somit zu Psyche und Charakter gewordene, Ereignisse und Strukturen thematisch auf.

An diesem Fall kann gut gezeigt werden, wie einzelne körperliche Beschwerden zusammenhängen, wie sehr die Psyche und der Charakter hier geprägt werden und prägend mitwirken und wie notwendig neben der Shiatsu-Behandlung die Gezielte Gesprächsführung begleitend zu diesen Behandlungen ist.

In der Regel haben Patienten kein Bewusstsein von den Zusammenhängen, welche im Folgenden geschildert werden, und auch bei dieser Patientin stellte sich ein Zusammenhangsbewusstsein erst allmählich her. Die Patientin hielt sich in ihrem Alltagsbewusstsein immer gerade in jener Störung auf, die ihr aktuelles Leben am stärksten belästigte. Oder anders gesagt, die Störungen, welche von den Verspannungen ausgingen, dominierten ihr gesamtes Körperbewusstsein, insbesondere wenn diese einen gewissen Grad erreicht hatten. Nahm die Stärke der Beschwerden ab, hatte sie keine weitere Veranlassung zu klagen und fühlte sich normal wohl.

Es ist an dieser Stelle, zwecks diagnostischer Klarheit, angebracht, auf eine wesentliche Differenz aufmerksam zu machen, die in der Chinesischen Medizin mit dem Terminus Leidenszustand *(zheng)* qualifiziert wird. *Zheng* bedeutet Leidenszustand, und zwar im doppelten Sinn: Einmal wird hiermit die Tatsache des subjektiv empfundenen Leidens und zum anderen wird damit das Leiden selbst bezeichnet. Die subjektiv erlebten Leidenszustände lassen nicht unbedingt Rückschlüsse auf die Krankheit zu, ebenso wie das Feststellen einer Erkrankung sich nicht im subjektiven Erleben widerspiegeln muss.

Der Shiatsu-Therapeut sollte damit umgehen können und wissen, dass das Gesamtleiden beides umfasst und von beidem repräsentiert wird: aus dem, was der Patient bewusst erlebt und erfasst und aus dem, was nur von einem anderen Bewusstsein erfasst werden kann. Der Patient selbst kann hier Lernprozesse machen: Er kann gegenüber Tatsachen seines eigenen Körpers empfindsam und bewusst werden, z. B. gegenüber Symptomen, welche er zuvor nicht wahrgenommen hat und er kann Tatsachen seines Körpers, welche generell nicht empfindungsfähig sind (z. B. Schmerzfreiheit an Organen trotz deren stärkster Schädigung), als Tatsachen seines Erlebens und Lebens erfassen.

Jeder kennt die Erfahrung blendender Laune zu sein, sich voller Kraft zu fühlen und bei Begegnung mit einem Bekannten gesagt zu bekommen, man sähe aber müde und schlecht aus. Jeder kennt auch den umgekehrten Fall: man fühlt sich schlapp und miserabel, denkt, man sähe äußerst unvorteilhaft aus, um bei einer freundschaftlichen Begegnung gesagt zu bekommen, dass man tatsächlich gut aussähe.

Mit anderen Worten, zwischen subjektivem Befinden und objektivem Dasein bestehen Differenzen. Der Weg einer breiteren Erkenntnis dieses je eigenen Lebensreichtums geschieht jedoch nur auf dem Weg der Selbst- und Körpererfahrung. Shiatsu kann hier ein vorzügliches Mittel sein.

In diesem Falle hielt sich das Leidensbewusstsein der Patientin fast ausschließlich in den erwähnten Verspannungen auf, während die Anamnese für den Shiatsu-Therapeuten schon Hinweise darauf ergab, dass das Leiden wesentlich mehr umfasste als den vorgestellten Grund zur Behandlung.

Nachdem geklärt war, dass einer Shiatsu-Behandlung keine medizinische Gründe entgegenstanden, wurde mit der ersten Behandlung begonnen. Diese wurde ausgewertet und zu Beginn der zweiten Behandlung führte diese Auswertung zu einer Gezielten Gesprächsführung mit präzisen Fragen und ebenso präzisen Antworten und Erinnerungen der Patientin.

Auch diese Vorgehensweise ist eine Möglichkeit der schrittweisen Diagnostik und Behandlung.

Im Folgenden werden nicht sämtliche durch die Behandlung gewonnene diagnostischen Ergebnisse aufgeführt, sondern nur die für diese Darstellung signifikanten Symptome, Phänomene und Informationen.

Die Inaugenscheinnahme in stehender Position ergab eine profunde Verspannung in der Masunaga-Diagnosezone der *Zutaiyin* (Mi) Leitbahn am Rücken. Die Wirbelsäule (WS) war an dieser Stelle stark skoliotisch und der neunte Brustwirbelkörper (BWK) nach ventral zu verschoben, also in Richtung mittlere Ebene (ME) und tiefe Ebene (TE) eingesunken.

Auffallend waren weiterhin die Beine, diese standen in deutlicher X-Stellung. Dieses ist häufig gekoppelt mit starken antagonistischen Spannungen in den Leitbahnen *Zujueyin* (Le) und *Zushaoyang* (Gb).

Auf ihr Körpergefühl angesprochen, wusste die Patientin zu berichten, dass generell die rechte Seite empfindlicher und schmerzorientierter war; häufiger schmerzte das rechte Schulter- oder Hüftgelenk. Die rechte Schulter erschien im Vergleich zur linken abgesenkt.

Der Teint des Gesichts spielte ins dunkle und enthielt einen grünlichen Schimmer, der Nasenrücken einen rötlichen.

III.6.2.2 Behandlungsbeginn in Bauchlage

Ein erster Zugang zum Körper wurde von der Körperrückseite gewählt, um zunächst an den Bereichen arbeiten zu können, aufgrund derer die Patientin zur Behandlung gekommen war. Zur Entlastung des unteren Rückens und der Wirbelsäulenspannung wurde ein flaches Kissen unter Bauch und Becken gelegt und der Fußgelenkbereich mit einer Rolle gestützt (➤ Abb. III-129).

Der Kopf wurde von der Patientin spontan nach links rotiert aufgelegt und in der unteren WS war eine kräftige Lordose zu sehen.

Die Kopfpositur ließ eine höhere Verspannung in den linkseitigen Halsbahnen der *Zujueyin* (Le) Leitbahn, der *Shouyangming* (Di) Leitbahn und eventuell der *Shoutaiyang* (Dü) Leitbahn vermuten.

Die Brustwirbelsäule (BWS) war insgesamt in überstreckter Spannung. Die Zone der *Shoutaiyin* (Lu) Leitbahn im Bereich der Brustwirbelkörper (BWK) 1-3 erschien gespannt in Fülle *(shi)*. Auf der linken Seite waren auch die beiden Bahnen der *Zutaiyang* (Bl) Leitbahn in Fülle *(shi)* und rechtseitig die *Zushaoyang* (Gb) Leitbahn entlang des medialen Skapularandes und zur Schulterhöhe hin.

Die linksseitige Skapula war insgesamt von strangartiger Konsistenz und in Fülle *(shi)*, die rechte Skapula war homogen kompakt, in Stärke *(man)* und auch Fülleartig *(shi)*. Dort und am Rücken waren die *Shoutaiyang* (Dü) Leitbahnen in Fülle *(shi)*. Bei deren Behandlung seufzte die Patientin vernehmlich.

Die gesamte Netzleitbahn *(luomai)* des *Dumai* (Du) war im Bereich der Wirbelsäule weich und sumpfig. Der Bereich der Punkte *ganshu* (Bl 18) und *danshu* (Bl 19) war linksseitig kompakt in Fülle *(shi)* und rechtsseitig strangartig in Fülle *(shi)*.

Die Zone der *Zujueyin* (Le) Leitbahn war von deutlicher Fülle *(shi)* Kondition. Die beiden Zonen der *Shouyangming* (Di) Leitbahn waren in Leere *(xu)*, beide Gesäßhälften in Schwäche *(kong)* (➤ Abb. III-130).

Die *Zushaoyin* (Ni) Leitbahn nach Masunaga profilierte sich am rechten Oberschenkel als massiv in Fülle

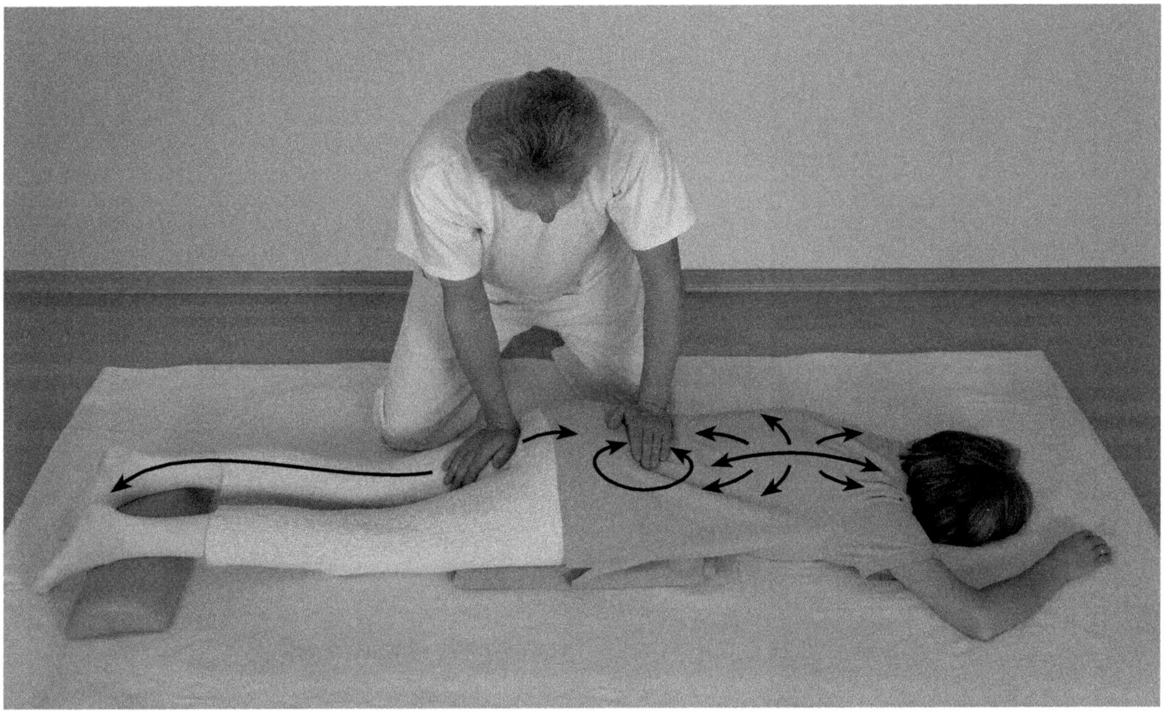

Abb. III-129 Beginn der Behandlung auf der Körperrückseite

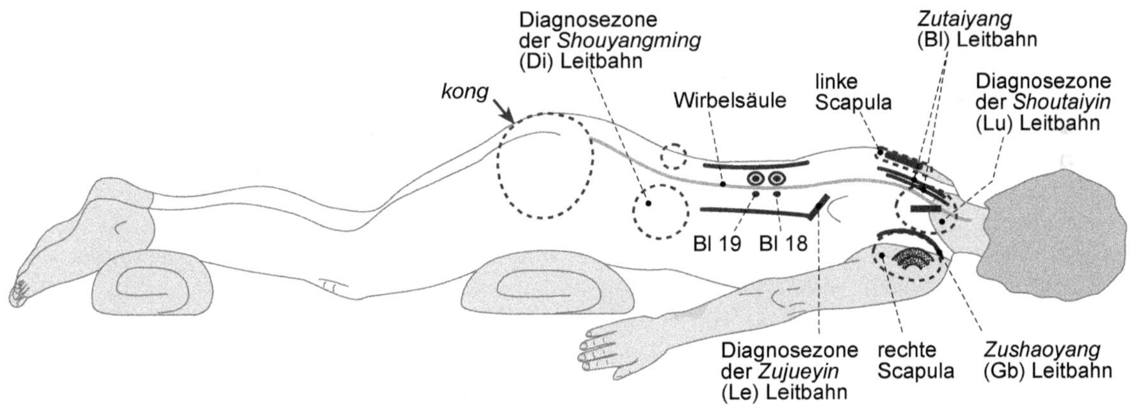

Abb. III-130 Energetisches Bild von Rücken und Schultern

(shi) und linksseitig als Stärke *(man)*. An den Unterbeinen war diese Leitbahn beidseitig an der OE in Schwäche *(kong)* und in der TE straff.

Rechts hoben sich die Punkte *fuxi* (Bl 38) und *weiyang* (Bl 39), samt der dazwischen liegenden Leitbahn, als extrem in Fülle *(shi)* hervor.

Im rechten Bein war die gesamte *Shoutaiyin* (Lu) Leitbahn nach Masunaga nach unten zunehmend in Fülle *(shi)* und am Fuß in Schwäche *(kong)*. Im linken Bein war diese Leitbahn ebenso in Fülle *(shi)*, ab der Achillessehne und am Fuß in Leere *(xu)*. Bei deren Behandlung waren immer wieder deutliche *hara*-Geräusche zu vernehmen, kurz und wiederholend (➤ Abb. III-131).

III.6.2.3 Diagnostische Eingrenzungen und erste energetische Zuordnungen

Aus der vorgenannten *qi*-Topografie der Körperrückseite lassen sich folgende begründete Überlegungen anstellen:

Die extreme Anspannung in der Zone der *Zutaiyin* (Mi) Leitbahn samt der übrigen BWS lässt auf eine lang

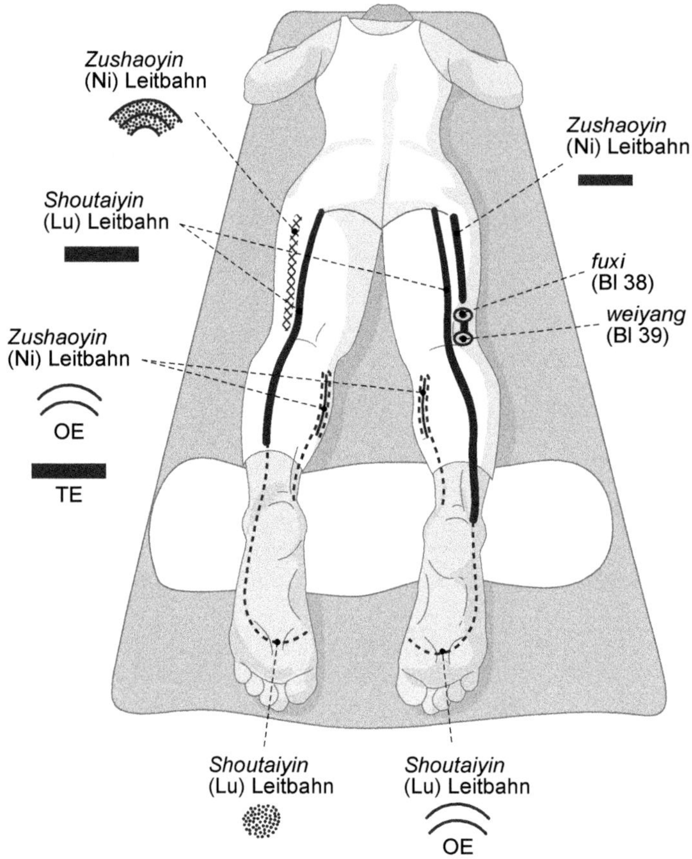

Abb. III-131 Energetisches Bild der Beinrückseiten

erworbene Konstitution im Sinne einer angestrengten körperlichen Aufrichtung und Einatmungshaltung schließen. Denkbar ist in diesem Zusammenhang auch eine Überforderung der Emotion (*qing*) des Nachdenken, Grübeln *(si)* und damit einhergehend eine starke Inanspruchnahme der Wandlungsphase ZHI YIN (Erde-Emblem; *qi* der Mitte).

Die Verschiebung des 9. BWK nach ventral zu, lässt auf eine große kontraktive Spannung im Bereich des Solarplexus, der *hara*-Zone der *Shoushaoyin* (He) Leitbahn schließen. Schließlich beeinflusst diese Spannung auch die Funktion dieser Region als Zentralkreuz des Orgasmusreflexes zwischen dem Ober- und Unterkörper (siehe ➤ Kapitel II.1.1).

Die zusätzliche skoliotische Verschiebung lässt auf eine ebenfalls lang erworbene antagonistische Seitenspannung und damit auf eine gestörte harmonisierende Funktion der Wandlungsphase ZHI YIN (Erde-Emblem) schließen. Diese Vermutung wird durch eine starke Lateralität der Symptome und durch starke Verspannungsmuster entlang der Leitbahnen *Zujueyin* (Le) und *Zushaoyang* (Gb) sowie in der Diagnosezone der *Zujueyin* (Le) Leitbahn und den Punkten *fuxi* (Bl 38) und *weiyang* (Bl 39) verstärkt.

Insgesamt schien das *qi* der Mitte (Wandlungsphase ZHI YIN (Erde-Emblem)) extrem angespannt. Damit war sowohl eine Überlastung im Sinne des Seitenausgleichs angezeigt, als auch im Sinne eines Oben/Unten-Verhältnisses, das sich auch im Zusammenhang mit der Aufrichtung zeigte. Die starke lordotische Spannung wirkte wie das Resultat einer kräftigen vertikalen Einstauchung und die Skoliose wirkte wie eine unausgeglichene transversale Verschiebung. Diese laterale Problematik wirkt auch im Sinne eines gestörten Gleichgewichts und mangelnder Balance; Funktionen und Problematiken, welche in diesem Falle noch ihre volle Bedeutung zeigen sollten.

Die Rigidität des Rückens, der Wirbelsäule wurde synergetisch ausgeglichen durch die weiche Sumpfigkeit der Netzleitbahn *(luomai)* des *Dumai* (Du) und deren Indikationen in Bezug zu Verspannungen der WS.

Die problematische Aufrichtungsspannung wurde unterstützt durch die Fülle *(shi)* in den *Shoutaiyang* (Dü) Leitbahnen am gesamten Rücken. Das energetische Ungleichgewicht in dieser Leitbahn korreliert häufg mit

Situationen dauerhafter akuter Überlastungen. Das Seufzen der Patientin bei der Behandlung dieser Bahnen signalisiert die unmittelbare emotionale Entladung akuter Verspannungen.

Die ebenfalls klar konturierte Verspannung in der Zone der *Shoutaiyin* (Lu) Leitbahn wirkte im Verein mit der kräftigen Fülle *(shi)* derselben Leitbahn in beiden Beinen als eine deutliche Überanstrengung dieses Energiefeldes. Hier war zu überprüfen, ob insbesondere die absenkende Wirkung und die eigenrhythmisierende Wirkung dieses Leitbahn-*qi* gestört war.

Die linksseitige Verspannung dieser Zone entlang der *Zutaiyang* (Bl) Leitbahn zeigte vom Profil her eine dynamische Aktivität im Gegensatz zur rechten Seite, an der samt des Schulterbereichs eher eine gebläht/geladene *qi*-Spannung zu registrieren war. Diese Art der Blähung und tiefen, zähen Spannung deutete auf einen Anteil psychisch involvierter Energien hin.

Entsprechend zur Zone der *Shoutaiyin* (Lu) Leitbahn war die Zone der Flanken, *Shouyangming* (Di) Leitbahn, in Leere *(xu)*. Da eine Leere *(xu)* Kondition Resultat langfristiger *qi*-Ungleichgewichte ist, stand zu vermuten, dass hier eine konstitutionelle Problematik in der Wandlungsphase SHAO YANG (Holz-Emblem) vorlag, dazu zählte die Symptomatik der Schulter und der Hüfte, Lende. Später wurde sichtbar, dass sich die Hüft- und Schulterprobleme regelmäßig wiederkehrend und verteilt auf beide Seiten zeigten.

In diesem Sinne erschien die Schwäche *(kong)* der OE an den Gesäßhälften als Zeichen einer in der TE gelegenen Verspannung im Unterkörper und um den Lendenbereich.

Ein weiterer Hinweis auf eine extreme Spannung im Bereich des Unteren Erwärmers und unteren *hara*, waren die rechtsseitige Fülle *(shi)* und die linksseitige Stärke *(man)* in der *Zushaoyin* (Ni) Leitbahn-Zone nach Masunaga. Diese Leitbahnen bilden besonders stark das aktuelle *qi* dieser Wandlungsphase ab, auch hinsichtlich der Leistungen in den Muskel- und Sehnenleitbahnen *(jingjin)*. In den beiden unteren Leitbahnenabschnitten war das *qi* hingegen in die TE verzogen, somit peripher und distal eher zurückgezogen; eine Tendenz, die auch an den Füßen zu erkennen war. Diese Schwäche ergänzte sich synergetisch mit der extremen Fülle *(shi)* und den genannten Punkten der Leitbahn *Zutaiyang* (Bl) im rechten Unterbein. Tatsächlich ergab sich später, dass die Patientin regelmäßig Probleme mit der Stabilität der Füße hatte.

Die Drehung und Lagerung des Kopfes zeigte schon an, dass sich rechtsseitig vermutlich die Leitbahnen *Zutaiyang* (Bl), *Zushaoyang* (Gb) und *Shoushaoyang* (3E) verspannt hatten.

Sämtliche Befunde führten dann in der zweiten Behandlung zu gezielten Fragen hinsichtlich bestimmter, in Zusammenhang mit den Funktionen und Verspannungen dieser genannten Bahnen und Punkten stehender Symptomatiken.

Nun wurden Behandlung und Diagnose in Rückenlage weitergeführt.

III.6.2.4 Behandlung in Rückenlage

Im *hara* ergab sich folgender Befund: Die Zone der *Zutaiyin* (Mi) Leitbahn korrelierte als Schwäche *(kong)* zur hinteren Rückenzone. Damit war sichtbar, dass auch hier eine unausglichene Energetik herrschte. Während die hintere Spannung auf eine chronische Überforderung, mit der Gefahr einer dauerhaften Ermüdung in TE, hinwies, zeigte die vordere Schwäche eine Ermüdung der aktuellen Energetik und bei energetischer Unversehrtheit ein Rückzug dieser Energien in die TE an.

Da beide Diagnosezonen auffällig waren, sollten verstärkt die psychischen Parameter, welche Masunaga hinsichtlich dieser Zonen angibt, in Augenschein genommen werden: Zuviel Denken und Kopfarbeit, Übergenauigkeit, Vorsicht und Ängstlichkeit sowie die Neigung, nicht mit anderen zu reden und alles für sich zu behalten, und eine ständige Unzufriedenheit.

Alle genannten Parameter wirkten, wie die weiteren Betrachtungen bestätigen, deutlich sichtbar in der Patientin.

Desgleichen waren im *hara* die Punkte *fujie* (Mi 14) und *daheng* (Mi 15) samt der auf dieser Höhe verlaufenden Leitbahn *Zuyangming* (Ma) an der OE in Schwäche *(kong)* und in der TE in Fülle *(shi)*. Der Punkt *fujie* (Mi 14) erwies sich in diesem Fall hinsichtlich seiner Energetik in Bezug auf Kontravektionen und Husten als passend. Der Punkt *daheng* (Mi 15) entspricht hinsichtlich seiner Indikationen Problemen entlang der Leitbahn *Yinweimai* (Haltenetz des *yin*; Indikation: chronische Halsbeschwerden, Schmerzen in den Lenden und Gleichgewichtsstörungen). Auch seine eigenen Punktindikationen stehen in auffallendem Bezug zum hier geschilderten Fall: häufige Schweiße und traurige, trübsinnige Stimmung, Depressionen sowie ein schreckhaftes und ängstliches Gemüt. Die volle Bedeutung dieser Leitmomente des Punktes sollten sich später klarer zeigen.

In beiden Beinen war die *Zutaiyin* (Mi) Leitbahn an der OE, teilweise bis in die ME in Schwäche *(kong)*, mit Ausnahme der Füße, wo sie rechtsseitig vom Punkt *yinbai* (Mi 1) bis *shangqiu* (Mi 5) fest und in Stärke *(man)* und linksseitig zwischen diesen Punkten fest und hart, in Fülle *(shi)* war. Linksseitig war so die funtionelle Anstrengung der Bahn, rechts der geschwollene und etwaige psychische Stress dieser Leitbahn zu konstatieren.

Das energetische Ungleichgewicht in der Wandlungsphase ZHI YIN (Erde-Emblem) komplettierte sich durch den Befund der *Zuyangming* (Ma) Leitbahn: Dieser war auffällig im *hara* eingezogen und der TE angespannt und insbesondere am rechten Oberschenkel voll, prall und in Fülle *(shi)*. Auffallend war zudem eine kräftige Fülle *(shi)* im rechten Oberschenkel in der *Zushaoyang* (Gb) Leitbahn, wohingegen die Leitbahn am Unterschenkel in Schwäche *(kong)* war. Die Behandlung dort war direkt begleitet von deutlichen *hara*-Geräuschen, einem Indiz dafür, dass die Spannung dieser Leitbahn am Oberschenkel mit *hara*-Spannungen assoziiert war, also eine zentrale Problematik vorlag.

Die *Zushaoyang* (Gb) Leitbahn war linksseitg insgesamt angespannt und in Fülle *(shi)*. Die Punkte *jingmen* (Gb 25) und *daimai* (Gb 26) waren beidseitig in der OE und ME in Leere *(xu)* und erst in der TE stabiler. *Jingmen* (Gb 25) interessierte hier in seiner Funktionen als Sammlungspunkt (*fumuxue*, auch „*mu*-Alarmpunkt") der Nieren mit seiner Wirkung, das *qi* in den Unteren Erwärmer zu führen, die zu Dickdarm und Dünndarm zugeordneten Leitbahnen zu regulieren, in seinem Bezug zur Gedunsenheit des Gesichts, Schmerzhaftigkeit und Schwäche der Lenden, zum Spannungsgefühl in den Schultern und ziehenden Schmerzen im Hüftgelenk.

Daimai (Gb 26) interessierte als Punkt für das Herabsenken des *qi* in das untere *hara* und in seiner Fähigkeit Hitze zu regulieren, Feuchtigkeit zu kanalisieren, Schmerzen in Lenden und Flanken zu lindern und als Punkt für gynäkologische Befunde und Regelstörungen, von denen später noch die Rede sein wird.

Insbesondere interessierte der letzte Punkt auch in seiner Wirkung auf den *Dumai*, denn das *hara* war deutlich zweitgeteilt: Im oberen Bereich war das *hara* eher angespannt und unterhalb des *Dumai* war es an der OE in Schwäche *(kong)*, in der TE eingezogen und dort sehr fest.

Diese Zweiteilung korrespondierte mit der im Hals. Dieser war vorne gebläht und eher in Stärke *(man)* und im Nacken an der OE in Schwäche *(kong)* und eingezogen und in der TE angespannt bis in Fülle *(shi)*.

Beide Zweiteilungen tragen bestimmte Bedeutungen in sich. Das untere *hara* repräsentiert u. a. die grundlegende Verteilung und Ladung jener Energetik, welche im Körper gehalten und jene, welche vom Körper ausgeschieden oder entladen wird. Im unteren *hara* war das *qi* deutlich nach innen, nach der TE zu orientiert. Dies korrespondierte mit einer generell darüberliegenden Stärke *(man)* mit Fülle *(shi)* Tendenz, die bis zum Kopf reichte und mit einer Tendenz zum Atemanhalten gekoppelt war. Die beiden vorderen Masunaga-Zonen der *Shoutaiyin* (Lu) Leitbahn waren in Leere *(xu)* Spannung; diese korrespondierte mit der Fülle *(shi)* der entsprechenden hinteren Zone (Lu).

Damit entstand an dieser Stelle das Bild einer stark nach dem Innen zu orientierten Energetik, einer kräftigen Aufladung nach dem Oben, dem Gesicht zu und einer gewissen Stagnation in der TE sowie einer zu geringen dynamischen Entladung und Entfaltung nach dem Außen zu.

Die in der TE liegende, stagnative Ladung wirkt als solche auch auf das Segment des Hüftbereichs und bewirkte dort ziehende Symptome um das Hüftgelenk bis zum Knie hinunter, während die Fülle *(shi)* und gewisse Geblähtheit im Oberbauch im thorakalen Schulterbereich zu inneren Spannungsgefühlen der Schulter führte.

Diesbezüglich wirkte auch der Gang der Patientin. Obwohl sie ein eher sportlicher Typus war, wirkte der Gang etwas angehalten, zögerlich und tendenziell schwer. Charakterlich wirkte die Patientin vorwiegend still, immer ein wenig beschwert und wie voller ungeäußerter Gedanken.

Der vordere Hals setzt diese geblähte Spannung fort: charakteristisch ist die Stimme brüchig und wechselhaft changierend; einmal ins Tiefe und Sonore klingend, zumeist jedoch brüchig, belegt und etwas rauchig bis krächzend.

Der hintere Nacken wirkt dazu mit einer in der TE liegenden Verspannung. Er demonstriert auch auf diese Weise eine zum Habitus gewordene Schutzreklination (Rückbeugung der Wirbelsäule).

Insbesondere zur Spannung des Oberbauchs, des oberen *hara* und zu dem dort liegenden Segment mit der verspannten hinteren Zone (*Zutaiyin* (Mi) Leitbahn) ist zu beachten, dass hier der Unten/Oben-Kreuzungspunkt des Orgasmusreflexes liegt. Dessen Reflexspannung zeigte sich an dieser Stelle in der Tendenz zur Ausatmung und zu einer generellen Inklinationsanspannung.

Im Sinne des IdosShiatsu bestand damit eine festgehaltene Ausdrucksdynamik bezüglich der Hingabe, der Entladung und des Loslassens. Zugleich wirkte jedoch diese Dynamik durch die starke Aufrichtungsspannung in der WS und der thorakalen Einatmungshaltung als synergetische Reklinationsanspannung, so dass geschlossen werden kann, dass beide Spannungspole nicht zur echten Entladung gelangen. Ein aussagekräftiger Befund kann in dieser Hinsicht nur gemacht werden, wenn alle anderen Kreuzungspunkte des Orgasmusreflexes samt dem Gesamtkörperreflex überprüft worden sind. Dieses kann an dieser Stelle jedoch nicht weiter ausgeführt werden.

Auch im vorgenannten Sinne kann bei der Patientin von einer starken polaren Ausdrucksspannung, durch-

6

aus im Sinne des oben angesprochenen Gleichgewichts, gesprochen werden. Die Polarität wirkte auch hier eher als angehaltene Spannung. Dazu passte das Lachen der Patientin: Dieses bahnte sich trotz der eher melancholischen Grundtendenz gerne und häufig den Weg. Es hüpfte sozusagen spontan, kindlich und etwas stoßweise los, um dann ein wenig wie ein Verschlucken zum Auslaufen und zum Stopp zu gelangen, unterbrochen durch ein deutlich pfeifendes Lufteinziehen. Man könnte hier von beschwerter Heiterkeit sprechen.

Zu erwähnen ist noch in beiden Armen das auffällige Profil der *Shoutaiyin* (Mi) Leitbahn. Linksseitig war diese an der Schulter und im gesamten Arm in Leere *(xu)*, die rechte Schulter erschien als in Schwäche *(kong)* und der Arm als in Stärke *(man)*. Die *Shoujueyin* (Pe) Leitbahn wirkte am Oberarm extrem in Fülle *(shi)*.

Die enorme Aufspannung beider Leitbahnen am rechten Oberarm zeigt schon, besonders im Verein mit den Punkten *ganshu* (Bl 18) und *danshu* (Bl 19), die große gespannte Aufladung im rechten oberen Körperquadranten. Beide Punkte waren rechtsseitig strangartig fest und linksseitig kompakt fest. Der Punkt *ganshu* (Bl 18) interessiert in dieser Hinsicht wegen seiner Wirkung auf den Kreislauf der *Zujueyin* (Le) Leitbahn, auf die Auflösung von Blockaden, auf untere Rückenschmerzen und das Freimachen der Augen. Gerade die Augen drückten bei der Patientin eine gewisse Ratlosigkeit, Tiefe und Schmerz aus. Auch von einer Neigung zur Reizbarkeit oder gar zum Jähzorn konnte als unsichtbare Hintergrundspannung gesprochen werden.

Der Punkt *danshu* (Bl 19) interessierte als Einflusspunkt des Rückens *(beishuxue)* der Gallenblase in seiner Kraft, das *qi* der Hitze zu regulieren sowie die Leibesmitte, mithin das *qi* der Wandlungsphase ZHI YIN (Erde-Emblem), frei zu machen.

Die zähe Spannung der Punkte rechtsseitig reflektierte die dauergewohnte Belastung derselben und im Verein mit der kräftigen Aufladung des rechten Oberarms zeigte sich damit die gekoppelte Aufladung des rechten Oberkörpers. Dessen Energetik ist zugleich gekoppelt mit der Entfaltung des *qi* der Wandlungsphase SHAO YIN (Metall-Emblem) und ihren zugehörigen Leitbahnen (Le/Gb).

Es konnte angesichts solchen Befundes davon ausgegangen werden, dass die Dynamik der Wandlungsphase SHAO YIN (Metall-Emblem) starken Belastungen und Schwankungen unterliegt, zumal die Punkte rechtsseitig im akuten Sinne kompakt aufgeladen waren.

Deutlich in diesem Zusammenhang wirkte dagegen die Schwäche der Leitbahnen an OE und ME im Bereich des Schultergelenks. Hier war keine deutliche Außenpräsenz wahrzunehmen.

Im linken Arm wirkte die *Zutaiyin* (Mi) Leitbahn merkwürdig schwach an der Oberfläche, dem Außen und nach distal zu. Hier war die eindeutige Tendenz in die TE und nach zentral zu.

Insgesamt konnte festgestellt werden, dass die Pulse der linken Körperseite generell aufgeregter, feiner und zittriger Natur waren und die der rechten Körperseite eher schwerer und träger.

Diese während der Behandlung festgestellten Diagnosen samt ihrer Parameter führten und lenkten dann den Charakter der Behandlung und bestimmten die Art und Weise der während und nach der Behandlung gestellten Fragen der Gezielten Gesprächsführung. Deren Ergebnisse sollen nach der Darstellung von Behandlungsbeispielen summarisch aufgezählt werden.

III.6.2.5 Behandlungsbeispiele

Allgemein wurde auch in diesem Fall an den diagnostizierten Bereichen mit den entsprechenden Shiatsu-Techniken gearbeitet. Diese sind im Buch allgemein aufgeführt und können somit vom Leser selbsttätig zusammengestellt werden. An dieser Stelle sollen nur exemplarisch einige Techniken gezeigt werden.

6

Shiatsu zur Behandlung der hinteren Zonen der *Shoutaiyin* (Lu) Leitbahn, der *Shoujueyin* (Pe) Leitbahn und der Punkte *ganshu* (Bl 18) und *danshu* (Bl 19)

Der Patient liegt in Rückenlage. Der Nacken wird sanft und wechselnd auch etwas kräftiger ausgestrichen. Anschließend hält die MH I den Kopf leicht erhoben über dem Boden in Höhe des Übergangsraums von Nacken und Hinterhaupt stabil fest (➢ Abb. III-132a).

Die MH II wandert flach ausgestreckt rechts- und linksseitig durch die oben genannten Zonen (Lu/Pe) zwischen Skapula und WS soweit am Rücken hinunter, wie dies möglich ist. Dann führen sanfte, kreisende Mulsionen, mit Betonung durch die Fingerbeeren, die Hand nach oben, kopfwärts zu. Die Mulsionen werden abwechselnd im oder gegen den Uhrzeigersinn durchgeführt: die Entscheidung der Richtung hängt von der Diagnose der erfolgenden *qi*- und Pulsreaktionen ab (➢ Abb. III-132b und Abb. III-132c). Ziel ist das Erstellen eines Normalpulses und eines natürlichen Gewebeturgors (siehe ➢ Kapitel II.2.4).

Daran kann sich im Anschluss eine aktivere Behandlung der gleichen Zonen anfügen. Dazu wird jeweils ein Arm in verschiedene Streck- und Winkelpositionen aus dem Schultergelenk gebracht und mit der MH I sowie dem Oberschenkel fixiert. Die MH II führt dann die Mulsionen durch (➢ Abb. III-133).

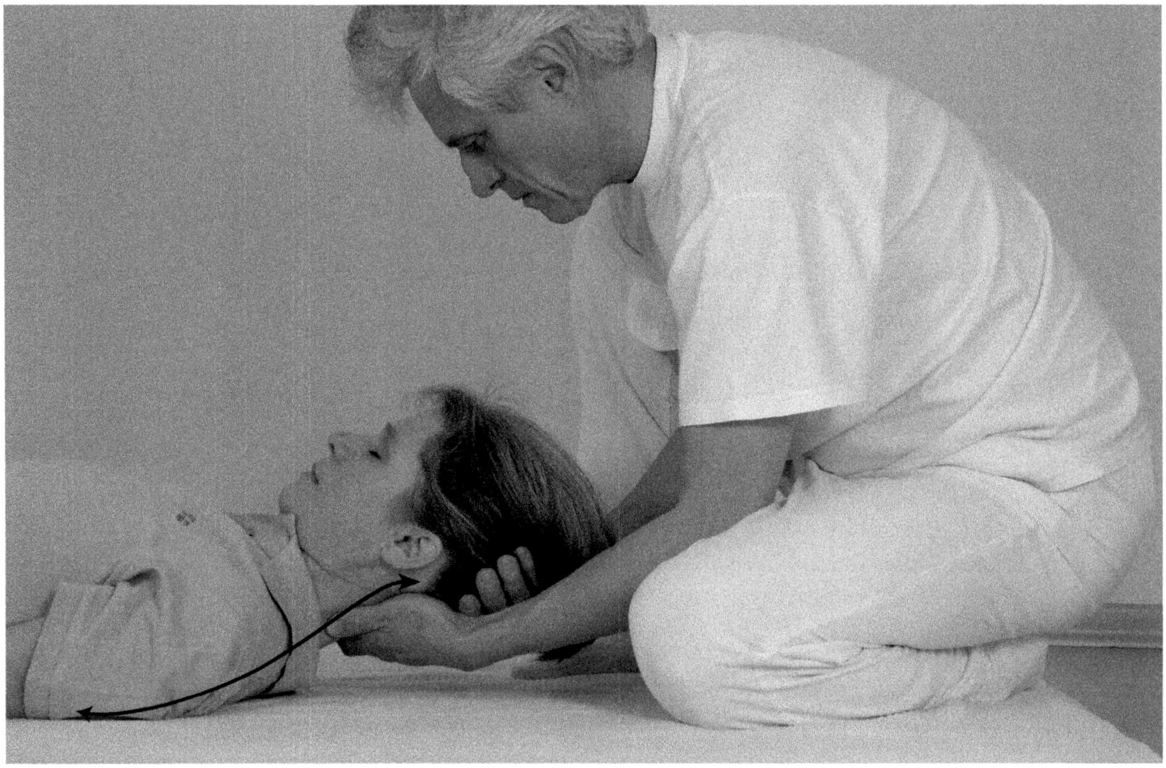

Abb. III-132a Mulsierende Behandlung der hinteren Zonen von *Shoutaiyin* (Lu) Leitbahn, *Shoujueyin* (Pe) Leitbahn, *ganshu* (Bl 18) und *danshu* (Bl 19)

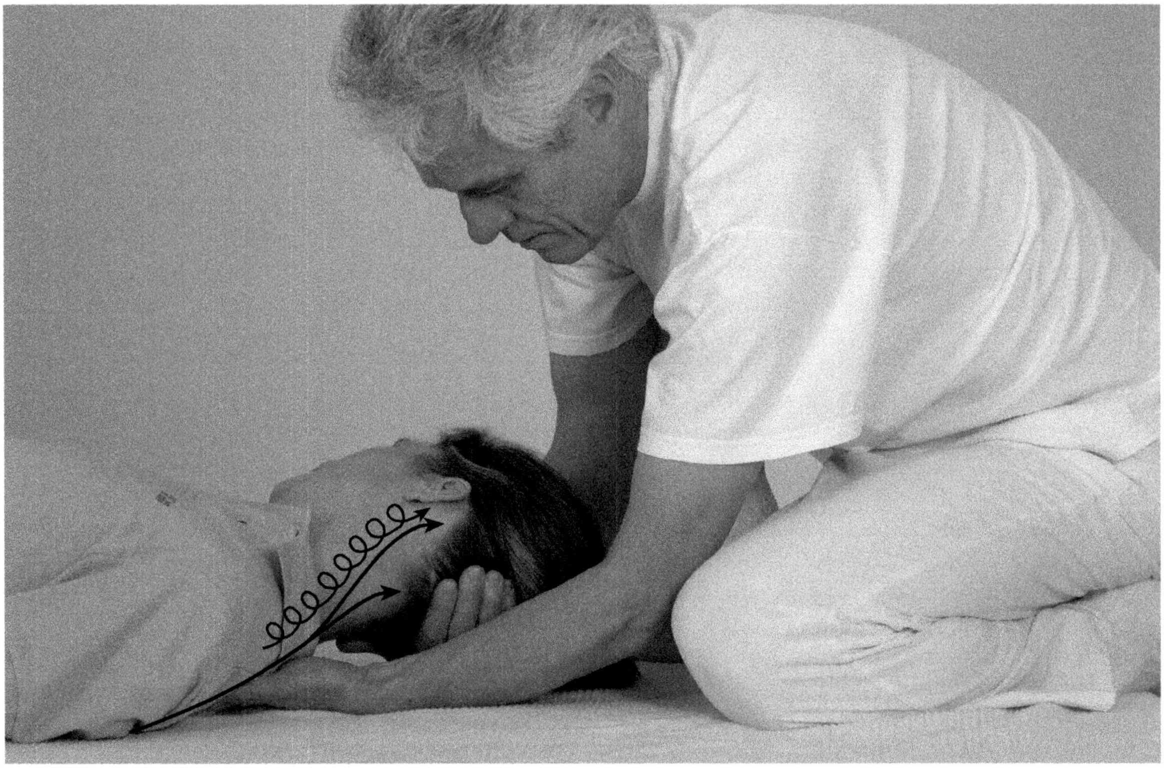

Abb. III-132b Weiterführung der mulsierenden Behandlung

6

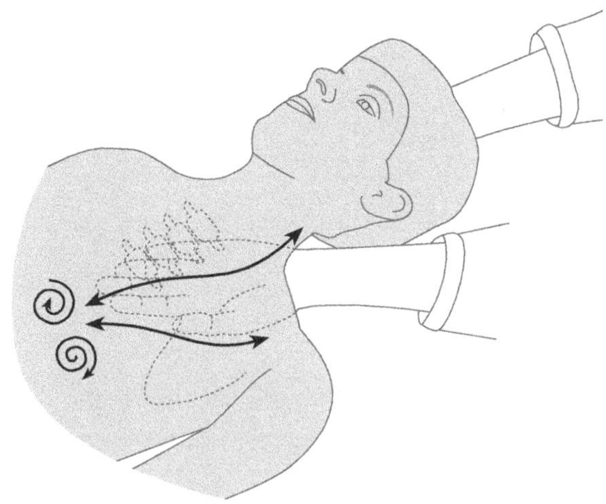

Abb. III-132c Weiterführung der mulsierenden Behandlung

Sodann können die Arme in verschiedene Richtungen gestreckt und gedehnt werden. Der Therapeut steht in Taillenhöhe über dem Patienten, streckt dessen Arme und zieht alternierend beide Arme hoch, so dass jeweils der eine Arm gedehnt und der andere Arm entdehnt wird. Zwischen beiden Armen besteht dabei, durch den Rücken vermittelt, eine zusammenhängende Spannung. Dadurch wird während dieser Übung auch der gesamte hintere, obere Rücken seitwärts/ventral mitgedehnt und entdehnt (➢ Abb. III-134).

Schließlich werden beide Arme über Kreuz auf den oberen Brustkorb gelegt, und durch Druck auf die Ellenbogen nach dem der Armseite entgegengesetzten Seite zu, eine Dehnspannung im gesamten und insbesondere oberen Rücken erzeugt. Auch hier kann ein Schaukeln in beide Seitenrichtungen die Übung dynamisieren (➢ Abb. III-135). Die Arme werden jeweils nach dem rechten und linken Oberarm ausgerichtet verschieden nebeneinander gelegt: mal ist der rechte, mal der linke Oberarm nach oben, nach kranial zu gelegen.

Die Arme bleiben in dieser Weise verschränkt liegen und der Therapeut appliziert jeweils rechts- und linksseitig transversale Schaukelbewegungen mit den Fingerbeeren in den genannten Zonen am Rücken (➢ Abb. III-136).

Dieses kann ergänzt werden durch Wippbewegungen der Fingerbeeren nach oben und unten, also zur Ebene nach TE und OE des Gewebes zu (➢ Abb. III-137).

Anschließend können Nacken und Kopf sowie die Leitbahnen in den Armen behandelt werden.

Ist so das *qi* des oberen Bereichs vitalisiert und angeregt nach der OE und dem Außen hin zu fließen, empfiehlt sich eine *hara*-Behandlung und insbesondere eine Behandlung des *Daimai* (Gürtelgefäß). Dies kann hervorragend ergänzt werden durch die gezielte Behandlung der Punkte *jingmen* (Gb 25) und *daimai* (Gb 26) der *Zushaoyang* (Gb) Leitbahn sowie deren Zusammenkunftpunkt *(huixue)* mit dem *Daimai* (Gürtelgefäß): dem beidseitigen Punkt *linqi* (Gb 41). In dem hier besprochenen Zusammenhang ist dieser Punkt hinsichtlich seiner weiteren Wirkung auf die Augen, die Leibesmitte, Gleichgewichtsstörungen, Völlegefühl in Brust und Flanken, Schwellungen am Hals, umherwandernde Schmerzen und Regelstörungen von Interesse.

Im Weiteren werden Behandlungen an den Beinen und Hüftgelenken und somit auch an den Leitbahnen *Zujueyin* (Le) und *Zushaoyang* (Gb) durchgeführt.

Nach einer Hüftrotation entlang den maximalen Kreispunkten, erfolgt ein Stauchung und Traktion im Hüftgelenk. Dazu wird der Oberschenkel senkrecht zum Boden in Stellung gebracht und sodann sanft und sukzessive kräftiger gestaucht und trahiert (➢ Abb. III-138).

Danach wird jedes Bein, hochstellt auf den Oberschenkel des Therapeuten, in eine dynamische Dehnung der *Zushaoyang* (Gb) Leitbahn gebracht und diese Leitbahn behandelt. In dieser Lage können auch die Fußgelenke rotiert werden (➢ Abb. III-139).

Daran anschließend erfolgen Dehnungen der *Zujueyin* (Le) Leitbahn wie folgt: Das Hüftgelenk wird maximal flektiert und zugleich außenrotiert, das Bein wird durch *hara* und Oberschenkel des Therapeuten gestützt. Diese Dehnung kann dynamisch gesteigert und abgeschwächt werden. Zugleich wird die Leitbahn *Zujueyin* (Le) behandelt (➢ Abb. III-140).

Zur Entlastung der hinteren Zone der *Zutaiyin* (Mi) Leitbahn werden die Rippenbögen sanft gedrückt und seitlich geschaukelt und schließlich wird die Zone in Bauchlage behandelt. Dazu liegt der Patient auf dem Bauch, das Becken wird durch ein Kissen oder eine Decke erhöht, so das der Schulterbereich im Vergleich zum

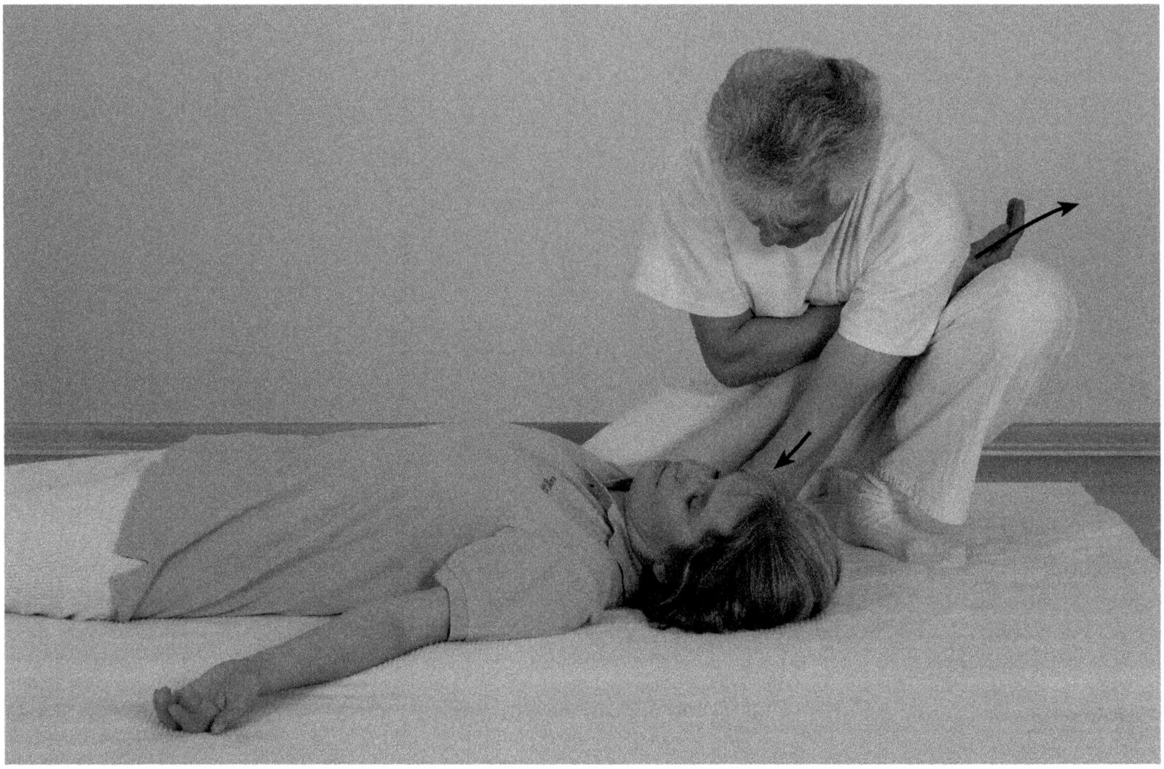

Abb. III-133a Aktivere Behandlung der gleichen Zonen

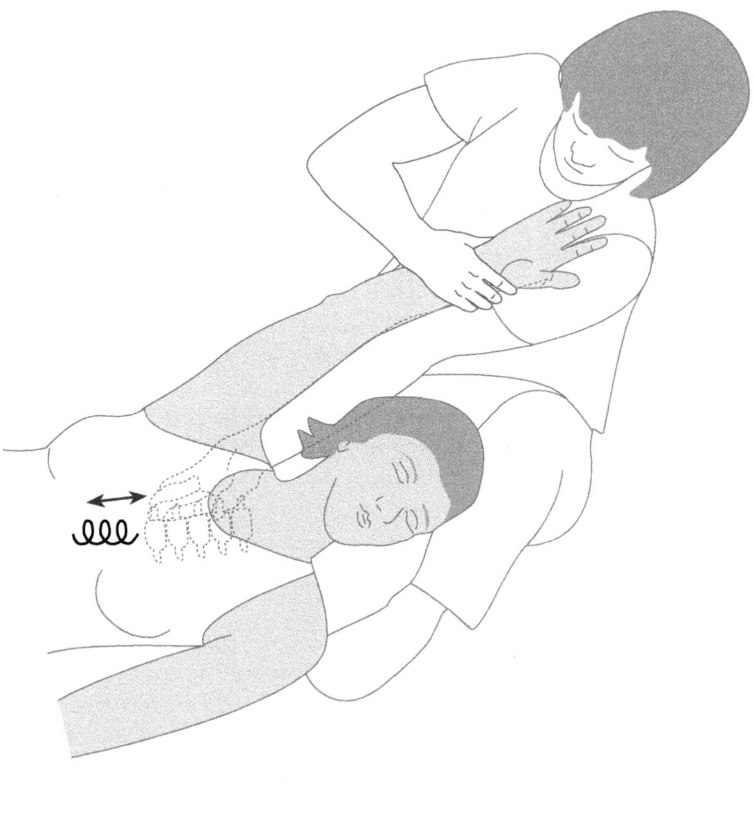

Abb. III-133b Aktivere Behandlung der gleichen Zonen (schematisch)

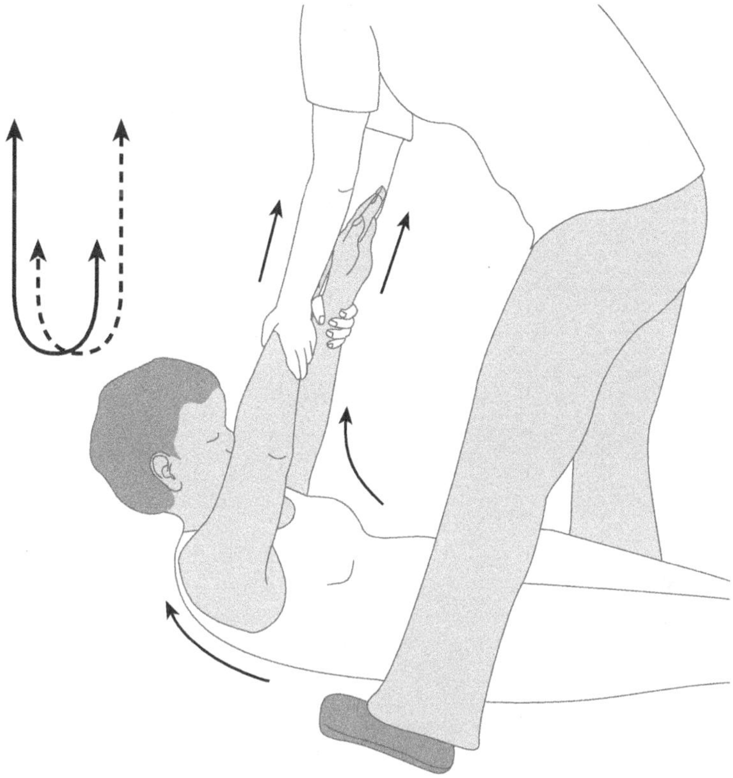

Abb. III-134 Dehnung von Armen und hinterem, oberen Rücken

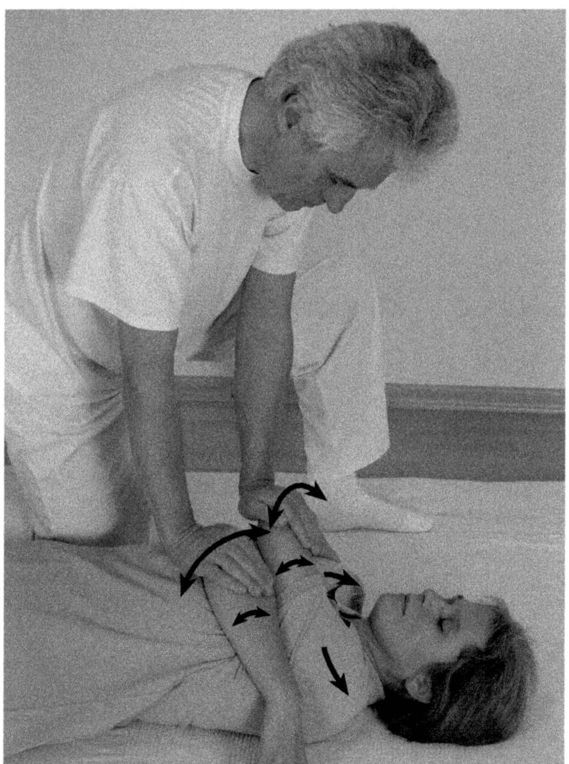

Abb. III-135a Der Druck auf die Ellenbogen nach dem der Armseite entgegengesetzten Seite erzeugt eine Dehnspannung besonders im oberen Rücken.

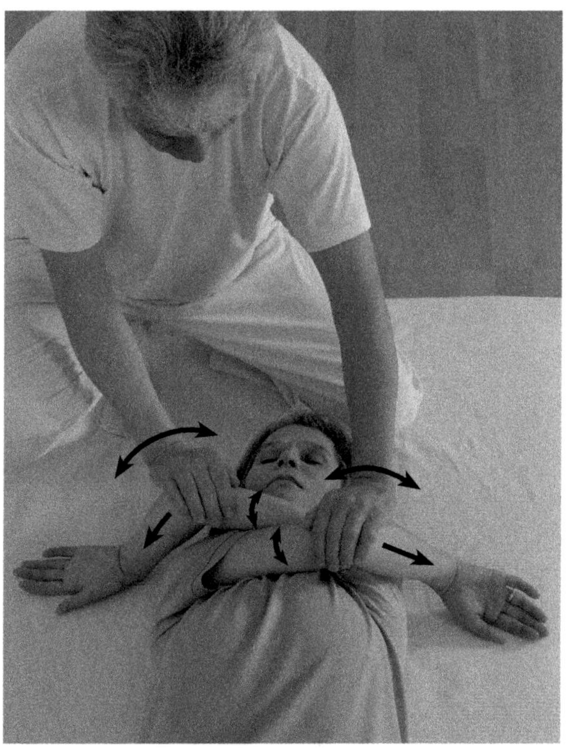

Abb. III-135b Frontalansicht.

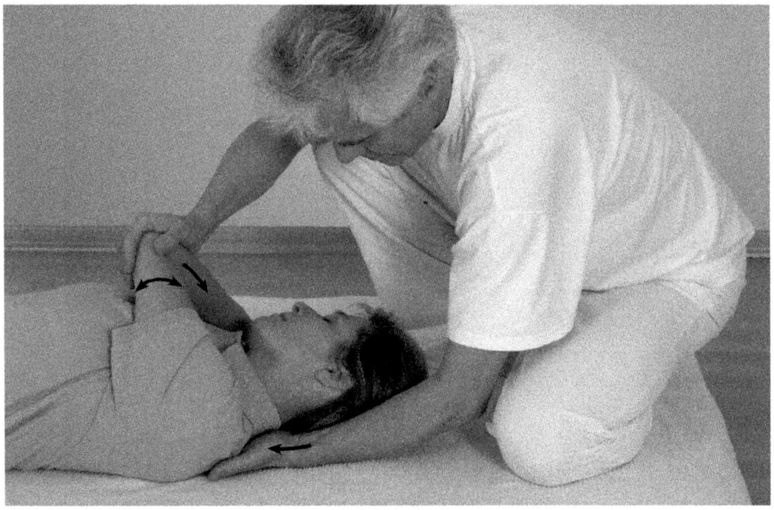

Abb. III-136a Applikation von transversale Schaukelbewegungen mit den Fingerbeeren an der hinteren Zonen von *Shoutaiyin* (Lu) Leitbahn, *Shoujueyin* (Pe) Leitbahn, *ganshu* (Bl 18) und *danshu* (Bl 19)

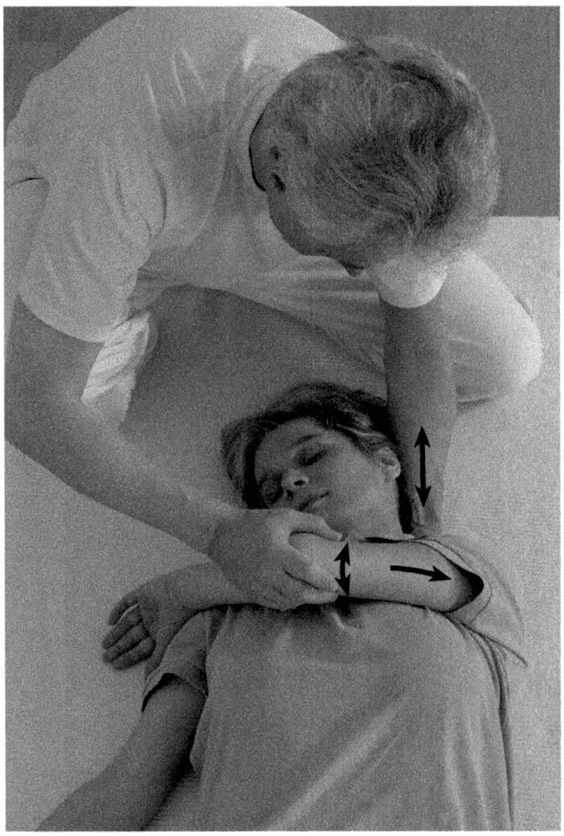

Abb. III-136b Weiterführung der transversalen Schaukelbewegungen

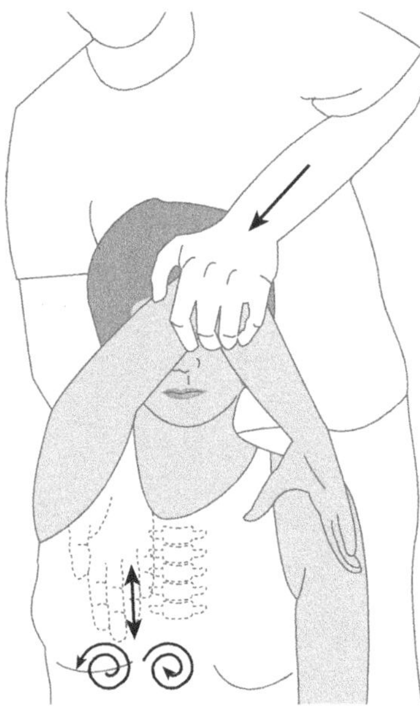

Abb. III-136c Schematische Darstellung

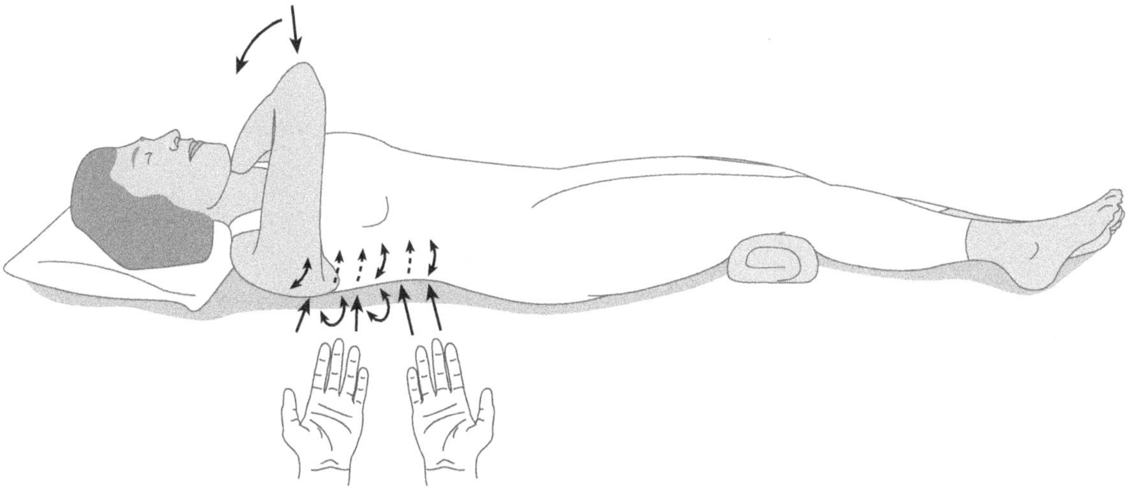

Abb. III-137 Wippbewegungen der Fingerbeeren an den gleichen Zonen

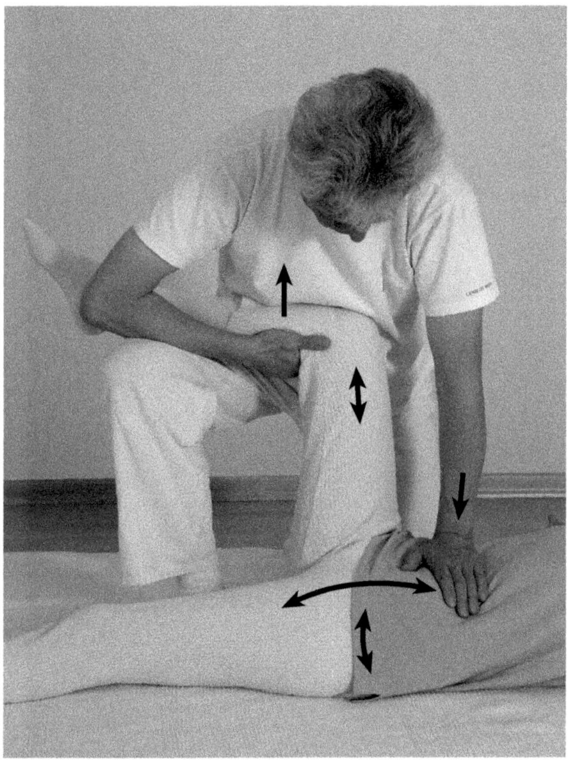

Abb. III-138a Traktion des Hüftgelenks

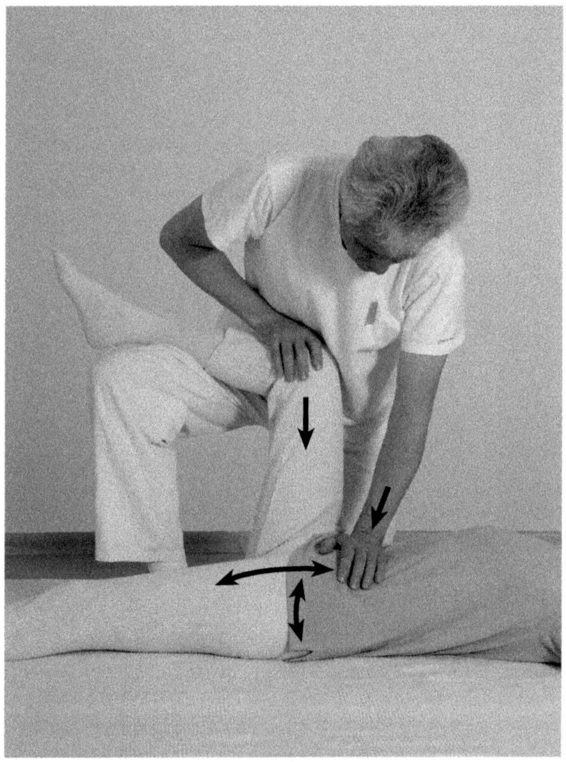

Abb. III-138b „Stauchung" des Hüftgelenks

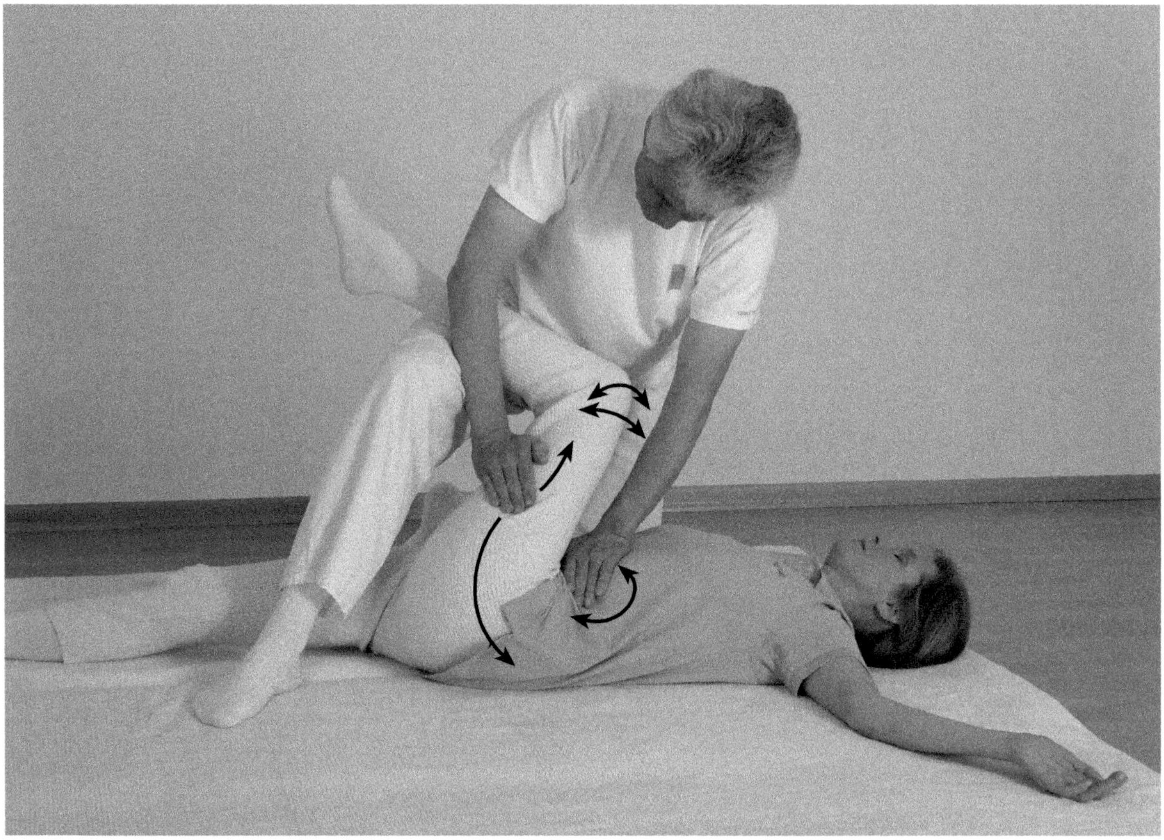

Abb. III-139a Dynamische Dehnung der *Zushaoyang* (Gb) Leitbahn

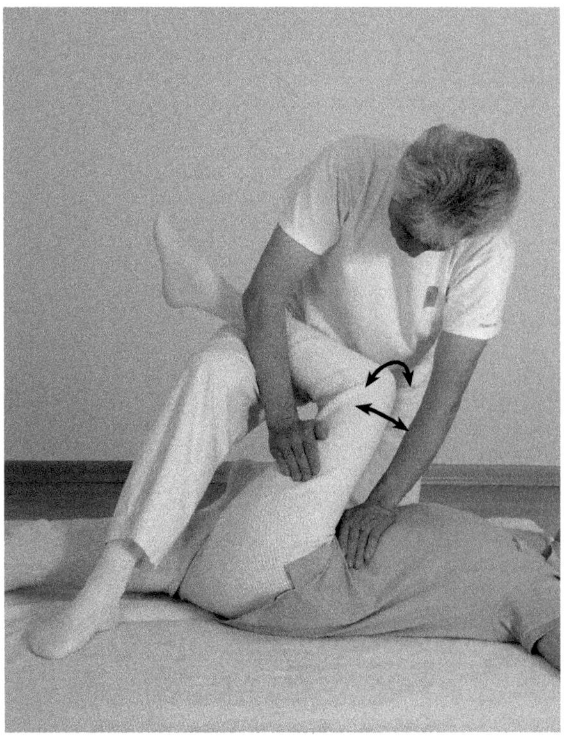

Abb. III-139b Weiterführung der dynamischen Dehnung

Gesäß abfällt und das Gesäß hoch steht. Sodann können im entsprechenden Bereich verschiedene *kenbiki*-Techniken appliziert werden. Im Anschluss daran empfiehlt es sich, den Fluss der *Zutaiyang* (Bl) Leitbahn in die Beine zu harmonisieren (➤ Abb. III-141).

Im nun weiter folgenden Text soll summarisch aufgezählt und exemplarisch demonstriert werden, wie während der Behandlung bestimmte Symptomatiken, Erinnerungen und Lebensthemen aktuelle Gegenwart wurden und in dieser Weise die Behandlungsrichtung mitbestimmten und aktuell neu ausrichteten.

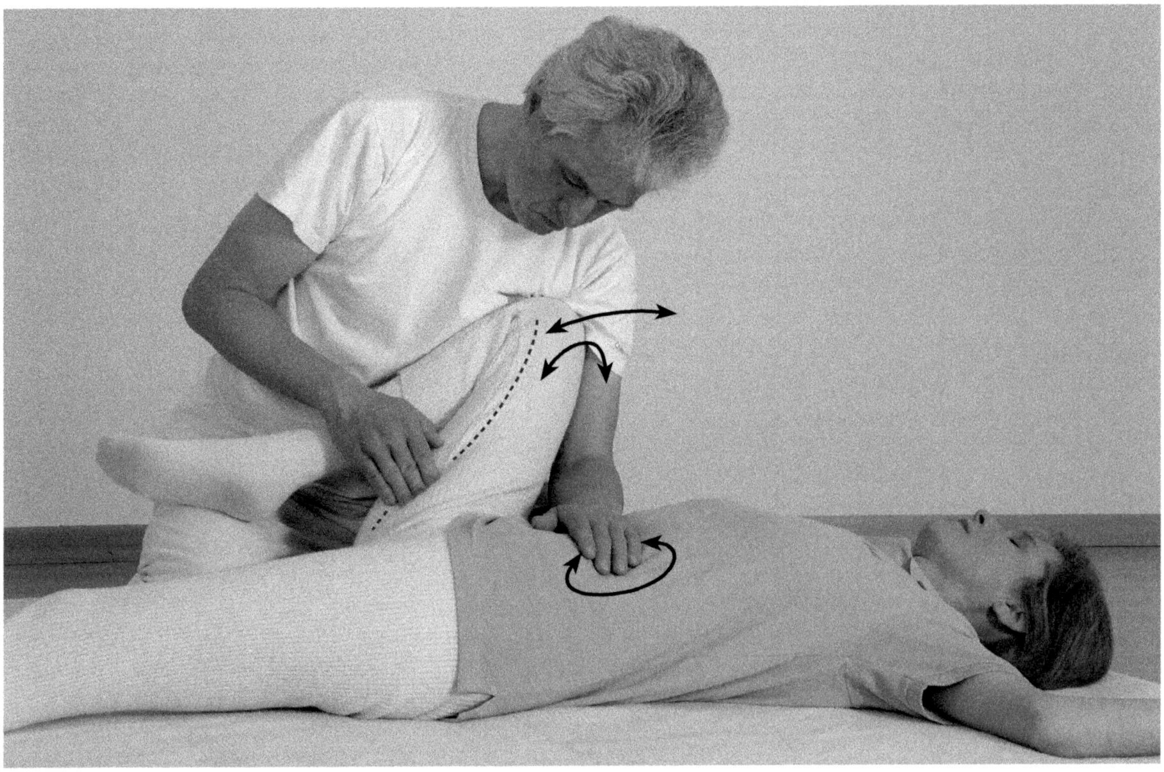

Abb. III-140 Dehnung der *Zujueyin* (Le) Leitbahn

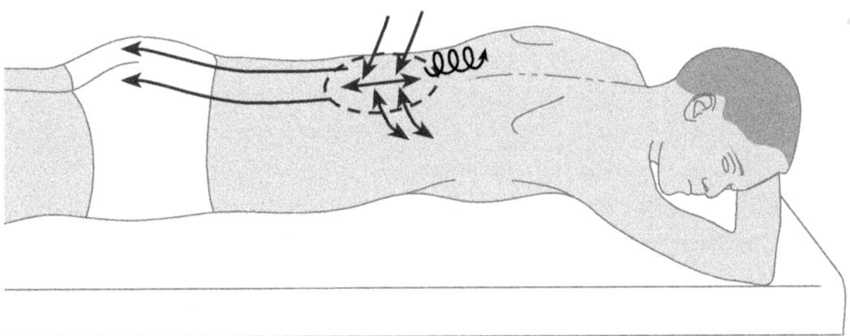

Abb. III-141 Harmonisierung des Flusses der *Zutaiyang* (Bl) Leitbahn in die Beine

Diagnosen, Gezielte Gesprächsführung und Behandlungsschwerpunkte (Schweiße, Entzündungen, Trockenheit)

Die Behandlung rückte weitere Beschwerden in den Vordergrund.

Zunächst ist zu nennen eine deutliche Hand- und Fußverschwielung (Hyperkeratose). Diese Erkrankung tauchte im 16. Lebensjahr auf. Rechts waren an der Hand besonders der Zeigefinger, der Daumen (Metall-Emblem) und der kleine Finger (dort besonders die *Shoushaoyin* [He] Leitbahn) betroffen. Links erschien diese Symptomatik schwächer.

Als weitere Hautsymptome ergaben sich Pickelbildungen im Schambereich und an den Punkten *yinlian* (Le 11) und *jimai* (Le 12). Die Punkte sind hier von Interesse hinsichtlich der Regulation von Blut *(xue)* und von Regelstörungen, der Schmerzen im Oberschenkel und der Zerstreuung von innerem Wind *(feng)*.

Pickelbildung fiel auch besonders an der linken vorderen Stirn auf. Der Punkt *yangbai* (Gb 14) interessierte in Bezug auf Augenbrennen.

Tatsächlich litt die Patientin häufiger unter Augenbrennen und Konjunktivitis. In diesem Zusammenhang war die beobachtbare seelische Spannung im Augenausdruck nicht unerheblich. Nicht zu vernachlässigen war auch die sich immer wieder zeigende energetische Problematik in der Polarität von innerer Hitze und innerer Kälte und damit auf die Spannung im Ausgleich zwischen den Wandlungsphasen TAI YANG (Feuer-Emblem) und TAI YIN (Wasser-Emblem) und der Leitbahnen *Shoushaoyin* (He) und *Zushaoyin* (Ni).

In den späteren Behandlungen ergaben sich als Folge dieser Spannungen Reaktionen im linken Fuß. Der linke Fuß entwickelte ungewohnte Hitzesensationen und starken Juckreiz. Diese Sensationen wurden bei späteren Behandlungen wiederum abgelöst durch ungewohnte Schweißabsonderungen eher kühlerer Art; diese waren der Patientin gänzlich neuartig.

Schwellungen

Die zuvor genannten Symptomatiken erfuhren eine Ergänzung durch Schwellungsvorgänge am gesamten Körper, welche sich infolge der Behandlungen einstellten oder von der Patientin nun als frühere Geschehnisse erinnert wurden.

Infolge des oben genannten Juckens im linken Fuß kam es am Abend nach der Behandlung, gegen 19 Uhr, zu Schwellungen im Bereich des linken unteren Augenlids, dann später auf der rechten Seite um den Punkt *yangbai* (Gb 14).

Die Lidschwellungen waren ihr im Zusammenhang mit dem Beginn der Menstruation bekannt. Zu diesen regelmäßigen Schwellungen kamen im Laufe des Lebens morgendliche Schweißausbrüche und Feuchtigkeit an den Händen hinzu - dies besonders nach Aufnahme der Shiatsu-Behandlungen. Die Schwellungen um die Zeit der Periode ereigneten sich zuweilen auch zur Zeit des Eisprungs, dann hatte die Patientin das Gefühl, als ob die Oberschenkel und der Schulterraum insgesamt geschwollen sei. Da diese Aufquellung zur Zeit des Eisprungs normal ist, von der Patientin jedoch eher als unangenehm empfunden wurde, stand zu vermuten, dass hier eine Stauungssymptomatik vorlag.

Während der Behandlungen ergaben sich dann diverse Hauterscheinungen, welche allesamt schnell verklangen. Einmal entstanden etwa münzgroße kräftige Hautschwellungen. Diese lagen rechtssseitig an den Punkten *diji* (Mi 8), *jimen* (Mi 11), *jimai* (Le 12) und *zhibian* (Bl 54). Die Punkte sind hier als Energien signifikant, die mit Schmerzen im Lendenbereich, Ödemen, Gedunsenheit, Schwellungen im Inguinalbereich, mit inneren Wind-Prozessen im Zusammenhang stehen, sowie Feuchtigkeits-Hitze-Prozesse im Unteren Erwärmer korrigieren.

Befragungen ergaben, dass diese Erscheinungen deutlich nach einem sehr unangenehmen Gespräch mit der Lehrerin ihrer jungen Tochter stattgefunden hatte. Es ging dabei um erhebliche schulische Probleme und um eine empfundene Unzugänglichkeit der Lehrerin. Danach war sie wie aus dem Gleichgewicht geworfen und fühlte sich als allein erziehende Mutter heftig belastet.

Die Behandlung, welche im Zusammenhang mit diesen Symptomen stattfand, zeigte, dass das rechte Bein extrem angespannt war.

Etwa einen Monat später (Zyklus!) war die rechtsseitige Problematik verschwunden, dafür war nun der Bereich der linken Leiste handtellergroß geschwollen. Es bestand eine leichte Rötung mit einem Zentrum. Des Weiteren war das gesamte umliegende Bindegewebe wie kalt verdickt, ohne Rötung und ohne Schmerz.

Von der Schwellung waren besonders die Punkte *chongmen* (Mi 12) und *fushe* (Mi 13) betroffen. Beide Punkte unterstüzen den Wasserhaushalt und die entsprechenden Bahnen der Wandlungsphase TAI YIN (Wasser-Emblem) (Leitbahnen *Zutaiyang* (Bl) und *Zushaoyin* (Ni)).

Die Schwellungen und die auffälligen Regulationen des Flüssigkeitshaushalts standen auch im Zusammenhang mit immer mal wiederkehrenden Durchfällen, erinnerte sich die Patientin.

Gleichzeitig erinnerte sie sich, dass sie häufiger eine Schwellung an der Nase (*Shouyangming* [Di] Leitbahn), eine Spannung dort in den Kiefernhöhlen und schließlich auch eine Trockenheit der dortigen Schleimhäute vorfand.

Es ergab sich weiter, dass sie regelmäßig Kältegefühle hatte und gegenüber Wind, Kälte und Zug extrem empfindlich war. Diese Energien führten zu regelmäßigen Spannungen im Kopf-, Schulter-, Becken-, unteren Rücken- und Oberschenkelbereich. Auch die Kniegelenke reagierten bei Kälte. Kurz, es verspannten sich insbesondere jene Muskel- und Gelenkbereiche, von deren Problemen sie schon berichtet hatte.

Als sie sich weiter präziser erinnern konnte, musste sie feststellen, dass ihr gesamtes Leben eigentlich eine regelmäßige Folge von Erkältungserkrankungen bis hin zu grippalen Infekten gewesen war. Diese hatten sie schon an den Rand einer chronischen Bronchitis (Metall-Emblem!) gebracht und diese Tendenzen tauchten auch während der Behandlungen regelmäßig auf.

Nach schon jahrelangen Behandlungen konnte die Patientin später dann freudestrahlend davon erzählen, dass sie erstmalig überhaupt ohne Erkältung über den Winter gekommen war, dies einfach infolge der allmählichen und natürlichen Umgestaltung der Körperenergetik.

Aber immer wieder flammten entzündliche Probleme und Probleme mit der Flüssigkeitsregulation auf. So entstand sozusagen einmal „über Nacht“ eine Lymphknotenentzündung im linken Seitenstrang mit einem profunden Herpes simplex am linken Mundwinkel. Nachdem diese Symptome abgeklungen waren, traten diejenigen der rechten Schulter anschließend verstärkt auf.

Eine ähnliche Wechselwirkung ergab sich regelmäßig, wenn untere Rückenschmerzen stärker oder durch Behandlung abgeschwächt wurden. Davor und danach stellte sich ein Brennen hinter dem Sternum ein.

Überhaupt bemerkte die Patientin im Laufe der Behandlungen, wie häufig und wie regelmäßig Symptome in ihrem Körper quasi umherwanderten.

Deutlich führten die positiven Behandlungsergebnisse hinsichtlich der Körperverspannungen, der Erkältungssymptome und sogar der Verschwielungserkrankung (Hyperkeratose) zu einer Umorientierung der Aufmerksamkeit der Patientin ihren Körperempfindungen gegenüber.

Denn über die Jahre der Behandlungen hinweg war die Stärke der Verschwielungserkrankung um etwa 40% zurückgegangen, mit den Körperverspannungen konnte sie sehr gut umgehen (auch durch regelmäßige Shiatsu-Übungen und durch gezielten Sport) und sogar die Erkältungsproblematik war, wie oben gesagt, vermindert worden.

Jedoch zeichnete sich immer deutlicher ab, dass die Probleme, welche sie von frühester Zeit an mit ihrer Menstruation hatte, doch heftiger waren, als sie es wahrgenommen hatte. Die rhythmische Regelmäßigkeit von Symptomen und das periodische Anschwellen von Körperbereichen legten als Bild (Idos) die entsprechende Periodizität des Menstruationszyklusses nahe.

Zudem ergab die Gezielte Gesprächsführung hinsichtlich dieser Thematik doch erhebliche Befunde psychischer Natur.

III.6.2.6 Diagnostische Zusammenfassung der Befunde

Die gewissermaßen wandernde Vielfalt und rhythmische Erscheinungsweise der Symptome und Syndrome rückt energetisch zunächst das *qi* der Wandlungsphase SHAO YANG (Holz-Emblem) (Wind) in die Betrachtung. Das *qi* des Windes *(feng)* wirkt in diesem Fall auch als im Organismus selbst verankerte und dort endogen erzeugte Energetik. Diese Form des inneren Windes ist gekoppelt mit der Energetik der Wut und des Zorns *(nu)*. Die Charakteristik eines innerlich unruhigen oder stillstehenden *qi* wirkt störend auf die emotionalen Entsprechungen und den inneren Wandlungsphasenprozess.

Dazu muss beachtet werden, dass Wind *(feng)* allgemein und generell auf alle *qi*-Wandlungsphasen einwirkt und in diesen Entsprechungswirkungen als wichtigstes, äußeres pathogenes *qi* angesehen wird.

Gegenüber äußeren Wind zeigte die Patientin Empfindlichkeit, hier ist jedoch besonders der innere Wind von Interesse. Dieser innere Wind wirkte mit an den Problemen einer unruhigen und andauernden Verschiebung normaler *qi*-Prozesse und infolge dessen zeigten sich typische Probleme einer Dysfunktion der Wandlungsphase SHAO YANG (Holz-Emblem): Schwellungen und Verspannungen, Muskel-Sehnen-Ziehen, Schulterschmerzen, Gelenkprobleme, Stauungen und Entladungen des *qi* nach oben zu, eine große Anspannung gegenüber Konflikten, mangelnde Entschlusskraft, Reizbarkeit, ein gelblicher Hautton, Schüchternheit, müde Beine, eine Neigung, sich leicht aus dem Gleichgewicht bringen zu lassen und eine besondere Verspannung der rechten Körperhälfte.

All diese Zuordnungen und Entsprechungen konnten an der Patientin deutlich wahrgenommen werden. Es waren auch Probleme aus diesem Energiebereich, welche die Patientin bewusst wahrnahm und die sie zur Behandlung gedrängt hatten.

Gleich stark erschien während der Behandlung jedoch auch die Unausgeglichenheit und Überforderung der

Wandlungsphase ZHI YIN (Erde-Emblem). Deren Scharnier- und Angelpunktfunktion hinsichtlich seiner Funktion als Verbindungs-*qi* wirkte überlastet. Hier waren folgende Symptomenkreise auffällig: Unausgeglichene Seitigkeit, Probleme und Spannungen der Mitte, ein hartes Gefühl tief im Nabel, rauhe und trockene Haut, zögernde Bewegungen, Neigung zu häufigen Erkältungen oder grippalen Infekten, Magengefühle und -probleme, Oben-Unten-Dysbalancen, Vermittlungsschwierigkeiten des *qi* zwischen zentral und distal, zwischen dem Innen und dem Außen sowie der Innerlichkeit und Entäußerung. Zudem war eine große Nachdenklichkeit bis Grübelei *(si)* klar wahrzunehmen.

Beide genannten Wandlungsphasen wirkten somit störend auf die Wandlungsphase SHAO YIN (Metall-Emblem) ein. Hautsensibilitäten, Hautfunktionsstörungen, Dysfunktionen der Schleimhäute und häufige Infektanfälligkeiten waren die Folge.

Innerhalb des zirkadianen Leitbahnzyklusses (Umlauf der Nährenergie *(yingqi)* auch *ying*-Zyklus; 24 h) erschwerten diese Energiefelder die Funktionen der Leitbahnen des Metall-Emblems: *Shouyangming* (Di) und *Shoutaiyin* (Lu).

Aufgrund der *qi*-Dysfunktionen der genannten Wandlungsphasen und Leitbahnen erschien auch die besondere Polarität zwischen der Wandlungsphase TAI YANG (Feuer-Emblem) und der Wandlungsphase TAI YIN (Wasser-Emblem) als in ihrem Gleichgewicht gestört. Die Prozesse der Kälte und der Hitze sowie deren innere Vermittlung waren regelmäßig gestört und zeigten regelmäßig die oben genannten Symptome.

Insbesondere die Schwäche der Wandlungsphase SHAO YIN (Metall-Emblem) ließ in ihrer Art auf eine frühe biografisch-genetische Grundlegung oder Disposition schließen. Die sichtbaren Störungen und Anfälligkeiten eigendynamischer und eigenrhythmischer Prozesse verstärkten diese Vermutung und stellten die Thematik des je eigenen Urrhythmus, und durch die weiteren Befunde auch die Thematik der Regelmäßigkeit der Menstruation, in den Vordergrund.

Da die genannten Symptome und *qi*-Profile sich tief in dem energetischen Gefüge der Patientin etabliert hatten, war zu vermuten, dass diese ihren Ausgang in der kindlichen Biografie genommen hatten.

Diese Befunde wurden durch gezielte Überprüfungen des *qi*-Gestaltprofils durch das IdosShiatsu weiter bestätigt: Das energetische Gestaltprofil des kleinen Fingers linksseitig ergab den Wert eines etwa einjährigen Kindes und dasjenige der rechten Schulterregion den Wert eines etwa achtjährigen Kindes. Zudem erschien die Masunaga-Zone der *Shoushaoyin* (He) Leitbahn im *hara* ganz besonders fragil.

In diesem Sinne wurde eine Gezielte Gesprächsführung durchgeführt.

Es wurden gravierende Erlebnisse des Säuglingsalters in seelisch-sensibler Hinsicht und Erlebnisse um das achte Lebensjahr in stabilisierender oder destabilisierender Hinsicht erfragt.

Die Antwort war: Als die Patientin sieben Jahre alt war, verstarb ihr Großvater mütterlicherseits. Diesen hatte sie sehr geliebt; sie lebte bei den Großeltern!

Sie erinnerte sich, dass sie sich als Kind und insbesondere in dieser Zeit, häufiger den Tod vorstellte und diesen bei sich selbst durch Luft anhalten und Erstickungsversuche herbeizuführen trachtete.

Später, während der Zeit der Shiatsu-Behandlungen, erkrankte ihr Vater an einem Lungenkarzinom. Teilweise lag er im Koma; sie behandelte dabei seine *Shoushaoyin* (He) Leitbahn. Dies tat ihm sichtbar wohl und gut.

Sie wurde schon als Säugling aus der leiblichen Familie heraus genommen und zu den Großeltern mütterlicherseits gegeben. Sie hatte lebenslang immer das Gefühl, nicht zur Familie zu gehören. Auch erinnerte sie sich in einem der Gespräche, dass ihr das Gesicht ihrer Mutter häufig unnatürlich hart erschienen war und tatsächlich zeigte das Gesicht der Patientin in traurigen und angespannten Phasen eine gespannte und maskenhafte Starre.

Schließlich erinnerte sie sich wieder, dass sie als eineinhalbjähriges Kind fast in einer Wassertonne ertrunken war. Sie lag dort am Grund und ein gleichaltriges Kind holte die Mutter. Die Hilfe kam gerade nocht rechtzeitig.

Die Patientin berichtete über die sehr große Häufigkeit ihrer Erkältungen und grippalen Infekte sowie über einige hochfiebrige Schüben unklarer Genese in ihrem Leben.

Das Leben bei den Großeltern hatte sie ihren kindlichen Impulsen und ihrem Bewegungsdrang teilweise entfremdet.Sie litt häufiger unter dem Alleinsein, obwohl sie dies zu jener Zeit natürlich nicht so benannt und erfasst hat. In diesem Zusammenhang erinnerte sie sich, dass sie wohl häufig heftige innere Monologe und quasi Dialoge führte. Es schien ihr auch als hörte sie dabei ganz real die Stimmen der anderen Menschen. Diese „inneren Stimmen" hatte sie in ihrem Leben als häufige Begleiter, ohne Übertritt in eine dezidiert psychische Erkrankung.

Als sie dann zur Schule gehen musste, empfand sie die Begegnung mit den vielen anderen Menschen und die damit verbundene Sozialität als eine Art innerer Katastrophe.

Gleichzeitig wurde ihr auch bewusst, dass sie in ihren bedrückten Lebensphasen ein profundes Ziehen am Ohr verspürt hatte und es immer mal wieder zu einem Tinnitus gekommen war. Als Neunjährige hatte sie nach eigener Aussage solche Ohrenschmerzen, dass sie gedacht hatte, sie stürbe. Dazu erinnerte sie, dass sie nachts bei den Großeltern häufig wach lag und jedes Geräusch überdimensional laut und dadurch ängstlich wahrgenommen hatte.

Ihr fiel ebenso ein, dass ihr Magen sich regelmäßig schwach und irgendwie hohl anfühlte. Dabei erinnerte sie das Bild, dass sie als Kind teilweise regelrecht zugestopft wurde, wenn Probleme vorhanden waren oder sie einfach ruhig sein sollte.

Bezüglich ihrer Menstruation erinnerte sie nun, dass sie seit ihrem 15. Lebensjahr menstruelle Schmerzen hatte. Sie erwähnte, dass sie weder von der Mutter, noch von der Großmutter aufgeklärt worden sei. Zudem wusste sie, dass die Mutter wohl lieber einen Sohn bekommen hätte.

Die Menstruation blieb problematisch und schmerzhaft. In den ersten Jahren war die Blutung sehr heftig und stark und dauerte bis zu fünf Tagen in dieser Intensität. Später und bis zum Zeitpunkt der hier geschilderten Behandlung war die Blutung zwei Tage lang kräftig und schwächte sich dann über vier Tage hin ab.

Früher ging die Regelphase mit recht kräftigen deppressiven Verstimmungen einher und es traten mehr oder minder starke Brustspannungen auf. Diese Symptome schwächten sich im Lauf der Zeit ab. Dafür registrierte sie häufiger morgendliche Schweiße an den Handflächen und kräftige Tränensäcke.

Auch heute spürt sie ihren Zyklus deutlich, das menstruale Ziehen und den Eisprung, aber alles in einem für sie erträglichen Ausmaß.

Durch die Behandlungen wurde sie sensibilisiert, zu erkennen, dass die Schwellungen im Körper und ihre depressiven Stimmungen auch deutlich synchron mit dem Zyklus selbst verlaufen. Auch die morgendlichen Schweiße stehen in diesem Zusammenhang.

Sie bemerkte auch, wie die Verspannungen streifen- und segmentartig zu den Zeiten der Regelblutung im unteren Rücken wirkten und nach dortiger Entlastung zur Schulter und zum oberen Thorax wandern.

Sie bemerkte mehrmals, wie sich nach einer Behandlung dieselben Verspannungen deutlich und wie durch einen Muskelkater spüren ließen. Nachdem sich diese Symptome normalisiert hatten, bemerkte sie, wie auch die Spannungen in den Beinen, Hüft- und Kniegelenken nachgelassen hatte. Kurz, sie spürte und erlebte bewusst, wie sich psychische und soziale Zusammenhänge als Körperbefindlichkeiten gestalteten.

Nach einer Behandlung in den hinteren Masunaga-Zonen der *Zutaiyin* (Mi) Leitbahn und der *Shoutaiyang* (Dü) Leitbahn fühlte die Patientin dort drei Tage lang eine Verhärtung, anschließend zwei Tage lang andauernde Schweißausbrüche und schließend eine allgemeine Beruhigung und Entspannung.

Ihrem Magen gegenüber war die Patientin sehr sensibel geworden. Sie bemerkte auch, wenn dieser instabil war, dass in diesem Zusammenhang eine Tendenz zum Durchfall auftauchte. Sie konnte diese Vorgänge schließlich als regelrechte Hitze- oder Kältesensationen im Körper beschreiben.

Vor allem aber registrierte sie klar und deutlich, wie alle genannten Symptome erst auftauchten oder an Intensität gewannen, wenn sie in psychisch und sozial angespannte Lebenssituationen kam.

Deutlich konnte sie die Verspannungsmuster, die Erkältungstendenzen, die instabilen Beine, das flaue Magengefühl und die Darmreizungen in Zusammenhang mit aktuellen Konflikten zeitgleich erleben. So hat sie eine großartige Möglichkeit gewonnen, direkt den Zusammenhang zu erleben, durch den ihre Symptome erzeugt und verstärkt werden.

Auch während der Behandlungen treten diese Wahrnehmungen gehäuft und deutlich auf. Insbesondere wenn Themen und Situationen der eigenen Lebensbiografie erzählt werden, stellen sich simultan und quasi synergetisch Verspannungsschmerzen ein, fängt die Stimme an brüchig zu werden, erhöht sich der Druck im Rachenraum, wird der Thorax gepresst, regieren Magen und Darm sensibel und schwellen die Nasenwände an.

Wenn derartige Zusammenhänge und Entsprechungen im täglichen Leben und im Verlauf der Behandlung vom Patienten wahrgenommen werden, ist es möglich, sich bewusst und gefühlt mit der Genese und der Realität des eigenen Lebensprozesses hinsichtlich dessen Schrägläufigkeit *(xie)* auseinander setzen zu können.

Es ist dann jene konfluierende (zusammenfließende, sich vereinigende) Nahtstelle gefunden worden, an der allgemeine und individuelle *qi*-Prozesse ihre originäre, lebendige Individualität als Zusammenschluss prozessieren.

Durch solche Erkenntnisse entsteht generell eine größere Leichtigkeit und ein Verständnis gegenüber den eigenen Problemen.

So war es in diesem besprochenen Fall ein besonderes und schönes Ereignis, als die Patientin selbst bemerkte, dass sie in der Kommunikation erstmalig die positiven Geschehnisse an sich selbst und in ihrer Umgebung voranstellte und erst danach die eher negativen Dinge erwähnte.

6

KAPITEL

III.7 Generelle und konkrete Verspannungen

III.7.1 Allgemeine Betrachtungen

Als Verspannung wird allgemein derjenige Symptomenkreis bezeichnet, der dem Patienten in Form von Verspannungen bewusst ist und ihn häufig zur Shiatsu-Therapie oder zu anderen Therapieformen antreibt.

Jedoch sollen hier nicht nur jene Verspannungen, welche dem Patienten spürbare Gegenwart sind, in den Blick genommen werden, sondern auch diejenigen, welche der Therapeut diagnostisch erfasst, ohne dass der Patient diese Verspannungen unmittelbar selbst erleben kann.

Wird an solchen vom Patienten nicht gespürten Orten gearbeitet, vielleicht sogar lang und intensiv, dann mag der Patiente dabei etwas irritiert sein und fragen, warum dort gearbeitet wird oder dem Therapeuten den Hinweis geben wollen, dass die Verspannung aber woanders sitze. In diesen Fällen ist es sinnvoll und wichtig, den Patienten am Konzept des Shiatsu teilhaben zu lassen. Während der Behandlung kann ihm erläutert werden, warum scheinbar nicht zusammengehörige Orte doch ineinander wirken und deshalb gemeinsam behandelt werden müssen.

Häufig kann der Sinn solcher Verbindung verschiedener Orte auch vom Patienten unmittelbar erlebt werden. Er fühlt möglicherweise, dass das Arbeiten an einem Ort oder nur in den Schmerzzonen zu einer gespannten und sich unangenehm anfühlenden Aufladung führt, welcher keine Entladung und Linderung folgt. Werden aber der Ort des Schmerzes und ein anderer Ort verbunden, verspürt der Patient so etwas wie einen Ausgleich und eine Spannungsreduktion. Es ist gleichfalls nicht selten, dass der Patient plötzlich auch andere Orte des Körpers als nur den Schmerzort wahrnimmt und dadurch einen neuen Erfahrungszugang zu seinem Körper empfindet.

In allen Fällen ist es wichtig, dem Patienten die Regeln solcher *qi*-Prozesse und damit auch der Shiatsu-Behandlungen anschaulich verständlich zu machen.

Die meisten Verspannungen werden nicht so sehr als Angst machende oder gefährliche Störung oder Erkrankung eingestuft, sondern als mehr oder minder lästige oder/und schmerzhafte Behinderungen der sonstigen Normalläufigkeit des Körpers.

Diese störenden Symptome können auch durchaus schon den Grad von klassifizierbaren Syndromen erreichen, sich mit diesen verbinden oder sich zu festen Krankheitsbildern entwickeln.

Es gibt praktisch unzählbar viele Verspannungen und in diesem Sinne lassen sich nur wenige zu eindeutigen Verspannungsmustern oder Syndromen herausdifferenzieren.

Diese dann herausdifferenzierbaren, wenigen Verspannungsmuster sind dennoch als Zahl ihrer selbst beachtlich. Es zählen sich dazu: Kopfschmerzen, Rückenschmerzen, gelenknahe Schmerzen, Hüftschmerzen, Schulterschmerzen, Ellenbogen- und Knieschmerzen, Muskel-und Sehnenschmerzen, Schmerzen des sich Verliegens, Steifigkeit der Glieder, Schmerzen der Leibesmitte, Eingeschlafene Gliedmaßen, Verstopfung der Nase, Ohrenschmerzen und menstruelle Schmerzen.

Es versteht sich, dass bei genannten Symptomen eine differenzialdiagnostische Abklärung hinsichtlich eines schulmedizinisch benennbaren Krankheitsgeschehens durchgeführt wird.

In dem hier gemeinten Sinne spiegeln die genannten Symptome aber keinen originären Krankheitsbefund wider, sondern lassen sich als Begleitumstände und Folgen von diversen Verspannungsmustern verstehen.

Eine erfolgreiche Behandlung solcher Verspannungen bestätigt sodann auch deren im Krankheitssinne unspezifische Symptomatik.

Der weitaus größere Anteil der Verspannungen lässt sich nicht eindeutig einem begrenzten Befund oder Krankheitsbild zuordnen, sondern bleibt häufig wandernder oder diffuser Natur nach Ort und Tempus. Dennoch kann über eine energetische Zuordnung ein aktuelles Profil solcher Symptome und Sensationen erstellt werden.

Um die diversen Verspannungsmuster einer praktischen Behandlung unterziehen zu können, muss vorher eine *qi*-Differenzialdiagnose innerhalb der bekannten Leitkriterien der energetischen Medizin durchgeführt werden.

Diese Leitkriterien entsprechen den im ➤ Kapitel II.2.1 gemachten Ausführungen.

Verspannungen treten am Körper, im Leib und an der Psyche/Seele sowie im Geist auf.

An der körperlichen Außenseite und Oberfläche ist es zunächst sinnvoll, die vom Patienten angezeigten Verspannungen hinsichtlich derer Kongruenz mit dem System der Leitbahnen *(jingluo)*, der Punkte *(xue)* und der Funktionskreise *(zangxiang)* zu überprüfen.

Hier fällt als erstes die Topografie der Verspannungen ins Auge. Die Verspannungsorte sind immer den Leitbahnen und Punkten zuzuordnen. Gleichfalls kann eine Zuordnung nach den Kriterien von OE, ME und TE, von dem Innen und dem Außen gemacht werden. Hierbei handelt es sich dann um die verschiedenen Schichten des Leitbahn- und Punktesystems: den Hauptleitbahnen *(jingmai)* den Leitbahnzweigen *(jingbie)*, den Acht Unpaarigen Leitbahnen *(qijing bamai)*, den Netzleitbahnen *(luomai)*, den Muskel-Sehnen-Leitbahnen *(jingjin)*, den Hautregionen *(pibu)* und den Punkten (*xue*, jap.: *tsubo*).

Sind die entsprechenden Zuordnungen der Verspannungen erkannt, so können diese über die bekannten Synergien der Leitbahnen behandelt werden. Die Kriterien solcher Behandlungen sind den einzelnen Kapiteln und Fallbeispielen konkret zu entnehmen.

Entscheidend ist auch hier, dass die Qualifikation der behandelten Orte nach Stärke/Schwäche *(man/kong)* und Fülle/Leere *(shi/xu)* erfasst worden ist.

Denn es kann generell gesagt werden, dass einer deutlich gespürten Verspannung eine nicht gespürte, stille Verspannung synergetisch zugeordnet werden kann!

Die stille Verspannung (Leere: *xu*, jap.: *kyo*) ist nicht leicht zu finden, denn sie wird, wie gesagt, nicht gespürt und sie muss auch nicht als direkte Zuordnung sofort erkennbar sein, wie z. B. durch topografische und funktionelle Nähe und Verbindung mit dem störenden Ort des Geschehens.

In diesen Fällen hilft ein konsequentes Überprüfen des Zusammenspiels der Leitbahnsysteme des gesamten Körpers weiter. Aus diesem Grunde ist eine Shiatsubehandlung immer eine Ganzkörperbehandlung. Dabei können die mit einer Verspannung besonders zusammenwirkenden Felder praktisch immer entdeckt werden.

Besonders wertvoll ist es auch festzustellen, ob energetische Störungen tiefer oder ausgreifender in das lebendige Gefüge des Organismus eingedrungen sind und so die psychisch-seelische oder die geistige Dimension erfasst haben.

Ein Involviertsein psychisch-seelischer Energien ist zumeist an der Körperaußenseite und am Gewebe als eine generalisierte Aufdehnung (im Falle von Stärke oder Fülle (*man* oder *shi*)) oder als eine generalisierte Entweichung (im Falle von Schwäche oder Leere (*kong* oder *xu*)) nachzuweisen.

Diese qi-Proliferationen weisen dann typische *qi*-Reaktionen, *qi*-Muster und Pulse auf. Die Arbeit an diesen Bereichen oder am gesamten Körper wirkt so fast immer auf das Ganze des Körpers ein. Dadurch sind konkrete Reaktionen mitunter schwer zu erfassen. Es stellt sich bei diesen Behandlungen auch häufiger die Gefühl eines Stillstands, einer Echolosigkeit, einer Wirkungslosigkeit der Behandlung bis hin zu einer Stummheit ein.

In solchen Fällen kann man sicher sein, dass psychische Prozesse involviert sind und dass der Körper trotz geringer äußerer Zeichen hochsensibel wahrnimmt und reagiert.

Es hat dann keinen Zweck, so invasiv arbeiten zu wollen, bis deutliche Reaktionen wahrnehmbar sind. Hier muss auf jedes kleinste Detail wach regiert werden. Stellt sich dennoch keine überprüfbare Reaktibilität ein, dann hilft dem Shiatsu-Praktiker oftmals nur dessen sehr exaktes Wissen der energetischen Reaktibilität und Topografie weiter. Mit anderen Worten, ein geschulter Shiatsu-Praktiker muss auch in einem quasi blinden Feld sicher und ruhig bleiben – gleich einem Lotsen bei vollkommener Sichtbehinderung.

Bei psychisch-seelischen Verspannungen kommt es regelmäßg zu örtlich und zeitlich versetzten Reaktionen. Der Patient verspürt erst nach der Behandlung, und manchmal erst Tage danach, bestimmbare Reaktionen. Zudem werden Bereiche gespürt, die mit der unmittelbaren Behandlung zunächst nichts zu tun haben. In diesem Sinne werden auch emotionale Befindlichkeiten vom Patienten deutlich gespürt, aber in deren Heftigkeit oder Intensität nicht recht verstanden.

Ein weiteres Kriterium psychischer Verspannungen ist eine generelle und allgemeine körperliche Empfindlichkeit. Jeder Ort, jeder Bereich ist dann sehr sensibel, schmerzempfindlich und schutzbedürftig.

In diese Verspannungsmuster passen auch Verspannungsreaktionen der inneren Organe. Diese können sich während oder auch nach der Behandlung sehr lautstark hörbar vernehmlich machen. Dazu kommen Gespürnisse aller Art im Umraum der Organe. Während der Shiatsu-Behandlung kann es zu eindeutigen und auch sehr heftigen quasi magnetisch-pulsatorischen Entladungen und Vibrationen kommen. Der Therapeut spürt diese Spannungsbewegungen sehr deutlich und sie können mitunter dessen gesamten Körper mitbewegen.

Eine regelmäßige Erfahrung ist aber auch hier die einer gespannten oder stummen und tiefen Stille oder Antwortlosigkeit.

Im Großen und Ganzen kann die Shiatsu-Behandlung auch trotz mangelnden *qi*-Echos verantwortungsbewusst und nach den bekannten Leitkriterien durchgeführt werden.

Unausweislich muss aber bei der Behandlung psychisch-seelischer Verspannungen die Gezielte Gesprächsführung zur Behandlung hinzukommen.

Eine weitere Behandlungsdimension besteht in der Arbeit an geistigen Verspannungen. Hierbei sind auch immer stark die Sinnesorgane und das Gesamtorgan Nervensystem beteiligt.

Verspannungen dieser Art lassen sich anhand dessen ausmachen, was als Entsprechungsdynamik geistigen Geschehens bezeichnet werden kann. Jeder Mensch ist in sich ein durchwirktes und so auch nach außen strahlendes geistiges Geschehen, ein Wesen mit *shen* (Geist).

Geist *(shen)* zeigt sich als durchsichtiges, reines Medium der Wachheit und Agilität. Er strahlt aus den Augen, begleitet organisch die Körperbewegungen, spricht durch die Gestik und Mimik zur Welt, befeuert oder kühlt die Wirksamkeit der Handlungen, verströhmt Wärme und Ruhe und ist der freie oder auch der gebundene Ausdruck eines Selbst.

In diesem Sinne kann Geist *(shen)* in seinem ursprünglichen Charakter einer gerichteten Freiheit oder aber auch in einem mehr oder minder engem Gebundensein oder Feststehen seiner Bewegungen erfasst werden.

Ein enger, eingeschränkter, gefesselter und daher entweder matter oder unruhiger Geist kann an verschiedenen Symptomen und Verspannungen erkannt werden. Neben dem Erfassen des *qi*-Profils ist dazu während der Behandlungen auch die Gezielte Gesprächsführung von Wichtigkeit.

Geistige Verspannungen sind an der Unruhe der Extremitäten, der Sinnesorgane und entlang der Leitbahnen und Punkte an dortigen Über- oder Unterladungen, welche wie elektrische Spannungen wirken, zu erspüren.

Zugleich lässt die Gezielte Gesprächsführung und deren Haltung eines wachen Hin-Hörens die Charakteristik des jeweiligen Geistes nachvollziehen.

Der Geist zeigt hinsichtlich seiner Themenwahl, dem Plateau seiner Sicht, seinen Verknüpfungsmustern und seinen Ausdrucksmitteln und -formen recht plastisch, ob er sich gemäß seiner inneren Natur zwar streng gebunden, letztlich aber frei bewegen kann, oder ob er in oberflächlichen, zwanghaft tiefen und zirkulären Muster gebunden ist.

Häufiges Wiederhohlen von Inhalten, Satzmustern, Stereotypen, ein Abbrechen von Sprache in typisches Weise oder ein haltloses Aneinanderfügen von Bildern, dies alles kann auf eine spezifische Verspannung hinweisen.

Es geht in diesen Fällen in keiner Weise um Fragen der Intelligenz, der Bildung und ähnliches, sondern es geht darum, wie beweglich die Lebendigkeit, somit auch der Geist *(shen)*, ist.

Ein häufiges Wiederholen, ein dauerndes Repetieren von Inhalten kann ein klares Indiz für Verspannungen sein, die sich aufgrund ungelöster Themen wie ein unermüdliches Anstoßen und Abarbeiten der Lebendigkeit an dessen eigener Erstarrung ausnehmen. Dies ist der Fall, wenn ein Patient ungelöste Themen mehr oder minder starker Art in sich trägt und kein Mittel findet, diese Themen fruchtbar zu lösen und durch integrative Prozesse in seine Erfahrungswelt einzubauen.

Wenn Kinder eine ungelöste Problematik mit sich tragen oder ein Schreckerlebnis hatten, ist es sehr deutlich zu sehen, wie diese Themen immer wieder geäußert und quasi magisch besprochen werden. Natürlich nur dann, wenn den Kindern der ungehinderte, spontane Ausdruck nicht verwehrt wurde.

Ein Stocken der Sprache, ein regelmäßiges Verstummen, mag der Ausdruck davon sein, dass der Geist *(shen)* durch einen zu massiven Eindruck von außen oder zu wenig Unterstützung innerer Ausdruckskräfte von selbst nicht den Weg findet, sich als Ausdruck in die Wirklichkeit der Welt einzuschreiben.

Eine übermächtige Bilderfülle zeigt die Überwältigung eines Menschen gegenüber den auf ihn einwirkenden Einflüsse an. Zudem kann dies auch ein Zeichen sein, dass der gesunden inneren Stärke *(man)* keine klare Ordnung gegeben werden kann.

Zu diesen häufig auch psychisch vermittelten Verspannungen des Geistes gesellen sich alle Formen der zivilisatorischen Übererregungen des Geistes im Alltag, wie aber auch der Deprivationen des Geistes infolge persönlicher und existenzieller Mängel.

Die Unruhe oder auch die Schlaffheit dieser Störungen zeigt sich während der Behandlung an den Sinnesorganen und der Behandlung des Kopfes. Die Übererregung oder auch zur Erschöpfung gekommene Stille der Sinnesorgane offenbart sich im Ausmaß der jeweiligen Verspannungsmuster. Ein Gleiches gilt für den distalen Bereich der Extremitäten.

Entlang der Leitbahnen und der Punkte können quasi elektromagnetische Entladungen, Spannungen oder Erschlaffungen diagnostiziert und gespürt werden. Es kann dann, ähnlich wie in Einschlaf- oder Traumphasen, zu unwillkürlichen Zuckungen oder ganzheitlichen Bewegungen des Körpers kommen. Entladungen dieser Art werden unmittelbar als große Erleichterung, Beruhigung und angenehme Ruhe vom Patienten wahrgenommen. Aufladungen geben das Gefühl einer unmittelbaren Frische, Freude und Leichtigkeit. Es enstehen Neugier, Munterkeit und Unternehmungslust. Häufig fällt ein überlasteter Geist auch in unmittelbaren mehr oder minder tiefen Schlaf.

Gleich, ob nun an körperlich-leiblichen, an psychisch-seelischen oder an geistigen Verspannungen gearbeitet wird, immer stellt sich eine recht direkte Erfahrung einer Linderung, Entspannung, Vitalisierung, Öffnung und Agilität ein.

Manchmal sind die Patienten, ob solcher spontanen Wirkung, regelrecht euphorisiert, fühlen sich voller Tatendrang und drängen zur Aktivität.

Hier ist Vorsicht geboten, denn erstens existieren Verspannungen nie ohne Grund, zweitens sind solche Gründe nie mit einem Schlage behoben und drittens braucht jede Änderung eine Zeit der Assimilation im gesamten Körper.

Es sollte den Patienten geraten werden, einfach nur die positive Veränderung zu genießen, nicht schon wieder Erwartungen an Körper und Geist zu stellen. Im Übrigen macht es Sinn, sich noch eine Weile so zu verhalten und zu schonen, als liege die Verspannung noch vor, als gäbe es noch keine Veränderung.

Im nun Folgenden sollen anhand kurz angeschnittener Fallgeschichten praktische Behandlungstechniken aus dem Fundus des Shiatsu gezeigt werden.

III.7.2 Fallgeschichte 1: Generelle Verspannungen, allgemeine Behandlungsprophylaxe eines Beamten, 50 Jahre

Der Patient kam schon lange regelmäßig zu prophylaktischen Shiatsu-Behandlungen. Die Abstände zwischen den Behandlungen pendelten zwischen zwei bis drei Monaten. Zumeist gab es keine direkten Probleme oder Anlässe zur Behandlung. Auch zu der im Folgenden beschriebenen Behandlung lag keine Problematik vor, der Patient fühlte sich recht wohl und stabil.

Es mag an dieser Stelle noch einmal darauf hingewiesen sein, dass Behandlungen während der so genannten beschwerdefreien Zeiten besonders sinnvoll sind. Zum einen wird der Körper regelmäßig in seiner Sensibilität geschärft und ausgeglichen, zum anderen können etwaige beginnende Problematiken im Frühstadium erfasst werden. In solchen Frühstadien existiert in der Regel noch kein Körperbewusstsein oder Gefühl der Störung von Seiten des Patienten.

Der Patient legte sich spontan auf die rechte Seite hin, entspannte sich und äußerte noch die Bemerkung, dass er schon gespannt sei, was diesmal durch die Behandlung „gefunden" werden würde. Diese Äußerung stand im Zusammenhang mit seiner Erfahrung, dass sich sein subjektives Befinden und Körpergefühl im Laufe der Behandlungen veränderte und erweiterte und somit Eigenheiten zu Bewusstsein kamen, die vorher nicht gespürt wurden.

Im Folgenden soll nun die praktische Einheit einer Behandlung entlang der Chronologie und des Verlaufs der tatsächlichen Behandlung dargestellt werden.

III.7.2.1 Behandlungsbeginn (in rechter Seitenlage)

Es wurden zunächst ganz allgemein der linke obere Körperquadrant behandelt: Schulterrotationen, Armrotationen, allgemeine Mulsionen in den dortigen Geweben des Armes, des Thorax, des Halses und Kopfes sowie sanftes Halten und Verbinden verschiedener Bereiche. Kurz, diverse allgemeine Shiatsu-Behandlungstechniken wurden angewandt.

Zudem wurden sozusagen „im Vorübergehen" die dortigen Leitbahnen und Punkte hinsichtlich ihrer Profilierung und Pulse mitbehandelt.

Aufgrund der Behandlungsroutine konnte sich der Patient recht schnell entspannen.

III.7.2.2 Befunde

Gleichzeitig zur Behandlung wurden folgende diagnostische *qi*-Befunde erstellt: Der gelenknahe Raum, besonders um *jianyu* (Di 15), *jugu* (Di 16) und *jianjiao* (3E 14), erschien etwas eingezogen, glatt gespannt und fest (➤ Abb. III-142).

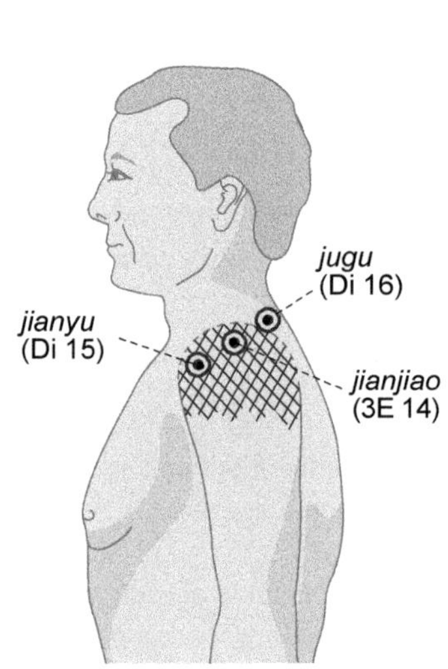

Abb. III-142 Energetisches Bild der linken Schulter

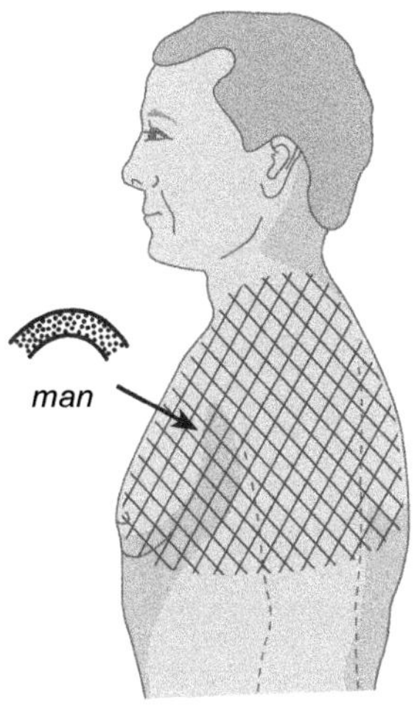

Abb. III-143 Energetisches Bild des linken Schulterraums

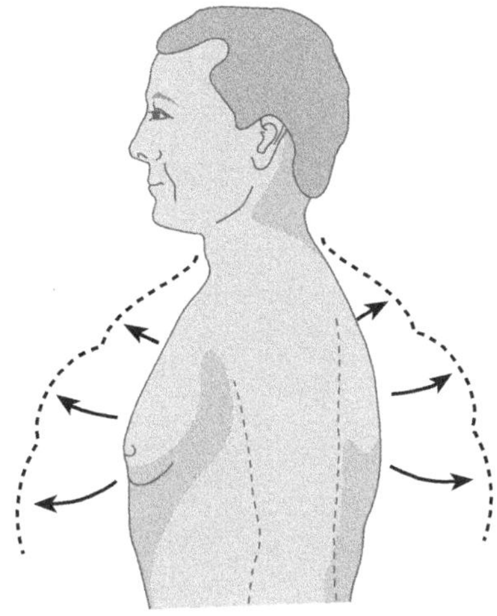

Abb. III-144 Aufgebläht wirkender linker Thorax

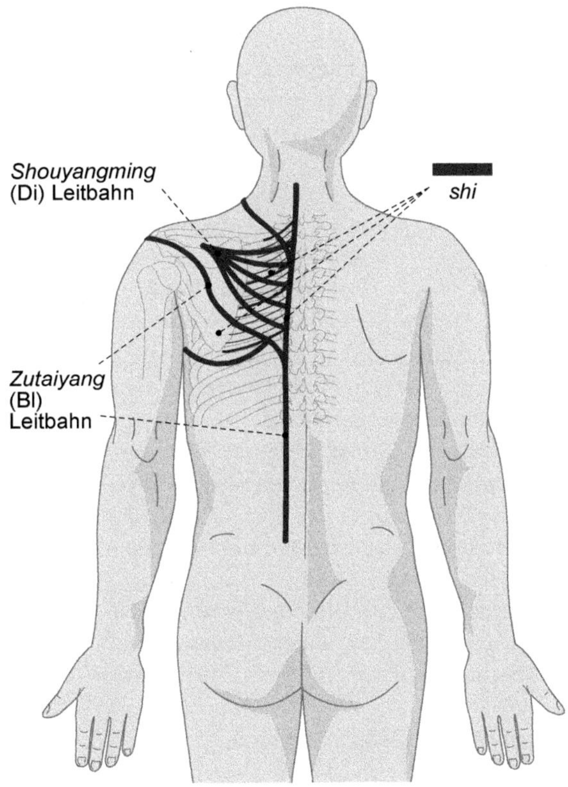

Abb. III-145 Leitbahngeschehen der Muskel-Sehnen-Leitbahn *(jingjin)* der *Shouyangming* (Di) Leitbahn und der *Zutaiyang* (Bl) Leitbahn an der rückwärtigen linken Schulter

Der gesamte Schulterraum, also in etwa der Bereich des Musculus trapezius und des Musculus pectoralis major, war gebläht in Stärke *(man)* und die OE so von weicher Konsistenz und dennoch in sich fest (➤ Abb. III-143).

Der gesamte Raum des linken Thorax wirkte als Idos-Gestalt sehr aufgebläht, prall und sozusagen „riesig", wie um etwa das Doppelte angewachsen (➤ Abb. III-144). In diesem Zusammenhang war insbesondere das rhythmische *qi* der Shoushaoyin (He) Leitbahn und der Shoutaiyin (Lu) Leitbahn, mithin das *qi* der Wandlungsphase TAI YANG (Feuer-Emblem) und SHAO YIN (Metall-Emblem) und das *qi* der jahreszeitlichen Entsprechung des linken oberen Körperquadranten, also das *qi* des

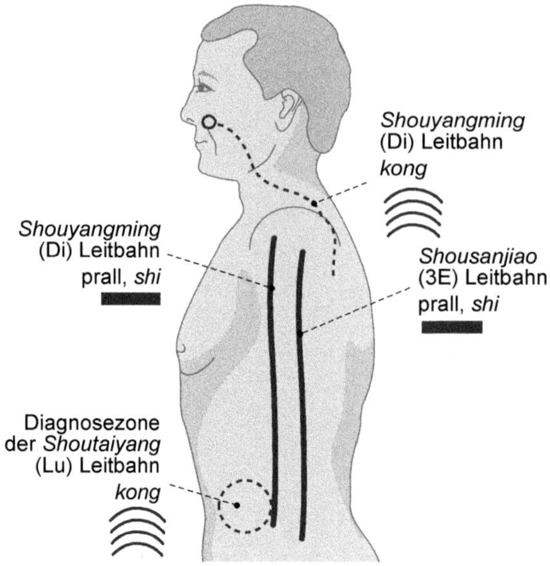

Abb. III-146 Energetisches Bild von linkseitigem Kopf, Hals und Thorax

Sommers, der Hitze, der Wandlungsphase TAI YANG (Feuer-Emblem), zu beachten.

Der linke Musculus rhomboideus major et minor wirkte samt der Scapula sehr gespannt in Fülle (*shi*, jap.: *jitsu*), diese Bereiche waren sehr druckempfindlich. An diesen Stellen kam das Leitbahngeschehen der Muskel-Sehnen-Leitbahn *(jingjin)* der *Shouyangming* (Di) Leitbahn und der *Zutaiyang* (Bl) Leitbahn in Betracht (➢ Abb. III-145).

Während der Rotationen des linken Schultergürtels wurde dieser gesamte Bereich muskulär festgehalten und konnte nur bedingt losgelassen werden.

Linksseitig erschien an Hals und Wange die *Shouyangming* (Di) Leitbahn bis in die TE in Schwäche *(kong)*. Gleichfalls war die Diagnosezone der *Shoutaiyang* (Lu) Leitbahn nach Masunaga im linken *hara* in Schwäche *(kong)*.

Der zwischen diesen beiden Orten gelegene Bereich des linken Thorax mit den Leitbahnen *Shouyangming* (Di) und *Shoushaoyang* (3E) war prall, gespannt und fest (➢ Abb. III-146).

Im linken Arm profilierte sich besonders die *Shouyangming* (Di) Leitbahn, diese erschien an der gesamten OE und ME als in Schwäche *(kong)*, besonders zwischen und um die Punkte *xialian* (Di 8), *shanglian* (Di 9), *shousanli* (Di 10) und *quchi* (Di 11) und am gesamten Zeigefinger als erwärmt. Darüber hinaus zeigte sich die *Shoutaiyin* (Lu) Leitbahn als auffällig, welche an der OE generell in Schwäche *(kong)* war (➢ Abb. III-147).

Am gesamten linken Bein, mitsamt dem Gesäß, war die *Shouyangming* (Di) Leitbahn nach Masunaga an der OE und bis in die ME in Schwäche *(kong)*.

Die *Zuyangming* (Ma) Leitbahn war an der OE in Schwäche *(kong)* und dann zäh und fest. Die deutliche Spannung in dieser Leitbahn erzeugte jedes Mal bei den Behandlungen am linken Bein und linken Kniegelenk eine starke und kräftige Tendenz zur Beinstreckung (➢ Abb. III-148).

An der linken Körperseite wurde so auch konkret, mit den bekannten Techniken, an den vorgenannten Bereichen gezielt gearbeitet.

Anschließend erfolgte die Behandlung in der linken Seitenlage. Auch hier wurden zunächst allgemeine Behandlungstechniken angewandt, die allesamt im Buch nachzuschlagen sind (➢ Abb. III-149).

Im Weiteren ergab die rechte Körperseite nachfolgende *qi*-Befunde.

Der gesamte rechte Schulter- und Thoraxraum wirkte wie gebläht in Stärke *(man)*, unter besonderer Betonung der Körperrückseite und der Scapula. Der vordere Brustraum hatte allerdings die Tendenz der Einziehung. Das Gebiet um die Punkte *zhongfu* (Lu 1) und *yunmen* (Lu 2) war an der OE in Schwäche *(kong)* und in der TE gespannt und in die TE gezogen.

Die Rotation des Schultergürtels war recht frei, beweglich und locker (➢ Abb. III-150).

Wie gebläht und in Stärke *(man)* war auch der rechte Oberarm profiliert. Die gesamte *Shouyangming* (Di) Leitbahn am Arm war voll und in Stärke *(man)*. Die gesamte *Shoutaiyin* (Lu) Leitbahn war an der OE und ME in Schwäche *(kong)* und in der TE gespannt. Dazu war der gesamte Arm in einer Innenrotationsspannung gehalten. Das Schultergelenk selbst stand unter Spannung und wurde festgehalten (➢ Abb. III-152).

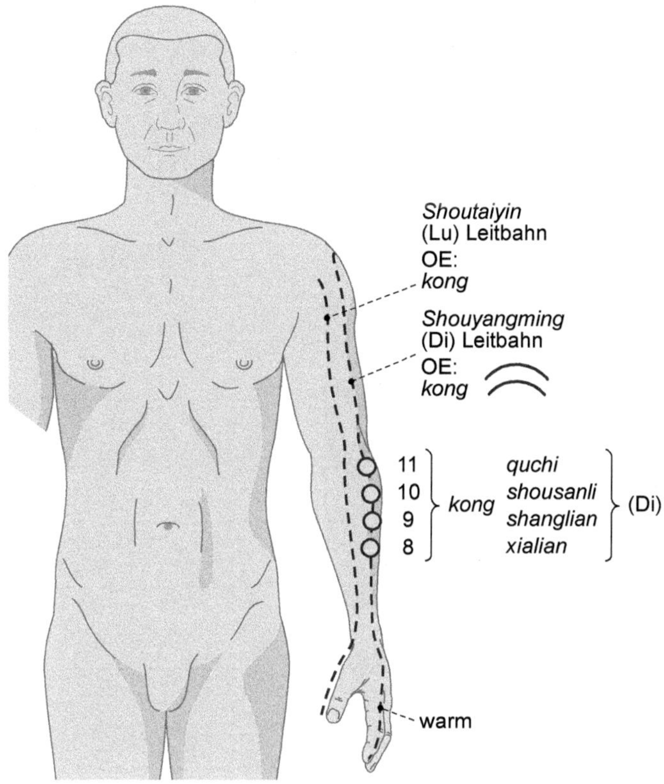

Abb. III-147 Energetisches Bild des linken Arms

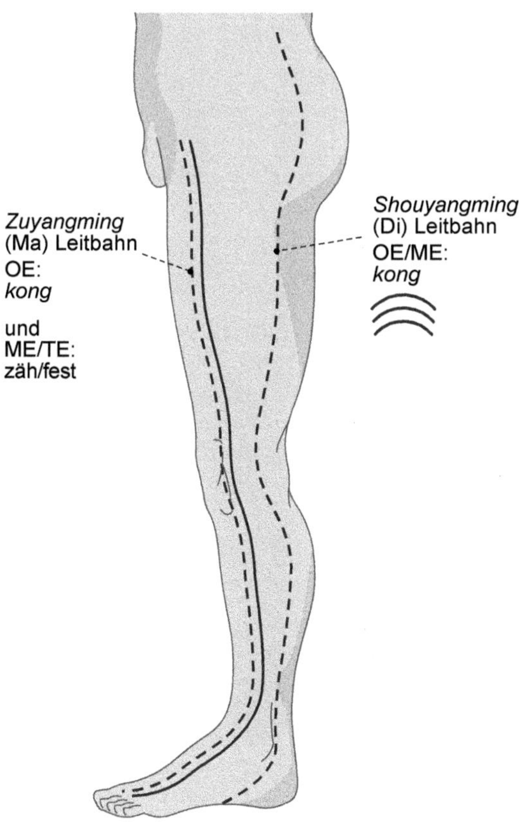

Abb. III-148 Energetisches Bild des linken Beins

Am rechten Hals profilierte sich in der OE und ME die *Shouyangming* (Di) Leitbahn in Schwäche *(kong)* und an der Wange in Stärke *(man)* Tendenz (➤ Abb. III-151).

Am rechten Thoraxraum war bedeutsam, dass es in Höhe des Diaphragmaverlaufs, des Organbereichs der Leber und um die Punkte *burong* (Ma 19) und *qimen* (Le 14) eine querlaufende gespannte Einziehung gab. Diese war sehr berührungsempfindlich und erzeugte bei Berührung unwillkürlich den Orgasmusreflex. Dieser Reflex bedeutete in diesem Fall und völlig unabhängig von dessen sexueller Funktion und Erregung eine generelle Verspannung in folgender Weise: Die linke Seite, *yang*-Seite, produzierte die Tendenz einer gesamtkörperlichen Aufrichtung, Streckung und Reklinationsanspannung, während die rechte Seite, als Seite des *yin*, generell die Tendenz zum Einwärtsrollen und zur Inklinationsspannung aufwies.

Beide Spannungen wirkten synergetisch um die Körpervertikale in einer Weise aufeinander ein, sodass das Gebiet des Solarplexus wie eingespannt war (➤ Abb. III-153).

Am gesamten rechten Bein war die *Shouyangming* (Di) Leitbahn nach Masunaga an der OE in Schwäche *(kong)* und die *Zuyangming* (Ma) Leitbahn gebläht in Stärke *(man)* und gespannt (➤ Abb. III-154).

Bevor sich nun der Patient in die Rückenlage begab, wurden während der Behandlung die konkreten Befunde, die Idos-Gestalten mit den allgemeinen Entspre-

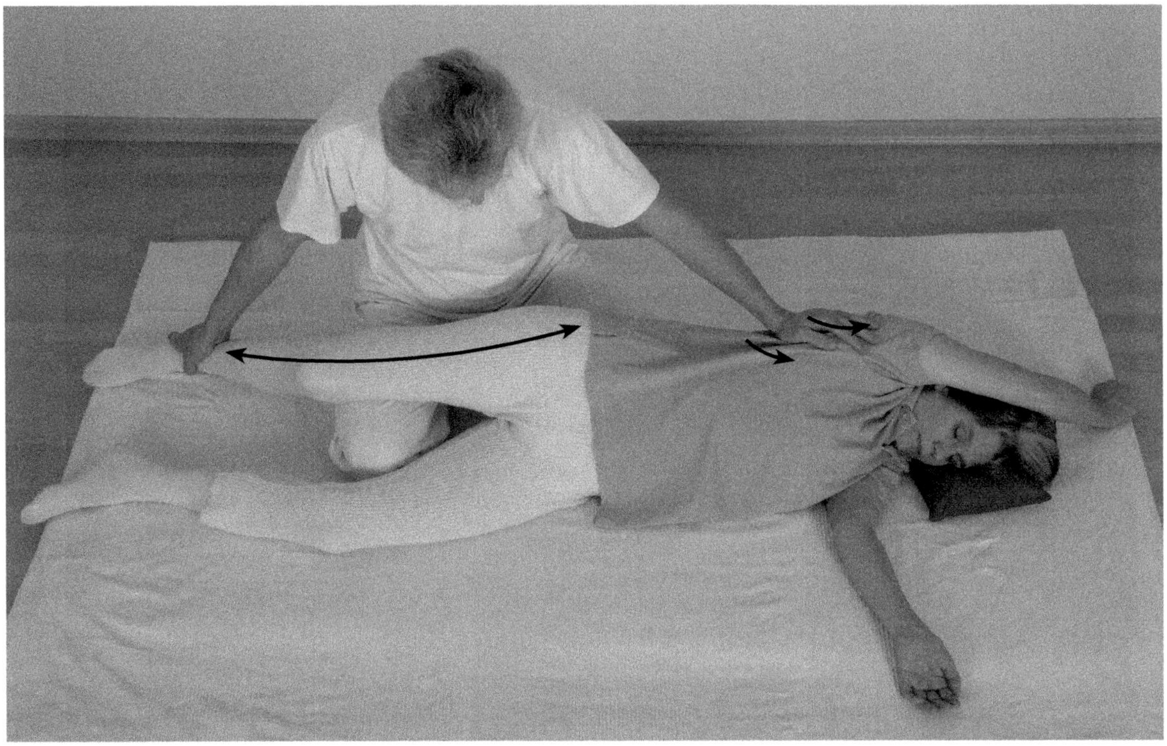

Abb. III-149a Arbeiten an den genannten Stellen der rechten Körperhälfte

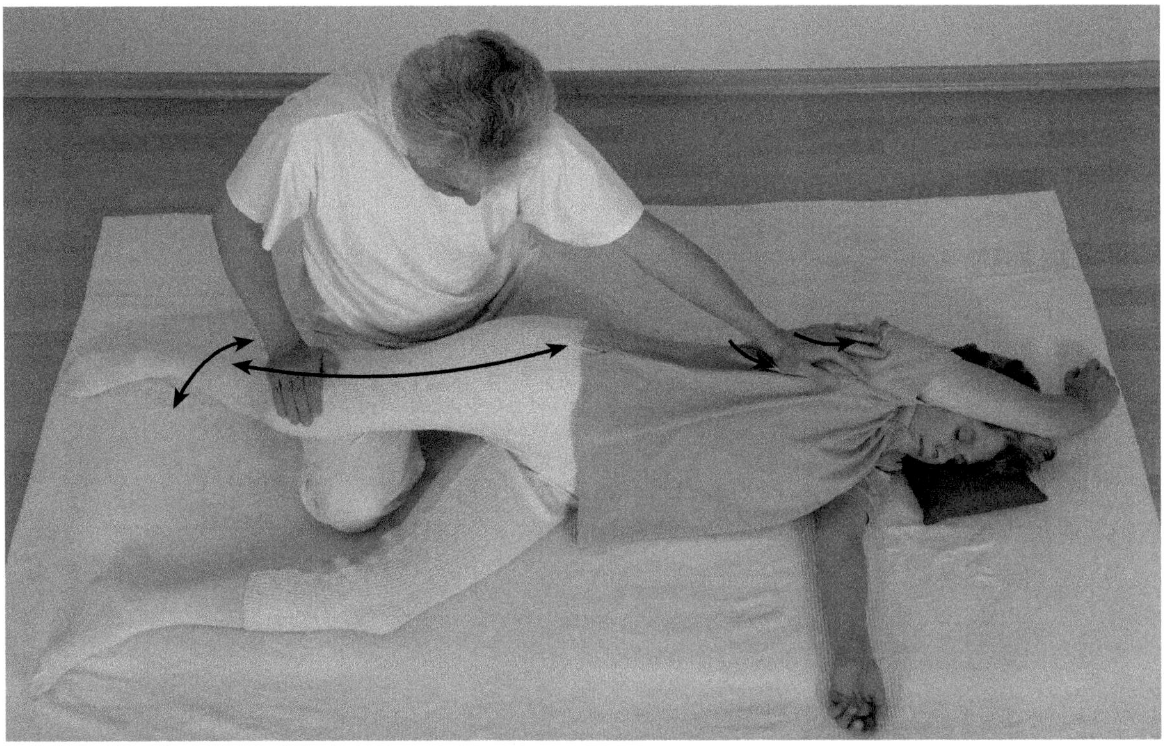

Abb. III-149b Weiteres Arbeiten an den genannten Stellen der rechten Körperhälfte

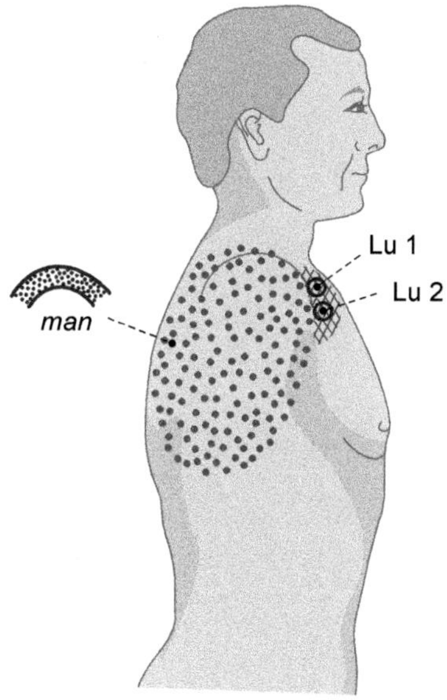

Abb. III-150 Energetisches Bild der rechten Schulterregion

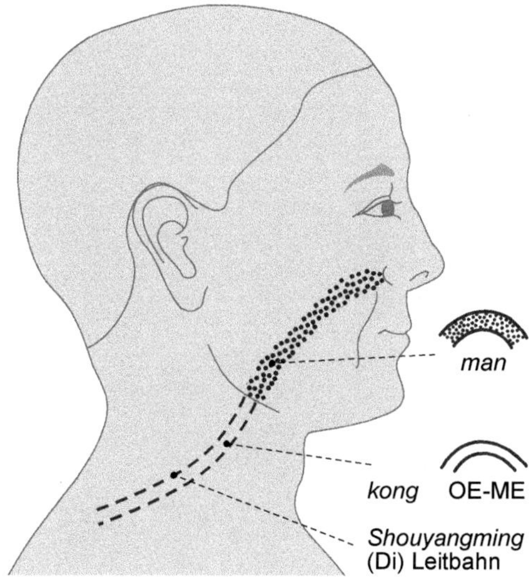

Abb. III-151 Energetisches Bild der rechten Kopf- und Halsseite

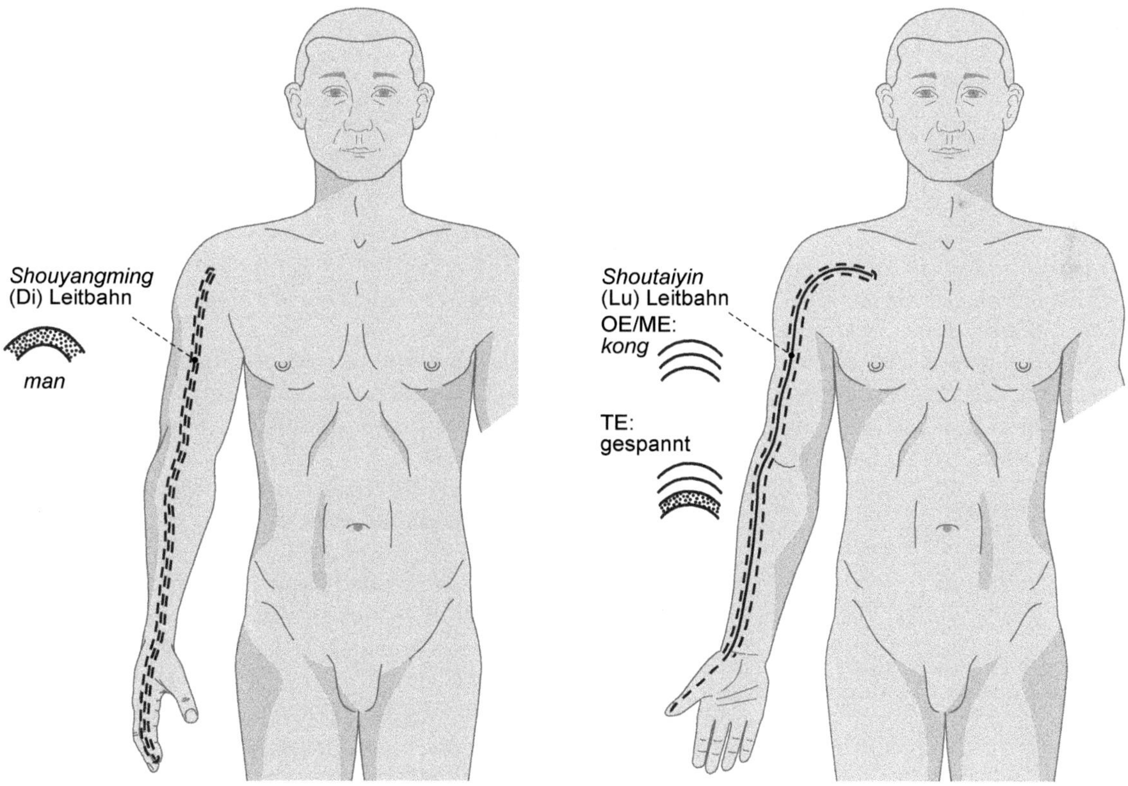

Abb. III-152 Energetisches Bild von rechtem Arm und rechter Schulter

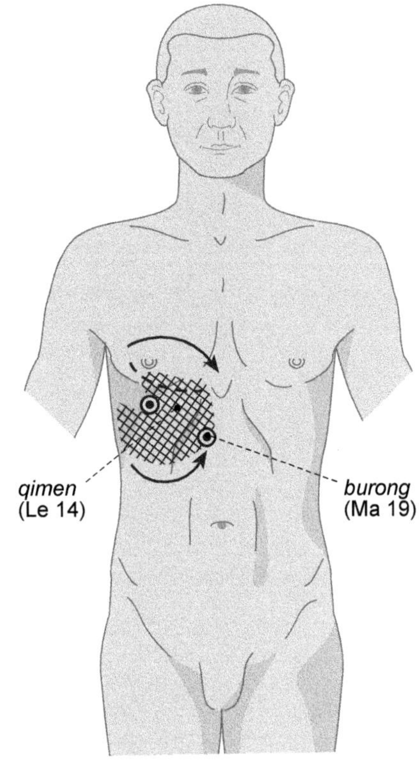

Abb. III-153 Querlaufende gespannte Einziehung am rechten Thorax

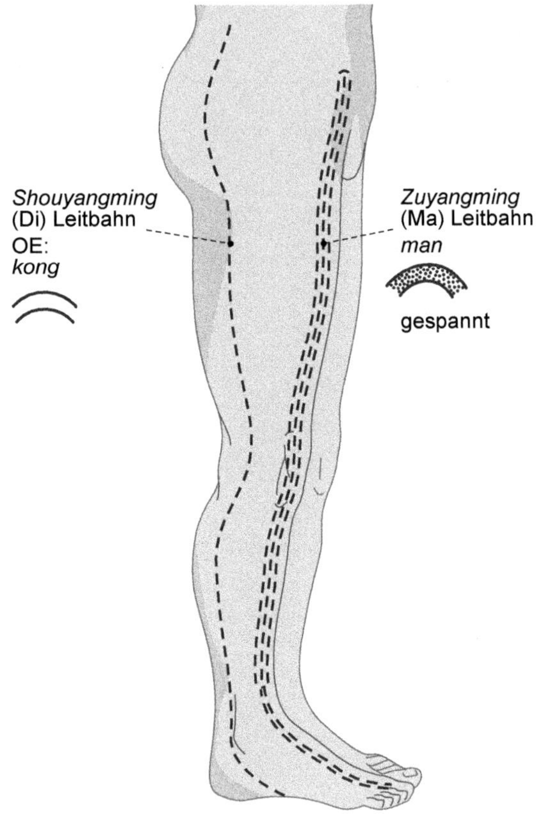

Abb. III-154 Energetisches Bild des rechten seitlichen Beines

chungen der Leitbahnen, Punkte und Wandlungsphasen vom Therapeuten gedanklich zusammengefasst, um somit dem weiteren Behandlungsverlauf hinsichtlich der noch auszuführenden Berührungen und der zu erfolgenden Gezielten Gesprächsführung eine klare therapeutische Ausrichtung sowie einen gezielten Abschluss geben zu können.

III.7.2.3 Schlussfolgerungen aus den energetischen Befunden

Zunächst wirkte die oben beschriebene seitenverschiedene Gestalt stark auf das Gesamtbild. Die *yang*-Seite, links, erschien in Aufrichtung, Tendenz nach oben und zum Außen hin.

Die *yin*-Seite erschien nach Innen zu aufgespeichert und nach dem Außen zu als geschützt.

Durch diese Synergie war die Körpervertikale einer starken lateralen und asymmetrischen Spannung ausgesetzt. Diese wechselhaft wirkende Dynamik stellte das Gleichgewicht und das *qi* der Mitte unter hohen Anforderungsdruck.

Gleichzeitig induzierten die starken Aufdehnungstendenzen der Körpergestalt samt der häufigen Berührungsempfindlichkeit eine starke psychische Mitwirkung an dieser Gestalt.

Die Aufdehnungstendenz der thorakalen Gestalt und des Schulterbereichs signalisierten eine Bereitschaft zum Handeln. Die massive Aufdehnung links zeigten eine Art raumgreifende Wirkung, die Aufdehnung rechts einen Schutz nach hinten zu und die Aufdehnung am

Oberarm induzierte eine haltende, posturale Spannung dieser Seite ebenso wie des gesamten rechten Beines.

Der recht geschmeidige Schultergürtel zeigte die Fähigkeit zur schnellen Bewegung und das gespannte Schultergelenk zeigte samt der erheblichen Zentralspannung im rechten vorderen Thorax eine innere Konzentrierung der Kraft.

Linksseitig dazu erschien das *qi* wie aus dem Arm entzogen und nach thorakal hin gezogen.

Der äußere Halsbereich und somit besonders dessen seitliche OE und ME wirkten eingezogen und mittig zu orientiert, ebenso wie im linken Hypochondrium der Diagnoseraum der *Shoutaiyin* (Lu) Leitbahn.

Die bisher beschriebene *qi*-Gesamtgestalt evozierte das Bild eines Körpers, der einerseits postural gehalten und stabilisiert wurde, der andererseits hochgradig Richtung Aktivität aufgeladen war und der gespannt, zäh und empfindlich um seine Mitte oszillierte. Zum Zentrum hin und am Torso wirkten enorme Ladungskräfte, während am Rachen, am linken Schultergelenk, am rechten Ellenbogengelenk und am linken Hüftgelenk kräftig einschnürende, hemmende und nach der TE und dem Innen zu laufende *qi*-Kräfte wirkten.

Diese *qi*-Gestalten wurden ergänzt durch die Signifikanz der erwähnten Punkte:

- *jianyu* (Di 15) als Verbindungspunkt zur *Yangqiaomai* Leitbahn (Emporziehende *yang*-Leitbahn) und Einwirkpunkt auf das *qi* des Windes (SHAO YANG; Holz-Emblem)
- *jugu* (Di 16) für Blockaden und Ladungen im Brustraum und Bändigung des *qi* der Wandlungsphase SHAO YANG (Holz-Emblem)
- *jianjiao* (3E 14) hinsichtlich seiner Bedeutung zur Bekämpfung von Kraftlosigkeit und Lähmungsgefühlen (diese Bedeutung des Punktes wird erst durch die Ergebnisse der Gezielten Gesprächsführung deutlich)
- *xialian* (Di 8) hinsichtlich seiner Einwirkung auf Wind
- *shanglian* (Di 9) gegen Brustschmerz und Atembeschwerden (siehe Gezielte Gesprächsführung, unten)
- *shousanli* (Di 10) in Bezug auf Wind und Hypertonus
- *quchi* (Di 11) hinsichtlich der Wandlungsphase ZHI YIN (Erde-Emblem), Mitte, Hypertonus, die Oberfläche öffnend, Hitze kühlend, Engefühl im Hals und Stimmverlust (siehe Gezielte Gesprächsführung)
- *zhongfu* (Lu 1) war von Interesse als Verbindungspunkt *(jiaohuixue)* mit der Leitbahn *Zutaiyin* (Mi) und als Öffnungspunkt der Oberfläche (Bedeutungen dazu, siehe weiter unten Gezielte Gesprächsführung)
- *yunmen* (Lu 2) gegen Völlegefühl der Brust und Stützung des *qi* der *Zutaiyin* (Mi) Leitbahn
- *burong* (Ma 19) als übersetzte Wortbedeutung im Sinne von „Er duldet's nicht" (Bedeutung siehe Gezielte Gesprächsführung) und von Verspannungen der Leibesmitte
- *qimen* (Le 14) als Sammlungspunkt der Bauchseite *(fumuxue)* für das *qi* der *Zujueyin* (Le) Leitbahn und dessen Wandlungsphasenzugehörigkeit (Holz-Emblem), als Verbindungspunkt *(jiaohuixue)* mit der *Zushaoyang* (Gb) Leitbahn und der *Yinweimai* Leitbahn (Haltenetz des *yin*) und deren Bedeutung auf das „hochschlagende *yang* mit Palpitationen" (Bedeutung, siehe Gezielte Gesprächsführung weiter unten).

Hinsichtlich der Leitbahnen war in diesem Falle noch zu beachten, dass die *Shoutaiyin* (Lu) Leitbahn sich im distalen Bereich eher in die TE und nach zentral zu gezogen hatte, also eine deutliche Verinnerungstendenz aufwies, dass die *Shouyangming* (Di) Leitbahn gleichfalls nach thorakal zu aufgeladen war und somit die *Shoutaiyin* (Lu) Leitbahn unterstützte (der warme Indexfinger zeigte die Aktivität dieser Leitbahn an), dass die Muskel-Sehnen-Leitbahn *(jingjin)* der Leitbahnen *Zutaiyang* (Bl) und *Shouyangming* (Di) eine deutliche Haltungsspannung aufwiesen und dass die Leitbahn *Zuyangming* (Ma) in den Beinen im posturalen wie im dynamischen Sinne aktivitätsgeladen erschien.

Aus diesen Gesamtbefunden und Konklusionen ergab sich ein *qi*-Gestaltbild, welches nun als solches beschrieben werden soll, um die daraus resultierenden Fragen der Gezielten Gesprächsführung nachvollziehbar zu machen.

III.7.2.4 Behandlung in Rückenlage und Gezielte Gesprächsführung

Aus der Gesamtheit der oben genannten Befunde ergab sich eine *qi*-Gestalt, welche folgende Ausdrucksgestalt evozierte: Der Patient erschien als eine in der Mitte und insbesondere im Bereich der seitlichen Energetik aufgeladene Gesamtgestalt und wie eingespannt in dieser Dynamik.

Damit war eine innere Anspannung um das sensible Geflecht des Solarplexus zu konstatieren. Hier könnte eine gewisse innere Aufregung und Anspannung bis in den tiefen vegetativen Bereich vermutet werden. Die laterale Spannung verriet einen gewissen Entscheidungs- und Richtungsdruck. Der Typus der Energie wies in Richtung Vitalität und Aktionsbereitschaft.

Nach diesem *qi*-Profil konnte als Ausdruck der Idos-Gestalt vermutet werden, dass der Patient unter einer kräftigen vegetativen Anspannung stand und sich vor wichtigen Richtungs- und Entscheidungsfragen wie zum

Start in die zu gehende Richtung positionierte. Die Kraft wirkte unter Spannung, dennoch stabil und in der Haupttendenz ruhig.

Die Aufspeicherung, Einspannung und posturale Haltung im *yin* legte nahe, dass die Kräfte bewusst und konzentriert zur Sammlung gebracht wurden.

Das *yang* wirkte wie bereit zur Tätigkeit und zum raumgreifenden Agieren.

Die typische Aufblähungstendenz wirkte samt der tiefen Anspannungen und starken Sensibilität wie die hohe Mobilisierung psychischer Energien.

Das *qi* des SHAO YIN (Metall-Emblem) wirkte nach dem Inneren zu und dort aufgeladen, um dann bei Bedarf direkt und schnell an die OE und dem Außen zu fließen zu können. Der Patient erschien durchaus munter, aktionsbereit und nicht in einer innerlichen Verharrungstendenz.

Die Übergänge nach dem Außen hin, insbesondere der Bereich des mittleren *hara*, der Schultergelenke und des Rachens erschienen ringartig gespannt, die Durchlässigkeit regulierend und nicht voll geöffnet.

Abschließend erschien insbesondere der obere Thorax, und hier noch einmal als imposant aufgeblähte Gestaltfigur der linke Thorax, als insgesamt und generell enorm aufgeladenes rhythmisches *qi*. Die Richtung des *qi* war hier eindeutig nach oben und dem Außen zu gerichtet.

Diese Ladung korrespondierte mit einem kräftigen, andrängenden Puls, der aber auch sehr versteckt und etwas zittrig fein wirkte.

Diese *qi*-Gestalt evozierte als Bild eine Person, welche sich innerlich bereit hält, zu einem entsprechenden Moment hin mächtig nach dem Außen hin zu wirken und unter Öffnung des Rachens und dem Entweichen der thorakalen Energien gewissermaßen eine Art Ansprache an die „Welt" zu halten.

Somit wurde dem Patienten im Sinne der Gezielten Gesprächsführung die Frage gestellt, ob er in Kürze, eventuell im Zusammenhang mit seiner Profession, die Aufgabe habe, gewisse Entscheidungen und damit zusammenhängende Themen vor vielen Menschen besprechen zu müssen.

Der Patient bestätigte, dass er in den folgenden zwei Wochen zwei Vorträge vor jeweils zwei recht großen Gruppen (ca. 30 Personen) qualifizierter Mitarbeiter halten müsse. Darüber hinaus müsse er als leitender Beamter an einem Wochenende eine Gruppe auf bestimmte Aufgaben hin schulen. Diese Schulung müsse er mit zwei professionell bestimmten Schulungsleitern durchführen.

Aus Sachgründen, welche hier nicht von Interesse sind, befürchtete der Patient viele Mitarbeiter mit unschönen Realitäten konfrontieren zu müssen. Da er das direkte Wort und nicht die „Schönfärberei" bevorzugt, befürchtete er gleichfalls eine Kollision mit den anderen zwei Schulungsleitern, welche hier als eher praxisferne Menschen die Dinge eher umschreiben wollten.

Aufgrund dieser Befürchtungen richtete sich der Patient auf Konflikte und Konfrontationen ein.

Gleichfalls wollte er alle Zuhörer, durchaus auch akustisch, gut erreichen und mehr noch, er wollte sich einfach und verständlich äußern. Hier trieb ihn die Sorge um, ob er in seiner sehr spezialisierten Fachterminologie von allen verstanden werden würde. Er hielt es für möglich, angesichts seiner eigenen hohen Ansprüche und den Widrigkeiten der Umstände durchaus auch aus dem Konzept geworfen werden zu können.

Gerade dieser letzte Punkt ist auch ein Indiz für die gewisse Zittrigkeit und Instabilität des *qi*, von welcher oben gesprochen wurde.

III.7.2.5 Abschluss der Behandlung

Mit den Ergebnissen der Gezielten Gesprächsführung und der bisherig besprochenen Behandlung wird nun noch das *hara* behandelt.

Das obere *hara* wirkt ebenso wie der linke Thorax sehr „groß" und gebläht in Stärke *(man)*. Das untere *hara* ist deutlich konzentrierter, „kleiner" und in Stärke *(man)*-voll, jedoch nicht hart oder fest.

Aus dem *hara* heraus wird in beiden Beinen die *Zutaiyin* (Mi) Leitbahn behandelt. Am rechten Bein ist diese Leitbahn an der OE in Schwäche *(kong)* und der Punkt *diji* (Mi 8) deutlich in Schwäche *(kong)*. Am linken Bein ist die Leitbahn ähnlich profiliert, am Unterbein jedoch schon eher in Leere (*xu*, jap.: *kyo*) und am gleichen Punkt von Leere *(xu)* Natur.

Diese Befunde bestärken den Tatbestand einer hohen innerlich nervlichen Anspannung, einer gewissen Nervösität und gedanklichen Suche, denn die Inanspruchnahme dieser Leitbahn und ihrer Wandlungsphasenqualität hinsichtlich gedanklich-geistiger Aktivitäten ist trotz einer gewissen inneren Ausgeglichenheit immens.

Der Punkt *diji* (Mi 8) interessiert hier noch hinsichtlich seiner harmonisierenden Funktion auf die Nährenergie *(yingqi)*, auf das Blut und die Säfte *(xue)* und in seiner Wirkung auf die Gedunsenheit im Körper.

Abschließend wurden noch in Rückenlage und sodann in Bauchlage die eingangs beschriebenen Leitbahnen und Punkte dieses Falles ausgleichend und allgemein nachbehandelt.

Der Patient wirkte nach der Behandlung erfrischt wie auch nachdenklich. Es waren in ihm während der Behandlung mehrere Ideen entstanden, wie er die entsprechenden Schulungen und Vorträge weiter ausgestalten könnte.

III.7.3 Fallgeschichte 2: Multiple Verspannungen einer Psychotherapeutin, 53 Jahre

Diese Patientin kam über Jahre verteilt in unregelmäßigen Abständen zu Shiatsu-Behandlungen. Der Anlass zur Erstbehandlung war nicht mehr gegeben, das Körperbefinden pendelte zwischen Wohlbefinden und normalen Phasen von leichten Problemen.

Manchmal verdichteten sich diese leichten Probleme, die Patientin verspürte dann an verschiedenen Körperbereichen Störungen von wechselnder Intensität. Solch ein Zustand hatte sie zu der nun folgenden Behandlung geführt.

III.7.3.1 Beschreibung der Symptome

Zu Beginn der Behandlung berichtete die Patientin von den diversen körperlichen Unpässlichkeiten. Die genannten Symptome waren von fachärztlicher Seite untersucht worden, jedoch ohne besonderen Befund.

Zuvor sei gesagt, dass der Gang der Patientin diesmal besonders „staksig“ wirkte. Dazu kam, dass das Gesicht auffallend müde erschien, was besonders im Ringbereich um die Augen sichtbar war. Dazu war die Gesichtsfarbe von einem kräftig gelben Ton geprägt, in den etwas Grünliches bis Schwärzliches hinein spielte.

Vor etwa vier Wochen war plötzlich das linke Knie oberhalb der Patella ringartig angeschwollen gewesen. Dieser breite Ring zog sich in einem rund 4 cun breiten Band oberhalb der Patella um den Vorder- und Seitenbeinbereich. Hinten wirkte die Kniekehle nur angespannt. Es lagen keine Entzündungszeichen oder Läsionen vor.

Nachdem die Patientin versucht hatte, das linke Knie mehr zu ent- und das rechte Knie mehr zu belasten, sei auch das rechte Knie in gleicher Weise angeschwollen, sodass nun beide Knie angeschwollen waren.

Diese beidseitigen Schwellungen hatten sich zum Zeitpunkt der Behandlung schon so weit zurückentwickelt, dass nur noch eine leichte Schwellung zu konstatieren war.

Zeitlich von ihr nicht klar eingrenzbar, aber „schon seit Wochen“ plagte sie ein so genanntes Hühnerauge im Bereich des linken Punktes *yongquan* (Ni 1).

Etwa drei Wochen zuvor war ihr in der rechten Brust oberhalb der Brustwarze, im Bereich *yingchuang* (Ma 16), eine Art Knoten aufgefallen. Dieser Knoten war schmerzlos und erschien ihr wie ein „Knubbel“. Direkt an der Stelle des Knotens hatte sie vor über dreißig Jahren eine Zyste gehabt, welche operativ entfernt worden war.

Der Patientin war aufgefallen, dass sich neben diesem Knoten „eine lochartige Vertiefung“ gebildet hatte. Eine eingehende gynäkologische Untersuchung hatte keinen positiven Befund erbracht.

Seit etwas über einer Woche litt sie an einer Obstipationstendenz, welche ihr als Problematik im Laufe ihres Lebens recht geläufig war. Es wirkte auch vom Bauchraum her ein steter Druck nach oben, in den Thorax hinein und zum Gesicht hin.

Während der Behandlung fiel ihr ein, dass seit der genannten vier- bis sechswöchigen Zeit die rechte zweite Zehe „wie taub“ wirkte.

III.7.3.2 Ergebnisse der Gezielten Gesprächsführung

Unterdessen war in Rückenlage mit der Behandlung begonnen worden. Zu Beginn der Behandlung konnte gleich eine Gezielte Gesprächsführung einsetzen, da die Patientin hieran schon gewöhnt war und durch ihre berufliche Tätigkeit als Psychologin ein zusätzliches Grundverständnis dazu bereit hielt.

Es ist nun von Wichtigkeit zu betonen, dass die Gezielte Gesprächsführung während der Behandlung erfolgt. Denn die durch die Berührungslebendigkeit erzeugte Assoziations- und Erinnerungsfähigkeit eines Patienten übersteigt und erweitert die bloß gedanklich getragenen Assoziationen und Erinnerungen.

Durch die Behandlung verbanden sich die Worte und Gedanken mit den ihnen zugehörigen gelebten Erfahrungen. Es tauchten somit auch in diesem Falle erinnerte Situationen und Szenen auf, die als Entsprechungen *(xing)* und Verknüpfungen zu den genannten Symptomen gesehen werden können.

Die Erinnerungen setzten in der Behandlung in jenem Moment ein, ab dem eine deutliche Puls-Reaktion zu fühlen war.

Auf die Frage hin, was denn in dem Zeitraum der letzten vier bis sechs Wochen ihr Lebensalltag gewesen sei, kamen in recht flüssiger Form folgende Erinnerungen: Vor etwa zwölf Wochen war ihr Lebensalltag infolge beruflicher und privater Belastungen „sehr anstrengend“ gewesen. Ab jener Zeit verspürte sie den verstärkten Druck, gewisse private und berufliche Entscheidungen treffen zu müssen, deren Natur hier nicht weiter von Wichtigkeit sind und das Thema Selbst- und Eigenständigkeit zum Inhalt hatten.

Sie träumte in jener Zeit recht anstrengende Szenarien und Inhalte, wovon als Thema eine Art Grenzenbe-

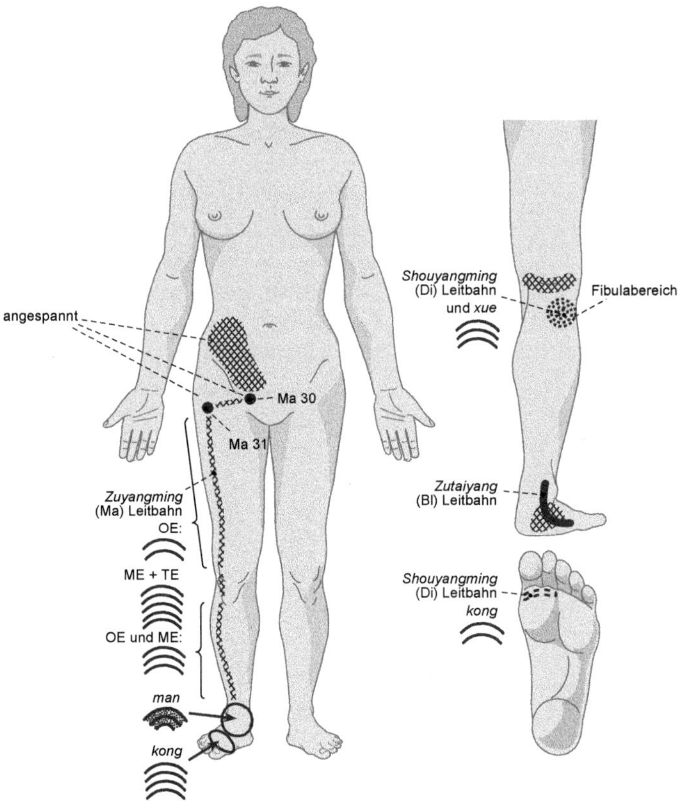

Abb. III-155 Energetisches Bild der rechten unteren Körperhälfte

wahrung und Grenzendurchmischung genannt werden kann.

Mitten in diese Belastung und Aufbruchstimmung kam ein überraschendes Gespräch mit ihrem älteren Bruder, in welchem ihr dieser recht unerwartet und heftig zum erstenmal über den gewalttätigen Missbrauch ihres gemeinsamen Vaters an ihm berichtete. Die Patientin war sehr schockiert und zutiefst betroffen über diese Geschehnisse.

Während der Behandlung erwähnte sie, dass sie diese Szenen zumindest zum Teil miterlebt haben muss, sich aber nicht erinnern könne. Diese Erinnerungslosigkeit gegenüber der Zeit ihrer frühen Kindheit war ihr immer mal wieder aufgefallen.

Angesichts dieser Gewaltthematik fiel ihr plötzlich auch ein, dass sie vor etwa vier Wochen einen sehr guten Film gesehen hatte, in dem das Thema der Gewalt im Mittelpunkt gestanden hatte und sehr plastisch in Szene gesetzt worden war. Spontan hatte sie aus dem Kino hinausgehen wollen, sie sei jedoch sitzen geblieben und habe gedacht: „Das stehe ich jetzt durch!"

Sie hatte diese gefühlten Erinnerungen kaum ausgesprochen, da bemerkte sie von selbst die Entsprechungen zwischen den heftigen Belastungen dieser Lebenssituationen und dem zeitlichen Aufeinanderfolgen der Körpersymptomatiken.

Verwundert äußerte sie, dass ihr diese „Zusammenhänge überhaupt nicht eingefallen" seien, dass das „komisch" sei und dann nochmals der Ausruf, dass ihr dies „jetzt erst einfällt".

An dieser Stelle ist darauf hinzuweisen, dass die Verwunderung hauptsächlich dahin zielte, dass die Patientin erst während der Behandlung in die verstandene Wirklichkeit ihrer eigenen Lebensreaktionen gelangt war. Sie hatte zwar alle jene Ereignisse schon vorher bewusst wahrgenommen und erlebte auch bewusst die lästigen Symptome, aber erst jetzt konnte sie die Einheit von Situation und Reaktion in ihrer vollen Bedeutung erkennen.

Das Erfassen solcher Einheit kommt gewissermaßen durch den Fluss der Behandlung auch in Fluss. Von diesem Behandlungsfluss soll nun noch exemplarisch und anhand seiner markanten Befunde gesprochen werden.

III.7.3.3 Behandlungsabfolge

Die Patientin lag in Rückenlage. Die MH I lag auf dem eingezogenen und sehr angespannten rechten unteren *hara*-Quadranten. Dort waren die Punkte *qichong* (Ma 30) und *biguan* (Ma 31) ebenso gespannt profiliert.

Die MH II behandelte simultan die *Zuyangming* (Ma) Leitbahn im rechten Bein. Am Oberschenkel war diese an der oberen Ebene (OE) in Schwäche *(kong)* und ab der mittleren Ebene (ME) zäh und fest, am Unterschenkel war die Leitbahn eingezogen und in der OE und ME in Schwäche *(kong)*.

Der Fußrücken wirkte etwas gespannt-gequollen, der Zehenbereich im *yang* an der Fußrückseite war in Schwäche *(kong)*. Ebenso war an der Fußsohle die *Shouyangming* (Di) Leitbahn nach Masunaga im Bereich der großen Zehe in Schwäche *(kong)* und am Fibulaköpfchen prall in Stärke *(man)*.

Bei der Behandlung der vorgenannten Bereiche stellten sich recht schnell *qi*-Reaktionen, Puls-Reaktionen und *hara*-Geräusche ein. Unmittelbar darauf hin erinnerte die Patientin die oben erwähnten Situationen und Szenen.

Das rechte Kniegelenk wirkte in der TE und ab der ME gespannt und die Ferse war, insbesondere entlang der *Zutaiyang* (Bl) Leitbahn, sehr gespannt, in Fülle *(shi)* (➢ Abb. III-155).

Entsprechend den *qi*-Profilen wurde so am rechten *hara* und Bein gearbeitet.

An den folgenden Abbildungen wird gezeigt, wie die Leitbahn zu mehr energetischer Stärke *(man)*, Kraft und Dynamik angeregt werden kann und wie gleichzeitig eine Sedation der Kniekehle und der *Zutaiyang* (Bl) Leitbahn erwirkt werden kann.

Die *Zuyangming* (Ma) Leitbahn wird entgegen zur Flussrichtung des *qi* in der Leitbahn behandelt. Es wird so der entsprechende Flussverlauf der Muskel-Sehnen-Leitbahn *(jingjin)* und der Leitbahnzweige *(jingbie)* von unten nach oben behandelt. Damit wird die Aufrichtungskraft dieser Leitbahn und eine damit verbundene größere Leichtigkeit des Körpers erwirkt (➢ Abb. III-156). Die Beinrückseite wird sediert.

Das gesamte obere *hara* profilierte sich gebläht in Stärke *(man)*, wirkte jedoch in der TE deutlich in Schwäche *(kong)*. Die erfolgte Behandlung des Punktes *dachangshu* (Bl 25) erwies diesen Punkt als in der Konsistenz prall in Stärke *(man)* und sumpfig.

Das linke untere *hara* war mit dem zuvor genannten Punkt linksseitig gebläht in Stärke *(man)*. Dieser Bereich wurde durch die MH I gehalten, während MH II die *Zuyangming* (Ma) Leitbahn behandelte. Am Oberschenkel hob sich diese von der Leiste an als straff und zum Knie hin als stärker und voller werdend, in Stärke *(man)* hervor, wobei die Punkte *futu* (Ma 32) und *yinshi* (Ma 33) an der OE in Schwäche *(kong)* waren. Der Punkt *dachangshu* (Bl 25) wirkte links gebläht in Stärke *(man)* (➢ Abb. III-157a, ➢ Abb. III-157b).

Am Unterschenkel erschien die Leitbahn als prall in Fülle *(shi)*, im Bereich der Netzleitbahnen *(luomai)* straff eingezogen und am Fuß hob sich der Bereich der Grundgelenke hervor: dieser war an OE und ME deutlich in Schwäche *(kong)* bis in Leere *(xu)*. Insgesamt erschien in diesen genannten Bereichen kaum eine *qi*-Reaktion, wenn sie erschien, dann wirkte sie schwer, langsam und etwas zäh (➢ Abb. III-157a, ➢ Abb. III-157b).

Die gesamte Kniekehle war schon ab der OE dick in Stärke *(man)* (➢ Abb. III-157c, ➢ Abb. III-157d).

Im gesamten linken Bein war die *Zutaiyin* (Mi) Leitbahn eingezogen, fest und in der Tendenz zur ME und TE verlaufend. Der Punkt *yinbai* (Mi 1) war in Schwäche *(kong)*.

Die Leitbahn *Zuyangming* (Ma) wurde zwecks ihrer Sedation entgegen ihres *qi*-Flusses behandelt. Die entsprechenden Punkte *futu* (Ma 32) und *yinshi* (Ma 33) wurden tonisiert.

Intensiv wurde der Übergang der Netzleitbahnen *(luomai)* zwischen *Zuyangming* (Ma) Leitbahn und *Zutaiyin* (Mi) Leitbahn behandelt und anschließend in tonisierender Weise die gesamte *Zutaiyin* (Mi) Leitbahn im Bein (➢ Abb. III-157e, ➢ Abb. III-157f).

Zum Abschluss der Behandlungen erfolgten in beiden Beinen Hüftgelenksrotationen mit den entsprechenden Dehnungen der Leitbahnen.

Schließlich wurde jedes Bein am Unterschenkel auf den Oberschenkel des Shiatsu-Praktiker aufgelagert und somit leicht angehoben und wieder abgesenkt. Dies wurde in mehrfacher Folge ausgeführt sowie zugleich mit beiden Mutterhänden ein sanfte Dreh- und Kippbewegung des Beckens und *ampuku* am *hara* durchgeführt (➢ Abb. III-158).

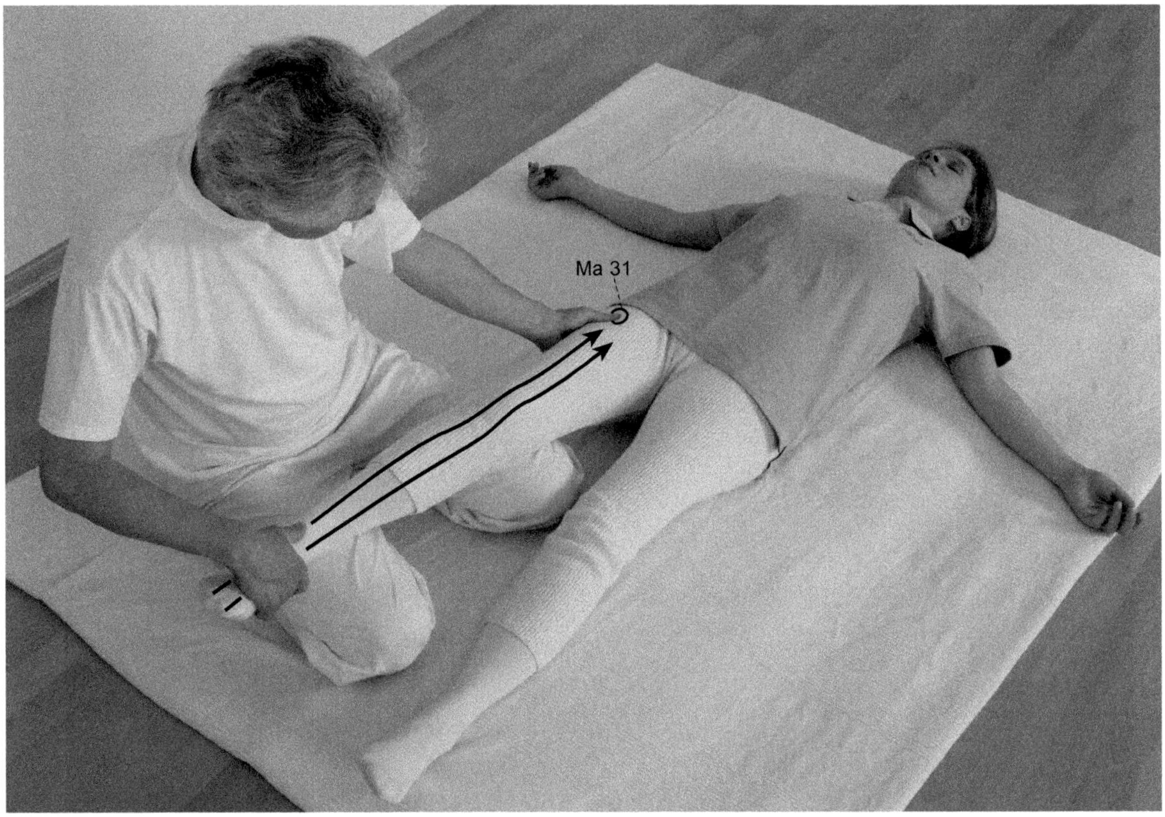

Abb. III-156a Sedation der *Zuyangming* (Ma) Leitbahn

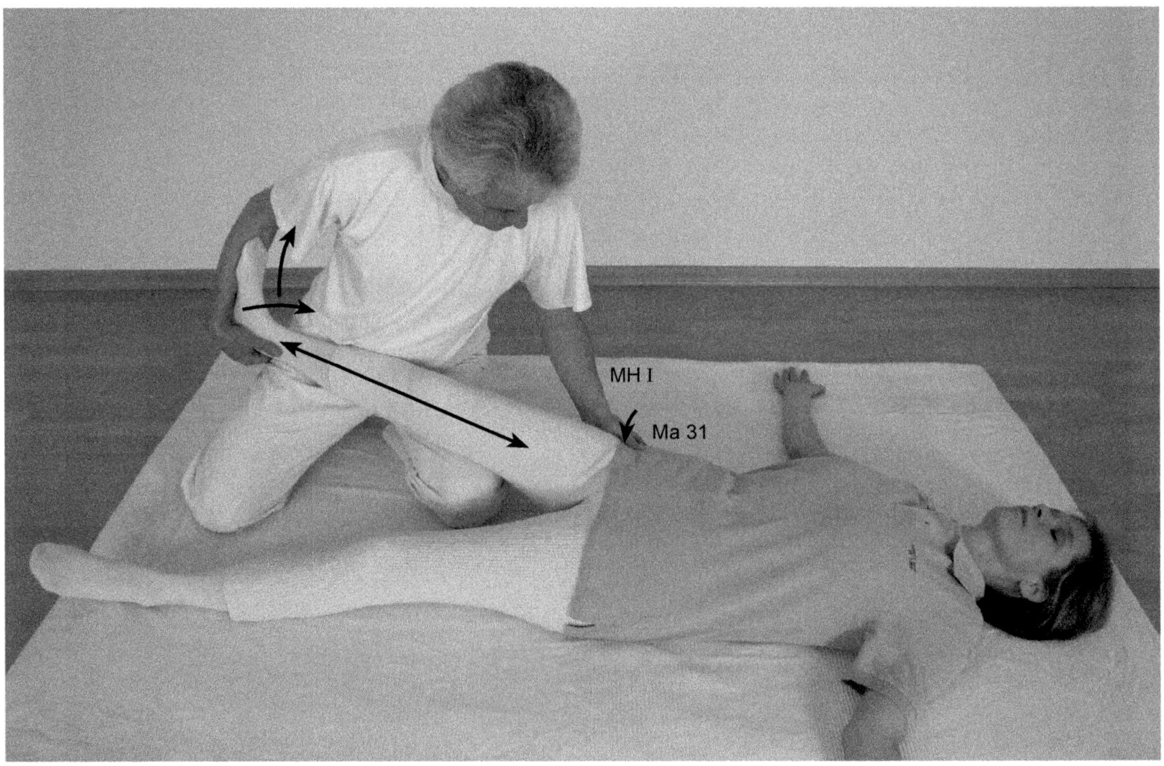

Abb. III-156b Sedation der Kniekehle und der *Zutaiyang* (Bl) Leitbahn

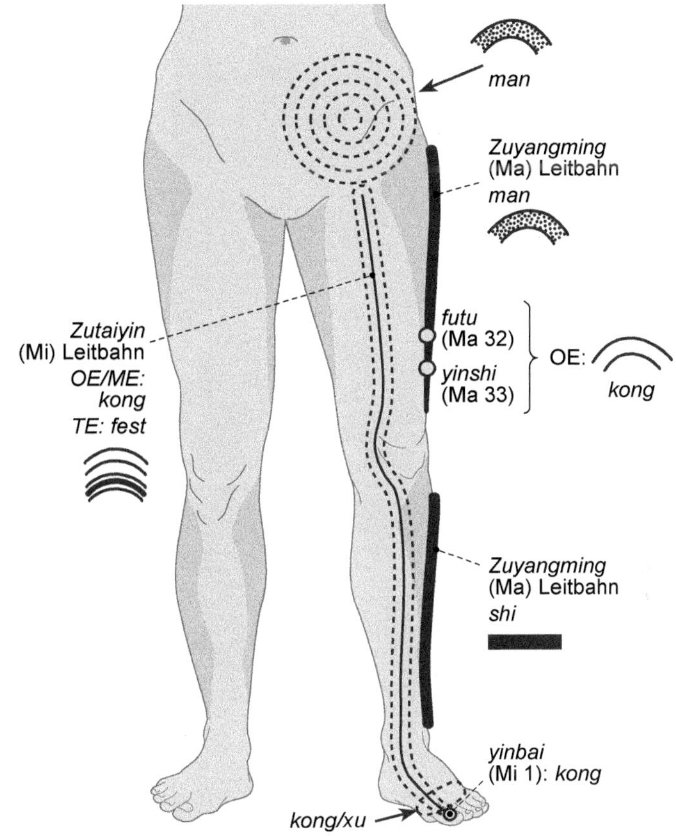

Abb. III-157a Energetisches Bild des linken Beines von vorne

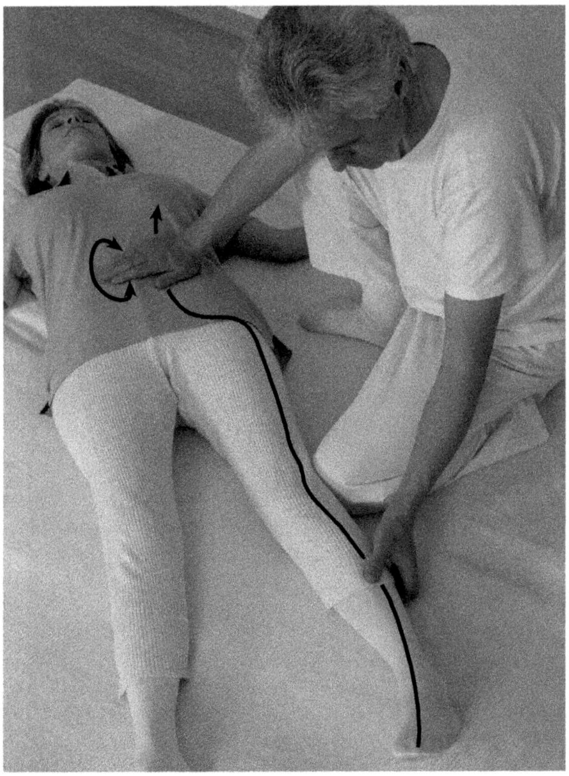

Abb. III-157b Energetische Behandlung des linken Beines

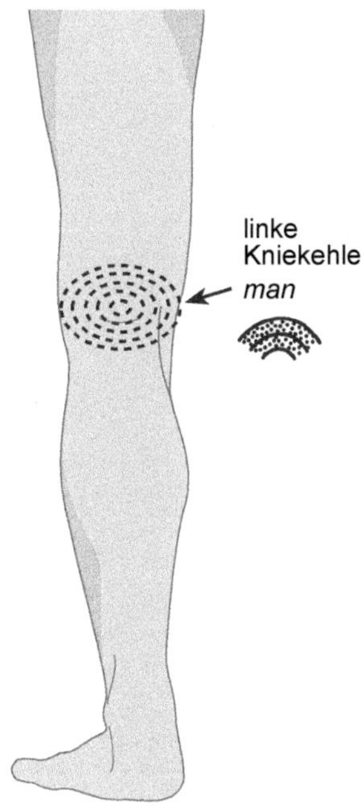

Abb. III-157c Energetisches Bild der linken Kniekehle

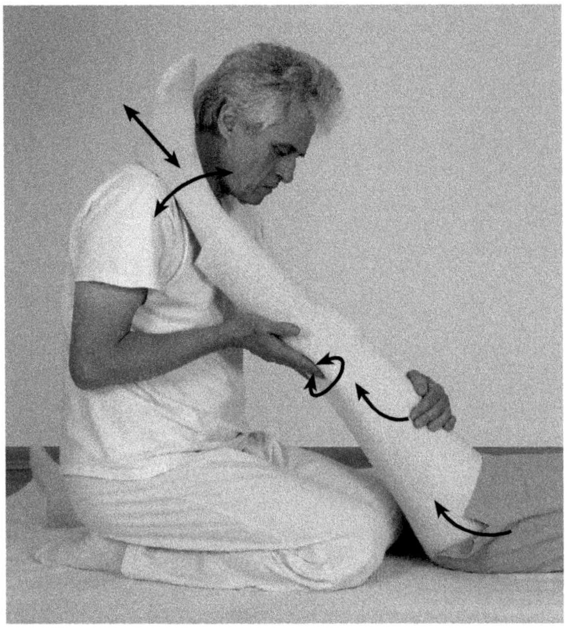

Abb. III-157d Linke Kniekehle

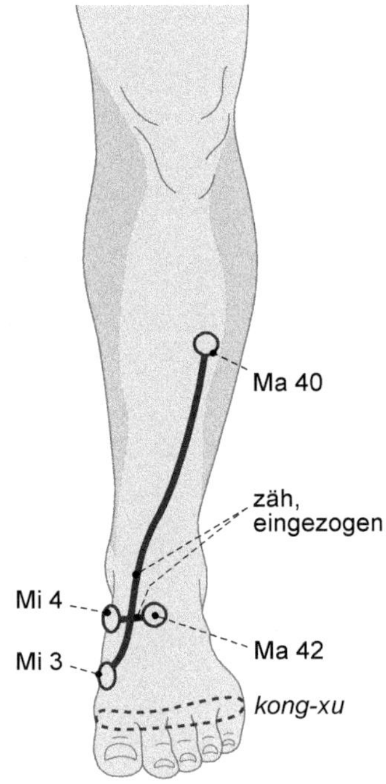

Abb. III-157e Behandlung des linken Beines

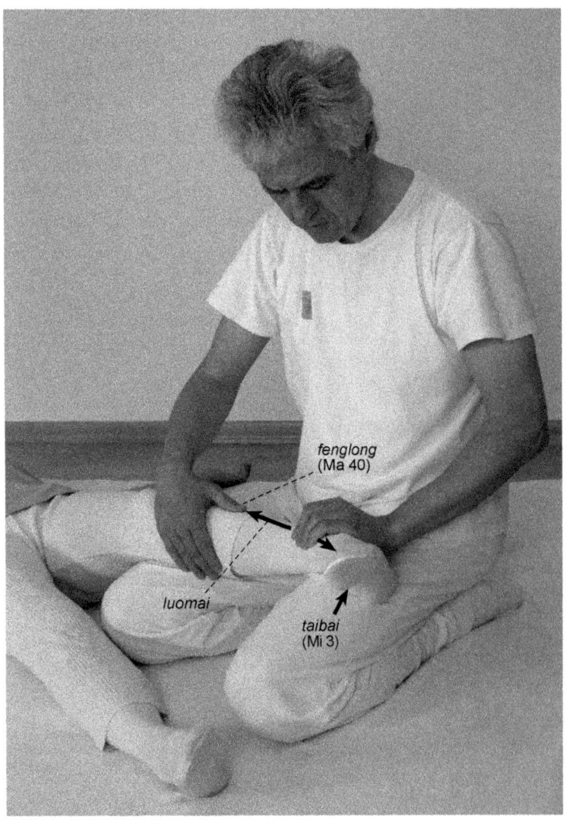

Abb. III-157f Weitere Behandlung des linken Beines

III.7.3.4 Diagnostisch-energetische Zuordnungen der Befunde

Sämtliche Befunde legten zusammen mit der Gezielten Gesprächsführung folgende Schlussfolgerungen nahe: Der Clavus (Hühnerauge) links um den Punkt *yongquan* (Ni 1) zeigt generell eine starke Belastung dieses Bereiches an, welche sich bis auf die knöchernden Strukturen zieht. Von den punktspezifischen Indikationen interessiert in diesem Fall die Zughörigkeit des Punktes zur Wandlungsphase SHAO YANG (Holz-Emblem), die sedative Wirkung dieses Punktes, dessen Bezug zur Ängstlichkeit, der Schwäche von Knie und Fuß, der Bauchbeklemmung und Brustspannung.

Der Patientin fiel während der Behandlung auf, dass sie in der Brust gespannt sei und dass das Herz nach der Behandlung anfing „klarer" zu schlagen!

Das gesamte *hara* war unten linksseitig gebläht und gespannt. Im Verein mit dem ebenso gebläht-gespannten Punkt *dachangshu* (Bl 25) wirkte dieser gesamte Raumbereich im psychischen Sinne typisch stark aufgedehnt und als in der TE angespannt.

Hier ist auch von Bedeutung, dass heftige psychische Belastungen und Überlastungen die dort liegenden Bereiche des Colon sigmoideum und des terminalen Ileums affizieren.

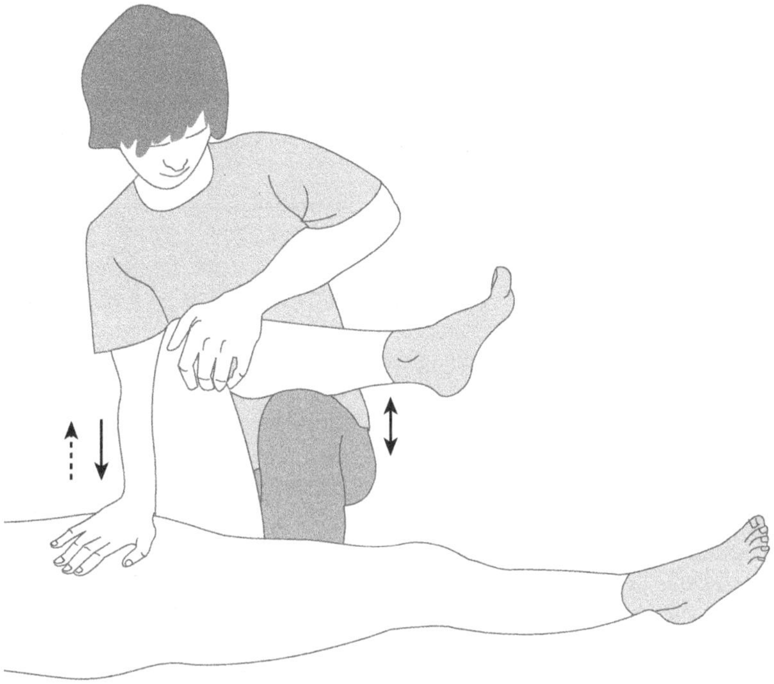

Abb. III-158 Abschluss der Behandlung am Bein

Somit konnte die Obstipationstendenz in diesen Zusammenhang gebracht werden.

Ebenso erschien die linke Kniekehle als gebläht in Stärke *(man)* und gespannt. Hier wurde noch einmal der akute Stress in der Wandlungsphase TAI YIN (Wasser-Emblem) sichtbar. Zu denken war auch an die starken Augenringe als Gebiet der *Zutaiyang* (Bl) Leitbahn.

Die *Zuyangming* (Ma) Leitbahn erschien als generelle Gestalt des linken Beines als zum Knie hin verdickt und ansonsten angespannt, mit Tendenz zur TE. Besonders das Gebiet um die Grundgelenke am Fuß wirkte energetisch sehr schwach und in diesem Sinne kann auch der Clavus gesehen werden.

Weiterhin waren die Punkte *futu* (Ma 32) und *yinshi* (Ma 33) hinsichtlich folgender Indikationen auffallend: Kräftigung des *qi* der Wandlungsphase SHAO YANG (Holz-Emblem), Regulation des *qi* der Kälte (TAI YIN, Wasser-Emblem) im Unteren Erwärmer, Erregungen, Krämpfe und Verspannungen, Kältegefühl des Knies und Kraftlosigkeit der unteren Gliedmaßen.

Entsprechend zur großen Anspannung im linken *hara*, im linken Bein und zur *Zuyangming* (Ma) Leitbahn war die *Zutaiyin* (Mi) Leitbahn insgesamt in die TE verzogen. Dies ist ein sicheres Indiz psychisch zentraler Anspannung oder einer etwaigen, aber in diesem Fall ausgeschlossenen, somatischen Erkrankung.

Symmetrisch zur Gestalt letzterer Leitbahn am Unterkörper war dieselbe am Oberkörper geblähter Natur – hier besonders im herznahen Gebiet.

Wie so oft, so erwies sich auch hier die Behandlung der *Shouyangming* (Di) Leitbahn im Bein als Impulsgeber für deutliche *qi*-Reaktionen. Als dessen Schwäche *(kong)* Bereich, besonders um das Großzehengrundgelenk, tonisiert war und einen Normalpuls zeigte, geriet die gesamte Energetik der linken Seite in Fluss und das linke *hara* entspannte sich, auch für die Patientin spürbar, deutlich.

In diesem Zusammenhang stand auch die Aussage, dass das Herz nun klarer schlage und die Spannung im Thorax geringer werde.

Die *qi*-Gesamtgestalt des rechten Unterkörpers, Beines und *hara* erschien als in der Tendenz bis zur ME und TE eingezogen-gespannt. Der untere Rücken, die Kniekehle und die Ferse waren in dieser Weise extrem angespannt und von krampfartig haltender Natur, während der gesamte Fußrücken aufgebläht und sich derartig stützend zeigte.

Die *Shouyangming* (Di) Leitbahn im rechten Bein nach Masunaga erwies sich auch hier als für die Behandlung sehr wichtig. Die Leitbahn war an der Fußsohle in Schwäche *(kong)* und insbesondere Punkt PaM 153 *linghou* (siehe ➤ Kapitel II.1.1.7) des Fibulaköpfchens extrem gebläht-gespannt in Fülle *(shi)*.

7

Nach den hier erfolgten *qi*-Reaktionen kam auch zunehmend der Dialog der Gezielten Gesprächsführung in Fluss.

Dann waren die Indikationen des Punktes *dachangshu* (Bl 25) von Interesse: Stützpunkt des Rückens, Wirkpunkt auf die *Shouyangming* (Di) Leitbahn und somit indirekt auf dessen Kopplung zur *Zuyangming* (Ma) Leitbahn; Knie kräftigend; gegen Auftreibung des Unterleibs und Obstipation.

Zudem wirkte die Behandlung von *qichong* (Ma 30) und *biguan* (Ma 31) in diesem Fall wie folgt: Stärkung der *Zuyangming* (Ma) Leitbahn und des *Chongmai* („Breite Trossstraße") und hinsichtlich letzterer Leitbahn die Nutzung deren Verbindungskraft der Oben-Unten-, Mitte- und *yin/yang*-Synergetik; Kälte und Schwäche des Kniegelenks; Spannungen im Oberschenkel; Schwäche durch *qi*-Kälte im Unterbauch und Absenkung des emporschlagenden *qi* (Holz-Emblem).

Entsprechend der rechtsseitigen Unterkörperanspannung wirkte diese aus der TE in den rechtsseitigen und gesamten Oberkörper. Damit war ganz besonders auch das *qi* des SHAO YANG (Holz-Emblem) von Wichtigkeit.

In diesem Sinne musste auch noch einmal die *Zutaiyin* (Mi) Leitbahn mit dessen Wirkpunkt *yinbei* (Mi 1) behandelt und beachtet werden. Die Indikationen dieses Punktes waren von großer Bedeutung: Er ist Punkt der Wandlungsphase SHAO YANG (Holz-Emblem) und insbesondere angemessen, wenn diese Wandlungsphase die Wandlungsphase ZHI YIN (Erde-Emblem) überwältigt hat; er wirkt gegen Bauchbeschwerden, Blähungen und kalte Füße.

Gleichfalls muss angenommen werden, dass die Themen der Gezielten Gesprächsführung eine enorme psychische Aufladung hinsichtlich von Angst und vor allem auch hinsichtlich einer tiefliegenden Wut und Abwehrsehnsucht angesichts der direkten oder indirekten frühkindlichen Gewalterlebnisse nahe legen lassen!

Sicher steht die typische Fülle/Leere *(shi/xu)* Symptomatik des rechten Punktes *yingchuang* (Ma 16) in dieser Bedeutung: Beklemmungs- und Völlegefühl in der Brust; innere Kurzatmigkeit; Bauchschmerzen und sicherlich, wenn auch unbewusst, nächtliche Unruhe.

Der stark gelbliche Gesichtsteint lässt auf eine klare und sichtbare Affektion der Wandlungsphase ZHI YIN (Erde-Emblem) schließen, unter Mitbeteilung der Wandlungsphasen SHAO YANG (Holz-Emblem; grün) und TAI YIN (Wasser-Emblem; schwarz).

In Zusammenhang mit den erwähnten Themen der Gezielten Gesprächsführung lässt sich zusammenfassend sagen, dass die Patientin infolge des Gesprächs mit ihrem Bruder und der kräftigen Visualisierung durch den Film eine radikale Aktualisierung ihres biografisch bedingten, äußerst angst- und wutbesetzten Bezuges zur Gewaltthematik erlebte.

Dazu kam eine belastende Entscheidungsproblematik in beruflicher wie privater Hinsicht.

Sie fühlte sich äußerlich und innerlich sehr bedrängt.

Der Sprachgebrauch von: das steh ich durch, das will ich verändern, klären und entmischen, sowie: das Herz erscheint erleichert und schlägt klarer, zeigt einerseits, wie stark diese Problematik sie herausgefordert hatte und andererseits, wie sehr sie geneigt war, diese Problematik anzugehen!

Dies wird auch bezeugt durch die spontane und flüssige Erinnerungs- und Assoziationsfähigkeit während der Gezielten Gesprächsführung, aber auch durch die Erkenntnis, dass viele Vorgänge der Kindheit, und damit wohl auch zu der Gewaltthematik, biografisch noch nicht erinnerungsfähig waren.

Bestätigt findet sich, dass die linke Körperseite tendenziell akute, aktuelle energetische Situationen reflektiert, da auf dieser Seite die Symptome durch die erinnerten Lebenssituationen ausgelöst und in Gang gesetzt wurden. Die Schwellung des linken Knies war der sichtbarste Ausdruck der konkreten Belastungen. Auch der Druck und später dann die Entlastung in der Herzgegend zeigten die aktuelle Bedrängung dieser Situationen an.

Entsprechend war die rechte Seite der sichtbare Ausdruck einer chronifizierten und in die Tiefe eingezogenen Aufladung. Dazu zählt auch die sehr ungleiche Spannung im distalen, im Fußbereich und die generell sehr in die Tiefe ziehende Anspannung. Sicherlich ist auch die besondere Belastung der *Zuyangming* (Ma) Leitbahn und damit die taube rechte zweite Zehe in diesem Zusammenhang zu sehen.

Das Gesicht, dazu ein geblähtes und dennoch sehr fragiles oberes *hara*, das sich erst am Ende der Behandlung zeigte, verdeutlichten nur zu gut die Anstrengung des *qi*-Gleichgewichtssinnes und des *qi* der Mitte.

Insgesamt hatte sich der Körper während der Behandlung aktuell entspannt, waren interessante und wichtige Zusammenschlüsse und Entsprechungen erkannt worden.

In diesem Sinne konnte der Abschluss dieser Behandlung durchaus der Ausgangspunkt zu weiteren Erinnerungen, eventuell auch Träumen hinsichtlich der oben genannten Themen werden.

III.7.4 Fallgeschichte 3: Schulterverspannung einer Architektin, 53 Jahre

III.7.4.1 Anlass

Die Patientin kam wegen Schulter- und Nackenverspannungen zum Shiatsu. Die Verspannungen waren erträglich, störten jedoch das normale Wohlbefinden. Dazu kamen leichte Erkältungssymptome, häufiges Niesen und einen verstopfte Nase rechtsseitig.

Der Patientin waren Shiatsu-Behandlungen geläufig.

Eine eingehende Untersuchung ergab keinerlei positive Befunde in der Schulterregion. Es gab auch keine Einschränkungen des Gelenks, und dennoch stellte sich auch während der Behandlung immer wieder ein Spannungsgefühl an der Schulter ein. Dieses Spannungsgefühl konnte nicht direkt als Schmerz bezeichnet werden, sondern wirkte „schmerznah". Es bestand die akute Befürchtung der Patientin, dass der Schmerz und die Beschwerden zunehmen würden.

III.7.4.2 Diagnostische Vorklärung

Aus der angelegten Kartei der Patientin ergab sich, dass diese im Laufe aller Shiatsu-Behandlungen ihren Nacken und Hals selbst als „Schwachpunkt" bezeichnet hatte.

Es ergab sich ferner, dass sie häufig von Erkältungssymptomen im Hals- und Nasenbereich heimgesucht wurde. Weiter litt sie regelmäßig an verstopfter Nase, an Schwellungen der Schleimhäute und an Spannungen im oberen Schulter- und Nackenbereich.

Tatsächlich erschien der Schulter- und Armbereich der Patientin immer, und damit konstitutionell, als etwas nach vorne rotiert und als angehoben, hochgezogen. Dadurch erhielt der obere Schulterbereich samt der Kopfhaltung etwas leicht Geducktes.

Aus den vorliegenden Ergebnissen der Gezielten Gesprächsführung war ersichtlich, dass diese beschriebenen Symptome durchaus auch in Zusammenhang mit anstrengenden psychischen und sozialsituativen Situationen und Konstellationen gesehen werden konnten.

III.7.4.3 Behandlungsbeginn und weitere Diagnose

Mit den oben angegebenen Informationen und diagnostischen Vorkenntnissen begann die Behandlung.

Deren diagnostisches Resultat soll im nun Folgenden summarisch aufgeführt werden.

Da die Gesamtdiagnose einen eindeutigen Körperseitenbefund ergab, sollen deren Ergebnisse nach der Seitigkeit vorgestellt werden.

III.7.4.4 Befunde der linken Körperseite (yang)

Im Gesamten hatte die linke Körperseite eine eindeutige Tendenz des *qi* zur Schwäche *(kong)* und Leere *(xu)* an der OE und bis in die ME, bei einer Festigkeit und Spannung in der TE.

Diese Gesamttendenz stellte sich in Einzelprofilen wie folgt dar:

Der gesamte linke, seitliche Schädelbereich war an der OE in Schwäche *(kong)* und eingezogen. Ebenso erschien das Profil des Occiput-Bereichs links und rechts bis hin zu den Ohren. Dieses Gebiet wirkte in der TE bis in den Nacken hinein als verspannt.

Auffallend in Schwäche bis Leere (*kong* bis *xu*) waren die linken Punkte *naokong* (Gb 19) und *fengchi* (Gb20).

Linksseitig zeigte sich am Punkte *dicang* (Ma 4) ein Herpes simplex.

Im rückwärtigen linken Thoraxbereich prominierte die *Shoutaiyang* (Dü) Leitbahn von der hinteren Masunaga-Diagnosezone selbst, über die Leitbahn bis in den Punkt *tianzong* (Dü 11) als Fülle (*shi*, jap. *jitsu*).

Im linken Arm war die Leitbahn von der Schulter bis zum Punkt *yanglao* (Dü 6) eher in Stärke *(man)* und warm. Der genannte Punkt *yanglao* (Dü 6) selbst, der Punkt *shaoze* (Dü 1) und die dazwischen gelegene Leitbahn waren leer *(xu)*.

Die Leitbahn *Shoujueyin* (Pe) desselben Armes war an der OE und ME in Schwäche *(kong)* und die TE eingezogen. Der Punkt *neiguan* (Pe 6) war in Schwäche *(kong)*, der Punkt *quze* (Pe 3) war in Fülle *(shi)*.

Im linken *hara* waren die Masunaga-Diagnosezone der *Zuyangming* (Ma) Leitbahn und der *Shousanjiao* (3E) Leitbahn in Leere *(xu)*; die der *Zutaiyin* (Mi) Leitbahn erschien gespannt in Fülle *(shi)* und die der linken Zone der *Shoutaiyang* (Dü) Leitbahn als in Leere *(xu)*.

Im linken Gesäß profilierten sich die *Shoujueyin* (Pe) Leitbahn und die *Chongmai* Leitbahn (Breite Trossstraße) als eingezogen, in der TE fest und an der OE in Schwäche *(kong)*.

Des Weiteren war im gesamten linken Bein die *Zuyangming* (Ma) Leitbahn samt ihrer Punkte *shangjuxu* (Ma 37) und *xiajuxu* (Ma 39) in Schwäche *(kong)*, ohne in der TE kraftlos zu wirken (➤ Abb. III-159).

7

III.7.4.5 Vorläufige Auswertung der Linksseitenbefunde (qi-Hypothesen)

Da das auffällige *qi*-Profil den gesamten Körper ergriffen hatte und eine deutliche, seitliche Asymmetrie vorlag, konnte ein psychischer Befund vermutet werden. Diese Vermutung sollte sich durch den Befund der rechten Seite bestärken.

Somit wird das Schwergewicht der nun folgenden *qi*-Hypothesen auf der psychischen Seite der energetischen Entsprechungen liegen.

Eine erste vorsichtige Hypothese konnte an dieser Stelle sein: Die extreme Seitenverschiedenheit könnte eine Entscheidungsspannung beinhalten. Das Schwäche und Leere Profil *(kong/xu)* der linken OE und die Anspannung in der TE zeigen das *yang* (linke Seite) in einer

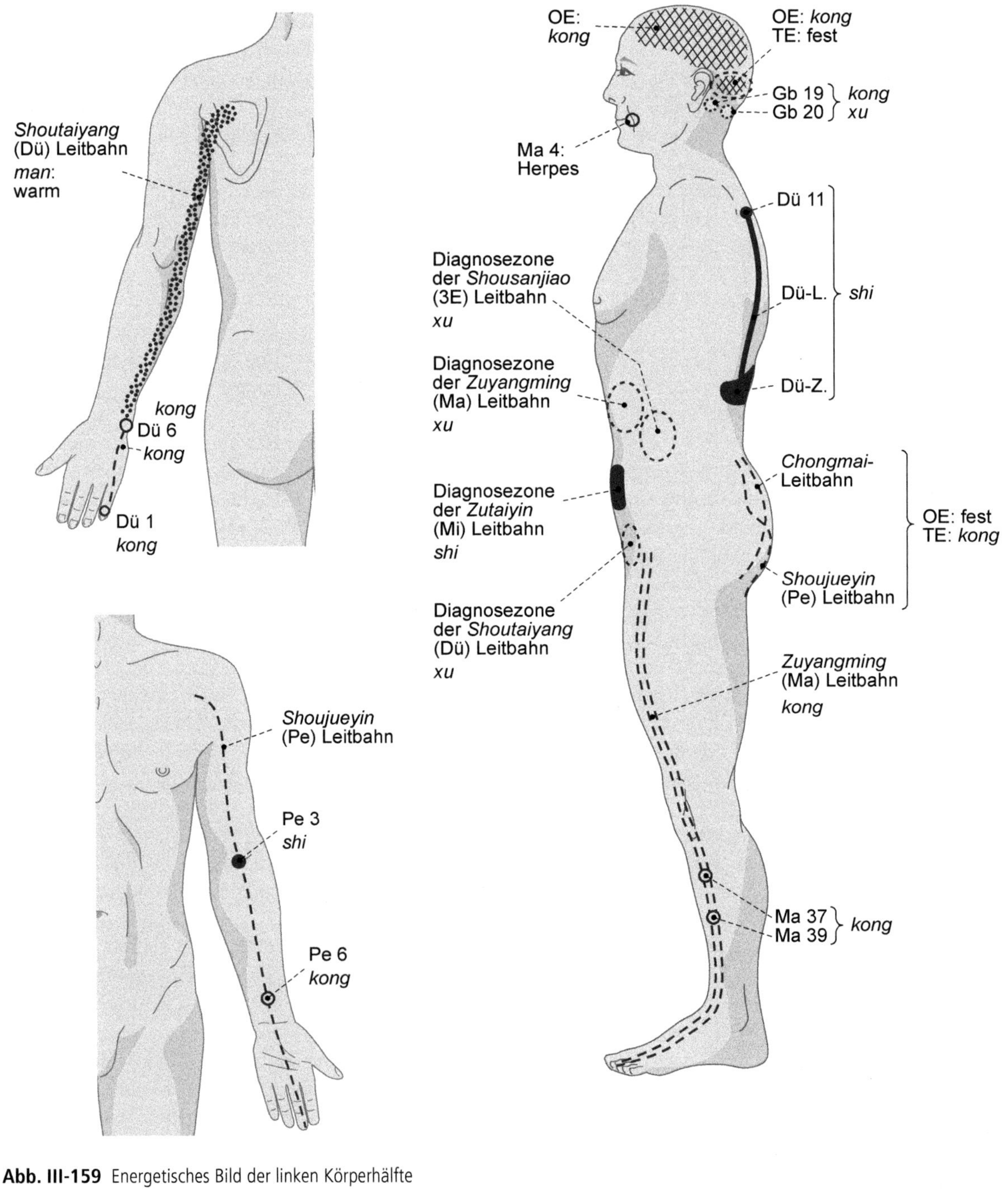

Abb. III-159 Energetisches Bild der linken Körperhälfte

Dynamik des Rückzugs von der OE und dem Außen nach der TE und dem Innen zu.

Generell war an der linken Körperhälfte sichtbar, dass sich das *qi* von der OE und teilweise auch aus der ME in die TE verzogen hatte. Die TE wirkte selbst nicht schwach und kraftlos, sondern eher angespannt. Es lag keine konstitutionelle Schwächung vor.

Diese gewisse energetische „Kühle" in der Dynamik der OE korrespondierte mit überwärmten Bereichen – so der genannte Leitbahnabschnitt der *Shoutaiyang* (Dü) Leitbahn im linken Arm und so auch der Herpes simplex. Die letztgenannte Problematik trat hier als Stomatitis ungesicherter Genesis auf, es konnte jedoch vermutet werden, dass eine durch innere Wind-Hitze und durch innere Hitze-Feuchtigkeit bedingte Affektion der Wandlungsphase SHAO YANG (Holz-Emblem) und der Wandlungsphase ZHI YIN (Erde-Emblem) stattgefunden hatte.

Dazu wirkte die *Shoutaiyang* (Dü) Leitbahn im linken Rücken auch gespannt-hitzig.

Die Diagnosezone dieser Leitbahn war im *hara* und am Rücken in typischer Weise kontralateral und somit synergetisch profiliert: Am Rücken war die Zone linksseitig fest und gespannt, im *hara* dagegen rechtsseitig. Rechtsseitig am Rücken war die Zone eher leer und weich, im *hara* war sie linksseitig leer und weich.

Damit war das *qi* dieser Leitbahn kräftig in die energetische Asymmetrie involviert.

Durch die Schwäche des *qi* an der OE erschienen dort auch energetisch kühle Bereiche. In diesem Sinne waren die Symptome des Niesens und der Erkältung zu verstehen. Auch das gesamte linke Gesäß und das linke Bein zeigten eine klare Abnahme der normalen Oberflächenenergetik und einen Rückzug in die innere Tiefe.

Ebenso zurückgezogen wirkte die Leitbahn der Verteilung *Shoujueyin* (Pe; Feuer-Emblem) im gesamten linken Arm.

Somit kam zu dem Seitenbefund auch eine deutliche Ambivalenz zwischen *qi*-Wärme und *qi*-Kälte zum Vorschein.

III.7.4.6 Auswertung der linksseitigen Leitbahnen und Punkte nach deren Leitkriterien und Indikationen

Die Felder und Bahnen der Wandlungsphase ZHI YIN (Erde-Emblem) (*Zuyangming* [Ma] und *Zutaiyang* [Mi]) waren deutlich affiziert und extrem profiliert. Äußerlich und der OE zu waren sie eher schwach und in der TE und dem Innern zu eher angespannt. Nach den Parametern Masunagas zu Störungen in diesen *qi*-Feldern, besonders hinsichtlich der psychischen Funktionen derselben, konnte in diesem Fall daran gedacht werden, dass eventuell das *qi* der Mitte in seiner Gleichgewichtsfunktion stark belastet war. Dass ein Zuviel an anstrengendem Denken vorgelegen hatte, eventuell zu wenig eigene Gefühle und Gedanken geäußert werden konnten und daher zu viel innerlich gehalten wurde. Man konnte vermuten, dass eine gewisse Vorsicht und Ängstlichkeit den Organismus ergriffen hatte und dass möglicherweise auch eine tatsächliche Nahrungsaufnahme (z. B. in Form eines gesellschaftlichen Essens) sehr unruhig verlaufen war.

Denn im *hara* wirkte die umbilikane Zone der *Zutaiyin* (Mi) Leitbahn sehr gespannt und in Fülle *(shi)*. Ein gewisses innerliches Anhalten war der Patientin typisch zu eigen.

Die kräftige Mitbeteiligung der *Shoutaiyang* (Dü) Leitbahn an der *qi*-Dysbalance konnte vermuten lassen, dass die Neigung zu viel zu denken und eine zu starke Geduld die Emotionen übertrieben kontrolliert haben. Dazu kamen gewisse seelische Erschütterungen, eine ungenügende Ruhe beim Essvorgang selbst und dass generell eine Überlastung der Assimilationskraft vorgelegen hatte.

Auch das Profil der *Shoujueyin* (Pe) Leitbahn legte solche Vermutungen, wie die einer nervösen Unruhe, von Herzklopfen und Brustenge, einer Überemfindlichkeit und eines gestörten Gefühlsbereichs nahe. Differenzialdiagnostisch war an dieser Stelle auch die extrem verspannte Haltefunktion der *Shoutaiyang* (Dü) Leitbahn am linken Rücken und im Herzbereich mitzubedenken.

Die deutliche Profilierung des *Chongmai* ließen dessen Funktion eines Ausgleichsreservoirs aller *yin*- und *yang*-Leitbahnen sowie dessen direkter Bezug zur *Zuyangming* (Ma) Leitbahn als auffällig erscheinen.

Zu diesen Zuordnungen sind des Weiteren noch die Indikationen der involvierten Punkte zu bedenken.

Dicang (Ma 4) wirkt als Verbindungspunkt *(jiaohuixue)* zur *Shouyangming* (Di) Leitbahn, zum *Renmai* (Ren) und zum *Yangqiaomai* (Emporziehende *yang*-Leitbahn); letztere beide Leitbahnen waren in diesem Fall für den konkreten Behandlungsverlauf von Wichtigkeit (siehe weiter unten). Ferner besänftigt dieser Punkt Wind-Affektionen!

Naokong (Gb 19) und *fengchi* (Gb 20) wirken als Verbindungspunkte *(jiaohuixue)* zum *Yangqiaomai*, zur *Shoushaoyang* (3E) Leitbahn und zum *Yangweimai* (Haltenetz des *yang*). Auch diese Leitbahnen sind für die Behandlung von Wichtigkeit (siehe unten).

Beide Punkte wirken zur Besänftigung, Zerstreuung und Kühlung von Wind-Affektionen, bei Stimmverlust und Stresssymptomatiken sowie bei Erkältungen, Niesen und verstopfter Nase, darüber hinaus auch auf Halsschwellungen, Nacken- und Schulterverspannungen.

Shaoze (Dü 1) wirkt als Punkt des Metall-Emblems, als Wind zerstreuend, im Falle eines Gefühls der Zusammenschnürung des Halses, einer Brustenge und Armverspannung sowie hinsichtlich einer geschlossenen „Oberfläche".

Yangliao (Dü 6) hat als *xi*-Spaltpunkt *(xixue)* Bedeutung bei tiefliegenden Problemen und Einflussnahmen. Er zerstreut Wind, entkrampft den Bewegungsapparat, harmonisiert den Funktionskreis Leber *(gan)* und die Wandlungsphase SHAO YANG (Holz-Emblem), wirkt auf Halsverspannungen und Herzschmerzen.

Tianzong (Dü 11) reguliert die Prozesse der Wind-Feuchtigkeit (Relation zwischen Wandlungsphase SHAO YANG (Holz-Emblem) und ZHI YIN (Erde-Emblem)) und löst Spannungen in der Brust.

Quze (Pe 3) interessiert hier als *he*-Meerpunkt *(hexue)* mit Bezug zur Wandlungsphase TAI YIN (Wasser-Emblem), stützt die *Shoutaiyin* (Lu) Leitbahn und die *Shoushaoyin* (He) Leitbahn, wirkt gegen Palpitationen, trockenem Mund, bei Unruhe und vertreibt Wind aus dem Oberen Erwärmer (Brust, Lunge, Herz).

Neiguan (Pe 6) ist Anknüpfungspunkt *(luoxue)* mit der *Shoushaoyang* (3E) Leitbahn, Verbindungspunkt *(jiaohuixue)* und Intitiationspunkt zum *Yinweimai* (Haltenetz des *yin*) und somit ebenfalls von größtem Interesse für die ausgeführte Behandlung (siehe unten)!

Weiter wirkt dieser Punkt bei Spannungen in den oberen Extremitäten und Nackensteifheit, bei Palpitationen und psychischen Störungen und zur Zerstreuung von Ängstlichkeiten und Verzagtheiten.

Shangjuxu (Ma 37) ist unterer *he*-Meerpunkt (System der Fünf Antiken Punkte) zur *Shouyangming* (Di) Leitbahn. Er wirkt regulierend auf diese beiden gekoppelten Leitbahnen, erweicht Blockaden und Verhärtungen, kühlt und lindert Spannungen oder Schmerzen im Darmbereich.

Xiajuxu (Ma 39) interessiert in diesem Fall in Bezug auf seine Wirkung auf Wind-Prozesse im unteren Erwärmer, die Kräftigung der Abwehrenergie *(weiqi)* und der *Zushaoyin* (Ni) Leitbahn sowie in seiner Wirkung auf spontane Schweiße.

Insgesamt waren in diesem Fall diese Punkte besonders hinsichtlich ihrer Wirkung auf Wind-Ungleichgewichte, die Blut- und Wärmeverteilung, auf Verspannungen und *qi*-Blockaden im Oberkörper signifikant.

III.7.4.7 Behandlung und Befunde der rechten Körperseite

Die gesamte rechte Körperseite wirkte in sich sehr unausgeglichen und tendenziell in Fülle *(shi)*.

Die gesamte rechte Schädelseite war gespannt und in Fülle *(shi)*. In diesem Bereich herrschte ein surrender Puls.

Im Gegensatz zu den Verhältnissen auf der linken Seite war die rückwärtige Diagnosezone der *Shoutaiyang* (Dü) Leitbahn samt des Punktes *tianzong* (Dü 11) von Leere *(xu)* Natur, an OE und ME leer und in die TE gezogen.

Selbige Leitbahn war am gesamten rechten Arm eingezogen, straff und fest, von Fülle *(shi)* Kondition.

Besonders auffallend war der ganze Bereich des Organs Leber, die Masunaga-Diagnosezone der *Zujueyin* (Le) Leitbahn und das gesamte rechte untere *hara*. Diese Bereiche wirkten außerordentlich aufgeladen, in Stärke *(man)*, zäh und schwer; der Puls trug in diesen Bereichen einen schweren, stagnativen Charakter.

In direktem Bezug hierzu stand die Tatsache, dass die Leitbahn *Zujueyin* (Le) im Bereich der großen Zehe und des Punktes *taichong* (Le 3) deutlich als überwärmt erschien.

Auffällig wirkten im rechten Bein noch das Profil der *Zuyangming* (Ma) Leitbahn und der *Zushaoyin* (Ni) Leitbahn. Ersteres war durchweg in Fülle *(shi)*, gespannt und der Längsrichtung nach von welliger Natur und wirkte so wie spastisch angezogen, teilweise gestaut und verkrampft. Die *Zushaoyin* (Ni) Leitbahn war am Oberschenkel, entlang der Verlaufsbahn nach Masunaga, und in der Kniekehle äußerst stark aufgebläht und in Stärke bis Fülle *(man/shi)*. Die gesamten Strecken wirkten als Gestalt (Idos) überdimensional und extrem verdickt (➤ Abb. III-160).

III.7.4.8 Auswertung der rechtsseitigen Leitbahnen, Bereiche und Punkte nach deren Leitkriterien und Indikationen

Der rechte Schädelbereich wirkte wie unter einer Gesamtanspannung angestrengt und aufgeladen und im *qi*-Puls von sehr aufgeregter, angespannter und im gewissen Sinne entkoppelter Natur. Der surrende Charakter des Pulses verriet dessen Stärke, aber auch eine gewisse Verselbständigung und Entwurzelung von der körperlichen Basis, vom körperlichen Auffang- und Resonanzraum.

Die Spannkraft der Wandlungsphase TAI YANG (Feuer-Emblem) hatte sich in die *Shoutaiyang* (Dü) Leitbahn hinten am Rücken stark in die TE verzogen, tauchte im Arm als enorm tätige Haltung und Anspannung auf und im rechten *hara* als geblähte, stagnative Spannung.

Angesichts dieser *qi*-Profile war die Anspannung der assimilativen Arbeit dieses Energiefeldes unmittelbar evident. Zudem war der Bereich im geblähten unteren rechten *hara* ein weiters Indiz für die psychische Anspannung. In diesem Bauchbereich reflektiert eine Spannung im terminalen Ileum und im Bereich der Ileozökalklappe häufig psychische Anspannungen der entsprechenden Person.

Zu diesem Bild einer zähen und haltenden Aufladung (mit einer Fülle *[shi]* Tendenz) passt die geblähte Spannung des gesamten Bereichs des Organs der Leber, des rechten unteren *hara* und der genannten Diagnosezone.

In diesem Sinne war generell an eine heftige innere Dynamik von Wind-Prozessen zu denken, einem Emporschlagen von *yang* und Hitze sowie von Hals-, Kopf- und Schulterspannungen.

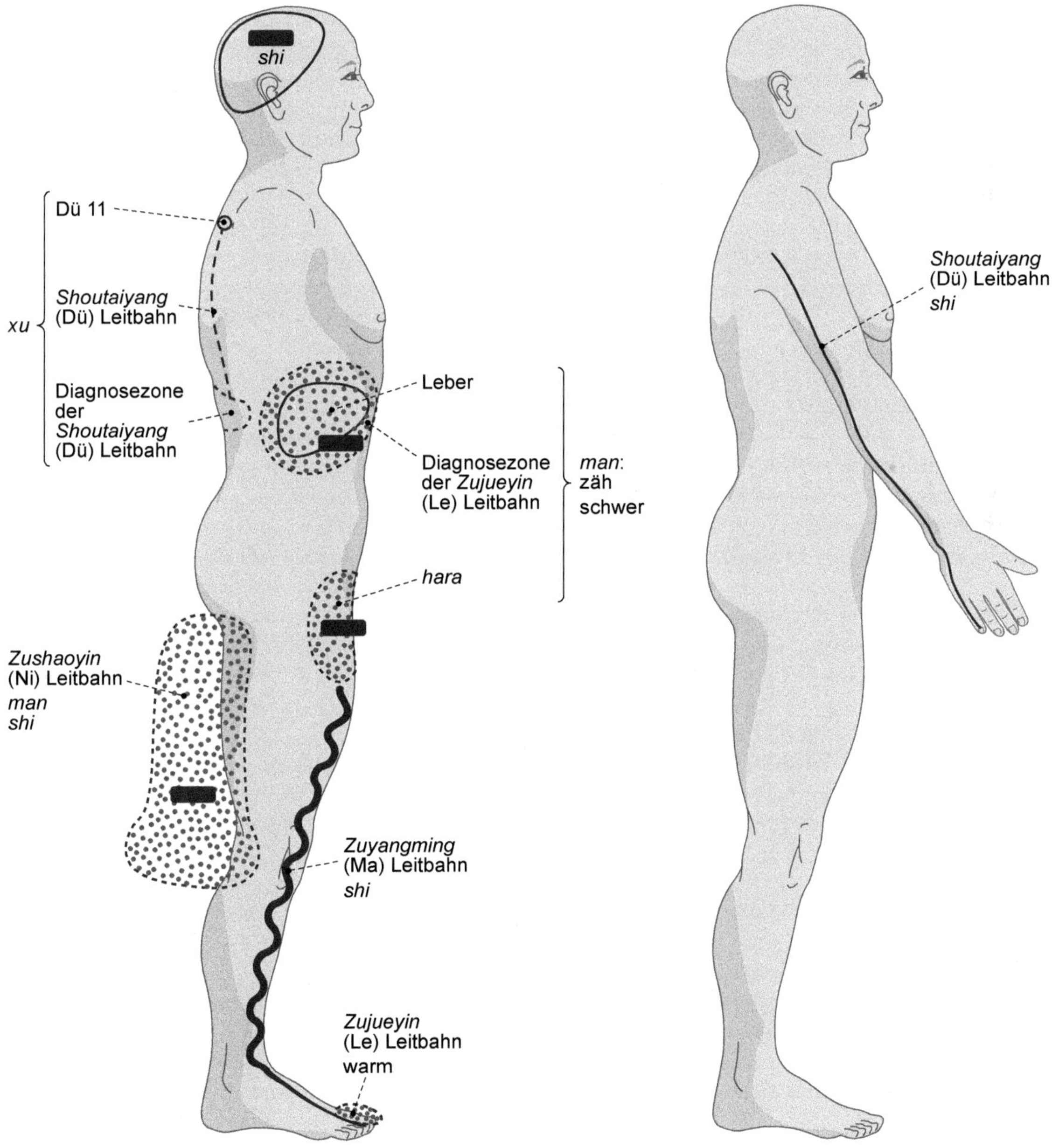

Abb. III-160 Energetisches Bild der rechten Körperhälfte

Für eine kräftige Aufladung (mit Fülle-Tendenz) der Wandlungsphase SHAO YANG (Holz-Emblem) sprach auch der erwärmte Fußbereich. Der Punkt *taichong* (Le 3) war in dieser Hinsicht wichtig durch seine Wirkung: auf die Wandlungsphase ZHI YIN (Erde-Emblem); als Punkt des Ursprungs-*qi (yuanxue)* und dessen schnelle, reaktive Wirkung auf die Dynamik der zugehörigen Leitbahn; für die Regulation der Wandlungsphase SHAO YANG (Holz-Emblem) und die Absenkung des *yang* der *Zujueyin* (Le) Leitbahn sowie für die Einregulation von Blut *(xue)* und von Kühle.

Als wichtiges Gegengewicht zu der oben beschriebenen Aufladung und Anspannung wirkte ganz akut die mächtige haltende Funktion der *Zushaoyin* (Ni) Leitbahn. Diese gab gleichsam dem rechten Oberkörper von unten her *qi* und festen Halt, letzteres allerdings auf Kosten einer äußerst statischen und geblähten Profilation.

Die gesamte rechte Seite wirkte als mächtige kaudale und zentrale Aufladung und Spannung. Dazu kam eine sehr angespannte Tätigkeitsspannung posturaler Natur in den Extremitäten. Die gesamte Oberfläche schien einer Richtung nach geladen!

III.7.4.9 Befunde der Körperrückseite und qi-Auswertungen

An der Körperrückseite wurden die vorgenannten *qi*-Profile noch auffallend ergänzt. So waren der Nackenbereich und die oberen zwei Drittel der Masunaga-Diagnosezone der *Shoutaiyin* (Lu) Leitbahn deutlich überwärmt bis heiß.

Das untere Drittel war eher kühl, ebenso wie die Diagnosezone der *Shoushaoyin* (He) Leitbahn und der *Shoujueyin* (Pe) Leitbahn. Der gesamte Bereich wirkte einheitlich kühl.

Die angesprochene Wärme bis Hitze reflektierte deutlich eine Anspannung und Arbeitstätigkeit in jenem Bereich des Körpers, an welchem die rhythmischen *qi*-Bewegungen und inneren Bewegtheiten auf dem Wege sind, die Grenze zum Äußeren und zur Veräußerung zu überschreiten.

Die Kühle im Bereich der rückwertigen Energie der Wandlungsphase TAI YANG (Feuer-Emblem) zeigt deren Tendenz tief in das Innere und zu anderen Bereichen und Leitbahnen *(Zujueyin, Shoutaiyin)* zu wirken an. Dazu zählt sich auch eine sehr angespannte, feste *Shoujueyin* (Pe) Leitbahn im rechten Gesäß, welche die Dominanz der Aufladung und zentralen Spannung in diesem Bereich bestätigte.

Hier war hinsichtlich der Hals- und Nackenverspannung an eine tiefliegende Verspannung in den Bahnen der Muskel-Sehnen-Leitbahn *(jingjin)* der *Zushaoyin* (Ni) Leitbahn zu denken (➤ Abb. III-161).

III.7.4.10 Konklusionen aus den Befunden und daraus folgende Gezielte Gesprächsführung

Eine Zusammenfassung aller vorgenannten Gestaltbildungen zu einer vielschichtigen Gesamtgestalt (Idos) konnte folgendes *qi*-Bild darstellen: Die Patientin erschien zur rechten Körperseite hin als deutlich aufgeladen und von warmer bis hitziger Aktivität. Die Extremitäten waren von gespannter Haltung. Der Puls verriet eine Stärke *(man)*, Ladung und gewisse Verselbstständigung. Diese mächtig aufgeblähte Gesamtfülle wirkte regelrecht in den rechten äußeren Raum hinein!

Der linke Körperraum zeigte eine deutliche Spannungsminderung an der Oberfläche, eine Tendenz zur Zentralisation und zur rechten Körperseite hin, wobei der linke Rücken, der Lungen- und Herzraum bis an der Oberfläche äußerst gespannt war.

Der rückwärtige Raum bestätigte diese Seitenprofile.

Die gesamte Energetik produzierte klare Entkopplungen und Ambivalenzen in der Verteilung von Wärme und Kühle im Organismus.

Der Kopf- und Schädelbereich wirkte nach rechtsseitig zu kontrahiert geladen.

Die genannten und involvierten Leitbahnen legten eine besondere *qi*-Aktivität im Bereich des Denkens, Sprechens, im Bereich einer affektiven Aufladung innerer Winddynamiken, einer Anstrengung des rhythmischen Systems, einer großen zentralen und extremalen Haltetätigkeit, einer gewissen Entkopplung von *yin* und *yang* sowie einer Überlastung der Scharnierenergetik (Wandlungsphase ZHI YIN (Erde-Emblem) und Leitbahnen der ME) nahe.

Die involvierten Punkte deuteten häufig auf eine Wind- und Blut *(xue)*-Symptomatik hin. Ebenso kam eine gewisse Verkrampfungsneigung des Körpers in Betracht.

Das *qi* der Mitte schien stark angespannt. Das *yin-qi* (linke Körperseite) zeigte eine mächtige Tendenz der Aufblähung und hin zur Entladung.

Diese energetischen Ungleichgewichte konnten eindeutig in Bezug zu den genannten Beschwerden und Symptomen stehen, welche eingangs als Anlass der Behandlung erwähnt wurden (siehe oben).

Im Sinne der Wandlungsphasenenergetik schien es denkbar, dass eine extrem aufgeladene Wandlungsphase SHAO YANG (Holz-Emblem) für eine Dysbalance in der Wandlungsphase ZHI YIN (Erde-Emblem) gesorgt hatte. Die Wandlungsphase TAI YANG (Feuer-Emblem)

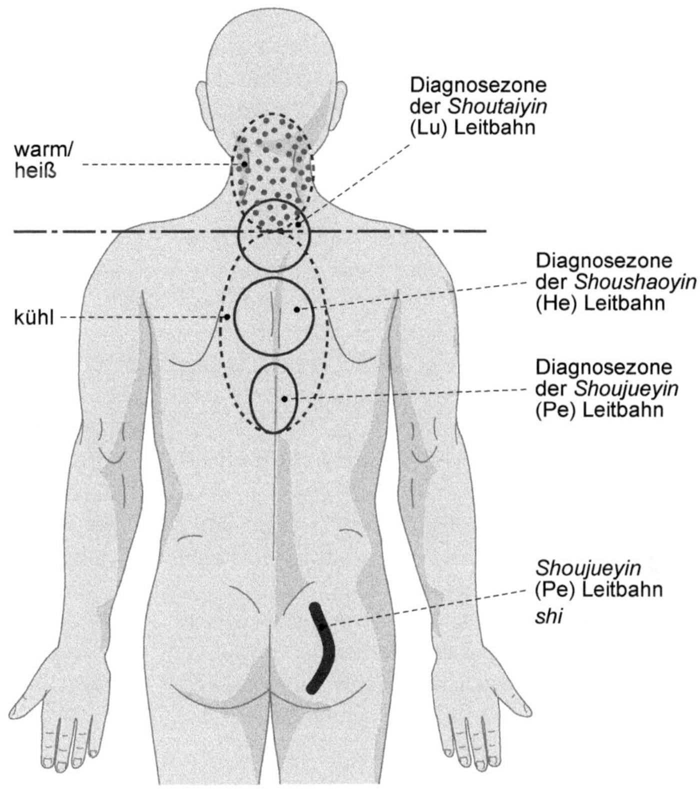

Abb. III-161 Energetisches Bild und Temperaturbefund der Körperrückseite

wirkte stark in Anspruch genommen, die Wandlungsphase TAI YIN (Wasser-Emblem) als ihr Widerlager stand auch stark unter Druck.

Bei alledem wirkte die Wandlungsphase SHAO YIN (Metall-Emblem) als *Shoutaiyin* (Lu) Leitbahn und als *Shouyangming* (Di) Leitbahn auffällig unauffällig!

Als Bild konnte angenommen werden, das ein Impuls die Wandlungsphase SHAO YIN (Metall-Emblem) geschwächt hatte, die Phase SHAO YANG (Holz-Emblem) in Wallung, die Wandlungsphase ZHI YIN (Erde-Emblem) aus der Balance und die Wandlungsphasen TAI YANG (Feuer-Emblem) und TAI YIN (Wasser-Emblem) unter starke Belastung gesetzt hatte.

Dieser eine Impuls konnte eine Situation oder ein Anlass gewesen sein, welcher eventuell mit einer im weitesten Sinne Nahrungssituation zu tun gehabt hatte.

Dieser eine Impuls hatte das *qi*-Gesamtgefüge in einem ganzen Sinne typischerweise beeinflusst und profiliert. Die unendliche Komplexität der *qi*-Prozesse ließ diesen einen Impuls in Körper, Psyche und Geist in vielfältigster Form und Weise erscheinen.

So kann ein sozialer und situativer Impuls eine konkrete Formgebung bis hinein in die konkret sinnlichen Körperformen und -gewebe bewirken.

Die Patientin erinnerte Zusammenhänge, nach denen sie in Stresssituationen häufiger Hals- und Erkältungsprobleme bekam.

In diesem Fall konnten die Halsprobleme durchaus im Zusammenhang mit Stress im Nacken (*Zutaiyang* [Bl] Leitbahn) und der Wandlungsphase SHAO YANG (Holz-Emblem) stehen, sowie mit dem Emporschlagen des *qi* im Zusammenhang mit der Aktivität der *Zujueyin* (Le) Leitbahn.

Insofern konnte die Auffälligkeit des „Schwachpunktes" Hals ein deutliches Indiz von sozialsituativen oder psychogenen Stress sein.

Im Rahmen der Gezielten Gesprächsführung wurde nun nach solch einem sozialen Anlass in einem eventuellen Zusammenhang mit der Nahrungsaufnahme gefragt.

Die Patientin erwähnte ein Abendessen in einem Restaurant, welches vor ein paar Tagen stattgefunden hatte. Dieses Essen und Treffen hatte sie sehr angestrengt und belastet. Sie hatte sich mit einer für sie emotional wichtigen und nahen Person getroffen. Das Treffen war jedoch von Anspannung und Diskussionen geprägt gewesen.

Der Befund zeigte, wie tief dieser Disput das energetische Gefüge der Patientin geprägt hatte. Da bei entsprechend tiefgehender Einwirkung auf das *qi*-Profil dessen

Rückformung zum normalen *qi*-Profil eine längere Zeit dauert, ist es nicht verwunderlich, dass die Patientin das deutliche Gefühl hatte, dass diese Schulterprobleme länger dauern könnten und eher noch zunehmen würden. Da der Patientin die Genese dieser Probleme nicht bewusst war, erschienen ihr die Schulterprobleme als eine unklare Bedrohung, welche Angst erzeugt. Eine solche Angst löst sich erst, wenn sie durch konkrete Bezüge und inneres Verstehen ausbalanciert wird.

Nun konnte der Patientin vom Therapeuten auch gesagt werden, wo der Gesprächspartner bei Tisch gesessen hatte – nämlich rechts von ihr. Sie bestätigte dies und war ob dieser richtigen Vermutung höchst erstaunt.

Ein Lesen der *qi*-Profile lässt diese Erkenntnis jedoch als völlig normal erscheinen.

In der gleichen Zeit der diagnostischen Behandlung und der Gezielten Gesprächsführung wurde die Patientin entsprechend der *qi*-Profile behandelt.

Aus dieser Behandlung sollen im Folgenden nur exemplarische Momente aufgezeigt werden.

Zum Abschluss wird noch kurz über die typischen Veränderungen des *qi*-Profils in den dann folgenden Behandlungen berichtet.

III.7.4.11 Konkrete Behandlungsschritte

Von Interesse ist in diesem Fall insbesondere die Behandlung einer Auswahl aus den Acht Unpaarigen Leitbahnen: des *Yangweimai*, des *Yangqiaomai*, des *Chongmai*, des *Daimai*, des *Dumai* (Du), des *Yinweimai* und des *Renmai* (Ren).

Diese Leitbahnen wurden gewählt, um generell das *yin* und *yang* auszugleichen und die Oben-Unten-, Innen-Außen- und Links-Rechts-Kopplungen zu regulieren.

In diesem Zusammenhang ist es sinnvoll, noch einmal darauf hinzuweisen, dass der *Daimai* einen deutlichen Bezug zu den *hara*-Diagnosezonen, der *Yangqiaomai* einen Bezug zur *Shouyangming* (Di) Leitbahn im Bein, der *Yangweimai* einen Bezug zur *Shoushaoyang* (3E) Leitbahn im Bein und der *Yinweimai* einen Bezug zur *Shoujueyin* (Pe) Leitbahn nach Masunaga haben.

Behandlung des Daimai

Die Behandlung beginnt in Rückenlage und mit der gezielten Arbeit am *Daimai*. Der *Daimai* durchströmt transversal das gesamte *hara*, insofern werden also das *hara* und hier insbesondere die Diagnosezonen der oben genannten Leitbahnen behandelt. Das *hara* meint hier den dreidimensionalen Raum des Bauches, also auch den Rücken und die Flanken (➤ Abb. III-162).

Nach Behandlung der Zonen wird die eigentliche Bahn des *Daimai* behandelt. Das *qi*-Profil der Bahn wird während der Behandlung diagnostiziert und so kann gezielt an den entsprechenden Stellen in die in diesem Fall besonders involvierten Leitbahnen hineingearbeitet werden. Generell wird die Bahn zunächst durch das Verbinden und Halten ihrer Schwäche/Leere *(kong/xu)* und Stärke/Fülle *(man/shi)* Abschnitte behandelt.

Die Energetik der Leitbahn *Daimai* wird dabei durch die Stimulation und das Halten der Punkte *daimai* (Gb 26), *wushu* (Gb 27) und *weidao* (Gb 28) durch die Mutterhand I (MH I) sowie durch die Arbeit der Mutterhand II (MH II) an dem Punkt *linqi* (Gb 41) als Initiationspunkt des *Daimai* beeinflusst (➤ Abb. III-163).

Anschließend wird die linke Seite und dort der *Yangweimai* (entspricht bei Masunga der *Shoushaoyang* [3E] Leitbahn im Bein) behandelt.

Da diese Leitbahn sehr gut in Seitenlage behandelt werden kann, begab sich die Patientin in die rechte Seitenlage.

Behandlung des Yangweimai

Die MH I hält den ersten Ausgangspunkt der Bahn, *jinmen* (Bl 63; Besänftigung von Wind, Stützung des Holz-Emblems), und die MH II behandelt die gesamte Bahn von unten nach oben. Im Verlaufe der Behandlung können auch sämtliche Punkte der Bahn untersucht werden (siehe ➤ Kapitel II.1.1.7). Besondere Aufmerksamkeit ist in diesem Fall den Punkten *naohui* (3E 13) und *tianjiao* (3E 15) zu schenken. Diese zerstreuen Wind und regulieren Schulterbeschwerden. Zudem kann über die Kopfpunkte dieser Leitbahn die Spannung in der tiefen Ebene (TE) wirkungsvoll behandelt werden.

Gezielt wird dann von der MH II der Punkt *waiguan* (3E 5) behandelt. Dieser Punkt ist Anknüpfungspunkt *(luoxue)* zur *Shoujueyin* (Pe) Leitbahn und Verbindungspunkt *(jiaohuixue)* mit dem *Daimai*.

Abschließend verbleiben MH I und MH II solange an den Punkten *jinmen* (Bl 63) und *waiguan* (3E 5) bis ein Normalpuls der Bahn festgestellt ist.

Durch die Behandlung der Bahn werden das *qi* der Oberfläche, auch die Abwehrenergie *(weiqi)*, und die gesamte Wärme-Kälte-Regulation des Körpers positiv beeinflusst (➤ Abb. III-164).

Nach dieser Behandlung wird in linker Seitenlage nun der *Yangqiaomai* (entspricht bei Masunaga auch der *Shouyangming* (Di) Leitbahn im Bein) reguliert.

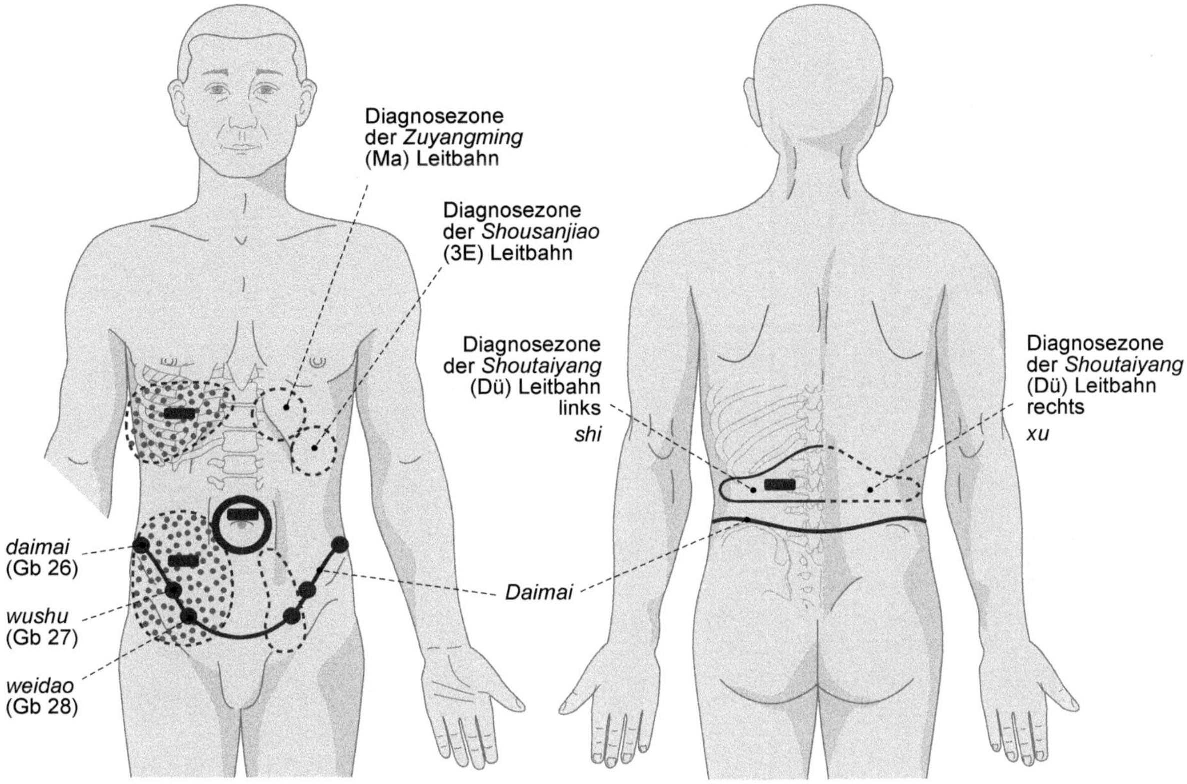

Abb. III-162 Energetisches Bild und Diagnosezonen am *hara*

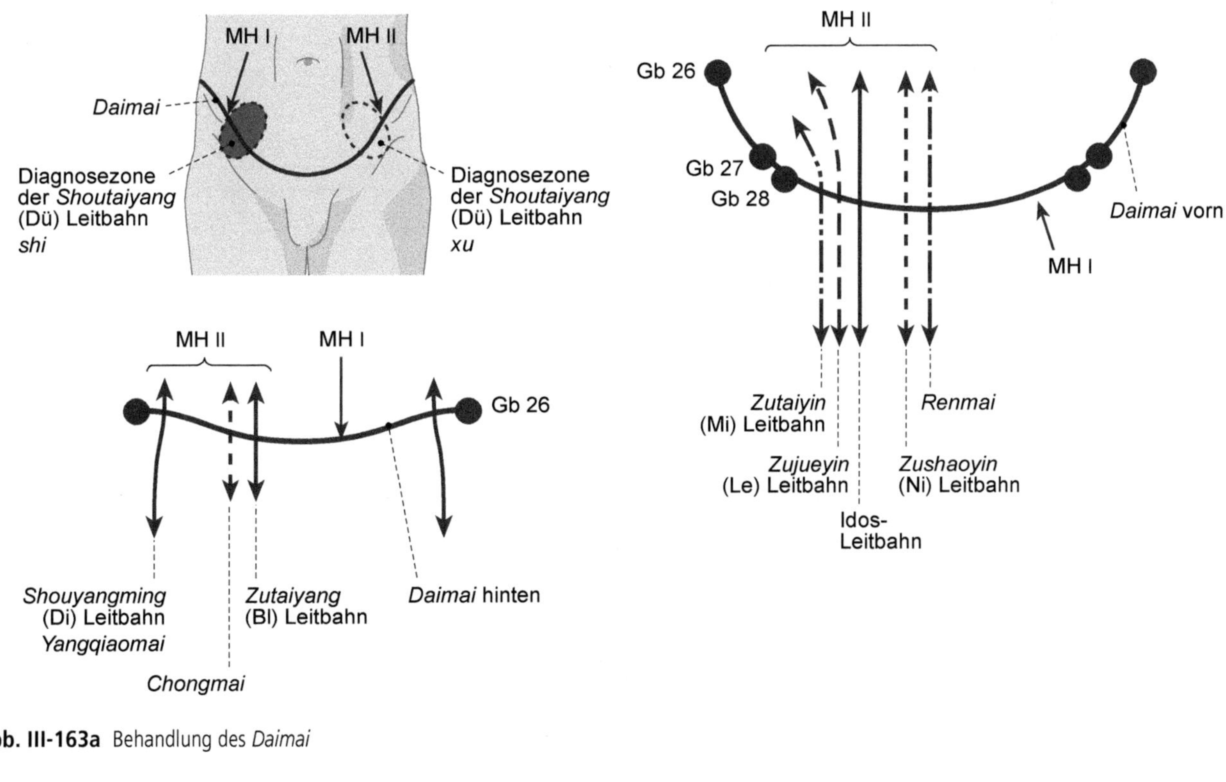

Abb. III-163a Behandlung des *Daimai*

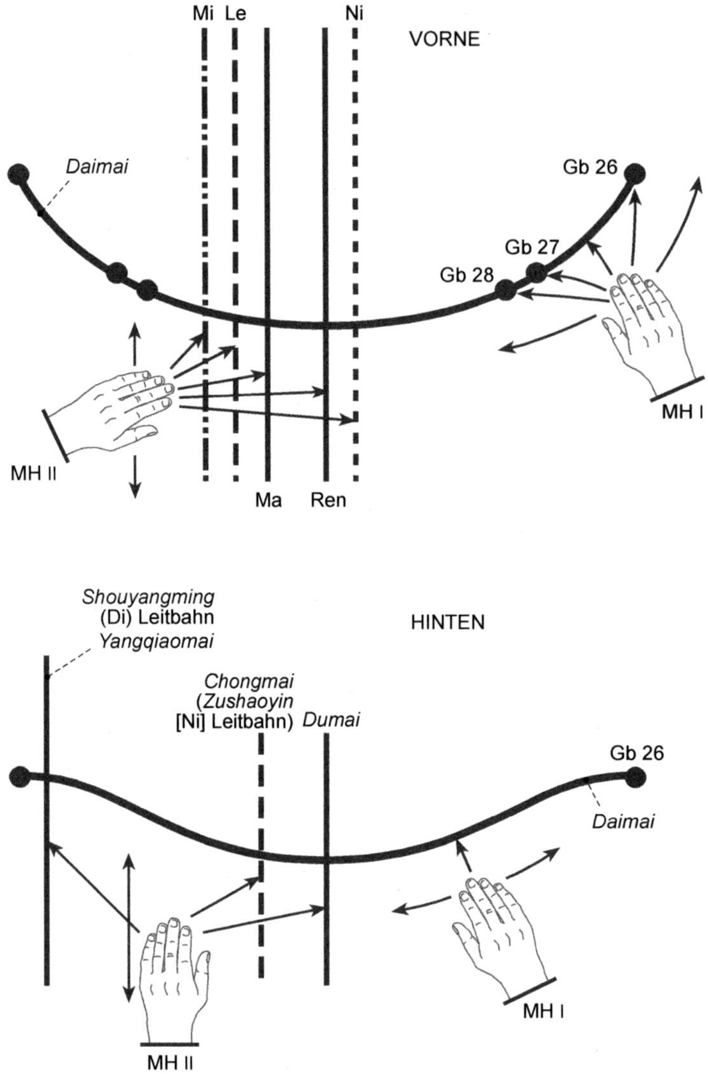

Abb. III-163b Behandlung des *Daimai*

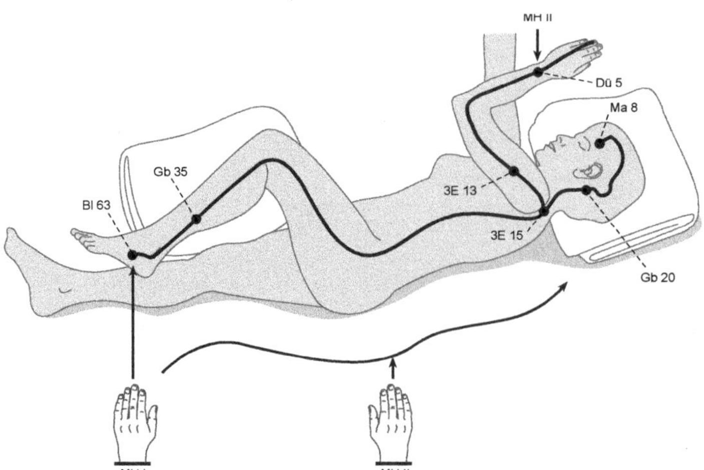

Abb. III-164 Behandlung des *Yangweimai*

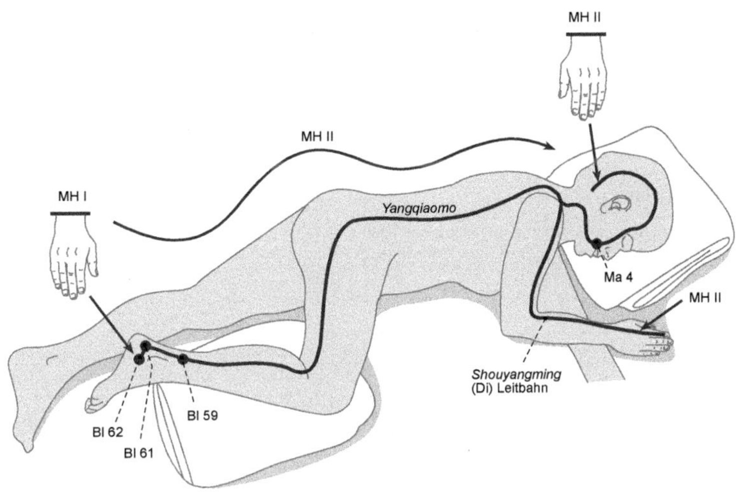

Abb. III-165 Behandlung des *Yangqiaomai*

Behandlung des Yangqiaomai

Auch hier hält die MH I stetig einen ersten Ausgangspunkt dieser Leitbahn, nämlich *shenmai* (Bl 62; Entkrampfung des Bewegungsapparates, Harmonisierung des Holz-Emblems, Verbindungspunkt *[jiaohuixue]* des *Yangqiaomai*), während die MH II die gesamte Leitbahn behandelt und anschließend durch Behandlung der *Shouyangming* (Di) Leitbahn im rechten Arm zum Abschluss kommt.

Besonderes Augenmerk sollte in diesem Fall noch den Punkten *fengchi* (Gb 20), *yianyu* (Di 15), *jugu* (Di 16) und *dicang* (Ma 4) gelten.

Im Laufe dieser Bahnbehandlung kann auch in die oben erwähnten Stärke *(man)* Bereiche und Fülle *(shi)* Bereiche hineingearbeitet werden (➢ Abb. III-165).

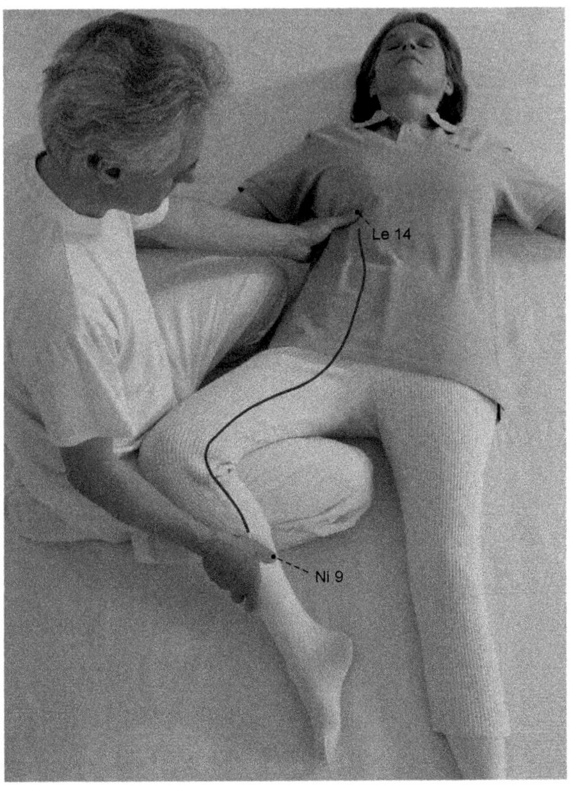

Abb. III-166a Behandlung des *Yinweimai*

Behandlung des Yinweimai

Nun wird der *Yinweimai* behandelt. Die MH I behandelt und hält den Ausgangspunkt *zhubin* (Ni 9) und die MH II wandert die Bahn den Körper hinauf. Die MH II behandelt besonders die mit dieser Leitbahn verbundenen Punkte *qimen* (Le 14; Holz-Emblem) und *neiguan* (Pe 6; hier für Ängstlichkeit, Ratlosigkeit und Entschlusslosigkeit) (➢ Abb. III-166).

Behandlung des Renmai

In Rückenlage wird der *Renmai* (Ren) behandelt. Hier werden durch dessen Mittigkeit die Körperseiten miteinander verbunden und ausreguliert. Die Leitbahn ist mit allen *yin*-Bahnen verbunden und wirkt insbesondere auch auf den *Chongmai*.

Die MH I kann zur Behandlung einen Bereich der Leitbahn flächig halten, während die MH II die Leitbahn bearbeitet und dabei speziell die für diesen Fall besonders wichtigen Punkte behandelt: *qugu* (Ren 2; Holz-Emblem), *guanyuan* (Ren 4; Feuer-Emblem), *qihai* (Ren

7

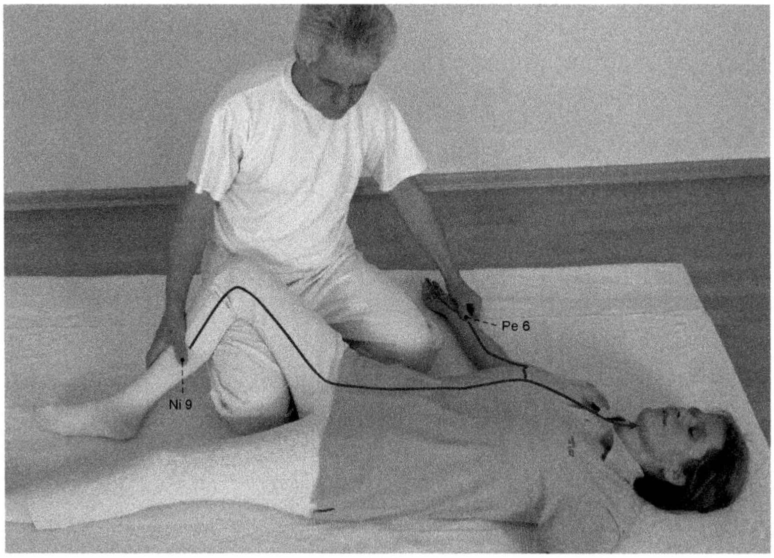

Abb. III-166b Behandlung des *Yinweimai*

6; Absenkung des *yang*, Stütze des Wasser-Emblems), *yinjiao* (Ren 7; Verbindung zum *Chongmai*), *shenque* (Ren 8; Einfluss auf das *qi* der Mitte), *jianli* (Ren 11; Magen und Darm regulierend), *zhongwan* (Ren 12; Magen), *shangwan* (Ren 13; Verbindung mit Magen und Dünndarm), *zhongting* (Ren 16; Absenkung von „Gegenläufigkeiten"), *tanzhong* (Ren 17; Sammlungspunkt (*beimuxue*) der *Shoujueyin* (Pe) Leitbahn, Verbindung zu den Leitbahnen *Zutaiyin* (Mi), *Zushaoyin* (Ni), *Shoushaoyin* (3E) und *Shoutaiyang* (Dü)), *yutang* (Ren 18; Lösung des *qi* in den Leitbahnen *Shoushaoyin* (He) und *Shoutaiyin* (Lu)) und der Punkt *huagai* (Ren 20; Stärkung des Metall-Emblems).

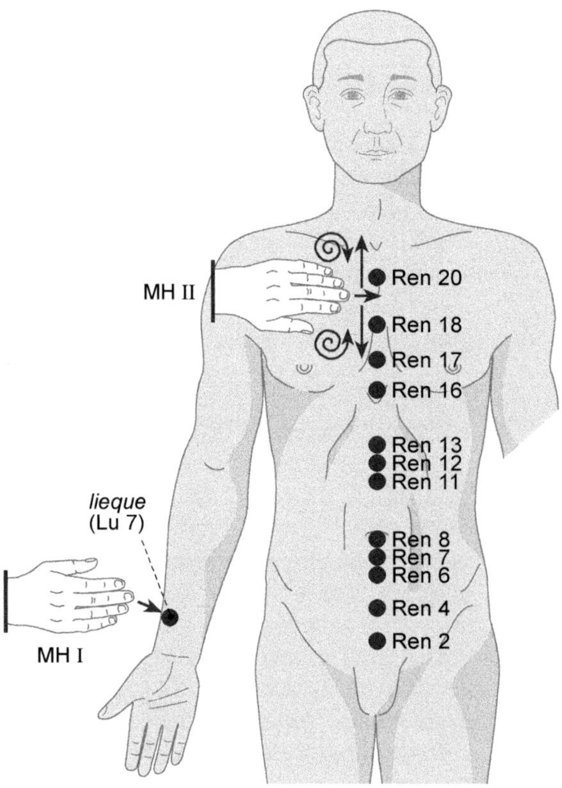

Abb. III-167 Behandlung des *Renmai*

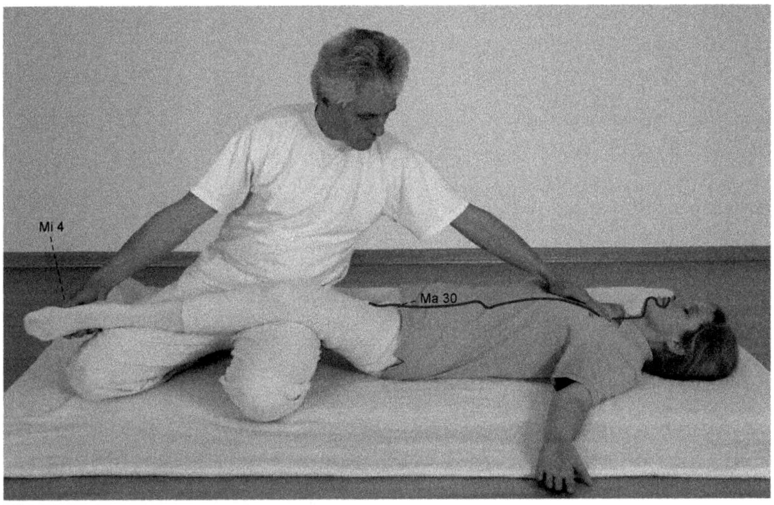

Abb. III-168 Behandlung des *Chongmai*

Der Punkt *lieque* (Lu 7) wird als Initialpunkt des *Renmai* und in seiner Verbindung mit der Wandlungsphase SHAO YIN (Metall-Emblem) und damit auch der *Shouyangming* (Di) Leitbahn besonders eingehend behandelt.

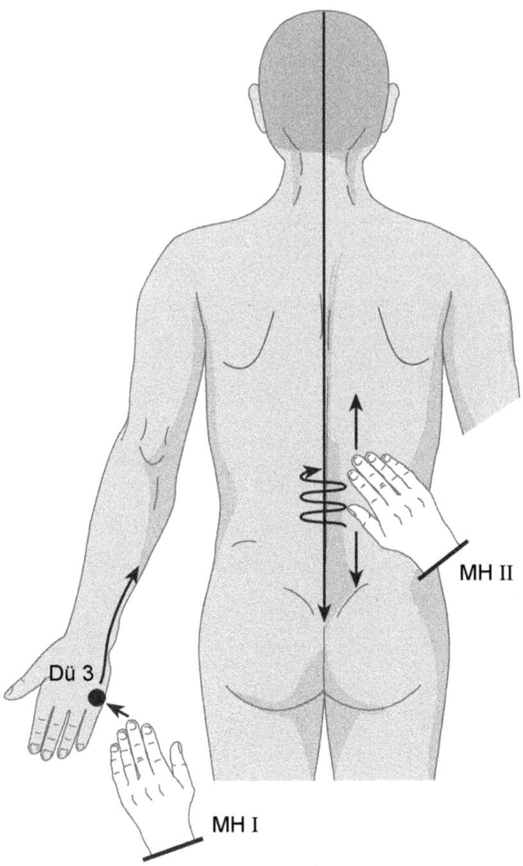

Abb. III-169 Behandlung des *Dumai*

Alle Punkte müssen sorgfältig und so lange behandelt werden, bis in den Punkten (MH I) und in der Leitbahn (MH II) ein Normalpuls reagiert (➢ Abb. III-167).

Behandlung des Chongmai

Sodann wird der *Chongmai* in seinem Gesamtfluss behandelt. Als Ausgleichsreservoir aller Leitbahnen und des Blutes *(xue)* kann in diesem Fall eine tiefe Beruhigung erwirkt werden. Außerdem wirkt diese Leitbahn kräftig auf die *Zuyangming* (Ma) Leitbahn (wohltuende Behandlung des perioralen Bereiches), auf die Wandlungsphase TAI YIN (Wasser-Emblem) und auf die Flussrichtung vom Innen nach dem Außen.

Die Bahn kann in Rückenlage behandelt werden. Eine Hand hält einen beliebigen Bereich und die andere Hand fährt die übrige Bahn ab. Haltende und wandernde Hand können sich abwechseln. Mit den Händen können auch sanft flächige oder punktuelle Querfriktionen durchgeführt werden. Zum Abschluss kann die MH I den Fußbereich und MH II den Mundbereich halten, bis ein Normalpuls entsteht (➢ Abb. III-168).

Abschluss der Behandlung am Dumai

Die Behandlung wird abgeschlossen durch eine Regulation am *Dumai*. Hier wird Einfluss auf alle *yang*-Leitbahnen genommen und der Fluss des *qi* aus dem Wasser-Emblem (da dieses insbesondere an der Körperrückseite wirkt; Bl), an die Oberfläche und Außenseite wird unterstützt; außerdem wird das *qi* von der Oberfläche durch die *Shoutaiyang* (Dü) Leitbahn in die Tiefe zurückgeleitet (➢ Abb. III-169).

7

III.7.4.12 Resümee der Nachfolgebehandlungen

Die Patientin kam nach dieser Behandlung noch mehrere Male zu weiteren Behandlungen.

Die erste Nachfolgebehandlung fand sechzehn Tage später statt. Hier zeigte der gesamte Körper schon ein deutlich verändertes *qi*-Profil.

Im rechten Bein war nun die *Zuyangming* (Ma) Leitbahn am Oberschenkel in Schwäche *(kong)* und am Unterschenkel prall in Fülle *(shi)*.

Die *Shoutaiyang* (Dü) Leitbahn war nun in der rückwärtigen Diagnosezone insgesamt in Fülle *(shi)*, am linken Rücken nun regelrecht leer *(xu)* und rechts in Fülle *(shi)*.

Die Punkte *xiaochangshu* (Bl 27) und *pangguangshu* (Bl 28) rechts waren mitsamt des rechten Punktes *chongmen* (Mi 12) extrem fest und in Fülle *(shi)*. Dies war sicherlich eine Folge der oben beschriebenen rechtseitigen Spannungen und Stagnationen.

Durch folgende Technik konnten diese Punkte reguliert werden. Die Patientin lag in Rückenlage, die MH I hielt die hinteren beiden Punkte und MH II hielt den Punkt *chongmen* (Mi 12). Nach einer verzögerten Reaktionszeit stellte sich recht zügig ein Normalpuls ein. Es folgten sehr kräftige *hara*-Geräusche und der gesamte Bereich entspannte sich deutlich (➤ Abb. III-170).

Anschließend wurden die beiden Leitbahnen *Dumai* und *Renmai* durch folgende Technik sanft miteinander verbunden: Die MH I hält den Bereich des ersten Brustwirbelkörpers und damit auch den Punkt *dazhui* (Du 14; Verbindungspunkt aller *yang*-Leitbahnen). Die MH II hält abwechselnd entweder den Bereich des *Renmai* mit dem Punkt *qihai* (Ren 6) oder den Bereich des Sakrum.

Beide Hände geben synchron einen sanften Druck in die TE, doch nur so weit, wie das Profil des einzelnen Ortes dies zulässt. Mit anderen Worten, der Druck ist in jeder Hand in der Regel verschieden stark. Nachdem eine bestimmte Drucktiefe erreicht ist, wird diese Tiefe gehalten.

Nun schiebt die MH I im *Dumai* (Du) den Druck durch Verschiebung des Bindegewebes nach kaudal zu und umgekehrt schiebt die MH II im *Renmai* (Ren) einen ähnlichen Richtungsdruck nach kranial zu. Die beidhändige Verschiebung aufeinander zu findet so lange statt und muss so lange eine innere Justierung im Abstand zwischen beiden Mutterhänden durchführen, bis eine *qi*-Reaktion erfolgt und der Normalpuls erscheint (➤ Abb. III-171).

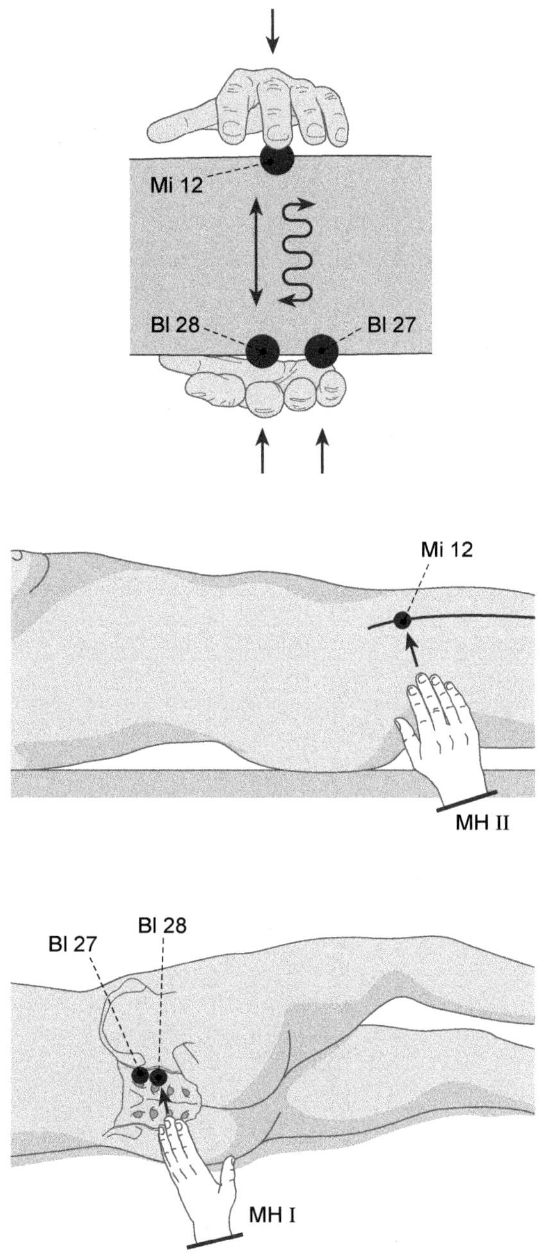

Abb. III-170 Regulierung der Punkte *xiaochangshu* (Bl 27), *pangguangshu* (Bl 28) und *chongmen* (Mi 12) rechts

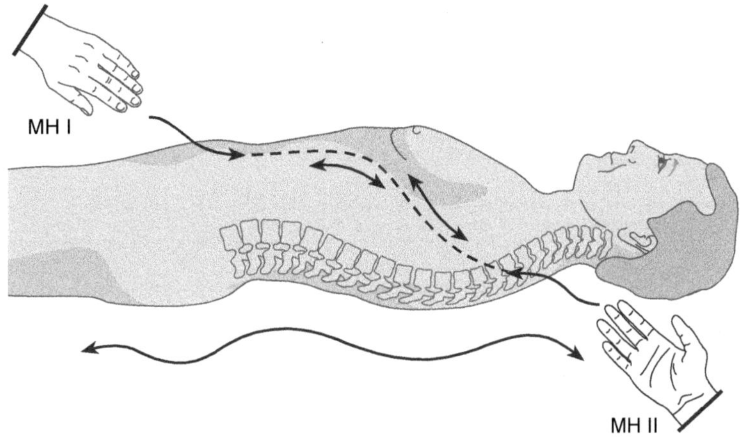

Abb. III-171 Verbindung der beiden Leitbahnen *Dumai* und *Renmai*

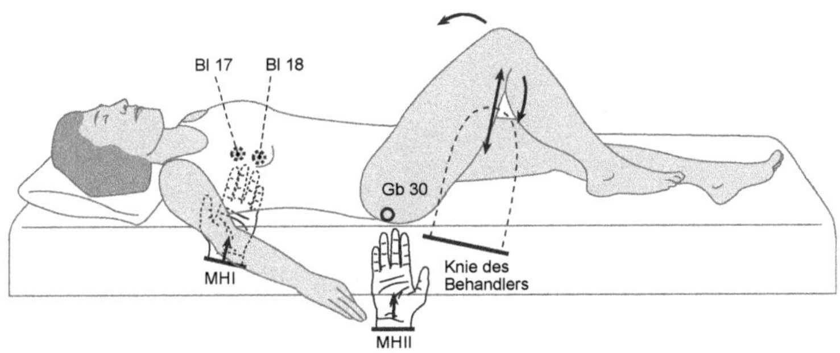

Abb. III-172 Behandlung der rechtsseitige *Zushaoyang* (Gb) Leitbahn

In dem hier beschriebenen Fall erschien nach Einströmen des Normalpulses ein kräftige und großwellige *qi*-Bewegung mit einem ausgebildeten Orgasmusreflex (ohne dessen genitalsexuelle Dimension).

Im Anschluss an diese Reaktionen war das Gebiet am Hinterhaupt (Occiput, Kleinhirn) feucht und verschwitzt. Es handelte sich um den Bereich, der während der oben beschriebenen Erstbehandlung in der TE sehr angespannt gewesen war.

Nun wurde die MH I flächig im Bereich des Hinterhaupts aufgelegt und die MH II flächig auf die Stirn. In der Folge erschien eine kräftige, jedoch noch sehr unruhige Atmung, die sich im Laufe von Minuten in einen normalen und gleichmäßigen Ruherhythmus verwandelte.

Erst zweiundzwanzig Tage später (nach einem fast vollständigen Gesamtumlauf des *qi*) konnte die rechte Seite vollständig freigestellt werden.

Es wurde hierzu die rechtsseitige *Zushaoyang* (Gb) Leitbahn behandelt. Die gesamte Bahn wurde behandelt und dabei wurden folgende Punkte besonders aktiviert und durch die Mutterhände miteinander kombiniert: *ganshu* (Bl 18) und *danshu* (Bl 19), beides Einflusspunkte des Rückens *(beishuxue)* der Wandlungsphase SHAO YANG (Holz-Emblem) und *huantiao* (Gb 30). Letzterer Punkt wurde in diesem Falle als wichtiger Punkt zur Stützung der Wandlungsphase SHAO YANG (Holz-Emblem) und als Verbindungspunkt zur *Zutaiyang* (Bl) Leitbahn verwendet (➤ Abb. III-172).

Die Punkte wurden durch beide Mutterhände bis zum Eintreffen des Normalpulses gehalten. Gleichzeitig wurde das rechte Bein mit etwa 45 Grad im Knie flektiert und abwechselnd im Hüftgelenk nach innen und nach außen rotiert. Das Bein pendelt also zwischen einer Dehnung und Lockerung der jeweiligen Leitbahn *Zujueyin* (Le) und *Zushaoyang* (Gb).

In diesem Fall kam es nach Eintreffen des Normalpulses zu heftigen *qi*-Entladungen entlang des Rückens und des Beines. Gleichzeitig erschien die linke Seite gefüllter.

Mit diesen abschließenden Hinweisen sollte noch einmal verdeutlicht werden, wie präzise sich die Profile des *qi* im Körper der Zeit und der Situation entsprechend sinnvoll verändern und anpassen. Dieser innere Sinn der *qi*-Bewegungen sollte erfasst werden, um gemäß der Natur des *qi* wirkungsvoll helfen zu können.

KAPITEL

III.8 Krebs

III.8.1 Allgemeine Betrachtungen

Die folgenden Überlegungen können nur als Beitrag zu einer noch zu erstellenden energetischen Einordnung des Krebsgeschehens betrachtet werden. Dieser Beitrag basiert auf Erfahrungen mit Krebspatienten. In der Regel sind Behandlungszeiträume über zwei bis sechs Jahre erfasst.

Das Krankheitsgeschehen ist jedoch so umfassend und vielgestaltig, dass ein Erfassen und Verstehen des Krebses nur in Ansätzen möglich ist. Schließlich kann zwar von den allgemeinen Erscheinungen dieser Krankheit als einer, nämlich dem Krebs gesprochen werden, aber ebensogut kann von der Vielfalt dieser Erkrankung, von den Krebserkrankungen gesprochen werden.

Dennoch können mehrere immer wieder auftretende Grundmuster des *qi* bei der Krebserkrankung fixiert werden.

III.8.1.1 Energetische qi-Grundmuster von Krebserkrankungen

Der Plural Grundmuster soll nicht zu der Annahme verführen, dass damit die Krebserkrankung in ihren Grundmustern erschöpfend dargestellt werden kann, sondern dass diese Grundmuster regelmäßig diagnostiziert werden können; neben sicherlich noch vielen anderen.

Dazu muss eingangs festgehalten werden: Die folgend beschriebenen Grundmuster lassen sich bei einer Krebserkrankung regelmäßig finden, aber sie kommen auch ohne die Krebserkrankung vor. Mit anderen Worten: Nicht immer, wenn diese Grundmuster vorkommen, liegt die Erkrankung Krebs vor!

Somit verbietet sich hier ein kausal-analytisches Schlussfolgern. Die energetische Betrachtung entsprechender Symptome und Phänomene arbeitet mit induktiv-synthetischen Entsprechungen und Zuordnungen.

Praktisch bedeutet dies, dass es keine einzelne Primärursache der Krebserkrankung gibt, dass es keine typisch einzige Kausalkette gibt, dass kein Einzelbefund verallgemeinerungsfähig ist und dass mithin eine Therapie nicht monokausal sein kann. Erklärungen zur Krebserkrankung sind ebenso wie deren Therapie immer ein Bündel wechselwirksamer Phänome, Faktoren und Maßnahmen.

Erst eine Häufung, Persistenz, zeitliche Dauer von Phänomenen und Symptomen, zusätzlich zu klar diagnostizierbaren *qi*-Schrägläufigkeiten, lassen eine Tendenz vermuten und berechtigen zu einer Schlussfolgerung, welche eine weitere differentialdiagnostische Abklärung nahelegt.

Insofern kann Shiatsu ein Mittel zur Krebsprophylaxe sein, indem unter Umständen verdächtige Entgleisungen früh erkannt und medizinisch weiter untersucht werden können. Schließlich ist es sicherlich besser, einmal zu früh und unnötigerweise eine Untersuchung durchführen zu lassen als zu spät.

An dieser Stelle muss ein noralgischer Punkt einer jeden Prophylaxe benannt werden. Eine *qi*-Diagnose mag sicher Frühsymptome, welche eine Möglichkeit krebsartiger Entgleisung signalisieren, erfassen, dennoch kann der Shiatsu-Therapeut kein sicheres Szenario einer Erkrankung voraussagen. Ein Patient muss sich auf der Basis einer solchen *qi*-Diagnose selbst dazu entscheiden, Prophylaxe zu praktizieren. Zumeist handeln Menschen nur, wenn unumstößliche Tatsachen mit Händen zu greifen sind, es kann aber dazu auch gesagt werden, dass dann eine Erkrankung schon oft ein etablierteres Stadium erreicht hat.

Die nun folgenden diagnostischen Parameter beziehen sich auf *qi*-Phänome. Diese erscheinen sowohl als substanziell-stofflich, als auch als essentiell-wesenhaft. Um diese Profilierungen wahrnehmen zu können, bedarf es einer geschulten *qi*-Wahrnehmung, welche synästhetisch und „immateriell" arbeitet.

Zunächst sind solche *qi*-Profilierungen zu nennen, die auch im Zusammenhang mit psychischen Belastungen und Erregungen regelmäßig auftreten.

In dieser Hinsicht können der gesamte Körper oder einzelne Bereiche deutlich aufgequollen, geweitet und gespannt erscheinen. Diese Bereiche wirken in etwa wie ein elastischer Ballon in welchem ein Überdruck herrscht.

Dazu kommt das Bild des direkten Gegenteils: Der Körper oder Körperbereiche sind als elementar eingefallen zu bezeichnen. Diesen Zustand könnte man als *qi*-Auszehrung benennen.

Zu diesem Erscheinungskreis des *qi*-Profils gehören auch Abweichungen und starke *qi*-Disproportionalitäten im Sinne des IdoShiatsu: Extremes Beieinander und Nebeneinander weit auseinander liegender *qi*-Evolutionen (siehe ➤ Kapitel II.3.2 zum IdosShiatsu).

Ein weiteres benennbares Erscheinungsprofil sind mannigfaltige *qi*-Reaktionen. Als erstes sind die *qi*-Reaktionen zu erwähnen, welche mit einer äußeren Überspannung einhergehen: Solche Orte sind energetisch derart aufgeladen und gespannt, dass sie von ihrer reaktiven Seite her als Orte der Stille bezeichnet werden müssen. Gleich wie lange und profiliert an diesen gearbeitet wird, sie sind und bleiben reaktionsarm oder reaktionsstumm. Es kann hier jedoch auch zu Phänomenen einer gewissen Abprallung und Zurückweisungdynamik an den entsprechend behandelten Stellen kommen. Der Behandler wird von solchen Stellen und Bereichen regelrecht zurückgestoßen.

Ein Gleiches gilt jedoch auch an Erscheinungsprofilen, welche eine äußerliche/innerliche Unterladung (Schwäche oder Leere) aufweisen. Allerdings kann es an diesen Orten zu mehr oder minder heftigen *qi*-Sogwirkungen kommen, die heftig zur Tiefe hin wirken.

Besonders hervorzuheben sind *qi*-Reaktionen, welche zumeist mit dem *qi* der Tiefe verbunden sind und die sich als ein sehr kräftiges, meist in Schmerzsensationen übergehendes, abnormes zentripetales Ziehen beschreiben lassen. Dieses Ziehen wirkt auch in den Therapeuten hinein.

Diesem Ziehen inhärieren solche Bilder wie dasjenige einer enormen, stagnativen *qi*-Zusammenballung. Es ist dies jedoch eine Zusammenballung, welche paradoxerweise wie ein Hohlraum, dem ein Sog innewohnt, wirkt oder wie ein Ziehen, welches eine große Ermüdung und Überlastung ausstrahlt. Mitunter kommt zu diesen Bildern und Eindrücken der Charakter einer großen Schwere hinzu.

Dazu fügt sich der Eindruck, dass solchermaßen geprägte Orte einen betont „sumpfigen" und „stehenden" Charakter besitzen.

Ein wesentliches Ergänzungsbild zu den aufgeführten Kennzeichen sind die *qi*-Reaktionen als Pulsbilder. Entweder bleibt der Puls in charakteristischer Weise stumm oder er changiert in instabilen, angestrengten, fliehenden und übereiligen Profilierungen.

Die Stummheit ist signifikant und von Bedeutung. Diese Stummheit hat eine Entsprechung *(ying)* in der energetischen Leere (*xu*, jap.: *kyo*).

8

III.8.1.2 Die Bedeutung der Leere (xu, jap.: kyo) in der energetischen Krebsdiagnose

Generell kann das Krebswachstum, das exorbitante Beschleunigen lokaler organischer Einheiten, welche für sich genommen wie Organismen wirken, in Substanz, Form und Funktion, als sichtbare Fülle (*shi*, jap.: *jitsu*) qualifiziert werden. Ebenso kann aus der Existenz dieser Fülle *(shi)* auf eine korrespondierende Leere *(xu)* geschlossen werden. Die Leere *(xu)* ist bei Schrägläufigkeiten praktisch ein sogartiger Erfüllungsraum, welcher unbesetzt ist und einen freien Raum ausdrückt, in den hinein sich Substanzen, Formen und Funktionen entfalten können. Es gilt, die entsprechende Leere *(xu)* in einer jeden Behandlung zu finden. Diese Leere *(xu)* kann zunächst auch als Fülle *(shi)* prominieren. Dies kann an Fällen aus der täglichen Shiatsu-Praxis exemplifiziert werden.

Nehmen wir als Beispiel die Problematik eines Prostatakarzinoms. Nach den in der westlichen Medizin erhobenen Befunden und Klassifikationen kommt ein wesentlicher Parameter in Betracht: Als Frühindikator ist der PSA-Wert (Prostata-Spezifisches-Antigen) und noch genauer das Verhältnis von dessen gebundenen und freien Werten im Serum von Bedeutung. Der Wert ist abhängig von der normalen Glykoproteinproduktion im Bereich der Ductuli Prostatici. Ein PSA-Wert zwischen 0,1 und 4 ng/ml stellt einen völlig normalen und notwendigen Wert dar. Eine Erhöhung des Wertes kann aufgrund mechanischer Belastungen oder einer Prostatitis auftreten. Mit anderen Worten, das Prostatagewebe reagiert fortwährend auf physiologische Impulse des gesamten Organismus.

Im Sinne der energetischen Zuordnung wird die Prostata samt ihrer Drüsenfunktionen der der Wandlungsphase TAI YIN (Wasser-Emblem) mit ihren Leitbahnen *Zushaoyin* (Ni) und *Zutaiyang* (Bl) zugeordnet. Ferner stellt am Glykoprotein der Kohlenhydratanteil als individualspezifisches Zelloberflächenmerkmal einen Bezug zur Wandlungsphase ZHI YIN (Erde-Emblem) und den Entsprechungen in den Leitbahnen *Zuyangming* (Ma) und *Zutaiyin* (Mi) dar.

Im Kreislauf des *qi* ist in dieser Hinsicht von Bedeutung, dass hinsichtlich der Wandlungsphasen, als grundlegendem *qi*-Geschehen, die struktive *yin*-Tätigkeit im Zellgeschehen der Prostatadrüsen entgleist. Die Zellen verändern sich in Form und Funktion und übertragen diese Veränderung auf den gesamten Organismus.

Auf der energetischen Ebene bedeutet dies, dass die *yin*-struktive Kraft von Potenzial, Essenz *(jing)* und Seele, Innenwelt *(ling)* nicht mehr in der Lage ist, allgemein im Sinne des Organismus und spezifisch im Sinne eines konkreten Organs wirksam tätig zu sein.

In der Tat bestätigt die Krebsstatistik in der Bundesrepublik, dass die acht häufigsten Krebserkrankungen bei Männer und Frauen sich energetisch in den Bereichen der Wandlungsphasen SHAO YIN (Metall-Emblem), ZHI YIN (Erde-Emblem) und TAI YIN (Wasser-Emblem) sowie der Gefäße *(mai)* und des Blutes *(xue)* abspielen.

Dieses *yin*-Übergewicht bestätigt sich auch, wenn die Zuordnung dieser Krebserkrankungen nach dem Muster des Flusses in den Leitbahnen betrachtet wird. Am häufigsten betroffen sind hier die *Shoutaiyin* (Lu) Leitbahn, die *Zutaiyin* (Mi) Leitbahn und die *Zushaoyin* (Ni) Leitbahn.

Die Entsprechungen hierzu in der modernen medizinischen Statistik sind der Reihe nach hinsichtlich von Karzinomhäufigkeit: Lunge, Bronchien, Haut und Mamma (Bezug zur Wandlungsphase SHAO YIN (Metall-Emblem); Kolon und Rektum (Bezug zur Wandlungsphase ZHI YIN (Erde-Emblem); Blase, Prostata, Uterus und Prostata (Bezug zur Wandlungsphase TAI YIN (Wasser-Emblem); Magen; Blut und Lymphe.

Energetisch gesehen sind hier Leitbahnen betroffen, die besonders intensiv die Scharnierfunktion von Innen/Außen und von Säften/Sekreten/Membranen ausführen.

Eine geringere Krebsrate liegt vor, wenn *qi* und Organ ganz in das Medium Blut *(xue)* eingetaucht sind (Herz, Leber, Gallenblase, Dünndarm, Milz) oder wenn hochstruktive Texturen vorliegen (Nervensystem, reines Knochensystem, Hornhaut).

Insofern dürfte zunächst ganz generell bei diesen Krebserkrankungen auf eine essentielle Leere *(xu)* des *yin* in Bezug auf Potenzial, Essenz *(jing)* und Seele, Innenwelt *(ling)* sowie Struktur *(li)* geschlossen werden und auf eine Abkopplung von *yang-qi*.

Beim Beispiel Prostatakrebs ist evident, dass dessen häufigste Metastasierung in den Knochen- und Lungenbereich erfolgt. Hinsichtlich der Knochenmetastasen ist zu beachten, dass in der Prostata bei einem Anstieg des PSA-Wertes eine krebsartige Veränderung epithelialer Strukturen im Drüsengewebe vorliegt und dass bei Fernmetastasen in die Knochen ein dort angesiedelter Tumor, ein sekundäres Sarkom, sich osteplastisch bildet. Dieser Tumor aber bildet sich an den Osteoblasten auf deren epithelialen Seite, also dort, wo die plasmareichen Zellen die unverkalkte Interzellularsubstanz (Osteoid) des Knochens bilden.

Es ist trotz aller Irregularitäten der Krebsgeschwulstbildung nicht zu übersehen, dass die Entstehung immer auch innerhalb organischer und physiologischer Determinanten verläuft.

III.8.1.3 Ätiologie und Pathogenese des Krebses

Hinsichtlich der Ätiologie und Pathogenese von Krebstumoren können folgende Leitkriterien näher betrachtet werden: Es kommt zu autonomen Zellwachstum; also zu einer Entgleisung von Seele, Innenwelt *(ling*; definiert als Wirkfähigkeit eines Substrats) und einer Entgleisung der Struktur *(li)*. Dem entsprechen unscharfe Begrenzungen der Geschwulste, Polymorphie, Infiltration, Destruktion und Fernaussaat.

Es kommt zur Zellveränderung, zur DNS- und RNS-Schädigung, zur Ergastoplasmaschädigung, zum Kernübergewicht in der Zelle und letztlich zu erheblichen Versorgungsproblemen und somit Schwächungen in dem Krebsgewebe (Durchblutungs- und Sauerstoffmängel und Kaliumüberschuss). Es kommt also zu einer Schwächung von Potenzial, Essenz *(jing)* und des Ursprungs-*qi (yuanqi)*.

Auffallend ist weiterhin die enorme Zellteilungsbeschleunigung. Dies entspricht einer tiefen Störung des rhythmischen *qi*, des Geburts-qi *(zongqi)* und des Puls-qi *(maiqi)*. Das Geburts-*qi (zongqi)* steuert die gesamtrhythmischen Bewegungen des Organismus, generiert sich im Unteren Erwärmer, dem *qi*-Meer *(qihai)*, und hat seine weitere Entsprechung im Oberen Erwärmer, dem Thorax.

So unterschiedlich auch die Verständnismodelle dem Krebs gegenüber sein mögen, eine Leiterkenntnis kann verallgemeinert werden: Der Krebs wird im gewissen Sinne nicht bloß als lokale Erkrankung einer Substanz oder einer Funktion gesehen, sondern als Erkrankung des gesamten Organismus. Dabei taucht die Frage auf, aus welchem Grunde die Zellen ihre Ankopplung an die sinnvolle Gesamtkoordination des Organismus verlieren, warum eine Krebszelle nicht wie eine normale Körperzelle ihre Teilungsaktivität einstellen kann, warum also kein Stoppsignal gesendet oder empfangen wird.

Bei einer Verletzung wie einer Schnittwunde geringeren Ausmaßes kommt es beispielsweise zur Zellteilung, welche jedoch bei Erfüllung der ursprünglichen, höchst individuellen Körperform zum Stillstand kommt. Diesbezüglich stellt sich auch die Frage, welche Menschen welchen Krebs und warum manche Menschen keinen Krebs bekommen. So haben Krebspatienten zu etwa 50% Krebszellen im ströhmenden Blut, aber nur bei einem Bruchteil davon kommt es zu Metastasen. Oder es tragen Menschen ein Carcinoma in situ in sich, ohne sofort oder überhaupt daran zu erkranken oder es entwickelt sich bei bestimmten Krebspatienten ein Rezidiv und bei anderen nicht.

Dazu kommt die Frage, da sich der Zellstoffwechsel von gesunder und kranker Zelle eher quanitativ denn qualitativ unterscheidet, was diese Quantität denn qualitativ ausmacht.

Energetisch führt dies auch zur Untersuchung der Beschaffenheit des Geistes *(shen)* und der Geradläufigkeit *(zheng)*. Denn offensichtlich wirkt unter Krebsbefunden nicht mehr die ordnende Kraft des *shen* und auch nicht mehr diejenige des *zheng*, der Geradläufigkeit.

Um eine Gesamtdiagnose des ordnenden *qi* des gesamten Körpers durchführen zu können, muss die Shiatsu-Diagnose sehr sorgfältig ein Gesamtmuster der Leitbahnen *(jingluo)* und Punkte *(xue)* erstellen und diesem Gesamtmuster die entsprechenden diagnostischen Parameter der energetischen Zuordnungen (Funktionskreis *(zangxiang)*, Fünf Wandlungsphasen *(wuxing)* beiordnen. Aus solch einer Diagnose entsteht die konkrete Gestalt (Idos) einer Energetik, welche sich in ihren Belastungen, Entlastungen und Überforderungen, Unterforderungen konkret präsentiert.

Gleichfalls müssen sorgfältig schädigende Noxen eruiert werden: Es ist bekannt, das es krebsauslösende Stoffe und Substanzen gibt. Sicherlich ist hierbei darauf zu achten, dass das *qi* der Luft so sauber wie möglich ist (Wohnort, Arbeitsplatz). Dabei ist an das Luft-*qi (daqi)* zu denken und die Weise, wie es vom atmenden Organismus aufgenommen wird. In der Shiatsu-Untersuchung und -Behandlung spielt die Atmung samt der therapeutischen Arbeit am Atmungsgeschehen eine herausragende Rolle. Dies ist nicht unwesentlich hinsichtlich des Faktes der Sauerstoffunterversorgung und Sauerstoffdysbalance von Krebsgewebe.

Weiter spielt als exogener Faktor die Ernährung eine wichtige Rolle. Ein Zuviel tierischer Proteine und Fette wirkt krebsfördernd. Damit ist das weite Feld des alimentären Nahrungs-*qi (guqi)* und dessen Verwertung zur Nährenergie *(yingqi)* angesprochen. Bei der diätetischen Beratung ist jedoch nicht nur darauf zu achten, was gegessen und getrunken wird, sondern auch wie dies geschieht und im übertragenen Sinne, welche Sinnnahrung ein Mensch täglich zu sich nimmt.

Diese Faktoren haben direkten Einfluss auf Blut *(xue)* und Säfte (*ye* und *jin*)

Das sinnvoll gemischt zirkulierende *qi* aus Luft und Nahrung bewirkt eine direkte Synergie im Abwehrgeschehen und Aufbaugeschehen des Organismus. Die Abwehrenergie *(weiqi)* und das Ursprungs-*qi (yuanqi)* werden als immunologische Voraussetzungen gestärkt.

Ein sorgfältiges Untersuchen der genannten Aspekte kann in der Shiatsu-Therapie zu den energetischen Entsprechungen und damit der therapeutischen Ausrichtung und Behandlungsplanung führen.

So können sicher chronische Reize (Irritationstheorie nach Virchow) zu erhöhter Vermehrungstätigkeit (Hyperregenerationstheorie) führen. Diese Reize können endogener oder exogener Natur sein.

Diese Reize können auch zu Mutationen und so auch zu den bekannten Formen der Vererbung führen.

Als zusätzliche Faktoren kommen viele exogene Stoffe (Viren, Parasiten, chemische Noxen und Strahlen) und auch endogene Stoffe und Prozesse (Hormone, Entzündungen) in Betracht. Schließlich führen Präneoplasien (Atypie der Zellen oder des Epithels) zu potenziellen Vorstadien eines Karzinoms.

Von den endogenen Faktoren ist die Frage der Disposition der Innidationstelle von Bedeutung. Energetisch gesprochen heißt dies: Was ist an welchen Orten geschehen, sodass eine Entfaltung von Krebszellen möglich wird. Neben den Fragen der Geradläufigkeit und Abwehrfähigkeit ist sicherlich auch eine andere Frage sehr wichtig: Warum entwickelt ein spezifischer Ort eine elementare Leere *(xu)* Disposition?

Das „vergängliche" *qi (siqi)* entspricht einer grundsätzlichen Abnahme von konkretem *qi* und tritt besonders bei infausten Krankheitsverläufen in Erscheinung. Damit im Zusammenhang liegt der Befund energetischer Orte von Umkehr-*qi* (*jueqi*) Charakter. Bei Diagnose solcher *qi*-Abnahmen liegt eine deutliche Schwächung vor. Es muss dann eruiert werden, ob sich ein Status von störendem *qi* (*keqi*) ergibt (siehe auch Normkonventionen der energetischen Systeme). Dies würde bedeuten, dass ein eingedrungener körperfremder Impuls zu deversierenden, fremden und überschüssigen Formen in der Normalenergetik führt und dass es zu Schwächungen (Leere *(xu)*), Gegenläufigkeiten des *qi (niqi)* und generell zu Schrägläufigkeiten *(xieqi)* kommt.

Entscheidend für einen Reiz, welcher vom Organismus als fremd und schädlich identifiziert wird, ist primär nicht die Frage, ob der Reiz exogener oder endogener Natur ist, sondern ob ein Reiz den regulären *qi*-Ablauf in Frage stellt. In diesem Zusammenhang taucht die Frage auf, wie der Organismus selbst Toxika erzeugt. So kann gesagt werden, dass die gesunde Körperphysiologie mit vielen Stoffen arbeitet, die hochgradig toxisch sind. Nur die Dosierung und deren Um- und Abbau lassen den Körper dieses toxische Geschehen beherrschen.

Doch was geschieht, wenn der Körper quasi prätoxische Stoffe wie körpereigene Hormone, Transmitter usw. lebensbedingt im Übermaß/Untermaß produziert und/oder diese Stoffe nicht adäquat um- und abbauen oder anfordern kann? Eine solche Disposition kann sicherlich über lange Zeiträume und bei chronischem Zustand zu Schädigungen und Schwächungen führen.

Häufig erleben Patienten solche endotoxologischen Wirkungen. Es stellt sich bei diesen das Gefühl einer gewissen Anenergie (Energielosigkeit) ein und der Körper wirkt insgesamt weniger oder mehr wie vergiftet oder gelähmt. Diese Anenergie hängt auch zusammen mit beobachtbaren Blockaden des Orgasmusreflexes. Jene Blockaden können während einer Behandlung in ihrem Verlauf beobachtet werden. W. Reich nahm, sicher nicht zu Unrecht, an, dass jene Blockaden in Zusammenhang stehen mit den psychogenen oder funktionellen Lähmungen und dass sie sich bis in die histologischen Strukturen fortpflanzen, insbesondere bei chronischen Verläufen.

So ist z. B. bekannt, dass die Prostata durch chronische Infektion und/oder Mangel an Geschlechtsverkehr erweicht. Diesem Prozess der Erweichung steht eine knochenharte Prostata beim Karzinom als Befund gegenüber. Erweichung und Verhärtung stellen sozusagen zwei Pole der energetischen Spannung und Form dar. Besteht also ein Zusammenhang zwischen der lebensbedingten Weise der Enthaltsamkeit und der energetischen Spannung und Ladung des Gewebes, so kann zumindest hypothetisch gefragt werden, ob ein entsprechendes lebensbedingtes Verhalten mit verantwortlich oder auslösend für die energetische Verhärtung und kanzerogene Zelltätigkeit ist. Denn bei Krebserkrankungen sind neben extremen Leere *(xu)* Bereichen immer Punkte und Leitbahnen zu finden, die insgesamt oder partiell extrem verhärtet, also in Fülle *(shi)*, und immobil sind.

So ist es sicherlich für die sorgfältige energetische Gesamtkörperdiagnose sehr wichtig, heraus zu finden, ob einem Krebsort auch signifikante energetische Muster entsprechen.

Im oben genannten Beispielsfall liegt die Prostata im unteren kleinen Becken. Dieser Ort unterliegt zum einen dem Bereich des Unteren Erwärmers, er stellt das Zusammenflussgebiet und die Verwurzelung aller *yin*-Leitbahnen des Fußes dar, er ist ein großer Vernetzungsort der *yang*-Leitbahnen in deren Transmissionsleistung zwischen Ober- und Unterkörper und schließlich stellt der Ort auch die Spiegelung der Seitensymmetrien dar. Eine entsprechende Schädigung ist zumeist seitenbezogener Natur.

Liegt schon ein Krebsbefund vor, so muss dieser Befund als Mittelpunkt eines Koordinatensystems aller energetischen Zuordnungen und Entsprechungen betrachtet werden.

Liegt noch kein Befund vor, so kann bei einem auffälligen Punkt (Ort), welcher sich als Zulaufpunkt (Quasi-Mitte) aller angewandten diagnostischen Ergebnisse der energetischen Zuordnungsnetze aufdrängt, geschlossen werden, dass der Punkt einer solchen Quasi-Mitte energetisch suspekt ist und genauestens beobachtet oder im Zweifelsfall diagnostisch weiter abgeklärt werden muss.

Ein weiteres, höchst wichtiges diagnostisches Instrumentarium stellt die Pulserfassung samt deren energetische Reaktionen und Echos dar. Hierauf wird konkret in der folgenden Fallgeschichte eingegangen.

III.8.1.4 Abschließende Betrachtungen

Es mag dem mit der energetischen Medizin nicht vertrauten Ohr so manche Folgerung ungewohnt bis seltsam erscheinen. Nimmt man die in diesem Buch insgesamt angestellten Überlegungen und Betrachtungen ernsthaft zur Kenntnis, dann kann ein markanter Punkt jedoch nicht übersehen werden: Das System der energetischen Entsprechungen zeigt den inneren Zusammenhang von wesenhaft Zusammengehörigem. Dieses Zusammengehörige stellt sich als solches erst unter einem bestimmten und fokussierten Blickwinkel dar. Es ist dies die wirkliche, interaktionsreiche Kontinuität des Gesamtlebewesens selbst oder dessen wirkliches Lebensgefühl und tatsächlicher Lebenssinn.

In der energetischen Shiatsu-Therapie ist es die Regel festzustellen, das z. B. einer physiologischen Störung am Kniegelenk physiologische Fernstörungen beigeordnet werden können und weiter, dass diesen physiologischen Störungen psychische und geistige Störungen evident zugeordnet werden können, sodass am Ende geschlossen werden muss: Der Impuls einer Störung zeigt sich echogleich auf den verschiedenen Ebenen des Körpers und auf der jeweiligen Ebene in den Formen dieser Ebene. Erst das Insgesamt aller dieser Ebenen entspricht der simultanen Erlebniswirklichkeit des Lebendigen selbst, also der Selbstwirklichkeit des Patienten als Lebewesen.

So ist z. B. das Ziehen im Knochen eine bestimmbare Aktion des Knochengewebes und die Sensationen der Entkräftung oder einer Angst und die Wirkung einer unmäßigen Willensanstrengung und alles zusammengewirkt ist die erlebte Selbstgegenwart des Lebendigen. Es besteht also jeder Grund, in dieses lebendige System der Entsprechungen auch alle anderen vergegenwärtigbaren Funktionen und Stoffe des Organismus beizufügen, so wie die oben genannten Symptome, Faktoren und Stoffe der Krebserkrankung. Jeder Krebs als identifizierte Funktion und Örtlichkeit entspricht sich in diesem Sinne im gesamten Organismus.

Die in der modernen Forschung erkannten und zugeordneten Mechanismen, z. B. diejenigen der genetischen Ebene, stellen nichts anderes als begründete Zuordnungen dar, ähnlich derjenigen Zuordnung, nach der man sagen kann, dass zum Gehen zwei tatsächliche Beine vorhanden sein müssen. Dennoch bleibt das Gehen ein Ereignis und Erlebnis des gesamten Organismus und so verhält es sich auch mit den Genen. Diese Gesamtlenkung, welche immerzu mit ins Spiel kommt, ohne vollständig repräsentiert werden zu können, wirkt an der Gestaltbildung des Organismus mit. Dies ist schon auf der Ebene der Gene und der Mutation der Fall. Eine Mutation kann auch als ein im Experiment des Leibes gemachter Versuch angesehen werden, neue Wege der Zellbahnung zu erfinden. Solche neuen Wege mögen eine Antwort mit zunächst unbekanntem Ausgang auf Belastungen sein, welchen die gewissermaßen alten Wege der Zelle nicht mehr standgehalten haben. Dass der Ausgang der Mutation immer auch eine Grenzziehung von gelungenem oder misslungenem Versuch darstellt, dies ist eine Wahrheit der gesamten bisherigen Evolution.

Die Kunst der Diagnose besteht darin, diese vielfältigen Entsprechungen möglichst zwingend sichtbar, benennbar, erlebbar und behandelbar zu machen.

Eine solche Diagnose muss sich auch mit der Frage auseinander setzen, warum Männer und Frauen sowohl gleiche als auch sehr unterschiedliche Profile der Krebserkrankungen zeigen. Auch die westliche Medizin forscht intensiv in diese Richtung. Es ist bekannt, dass die Wirkung der Azetylsalizylsäure (Aspirin®) auf Männer und Frauen sehr unterschiedlich ist. Bei Männern kann sie vorbeugend gegen den Herzinfarkt wirken, bei Frauen dagegen nicht und bei Frauen wirkt sie vorbeugend gegen einen Apoplex und bei Männern dagegen nicht.

Männer und Frauen erkranken in etwa gleich häufig an Hautkrebs, an Leukämien/Lymphomen, an Magen- und Rektumkrebs.

Erhebliche Unterschiede gibt es jedoch beim Krebs der Harnblase (Männer erkranken etwa drei mal so häufig), beim Kolonkrebs (Frauen erkranken etwa um ein Drittel häufiger). Der größte Unterschied besteht in Bezug auf den Oberen Erwärmer, den Thorax: Dort erkranken Männer häufig an Lungen- und Bronchienkrebs und Frauen in ähnlicher und noch größerer Häufigkeit an Krebs der Mamma. Besonders dramatisch ist der Vergleich bei den Reproduktionsorganen: Dort erkranken Frauen doppelt so häufig wie die Männer und wenn man auch noch die Erkrankungen der Mamma dazu gerechnet, dann erkranken sie weit über dreimal so häufig.

Man kann zunächst sagen, dass der Unterschied zwischen Männern und Frauen insbesondere die Energetik der Wandlungphasen ZHI YIN (Erde-Emblem), SHAO YIN (Metall-Emblem) und TAI YIN (Wasser-Emblem) betrifft. In Bezug zu den Leitbahnen besteht der Unterschied insbesondere zwischen den Leitbahnen *Zutaiyang* (Bl)/*Zushaoyin* (Ni) und den Leitbahnen *Zutaiyin* (Mi)/*Shoutaiyin* (Lu).

Sicherlich kann vorsichtig geschlossen werden, dass die Belastung der Frauen auf dem Gebiet der Ernährung in einem weiten, energetischen Sinne (Reproduktion, Haushalt, Erziehung, Verantwortung) ungleich höher als die der Männer ist.

Vergleichsweise stark ist die soziale Belastung von Männern. Diese betrifft energetisch die Austauschfunktion des *qi* von Haut/Lunge.

Bei beiden Geschlechtern ist eine starke Belastung der Fortpflanzungsorgane, und damit des Potenzials, der Essenz *(jing)* zu beobachten.

Setzt man die Gesamtanzahl der Erkrankungen in Bezug zu den energetischen Systemen, dann kann gesagt werden, dass der Reihe nach überdurchschnittlich häufig das Gebiet der Wandlungsphasen SHAO YIN (Metall-Emblem), ZHI YIN (Erde-Emblem) und TAI YIN (Wasser-Emblem) betroffen wird. Nach den Gesichtspunkten des Leitbahnkreislaufes der Nährenergie *(yingqi)* sind besonders die Leitbahnen *Zutaiyin* (Mi), *Shoutaiyin* (Lu) und *Zushaoyin* (Ni) beeinflusst.

Es ist ersichtlich, dass vor allem die energetischen Prozesse der *yin*-Speicherung und *yin*-Entfaltung gestört und befallen sind. Im *yin* werden die Deformationen sichtbar, während die mitwirkenden Anteile, etwa die des *yang*, teilweise nicht sofort zu erkennen sind. Diesem entspricht auch im banalen Sinne etwa die Tatsache, dass die gegenwärtige Alltagskultur in Form ihrer agierenden Individuen eine chronische Form der Hyperaktivität des *yang* darstellt. Es scheint so, als ob es nie zu einer Sättigung kommt.

Die *qi*-Felder der Wandlungsphase SHAO YANG (Holz-Emblem), der Wandlungsphase TAI YANG (Feuer-Emblem) und der Leitbahnen *Shoushaoyin* (He) und der *Zushaoyang* (Gb) sind vergleichsweise wenig direkt betroffen. Gleiches gilt für die Scharnierleitbahnen *Shoujueyin* (Pe) und *Zujueyin* (Le), bei letzterer allerdings in Bezug auf das primäre Leberkarzinom, nicht auf das sekundäre Leberkarzinom.

Eingeschränkt kann gesagt werden, dass die Energetik des *yang* im Sinne der Fünf Wandlungsphasen *(wuxing)* weniger sichtbar krankhaft betroffen ist und in Bezug zu der Nährenergie *(yingqi)* der Reihenfolge nach in den Leitbahnen *Shouyangming* (Di), *Zuyangming* (Ma) und *Zutaiyang* (Bl) etwas häufiger. Bei den *yang*-Energien sind also diejenigen am stärksten betroffen, welche unmittelbar an die *yin*-Energetik angeschlossen sind.

Generell kann geschlossen werden, dass das *yin* befallen wird und damit einer größeren sichtbaren Schwächung als das *yang* unterliegt. Zudem wirkt das *yang* in dem Krebsgeschehen als offensichtliche und verschobene Dynamik.

Damit kommt der Shiatsu-Diagnose auch die besondere Aufgabe zu, eine deutliche Leere *(xu)* inmitten des *yang* zu finden.

Diese energetischen Fakten und Entsprechungen müssen während der Shiatsu-Behandlungen als Sichtungsmuster auf den konkreten Patienten angewandt werden. Es muss die diagnostische Frage beantwortet werden, inwieweit ein jeweiliger Patient diesen energetischen Verschiebungen tendenziell entspricht.

Als exemplarisches Beispiel sei eine Krebserkrankung in der Wandlungsphase ZHI YIN (Erde-Emblem) betrachtet.

Die Erkrankung in der Wandlungsphase ZHI YIN (Erde-Emblem) kann ein Magen-, Pankreas- oder ein Mamma-Karzinom sein. Immer wird in diesen Fällen ein extremes Nebeneinander von Leere *(xu)* Bereichen und Fülle *(shi)* Bereichen zu konstatieren sein. Gleichfalls weichen die Pulse signifikant von den Normalpulsen ab, zeigen keine Reaktion oder hyperaktive und instabile Profile und immer stellen sich auffällige *qi*-Reaktionen ein, wie die des Zurückstoßens, des Einsaugens, des Einziehens oder des Stagnierens.

Bei den genannten Erkrankungen zeigten sich bei den entsprechenden Patienten auf der Verhaltensebene und in der psychischen Reaktibilität alle Formen erschöpfender Belastungen der Wandlungsphase ZHI YIN (Erde-Emblem). Alle Personen besaßen ein Übermaß an Korrektheit und empfindlicher Genauigkeit und sie neigten zu erschöpfender Pflichterfüllung bei gleichzeitig großer Bescheidenheit bis persönlich deutlicher Unsicherheit. Immer bestand eine Neigung, die eigenen Kräfte extrem einzusetzen, innerlich voller Unruhe zu sein und nicht wirklich zur Ruhe kommen zu können. Diese Verhaltensweisen korrelierten auch mit einer gewissen inneren Zurückgezogenheit und Stille. Diese Stille bezog sich auch auf die Unfähigkeit, aktiv und selbstbewusst Situationen einzufordern oder herzustellen, welche dem Genuss des zur Ruhe kommens entsprachen.

Es versteht sich, dass die gemachten Beispiele nur hinweisender Natur sein können. Nur Behandlungen und sorgfältige Diagnosen unter Einspeisung möglichst vieler Indikatoren können der Erfahrung eine Richtung geben und sie wachsen lassen.

Jeder Shiatsu-Therapeut, der Erfahrungen mit manifestem Krebs gemacht hat, wird bezeugen können, dass die *qi*-Kraft der Entgleisung sehr groß und stark ist, sodass die Idee, eine grundlegende Heilung könne sich in den meisten Fällen und dies schließlich in absehbarer Zeit einstellen, in den Bereich der Wunschvorstellungen fallen muss.

Dennoch gibt es die Tatsache der erstaunlichen Remissionen und einer kleinen Rate von dauerhaften Spontanremissionen selbst bei fortgeschrittenem Krebs.

Im Spektrum der bekannten Tatsachen und Möglichkeiten muss sorgfältig mit den Patienten gearbeitet werden. Wenn auch der Krebs nicht beseitigt werden kann, so kann doch auch Einfluss genommen werden auf dessen weitere Tendenz und auf das Gesamtbefinden der Patienten, inklusive der Dosierungshöhe von Medikamenten. Es versteht sich, dass Veränderungen der Medikation oder anderer Therapien in Absprache mit der medizinischen Versorgung und Betreuung zu geschehen hat.

Ein wesentliches Augenmerk muss auf Leere (*xu*, jap.: *kyo*) Bereiche, auf die Pulse und auf die von der Leere *(xu)* durchdrungenen Fülle *(shi)* Bereiche gelenkt werden. Es gibt auch Leere *(xu)* Bereiche, welche zu Gewebeschwund führen (Osteoprose, Osteomalazie usw.) und die doch nicht zu einer kanzerogenen Gegenwucherung führen. Offensichtlich müssen Zellen und Zellorte, welche einer Leere *(xu)* Konstituion/Kondition unterliegen, gleichzeitig von einer gesteigerten Fülle *(shi)* Dynamik durchdrungen sein. Die Krebszellen repräsentieren gewissermaßen eine Umkehrung der bekannten *yin-yang*-Synergie.

In diesem Sinne sind neben den Scharnier-Leitbahnen auch diejenigen der funktionalen Steuerung sehr wichtig. Dies sind die Leitbahnen des Dreifachen Erwärmers (*Shoushaoyin*; 3E) in deren Gesamtkörperverlauf nach Masunaga und es sind dies die Acht Unpaarigen Leitbahnen *(qijing bamai)*. Damit verfügt die Shiatsu-Therapie über viele energetische Zugänge in jenem Bereich, der als das psychosomatische Feld bezeichnet werden kann.

III.8.2 Fallgeschichte: Krebserkrankung einer Rentnerin, 76 Jahre

III.8.2.1 Vorbemerkungen

Diese Patientin kam über 13 Jahre regelmäßig zu Shiatsu-Behandlungen. Shiatsu-Behandlungen wurden von der Patientin zu Anfang deshalb aufgenommen, weil sie regelmäßig unter Verspannungen am unteren Rücken und in den Beinen litt. Diese Verspannungen sorgten im Bereich des ersten und zweiten Lendenwirbelkörpers zu Unbehagen und im *hara* prominierte häufig der Bereich oberhalb des Nabels als blasige Gespanntheit.

Diese Verspannungen verursachten Schmerzen und Bewegungseinschränkungen. Zudem wurde die Patientin infolge solcher Symptome unkonzentriert, stieß sich des öfteren blaue Flecke und neigte zum Stolpern.

Die Tatsache, dass diese Beschwerden im Laufe der anfänglichen Behandlungszeit weitestgehend zum Verklingen gebracht werden konnten, war für die Patientin eine große Motivation, die Behandlungen, auch prophylaktisch, weiterzuführen.

Etwa zehn Jahre nach den ersten Behandlungen verstärkten sich, anfangs sehr diskret, Beschwerden, welche die Patientin in gewissen Abständen und dann eher in schwacher Ausprägung immer wieder hatte.

Schließlich verstärkten sich diese Beschwerden deutlich und wurden zu einer Symptomatik mit fortschreitender Progredienz.

Die Behandlungen, welche zuvor immer so wirkten, dass eine vorhandene Problematik und Symptomatik eingedämmt und schließlich zum Verschwinden gebracht werden konnte, erfuhren sukzessive eine dramatische Veränderung. Sonst wohltuende Behandlungsmuster wirkten nicht mehr wie gewohnt, sie drohten nach einer gewissen Zeit in das Gegenteil, in ein Unbehagen umzuschlagen. Setzte eine wohltuende Wirkung ein, so verkürzte sich deren Dauer erheblich. Dies geschah mitunter schon während der Behandlung, von einer Sekunde zur nächsten oder nach einer Behandlung.

Es konnte kein Zweifel bestehen, dass sich die Reaktionsmuster zusehends signifikant veränderten. Zunächst war es evident, dass die Zeit- und Ortsmuster energetischer Reaktionen instabiler und unvorhersehbarer wurden. Zudem ergaben diagnostische Parameter, von denen weiter unten die Rede sein wird, eine dringende Indikation zur weiteren medizinisch-diagnostischen Abklärung.

Whipple-Operation

In deren Durchführung ergab sich, dass die Patientin unter einem Pankreaskopf-Karzinom litt. Dieses wurde durch eine Whipple-Operation, mit entsprechend medizinischer Nachsorge, entfernt. Die Patientin lebte danach noch etwa drei Jahre. Die statistische nachoperative Lebenserwartung in einem solchen Fall beträgt maximal etwa fünf Lebensjahre.

Weitere diagnostische Befunde der Bauchregion waren von Belang. Zu nennen sei hier der erheblich ausgeschwungene Verlauf einer nach rechts paravertebral verlagerten Aorta abdominalis, teilweise war deren Verlauf nahezu horizontal. Parallel dazu hatte sich die Venae cava interior hinter die dortige Aorta verschoben (➢ Abb. III-173).

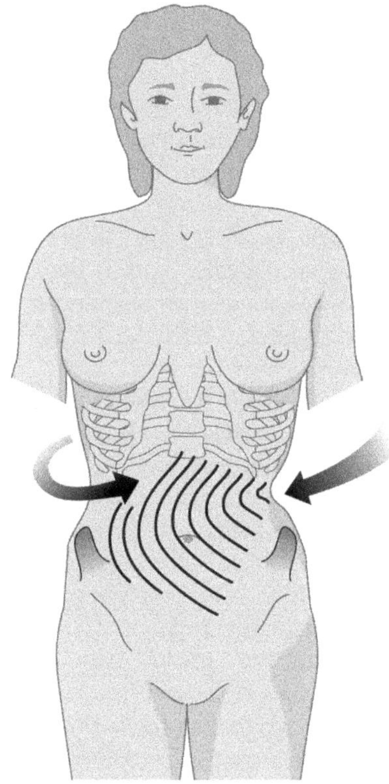

Abb. III-173 Erhebliche Rechtsverlagerung im oberen *hara*

Außerdem bestanden schon der Zustand einer Cholezystektomie und einer Hysterektomie.

Diese Befunde korrelieren insbesondere mit den weiter unten genannten Befunden der Shiatsu-Diagnose, von denen an dieser Stelle ein Körperbefund hervorgehoben werden soll: Der Bereich des linken Hypochondriums war in chronischer und typischer Fülle *(shi)* Spannung und die linksseitigen Punkte *daimai* (Gb 26) und *zhangmen* (Le 13) waren extrem in Fülle *(shi)*.

Als Punkteindikationen sind hier beim ersten Punkt hervorzuheben: Er ist Verbindungspunkt *(jiaohuixue)* zum *Daimai* (Gürtelgefäß-Leitbahn), welche das *qi* in den Unteren Erwärmer absenkt, Hitze kühlt und Feuchtigkeit kanalisiert. Er ist angezeigt bei Endometritis und gynäkologischen Befunden aller Art, bei schwabbeligem Leib, bei Schmerzen, Paresen und Spasmen in Lenden und Flanken.

Der zweite Punkt ist Sammlungspunkt der Bauchseite *(fumuxue)* für den Umlauf der *Zutaiyin* (Mi) Leitbahn, Verbindungspunkt *(jiaohuixue)* zum *Daimai*, er ist Zusammenkunftspunkt *(huixue)* des *qi* der *yin*-Umläufe. Er stabilisiert die Nährenergie *(yingqi)*, kanalisiert Feuchtigkeit, wirkt bei Völle- und Kältegefühl in diesem Bereich und wirkt gegen Ansammlungen und Verfestigungen sowie bei Schmerzen in der Armmuskulatur.

Die Patientin erhielt bis kurz vor ihrem Tod Shiatsu-Behandlungen und es kann gesagt werden, dass sie unter den Umständen einer solch schweren Erkrankung bis Monate vor ihrem Tod noch einen recht stabilen Eindruck machte. In Gesprächen vor ihrem Tod verfügte sie, trotz deutlich sichtbarem Verfall der Kräfte und regelmäßigen Bewusstseinsabsencen, über eine beeindruckende Bewusstseinsklarheit. Ein für sie typischer Satz war (wenn eine dieser Absencen für sie spürbar wurde und sie schließlich vor Erschöpfung in einen Kurzschlaf verfiel): „Bitte entschuldigen Sie meine Unaufmerksamkeit und seien Sie darüber nicht böse." Dazu kam ein weiterer häufiger Ausspruch: „Ich falle allen zur Last." Diese Zitate werfen, wie weiter unten gesehen werden kann, ein Licht auf den Charakter der Patientin und können auch im Zusammenhang mit den zuvor gemachten allgemeinen Betrachtungen zu dieser Krebssymptomatik gesehen werden.

Im nun Folgenden sollen die hauptsächlichen *qi*-Diagnosen der Behandlungen bis zu den ersten Anzeichen einer deutlichen Körperveränderung und damit dann dem diagnostizierbaren Zeitpunktes der Krebserkrankung zunächst im Wesentlichen und summarisch zusammengefasst werden.

III.8.2.2 Behandlungsergebnisse und qi-Diagnosen bis zur Krebserkrankung

Insgesamt erschien der Leib der Patientin, als Ausdruck der Form und Gestalt des Bindegewebes, generell als aufgequollen, weich und kühl. Einzelne Orte hoben sich als Bereich gleichzeitiger Quellung und Spannung besonders hervor; so z. B. der Bereich des oberen *hara* und der dortigen Masunagazone der *Shoujueyin* (Pe) Leitbahn samt der Punkte dieses Bereiches. Über diese Punkte wird weiter unten ausführlicher berichtet.

Da Quellungen, wie sie in diesem Fall vorlagen, unter bestimmten Bedingungen Ausdruck erheblicher psychischer Spannungen sein können, müssen diese hier näher untersucht werden.

Die Natur dieser Quellungen liegt in einer gespannten Expansion körperlicher Orte. Diese Gesamtexpansion des Ortes kann dessen drei Schichten (OE, ME, TE) erfasst haben, dann ist eine mangelhafte, zentripetale, struktive Kraft des *yin* zu konstatieren. Möglich ist ferner, dass die Expansion der OE mit einer Kontraktion von ME und TE einhergeht. Besteht die Kontraktion nur in der TE, so ist es zu einer gewissen Entkopplung von Innen und Außen gekommen. Ist das *qi* vornehmlich in der ME kontrahiert, dann besteht eine Art gespanntes, labiles Gleichgewicht von Innen und Außen und das Äußere wirkt eher statisch und einseitig dynamisch: es herrscht eine zentrifugale Tendenz, aber als Daueranspannung. Gleichzeitig besteht im *yin* eine einseitige akkumulierende Tendenz. Solcher paradoxen Energetik entspricht eine Gleichspannungslage und ein charakterlich-psychischer Befund: Die Patienten sind zutiefst angespannt und ambivalent.

Es besteht auch die Möglichkeit, dass alle drei Ebenen dilatiert sind. Drückt diese Dilatation eine statische Dynamik aus, dann besteht eine angespannte, akute Erregung mit einem tief verunsicherten Kern.

Das *qi* solcher Expansionen wird durch besondere Pulse signalisiert. In diesem Fall wirkte der Puls dort zunächst wie abwesend, trat dann manchmal schlagartig hervor, wirkte eher dünn und unruhig oder wurde von der TE quasi verschluckt. Die TE wirkte regelmäßig empfindlich und gespannt.

Besonders der nahe gelegene Bereich der Masunagazone der *Zutaiyin* (Mi) Leitbahn wirkte schon an der OE als etwas eingezogen und flächig hart gespannt. Diese Spannung zog sich manifest von der TE über die ME bis zur TE.

Bei Anwendungen an diesen Orten mit der MH I und Pulsverbindungen durch die MH II mit anderen Körperorten, stellten sich im Bereich der MH I häufig stagnierende, ziehende und in die Tiefe saugende typische *qi*-Reaktionen ein. Das Pulsgeschehen dieses Ortes ließ sich kaum in ein Gesamtpulsgeschehen einbinden und löste sich von diesem als separates, örtliches Pulsieren heraus.

Dies waren auch regelmäßig die Situationen, in denen die Shiatsu-Behandlungen für die Patientin anstrengend wurden. Der Körper verriet große Spannungen, zitterte und vibrierte im Ganzen, besonders aber an den inneren Beinen und um den Mund herum, während (bei Rückenlage) die Handinnenflächen fest auf den Boden gepresst wurden. Der Zustand der Patientin verriet in solchen Momenten eine große innere Aufregung.

Die vibrierende innere Aufregung und Erregung korrelierte kontrastreich mit einer gewissen äußerlichen Starre und Stille. Wurden während einer Behandlung die *qi*-Reaktionen stärker, so nahmen auch die körperlichen Anzeichen zu. Die Beine zitterten heftig und dabei oszillierend zwischen einer Innen- und Außenrotation. Ebenso vibrierte der periorale Bereich samt den Lippen. Die Atemfrequenz stieg deutlich an, das Ausatmen wurde zwar tief, wurde aber regelmäßig durch kurze Stopps abrupt unterbrochen und das Herz klopfte erregt. Die Synchronisation von Herz- und Atemfrequenz durch das *qi* des Geistes *(shen)* stand unter erheblichen Belastungen.

Insgesamt wirkte der Leib hochenergetisch eingespannt zwischen Entspannungs-, und Loslassgesten und einer Tendenz der Anspannung und des Festhaltens.

Genau in solchen Phasen begann die Patientin regelmäßig damit, wichtigste biografische Lebensdaten zu erinnern und zu erzählen.

III.8.2.3 Energetische Deutungen und Normenkonventionen zur Krebserkrankung dieses Falles

Um ein Krebsgeschehen im Allgemeinen und bezüglich dieses Falles im Besonderen im Sinne des Shiatsu und der chinesisch-japanischen, traditionellen Medizin greifbar machen zu können, soll zunächst auf bewährte Normenkonventionen zurückgegriffen werden.

Das Krebsgeschehen ist deutlicherweise ein hochaktiver Prozess, welcher gegenüber dem Gesamtorganismus zur falschen Zeit und am falschen Ort zu viel Autonomie gewinnt und besitzt. Die Ganzheit eines lebendigen Ortes im Gefüge eines Gesamtorganismus koordiniert sich nicht mehr zur Genüge mit der Ganzheit des gesamten Organismus.

Das kommunikative Wechselspiel zwischen den Anforderungen des Organismus als Ganzem und als Zusammenspiel vieler konkreter Örtlichkeiten wird schon auf zellularer Ebene beeindruckend vollzogen: Jede Zelle besitzt das Potenzial aller den Körper betreffenden Zellfunktionen. Der Ort, an welchem eine Zelle im Körperganzen zur Position kommt, entscheidet über deren konkrete Funktion. Es ist so, dass jede Zelle körperbezogen sozusagen alles kann, jedoch nur jenes Können praktiziert, welches ein konkreter Ort im Körpergefüge verlangt. Sämtliche anderen Funktionen werden in Ruhelage versetzt. Ebenso organisieren sich die Zellen bei Zerstörung der Form und Funktion (entsprechend der Form und Funktion) eines Teilorgans oder Teilsystems des Organismus. Sie teilen und fügen sich solange aneinander, bis die Funktion und Form wieder erreicht ist. Dazu kommen noch jene Zellen, die teilungsunfähig geworden sind und damit das direkte Gegenteil der Krebszellen darstellen.

Diese Art der Steuerung von Wachstum, Aktivität und Stillstand, Inaktivität, von Eigenform und Gesamtform innerhalb des Organismus erscheint als zentral.

Es gilt nun für jede medizinische Theorie, welche Praxis sein will, Beschreibungskonventionen zu finden, die den Symptomen und Syndromen realistisch zugewandt sind, die als System mit eigener, wechselwirksamer Evidenz bestehen können und welche praktische Einflussnahmen auf das Krankheitsgeschehen Wirklichkeit werden lassen.

In diesem Sinne sind die weiteren Ausführungen ein Versuch, in Bezug auf die hier dargestellte Krebserkrankung einen solchen Beschreibungsrahmen aufzustellen.

Konkret gebundene und frei disponible Funktionen des Lebendigen wirken als Einheit simultan ineinander und werden traditionell mit den Bezeichnungen *qi*, Potenzial, Essenz *(jing)*, Geist *(shen)* und Seele *(ling)* erfasst (siehe ➤ Kapitel II.1.1.4). Im Zusammenhang mit der hier besprochenen energetischen Schrägläufigkeit soll an dieser Stelle die Bedeutung dieser Bezeichnungen aufgezeigt werden.

Qi bedeutet jeden energetischen Vorgang der konkret gefasst werden kann. In diesem Zusammenhang bezeichnet es die Aktivität sowohl des gesunden, als auch die des kranken Körpergewebes.

Das Potenzial oder die Essenz *(jing)* kann komplementär dazu als die freie Wirkkraft solchermaßen konkret gebunden in Erscheinung tretender Energie bezeichnet werden.

Lässt sich somit *qi* in seiner die Körper- und Lebensorganisation erhaltenden Konkretheit und Geradläufigkeit *(zheng)* als notwendige Lebensfunktionen ausdifferenzieren, so ist *jing* ein Potenzial solchermaßen gebundener Energie und gleichzeitig ein Potenzial anderer konkreter Funktionen, auch solcher, die das notwendige Gefüge des Körpers schädigen können. Hierunter fallen auch körpereigene Produkte, welche durch die Unterdrückung energetischer Prozesse gewissermaßen wie Inhibitoren wirken.

Geist *(shen)* bedeutet die übersinnliche konzentrierte Aufmerksamkeit oder auch dispersive Zerstreuung von konzentrierter Energie.

Geist *(shen)* steht dafür, dass in einem konkret individualspezifischem Sinne die Autopoiesis eines Organismus sich vollziehen kann. Zu solcher Aktivität gehört auch die Assimilation oder Abstoßung von Fremdartigem. In dieser Hinsicht ist die energetische Gestaltungskraft dessen, was als *xing* bezeichnet wird, groß. *Xing* bedeutet das Soma, die Form des Körpers.

Seele *(ling)* bedeutet die Fähigkeit einer energetischen Struktur, konkrete energetische Aktivitäten und Formen basal zu tragen.

Die Seele *(ling)* repräsentiert semantisch gewissermaßen ein Feld des dynamischen Übergangs, dessen eine Erscheinungsweise das Leben, dessen andere der Tod ist. Die Seele *(ling)* ist die Phänomenalität der Innenwelt. An der Basis und inmitten dieser Innenwelt sind Leben und Tod nicht zu unterscheiden. Diese Innenwelt repräsentiert sich als flinke Seele, als Gemütskräfte.

Die Struktur und Formkraft des Körpers *(xing)* lässt diese Phänomenalität als konkrete Form erscheinen oder als unsichtbar gewahr werden.

Die genannten qi-Energien repräsentieren insbesondere die Formkräfte einer intakten Lebendigkeit. Ihre Entgleisung lässt sie von formbewahrenden zu formauflösenden Kräften werden. Die wirkliche Balance solcher Autopoiesis umspannt sämtliche allgemeinen und individuellen Geschehnisse als Körper, Seele und Geist.

Mithin ist bei der Untersuchung eines Patienten zu eruieren, inwiefern in dessen konkreter Lebenswirklichkeit das dynamische Pendeln zwischen Konzentration und Zerstreuung, Wachheit und Schlaf, Motivation und Gleichmut, geistiger und seelischer Lebhaftigkeit und tiefer Stille im Alltag erscheint und Bestand hat, inwieweit also die obig genannten energetischen Relationen als lebendiges Wandlungsphasengeschehen im Menschen stattfinden. Insbesondere müssen auch extrem einseitige *qi*-Belastungen genau in Augenschein genommen werden!

Erscheint, wie in diesem Falle, an einem Ort ein Tumorgeschehen, welches einen konkreten physiologischen Funktionsort einseitig besetzt, erweitert und dominiert, dann muss eine energetische Frage darin bestehen, herauszufinden, warum die abweisende Kraft des Geistes *(shen)* und warum die strukturierende Kraft von Essenz *(jing)* und Seele *(ling)* beginnen, andere Wege zu prozessieren als zuvor.

Westlich gesprochen, könnte danach gefragt werden, warum welche Intentionalkräfte des lebendigen Wesens bestimmte Dynamiken evozieren, impulsieren uind konkret werden lassen. Denn verändertes Gewebe ist auch veränderte Funktion und stellt auch veränderte Intentionalkräfte dar. Seelische Haltung ist und wird psychische Funktion wie auch somatisches Geschehen.

Diese Fragen sollen nun in Bezug zu den vorgenannten Behandlungsergebnissen weiter konkretisiert werden.

III.8.2.4 Konkrete Zuordnungen der energetischen Systematik

Eingangs ist zu beachten, dass zum Tumorprozess im örtlichen Bereich des Pankreaskopfes dort vorlaufende und nachlaufende Symptome bei der Patientin korrelierten. Während vieler Jahre der Behandlung vor der Krebserkrankung war dieser Ort auffällig sensibel und energetisch gespannt. So ergab die oben genannte Diagnostik als Befund eine Rechtsverschiebung der Aorta abdominalis und nachoperativ ein Rezidiv als Lymphom in dem kritischen Ortsbereich. Das heißt, ein und dieselbe Stelle produzierte regelmäßig signifikante Auffälligkeiten und Abweichungen.

Die oben erwähnte starke Imbalance in der Wandlungsphase ZHI YIN (Erde-Emblem) hat auch hier ihre physiologischen Entsprechungen.

Somit muss die energetische Bedeutung genau dieses Ortes präzisiert werden. Zu beachten ist ferner, dass der konkrete Bauchort (Pankreaskopf) auch in seinen konkreten örtlichen Entsprechungen als körperlicher Gesamtort betrachtet werden muss.

In diesem Fall zählen dazu:

- die große „Mäkeligkeit", eine Sensibilität der Patientin gegenüber dem Essen und der Nahrungsaufnahme
- die Spannungen im perioralen Bereich
- die sehr kräftigen Verspannungen in den Leitbahnen und Diagnosezonen der *Zutaiyin* (Mi)- und der *Zuyangming* (Ma) Leitbahn
- die gewisse lebenslange Heimatlosigkeit und anstrengende häusliche Lebenssituation
- die eingeschränkten sinnlichen Genüsse und Genussfähigkeiten
- eine lebenslange Neigung zum Grübeln und zur Verinnerlichung
- ein chronisch instabiler, unsicherer Gleichgewichtssinn
- des Weiteren zählen dazu die durch die Gezielte Gesprächsführung eruierten extremen Belastungen und Verdrängungen dieses Lebens.

Vorsichtshalber sei an dieser Stelle, wie auch an anderer Stelle schon geschehen, noch einmal darauf hingewiesen, dass dieses Benennen von diagnostisch konkret erfassten Symptomen, Abläufen und Verläufen keinesfalls als kausales Erklärungsmuster der Erkrankung verstanden werden soll. Auch soll nicht geschlossen werden, dass bei Beseitigung dieser auffälligen Energetiken die Krankheit nicht stattgefunden hätte oder beseitigt hätte werden können.

Es handelt sich nur um ein getreues Erfassen der klar beobachtbaren energetischen Entsprechungen und das konkrete Nachzeichnen dieser Entsprechungen bis hinein in den Tumorvorgang als solchen.

Es handelt sich im Weiteren darum festzustellen, wie die Shiatsu-Behandlungen trotz der Erkrankung mitgeholfen haben, das Leben der Patientin erträglich zu gestalten.

Der Tumorprozess lässt sich weiter qualifizieren als eine gewisse Umkehrung geradläufiger Energetik. Das räumliche Ausweiten des Pankreasgewebes stellt eine übersteigerte Energetik des *yin-qi* dar. Solcher Übersteigerung wohnt das Bild dynamischer *yang*-Aktivität inne. Mit anderen Worten: Ein Gebiet mit dominanter *yin*-Qualität erscheint als Dominanz von *yang-qi*.

Mithin tauchen zur *qi*-Differenzialdiagnostik folgende Fragen auf:

- Worauf bezieht sich diese Hyperaktivität des *yin*? Wodurch ist sie hervorgerufen und in ihrer Wirkung bestimmt?
- Wo und in welcher Funktion fehlt somit den *yin*-Aktivitäten spezifisches *qi*?
- Wie wirkt die *yang*-Aktivität innerhalb des *yin*-Ortes?
- Fehlt es somit den *yang*-Aktivitäten des Körpers an *yang-qi*?
- Wo liegt inmitten des *yang* ein *yin* und eine Leere *(xu)*?
- Gibt es eine allgemeine Verdrehung der positionalen und relationalen Orte des *yin* und des *yang*, weiter der Wandlungsphase TAI YIN (Wasser-Emblem) und der Wandlungsphase TAI YANG (Feuer-Emblem)?

Diesen Fragen muss konkret diagnostisch nachgegangen werden.

Bezüglich dieses Falles kann folgendermaßen darauf geantwortet werden: Die *yin*-Hyperaktivität (Stärke *(man)*, Fülle *(shi)*) agiert im Mittleren Erwärmer und dort betont mittig. Die dortige Funktionseinheit im Verdauungsgeschehen (Duodenum, Magen, Pankreas, Gallenblase) signalisierte lebenslang eine überdurchschnittliche Sensibilität.

Dazugerechnet werden muss das sensible Gebiet des dortigen Solarplexus. Auch hier war die Patientin sehr empfindlich.

Gleichfalls stand der dortige hintere Rücken extrem unter kyphotischer Spannung.

Die Leitbahnen der Wandlungsphase ZHI YIN (Erde-Emblem: *Zuyangming* (Ma) und *Zutaiyin* (Mi)) und der Phase TAI YIN (Wasser-Emblem: *Zushaoyin* (Ni) und *Zutaiyang* (Bl)) standen unter heftiger synergetischer und antagonistischer Spannung.

Aus den biografischen Befunden der Gezielten Gesprächsführung konnte geschlossen werden, dass das *yin* generell im Sinne seiner reserve- und strukturbildenden Kräfte sehr belastet war.

Ein Schwäche/Leere *(kong/xu)* mehrerer *yin*-Bereiche lag sicherlich im Bereich der Wandlungsphase TAI YANG (Feuer-Emblem) vor. Häufig wirkte das Körpergewebe unterkühlt, die geistige Präsenz leicht irritierbar und generell die Zufuhr von Lebenswärme im übertragenen Sinne eher mangelhaft.

So wirkte die *yang*-Energetik häufig auch nach zentral und dem Innern zu und weit zurückgezogen. Die Patientin war dann aus geringsten Anlässen heraus leicht erregbar. Sie brauste in diesen Momenten innerlich sehr auf, richtete diese emotionalen Impulse solcher Erregung jedoch nicht nach außen, sondern vollzog dem Außen gegenüber oftmals einen harten Schnitt, verschloss sich, wirkte verhärtet und kühl.

Insofern agierte das *yang* allzu häufig im Innern, ohne die befreiende Dispersion nach dem Außen hin zu vollziehen.

Es fehlte der *qi*-Energetik des *yang* die natürliche Tendenz nach außen. Der Patientin fiel es sehr schwer, soziale Kontakte und Aktivitäten ungezwungen, suchend und experimentell zu erweitern und zu bewahren. Häufig wirkte der Körper insgesamt nicht als normal und genügend dynamisch, sondern etwa wie eingefroren. Der Austausch des Geistigen vollzog sich oft in inneren Überlegungen und Selbstgesprächen.

Generell kann gesagt werden, dass die Balance zwischen Körpervorder- und rückseite eingespannt war in eine Verspannung zwischen den Leitbahnen der Wandlungsphase TAI YIN (Wasser-Emblem) und denen der Wandlungsphase ZHI YIN (Erde-Emblem) und dass die Balance zwischen dem *yin* und dem *yang* als Spannungsverhältnis zwischen der Polarität der Wandlungsphase TAI YANG (Feuer-Emblem) und TAI YIN (Wasser-Emblem) agierte.

Diese *qi*-Diagnostik wird bestärkt, wenn die belasteten Orte nach der Energetik der Punkte *(xue)* und der Leitbahnen *(jingluo)* betrachtet werden.

Zurückzukommen ist an dieser Stelle auf die eingangs erwähnte generelle Körperverspannung im Bereich der Leibesmitte.

III.8.2.5 Punkte (xue) Befunde und Leitbahnen (jingluo) Befunde

Bezüglich dieses Falles und der Krebserkrankung waren die nachfolgenden Punkte signifikant:

- *jianli* (Ren 11): Assoziationswörter zum Namen sind hier „solide" oder „aufrichten". Der Punkt harmonisiert die Leitbahnen des Zusammenhanges mit Magen und Darm. Zu den Befunden und Indikationen zählen Aufstoßen und Übelkeit, Schmerzhaftigkeit der Leibesmitte.
- *zhongwan* (Ren 12): Sammlungspunkt des Magen-*qi* im Bauch *(fumuxue)* Zusammenflusspunkt *(jiaohuixue)* mit den Leitbahnen *Renmai* (Ren), *Shoutaiyang* (Dü) und *Shoushaoyang* (3E). Ein weiterer Bezug dieses Punktes liegt in seiner Wirkung auf das Herz-*qi* und als Zusammenkunftspunkt *(huixue)* aller *yang*-Umläufe. Der Punkt wirkt auf eine Harmonisierung der dem Magen-*qi* zugeordneten Umläufe, kanalisiert Feuchtigkeit und leitet *qi*-Gegenläufigkeiten ab. Er reguliert allgemein den Verdauungsvorgang des oberen Verdauungstraktes und beseitigt „Klumpen-

8

gefühle" der Leibesmitte. Windaffektionen wirken an dieser Stelle als Zustände der Schreckhaftigkeit und der Angst.

- *mingmen* (Du 4): Dieser Ort steht in engem Zusammenhang mit dem angeborenen *qi (xiantian zhiqi)*, dem Potenzial, der Essenz *(jingqi)* und dem Umlauf des Nieren-*qi*. Hier wird günstig Einfluss genommen auf die Qualität des Blutes *(xue)* und auf den *qi*-Umlauf des Funktionskreises Leber *(gan)*. Wind-Affektionen werden zerstreut und das *qi* wird abgesenkt.
- *xuanshu* (Du 5): Entscheidender „Angelpunkt" des *qi*. Wirkt gegen Anhäufungen in der Leibesmitte mit Fremdkörpergefühl.
- *yindu* (Ni 19): Stasen des Blutes *(xue)* in der Leibesmitte. Behandelt Völle- und Druckgefühl in diesem Bereich und stützt den Umlauf des *qi* in der *Zutaiyin* (Mi) Leitbahn.
- *shiguan* (Ni 18): Zerstreut Anhäufungen und Ansammlungen von *qi* in der Leibesmitte. Der Name „Steinernes Passtor" weist auf die extreme *yin*-Tätigkeit dieser Stelle hin.
- *chengman* (Ma 20): Punkt, welcher „die Vollheit" aufnimmt. Er harmonisiert die *Zutaiyin* (Mi) Leitbahn und kühlt den Mittleren Erwärmer.
- *liangmen* (Ma 21): Zerstreuung von Hitze-Feuchtigkeit in der Mitte.

Die Wirkungen dieser Punkte stehen in eindeutiger Relation zu den oben gemachten diagnostischen Feststellungen. Die Patientin war an diesen Stellen prinzipiell empfindlich und diese genannten Punkte waren als Gesamtes immer etwas aufgebläht und gespannt.

Ein diagnostisch Gleiches kann auch in Bezug zu den Leitbahnen gesagt werden:

- Leitbahnen *Zuyangming* (Ma) und *Zutaiyin* (Mi): Beide Leitbahnen wirkten an den genannten Punkten deutlich verspannt. In dem Zusammenhang mit diesem Fall sind folgende Aspekte der *qi*-Funktionen der genannten Leitbahnen von Bedeutung: Integration und Assimilation aller Einwirkungen von außen an das innere Milieu des Organismus oder auch die Abwehr solcher Einwirkungen und die Herstellung der Balance des Metabolismus. Nicht unwichtig dürfte in diesem Zusammenhang unter Umständen sein, dass karzinogene Tumore eine überdurchschnittliche Glucose-Verstoffwechslung besitzen.Bei der Patientin kam zudem eine deutliche Neigung zum Grübeln dauerhaft zum Tragen.
- *Zushaoyin* (Ni) Leitbahn: Bezüglich des Falles trat hier eine der Grundfunktion des Umlaufsgeschehens jener Leitbahn in den Vordergrund: Die Kraft des Willens und das generelle Beharrungsvermögen, Durchhaltevermögen und die Ausdauer. Dazu kommt die deutlich diagnostizierbare, allgegenwärtige Kühle im Organismus, die zu Stauungen und Ansammlungen führen kann. Die Patientin erschien gleichsam erkennbar als Person mit einem stoischen Durchhaltevermögen.
- *Renmai* (Ren): Diese Aufnehmende Leitbahn (Teil der Acht Unpaarigen Leitbahnen; *(qijing bamai)* gleicht als Verbindung aller *yin*-Leitbahnen einem Ausgleichsreservoir besonders der Energien, die den strukturellen Kontext des Körpers bestimmen. Diese Leitbahn wies typische Profile auf (siehe oben)!

III.8.2.6 Die Symptome von Schwäche/Stärke (kong/man) und Leere/Fülle (xu/shi)

An dieser Stelle soll die markanteste Synergie dieser energetischen Profile für diesen Fall aufgezeigt werden.

Diese bestand im Bereich der Punkte *jingmen* (Gb 25), *daimai* (Gb 26) und *zhangmen* (Le 13) linksseitig. Neben anderen Indikationen dieser Punkte interessieren sie hier als: Verbindungspunkte *(jiaohuixue)* mit dem *Daimai* (Gürtelleitbahn) (Gb 26), als Sammlungspunkt *(fumuxue)* für die *Zutaiyin* (Mi) Leitbahn (Le 13) und als Zusammenkunftpunkt *(huixue)* aller *yin*-Leitbahnen (Le 13). Darüber hinaus haben sie einen Einfluss auf die Regulation des Unteren Erwärmers.

Das linke Hypochondrium war chronisch stark in die TE eingezogen. Dadurch erschien der bei Entspannung normalerweise vorhandene Raum der ME und OE als in Leere *(xu)*. Dieser Einzug der linken Flanke korrespondierte mit einem linksseitig flektierten Becken, einer gewissen Linksrotation der Wirbelsäule und des Thorax und einer Vorwölbung des rechten Rippenbogens, der rechten Flanke und des rechten oberen *hara*. Insgesamt erschien der Zwischenraum zwischen linkem Becken und Thorax vermindert. Es schien so, als entzöge die Patientin die linke Flankenseite dem Zugriff und der nach außen gerichteten Präsentation (➤ Abb. III-174).

Die linksseitge Einziehung bewirkte eine rechtseitige Vorwölbungen bei gleichzeitiger Drehspannung um die Vertikale. Diese Bewegungs- und Richtungssynergien durchzogen auch den gesamten inneren Körperraum und das *hara*. Sie führten dort zu einer Grenzstelle, an der die unterschiedlichen Energien aufeinander stießen und wirkten oder dissoziierten.

Es fällt nicht schwer, unter diesen Spannungslinien den nahezu horizontalen Verlauf der Baucharterie zu verstehen. Weiterhin ist evident, dass in diesem Bereich das Karzinom und das Lymphom aufgetreten sind. Zu denken ist ferner an die erfolgte Cholezystektomie und

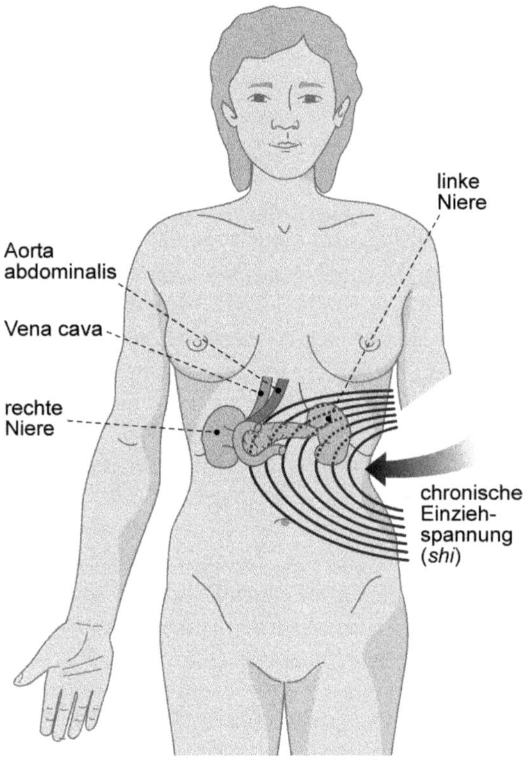

Abb. III-174 Chronisch stark in die TE eingezogenes linkes Hypochondrium

dann auch im Übergriff auf das untere Becken die Hysterektomie.

Während der gesamten Behandlungen hat der Patientin die Arbeit und Verflüssigung des *qi*-Geschehens in diesen Bereichen, Punkten und Leitbahnen gut getan. Dies änderte sich jedoch im Zeichen des fortschreitenden Krebsprozesses und in der nachoperativen Phase. Davon soll weiter unten noch die Rede sein.

III.8.2.7 Weitere Symptome entlang der klassischen energetischen Profile

In Bezug zur Phasenenergetik kann gesagt werden, dass die Patientin ebenso wie sie bezüglich der Nahrung das Lichte, Leichte und Frische bevorzugte, bioklimatisch den Frühling, dessen Winde und Helligkeit sowie die beginnende Wärme außerordentlich schätzte und begrüßte.

Feuchtigkeit und Kälte stellten für sie dagegen echte Herausforderungen und Belastungen dar.

Es kann in diesem Fall sicherlich auch von einer „Überlagerung" *(cheng)* im Sinne der Wandlungsphasen gesprochen werden. Die Wandlungsphase TAI YIN (Wasser-Emblem) überlagert die Phase ZHI YIN (Erde-Emblem). Gemäß der diesem Kanji inhärenten Bedeutungsdimension lohnt es sich in diesem Fall sinngemäß hinzuzufügen: Das Wasser-Emblem nutzt für sich in unzulässiger und multipler Weise das Erde-Emblem aus. Unter solchen Vorzeichen findet als erstes ein unmäßiger Verbrauch des *qi* der Wandlungsphase ZHI YIN (Erde-Emblem) und damit eine extreme Versorgungssituation desselben durch die Wandlungsphase TAI YANG (Feuer-Emblem) statt, sodass von einer exponentiellen Versorgungsnot des *yang-qi* und dessen Absorption durch das *qi* der Wandlungsphase ZHI YIN (Erde-Emblem) gesprochen werden kann.

In diesem Sinne sind auch weitere Befunde zu nennen: Eine singende, aber auch zittrige Stimme. Eine deutliche Scheu und Scham gegenüber sinnlichen und spontanen Gefühlsäußerungen. Zu nennen ist ein kräftiger Kontrast zwischen der Bereitschaft des Geistes der Patientin sich gegenüber Neuem aufgeschlossen zu verhalten, intuitiv stets neue und tiefe Einsichten zu erzeugen, sich unsentimental auch bitteren Wahrheiten zu stellen und der Tatsache, sich in vielen Lebenslagen stark zurückzuziehen und grüblerisch die Welt zu bedenken.

Ihr Lebens- und Alltagsgerüst entsprach einer eher starren Struktur, wurde vom Regelmäßigen beherrscht. Dahinter wurden jedoch bei Vertrautheit immer wieder sehr starke Sehnsüchte sichtbar. Sehnsüchte, die durch „Kleinigkeiten" schnell enttäuscht werden konnten.

Besonders signifikant waren bei fast jeder Behandlung, je nach *qi*-Reaktion, sehr deutlich auftretende und regelrecht eigenwesenhafte, sehr laute Geräusche des Aufstoßens und vor allem des Knurrens. Diese geräuschbetonten *qi*-Reaktionen wirkten wie eine dialogische Antwort auf eine bedeutsame Ursituation. In diesem Zusammenhang ist an die zumeist psychisch bedingte Aerophagie zu denken.

Gesamtenergetisch kann gesagt werden, dass sich die Lebensgeschmeidigkeit eher als Weichheit und Instabilität des Körpers darstellte, dass die Lebensfreude und dass der Lebensschwung eher als ein recht starres Durchhalten erschienen und dass die Geborgenheit und Zugehörigkeit eher im unmittelbaren und kleinen Wohnbereich sowie in Träumen gesucht und gepflegt wurde.

Im gewissen Sinne erschien der Gesamtcharakter der Patientin wie ihr typischer Gang: ein Fortschreiten in einer starren und beharrlichen Aufrichtung bei gleichzeitiger Instabilität des Gleichgewichtspunktes – ein alles in allem sehr energieaufreibendes Fortschreiten.

Es versteht sich, dass die gemachten Feststellungen in keiner Weise eine Bewertung der Persönlichkeit der Patientin beinhalten. Im Gegenteil, der Therapeut besitzt größten Respekt vor den ungewöhnlichen Einsichten und der Lebensleistung der Patientin.

III.8.2.8 Ergebnisse der Gezielten Gesprächsführung

In ➤ Kapitel II.2.5 zur lebendigen Ganzheit der Behandlung wurde in einem Fallbeispiel von einer Kriegssituation berichtet. Die Hauptperson dieser Schilderung ist die hier besprochene Patientin. Es ist sicherlich sofort einsehbar, dass das Leben der Patientin immer wieder extremsten Belastungen ausgesetzt gewesen ist.

Diese Belastungen ergaben sich aus Lebenssituationen und aus der Art und Weise, wie diese Belastungen weiter getragen wurden und wie diese Situationen verarbeitet worden sind.

An dieser Stelle kann gesagt werden, dass die geschilderten verletzenden Lebenssituationen praktisch nie aufgearbeitet worden sind und tendenziell dem bewussten Vergessen anheim fielen. Die Patientin machte, wie man so sagt, das Meiste mit sich selbst aus. Auch während der jahrelangen vertauensvollen Behandlungssituationen gelang es insgesamt betrachtet nur mühsam und sehr langsam Erinnerungen zu finden, herauszustellen und diese sprachlich darzustellen.

Energetisch muss an dieser Stelle noch einmal erwähnt werden, dass nicht verarbeitete Lebenserfahrungen die bedrängende Wucht der ursprünglichen Situation quasi versteckt und verkapselt weiter in nachfolgende Lebensphasen perpetuieren!

In der Folge der vielen Gespräche ergab sich eine schwierige Lebensbilanz: Der erste Mann und Vater der Tochter kommunizierte die Erlebnisse seines Lebens nicht mit ihr und fiel im zweiten Weltkrieg. Sie musste zunächst alleinerziehend leben. Das Leben mit dem zweiten Mann zerbrach innerlich schon früh, wurde aber nach außen hin aufrecht erhalten, bis dieser Mann sich trennte und mit einer anderen Frau zusammenzog.

Die Patientin musste lebenslang für wenig Lohn arbeiten und auch in ihrer gesamten familiären Umgebung ergaben sich immerzu viele Probleme. Wenige Freundschaften begleiteten ihr Leben und viele Dinge behielt die Patientin für sich. Sinnliche Freuden, einschließlich der Sexualität, gab es nur stark eingeschränkt.

III.8.2.9 Typische Behandlungs- und Pulsbefunde während der Krebserkrankung und in der postoperativen Phase

In der postoperativen Phase kam es im gesamten *hara* zu Bauchspannungen. Das *hara* blähte sich auf und verursachte der Patientin einen gewissen Druck, ein Völlegefühl und allgemeines Unbehagen. Nach den Behandlungen verschwand diese Spannung teilweise und häufig auch ganz. Es stellte sich eine gewisse Ruhe mit Wohlbefinden ein.

Diese Entspannungsphasen währten zwischen drei bis etwa sieben Tagen, dann stellten sich die Spannungen wieder sukzessive ein.

Während der *hara*-Behandlungen war dort häufig kein Pulsgeschehen zu fühlen, sondern der gesamte Raum wirkte wie unter einer stillen, gespannten Aufblähung. Pulsatorisch fühlte sich der Bereich wie der, einer stehengebliebenen Einmal-Pulsation an. Das *hara* wirkte in Stärke *(man)* profiliert.

Somit musste im *hara* eine schnelle, wechselnde und dennoch ruhige Feinarbeit geleistet werden. In dem geblähten Gesamtprofil wurden der Reihe nach dezente und diskrete Schwäche/Leere *(kong/xu)* Abweichungen und Stärke/Fülle *(man/shi)* Abweichungen behandelt. Bei erfolgter *qi*-Reaktion schritt die Behandlung sofort weiter, gleichfalls, wenn es zu Sensationen einer Zurückstoßspannung, einer Sogspannung oder einer sumpfigen, stehenden Spannung kam.

Verblieb die Behandlung zu lange an einem Ort, so bewirkten die Manipulationen eine Verstärkung der Krankheitssymptome. Es stellte sich Schmerz ein oder im schlimmsten Falle äußerst unangenehme Missempfindungen, sodass die Behandlung einen anderen Verlauf nehmen musste.

Es hatte den Anschein, dass eine zu intensive Behandlung des Körperzentrums dort zu einer energetischen Verstärkung der Krankheitsgeschehnisse führte.

Wurde dagegen der Fluss in die distalen Bereiche, die Peripherie und in die Oberfläche zu stark angeregt, stellten sich gleichfalls heftige unangenehme Sensationen ein. Der Körper und die Psyche wurden äußerst unruhig, Ängste durchfuhren das Erleben und es stellte sich eine starke Tendenz zur Aufrichtung ein.

Es hatte ferner den Anschein, dass eine Verstärkung der gesamtzirkulatorischen *qi*-Bewegung zu psychischem Unbehagen und zu Ängsten führte.

Wenn die Behandlung dann verändert wurde, korrigierten sich diese Sensationen zumeist wieder. Das Beste war, gemäß solchen Sensationen die Behandlung lenkend zu führen und stetig anzupassen.

Hier muss jede feine *qi*-Reaktion registriert, diagnostiziert und adäquat behandelt werden. Eine große Hilfe hierbei ist die Arbeit mit dem Pulsgeschehen. Typische Pulse bei diesem Krankheitsbild traten während den Behandlungen regelmäßig und in dichter Folge auf: Das Pulsgeschehen blieb dabei auffallend stumm oder wirkte gejagt oder überbordend und ausufernd. Es flackerte sozusagen auf der Stelle und konnte sich nicht zirkulativ verflüssigen. Der Puls wirkte abweisend dem Außen zu oder saugte das *qi* extrem in die Tiefe. Deutliche Fülle *(shi)* und ortsresistente Pulsbilder stellten sich derart ein, dass diese sich nicht in einen Gesamtfluss integrieren und anbinden ließen.

In diesen Fällen ist die im Buch geschilderte Zwei-Hand-Technik der Grenzstelle (Limes), der Vektortechnik und an den *ashi*-Leitbahnen *(ashijing)* äußerst hilfreich, denn mit deren Hilfe ist es möglich, recht schnell positive und entlastende Anschlussstellen des *qi*-Flusses zu finden.

Im Laufe der Jahre stellte sich insbesondere um den *hara*-Raum der Ileozökalklappe (Bauhin-Klappe) eine wulstige Stärke/Fülle *(man/shi)* Spannung ein. Diese energetische Stelle ist bei anstrengenden körperlichen und besonders bei psychischen Belastungen häufig angespannt und es scheint so, als ob dies häufiger bei Frauen als bei Männern der Fall ist. Die dortigen Punkte entsprechen der *Zutaiyin* (Mi) Leitbahn mit dem Punkt *fujie* (Mi 14; übersetzt: „Knoten im Abdomen"!) und der *Zuyangming* (Ma) Leitbahn mit dem Punkt *wailing* (Ma 26) und sind generell sensibel und wirksam bei Schmerzen im Abdomen und um den Nabel (Masunaga-Zone der *Zutaiyin* (Mi) Leitbahn).

Der Puls des gesamten *Dumai* (Du) arbeitete langsam und neigte immer wieder zu Stagnationen. Es handelte sich in diesem Fall um einen geschwächten Puls, mit dem langsamen Pulsbild *(chimai)* und einer inneren Kälte-Symptomatik. Die Leitbahn war deutlich in Schwäche *(kong)*.

Die Stagnation des Pulses trug in sich noch den Charakter des Pulsbildes *huanmai* (behäbiger Puls), also eines Ausdrucks gesteigerter Anstrengung der Wandlungsphase ZHI YIN (Erde-Emblem) und das Pulsbild *daimai*, eines intermittierenden Pulses mit auffällig langen Pausen. Auch dieser ist ein Zeichen der Schwäche der Wandlungsphase ZHI YIN (Erde-Emblem).

Der Bereich unterhalb des hinteren Schädelrandes (Protuberantia occipitalis externa) und des Atlas war ebenso wie der Bereich des fünften Lendenwirbelkörpers und des oberen Sakrums extrem ausgezehrt und in Leere *(xu)*, sodass kein Zweifel an einer Schwächung der Präsenz der Wandlungsphase TAI YIN (Wasser-Emblem) möglich war. Häufig entwickelte sich bei *qi*-Reaktionen an diesen Orten Tränen und traurige Stimmungen und Gefühle.

Die Masunaga-*hara*-Zone der *Shoujueyin* (Pe) Leitbahn war samt des Punktes *danzhong* (Ren 17) und den entsprechenden Leitbahnen in beiden Armen dick, fest und angespannt träge. Die Leitbahn strahlte in ihrer gesamten Energetik eine Schwere, Trägheit und tiefe Festigkeit aus.

Weiterhin war in beiden Beinen die *Zuyangming* (Ma) Leitbahn in Fülle *(shi)* und hart, während linksseitig die Masunaga-*hara*-Zone in Leere *(xu)* war. Es entwickelte sich auch stets das bekannte Knurren und Aufstoßen, bei Behandlungen im späteren Stadium der Krankheit jedoch nicht mehr. Die Mitte erschien sehr erschöpft und die Beine überanstrengt.

Die gesamte *Zutaiyin* (Mi) Leitbahn im rechten Bein wirkte in Fülle *(shi)* und insgesamt stagnierend. Dies besonders beim Punkt *sanyinjiao* (Mi 6; hier von Belang hinsichtlich seiner Indikation bei Schwäche der Mitte).

Dieselbe Leitbahn war im linken Bein eindeutig in Leere *(xu)*. Die Pulse in den Leitbahnen *Zuyangming* (Ma) und *Zutaiyin* (Mi) arbeiteten langsam und profilierten sich teilweise schwach.

Aus allen Befunden, und so auch aus den zuvor genannten, war deutlich eine Schwäche des *qi* herauszulesen.

Diese Schwächung trat auch hinsichtlich der geistigen Reaktionsfähigkeit und der körperlichen Kraft im Tagesverlauf auf.

In der Endphase des Krankheits- und Lebensprozesses der Patientin erschienen die energetischen Muster hinsichtlich ihrer Ausprägung sehr markant und stark profiliert. Die über den Körper verteilten Stärke/Fülle *(man/shi)* Muster und Schwäche/Leere *(kong/xu)* Muster traten in den bekannten, weiter oben angezeigten, Orten extrem eindeutig hervor und verstärkten sich zusehends.

Über weite Strecken war an den Leitbahnen sogar die Anstrengung täglicher notwendiger Verrichtungen deutlich abzulesen. Entsprechende Punkte und die Übergänge vom Torso in die Extremitäten spiegelten die Regulation des *qi* hinsichtlich der Verteilung und Richtung von *qi* wieder. Die Leitbahnen erschienen entweder völlig entleert, in Leere *(xu)*, oder stark verhärtet und zunächst ohne jeden tastbaren Puls. Ähnlich profilierten sich Punkte um die Schulter-, Ellenbogen-, Hüft- und Kniegelenke.

Insgesamt nahm die Substanz am Torso schrittweise ab und an der linken Schulter am stärksten. Zum Ende hin wirkte der gesamte obere Schulterraum wie derjenige eines fünfjährigen Kindes (Idos-Bezug). Überhaupt erschienen bei der Patientin, insbesondere auch nach einer wohltuender Behandlung, temporär sehr kindliche oder mädchenhafte Züge.

Der Schwund von *qi*, auch in der Konsistenz des Bindegewebes, nahm an den distalen Extremitäten am langsamsten zu. Dies korreliert mit der Tatsache, dass die Patientin bis zu ihrem Tode aktiv war und sich immer wieder ein Hungergefühl und Appetit einstellte.

Die Pulse wirkten häufig stagnierend und/oder ohne Reaktion. Eine Reaktion stellte sich erst nach langer Wartezeit ein. Es erscheint als nicht ratsam, unter solchen Bedingungen, die Pulsreaktion überhaupt oder zu häufig zu erwirken, da die Abwesenheit des spürbaren Pulses zumeist eine, notwendige, wichtige Verschiebung ohnehin stark geschmälerter Energien wiederspiegelt. Ein evozieren solchen Pulses kann das *qi* in eine falsche Richtung lenken und für den Patienten eine Überanstrengung bedeuten.

Ein häufiges, und sich mit der Zeit noch weiter zunehmendes Pulsbild war zunächst der beschleunigte Puls *(shuomai)* und schließlich der rasende Puls *(jimai)*. Diese Pulsbilder zeigen, besonders wenn sie derart ineinander übergehen und zusammenhängen, einen beginnenden und dann fortschreitenden Zusammenbruch des angeborenen qi *(xiantian zhi qi)* an.

Dazu wirkten die Pulse auch zunehmend dünn und fein *(ximai)*. Auch dies ist ein Zeichen geschmälerter *yin*-Energetik und Ausdruck einer ungesteuerten und ungehemmten Dispersion der *yang*-Energetik. Solche Pulse sind in ihrer Extremform auch vor dem Tode anzutreffen.

Hinsichtlich des Fallbeispiels soll noch einzeln auf die Radialispulse eingegangen werden.

Die Pulse an der rechten Seite (Betonung des *qi*)

Pulstaststelle *lieque* (Lu 7): Kaum vorhandener Puls, der erst nach langer Wartezeit in der TE erscheint. Hier lag eine deutliche Schmälerung und Zurückgezogenheit der Wandlungsphasen TAI YIN (Wasser-Emblem) und TAI YANG (Feuer-Emblem) vor. Das *qi* arbeitete sozusagen in den tiefsten Schichten des Körpers.

Pulstaststelle *jingqu* (Lu 8): Dieser Puls war langsam *(chimai)* und behäbig *(huanmai)*, schwer. Im Verbund mit den anderen Diagnosen deuten diese Pulse auf noch vorhandene Kraft, welche jedoch deutlich einer Schrägläufigkeit *(xie)* durch innere Kälte und Feuchtigkeit ausgesetzt war, also einer Problematik der Wandlungsphase ZHI YIN (Erde-Emblem) entspricht.

Pulstaststelle *taiyuan* (Lu 9): An dieser Stelle lag ein harter, gespannter Puls (*xianmai*) vor. Dies ist ein Zeichen von Spastizität und Schmerz durch inneren Wind und in diesem Fall der Reflex auf eine Überanstrengung in der Wandlungsphase SHAO YIN (Metall-Emblem).

Die Pulse der linken Seite (Betonung des Blutes; *xue*)

Pulstaststelle *lieque* (Lu 7): Hier lag ein unterbrochener *(daimai)* und dünner (*ximai*) Puls vor. Dieses Pulsbild weist auf eine deutliche Schwächung in der Wandlungsphase TAI YIN (Wasser-Emblem) und im Bereich der Mitte (Wandlungsphase ZHI YIN (Erde-Emblem) und Mittlerer Erwärmer) hin.

Pulstaststelle *jingqu* (Lu 8): Der Puls war schlagend (*gemai*) und gespannt *(xianmai)*. Dies deutet an dieser Stelle auf eine große Schwächung des Blutes *(xue)*, Schmerzsymptomatiken und eine Schwächung der *yin*-Struktur hin. Betroffen ist das SHAO YANG (Holz-Emblem).

Pulstaststelle *taiyuan* (Lu 9): Dieser Puls erschien dünn *(ximai)* und „wacklig". Damit ist indiziert, dass *qi* und Blut *(xue)* stark erschöpft sind und in der Wandlungsphase TAI YANG (Feuer-Emblem) eine Instabilität vorliegt.

Da es sich bei dieser Patientin nicht um temporäre, sondern um dauerhafte Pulsbilder handelte, konnten die zugeordneten energetischen Bedeutungen als gesicherter Hinweis auf den *qi*-Zustand des Körpers angesehen werden.

Da eine grundlegende und konstitutionelle Schwäche das *qi*-Gefüge des Organismus ergriffen hatte, lautete die oberste Priorität der Shiatsu-Behandlungen: Die Behandlungen durften keine *qi*-Reaktionen erzeugen, welche vom Organismus ein Zuviel an Energie zur Verarbeitung der Manipulationen abverlangten. Es muss so gearbeitet werden, dass während und nach der Behandlung grundsätzlich eine gewisse Leichtigkeit entsteht.

Um dies zu erreichen, dürfen keine *qi*-Systeme behandelt werden, welche die Krankheitssymptome verstärken und es darf das *qi* nicht so zusammenzogen, akkumuliert werden, dass ein trügerisches Gefühl erhöhter Lebensenergie entsteht. Auf den beschriebenen Fall bezogen bedeuteten diese Maximen eine höchst behutsame und eher kurze Arbeit in der Wandlungsphase ZHI YIN (Erde-Emblem); eine allgemein haltende Stärkung der Wandlungsphase TAI YIN (Wasser-Emblem); keine zusätzliche Freisetzung von *qi* im SHAO YANG (Holz-Emblem) und eine zarte Belebung und Dispersion in der Wandlungsphase TAI YANG (Feuer-Emblem). Diese Belebung muss im gewissen Sinne zart und luftig sein, nicht zu schwer und tief in diese Energetik einsinken, da auch an metastasierende Prozesse gedacht werden muss.

Ebenso wie die Krebsentstehung durch ein Wirkbündel verschiedenster Faktoren bedingt ist, wird auch die Krebstherapie durch ein Bündel von Maßnahmen begleitet werden müssen.

Das Shiatsu kann hier Hilfe leisten. Es kann hinsichtlich der Krankheit und anderen Therapien adjuvant und palliativ eingesetzt werden.

In dem beschriebenen Falle bewirkten die Shiatsu-Behandlungen die Möglichkeit einer Reduktion von Schmerzmedikamenten und von den Schmerzen überhaupt. Dieses gilt auch generell bei anderen Krebsarten. Die Reduktion von Schmerzmitteln stellt eine direkte Entlastung des Organismus und seiner betroffenen Organe dar. Die Patientin erfuhr etwa alle vier Stunden einen halbstündigen Schmerzanfall und manchmal auch mehrmals des Nachts, und am Tage zwischen 16 Uhr bis 17 Uhr, einen Schmerzgipfel. Dies entspricht dem Rhythmus der zirkulierenden Nährenergie *(yingqi)* und der zwischen den zwei Doppelstunden (die Wandlungsphase ZHI YIN (Erde-Emblem) agiert im *yin-yang*-Rhythmuswechsel; insbesondere zwischen den Wechseln von einer *yin-yang* Leitbahnkopplung zur anderen) liegenden Scharnierfunktion der Wandlungsphase ZHI YIN (Erde-Emblem) und die Schmerzgipfel zur Tages- und Nachtzeit entsprechen der Wandlungsphase TAI YIN (Wasser-Emblem) und damit den Leitbahnen *Zushaoyin* (Ni) und *Zutaiyang* (Bl). Durch entsprechende Behandlungen an diesen Rhythmen konnte wohltuend auf das Schmerzempfinden eingewirkt werden.

Dies geschah in Absprache mit der behandelnden Ärztin und diese konstatierte unter dem Eindruck der Patientin und deren Reaktionen zutreffend, dass „Shiatsu für sie (die Patientin) die beste Schmerztherapie" sei.

Im Folgenden soll noch auf einige Techniken darstellend eingegangen werden.

III.8.2.10 Besondere Shiatsu-Techniken gemäß der vorliegenden Krebserkrankung

Ohne Zweifel bedarf es zur adäquaten Behandlung während einer Krebsbehandlung einer besonderen Achtsamkeit in der Anwendung aller bekannter Shiatsu-Praktiken.

Nun sollen einige Techniken der besprochenen Fallgeschichte und auch die allgemeiner Natur dargestellt werden.

Grundsätzlich erfordern Krebsbehandlungen eine gewisse Geistesgegenwart. Die Dynamik des *qi* wechselt zeitlich und örtlich in unvorhersehbarer Weise. Anders gesagt, die Wandlungsphasensdynamik besitzt einen spezifischen Charakter.

Diese sprunghaften Wechsel müssen erfasst und durch die entsprechenden Shiatsu-Techniken behandelt werden. Wechseln sich in der Behandlungstechnik auch stets vertiefende, langsame und beschleunigende, zirkulatorische Techniken ab, so muss eine Technik stets leitgebend sein: Die kontinuierliche Bereitschaft des Shiatsu-Behandlers „kibun-o-kaete" (dem *qi* eine andere Richtung, Stimmung geben) zu praktizieren.

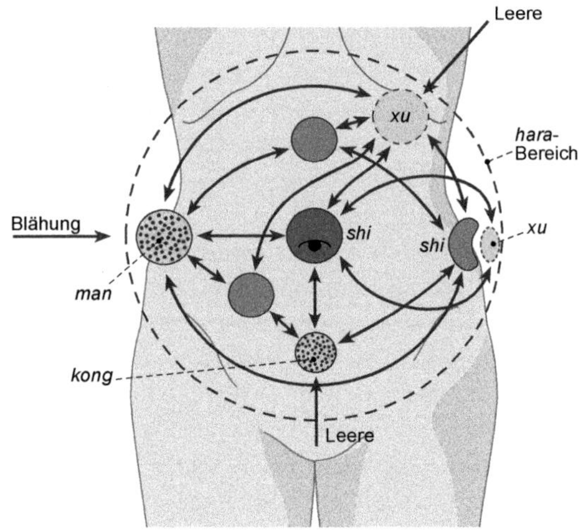

Abb. III-175 Behandlung im *hara*

Behandlung im *hara*

Rasch wird eine Gesamtdiagnose nach den Leitkriterien von Stärke/Fülle *(man/shi)* und Schwäche/Leere *(kong/xu)* im *hara* erstellt und ein kurzer Ausgleich zwischen den Bereichen erstellt. Dieser Vorgang umfasst in etwa fünf Minuten (➤ Abb. III-175).

Behandlung des Thorax

Hier können ganzflächig die besonders geschwächten und entleerten Bereiche gehalten werden. Dies kann so lange geschehen, wie es zu keinen Stauungs- oder Stagnationszeichen an den erkrankten Stellen, im *hara* oder an den Extremitäten im distalen Bereich kommt.

Besonders ist in diesem Fall an die Leitbahnen der Wandlungsphase TAI YIN (Wasser-Emblem) im Rücken, also *Zutaiyang* (Bl) und *Zushaoyin* (Ni) zu denken.

Sodann kann an den Übergangspunkten von Torso und Extremitäten gearbeitet werden. Dies geschieht, indem an der Grundqualität der Punkte und deren Zustand (Leere oder Fülle usw.) möglichst wenig geändert wird. Es sollte weder zuviel *qi* in die Peripherie, noch zuviel *qi* von dort ins Zentrum gelenkt werden. Es ist immer auf die Reaktionen eines Ausgleichs und eines Gleichgewichts zwischen MH I und MH II zu achten (➤ Abb. III-176).

8

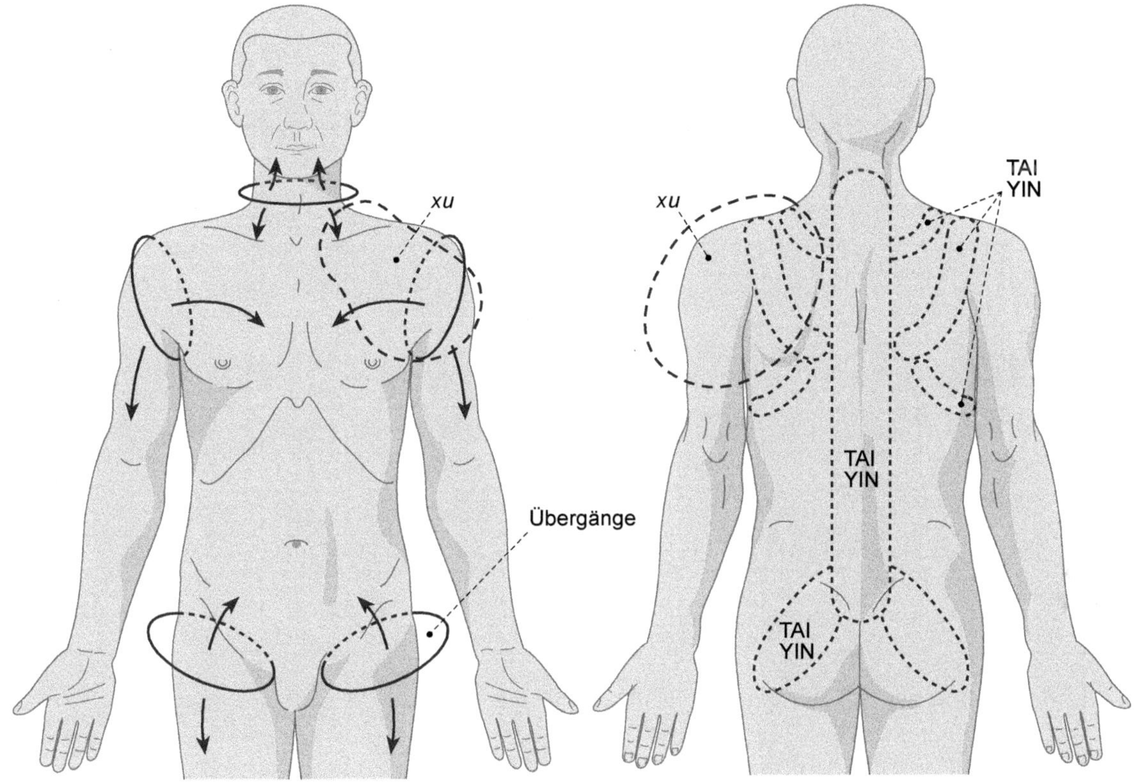

Abb. III-176 Behandlung des Thorax

Behandlung der Extremitäten

Mithilfe der Übergangspunkte an den Gelenken und den Masunaga-Diagnosezonen in Rücken und *hara*, an denen die MH I wirkt, wird von der MH II in Beinen und Armen entsprechend den vorliegeneden *qi*-Befunden und -Profilierungen gearbeit.

Wie schon angemerkt ist hier darauf zu achten, dass eine Gesamtzirkulation des ganzen Körpers so angeregt wird, dass nicht zuviel *qi* vom Zentrum eingespeist wird und dass es nicht zur beschleunigten Zirkulation in den Extremitäten kommt.

Dabei kommt der Diagnose der beiden Mutterhände eine sehr große Bedeutung zu. Es muss erfasst werden, wann das energetische System entweder überlastet, aufgeregt oder überanstrengt wird und wann dieses System Symptome von Stauungen, Blockaden oder Entleerungen anzeigt.

Bei der Patientin war es häufig so, dass bei haltender MH I am Torso die Lage der Mutterhand II, beispielsweise am Bein, extrem wichtig war: Lag die MH II zu lange vor dem Knie, also am Oberschenkel und nach kranial zu, dann kam es regelmäßig zu Stauungssymptomen und Schmerzen im *hara*. Lag die Hand dann unter dem Knie, also nach distal zu, dann entspannte sich der Körper zusehends und erfuhr Wohlbehagen.

Zugleich darf das *qi* weder insgesamt, noch einzeln an den Extremitäten nicht zu sehr mobilisiert werden, da dies geschwächten Patienten viel Kraft nimmt und diese zunächst allgemeine Belebung von vielen Patienten als Anlass genommen wird, unmäßig tätig zu werden oder Aktivitäten zu unternehmen welche über ihre Kräfte gehen. Bei Wohlbefinden gibt es einen regelrechten euphorischen Impuls, der möglichst nicht zu sehr durch Überaktivität ausgelebt werden sollte (➤ Abb. III-177).

Behandlungen am Kopf

Am Kopf und am Nacken kann in der Regel länger und haltender gearbeitet werden. Es ist aber auf Zeichen zu achten, ob die entsprechend angeregten Zirkulationen vom Organismus erfasst und mitgenommen werden können. Sehr häufig entwickeln sich diese Behandlungen im Zusammenhang mit Gesprächen und mit Entspannungen, durch die Emotionen frei gesetzt werden.

Auch in Bezug darauf muss der Shiatsu-Therapeut wissen, welche Reaktionen und Sensationen er mittragen kann und welche Dosierung für den Patienten sinnvoll ist (➤ Abb. III-178).

8

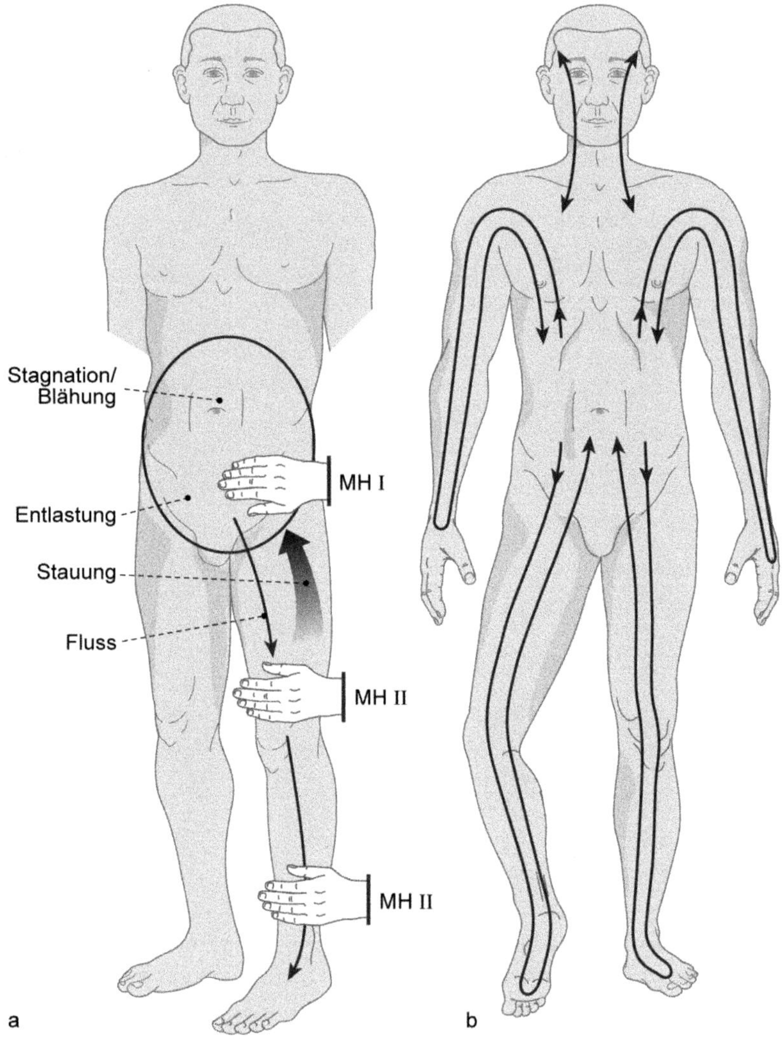

Abb. III-177 Behandlung an den Extremitäten

8

Abschließend sei angemerkt, dass der verbindende Behandlungsfluss des Shiatsu-Therapeuten recht flink und leicht durchzuführen ist, dass jedoch der Patient sich nach der Behandlung viel Ruhe und Zeit nehmen sollte, bevor er seine Tätigkeiten wieder im gewohnten Rhythmus aufnimmt.

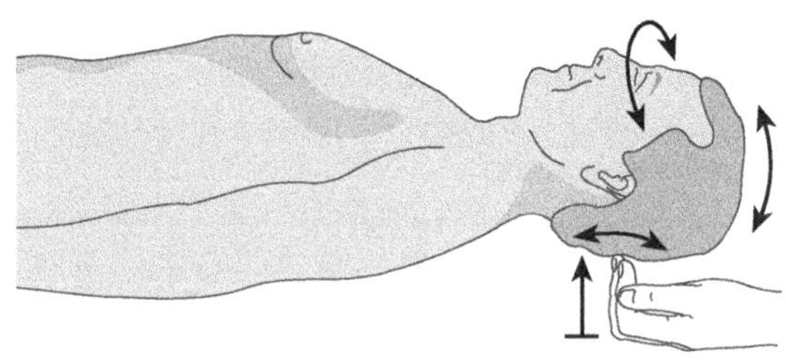

Abb. III-178 Behandlung am Kopf

KAPITEL

III.9 Verschiedene Formenkreise und Erkrankungen

In den folgenden Darstellungen soll zum Abschluss des dritten Teils kurz und überblicksartig auf bestimmte wichtige Erkrankungsbilder eingegangen werden. Zu einer weiteren Betrachtung muss aus Platzgründen verzichtet werden. Aus den jeweiligen Überlegungen und Betrachtungen kann mithilfe der entsprechenden Kapitel des Buches selbsttätig ein erstes Therapiekonzept erstellt werden.

Dies gilt insbesondere auch bei der Betrachtung von Alkohol- und Drogenproblemen. Der Autor hat über einen Zeitraum von zehn Jahren mit Shiatsu in der Alkohol- und Drogentherapie gearbeitet. Shiatsu eignet sich in der Entzugstherapie hervorragend als begleitende Therapie.

Diese Gesamtthematik ist jedoch so umfassend, dass an dieser Stelle nur ansatzweise grundlegende Überlegungen und Therapieschritte aufgezeigt werden können.

Dennoch sollen die jeweiligen Betrachtungen helfen, konkrete Ideen für Behandlungen zu den entsprechenden Krankheitsbildern zu finden. In den verschiedenen Kapiteln zur Diagnostik und zu den Behandlungsschemata kann dazu das entsprechende Material herangezogen werden.

III.9.1 Herz- und Kreislauferkrankungen

Die folgenden Ausführungen haben zur Voraussetzung, dass entsprechende Patienten und Probleme von fachärztlicher Seite betreut, untersucht und diagnostiziert werden. Liegen Erkrankungen dieses Formenkreises vor, bedarf es immer einer ärztlichen Betreuung und/oder auch heilpraktischen Begleitung.

Als erstes empfiehlt es sich, eine klare Unterscheidung zu treffen, hinsichtlich tatsächlicher Erkrankungen des Herzens und des Kreislaufs und gewissen psychischen und körperlichen Sensationen und Missempfindungen, welche im Zusammenhang stehen mit der Herztätigkeit und dem Kreislauf.

Folgende Erkrankungen des Herzens und des Kreislaufs können vorliegen:

Herzinsuffizienz: Bei Vorliegen im rechten Herz führt sie zu Ödemen, Nykturie oder Venenstauung, im linken Herz geht sie einher mit Dyspnoe, Tachypnoe und Dyspnoe oder Asthma cardiale. Hier können Shiatsu-Behandlungen lindernde und allgemein zirkulatorisch regulierende Unterstützung geben.

Entzündungen des Herzens (Endokarditis, Myokarditis, Perikarditis): Shiatsu kann hier allgemein unterstützend angewandt werden, es dürfen jedoch nur sehr schonende Techniken angewandt werden, um den primären therapeutischen Vorgang nicht zu belasten. Bei der idiopathischen Perikarditis kann das Shiatsu helfen, durch die Verbesserung der körperlichen Energetik die verursachende Störungen zum Abklingen anzuregen.

Herzklappenfehler: Ganzkörpershiatsu entspannt und vitalisiert die Körperkräfte.

Rhythmusstörungen (Extrasystolen, Tachykardie, Bradykardie): Treten diese Störungen in einem neurovegetativen und psychischen Zusammenhang auf, dann kann Shiatsu ein Mittel sein, das Vegetativum und die psychischen Tätigkeiten auszugleichen und zu harmonisieren. Die erfolgreiche Linderung der Beschwerden ist recht häufig schnell zu bemerken. Dennoch sollten bei tieferliegenden Störungen keine allzu hohen Erwartungen auf Heilungserfolge gehegt werden. Häufig besteht aufgrund der konzentrativen Situation beim Shiatsu die Möglichkeit, Rhythmusstörungen überhaupt als solche wahrzunehmen. Untersuchungen können überprüfen, ob gegebenenfalls eine inadäquate Digitalisdosierung vorliegt. Durch Behandlungen der zugeordneten Leitbahnen und Punkte kann bei Schilddrüsenüberfunktion (Hyperthyreose) Einfluss auf den Herzrhythmus genommen werden. Paroxysmale Tachykardien (Herzjagen) können positiv durch Behandlungen der Leitbahnen in Bezug auf die Augen und auf den Hals beeinflusst werden.

Erkrankungen der Koronargefäße (Angina pectoris, Herzinfarkt): Wenn Angina pectoris Anfälle durch bestimmte Reize, wie z. B. körperliche oder psychische Belastung, Kälte oder inadäquate Nahrungsaufnahme initiiert werden, stellt Shiatsu neben der notwendigen diagnostischen Abklärung und Behandlung ein probates Mittel dar, ausgleichende Impulse im Körper zu setzen.

SHIATSU-DIAGNOSE/-TECHNIK

Der mit dem Shiatsu vertraute Patient lernt, seinen Körper genau und fein wahrzunehmen. Dieses kann eine Hilfe sein, Sensationen, welche gegebenenfalls mit der Herztätigkeit zusammenhängen, wahrzunehmen und ernsthaft zu verfolgen. So geschah es in der Praxis des Autors, dass ein langjähriger Patient während seines Urlaubs dezente „Herzsensationen" und ein tiefes, feines Ziehen unter dem Schulterblatt und um die entsprechenden Herzpunkte am Rücken verspürte. Aufgrund der Gezielten Gesprächsführung waren dem Patienten etwaige Zusammenhänge bewusst und vertraut.

Eine umfassende erste Untersuchung in der Klinik, in die sich der Patient begab, ergab Entwarnung: Keine Anzeichen eines Herzinfarkts.

Der Patient verspürte jedoch weiterhin die gleichen Symptome. Auf sein hartnäckiges Bitten hin entschloss sich die Klinik zu weiterführenden Untersuchungen. In deren Folge ergab die Diagnostik einen leichten Myokardinfarkt. Weitere Untersuchungen zeigten, dass die Blutzufuhr des Herzens lokal so eingeschränkt war, dass eine By-Pass-Operation sich als das adäquate Mittel erwies.

Herzphobien: So genannte symphatikovasale Anfälle können zu starkem Herzklopfen führen, dazu gesellen sich Angstgefühle. Diese Störungen sind zu großen Anteilen psychischen Ursprungs. Hier kann eine Shiatsu-Therapie mit der Gezielten Gesprächsführung eine große Hilfe sein. Nicht selten finden Herzphobien ihre Begründung in einer Sensibilität des Patienten aufgrund dessen persönlicher Biografie. Ein, oft auch eher unbewusstes, Miterleben einer im nahen familiären Umkreis abgelaufenden Herzproblematik kann solche aktuellen Sensationen initiieren. Wenn dann der gesamte erlebte Vorgang nicht klar verstanden worden ist, sondern durch Teilwissen und daraus entspringenden Fantasien vermischt ist, kann es zu gefährlicher, quasi autogener Rückkopplung im Vegetativum kommen. Bezüglich des Kreislaufgeschehens sind folgende Symptome zu beachten:

- Ruheschmerzen (in der Extremität): Tritt ein Schmerz infolge gewisser Lagerungen auf und verschwindet er bei anderer Lagerung, so kann dies auch an eine Herzschwäche denken lassen. Diagnostisch ausagekräftig ist die Lagerung über oder unter die Horizontale.
- Gefäßbedingte Schmerzen; Anfallschmerz: Der Anfallschmerz löst sich wieder auf. Dies weist auf eine Angioneuropathie hin. Shiatsu kann hier wohltuende Linderung verschaffen. Der gefäßbedingte Schmerz, welcher nicht abzieht, kann auf eine arterielle oder venöse Thrombose hinweisen. Hier ist eine schnelle Diagnose und direkte Versorgung angezeigt.

SHIATSU-DIAGNOSE/-TECHNIK

Der Shiatsu-Diagnose nach ergibt sich hier das Bild einer deutlichen Stärke *(man)* Kondition in dem entsprechenden Bereich, welche sich exponentiell zu einer Fülle *(shi)* Kondition entwickelt. Der befallene Körperbereich wird körperlich und energetisch immobil und als signifikantes Zeichen kann der energetische Puls angesehen werden: Der Puls ist praktisch abwesend, es herrscht eine auffällige Stille vor. Entsteht noch eine Pulsreaktion, so wirkt diese intermittierend und verklingt sodann. Im Zuge der weiteren Entwicklung taucht der Puls nur kurz, dünn, fein und jagend auf.

Diese Zeichen können energetisch auch schon früh diagnostiziert werden, bevor das in diesem Zusammenhang bekannte klinische Bild in Erscheinung tritt. Auffällig sind beispielsweise Unregelmäßigkeiten in der Wärmeverteilungen. Während der Behandlung können in leichter Weise Felder und Bereiche einer thermischen Dysregulation erfasst werden. Abnorme Abweichungen fallen derart sofort ins Auge, vor allem, wenn solche Symptome auch in Folge mehrerer Behandlungen manifest sind und bleiben. Eine weitere diagnostische Abklärung besteht darin, zu überprüfen, ob die Thermoinstabilität positiv auf Behandlungen reagiert. Schwerwiegendere Probleme verklingen nicht durch die Behandlung.

Auch Pulsbesonderheiten geben diagnostische Hinweise. Da die Shiatsu-Behandlungen immer Pulsbehandlungen sind, besteht hier eine herausragende Möglichkeit, das Pulsgeschehenen umfassend am gesamten Körper und über die Zeit zu verfolgen und zu diagnostizieren. Abweichungen des Pulses und auch der Vergleich verschiedener Puls-Orte (oben/unten, rechts/links) ergeben klare Aussagen zu dem Pulsgeschehen. Dazu kann der Puls im Wach- und Ruhezustand überprüft werden, ebenso das Verhalten des Pulses in die Aktivität oder in die Ruhelage. Psychische und geistige Korrelationen mit dem Pulsgeschehen können weiter genau in Betracht genommen werden.

Hypertonie (Steigerung des Gefäßinnendrucks): Bei 80 bis 90% der unter Bluthochdruck leidenden Patienten kann keine verursachende Erkrankung festgestellt werden. Man spricht von primärer (essenzieller) Hypertonie. Bei der sekundären Hypertonie liegen etwaige Erkrankungen der Nieren, des endokrinen Systems oder des Herz-Kreislaufsystems vor.

SHIATSU-DIAGNOSE/-TECHNIK

Generell liegt häufig eine energetische Störung der Wandlungsphase SHAO YANG (Holz-Emblem), im Funktionskreis *(zangxiang)* der Leber *(gan)* und der *Zujueyin (Le)* Leitbahn vor. Dazu kommt ebenso eine Problematik der *Zushaoyin* (Ni) Leitbahn.

Es gilt also, während der Behandlungen darauf zu achten, dass langfristig innerer Druck abgebaut wird. Im gewissen Sinne „implodieren" diese Patienten. Oft halten sie dem äußeren Druck nicht so gut stand, wie es den Anschein haben mag.

Die Shiatsu-Behandlung selbst stellt eine gute Gelenheit dar, die Wirkung und den Status der Hypertonie zu überprüfen.

So kann vor, während und nach der Behandlung simultan der Blutdruck gemessen und festgehalten werden. Auf solche Weise wird exakt beobachtet, wie sich die Blutdruckkurve verhält und in welchen energetischen Zusammenhängen und Behandlungsabschnitten eine signifikante Blutdruckreaktion geschieht.

Allgemeine „Herzsensationen": Abseits mehr oder minder manifester Erkrankungen des Herzens kann es zu einer Vielzahl von Sensationen um dasjenige Gebiet oder um diejenigen Gebiete kommen, welche besonders mit dem Organ- und Gefäßbereich des Herzens und auch mit den Blutgefäßen des Kreislaufs zusammenhängen. Die Phänomene treten in der Regel in konkreten Situationen entsprechender innerer oder äußerer Anlässe auf, sind häufig auch nur dezenter Natur oder laufen „untersekündlich" ab. Solche Herz- und Kreislaufsensationen sind in der Regel normale Begleiterscheinungen energetischer Prozesse. Das *qi*-Geschehen und insbesondere die Dynamik der Wandlungsphase TAI YANG (Feuer-Emblem) erzeugen entlang ihrer energetischen Entsprechungen regelmäßig diese Phänomene. Eine sorgfältig dokumentierte Shiatsu-Diagnostik hält fest, ob es bei Auftreten solcher Sensationen zu etwaigen Verstärkungen oder anderen Abweichungen kommt. Auf diese Weise kann frühzeitig ein noch harmloser Vorgang entsprechend behandelt oder auch vorsorglich diagnostisch weiter abgeklärt werden. Damit wirken Diagnostik und Behandlung durch das Shiatsu schon im Vorfeld von Störungen und Erkrankungen und es wird auf diese Weise aktive Prophylaxe geleistet. Verbindet sich dieses Potential der Diagnose und Behandlung mit einem intermedizinischen Austausch, vernetzen also der Shiatsu-Therapeut und weitere behandelnde Ärzte ihr Wissen und ihre Befunde, dann kann dies für den Patienten von großem Nutzen sein.

III.9.1.1 Hauptlinien der Shiatsu-Behandlungen

Bei Erkrankungen dieses Formenkreises wird genau die Energetik der Wandlungsphase TAI YANG (Feuer-Emblem) in Untersuchung genommen. Sämtliche damit assoziierten Leitbahnen und Punkte werden diagnostiziert. Die energetischen Entsprechungen der Fünf Wandlungsphasen *(wuxing)* und der Funktionskreise *(zangxiang)* müssen sorgfältig dokumentiert werden

Eine ähnliche Priorität besitzt die Untersuchung der dieser Energetik gegenüber liegenden Polarität: Der Wandlungsphase TAIYIN (Wasser-Emblem).

Personen dieser Problematik sind sehr häufig in ihrer Assimilationsfähigkeit überfordert und hinsichtlich ihrer Lebensfreude behindert worden. Dazu gesellen sich vererbte Dispositionen und schädigende Süchte oder Essgewohnheiten.

Von daher ist auch genau zu erfassen, ob und wie andere Energiefelder störend und mehr oder minder heftig Einfluss auf die Wandlungsphase TAI YANG genommen haben.

In jedem Fall kann die Shiatsu-Behandlung einen therapeutischen Baustein beisteuern.

III.9.2 Apnoe, Atemprobleme, Asthma bronchiale

III.9.2.1 Apnoe

Die Apnoe (Atemstillstand) wird bedingt durch den zentralen Faktor der Lähmung des Atemzentrums oder durch den peripheren Faktor der Lähmung der Atemmuskeln.

An dieser Stelle soll das Problem der Schlafapnoe betrachtet werden. Das Schlafapnoesyndrom bedeutet ein episodisch auftretendes Aussetzen der Atemtätigkeit von mehr als 10 Sekunden. Dieses Syndrom tritt außerhalb der REM-Phase des Schlafs auf und betrifft vor allem Männer. Das Problem tritt insbesondere bei starken Schnarchern auf.

Verursachend ist ein Aussetzen der zentralnervösen Atemregulation oder auch eine Obstruktion der peripheren Atemwege.

Besonders gefährlich kann die dabei auftretende Hypoxämie sein.

Die Apnoe zeigt sich durch episodische und sekundenlange Atemzüge, welche durch Schnarchgeräusche und Stöhnen auffallen. Die Atemzüge können krampfhaft wirken.

Zwischen den Atemzügen liegen mindestens zehn Sekunden Pause.

Es tritt ein Morgenkopfschmerz ein und es entwickelt sich ein großes Schlafbedürfnis.

Da häufig Schnarchgeräusche involviert sind, muss dieser Aspekt genau beachtet werden. Diese Geräusche entstehen infolge von Druckdifferenzen zwischen dem Mundbereich und dem Nasen-Rachen-Raum, dabei erzeugen die erschlafften Gaumensegel Flattergeräusche.

Es kann auch die Rachenhöhle durch ein Zurücksinken der Zunge verengt sein.

Das Schnarchen tritt oft lageabhängig auf und bei behinderter Nasenatmung. Hier muss auch an adeniode Vegetationen und Nasenpylopen gedacht werden.

SHIATSU-DIAGNOSE/-TECHNIK

Die beschriebenen Symptomatiken treten in sehr unterschiedlicher Ausprägung recht regelmäßig, häufig in dezenter Form, während der Shiatsu-Behandlungen auf. In den meisten Fällen kann dabei jedoch nicht wirklich von Apnoe oder Schlafapnoe gesprochen werden.

Ein bestimmter Patiententyp schläft beispielsweise regelmäßig während der Behandlungen ein. Dieser Schlaf kann ein Sekundenschlaf sein, jedoch auch Minuten, einen Großteil der Behandlungszeit oder bis über das Behandlungsende hinaus andauern. Häufig kann der Schlaf gezielt durch das Behandeln bestimmter Leitbahnen oder Punkte hervorgerufen werden.

Während dieser Schlafphasen tauchen die oben geschilderten Symptome bei bestimmten Patienten in unterschiedlicher Ausprägung auf.

Bei einigen Patienten tritt still ein abruptes Atemverhalten ein, welches sich dann nach Sekunden spontan und geräuschvoll zur Ausatmung löst. Dieses Atemverhalten kann mehrfach in periodischen Abständen verlaufen. Es kann sich dann lange Zeit verlieren oder regelmäßig während der Behandlungen auftreten.

Andere Patienten erzeugen regelmäßge und ansteigende Schnarrgeräusche, vermischt mit Schnalz- oder Schlucklauten. Nach einem Höhepunkt dieser Äußerungen beruhigt sich die Atmung. Hier ist die Zeit des Atemverhaltens sehr kurz.

Eine weitere Symptomatik ist das Atemverhalten infolge intermittierend kräftiger Schnarchgeräusche und einer aus dem Mundraum ausblasenden Ausatmung.

In allen Fällen muss umfassend eine energetische Diagnose durchgeführt werden und bei entsprechender Diagnose sollten weitere Untersuchungen veranlasst werden.

Generell kann gesagt werden, dass diese Patienten Erschöpfungs- und/oder Ermüdungszeichen aufweisen. Dazu kann sich auch ein Übermaß an einseitiger und anstrengender Tätigkeit und/oder auch an Verdrängung zu lösender Lebensthemen stehen.

Die Leitbahnen *Zutaiyang* (Bl) und *Zushaoyin* (Ni) sind genau in Augenschein zu nehmen; insbesondere der gesamte Bereich des Nackens, Occipitalrandes und des Hinterkopfes. Hier liegen zumeist Verspannungen vor. Diese Verspannungen können sehr versteckt sein und sich in der Tiefe befinden. In den Beinen sind meistens Fülle *(shi)* Abschnitte zu konstatieren, besonders in der *Zushaoyin* (Ni) Leitbahn.

Im Weiteren sind die Leitbahnen *Shoutaiyin* (Lu) und *Shouyangming* (Di) zu behandeln. Die *Shoutaiyin* (Lu) Leitbahn ist als Rhythmusgeber generell immer zu behandeln und besonders auch ihre Anteile am Hals.

Ganz besonders genau sollte der gesamte Verlauf der *Shouyangming* (Di) Leitbahn (auch im Bein nach Masunaga) behandelt und diagnostiziert werden. Infolge ihrer Energetik kommt es zu *qi*-Blockaden und *qi*-Anhäufungen, welche zirkulatorisch verflüssigt werden sollten. Bei Involvierung dieser Leitbahn fallen die Patienten während der Behandlung abrupt in den Schlaf und geben Schnarchgeräusche ab.

Dazu ist die Oben-Unten-Kopplung dieser Leitbahn, die *Zuyangming* (Ma) Leitbahn (auch im Oberkörper nach Masunaga), zu behandeln. Dabei ist auf Ermüdungserscheinungen akuter oder chronischer Art zu achten. Häufig ist dabei die Atembewegung im Mundraum gestört oder involviert.

Das Atemverhalten sollte generell auch über die Diagnosezonen, Leitbahnen und Punkte am gesamten (vorderen, hinteren und seitlichen) Thorax untersucht und behandelt werden. In diesem thorakalen Bereich zeigt sich u. a. wo eine Zentralstelle des Atemverhaltens vorliegt.

Viele Patienten weisen einen Spannungsring am Rippenbogen auf. Hier ist der Bereich der Wandlungsphase SHAO YANG (Holz-Emblem) problematisch, inklusive der bilateralen Punkte *qimen* (Le 14) und *riyue* (Gb 24). Damit ist das Diaphragma und auch die weitere Atem- und Atemhilfsmuskulatur in das Geschehen einbezogen. Gedacht werden muss dabei auch an das emotinal bezogene Regulieren von Impulsen, welche mit dem *hara* synchron laufen. Über das Diaphragma werden, meist unbewusst, *hara*-Impulse manipuliert.

Ein weiteres Spannungsgebiet kann der Obere Erwärmer sein, also das Gebiet zwischen Diaphragma und Hals. In diesem Raum werden spontane emotionale Impulse und Erregungen gesteuert und auch manipuliert.

An den genannten Stellen kann während der Behandlung sehr genau das entsprechend Korrespondierende der Körperenergetik zu den Symptomen des Atemverhaltens im Kopfbereich beobachtet werden.

III.9.2.2 Atemprobleme

Die zuletzt beschriebenen Vorgänge im *hara* und im Thorax weisen auf Probleme des freien Atemflusses hin. Im Thorax wird über die rhythmische und bewusste Energetik das spontane Atemverhalten beeinflusst.

Ein Gleiches geschieht in einem basalen Sinne, und damit tendenziell unbewusst, im *hara*-Raum. Hier muss immer auch an den seitlichen und hinteren *hara*-Raum gedacht werden.

Eine sorgfältige Behandlung dieser Körperbereiche führt in Zusammenhang mit der Behandlung der rhythmischen *qi*-Zirkulationen in den Kopf und in die Extremitäten zu Ersterfolgen und auf die Spur der weiter zu erfolgenden Behandlungsschritte.

III.9.2.3 Asthma bronchiale

Diese Erkrankung tritt in sehr unterschiedlichen Abstufungen und Graden auf. Es kommt zu mehr oder minder starken (oft plötzlichen) Anfällen von Dyspnoe mit Engegefühl, verlängerter und erschwerter Ausatmung sowie mitunter angestrengter Einatmung. Weiter besteht Husten mit zunächst geringem und zähem Auswurf, der zum Ende eines Anfalls dick und zäh abgehustet werden kann.

Die erschwerte Atmung erfährt in stehender oder sitzender Postion eine gewisse Linderung. Die längere Anstrengung der Atmung ist deutlich sichtbar an Einziehungen und Schwäche *(kong)* Konditionen oder Leere *(xu)* Konditionen im supraklavilulären, substernalen, inter- und substernalen Bereich.

SHIATSU-DIAGNOSE/-TECHNIK

Eine Inaugenscheinnahme und sorgfältige Palpation der genannten Körperbereiche muss durchgeführt werden. Dies kann parallel zu verstärkter Atemtätigkeit aus dem *hara*- und Thoraxbereich geschehen, etwaige Anstrengungen und simultane Einziehungen sind dann besonders deutlich zu vermerken.
Der Fluss und der Puls in der gesamten *Shoutaiyin* (Lu) Leitbahn ist gestört, wobei besonders auf Blockaden der Leitbahn in den Beinen, Füßen (Masunaga-Leitbahn) und in ihrem inneren Verlauf zwischen dem Diaphragma und dem unteren *hara* geachtet werden sollte.
Die Anstrengung der Atemtätigkeit bildet sich auch an der deutlich unausgeglichenen *Zutaiyang* (Bl) Leitbahn ab.
Die Verspannungen am äußerlich sichtbaren Körper korrespondieren mit inneren *qi*-Problemen: Die glatte Bronchialmuskulatur ist verkrampft, die Schleimhäute geschwollen und eine vermehrte Sekretbildung behindert den Gasaustausch.
Ausgelöst werden die Anfälle durch allergene Belastungen oder durch körperlich/seelische Anstrengungen. Die Allergene können von außen in den Körper gelangen oder sich aus körpereigenen Stoffen bilden. Eine spezielle Form entsteht durch Infekte der Atemwege.
Eine vorausgegangene Anstrengung (häufig bei Kindern) kann den Anfall ebenso auslösen wie psychische Belastungen.
Oft liegen auch Mischformen vor.
In diesen Fällen liegt immer eine Imbalance zwischen den *qi* verbrauchenden und den *qi* erneuernden Prozessen bzw. zwischen den verbrauchten und erneuerten *qi*-Kräften vor. Die Balance zwischen denjenigen Lebensäußerungen, welche dem Aufbau von Lebensenergie und welche dem Abbau dieser Kräfte und deren Vernutzung in Tätigkeiten dienen, ist deutlich gestört. Diese Überlegung bezieht sich auf sämtliche Energieebenen: Körper, Geist und Psyche.
Eindeutig gestört ist die Energetik der *Shoutaiyin* (Lu) Leitbahn. Diese ist generell anteilig und streckenweise von Leere *(xu)* Kondition oder Fülle *(shi)* Kondition. Involviert ist dabei zumeist auch die *Zutaiyin* (Mi) Leitbahn.
Wichtig ist es, die Gesamtzirkulation dieser Bahnen hinsichtlich der personentypischen Eigenrhythmik zu initiieren und insbesondere Blockaden im oberen *hara* (Mittlerer Erwärmer) zu lösen. Die Lösung dieser Blockaden harmonisiert die Wärme-Kälte-Verteilung. Die ausgleichende Wirkung auf die *Zutaiyin* (Mi) Leitbahn reguliert die Verteilung der Flüssigkeiten. Über die Punkte *dabao* (Mi 21) werden sämtliche Leitbahnen durchgängiger gemacht und die thorakale Spannung entlastet.
Äußerst genau und sorgfältig sollen diese Leitbahnen in den Beinen und Füßen behandelt werden. Dabei wird auf das Hervorbringen des Normalpulses besonderes Gewicht gelegt.
Des Weiteren ist besonders noch die Leitbahn *Zushaoyin* (Ni) zu behandeln. Häufig wirkt in diesen Fällen dessen *qi* akut oder chronisch ermüdet/erschöpft. Eine Behandlung reguliert die Tendenz zu *yin*-Blockaden, erwärmt und erleichtert die gesamte innere Körpervorderseite.
Die Entlastung der Muskulatur (SHAO YANG; Le/Gb) und eine Harmonisierung des festen und flüssigen Vegetativums (Nervensystem, TAI YIN; Wasser-Emblem) führt zu einer Lockerung der *qi*-Grundanspannung und zu einer Reduktion innerer allergener Reaktionen. Zugleich entsteht mehr Widerstandsfähigkeit gegenüber äußeren Allergenen.

Eine tiefergehende Behandlung besteht darin, die energetische Entsprechung der allergenen oder belastenden Stoffe oder Tätigkeiten in der Gesamtenergetik des Patienten zu finden.

Ist z. B. der Patient gegenüber Pollen (Gräser, Birke usw.) allergisch, so stellt unter diesem Gesichtswinkel das Allergen eine *qi*-Gestalt (Idos) dar, welche das Korrelat und Pedant einer etwaigen inneren *qi*-Problematik des Organismus des Patienten darstellt. In solchem Falle kann durch sukszessive und exponentielle Zufuhr des Allergens von außen, parallel zu den Behandlungen, eine Gewöhnung und somit eine allergene Abregung des Körpers hergestellt werden. Gleichfalls kann eine ausgleichende Behandlung innerer, zugehöriger Imbalancen des Körpers und seiner Verhaltensweisen das Ungleichgewicht gegenüber dem Allergen lindern, denn das Allergen stellt eine typische *qi*-Dynamik dar, die dem Körper fehlt oder zu stark eigen ist. So stellt z. B. die Birkenpolle ein äußerst dynamisches *qi* dar. Sie produziert im Übermaß und Überschwang das *qi* der Wandlungsphase SHAO YANG (Holz-Emblem): den Frühling, das zahllose frische Grün und die lichte Gestalt dieses Gewächses.

Ein Organismus muss als eigenständige jahreszeitliche Energetik mit dieser Dynamik mitgehen können oder ruhige Gegengewichte entwickeln, um nicht von dieser Energetik belastet zu werden. Eine Shiatsu-Diagnose sucht diese *qi*-Profile zu erfassen und deren Behandlung durchzuführen.

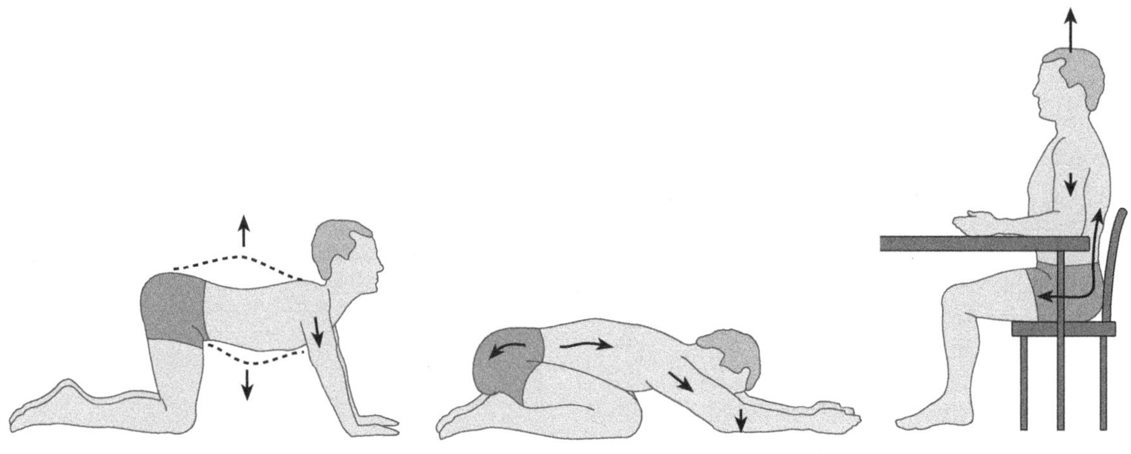

Abb. III-179 Körperpositionen, die im Asthma-Anfall für Entlastung sorgen

Prophylaktisch sind in allen Fällen gezielte Leitbahn-Dehnübungen angezeigt. Während des Asthma-Anfalls können diese Übungen ansatzweise und sehr dezent ausgeführt werden. Der Körper darf in keinem Fall angestrengt werden! In den meisten Fällen reicht es, wenn die wirkliche Körperbewegung nur millimeterweise geschieht und die Übung nur durch innere Bilder (Idos) der Bewegungen, Figuren und der Atmung geschieht!

Bestimmte eingenommene Körperpositionen sorgen für eine Entlastung (➤ Abb. III-179). Dabei sollte die Atemhilfsmuskulatur unterstützt und der Thoraxraum energetisch geschützt werden.

III.9.3 Alkohol- und Drogenprobleme

An dieser Stelle soll überblicksartig auf das Thema der Rauschdrogen und die Behandlung Süchtiger durch das Shiatsu eingegangen werden.

Folgende Rauschdrogen dominieren das Bild in Deutschland: Über 14 Millionen Menschen konsumieren Nikotin, über 9,3 Millionen trinken Alkohol (in der Entsprechung von drei oder mehr Flaschen Bier pro Tag), 270 000 Menschen konsumieren Cannabis, 275 000 nehmen harte Drogen (Heroin, Kokain usw.) und ca. 1,4 Millionen Menschen konsumieren regelmäßig Medikamente. Mit anderen Worten, über 25 Mio. Menschen in Deutschland nehmen eine oder mehrere der Rauschdrogen oder Medikamente regelmäßig zu sich.

In den meisten Fällen liegt ein Konsummaß vor, welches gemessen an dem gesellschaftlichen Durchschnitt als „normal" empfunden wird. Einen weiteren Schritt in den Drogengebrauch stellt der chronische Missbrauch der Rauschdrogen dar. In diesem Spektrum von gelegentlichem Genuss bis zur Abhängigkeit und Sucht nach der Droge bewegt sich das Konsumverhalten dieser Menschen.

Ende der Jahrtausendwende wurde die Anzahl der Medikamtenabhängigen auf etwa 1,4 Millionen Menschen beziffert. Andere Untersuchungen sprechen von 4,2 Millionen Schlafmittelkonsumenten. 2,5 Millionen Personen werden als alkoholabhängig geschätzt.

Die tatsächliche Drogenabhängigkeit führt zu einem gesteigerten Bedürfnis bis Zwang, sich die Droge unter allen Umständen zu beschaffen. Darüber hinaus besteht die Tendenz, die Dosis zu erhöhen. Es entwickelt sich eine psychische und physische Abhängigkeit mit einer zerstörerischen Wirkung auf den einzelnen und auf die Gesellschaft.

Schließlich können Gruppen von Abhängigen im Bezug zur konsumierten Substanz ausgemacht werden:

- Abhängigkeit vom Opiat-Typ
- Abhängigkeit vom Cannabis-Typ
- Abhängigkeit vom Amphetamin-Typ
- Abhängigkeit vom Alkohol-Typ

(Auf diese Gruppen wird weiter unten eingegangen)

Der moderne Drogenkonsument ist allerdings „polytoxikoman", d. h. er mischt verschiedene Drogen. Dazu gehören auch Medikamente und das Nikotin spielt häufig eine Schrittmacherfunktion.

Wird die medizinisch-pharmakologische Sicht auf die Drogenabhängigkeit und das Suchtverhalten durch eine psychologisch-soziologische Sicht komplementiert, dann erscheinen viele Konsumweisen und gesellschaftlich-kulturellen Gewohnheiten unter Suchtaspekten (Geschwindigkeitssucht beim Autofahren; Mediensucht vor

9

dem Fernseher oder dem Computer; Arbeitssucht von Workaholics; Aspekte von Gewalt und Sexualität).

Im Prinzip sind die heutigen mischungs- und kopplungsmöglichen Varianten von Suchtstoffen und Suchtmitteln derart umfassend und komplex, dass ein geordneter Überblick ständiger aktueller Veränderung unterworfen ist.

Entscheidend neben den Suchtmitteln wirkt der Suchtcharakter. Die persönliche Struktur spielt hinsichtlich der Lebenserfahrung, Begabungen, des sozialen Milieus und der Konstitution eine große Rolle.

Insofern passen bestimmte Rauschdrogen zu bestimmten Charakteren. Allgemein kann jedoch auch gesagt werden, dass ab einer bestimmten regelmäßigen Dosierung von Rauschdrogen diese Substanzen selbst die Veränderung der Persönlichkeit hervorrufen.

Von daher sind Rauschdrogen in der Pubertät gefährlich. Eine ähnliche Gefahr besteht für psychisch instabile Personen (psychotische Veranlagung, Borderline, Zwangsneurotiker).

Diese Gefährdung wird noch verstärkt durch ungünstige soziale Faktoren wie zerrüttete familiäre Strukturen und schwere Konflikt- oder Existenzsituationen. Eine besondere Wirkung scheint von der sozialen und psychische Einsamkeit und dem Alleinsein auszugehen.

Die physische Abhängigkeit der Rauschdrogen wird unterschiedlich beurteilt, trifft sich allgemein jedoch in bestimmten Einschätzungen. Eine stationäre Entgiftungstherapie wird als unbedingt notwendig angesehen bei Alkoholabhängigkeit, Opiatabhängigkeit und Schlafmittelabhängigkeit. Während die Sucht nach LSD-25, Cannabis, Weckaminen und Kokain (mit einer gewissen stätionären Phase) ambulant behandelt werden kann.

In jedem Fall muss eine Entzugstherapie durch kompetente, professionelle Therapeuten durchgeführt werden, denn neben der körperlichen Problematik, darf die psychische Problematik nicht unterschätzt werden.

Das Shiatsu kann insofern in einer Entzugstherapie immer nur einen möglichen Pfeiler einer spezifischen Entzugstherapie darstellen.

III.9.3.1 Kulturgeschichtliche Aspekte

Jede Kulturstufe verfügte und verfügt über eine spezifische Art und Weise, Drogen zu produzieren und zu nutzen. Diese Art und Weise steht in engem Zusammenhang mit dem kulturellen Charakter einer jeweiligen Gesellschaft.

Neben dem medizinisch orientierten Werk *huangdi neijing* galt das *shennong bencaojing*, das auf Shen Nong zurückgehen soll, als Grundlagenwerk der Pharmakologie. Shen Nong wurde auch als *„Göttlicher Landmann“* und als *„Erfinder der Landwirtschaft“* bezeichnet (W. Bauer, dtv, China, S. 53). Er empfahl den Drogengebrauch von Cannabis gegen Verstopfung, Rheuma, Malaria und anderen Beschwerden (W. Schmidbauer/J. v. Schleidt, Fischer, Handbuch der Rauschdrogen, S. 81). Dennoch blieb der Einfluss des Cannabis im Vergleich zu dem des Opiums in China recht gering.

Praktisch aus allen Kulturen ist seit Anbeginn die Kenntnis von Drogen überliefert und viele alte Texte sind nur über das gezielte Drogenverständnis tiefer gehend erfassbar.

Die Erfahrung mit Drogen ging in diesen Kulturen einher mit der Erfahrung, wie der kulturelle Bestand gesichert werden kann, insofern diente der Gebrauch der Drogen zuallerst dem Bewahren der kulturellen Güter. Drogen sollten helfen Krankheiten zu lindern und außerordentliche Einsichten zum Wohle der Gruppen und Stämme zu fördern. Der Gebrauch der Drogen war mithin an gestützte und verlässliche Rituale gebunden.

Noch für S. Freud waren dessen Selbstversuche mit Kokain ein wichtiger Schritt gewesen, die Methode der Psychoanalyse zu erfinden. Freud war ursprünglich recht begeistert von den Wirkungsmöglichkeiten des Kokains: *„... ein therapeutischer Versuch. Ich lese von Cocain, ...Ein Deutscher hat nun dieses Mittel bei Soldaten versucht und wirklich angegeben, daß es wunderbar kräftig und leistungsstark mache. Ich will mir nun das Mittel kommen lassen und auf Grund naheliegende Erwägungen es bei Herzkrankheiten, ferner bei nervösen Schwächezuständen, insbesondere bei dem elenden Zustande bei der Morphiumentziehung ... versuchen.“* (S. Freud, Schriften über Kokain, Fischer, S. 11) Freud untersuchte die Wirkungen des Kokains bei Selbstversuchen und suchte so den Weg, es bei verschiedenen Erkrankungs- und Entzugszuständen medikamentös einzusetzen. Zudem sollte das Kokain als Lokalanästhetikum Wirkung finden.

Diese Idee des Entzugs einer Rauschdroge durch eine andere, kehrt im gewissen Sinne in den heutigen Methadonprogrammen wieder. Außerdem versucht eine Drogenpolitik, die darauf setzt, durch gezielte und dosierte Freigaben von Rauschdrogen deren Wirkungen physisch, aber auch psychosozial zu steuern, alte kulturelle Erfahrungen zu nutzen. Diese Kulturen ließen Experimente mit Drogen in einem begrenzten und geschützten Rahmen der Gesellschaft zu.

Die heutigen Drogenkonsumenten sind zuallermeist sich selbst überlassen. Sie praktizieren den Drogengebrauch in einer Art unkontrolliertem Selbstversuch, welcher in seinen Ergebnissen kaum oder nur sehr schwer rückgängig gemacht und schadlos gehalten werden kann. Dazu stellt die Drogenproduktion weltweit einen enormen Produktions- und Finanzfaktor dar.

III.9.3.2 Energetische Muster der Rauschdrogen

Jede Rauschdroge steht hinsichtlich ihrer Wirkung in Affinität zu gewissen charakterlichen Dispositionen, sei es in Bezug auf den Charakter ganzer Völker oder hinsichtlich des Charakters von Einzelpersönlichkeiten.

In einem gewissen Sinne ist der Organismus Mensch ein süchtiger: Er ist z. B. völlig abhängig von und süchtig nach Sauerstoff. Die Physiologie des Organismus kann durchaus unter dem Sichtwinkel einer extremen Abhängigkeit von Substanzen betrachtet werden – Substanzen, die an und für sich genommen außerordentlich gefährlich und toxisch sind. So kann gesagt werden, dass der Organismus ein hochgradig giftiges Geschehen darstellt. Prozesse des unter Verwendung von Strychnin, Cyanid und mittels von Hormonen, Transmittern sowie komplexen Stickstoffverbindungen usw. stellen die Regel dar.

So gibt es z. B. Menschen, die kaffeeenerg reagieren, d. h. sie benötigen oder vermeiden Kaffee. Eine ähnliche kaffeeenerge Wirkung kann jedoch auch über die Stimulation von Akupunkturpunkten (z. B. *yinlingquan* [Mi 9] oder *xuanzhong* [Gb 38]) erzeugt werden. Es steht so zu vermuten an, dass der Organismus bewusstseinsunterschwellig und selbsttätig ähnliche energetische Regulationen durchführt und somit der Gebrauch von Drogen eine kulturelle Erforschung vorhandener Biologie darstellt.

Dass diese Erforschung zu den dramatischen Formen der Sucht und der Zerstörung führt und in großen Maßen so geschieht, liegt jedoch in erster Linie an den soziokulturellen Parametern menschlichen Lebens und nicht an den Stoffen selbst.

Der Organismus beherzigt und kennt in allerfeinsten Dosierungen jene Weisheit des Paracelsus, welche sagt, dass jedes Ding Gift sei und es nur auf die Dosierung desselben ankomme. Bei der Zufuhr von Stoffen ist darauf zu achten, dass als Gesamtergebnis ein lebenserhaltender Prozess entsteht und somit ein Zustand aufrecht erhalten wird, den wir als gesund bezeichnen. Temporäre Abweichungen von dieser optimalen Balance und ihre Missgefühle können unter solchem Blickwinkel durchaus auch als gesund und normal bezeichnet werden.

Die Erfahrung mit Drogen fördert nur Tatsachen hervor, welche bei eingehender und näherer Betrachtung schon implizit dem Körper- und auch dem Charaktergeschehen zu eigen sind oder dort einen gewissen angelegten Resonanzraum besitzen.

Drogenerfahrungen und die auf diese Weise entstehenden Fantasien zeigen bei Wiederholungen genau die gleichen Muster und Systeme wie so genannte nüchterne Erfahrungen. Die Kraft und Faszination des Neuen und Anderen ist bald aufgebraucht und die Bilder und Eindrücke verblassen auf natürliche Weise. Auch Drogen werden „langweilig" und „banal" wie die Alltagswelt und an solcher Stelle wird sichtbar, wie sehr ein kreatives und sinnvolles Leben zum einen gleichgesetzt werden kann mit der wiederholenden Bewahrung von bewährten Abläufen und zum anderen einer creatio ex nihilo.

Der Gebrauch von Rauschdrogen muss gewisssermaßen auch als Selbstmedikation (zumeist unbewusster Natur) eines energetischen Systems (Mensch) betrachtet werden.

Ein bestimmter Mensch von einer gewissen energetischen Disposition sucht sich substitutiv jene Stoffe, welche er benötigt, an denen er energetisch Mangel leidet und weist jene Stoffe ab, mit denen er energetisch Probleme hat.

Ein erster diagnostischer Schritt des Shiatsu muss darin bestehen herauszufinden, wie und in welcher Weise die Gesamtanteile der energetischen Charaktere in einem Menschen an- oder abwesend sind.

Die Aufnahme oder Ablehnung von Rauschdrogen kann somit als ein energetisches Profil erkannt werden.

Die Ablehnug von Rauschdrogen wird erst dann bewusst und sinnvoll, wenn der einzelne Mensch seine energetischen Gründe dieser Ablehnung fühlen und ausdrücken kann. Ebenso kann die Einnahme von Rauschdrogen erst dann bewusst erfasst werden, wenn der Mensch sein inneres Bedürfnis der entsprechenden Energetik fühlt und versteht.

Auf der Basis solchen Verständnisses erwächst eine realistische Verhaltensweise, welche souverän mit der Anwesenheit, dem Gebrauch und der Ablehnung von Drogen umgehen kann.

> Bei der Behandlung von alkoholabhängigen Klienten zeigt sich generell (Ausnahmen bestätigen die Regel) eine energetische Körpersituation, nach der der gesamte Körper von einer gewissen Festigkeit, Zähigkeit und vor allem von einer muskulären Spannung beherrscht wird. Dazu kommt auch das Bild einer allgemeinen energetischen Aufblähung und Oberflächenspannung. Erst in späteren Stadien ist auch eine deutliche Fragilität an der Oberfläche zu bemerken.
> Diese gewisse Stärke *(man)* Kondition und Fülle *(shi)* Kondition darf nicht dazu verleiten, vorrangig kräftig und sedierend arbeiten zu wollen. Denn die Festigkeit geht einher mit einer großen Sensibilität und Empfindlichkeit. Zudem sind die Klienten meist überzeugt, entspannt zu sein. Der Alkoholgenuss

9

suggeriert geradezu das Gefühl im Konsumenten, entspannt und locker zu sein und zu wirken. Die Erfahrung, dass beim Körper in gewissem Sinne das direkte Gegenteil vorliegt, wirkt für diese Personen zunächst fast schockierend und irritierend.
Aufgrund der Empfindlichkeit sind die Klienten häufig nicht bereit, körperliche Sensationen, welche mit einem gewissen Unbehagen, einer Schwäche oder einer Krankheitseinsicht einhergehen, zuzugeben oder bewusst zu empfinden. In der Regel werden äußere oder ablenkende Gründe dafür gesucht und angegeben, warum eine gewisse subjektive Problematik vorliegt.
Wenn jedoch eine Einsicht in die eigene Sucht vorhanden ist, dann kann schrittweise sehr gezielt behandelt und gearbeitet werden. Dabei empfiehlt es sich, die Behandlungen zu erläutern, auf etwaige Sensationen, welche auch nach der Behandlung erscheinen können, aufmerksam zu machen und jederzeit bereit zu sein, die Behandlung zu unterbrechen oder umzugestalten.
Die Pulse wirken häufig wie verschluckt, tauchen oft intermittierend auf und pendeln zwischen einer gewissen Trägheit oder aufgeregten bis zittrigen Phasen.
Der Alkohol stimuliert generell die Emotionen und die Gefühlswelt. Häufig kommt hier eine generelle Sehnsucht nach Gefühlsnähe und oft auch überschwänglichen Empfindungen zum Ausdruck.
Energetisch ist das polare Wechselspiel zwischen der Wandlungsphase TAI YANG (Feuer-Emblem), somit der Dynamik und Wärme, und der Wandlungsphase TAI YIN (Wasser-Emblem), somit einer gewissen Festigkeit und Kühle, deutlich zu beobachten.
Generell wirken auch die Sehnsucht nach Rundheit, Harmonie und Geselligkeit, und damit die Wandlungsphase ZHI YIN (Erde-Emblem).
Besonders klar wirken auch die gespannte oder geblähte Dynamik in der Wandlungsphase SHAO YANG (Holz-Emblem) und eine gewisse Empfindlichkeit in der Phase SHAO YIN (Metall-Emblem).
Mithilfe der Gezielten Gesprächsführung kann auf die weitere biografische Verursachung von energetischen Mangelsituationen eingegangen werden.
Bei der Aufnahme von Nikotin kommt es energetisch zu einer gewissen inneren Straffung und Belebung, Wachheit des *qi*. Die Wandlungsphase SHAO YIN (Metall-Emblem) beruhigt und belebt sich zugleich. Sehnsüchte, Wünsche und Belastungen werden hier wirkungsvoll durch eine Kopplung des eigenrhythmischen Systems mit der Phase ZHI YIN (Erde-Emblem), dem oralen, nahrungsenergetischen Bereich, ausbalanciert.
Der Preis besteht neben den bekannten gesundheitlichen Schäden in einer Verdrängung trauriger oder empfindlicher Energien und einer dauerhaften Aufladung und Festigkeit.
Die anderen Rauschdrogen (Cannabis, Ecstasy, Kokain, Heroin und andere Opiate, Amphetamine usw.) sind hier nur in Ansätzen und somit unvollständig darstellbar.

Generell kann gesagt werden, dass Cannabis eine beruhigende, oft friedfertige und träumerische Energetik erzeugt und dass Ecstasy ein inneres, emotionales Wohlbehagen und einen ebensolchen Bezug zur Umgebung und den Mitmenschen erzeugt. Heroin (Opiate) lindert Schmerze, Krämpfe und Verspannungen. Traumbilder tauchen auf und es besteht ein gewisser Zustand zwischen Wachen und Schlafen. Amphetamine verstärken und beschleunigen die Denktätigkeit und das Mitteilungsbedürfnis und stimulieren die Leistungsfähigkeit und Kokain geht nach anfänglicher Steigerung des Angstempfindens in eine gesteigerte soziale Kommunikation bis hin zu halluzinogenen Wirkungen über.

Diese verschiedenen energetischen Wirkungen korrelieren mit den charakterlichen und psychosozialen Bedürfnissen und Strukturen. Die Drogensüchtigen zeichnen sich meistens durch eine starke innere Sensibilität aus. Ihr Wahrnehmungs- und Gedankenreichtum kann auffallend und ausgeprägt sein. Es besteht jedoch auch deutlich sichtbar eine Unausgeglichenheit im *qi* der Mitte, der Wandlungsphase ZHI YIN (Erde-Emblem). Besonders der später zunehmende körperliche Verfall und eine gewisse Gleichgültigkeit demselben gegenüber signalisieren die Imbalance in der genannten Wandlungsphase. Fantasie und Lebenskraft müssen stets neu, frisch und belastungsfrei regeneriert und behutsam geschützt werden, sonst versiegt deren Quellkraft.

Medikamentenmissbrauch auf Seiten der Patienen stellt einen gewissermaßen normalen Bestandteil der therapeutischen Erfahrung dar. Je nach Gebrauch der Medikation kommt hier auch das Thema einer gewissen mangelnden anderweitigen Unterstützung sowie eine große Angst vor körperlich abweichenden Prozessen zum Vorschein.

III.9.3.3 Wirkungen des Shiatsu in der Entzugstherapie

Aufgrund mittelbaren und unmittelbaren therapeutischen Erfahrungen des Autors und aufgrund gezielter Interviews von Klienten kann vorab gesagt werden, dass die Klienten das Shiatsu im Rahmen der Entzugstherapie als angenehm, wichtig und sinnvoll einschätzen.

Die Klienten heben hervor, dass die Berührung des Körpers und damit indirekt auch diejenige ihrer gesamten Persönlichkeit etwas sehr Angenehmes ist. Der allgemeine Mangel von Berührung und die allgemeine Sehnsucht danach wird auf solche Weise deutlich und thematisierbar. Besonders beeindruckt sind viele davon, wie die Shiatsu-Diagnose nonverbal viele Eigenheiten ihres Körpers und mithin auch ihrer Biografie herausfinden kann. Sie fühlen sich so auf besondere Art wahrgenommen und verstanden.

Besonders in aufreibenden Entzugsphasen kann das Shiatsu eine stabile psychische und körperliche Stütze darstellen. Häufig kehren Energien in den Körper zurück und es entsteht eine neue Zuversicht. Schwäche wird vitalisiert und Schmerzustände oder Missempfinden können ausreguliert werden. Dies bewirkt, dass der Klient neues Vertrauen in seinen Körper gewinnt und von daher ungeahnte Kräfte erfährt.

Die Shiatsu-Behandlungen können die Körpererfahrung erweitern, öffnen oder vertiefen und so dafür sorgen, dass die Einsicht entsteht, dass Gefühle, Empfindungen, innere Bilder und Fantasie auch ohne Rauschdrogen zustande kommen können.

Besonders geschätzt wird von Klienten auch die Kombination therapeutischer Grundwirkungen. Wird die einzel- und gruppentherapeutische Situation während des Entzugs von den Klienten oft als sehr aufreibend und anstrengend empfunden, stellt das Shiatsu eine Beruhigung und Stabilisierung dar. So können sich die Therapieformen ergänzen.

Die Klienten erleben die Therapie zumeist als starke Forderung an ihren Charakter und an ihr Verhalten. Das Shiatsu nimmt die Klienten so wie diese sind an, sucht ihren Zustand energetisch auszugleichen und Impulse dafür zu setzen, dass Veränderungen durch die Wahrnehmung der eigenen körperlichen Bedürfnisse angestrebt werden.

III.9.4 Angststörungen und Panikstörungen

Das Erscheinungsbild solcher Störungen ist außerordentlich mannigfaltig. Manifeste klinische Erscheinungsbilder besitzen deutlich unterscheidbare Kriterien und während der Shiatsu-Behandlungen kann es zum Ausbruch bestimmter Momente dieser Erscheinungsbilder kommen. Es muss dann differenziert werden, ob solche Erscheinungen Bestandteil einer Angst- und Panikstörung sind oder zu den temporären normalen Sensationen einer Behandlung gehören.

III.9.4.1 Angststörungen

Angstzustände lassen sich wie folgt unterscheiden und ordnen:

Substanzinduzierte Ängste: Hierzu gehören auch die Ängste, welche infolge von Alkoholismus und Drogenkonsum entstehen. In einem gewissen Sinne können dies auch körpereigene Stoffe sein, welch analog toxisch wirken und Angst erzeugen.

SHIATSU-DIAGNOSE/-TECHNIK

Während einer Shiatsu-Behandlung erwirkt die verstärkte *qi*-Energetik unterschiedlichste physiologische Prozesse. Neben deutlich wahrnehmbaren Körpergefühlen können dabei auch eher diffus wirkende Empfindungen, die mitunter recht heftig werden können, auftreten. Diese Empfindungen mögen durchaus auch parallel mit stofflich-substanziellen Ausschüttungen einhergehen.
In jedem Fall können solche Vorgänge das Befinden des Patienten stark in Anspruch nehmen und für gewisse Irritationen sorgen oder auch zu Ängsten führen.
Da jedoch das Auftauchen solcher Sensationen in der Regel simultan zur Behandlung geschieht und ferner im Laufe und unter Einwirkung der Behandlung wieder verschwindet, entsteht in dem Patienten recht schnell eine Eingewöhnung gegenüber solchen Vorgängen. In jedem Fall ist die Gezielte Gesprächsführung hier eine Hilfe, dem Patienten die Einordnung solcher Phänomene zu ermöglichen.

Durch körperlichen Zustand bedingte Ängste: Diese wirken in ähnlicher Weise wie das zuvor Beschriebene. Sie entstehen in Korrelationen mit Organsensationen oder Schmerz.

Spezifische und soziale Phobie: Bestimmte Situationen und Gegenstände sowie soziale Situationen (Prüfungsangst) erzeugen Angst und starke Vermeidungstendenzen.

Zwangsstörung: Zwanghafte Gedanken dienen der Auslösung oder Vermeidung von Angst.

Posttraumatische Belastungsstörung: Das Wiederbeleben eines starken traumatischen Erlebnisses löst hierbei die Angstreaktion aus. Während Shiatsu-Behandlungen mit traumatisierten Patienten können diese Angststörungen deutlich auftreten.

Akute Belastungsstörung: Belastungen und Anforderungen werden als extrem und bedrängend empfunden.

Generalisierte Angststörung: Mit verschiedenen Körpersysmptomen zu unterschiedlichsten Situationen auftretende Ängste. Dabei können sämtliche Momente wechseln.

Nicht näher bezeichnete Ängste: Diese entsprechen nicht den bekannten Definitionen und wirken in sich auch widersprüchlich.

Trennungsängste: Diese Ängste werden häufig im Säuglingsalter, Kindesalter und zur Adoleszenz diagnostiziert oder stehen in engem Zusammenhang mit diesen Lebensphasen.

Sexuelle Störungen und Geschlechtsidentitätsstörungen: In phobischer Weise wird der reale Kontakt mit Sexualpartnern vermieden. In moderner Zeit scheint es einen Anstieg dieser Störungen zu geben. Es ist das Phänomen zu beobachten, dass der Kontakt der Sexualpartner indirekt wird oder sexuelle Ausrichtungen außerhalb der menschlichen Partnerschaft gesucht wird.

III.9.4.2 Panikstörungen

Sie gehören auch zur Angststörung. Diese Episoden heftiger Angst stehen in keinem direkten Bezug zu Personen, Objekten oder Situationen.

Panikattacken: Angstsymptome entwickeln sich plötzlich und erreichen schnell (innerhalb von ca. zehn Minuten) ihren Höhepunkt.

Panikstörungen mit Agoraphobie: Hier existiert eine Angst vor Plätzen und Situationen, in denen keine Hilfe möglich und aus denen zu entkommen peinlich und schwierig erscheint.

Symptome

Diese Panikstörungen können intensiv und quälend sein sowie mit heftiger somatischer Erregung einhergehen. Es besteht eine Flucht- und Vermeidungstendenz oder auch eine resignative Hinnahme. Es bestehen ferner Versagens-, Existenz- oder Schuldgefühle.

Typisch ist, dass von den Betroffenen angegeben werden kann, welche Situationen, Personen, Ereignisse, Objekte oder Vorstellungen beängstigend sind, jedoch keine Gründe dafür angegeben werden können.

Die Angst kann frei flottierend, panikartig und bis zur gesteigerten Todesangst auftreten.

Die Panikstörungen zeichnen sich dadurch aus, dass sie einen großen Anteil des Tages über bestehen (etwa die Hälfte) und sich dauerhaft etablieren (mehr als 6 Monate). Deutlich werden folgende Symptome erkannt:

- Ruhelosigkeit, Spannung, Nervosität
- Rasche Ermüdbarkeit
- Konzentrationsschwäche, Reizbarkeit
- Erhöhter Muskeltonus
- Schlafstörungen

Mit der erhöhten Muskelspannung tritt ein Zittern, Zucken und Schwächegefühl auf. Kalte, feuchte Hände, Mundtrockenheit, Schwitzen, Übelkeit, Durchfall, Harndruck und Schluckbeschwerden („Kloß im Hals") stellen sich ein.

Kopfschmerzen können ebenso eine Begleiterscheinung darstellen und bei der generalisierten Angststörung kann es zu einer affektiven Störung, zur Depression und Dysthymie kommen.

Während der Panikstörungen kommt es zu:

- Palpitationen
- Tachykardie
- Schwitzen
- Zittern, Beben
- Dispnoe
- Eingeweidesensationen
- Schwächegefühle
- Parästhesien
- Hitze/Kälte
- Derealisierung (Gefühle von Unwirklichkeit)
- Depersonalisierung (Gefühl, von sich selbst lösgelöst zu sein)

Panikstörungen liegen vor, wenn diese sich unerwartet und rasch erzeugen, die genannten Folgen beinhalten sowie ferner eine gesteigerte Aufmerksamkeit auf sich selbst, mit Befürchtungen und Erwartungen an sich selbst, umfassen.

SHIATSU-DIAGNOSE/-TECHNIK

Jeder Shiatsu-Therapeut kennt diese Symptomatiken als Begleiterscheinungen von Behandlungen. In den seltenen Fällen stellen diese jedoch eine im obigen Sinne besprochene Störung und Erkrankung dar.

In der Alkohol- und Drogentherapie allerdings besteht eine erhöhte Gefahr, dass der Symptomenkomplex eine weiter reichende Bedeutung besitzt oder erhält.

III.9.4.3 Theoretische Erwägungen der Diagnose und Therapie

Verschiedene Theorieansätze versuchen die Angst verstehbar zu machen (lerntheoretische, kognitive, psychophysiologische und neuropsychologische Theorien). An dieser Stelle soll etwas näher auf den Ansatz der psychoanalytischen Theorie eingegangen werden.

S. Freud sah die Angst als eine Gesamtreaktion des Organismus auf von ihm nicht verkraftbare Erregungen oder auf Blockaden an. Der Organismus Mensch wird nach dieser Ansicht von mächtigen Trieben durchströmt und muss diese Triebe in Kontakt und Einklang mit den Objekten der Umwelt bringen. Dieser Kontakt zwischen Organismus und Umwelt verlangt ein stabiles Ich und einen sinnvollen Ausgleich zwischen den energetischen Impulsen und den moralisch vertretbaren Beziehungen mit der Umwelt.

Die Auseinandersetzung mit einer solchen Balance erfordert Einsicht in soziale, mitmenschliche Konstellationen und gegenüber der eigenen Persönlichkeit. Viele dieser Einsichten werden jedoch durch die Unbekanntheit und die Wirkung des Unbewussten, wenn nicht verhindert, so doch erschwert und moralische Bedingungen enthalten häufig Tabus, welche eine Denkschranke herstellen.

Zum Unbewussten schreibt Freud, dass es die Bereiche des Es, Über-Ich und auch des Ich umfasst. Weiter schreibt er: *„Ich meine G. Groddeck, der immer wieder betont, daß das, was wir unser Ich heißen, sich im Leben wesentlich passiv verhält, daß wir nach seinem Ausdruck*

9

‚gelebt' werden von unbekannten, unbeherrschbaren Mächten." (S. Freud, Das Ich und das Es, Fischer, S. 263) Groddeck war der „Erfinder" des Es-Begriffs.

Wesentlich in diesem Konzept der Angst ist ein Zusammenspiel von Hemmung, Verdrängung und der Selbsttätigkeit des Unbewussten, durch welches unbewältigte Lebensprozesse und Lebenserfordernisse sich wie *„Fremdkörper...,...der unaufhörlich Reiz- und Reaktionserscheinungen in dem Gewebe unterhält, in das er sich eingebettet hat"* (S. Freud, Das Ich und das Es, S. 44), eingraben. Infolge dieser dynamischen Sicht von leiblichen Prozessen und lebensbedingten Einfügungen entsteht auch eine spezifische Sicht auf die sich aus Konflikten entwickelnden Symptome der Angst.

W. Reich stellt die Angst als krankhaftes Symptom in den Zusammenhang, dass die Libido (in der Sprache Reichs auch die Aktivität der Orgon-Energie) in einem elementaren und fundamentalen Sinne durch Stauung (Angst = angustiae = Enge) hervorgerufen wird. Diese Stauung erwirkt starke Unlustgefühle und steht der Lust direkt entgegen. Dennoch gibt es die häufige Begegebenheit, dass unlustvolle Situationen immer wieder aufgesucht werden. Ein solcher Patient scheint das Leiden immer wieder aufsuchen zu müssen, zu wollen. *„Man konnte zwar verstehen, wie unbefriedigte oder gehemmte Lust zu Unlust sich wandeln, nicht aber, wie Unlust zu Lust werden konnte."* schreibt Reich (W. Reich, Charakteranalyse, KiWi, S. 289).

Er findet die Lösung darin, dass nicht die Unlust angestrebt wird, sondern dass eher eine Vermeidung der Unlust dazu führt, Lust zu suchen. Die Suche der Lust führt jedoch über den vertrauten Weg der Unlust, da ein anderer Weg in vielen Fällen nicht bekannt ist. Gleich den psychischen und energetischen Konversionen ist dem Patienten die direkte Erkenntnis der Zusammenhänge und Wege bestimmter Symptome verborgen und eine Erkenntnis führt nur über den Weg des Kontaktes mit den Symptomen.

In solchen Fällen stellen die Symptome für den Patienten ein oft lebenslang vertrautes Terrain dar und wirken wie ein Ausgangs- und Einmündungspunkt der Lebenserfahrung.

In der Shiatsu-Praxis stellt dieses Phänomen eine bekannte Größe dar. Im gewissen Sinne erscheint es so, als ob der Patient sich von seinen Störungen gar nicht trennen mag.

Gelangt man jedoch während der Behandlungen in den erlebnismäßigen Gefühlskern der Störungen, dann steht der Patient real genau wieder dort, wo er gestanden hatte, als die Störungen entstanden. Zu jener Zeit etablierten sich die Störungen, da der Patient nicht fähig war, die Situation anders zu lösen. Genau jene ungelöste Situation taucht via des Gefühlskerns in der Gegenwart wieder auf.

Der Patient sucht die Unlust nicht um derer selbst Willen auf, sondern weil diese den historisch-genetischen Ausgangs- und mithin Auflösungspunkt seiner Störung darstellt.

Es fällt nicht schwer in diesen kurzen und natürlich nur sehr unvollständigen Hinweisen die Gemeinsamkeiten mit der Energetischen Medizin zu sehen.

Der unwillkürliche Fluss des *qi* und dessen ungehinderte Wandlungsfähigkeit und Durchläufigkeit stellt eine ebenso bekannte Größe des *qi*-Prozesses dar wie die bekannten Formen der Schrägläufigkeit, der Blockaden und Stauungen sowie der Verschiebungen und Gegenläufigkeiten der *qi*-Lebensenergien.

Gleich ist auch die Auffassung, dass bei Störungen des normalen *qi*-Flusses Symptome und Erkrankungen entstehen und dass diese an einer Ungewichtung der Momente der Wandlungsphasen deutlich zu erkennen sind.

Insofern kann eine gezielte energetische Diagnose und ein Vergleich mit den bekannten, oben genannten, Kriterien der Angststörungen eine zusätzliche Erkenntnis und Behandlungsmöglichkeit derselben erbringen.

SHIATSU-DIAGNOSE/-TECHNIK

Die oben genannten diagnostischen Parameter finden sich auch unter den diagnostischen Kriterien der Energetischen Medizin wieder. Bei den betroffenen Störungen treten deutliche Imbalancen der energetischen Systeme auf.

Eine große Quelle der Dysbalancen kann die Synergie zwischen der Wandlungsphase ZHI YIN (Erde-Emblem) und der Wandlungsphase TAI YIN (Wasser-Emblem) betreffen. Unter solchen Umständen fällt den Patienten die normale Bodenlagerung (auf dem Rücken) während der Behandlungen recht schwer. Die Körperrückseite wirkt gespannt und kaum entspannungsfähig, während die Körpervorderseite eine psychisch initiierte, oft geblähte, Spannung vorweist. Es kann dabei sein, dass die Bauchlage als angenehm empfunden wird, da die Auflagerung ein Gefühl des allgemeinen Halts und des Schutzes entstehen lässt.

Die Imbalance beeinträchtigt insbesondere auch das energetische Gefühl der Mitte und somit des *hara*. Während der Behandlungen kann es so dazu kommen, dass der Patient seine Haltung mehrfach spontan ändern oder gar aufstehen und umherwandern oder sich aufsetzen muss. In all diesen Fällen wirken die Sensationen der Dysbalancen so stark, dass eine ruhige Lagerung und ein inneres Ausleben der verschiedenen Sensationen nicht möglich ist.

In diesem Sinne ist auch die Energetik des Austausches zwischen dem Innen und dem Außen sowie die des eigenrhythmischen Systems, der Wandlungsphase SHAO YIN (Metall-Emblem), kräftig involviert.

Der Shiatsu-Therapeut kann auf diese Bedürfnisse jederzeit eingehen und die Behandlung in einer anderen Position oder nach einer Pause und einem etwaigen Gespräch weiter fortführen
Die energetische Behandlung regt den normalen *qi*-Fluss an. Eine verstärkte Normalzirkulation des *qi* wirkt perpetuell und dies führt in der Regel zu einer gesteigerten Sensibilität und Rezeptivität. Infolge dieser größeren Wachheit gegenüber den Körpergeschehnissen werden körperliche, seelisch-psychische und geistige Vorgänge deutlicher wahrgenommen.
Diese Deutlichkeit richtet sich jedoch auf sämtliche Erlebnisinhalte des Erlebens, mithin auch auf die unangenehmen und unbehaglichen.
Aus diesem Grunde kommt es während der Behandlungen zu akut ambivalenten Empfindungen, Affektionen und Gedanken: einerseits inhäriert der *qi*-Normalzirkulation eine als angenehm empfundenen Erlebnisqualität, andererseits tauchen auch die unangenehmen Momente deutlicher auf.
Somit kann es zu einem verstärkten Erleben der Angst-Symptomatiken kommen. In diesen Fällen ist die Dosierung in der Erzeugung solcher Ambivalenzen durch die Behandlung von äußerster Wichtigkeit.
Die Ambivalenzen dürfen nachgerade nur so stark sein, dass sie positiv ausgehalten, und müssen so stark sein, dass sie eindeutig wahrgenommen werden können.

Die Wahrnehmung der Angst- und Paniksensationen während der Behandlung stellt mithilfe der Gezielten Gesprächsführung eine große Chance dar, diesen Sensationen Ort, Zeit und Raum zu geben. Auf diese Weise kann durch das körperliche Erleben eine Spur für den Zusammenhang dieser Ängste aufgenommen werden.

Das Aushalten der Ängste und Panikgefühle während der Behandlung stellt ferner eine Chance dar, einen Umgang mit denselben zu erlernen.

In der heutigen Therapie gilt die Regel, dass durch situatives Aushalten dieser Ängste, natürlich bei therapeutischer Begleitung und Unterstützung, eine positive Habituation eintritt. Diese an die Verhaltenstherapie erinnernde Methode zur Behandlung von Panikstörungen wurde auch schon von Freud favorisiert.

Das erlebte Aushalten der Ängste und Panikgefühle während der Shiatsu-Behandlung ist konkrete positive Habituation.

Bei diesen Patienten ist häufig auch das periphere energetische Gefühl im Ungleichgewicht. Verspannungen im Bein-Fuß-Bereich und auch an den Händen führen ihrerseits zu weiteren körperlichen Dysbalancen, wodurch die zirkuläre Aufschaukelung von Imbalancen und damit von Ängsten verstärkt wirkt.

Im Rahmen von Behandlungen ergeben sich zumeist gezielte Bereiche, an denen die Angst- und Panikstörungen regelrecht impulsiert und auch wieder beruhigt werden können. Die energetische Natur solcher Orte sagt etwas über die Genesis und Ätiologie der Störung aus.

Ein freiere Zirkulation des *qi* führt zu einer Entladung von Muskelspannungen, zu Hitzeabfuhren und Kältedispersionen.

Gleichfalls setzt dann eine Normalisierung der Pulse ein, die zuvor durch die Störungen deutliche Abweichungen vom Normalpuls zeigten. Die Pulse wirken zuvor wie verschwunden oder sehr angespannt, fein und aufgeregt. Eine ruhige kräftige Pulsation findet nicht statt.

Mit den bekannten Leitkriterien der Energetischen Medizin kann eine profunde Diagnostik durchgeführt werden. Diese kann im Verein mit einer leitenden psychologischen Therapie eine Stütze und sinnvolle therapeutische Begleitung solcher Störungen darstellen.

III.9.5 Säuglings- und Kindershiatsu

„Wenn ein Mensch im Kindes- und Säuglingsalter ist, dann handelt er gemäß (den Bedürfnissen seines) Qi.“, so äußert sich Chong Changtong im *qian jin yaofang* (Autor: Sun Simiao [647–735]; zitiert in W. Kubny, Qi, Haug 1995, S. 255).

Die höchste Weise zu existieren bedeutete nach den alten Schriften unsterblich zu sein, weder ein- noch ausatmen zu müssen. Dann war die körperliche Gestalt wahrhaft einheitlich und der Geist konnte auf 36 000fache Weise wahrnehmen. Diese höchste Seinsweise war das Säuglingssein. Danach streben alle Weisen. Der Friede des Kindes galt als das Höchste.

Ob die Kinder in jener Zeit tatsächlich so ehrfurchtsvoll behandelt worden sind, daran kann getrost gezweifelt werden. Auch in heutiger Zeit besteht kein Anlass dazu, die Kinderwelt als genügend beschützt zu betrachten.

Die Shiatsu-Behandlung eines Embryos im Mutterbauch, eines Säuglings und eines Kindes gehört zu den beeindruckendsten Momenten.

III.9.5.1 Leitkriterien, Diagnosen und Befunde bei der Kinderuntersuchung (Pädiatrie)

Zunächst gelten für Säuglinge und Kinder sämtliche diagnostischen und behandlungsrelevanten Techniken der

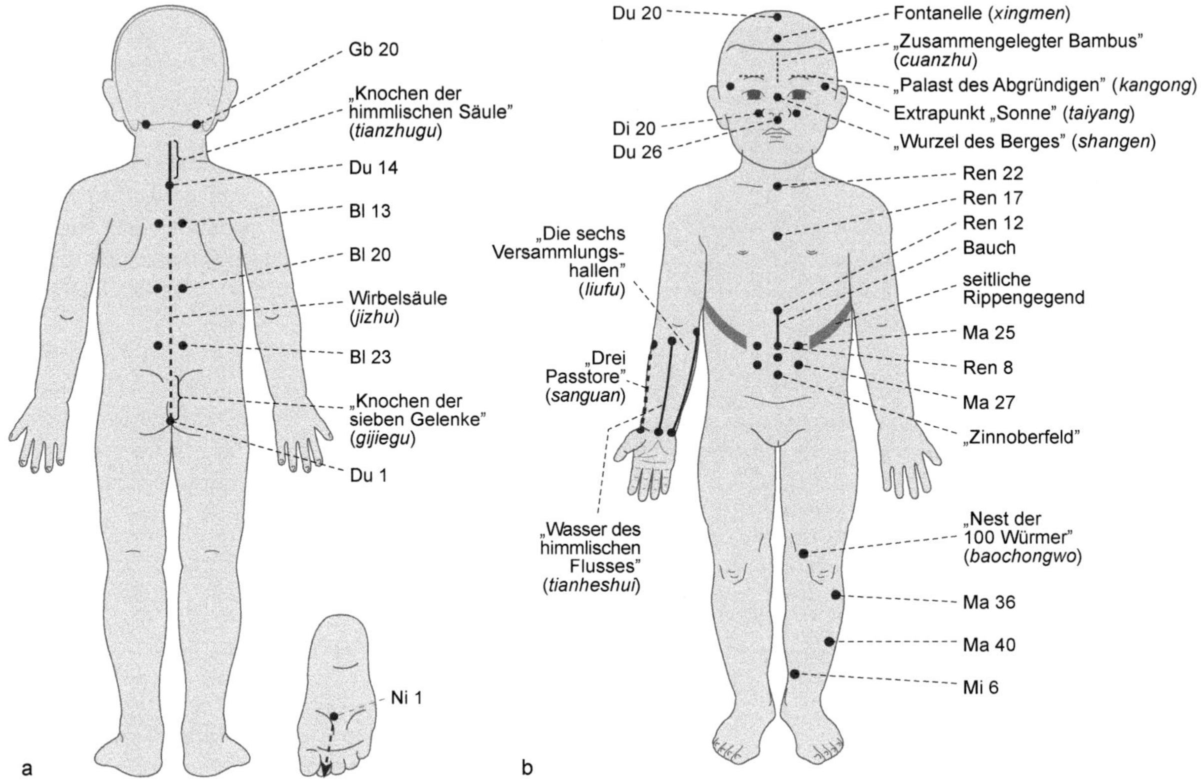

Abb. III-180 Speziell bei Kindern wichtige Punkte (aus Han 2005)

Energetischen Medizin, des Shiatsu – dieses jedoch häufig in abgewandelter und modifizierter Form.

Bei der Behandlung von Kindern sind neben der Behandlung des gesamten Körpers die in ➤ Abbildung III-180 dargestellten Körperbereiche und Orte von besonderer Bedeutung.

Besonders zu beachten ist, dass sowohl der Embryo und der Säugling, als auch das Kind energetisch durch das Wachstum und durch die Etablierung einmal erreichter Bildungsstufen geprägt werden.

Bis zum vierten Lebensjahr werden statt am Handgelenk die entsprechend zugeordneten Pulstaststellen am Zeigefinger getastet und in Augenschein genommen. Erst ab dem zwölften Lebensjahr und sicher ab dem 15. Lebensjahr können die drei Radialis-Pulsstellen diagnostisch ausgewertet werden.

Die Fingerlinie *(zhiwen)* zeigt vor allem das *qi* der *Shoutaiyin* (Lu) Leitbahn und wird in drei Bereiche aufgeteilt (➤ Abb. III-181).

Die Fingerlinie kann sich in verschiedener Weise hervorheben. Die Veränderungen sind nach Färbung und Intensität der Zeichnung nach OE, ME und TE sämtlich nach den bekannten Parametern der Diagnostik zu ersehen.

- Erscheint der Bereich *fengguan* als auffällig, dann liegt eine Störung in den Netzbahnen *(luomai)* vor, das heißt, die Störung ist eher leichterer Natur.
- Wirkt *qiguan* diagnostisch sichtbar, dann ist der schädigende Einfluss in die Hauptleitbahnen *(jingmai)* vorgedrungen.
- Eine Störung im Bereich *mingguan* zeigt eine Schädigung der Funktionskreise *(zangxiang)* an. Hier liegt eine ernsthaftere Störung vor.

Insgesamt sind beim Kind sämtliche energetischen Qualitäten und Parameter noch durch eine große Dynamik gekennzeichnet.

So wirken die Pulse in der Regel beschleunigter, flink und sehr reaktiv wie auch irritabel. Ebenso pendelt sich

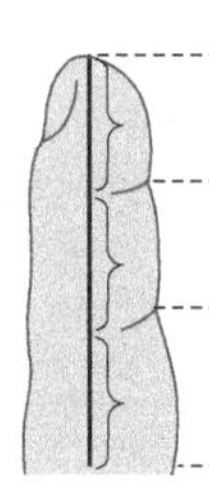

Abb. III-181 Aufteilung der Fingerlinie *(zhiwen)* (aus Han 2005)

schnell ein Normalpuls ein. Alle Körperbereiche zeigen schnell den Puls an und wirken wach und regelrecht kommunikativ.

An der Fontanelle kann deutlich der Status der Flüssigkeitsbewegungen und -bedürfnisse erkannt werden. Die Einmuldung und Auswölbung der Fontanelle muss nach den Kriterien von Leere/Schwäche *(xu/kong)* und Fülle/Stärke *(shi/man)* diagnostiziert werden.

Das Temperaturverhalten wechselt schnell in beide Extremrichtungen. Bei natürlicher Ermüdung zieht das *qi* nach innen; entsprechend kühl wird die Pheripherie. Dies tritt verstärkt bei Erschöpfung oder bei Erkrankungen hervor. Bei einsetzender Abwehrarbeit und erhöhter Temperatur bis Fieber erwärmen sich die Bereiche entsprechend dynamisch.

SHIATSU-DIAGNOSE/-TECHNIK

Bei Abkühlung der Peripherie sollte direkt reagiert werden. Entweder ist es Zeit zum Ausruhen, Zeit zur Nahrungsaufnahme oder Zeit zum Windeln wechseln.

Bei erhöhter Temperatur und Fieber kann genau der Punkt überwacht und diagnostiziert werden, welcher die Scheidelinie zwischen gesunder Temperatur- und schädigender Temperaturerhöhung darstellt. Fieber sollte je nach Konstitution zugelassen werden, da an Kindern nach durchlebter Abwehr von Erregern und schädigendem *qi* immer eine Stärkung der Gesamtpersönlichkeit zu beobachten ist. Bei hohem und dauerhaftem Fieber muss entsprechend gehandelt und/oder ärztlich versorgt werden.

Fieber und erhöhte Temperatur durch Überlastung oder Hyperaktivität können effektiv durch folgende Techniken behandelt werden:

- Linderung der Erwärmung erfolgt durch die Behandlung der drei Passtore *(sanguan)* und allgemein durch die Handaußenfläche (➤ Abb. III-182).
- Arbeit an der *yin*-Seite der Unterarme und der Handinnenflächen. Kühlung erfolgt durch die Behandlung der sechs Versammlungshallen *(liufu)* und der Wasser des himmlischen Flusses *(tianheshui)* sowie allgemein der Handinnenseiten (➤ Abb. III-183).

Ähnlich kann auch an den *yin*- und *yang*-Seiten der Unterschenkel verfahren werden. Bei der Färbung der Haut spielt immer ein Gelbton als Zeichen der Wandlungsphase der Mitte (ZHI YIN, Erde-Emblem) hinein. Heftige Errötung kann Anstrengung und emotionale Erregung anzeigen. Auffällige Blässe kann Erschöpfung oder auch psychische Anstrengung anzeigen.

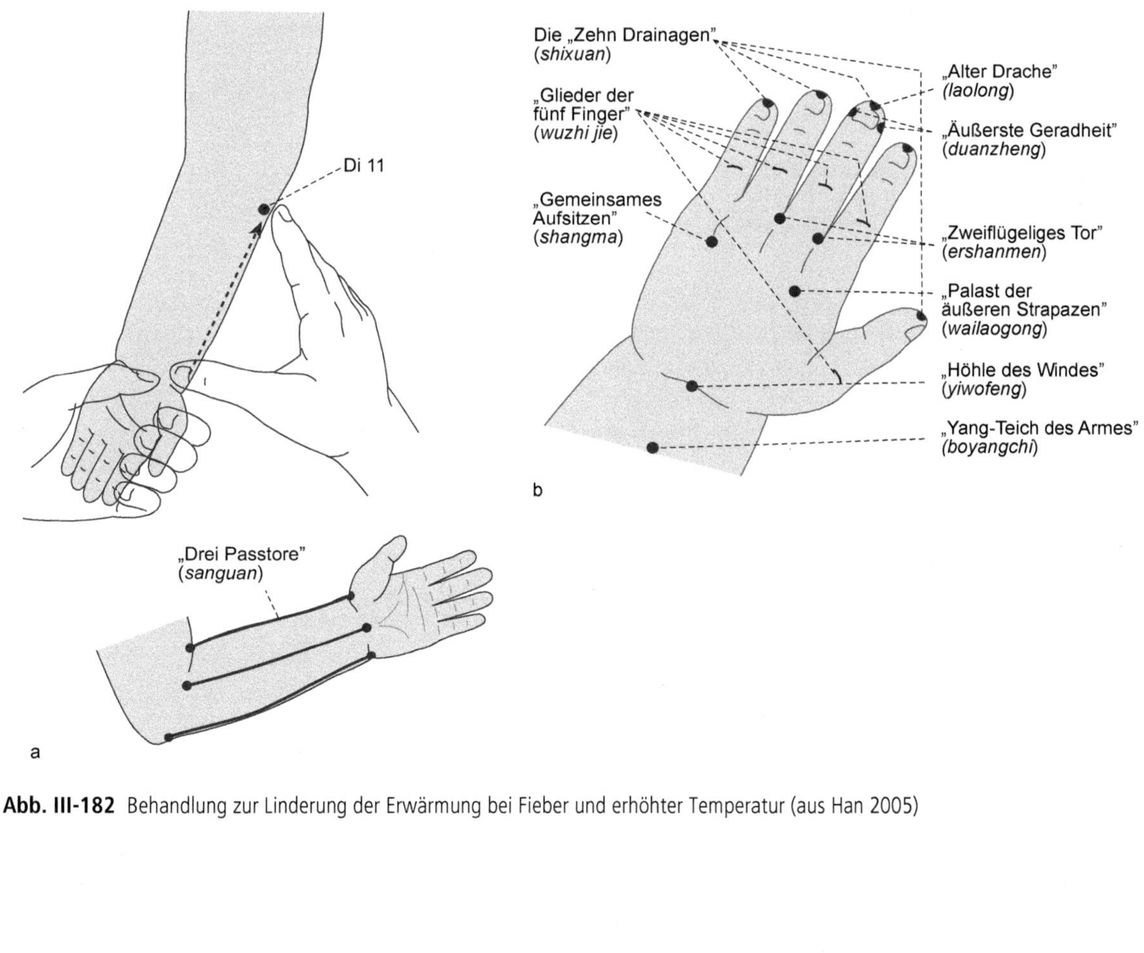

Abb. III-182 Behandlung zur Linderung der Erwärmung bei Fieber und erhöhter Temperatur (aus Han 2005)

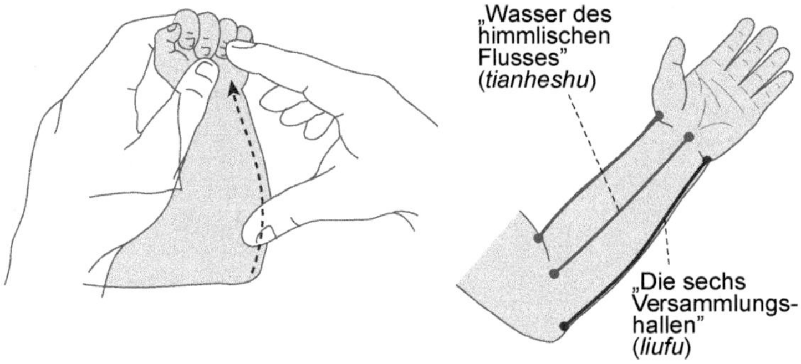

Abb. III-183a Behandlung zur Kühlung bei Fieber und erhöhter Temperatur am Unterarm (aus Han 2005)

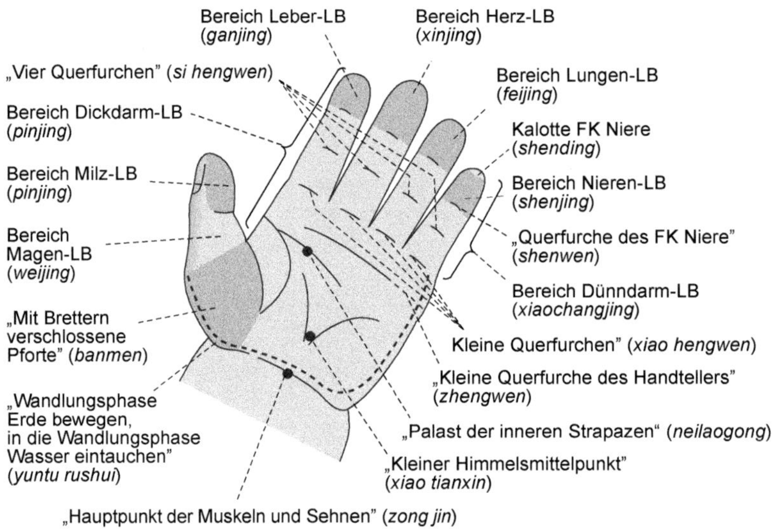

Abb. III-183b Behandlung zur Kühlung bei Fieber und erhöhter Temperatur an der Hand (aus Han 2005)

Besonders nach anstrengenden psychischen Belastungen (z. B. Streit mit anderen Kindern und Konflikte mit den Eltern) kann es beim Kind zu einer schnellen Entfärbung und Kälte der Peripherie und Extremitäten kommen. Dabei wirkt die Feuchtigkeit der Haut klebrig. Hier ist rasches Handeln und Beruhigung angezeigt. Dem Kind sollte eine liebevolle Zeit des Ausruhens und der Verständigung ermöglicht werden, da die konstitutionellen Kräfte als überfordert angesehen werden müssen.

Die Wandlungsphase ZHI YIN (Erde-Emblem) spielt schon in der Schwangerschaft und so auch nach der Geburt eine herausragende Rolle. Gemäß der *ying*-Zirkulation der Nährenergie *(yingqi)* in den Leitbahnen *(jingluo)* melden sich Hunger-, Durst- und „der innere Wecker" alle zwei Stunden in besonderer Weise. Die Wandlungsphase ZHI YIN (Erde-Emblem) meldet sich beim Kind insbesondere durch den Bauch, durch das *hara*. Im gewissen Sinne kann gesagt werden, dass das Kind durch und durch *hara* ist.

Bauchschmerzen sind vom Kind gefühlte Unpässlichkeiten und Schmerzen, die auch für andere Körperbereiche stehen können und häufig auch in Zusammenhang mit psychischen und/oder geistigen Problemen oder Themen stehen können.

Bei entsprechendem Vertrauensverhältnis kann durch eine *hara*-Behandlung recht schnell herausgefunden werden, ob eine Störung im Bauch, an anderen Körperbereichen oder eher im psychischen Bereich vorliegt. Ebenso können recht schnell ernsthafte und somatische Störungen von funktionellen oder temporären Befindlichkeiten abgegrenzt werden.

SHIATSU-DIAGNOSE/-TECHNIK

Über die *hara*-Behandlung kann wohltuend auf die Beschwerden Einfluss genommen werden. So kann bei den auftretenden Koliken des Darmes zwischen dem dritten Lebensmonat und der Vollendung des ersten Lebensjahres durch eine sanfte allgemeine Wärmung des *hara* und die gezielte Behandlung des „hinteren *hara*" und dabei insbesondere des Gesäßes, beruhigende Wirkung erzielt werden. Dazu werden vornehmlich am Gesäß sämtliche Leitbahnen, und insbesondere die Leitbahn *Shouyangming* (Di) nach Masunaga in Richtung Oberschenkel, Knie und Unterschenkel behandelt und ausgestrichen. In der Regel treten nach Minuten eine Beruhigung und später ein erhohlsamer Schlaf ein (➤ Abb. III-184).
Ein Schluckauf (Singultus) kann durch gezieltes Halten der Punkte auf Höhe des Diaphragmas und der zugehörigen Punkte wie *geshu* (Bl 17) und *geguan* (Bl 46) gestoppt werden. Dazu hält und bearbeitet die MH I flächig benachbarte Bereiche oberhalb oder unterhalb des Zwerchfells, während die MH II an den Punkten die Grenzlinie der stärksten und schwächsten Reaktion des Punktortes auf die Zwerchfellbewegung hält und sanft durch kreisende Bewegungen bearbeitet. Zwischen beiden Händen wird die *qi*-Reaktion palpiert und durch entsprechende Kommunikation zwischen den Händen wird versucht, den Normalpuls herzustellen. Tritt dieser ein, verschwindet auch der Schluckauf (➤ Abb. III-185).

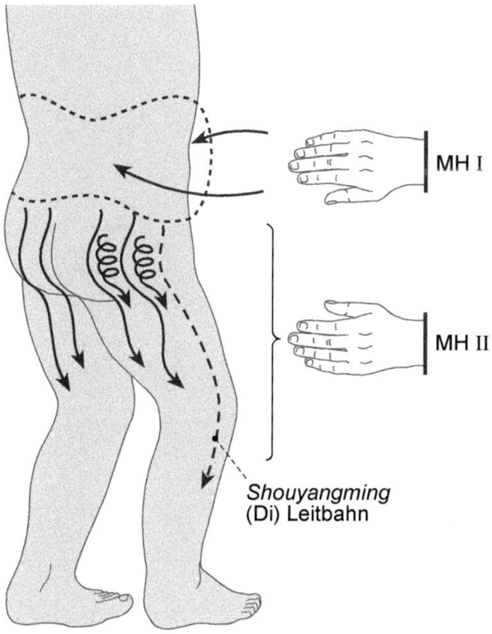

Abb. III-184 Behandlung zur Linderung von Bauchschmerzen

Entsprechend der im Buch genannten Techniken kann auf sämtliche Körperbereiche des Kindes unter besonderer Betonung der entsprechend erkrankten Bereiche (z. B. Kopf bei Kopfschmerzen, Bauch bei Bauchschmerzen usw.) eingewirkt werden.

Eine Gesichtsmassage beruhigt die Sinne. Bei vorliegender Nervosität und Unruhe kann eine Behandlung der *Zutaiyang* (Bl) Leitbahn, zwischen den Schulterblättern, am Gesäß und an den Fersen Beruhigung erzielen.

III.9.5.2 Besonderheiten der Shiatsu-Technik

Grundsätzlich sollte die Shiatsu-Technik der besonderen Sensibilität, Dynamik und Reaktibilität des Kindes angepasst sein. So müssen die Behandlungslagen und -positionen der Zeit nach häufiger als beim Erwachsenen geändert werden. In der Regel stellen sich *qi*-Reaktionen und Normpulse schnell ein. Darauf muss geachtet werden und nach Einstellen des Normpulses sollte die Behandlung weiter fließen. Kinder zeigen schnell und spontan an, wann eine Position und eine Technik geändert werden sollte.

Das erläuternde Gespräch stellt auch für Kinder eine wichtige Begleitung und Stütze in der Behandlung dar. Dies gilt auch für die Behandlung von Säuglingen. Dabei tritt der lautmalerische Charakter und die Emotionalität des Gesprochenen besonders in den Vordergrund.

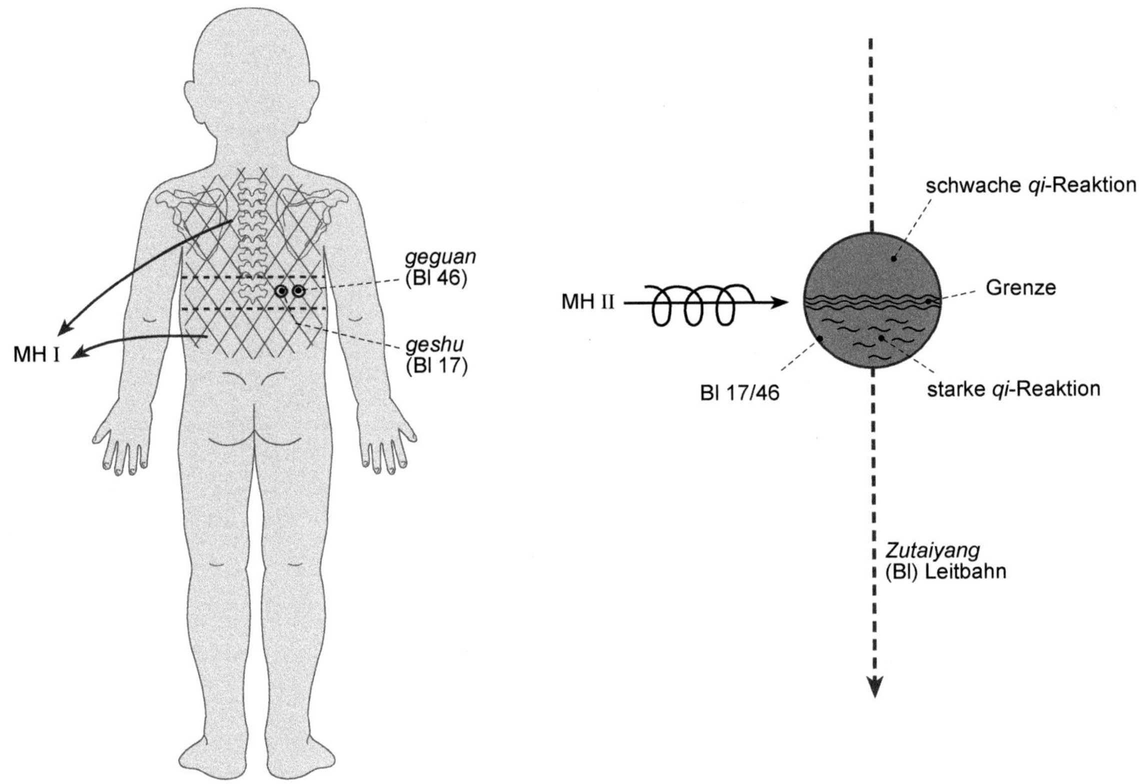

Abb. III-185 Behandlung bei Schluckauf

Anhang

Literatur

Shiatsu-, Akupunktur- und medizinische Literatur
Adler, Susan S./Beckers, Dominiek/Buck, Math. PNF in Practice. Springer, Heidelberg 1993.
Advances in Acupuncture and Acupuncture Anaesthesia. The People's Medical Publishing House, Tiantan Xili Beijing, China 1980.
Die Akupunkturpunkte. Verlag für fremdsprachige Literatur, Beijing 1993.
Antike Heilkunst, Ausgewählte Texte. Reclam Verlag, Stuttgart 1994.
Birbaumer, Niels/Schmidt, Robert F. Biologische Psychologie. Springer, Heidelberg 1991.
Bischko, J. Akupunktur für Fortgeschrittene, Band 3. Karl F. Haug, Heidelberg 1985.
Brand, Josef. Die Manuelle Therapie nach Meridian-Diagnostik. Dgi Dr. Grundner International, 1991.
Bruker, M.O./Gutjahr, Ilse. „Aus der Sprechstunde", sämtliche Bände. emu-Verlags-GmbH, Lahnstein 1994.
Chinese Acupuncture and Moxibustion. Chief editor Cheng Xinnong. Foreign Language Press, Beijing 1990.
Chinesische Gesundheitslehren aus zwei Jahrtausenden. Zusammengestellt von Zong Wu und Li Mao. Verlag Gesundheit, Berlin 1993.
Connelly, Dianne M. Traditional Acupuncture: The Law of the Five Elements. 1979.
Cotta, Horst/Heipertz, Wolfgang/Teirich-Leube, Hede (Hrsg.). Lehrbuch der Krankengymnastik. Thieme, Stuttgart 1978.
Dahmer, Jürgen. Anamnese und Befund. Thieme, Stuttgart - New York 1994.
Derlon, Pierre. Die geheime Heilkunst der Zigeuner. Goldmann, München 1985.
Desikachar, T.K.V. Yoga, Tradition und Erfahrung. Via Nova, Petersberg 1997.
Desikachar, T.K.V./Krusche, Hellfried. Das verborgene Wissen bei Freud und Pantanjali. Theseus, Stuttgart 2007.
Dittel, Reinhard. Schmerz-Physio-Therapie. Gustav Fischer, Stuttgart - Jena - New York 1992.
Dvorák, Jiři. Checkliste Manuelle Medizin. Georg Thieme, Stuttgart - New York 1990.
Eberhard, Ulrich. Leitfaden Kampo-Medizin. Japanische Phytotherapie. Urban & Fischer, München - Jena 2003.
Ehret-Wagner, Barbara/Stratenwerth, Irene/Richter, Karin (Hrsg.). Gebärmutter - Das überflüssige Organ? Rowohlt, Reinbek bei Hamburg 1994.
Feldenkrais, Moshe. Bewußtheit durch Bewegung. Suhrkamp, Frankfurt am Main 1978.
Feng Tian-you. Treatment of Soft Tissue Injury with Traditional Chinese and Western Medicine. People's Medical Publishing House, Beijing, China 1983.
Földi, M./Kubik S. (Hrsg.). Lehrbuch der Lymphologie. Gustav Fischer, Stuttgart - Jena - New York 1993.
Focks, Claudia (Hrsg.). Atlas Akupunktur. Elsevier, München 2006.
Des Gelben Kaisers Klassiker der Akupunktur. Hrsg. von Claus C. Schnorrenberger. Hochschulverlag, Freiburg 1988.
Gleditsch, Jochen M. Reflexzonen und Somatotropien. Elsevier Urban & Fischer, München - Jena 2005.
Grundmann, E. (Hrsg). Allgemeine Pathologie. Gustav Fischer, Stuttgart - New York 1989.
Hackethal, Julius. Keine Angst vor Krebs. Wilhelm Heyne, München 1980.
Han Chaling. Leitfaden Tuina. 2. Aufl. Elsevier Urban & Fischer, München - Jena 2005.
Hauschka, Margarethe. Rhythmische Massage nach Dr. Ita Wegman. Boll über Göppingen, 1972.
Hempen, Carl-Hermann. dtv-Atlas zur Akupunktur. dtv, München 1995.
Hempen, Carl-Hermann. Die Medizin der Chinesen. Goldmann, München 1991.
Hentschel, Gerhard. Mensch - Wetter und Klima. VEB Verlag Volk und Gesundheit, Berlin 1974.
Heusser, Peter (Hrsg.). Akademische Forschung in der Anthroposophischen Medizin, Band 3. Peter Lang, Bern 1999.
Hoepke, Hermann. Das Muskelspiel des Menschen. Gustav Fischer, Stuttgart 1957.
Holldack, Klaus/Gahl Klaus. Auskultation und Perkussion. Georg Thieme, Stuttgart - New York 1991.
Hoppenfeld, Stanley. Klinische Untersuchung der Wirbelsäule und der Extremitäten. Gustav Fischer, Stuttgart - Jena - New York 1992.
Husemann, Friedrich/Wolff, Otto. Das Bild des Menschen als Grundlage der Heilkunst, Band 1, Hund III. Verlag Freies Geistesleben, Stuttgart 1991.
Huzella, Theodor. Die zwischenzellige Organisation. Gustav Fischer, Jena 1941.
Kahle, W./Leonhardt H/Platzer W. Taschenatlas der Anatomie, 3 Bände. Georg Thieme, Stuttgart - New York 1991.
Klein-Vogelbach. Therapeutische Übungen zur funktionellen Bewegungslehre. Springer, Berlin - Heidelberg - New York 1978.
Klein-Vogelbach. Funktionelle Bewegungslehre. Springer, Berlin - Heidelberg - New York 1990.
Kluge, Carl Alex. Ferdinand. Versuch einer Darstellung des animalischen Magnetismus als Heilmittel. Franz Haas'sche Buchhandlung, Wien 1815.
Kodratoff, Yves/Gaebler, Tilman. Meridian Shiatsu. Sphinx, Basel 1993.
König, G./Wancura, I. Praxis und Theorie der Neuen Chinesischen Akupunktur, Band 1 und 2. Wihelm Maudrich, München - Bern 1979/1983.
Kubiena, Gertrude. Akupunktur in Versen. Elsevier Urban & Fischer, München 2005. Kubiena, G., Sommer. Praxishandbuch Akupunktur. Elsevier Urban & Fischer, München 2004.
Kushi, Aveline. Aveline Kushi's großes Buch der makrobiotischen Küche. Ost-West Bund Verlag, Völklingen 1987.
Kraus, Fr. Allgemeine und spezielle Pathologie der Person, Besonderer Teil. I: Tiefenperson. Georg Thieme, Leipzig 1926.
Kraus, Fr. Die allgemeine und spezielle Pathologie der Person, Allgemeiner Teil. Georg Thieme, Leipzig 1919.
Kubny, Manfred. Qi Lebenskraftkonzepte in China. Karl F. Haug Verlag. Heidelberg 1995.
Kushi, Michio. The Book of Dö-In: Natural Health Massage for Spiritual Development. Japan Publications, Tokyo & New York 1979.
Langman, Jan. Medizinische Embryologie. Georg Thieme. Stuttgart - New York 1989.
Leube, Hede/Dicke, Elisabeth. Massage reflektorischer Zonen im Bindegewebe. Gustav Fischer, Jena 1951.
Loeckle, Werner. Bewußte Ernährung. Novalis, Schaffhausen 1983.
Masunaga, Shizuto. Zen Imagery Exercises. Japan Publications, Tokyo - New York 1989.
Masunaga, Shizuto/Wataru Ohashi/Shiatsu Education Center of America. Zen Shiatsu: How to Harmonize Yin and Yang for Better Health. Japan Publications, Tokyo - New York 1977.
Matsumoto, Kiiko/Birch, Stephen. Hara Diagnosis: Reflections on the Sea. Paradigm Publications, Brookline, MA 1988.
Manaka, Yoshio/Ian A. Urquhart. The Layman's Guide to Acupuncture. Weatherhill, New York 1972.
Manaka, Yoshio/S. Birch. Chasing the Dragon's Tail. Paradigm Publications, Brookline, MA 1988.
Mutschier, Ernst. Arzneimittelwirkungen, Lehrbuch der Pharmakologie und Toxikologie. Wissenschaftliche Verlagsgesellschaft, Stuttgart 1991.
Namikoshi, Tokujiro. Shiatsu: Japanese Finger-Pressure Therapy. Japan Publications, Tokyo - New York 1972.

Namikoshi, Toru. The Complete Book of Shiatsu Therapy. Japan Publications, Tokyo - New York 1981.
Namikoshi, Toru. Shiatsu+Streching. Japan Publications, Tokyo - New York 1985.
Namikoshi, Toru. Shiatsu Therapy: Japan Publications, Tokyo - New York 1974.
Nancy, Jean-Luc. Der Eindringling. Das fremde Herz. Merve, Berlin 2000.
Natural Movement. Japan Publications, Tokyo - New York 1983.
Nguyen Van Nghi/Christine Recours-Nguyen. Traditionelle chinesische Medizin, Pathogenese und Pathologie der Energetik in der chinesischen Medizin, Band 1 und 2. Medizinisch Literarische Verlagsgesellschaft, Uelzen 1989/1991.
Ohashi, Wataru. Die japanische Fingerdrucktherapie. Hrsg. Vicki Lindner. Hermann Bauer, Freiburg im Breisgau 1983.
Ohashi, Wataru/Tom Monte. Reading the Body. Arkana Books, 1991.
Ohashi, Wataru/Hoover, Mary. Die sanfte Baby-Massage. Knaur, München, 1991.
Patanjali. Yogasutra. R. Sriram 2003.
Peper, Werner/Lomba, Juan A. Technik der Chiropraktik und strukturelle Osteopathie. Karl F. Haug, Heidelberg 1990.
Pitzen, Peter/Rössler, Helmut. Kurzgefaßtes Lehrbuch der Orthopädie. Urban & Schwarzenberg, München 1976.
Porkert, Manfred. Die chinesische Medizin. ECON, Düsseldorf 1992.
Porkert, Manfred. Die Theoretischen Grundlagen der chinesischen Medizin. ACTA MEDICINAE SINENSIS, Basel 1991.
Porkert, Manfred. Lehrbuch der chinesischen Diagnostik. ACTA MEDICINAE SINENSIS, Zürich/Zug 1983.
Porkert, Manfred/Hempen, Carl-Hermann. Systematische Akupunktur. Urban & Schwarzenberg, München 1985.
Porkert, Manfred/Ch. Zhou. Premoprehension, Lehrbuch der chinesischen manuellen Therapie (tuina). Phainon Editions & Media, Dinkelscherben 1996.
Porkert, Manfred. Neues Lehrbuch der chinesischen Diagnostik. Phainon Editions & Media, Dinkelscherben 1993.
Rappenecker, Wilfried/Kockrick, Meike. Atlas Shiatsu. Urban & Fischer, München - Jena 2007.
Richter, Isolde. Lehrbuch für Heilpraktiker. Urban & Schwarzenberg, München - Wien - Baltimore 1993.
Richter, Klaus/Becke, Horst. Akupunktur. Ullstein Mosby, Berlin 1992.
Ricker, Gustav. Pathologie als Naturwissenschaft, Relationspathologie. Julius Springer, Berlin 1924.
Santanelli, Ferdinand. Geheime Philosophie oder magisch magnetische Heilkunde. Aurum Verlag. Freiburg im Breisgau 1978.
Schmidt, Wolfgang G.A. Der Klassiker des Gelben Kaisers zur Inneren Medizin. Herder, Freiburg - Basel - Wien 1996.
Schmidbauer, Wolfgang/Scheidt, Jürgen vom. Handbuch der Rauschdrogen. Fischer, Frankfurt am Main 2004.
Schrödter, Willy. Heilmagnetismus. Aurum, Freiburg im Breisgau 1987.
Schick, Erwin. Phonophorese. Akupunktur mit Tonwellen. VGM Verlag für Ganzeitsmedizin, Essen 1984.
Schnorrenberger, Claus C. Die topographisch-anatomischen Grundlagen der chinesischen Akupunktur und Ohrakupunktur. Hippokrates, Stuttgart 1988.
Schumacher, G.H. Kompendium und Atlas der Allgemeinen Anatomie. Thieme, Leipzig 1984.
Serizawa, Katsusuke. Effektive Tsubo Therapy: Simple and Natural Relief without Drugs. Japan Publications, Tokyo - New York 1984.
Serizawa, Katsusuke. Massage: The Oriental Method. Japan Publications, Tokyo - New York 1972.
Serizawa, Katsusuke. Tsubo: The Vital Points for Oriental Therapy. Japan Publications, Tokyo - New York 1976.
Sobotta/Becher. Atlas der Anatomie des Menschen. Urban & Schwarzenberg, München – Berlin - Wien 1972.
Steiner, Rudolf. Die Kunst des Heilens. Rudolf Steiner Verlag, Dornach 1980.
Stoddard, Alan. Lehrbuch der osteopathischen Technik. Hippokrates, Stuttgart 1978.
Stux, G. Akupressur und Moxibustion. J.F. Bergmann, München 1985.
Takahashi, Masaru/Stephen Brown. Qigong for Health: Chinese Traditional Exercise for Cure and Prevention. Japan Publications, Tokyo - New York 1986.
Teegarden, Iona Marsaa. Acupressure Way of Health: Jin Shin Do. Japan Publications, Tokyo - New York 1978.
Teirich-Leube, Hede. Grundriß der Bindegewebsmassage. Gustav Fischer, Stuttgart 1976.
Tittel, K. Beschreibende und funktionelle Anatomie des Menschen, 11. Aufl. Gustav Fischer, Stuttgart 2003.
Treben, Maria. Gesundheit aus der Apotheke Gottes. Wilhelm Ennsthaler, Steyr 1982.
Upledger J.E./Vredevoogd J.D. Lehrbuch der Kraniosakral-Therapie. Karl F. Haug, Heidelberg 1991.
Vester, Frederic/Henschel, Gerhard. Krebs-fehlgesteuertes Leben. dtv, München 1984.
Vogler, Paul. Physiotherapie. Georg Thieme, Stuttgart - New York 1975.
Wieben, Karin/Falkenberg Bernd. Muskelfunktion. Georg Thieme, Stuttgart - New York 1991.
Worsley, J.R. Was ist Akupunktur? Plejaden, Boltersen 1986.
Yamamoto, Shizuko. Barefoot Shiatsu. Japan Publications, Tokyo - New York 1979.
The Yellow Emperor's Classic of Internal Medicine. California: University of California Press, Berkeley 1949.
Yuan, Heping. Chinesische Pulsdiagnostik. 2. Aufl. Urban & Fischer, München - Jena 2009.

Kulturwissenschaftliche Texte

Bhagavadgita. Reclam, Stuttgart 2005.
Bauer, Wolfgang. China und die Hoffnung auf Glück. dtv, München 1989.
Cheng, Francois. Fülle und Leere. Merve, Berlin 2004.
Chauvet, Jean-Marie/Deschamps, Eliette Brunel/Hillaire, Christian. Grotte Chauvet. Jan Thorbecke, Ostfildern 1995.
Doi, Takeo. Amae Freiheit in Geborgenheit. Suhrkamp, Frankfurt am Main 1982.
Eberhard, Wolfram. Lexikon chinesischer Symbole. Diederichs Gelbe Reihe, München 1990.
Fazzioli, Edoardo. Gemalte Wörter. Gustav Lübbe, Bergisch Gladbach 1990.
Fasching, Gerhard. Sternbilder und ihre Mythen. Springer, Wien - New York 1994.
Fremantle, Francesca/Trungpa, Chögyam. Das Totenbuch der Tibeter. Eugen Diederichs, München 1989.
Giacometti, Alberto. Werke und Schriften. Scheidegger & Spiess, Zürich 1998.
Granet, Marcel. Das chinesische Denken. stw Suhrkamp, Frankfurt am Main 1989.
Hertzer, Dominique. Das Mawangdui-Yijing. Diederichs Gelbe Reihe, München 1996.
Jullien, Francois. Sein Leben nähren, Abseits vom Glück. Merve, Berlin 2006.
Marayuma, Masao. Denken in Japan. SV Suhrkamp, Frankfurt am Main 1988.
Michaelis, Axel. Der Hinduismus. C.H. Beck, München 1998.
Needham, Joseph. Wissenschaft und Zivilisation in China, Band 1. Suhrkamp, Frankfurt am Main 1984.
Moritz, Ralf. Die Philosophie im alten China. Deutscher Verlag der Wissenschaften, Berlin 1990.
Leyi, Li. Entwicklung der chinesischen Schrift am Beispiel von 500 Schriftzeichen. Verlag der Hochschule für Sprache und Kultur, Beijing 1993.

Die vier edlen Wahrheiten, Texte des ursprünglichen Buddhismus. Reclam, Stuttgart 1998.
Walters, Derek. Chinesische Astrologie. M&T Verlag, Zürich 1990.
Wilhelm Richard. Laotse, Tao te king. Eugen Diederichs, München 1994.
Wilhelm, Richard. Li Gi, Das Buch der Riten, Sitten und Bräuche. Eugen Diederichs, München 1994.
Wilhelm, Richard. Liä Dsi, Das wahre Buch vom quellenden Urgrund. Diederichs Gelbe Reihe, München 1992.
Zhuangzi. Auswahl. Reclam, Stuttgart 2003.

Wörterbücher

Das Neue Chinesisch-Deutsche Wörterbuch. X-in Han De Ciän. 1988.
Fröhlich, Werner D. Wörterbuch Psychologie. dtv-Verlag, München 2005.
Hadamitzky, Wolfgang. Langenscheids Handbuch und Lexikon der japanischen Schrift. Langenscheidt, Berlin - München - Wien - Zürich - New York 1995.
Pschyrembel, Klinisches Wörterbuch. de Gruyter, Berlin - New York 2007.

Geisteswissenschaftliche. psychologische, naturwissenschaftliche und experimentelle Schriften

Agamben, Giorgio. Das Offene. Der Mensch und das Tier. SV Suhrkamp, Frankfurt am Main 2003.
Altner, Günter (Hrsg.). Die Welt als offenes System, Eine Kontroverse um das Werk von Ilya Prigogine. Fischer, Frankfurt am Main 1986.
Bateson, Gregory. Geist und Natur. stw Suhrkamp, Frankfurt am Main 1987.
Bateson, Gregory. Ökologie des Geistes. stw Suhrkamp, Frankfurt am Main 1994.
Bateson, Gregory et al. Schizophrenie und Familie. Suhrkamp, Frankfurt am Main 1975.
Bettelheim, Bruno. Die Geburt des Selbst. Fischer, Frankfurt am Main 1995.
Birnbacher, Dieter (Hrsg.). Ökophilosophie. Reclam Verlag, Stuttgart 1997.
Birnbacher, Dieter. Verantwortung für zukünftige Generationen. Reclam, Stuttgart 1995.
Canetti, Elias. Masse und Macht. Fischer, Frankfurt am Main 2001.
Charon, Jean E. Der Geist der Materie. Ullstein, Frankfurt am Main - Berlin - Wien 1984.
Deshimaru, Taisen. Die Lehren des Meister Dögen. Eugen Diederichs, München 1991.
Deshimaru, Taisen. Autobiographie eines Zen-Mönchs. Theseus, Zürich 1990.
Eccles, John C./Zeier, Hans. Gehirn und Geist. Fischer, Frankfurt am Main 1984.
Erikson, Erik H. Identität und Lebenszyklus. stw Suhrkamp, Frankfurt am Main 2000.
Fichte, J.G. Fichtes Werke, Herausgegeben von Fichte, Immanuel Hermann. Walter de Gruyter, Berlin 1971.
Frankl, Viktor E. Die Sinnfrage in der Psychtherapie. Piper & Co. Verlag, München 1985.
Freud, Anna. Das Ich und die Abwehrmechanismen. Fischer, Frankfurt am Main 2000.
Freud, Sigmund/Groddeck, Georg. Briefe über das Es. Fischer, Frankfurt am Main 1988.
Freud, Sigmund. Sigmund Freud Werke im Taschenbuch. Fischer, Frankfurt am Main 1999.
Fuchs, Werner. Todesbilder in der modernen Gesellschaft. Suhrkamp, Frankfurt am Main 1973.
Groddeck, Georg. Der Mensch als Symbol. Fischer, Frankfurt am Main 1989.
Groddeck, Georg. Groddeck Werke. Stroemfeld/Roter Stern, Frankfurt am Main 1989.
Groddeck, Georg. Das Buch vom Es. Ullstein, Frankfurt am Main, Berlin 1990.
Hegel, G.W.F. G.F.W. Hegel Werke. stw Suhrkamp, Frankfurt am Mai 1986.
Henrich, Dieter. Versuch über Kunst und Leben. Carl Hanser, München - Wien 2001.
Henry, Michel. Inkarnation, Eine Philosophie des Fleisches. Karl Alber, Freiburg - München 2002.
Hume, David. Ein Traktat über die menschliche Natur, Band I und 11. Felix Meiner, Hamburg 1989.
Husemann, Armin J. Der musikalische Bau des Menschen. Verlag Freies Geistesleben, Stuttgart 1993.
Husserl, Edmund. Phänomenologie der Lebenswelt, Ausgewählte Texte I und II. Reclam, Stuttgart 1998.
Joas, Hans. Die Kreativität des Handelns. stw Suhrkamp, Frankfurt am Main 1996.
Jullien, Francois. Vortrag vor Managern über Wirksamkeit und Effizienz in China und im Westen. Merve, Berlin 2006.
Jung, C.G. C.G. Jung-Taschenbuchausgabe in 11 Bänden. Jung, Lorenz (Hrsg.). dtv, München 2001.
Kant, Immanuel. Werkausgabe. stw Suhrkamp, Frankfurt am Main 1996.
Krippner, Stanley/Rubin, Daniel. Lichtbilder der Seele. Goldmann, München 1982.
Kübler-Ross, Elisabeth. Reif werden zum Tode. Gütersloher Verlagshaus Gerd Mohn, Gütersloh 1986.
Loeb, Jacques. The Dynamics of Living Matter. The Columbia University Press, New York 1906.
Loeb, Jacques. The Organism as a Whole. G.P. Putnam's Sons, New York - London 1916.
Lorenzer, Alfred. Über den Gegenstand der Psychoanalyse oder: Sprache und Interaktion. SV Suhrkamp, Frankfurt am Main 1973.
Lowen, Alexander. Bio-Energetik. Rowohlt, Reinbek bei Hamburg 1984.
Luhmann, Niklas. Die Wissenschaft der Gesellschaft. stw Suhrkamp, Frankfurt am Main 1994.
Maturana, Humberto R. Biologie der Realität. stw Suhrkamp, Frankfurt am Main 2000.
Mead, George H. Geist, Identität und Gesellschaft. stw Suhrkamp, Frankfurt am Main 1998.
Merleau-Ponty, Maurice. Das Sichtbare und das Unsichtbare. Wilhelm Fink, München 1994.
Neumann, Erich. Der schöpferische Mensch. Fischer, Frankfurt am Main 1998.
Nishitani, Keiji. Was ist Religion? Insel Verlag, Frankfurt am Main 1986.
Pfeifer, Fr. Xav. Der goldene Schnitt und dessen Erscheinungsformen. Sändig Reprint Verlag, Vaduz, Liechtenstein 1992.
Placzek, Beverley R. (Hrsg.). Zeugnisse einer Freundschaft. Der Briefwechsel zwischen Wilhelm Reich und A.S. Neill 1936-1957. Fischer, Frankfurt am Main 1989.
Plessner, Helmut. Die Stufen des Organischen und der Mensch. Walter de Gruyter, Berlin - New York 1975.
Raphael, Chester M. Some Questions and Answers about Orgone Therapy, An Interview. The Wilhelm Reich Museum, Orgonon, Rangeley, Maine 1977.
Reich, Wilhelm. Der Krebs. Kiepenheuer & Witsch, Köln 1974.
Reich, Wilhelm. Die Funktion des Orgasmus. Kiepenheuer & Witsch, Köln 1969.
Reich, Wilhelm. Charakteranalyse. Kiepenheuer & Witsch, Köln 1989.
Reich, Wilhelm. Ether, God and Devil, Cosmic Superimposition. Farrar, Straus and Giroux, New York 1973.
Reich, Wilhelm. Die Massenpsychologie des Faschismus. Kiepenheuer & Witsch, Köln 1997.
Rouaud, Jean. Der Steinzeitzirkus. Piper, München - Zürich 1996.
Sandler, J./Kennedy, H./Tyson R.L. Zur Kinderanalyse. Fischer, Frankfurt am Main 1995.

Sartre, Jean Paul. Die Suche nach dem Absoluten. Rowohlt, Reinbek bei Hamburg 1999.
Sartre, Jean Paul. Das Imaginäre. Rowohlt, Reinbek bei Hamburg 1971.
Sartre, Jean Paul. Der Idiot der Familie. Rowohlt, Reinbek bei Hamburg 2004.
Scheler, Max. Grammatik der Gefühle. dtv, München 2000.
Schelling, F.W.J. Ausgewählte Schriften. stw Suhrkamp, Frankfurt am Main 1995.
Schlemmer, Oskar. Idealist der Form. Reclam, Leipzig 1990.
Serbser, Wolfgang (Hrsg.). Humanökologie. ökom Verlag, München 2004.
Sheldrake, Rupert. Die Wiedergeburt der Natur. Rowohlt, Reinbek bei Hamburg 1994.
Singer, Wolf. Der Beobachter im Gehirn. stw Suhrkamp, Frankfurt am Main 2002.
Soesman, Albert. Die zwölf Sinne, Tore der Seele. Verlag Freies Geistesleben, Stuttgart 1994.
Thompson, D'Arcy. Über Wachstum und Form. stw Suhrkamp, Frankfurt am Main 1983.
Tomatis, Alfred. Klangwelt Mutterleib. Kösel, Krugzell 1994.
Whitehead, A.N. Prozeß und Realität. stw Suhrkamp, Frankfurt am Main 1987.
Whitehead, A.N. Wissenschaft und moderne Welt. stw Suhrkamp, Frankfurt am Main 1988.
Wetterinformation für die Öffentlichkeit – aber wie? DMG-ZV Berlin & Brandenburg, c/o Inst. F. Meteorologie, Berlin 1998/99.
Wolken, Malerei, Klima in Geschichte und Gegenwart. DMG-ZV Berlin & Brandenburg, c/o Inst. F. Meteorologie, Berlin 1997.

Literarisches Schrifttum

Bernhard, Thomas. Frost. Suhrkamp, Frankfurt am Main 1972.
Bernhard, Thomas. Gehen. Suhrkamp, Frankfurt am Main 1971.
Bernhard, Thomas. Der Atem. dtv, München 1981.
Bernhard, Thomas. Die Kälte, Eine Isolation. dtv, München 1984.
Bernhard, Thomas. Der Keller, Eine Entziehung, dtv, München 1979.
Bernhard, Thomas. Ein Kind. dtv, München 1985.
Beckett, Samuel. Gesammelte Werke, Elf Bände. Suhrkamp, Frankfurt am Main 1996.
Kafka, Franz. Tagebücher 1909–1912. Fischer, Frankfurt am Main 1996.
Lu Xun. Lu Xun: Werke in sechs Bänden. Unionsverlag, Zürich, 1994.

Zeitschriften, Periodika

DZA, Deutsche Zeitschrift für Akupunktur. Elsevier Urban & Fischer, München.
Shiatsu Journal. GSD Berlin.

Register